中华医学会结核病学分会胸外科专业委员会

实用结核外科学

主　编　宋言峥　李　亮　金　锋

副主编　蒋良双　朱益军　陈其亮
　　　　戴希勇　杨　斌

U0300741

人民卫生出版社
·北京·

图书在版编目（CIP）数据

实用结核外科学 / 宋言峥，李亮，金锋主编. —北京：人民卫生出版社，2022.11

ISBN 978-7-117-33792-2

Ⅰ. ①实…　Ⅱ. ①宋…②李…③金…　Ⅲ. ①结核病—外科手术　Ⅳ. ①R65

中国版本图书馆 CIP 数据核字（2022）第 196619 号

| 人卫智网 | www.ipmph.com | 医学教育、学术、考试、健康，
购书智慧智能综合服务平台 |
| 人卫官网 | www.pmph.com | 人卫官方资讯发布平台 |

实用结核外科学

Shiyong Jiehe Waikexue

主　　编：宋言峥　李　亮　金　锋
出版发行：人民卫生出版社（中继线 010-59780011）
地　　址：北京市朝阳区潘家园南里 19 号
邮　　编：100021
E - mail：pmph @ pmph.com
购书热线：010-59787592　010-59787584　010-65264830
印　　刷：人卫印务（北京）有限公司
经　　销：新华书店
开　　本：889×1194　1/16　印张：36
字　　数：1064 千字
版　　次：2022 年 11 月第 1 版
印　　次：2023 年 1 月第 1 次印刷
标准书号：ISBN 978-7-117-33792-2
定　　价：298.00 元

打击盗版举报电话：010-59787491　E-mail：WQ @ pmph.com
质量问题联系电话：010-59787234　E-mail：zhiliang @ pmph.com
数字融合服务电话：4001118166　E-mail：zengzhi @ pmph.com

编 者

丁卫民　首都医科大学附属北京胸科医院

万来忆　上海市（复旦大学附属）公共卫生临床中心

马远征　中国人民解放军总医院第八医学中心

马金山　新疆维吾尔自治区人民医院

王　成　山东省公共卫生临床中心

王　军　上海市（复旦大学附属）公共卫生临床中心

王　琳　上海市（复旦大学附属）公共卫生临床中心

王　骞　宁夏医科大学第一附属医院

王子彤　首都医科大学附属北京胸科医院

王自立　宁夏医科大学第一附属医院

王海江　深圳市第三人民医院（南方科技大学第二附属医院）

王逸飞　上海市（复旦大学附属）公共卫生临床中心

韦　鸣　广西壮族自治区胸科医院

车　勇　新疆维吾尔自治区胸科医院

毛敬芹　上海市（复旦大学附属）公共卫生临床中心

石　磊　上海市（复旦大学附属）公共卫生临床中心

石自力　湖南省胸科医院

石昌国　黑龙江省佳木斯市结核病防治院

卢水华　上海市（复旦大学附属）公共卫生临床中心

叶　波　浙江大学医学院附属杭州市胸科医院

叶嗣宽　西南大学附属公卫医院

田怀宇　沈阳市胸科医院

包　娟　上海市（复旦大学附属）公共卫生临床中心

冯秀岭　河南省传染病医院

冯剑雄　重庆市公共卫生医疗救治中心

冯艳玲　上海市（复旦大学附属）公共卫生临床中心

吕国华　中南大学附属湘雅二医院

朱召芹　上海市（复旦大学附属）公共卫生临床中心

朱同玉　上海市（复旦大学附属）公共卫生临床中心

朱昌生　西安交通大学附属胸科医院

朱益军　上海市（复旦大学附属）公共卫生临床中心

乔　坤　深圳市第三人民医院（南方科技大学第二附属医院）

刘　敏　上海市（复旦大学附属）公共卫生临床中心

刘永煜　沈阳市胸科医院

刘志东　首都医科大学附属北京胸科医院

刘建雄　广州市胸科医院

刘树库　首都医科大学附属北京胸科医院

刘保池　上海市（复旦大学附属）公共卫生临床中心

江　南　河南省胸科医院

孙晓宁　复旦大学附属中山医院

杜　建　首都医科大学附属北京胸科医院

杜瑞亭　内蒙古自治区第四医院

李　军　山东第一医科大学附属省立医院

李　畅　苏州大学附属第一医院

李　亮　首都医科大学附属北京胸科医院

李大伟　中国人民解放军总医院第八医学中心

李国保　深圳市第三人民医院（南方科技大学第二附属医院）

李忠诚　青海大学附属医院

李建行　河北省胸科医院

李洪伟　上海市（复旦大学附属）公共卫生临床中心

李遂莹　河南省胸科医院

李鹤成　上海交通大学医学院附属瑞金医院

李蕾蕾　上海市（复旦大学附属）公共卫生临床中心

杨　斌　甘肃省肿瘤医院

杨星光　上海交通大学附属第六人民医院

杨俊行　北京中医药大学东直门医院

杨娅玲　上海市（复旦大学附属）公共卫生临床中心

步荣强　中国人民解放军总医院

肖家荣　贵州医科大学附属医院

吴立伟　上海市（复旦大学附属）公共卫生临床中心

何　苡　河南省人民医院

何彦清　黑龙江省传染病防治院

沙　巍　同济大学附属上海市肺科医院

沈晓咏　复旦大学附属华东医院

宋言峥　上海市（复旦大学附属）公共卫生临床中心

宋雪敏	复旦大学附属中山医院	奚春妹	上海市（复旦大学附属）公共卫生临床中心
张双林	河南大学第一附属医院	高欣悦	长春市传染病医院
张西峰	北京清华长庚医院	郭晋飙	太原市第四人民医院
张运曾	山东省公共卫生临床中心	唐神结	首都医科大学附属北京胸科医院
张雪松	上海市（复旦大学附属）公共卫生临床中心	海　杰	青海省第四人民医院
张铭秋	新乡医学院第一附属医院	黄朝林	武汉市金银潭医院
张舒林	上海交通大学医学院	曹羽钦	上海交通大学医学院附属瑞金医院
陈　辉	上海市（复旦大学附属）公共卫生临床中心	常　炜	新疆医科大学第八附属医院
陈其亮	陕西省结核病防治院	崔　超	天津市海河医院
陈效友	首都医科大学附属北京胸科医院	崔海燕	同济大学附属上海肺科医院
林铿强	福建省福州肺科医院	崔渊博	陕西省结核病防治院
金　锋	山东省公共卫生临床中心	矫文捷	青岛大学附属医院
周逸鸣	同济大学附属上海市肺科医院	鹿振辉	上海中医药大学附属龙华医院
郑　刚	云南省昆明市第三人民医院	梁子坤	首都医科大学附属北京胸科医院
郑永利	长春市传染病医院	蒋良双	成都市公共卫生临床医疗中心
郑召民	中山大学附属第一医院	蒋韶宁	上海市（复旦大学附属）公共卫生临床中心
郑建平	宁夏医科大学总医院	曾　东	上海市（复旦大学附属）公共卫生临床中心
赵金钟	上海交通大学附属第六人民医院	曾晓刚	西南大学附属公卫医院
郝长城	山东潍坊市第二人民医院	温子禄	上海市（复旦大学附属）公共卫生临床中心
俞立奇	上海市（复旦大学附属）公共卫生临床中心	谢博雄	同济大学附属上海市肺科医院
施建党	宁夏医科大学总医院	路希伟	大连市第五人民医院
费　力	复旦大学附属中山医院金山分院	解记臣	河南省濮阳市第五人民医院
袁世璋	贵阳市公共卫生救治中心	蔡青山	浙江大学医学院附属杭州市胸科医院
夏　凡	中国人民解放军海军第九〇五医院	廖　勇	广西壮族自治区胸科医院
钱雪琴	上海市（复旦大学附属）公共卫生临床中心	潘道刚	兰州市肺科医院
徐　宁	安徽省胸科医院	薛宗锡	广州市胸科医院
徐　侃	浙江大学医学院附属杭州市胸科医院	霍雪娥	陕西省结核病防治院
徐保彬	济宁医学院附属医院	戴希勇	武汉市肺科医院

编写秘书　王　琳　王　军　乔高峰

序 一

结核病始终是危害人们身体健康的重大传染病。千百年来，人们一直在同结核病进行斗争。尽管已经取得很好的成绩，但不能否认的是，我们同结核病的斗争还很艰巨。每年1 000多万的新发病人数，100多万人的死亡，都无时无刻提醒我们还需付出更大的努力。近年全球肆虐的新型冠状病毒感染疫情，也再次引起大家对呼吸道传染病包括结核病的重视和警惕。

在结核病的治疗方法中，20世纪30—50年代，外科治疗曾经是结核病治疗的主要方法。"人工气胸""人工气腹""胸廓成形术"等治疗了大量患者。随着化学治疗的进展，更多的结核病患者采取药物治疗而治愈，外科治疗的重要性在下降，甚至胸外科专业的疾病谱也在悄然改变。尤其是近年来，一些年轻的医师对结核病的外科治疗缺乏了解，手术适应证也比较混乱。大家希望对结核病的外科治疗进行重新评估和规范，为现代条件下的结核病治疗发挥更大的作用。

宋言峥教授、李亮教授和金锋教授是我国著名的结核病外科专家，从业30多年来始终战斗在临床第一线，积累了丰富的结核病外科治疗理论、实践和经验。多年来他们也一直在呼吁、传播规范化的结核病外科治疗策略和方法。在他们的共同努力下，《实用结核外科学》问世了。该书全面回顾了结核病外科治疗的历史，总结了结核病外科治疗的方法尤其是手术经验、技巧，介绍了最新的治疗技术。该书覆盖了手术治疗的方方面面（如麻醉、围手术期等），也介绍了结核病诊断和检查的最新技术。该书内容全面，视野广阔，既有经验总结，又有最新进展，为多年来结核病外科领域不可多得的一本巨著和佳作。

希望该书的出版能够促进结核病外科治疗的规范化，促进其他专业医师更加了解结核病外科专业，进而对大家的工作带来益处；更希望该书能对年轻医师的成长带来帮助。

希望大家多关注和支持结核病外科专业，多关注和支持结核病防治工作。

许绍发

2022年5月27日

序 二

随着结核病化疗的进步,特别是耐多药肺结核新药的上市,使众多肺结核及肺外结核免于手术治疗,这给新的化疗时代下结核病外科治疗提出了新的课题,如肺结核手术适应证、肺结核手术时机等。

但是结核病的外科治疗有一百多年的历史,甚至早于结核分枝杆菌的发现,外科手术的干预明显减少了患者个体的死亡率、残疾和传染性,也提高了耐多药肺结核的治愈率。

时至今日,肺结核的外科手术难度较其他胸科疾病仍具有极大的挑战性,但是,胸外科医师们一直在利用与时俱进的技术,孜孜不倦地追求技术上的精益求精。从早期以胸廓成形术为主体的肺结核、脓胸压缩性萎陷疗法,到以肺切除为主体的外科治疗肺结核,再到当今微创时代下肺结核、脓胸的外科治疗,无不反映出结核外科的发展与时代的技术进步一直牢牢地结合在一起。电视胸腔镜的使用拓宽了外科医师们的视野,使隐蔽的结核病灶更易清除,出血点更易发现,这同样表现在腹腔结核、肾结核和关节结核的腔镜技术使用上。

结核病经常伴随的严重粘连、出血、残腔形成、窦道不愈合等依然是各种结核病外科需要面临的问题,在对结核病的发病机制、临床表现等新的认知下,逐渐规范结核病的手术适应证和手术方法,可能是最有效的减少术后并发症的方法。

本书的作者们都有扎实、丰富的结核病诊断、化疗、手术等经验,本书阐述了每一个解剖系统所发生的结核病的外科治疗手段,因此值得年轻的医学生、临床医师和专科医师阅读。

一个结核外科医师就是一个会拿刀的内科医师,这句话说到哪里都不为过。此书的出版丰富了外科的内容,结核外科也会成为外科大家庭古老而又新的成员之一。

丁嘉安

2022 年 11 月

前　言

随着结核病发病理论、诊断方法和治疗方案共识和指南的不断完善和更新，结核病专著不断出版面世。自从结核病发现之日起，外科治疗就是一个不可或缺的重要的治疗方法，甚至早于结核分枝杆菌的发现。直到今天，对于死亡率和发病率居高不下的耐多药肺结核（MDR-TB），外科仍起到了结核药物所不能起到的作用：切除传染源，缩短疗程，降低了结核病的发病率和死亡率。

由于结核病是一种除了指甲和毛发外，可在全身各部位发病的疾病，其外科治疗手段和方法是相似的，但是又有明显不同。例如，结核病灶清除术可用于肺结核、结核性脓胸、骨关节结核、肾结核、不同部位淋巴结核（纵隔、肺门、肠系膜等），围手术期都要有敏感抗结核药物的保护，先进的分子生物学诊断方法如 Gene-Xpert 技术、免疫学辅助诊断方法等都可用于不同部位的结核病。但是每个部位结核病其手术适应证和手术时机又有明显的不同，敏感肺结核除了急症如咯血、气胸等外，6 个月疗程期内一般不再考虑手术，而耐多药肺结核则主张在有效抗结核药物治疗 2～8 个月后，对局限的病变及早切除。结核性脓胸大多在化疗后 6 个月实施胸膜纤维板剥脱术，但对于无结核中毒症状的局限性脓胸，早期手术也对患者有益，而脊柱结核的手术时机多半在术前 4～6 周，截瘫患者可能会提前。随着胸外科、骨科等专业技术日新月异的发展，与之相关的结核病胸外科、结核病骨科等也受之影响，以患者和患者病情为中心，分期、分型实施不同的治疗方法，从而使患者受益。

遗憾的是，目前还没有一本关于各部位结核病外科治疗的系统专著。各科医师都认为本专业的结核病的处置相当棘手，如胸外科对于肺结核、脓胸，骨科对于骨结核，普外科对于肠结核等。主要原因在于，结核病的诊断和治疗有其特殊的、专业的方法。本书的编写意在使不同专业的医师在面临结核病手术治疗时，可提供一些帮助和参考，以免造成不必要的误诊、误治。

编写过程中尽可能将近年来结核病学诊断和治疗新进展理论，融入全身各部位结核病的手术治疗和围手术期处理中，规范结核病诊治，减少术后并发症，提高外科治愈率。本书是按照身体八大解剖系统结核病进行编写的，特别具有实用性，不仅适用于结核病定点医院，而且适用于各级综合性医院；不仅结核科、呼吸科、感染科等专业可阅读参考，外科各专业、妇产科、耳鼻咽喉科、口腔科等专业医师也可阅读。全书内容主要分为上篇和下篇两大部分。上篇主要介绍结核病学基本特点和基本诊断技术如细菌学、病理学、影像学、分子生物学等及治疗常规。下篇则主要介绍各部位结核病的发病特点、特殊诊断方法、外科手术步骤及并发症的处理。这是本书与其他结核病专著的不同之处。

传承与创新是本书的编写特色，结核病外科治疗技术已历经百年，是非常成熟的手术技术，凝聚了国内外诸多结核病外科治疗前辈和专家的心血和实践。本书引用了大量国内外文献和书籍作参考，并一一标注，如天津医院骨科编著的《临床骨科学 2 结核》、李遂莹教授主编的《胸部结核外科学》、中华医学会编著的《临床技术操作规范·结核病分册》等经典著作，并在此基础上融入编者自己的临床经验和体会，如电视胸腔镜、腹腔镜、关节镜、膀胱镜、纵隔镜在结核病的诊断和治疗中的应用，结核病外科微创治疗，菌阴结核病的外科治疗，肺结核咯血的介入治疗等，从而使得本书既具有经典结核病书籍的风范，又具有明显的现代创新色彩。

本书编写过程中，中华医学会结核病学分会给予了大力支持和鼓励，该分会胸外科专业委员会的专家们利用业余时间，不辞辛苦地查阅资料，订正错误和偏差，使本书增添了实用性和可读性。

本书编写过程中，由于国内结核病学界及外科领域专家的大力支持，方能成此书籍。但毕竟是一本系统的结核外科学专著，由于经验与水平有限，错误在所难免，欢迎批评和指正，以利修改。同时，也因本书参考书目众多，以致部分未能显示引用，在此一并致谢。

宋言峥 李 亮 金 锋

2022 年 6 月 14 日

目　录

下篇　各　论

总 论

第一章

结核病的外科治疗历史及进展

结核病（tuberculosis，TB）的外科治疗史实际上是肺结核的外科治疗史，因肺结核的高发病率和高致残率，反而促进了肺结核外科的治疗进展，为现代胸外科的发展奠定了坚实的基础。在肺外结核的外科治疗中，骨关节结核尤其是脊柱结核病的外科治疗给现代骨科带来了深远的影响，肾结核的外科治疗进展也在相当程度上影响了泌尿外科的发展。这得益于老一辈（图1-1）的结核病胸外科吴英凯教授、结核病骨科方先之教授、结核病泌尿外科吴阶平教授等专家们的努力！

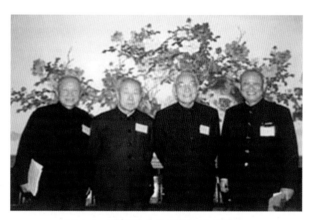

图1-1　我国胸心外科先驱和奠基人
（自左至右）顾恺时、吴英恺、黄家驷、兰锡纯。

第一节　肺　结　核

一、概述

早在希波克拉底时代（Adams，1849）就已有为治疗目的而做胸部切口的记载，希波克拉底曾经避开肋间动脉在肋骨上钻孔为脓胸引流。后来，由于对肋间动脉解剖关系有了进一步的了解，所以促使采用较大的切口进行脓胸引流。Dulac（1874）发现血管束位于肋骨下方，提出了沿肋骨

上缘进胸的安全路径，直到现在仍然使用这个入路。胸部切口后来代表性的发展是用切除肋骨及胸廓成形促进结核空洞的萎陷。1891年，Tuffier首先为肺结核（pulmonary tuberculosis）患者作了肺炎病灶切除并获得成功之后，很多学者采用外科手术治疗肺结核。肺切除技术比较有系统的发展是在20世纪20年代后期。美国胸外科专业的创始人Michigen大学的John Alexander教授对肺结核的外科治疗颇有研究，其力作《肺结核的外科治疗》（1925）和《肺结核萎陷疗法》（1937）是公认的肺结核外科专著。

肺结核的手术方式虽多，如萎陷手术中的膈神经麻痹术、胸膜粘连烙断术、胸膜外气胸、胸廓成形术、骨膜外塑胶球填塞术；肺切除术中的全肺切除、肺叶切除、肺段切除和楔形切除，还有其他手术如空洞引流术、空洞切开术、肺动脉结扎术等，但基本上是围绕着萎陷疗法和切除疗法进行的。这些手术方法与结核病化疗结伴而行，早期的结核病外科疗法占主导地位，随着肺结核的治疗已经进入化学疗法时代，肺结核外科治疗患者逐年减少，仅对那些不可逆性病变、化疗无效的患者实施手术治疗，通过外科手术使得相当一部分的难治性肺结核和重症肺结核以及肺结核治疗中产生严重并发症的患者获得痊愈。

二、萎陷疗法的变迁及进展

萎陷疗法是最早介入肺结核的外科治疗领域的压缩性外科疗法，其方法是通过切除肋骨或在胸膜外填入异物使病变的肺组织萎陷，而促进肺内的病变吸收和纤维化，如人工气胸、人工气腹及塑胶球填塞术、膈神经压榨术、胸廓成形术等。萎陷疗法曾经一度广泛应用于肺结核的外科治疗中，并且起到相当重要的作用，直到现在还在使用，有必要对这些手术加以了解。

所有的萎陷手术,都是应用手术方法,暂时地或永久地使肺部萎陷,压缩空洞,洞壁互相接近而逐渐瘢痕化,并因萎陷可改变肺内的血流和淋巴循环,有利于病灶的吸收。但当肺内病灶预计已不能复原时,便不应使用萎陷手术,例如结核球(干酪性圆形病灶)、以干酪病变为主的病灶、支气管扩张、肺脓肿等。如果肺内存在着继发性化脓性感染,必先给以治疗直至继发感染治愈后,才能进行手术。在手术前,还应进行支气管镜检查,如果发现有活动性支气管内膜结核,一定要经过治疗,如确不能复原,只好放弃萎陷手术。

1. 膈神经麻痹术　这种手术在抗结核药未广泛使用之前应用较多。目前,在肺结核肺切除和胸膜肺切除术后,对膈神经进行压榨,可以暂时性使膈肌瘫痪,膈肌抬高,减少残腔和积液形成,减轻术后并发症,有利于患者及早康复。但也有适应证和禁忌证。膈神经麻痹术的临床疗效只有10%～15%。

(1)方法:以酒精注入膈神经,或压榨膈神经,使膈神经麻痹,以消失膈运动,一般可维持6个月至1年。膈运动消失后,不单是机械性地使肺部得到萎陷,而且可使同侧肺内的炎症性反应和渗出性作用减少。

(2)适应证:①一侧较为新鲜的浸润性病变,尤其是病变位于下叶者;②人工气腹后,如欲达到更多的萎陷时;③在施行肺切除后,使膈上升,以缩小下胸腔的容积,而不致使余下的肺部过度扩张;④亚急性或慢性经过的病变,伴有位于膈上部的不大的空洞。

(3)禁忌证:①有明显呼吸困难和血缺氧现象的患者;②慢性纤维空洞性病变;③广泛的胸膜粘连,或膈固定不能上升者。

2. 胸膜外肺松解术　胸膜外肺松解术必须在胸膜脏层和壁层间有粘连的条件下才能使用。此种手术是在胸膜外形成一个空腔,如注入空气,则称为胸膜外气胸;若注入甘油,则称为胸膜外油胸;若用塑料球填充,则称为胸膜外塑料球填充术(图1-2)。国内做得比较多的是后者。这种手术的基本原则与胸廓成形基本相同。此手术可一次完成,不须切除肋骨,可避免畸形,压缩范围与程度较胸廓成形术容易控制,肺功能损失较小,不发生反常呼吸与纵隔扑动等优点,因此,在20世纪50年代曾广泛开展,大力推广。

由于填球术后出现不少存在晚期并发症和失

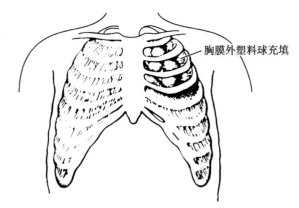

图1-2　胸膜外塑料球充填物

败的病例,如胸膜外塑料球的积液、感染引起胸壁的溃破、塑料球长期压迫骨膜肋间肌使塑料球穿入胸膜、病变受压并发瘘管,均需取球加胸廓成形术或加全肺切除治疗,所以目前填球手术已废弃了。对肺部广泛不可逆性结核病变合并大咯血又不适合肺切除者,可慎重考虑采用。

目前,有作者常用乳腺假体(图1-3)置于胸廓内胸膜外起到压迫肺脏病变、闭塞空洞和止血的作用,不需要切除肋骨,术后可根据病情恢复情况取出假体或者不取出,是目前新的胸膜外压迫治疗术的方法。但是,如果残腔的大小和形状与假体的形状不一致,可能会导致有小的残腔,有增加感染的概率。我们曾经从一例患者感染的胸腔里取出一个乳腺假体(图1-4),但未能改善患者胸腔感染症状。

3. 胸膜粘连烙断术　由于胸膜间存在着粘连,人工气胸仍不能使肺有效地萎陷,便需把这些粘连烙断,使肺部得以完全萎陷。1913年,Hans Benjamin Jacobaeus行结核性胸腔粘连局部麻醉直视下两孔烙断术。可先根据X线检查确定粘连的部位及范围,决定可否烙断。但如有胸腔前后部的粘连,在后前位胸部照相上不能看见,故最后必须在胸腔镜直接观察下,才可以决定粘连是否可以烙断。手术前,还必须先在胸膜腔中注入一定量的气体,使之形成气腔,以便于胸腔镜的窥视和手术,烙断时应用电烙器,以减少出血。应注意粗短而接近胸膜的粘连、非常广泛的粘连以及人工气胸后发生胸腔积液的患者,均不宜于手术。

这种粘连烙断术直到现在仍在使用,不过手术方法和器材发生了根本性的改变,如局部麻醉或者全身麻醉下行电视胸腔镜和内科胸腔镜下的电凝和电切技术、超声刀技术、氩气刀止血术、钛夹等,减少了粘连条索大出血和渗血的概率。

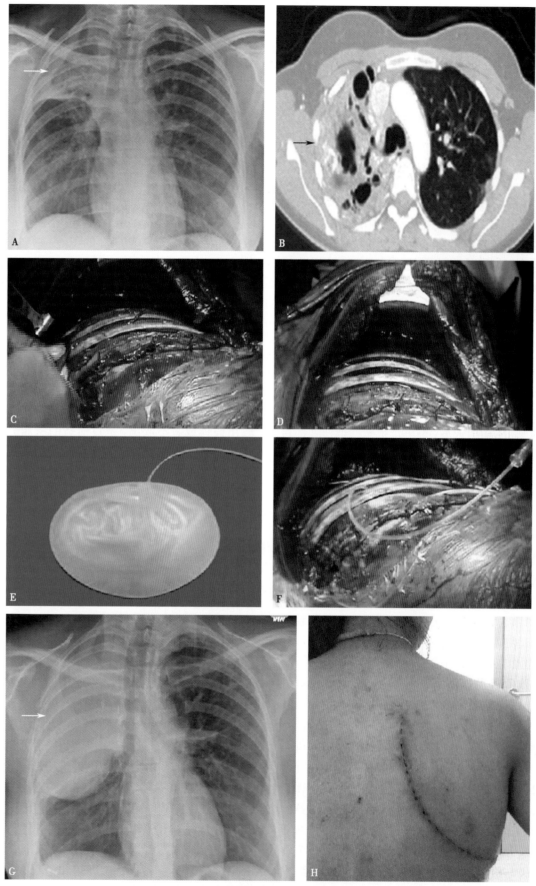

图 1-3 乳腺假体植入（右上叶结核性毁损肺，乳腺假体胸廓内胸膜外植入）

A、B. 右上叶结核性毁损肺；C～F. 乳腺假体胸廓内胸膜外植入；G、H. 术后胸部 X 线片。

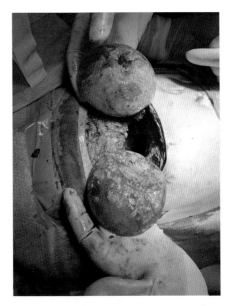

图 1-4　感染的胸腔里取出乳腺假体

4. 胸廓成形术　是属于一种永久萎缩性的手术。按照病变的部位，把胸廓上部的肋骨切除，使肺脏失去支撑而萎陷。现在做得最多的是后上部胸廓成形术。在手术后长期萎陷的情况下，有70%～80%的患者空洞闭合、痰菌转为阴性。但本手术往往造成胸廓高度畸形，损失的肺功能颇大，而且因为萎陷的力量较小，那些靠近内侧空洞和病灶就不适于应用。胸廓成形术分为胸廓内胸膜外成形术和胸廓胸膜内成形术，在进入胸腔和不进入胸腔的基础上，切除多根肋骨，以压迫病变、缩小残腔。

有作者报道了1932—1958年肺结核外科治疗2 316例的经验总结，提出了"现代胸廓成形术"的概念，认为"胸廓成形术加肺尖萎陷术"能使空洞闭合比较有效，选择性大，肺功能不必要的损失少，切除6根肋骨以内不易引起畸形，可以双侧进行手术。2 316例手术患者中有1 150例随访6～12年，其中胸廓成形术907例（79%），治愈率为88.2%；肺切除术293例（21%），治愈率为83.1%。作者常规采用胸廓成形术加肺尖萎陷术，而将肺切除术作为辅助疗法。

对于肺切除术和胸廓成形术对治疗肺结核的作用，早期的文献报道比较了两者的异同之处：①局限性空洞：不论什么部位，均可行肺叶切除。胸廓成形术加肺尖萎陷术，对肺上方与后方的空洞疗效最好，空洞闭合率为90%～95%。②支气管病变：胸廓成形术加肺尖萎陷术，对肺段支气管病变及相应的节段性肺膨胀不全疗效达90%～95%，

上叶支气管狭窄及上叶膨胀不全疗效为80%～90%，主支气管狭窄合并同侧全肺膨胀不全疗效仅50%。肺切除可切除任何部位病变。③非毁损性浸润病灶：胸廓成形术及肺尖萎陷术不仅可使空洞周围的浸润病灶吸收；还可使同侧肺甚至对侧的病灶好转。肺切除术则不然，余肺扩张可使原有病灶活动、恶化。如不加作胸廓成形术，则10%病例可以复发。④肺纤维化：可以使肺组织破坏或胸膜增厚收缩引起。在肺切除后亦可使余肺过度膨胀所致，而胸廓成形术加肺尖萎陷术后就没有这种缺点。

（1）胸廓成形术适应证：①病变位于上中部的一侧慢性纤维空洞型肺结核；②对侧有少数已稳定的慢性纤维空洞型肺结核；③慢性类型的肺结核，病变已趋纤维硬结，但仍有某些中毒症状，痰中仍有结核分枝杆菌时；④一侧有陈旧纤维空洞性病变，且合并有脓胸时；⑤对侧已施行了有效的暂时性萎陷疗法，如肺功能允许，也可对另侧的慢性肺结核进行本手术。

（2）胸廓成形术禁忌证：①纤维性厚壁空洞，靠近纵隔的空洞以及巨大的张力性空洞，都不宜施行本手术；②心血管系功能不全的患者；③两侧广泛性的肺结核患者。

胸廓成形术（图1-5）的缺点是胸廓严重变形和胸壁软化。这两个缺点严重限制了胸廓成形术在肺结核外科常规疗法中地位，逐渐被肺切除取代。

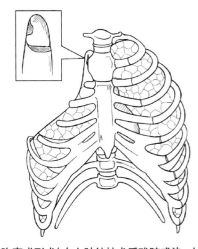

图 1-5　胸廓成形术（右上肺结核术后残腔感染，上胸廓成形）

为防止胸壁软化，有人采用一期十字形肋骨内翻式胸廓成形术，实施残腔压迫。也有作者利用可塑型钢板进行内翻压迫。对于胸廓严重变形的问题，有作者采用骨成形胸廓成形术，包括广泛的肺上部胸膜外松解术及第2或第3肋至第5肋

后段转位固定于第 6 肋。在不能作肺尖松解时，按典型后外侧胸廓成形术切除第 1 肋的全部，切除第 1 肋的后段，而用切除的肋骨一条自第 3 肋软骨至第 8 肋后端斜置，用细钢丝将第 4~7 肋的前端与斜置的肋骨固定起来，如此手术亦一期完成而无反常呼吸运动的发生。目前，俄罗斯等地区仍采用这种技术治疗上叶空洞性肺结核，并且将切口微创化（图 1-6）。

俄罗斯有些作者尝试用电视胸腔镜辅助下胸廓成形术，也得到了良好的疗效。该患者男性，23 岁，2011 年诊断为左上肺叶渗出性结核，正规抗结核 7 个月后转变为 XDR-TB，连续更改 5 次化疗方案，痰菌未阴转并且出现右上叶、左上叶及左下叶背段空洞。由于抗结核治疗无效，于 2013 年 9 月开始分期施行电视胸腔镜辅助下的骨性胸廓成形术。第一阶段的左侧 VATS 胸膜外胸廓成形术于 2013 年 9 月 4 日施行，出血 75ml，手术时间为 100 分钟，2.5 个月后患者肺功能恢复，实施第二阶段的 VATS 胸膜外胸廓成形术（图 1-7）。术中失血 200ml，手术时间为 105 分钟。术后每周施行 1 次人工气腹，每次注入空气 1 200ml。术后 2 个月痰菌阴转。

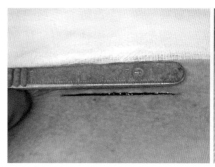
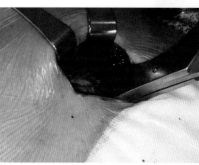
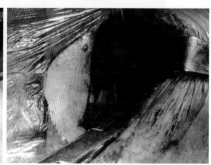

图 1-6　胸廓成形术切口微创化

俯卧位，脊柱旁取 4~5cm 纵行小切口；游离第 4、5 肋并行部分切除，要求长 8~10cm，直至腋后线。切除长度要求是第 2 肋 1.5~2cm，第 3 肋 3cm，第 4、5 肋 8~10cm；再游离第 1 肋且在脊柱旁切断第 1 后肋，有利于胸膜外充游离肺尖，肺的游离范围包括上至胸顶，下至第 7 后肋（肩胛下角线），前面的下界为第 4 或者第 5 肋（锁骨中线），内侧为纵隔面。纱布拭子牢固填塞胸膜外间隙。

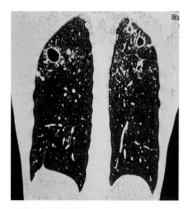
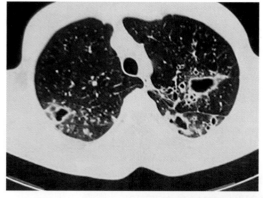
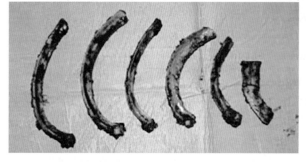
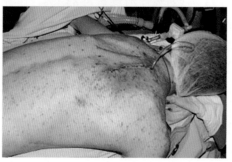

图 1-7　2011 年诊断为左上肺叶渗出性结核，正规抗结核 7 个月后转变为 XDR-TB，连续更改 5 次化疗方案，痰菌未阴转且出现右上叶、左上叶及左下叶背段空洞

此外，还有一种局限性胸廓成形术（图1-8），主要用于残腔的消灭，手术原则是切除多根多段不等长肋骨，以超过残腔直径、评估肌肉能充满残腔为原则。在当今肺切除术已经替代标准胸廓成形术的今天，局部胸廓成形术则经常在临床上应用。

总之，胸廓成形术直到现在仍常规使用，特别是在苏联地区。国内的胸廓改形手术主要是用于消灭肺切除手术后的残腔及脓胸的辅助治疗，个别病例全肺切除手术后为防止纵隔向患侧过度移位产生纵隔肺病而行胸廓改形手术，以减少纵隔的移位。其他萎陷疗法的手术方式均先后被淘汰，但是一些方法如肺内萎陷术、人工气胸等仍在临床上使用，有时还起着巧妙的治疗作用，如结核空洞定点清除术等。

5. 肺结核肺内萎陷术　有些肺结核不需要切除肺叶，或者并不能切除肺叶，仅需病灶清除加局部折叠缝合即可治愈病变，酷似"肺内萎陷术"。

（1）手术适应证：①经内科治疗不能闭合的孤立的肺结核空洞；②直径为2cm以上的结核球或干酪性病灶，发生于一个肺叶、多个肺叶或两侧肺；③一叶空洞型肺结核合并另一叶一个或几个需要手术的大的干酪样病变；④肺门淋巴结结核；⑤胸膜结核球；⑥肺功能低下不能负担肺切除或复合切除的上述病变。

（2）禁忌证：①肺结核合并支气管扩张；②肺结核合并肺不张；③全身情况不佳，心、肝、肾功能障碍；④结核病变活动，全身结核中毒症状；⑤除外不了肺癌，癌性空洞。

（3）手术方法：在针麻或静脉复合麻醉下，经第5或第6肋进胸，探查胸腔确认符合此手术适应证时，在接近的肺表面收缩皱褶处切开脏胸膜和肺组织直达结核病灶处，切开纤维包囊或洞壁，用刮匙刮除全部干酪物和结核性肉芽组织，显露灰白色囊壁后彻底搔扒或用剪刀剪除，处理通向病灶的支气管，链霉素冲洗后严密缝合肺组织。缝合时从肺门端开始逐渐向远心端缝合，最后达肺脏表面。原则上缝针必须通过健康肺组织。水洗胸腔，置胸腔引流管1根，逐层关胸。术后胸科常规护理，有效抗菌药物治疗。

空洞型肺结核的病灶清除术酷似"肺内萎陷疗法"（图1-9）。结核球（或干酪灶）的病灶清除术又像骨结核的病灶清除疗法。而肺结核病灶清除术

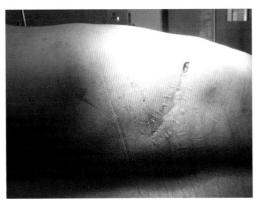
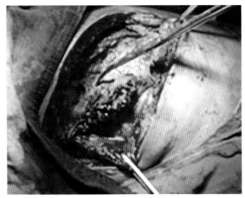

图 1-8　胸壁结核病灶清除引流术后窦道形成，再次手术行局限胸廓成形术

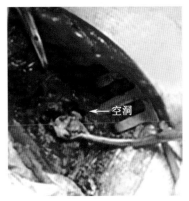

空洞

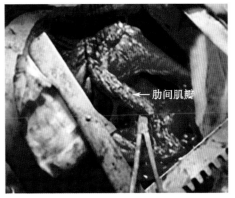

肋间肌瓣

图 1-9　空洞型肺结核的病灶清除术＋肋间肌瓣填塞术，酷似"肺内萎陷疗法"

又似两种方法的结合。

这种方法对机体创伤小，出血少，对肺功能影响小。目前，全国各地都在采用这种方法行肺曲霉球、空洞、结核球等病变切除，特别是多处部位者。虽不是典型的微创外科手术，有时需要切除肋骨，但是符合微创外科理念，我们有时称之为"结核病变定点清除术"或者"微创伤手术"。

三、肺切除术的变迁及进展

1933 年，Churchill 详细介绍了肺门结构个别结扎的解剖学基础，所有这些对肺切除技术的发展和提高均起到了很大的推动作用。1937 年，我国王大同在北京协和医院成功地为一名 22 岁女性支气管扩张患者进行了左下肺叶切除术，他使用了 1933 年 Shenstone 提倡的止血带处理肺门的先进方法。从 20 世纪 50 年代初以来，由于手术方法以肺门血管分别结扎及仔细缝合支气管断端代替了总的结扎方法、麻醉技术的进展以及抗生素、抗结核药的问世，大大地扩大了肺切除范围。

20 世纪 50 年代后期至 20 世纪 60 年代初，国内外开展了重症肺结核外科，从而肺切除技术发展到一个新的阶段，辛育龄教授还对重症肺结核患者进行了肺移植技术。

时至今日，肺结核外科治疗无论从适应证、手术时机还是手术方式都有了极大的进展，这主要归功于新的化疗药物的诞生及微创外科技术的进步。

（一）手术适应证的变迁

1. 20 世纪 50 年代国内肺结核手术适应证
1957 年，钱元福教授撰写的《肺结核的外科治疗》和 1959 年由吴英恺、朱祖煜、邵令方教授等撰写的《新中国十年来肺结核外科疗法的成就》，基本奠定了肺切除疗法治疗肺结核的基础，也是肺切除疗法逐渐替代胸廓成形术作为常规方法治疗肺结核的一个转折点。

当时的技术条件下，肺切除术仍是一个对机体创伤颇大、风险很高的手术。和胸廓成形术相比，它能把机体内中毒症状和病变播散的根源等难以恢复的破坏性病变彻底除去，这是所有萎陷手术所远不能及的。但是因为肺切除后，要由余下的肺来代替已被切除肺的呼吸功能，故要求对侧或同侧留下的肺部完全没有病变或只有少数硬结病变。因此，肺切除术的适应证是比较严格的。这些观点现在仍影响着对手术患者的选择。适应证如下：

（1）肺叶切除术：①纤维包裹性厚壁空洞，或空洞引流支气管高度狭窄者；②一叶性的结核性病变，伴有支气管扩张或慢性肺脓肿时；③通过抗菌药物治疗后的静止性干酪性（大叶性）肺炎患者；④肺不张（叶性）；⑤结核球患者，或因痰中出现结核分枝杆菌，或曾有溶解播散情形及经过一个时期的观察病变未见好转者。

（2）全肺切除术：①一侧肺部的多发性空洞性病变；②一侧肺部的空洞性病变，总支气管狭窄时；③一侧性肺结核合并广泛的支气管扩张时；④胸廓成形术无效时；⑤一侧性的干酪空洞性病变。

肺结核合并大咯血一直是外科的手术适应证，国内第一篇文章《肺结核大咯血的外科治疗》于 1960 年发表在《黑龙江医药》上，其后共有多篇文章发表。其时的专家已经认识到在肺结核诸多严重的并发症中，咯血、自发性气胸、呼吸衰竭等均属于急性并发症，而肺结核并发大咯血是肺结核并发症中死亡率极高的急症。

2. 20 世纪 80 年代国内肺结核手术适应证
1985 年 6 月，由北京市结核病胸部肿瘤研究所、中日友好医院、上海市第一结核病院、上海市胸科医院、陕西省结核病防治院、华北煤炭医学院及中国医学科学院肿瘤医院等 7 家单位组织召开的肺外科专业研讨会于在河北省唐山市召开，会议主要议题之一是"肺结核外科适应证"，通过讨论，结合我国目前实际情况，制订了一份草案：

（1）直径 3cm 以上的结核球，经正规全程化疗无改变者。

（2）厚壁空洞或张力性空洞，经全程正规化疗后空洞未闭合、继续排菌者。

（3）肺结核急性大咯血，经内科止血无效者。

（4）肺结核继发支气管扩张、反复咯血、内科治疗无效者。

（5）一侧损坏肺、经正规内科治疗仍排菌或咯血者。

（6）肺门、纵隔、支气管淋巴结结核，造成支气管狭窄或支气管淋巴瘘者。

（7）结核性脓胸或支气管胸膜瘘。

（8）肺部球形病灶不能除外肺肿瘤者。

这份草案中附了一个说明，具体介绍了适应证情况：①以上 8 项均为可考虑到外科治疗的对象，其中第八项应考虑早期手术；②全程正规化疗指应用包括利福平在内，不少于 2 种药物，连续 9 个月以上的治疗；③外科治疗不单纯以排菌与否作为唯一标准，症状也是重要依据；④外科治疗的范畴应包括痰菌阳性或长期有明显症状者，还应收治内科治疗困难的部分病例（含一些双侧病变患者）。

与 20 世纪 50 年代的手术适应证相比，最明显的不同是把化学疗法加入手术适应证，提示化疗是结核病治疗主体的理念，并且指出全疗程 9 个月，不少于 2 种药物。草案强调了把排菌和合并有结核病后遗症作为手术适应证的观点。

3. 20 世纪 90 年代国内肺结核手术适应证
1993 年，由《中华结核和呼吸杂志》编委会组织了全国肺结核肺癌手术适应证学术研讨会。经过研讨，有关专家起草了肺结核手术适应证标准（试行方案），按病种进行了细化：

（1）空洞性肺结核手术适应证：①经抗结核药物初治和复治规则治疗（约 18 个月），空洞无明显变化或增大；痰菌阳性者，特别是结核分枝杆菌耐药的病例。②空洞病变，虽结核分枝杆菌阴性，但有明显临床症状，如反复咯血、继发感染（包括霉菌感染）等；药物治疗无效者。③不能排除癌性空洞者。④非典型抗酸菌空洞，化疗效果不佳或高度耐药者。

（2）结核球手术适应证：①结核球经规则抗结核治疗 18 个月，痰菌阳性、咯血者；②结核球不能除外肺癌者；③结核球直径大于 3cm，规则化疗下无变化，可作为手术相对适应证。

（3）毁损肺手术适应证：经规则抗结核治疗仍排菌，或反复咯血及继发感染者。

（4）结核性脓胸手术适应证：经内科治疗无效，应考虑手术，现就各类病变的手术适应证分述如下。

1）胸膜纤维层剥脱术：单纯性结核性脓胸无其他细菌感染，肺内无病变，术后肺能满意扩张者。

2）胸膜内胸廓成形术：①慢性结核性脓胸、肺内有较广泛的纤维干酪性病变者；②纤维层与脏胸膜不易分离或剥脱纤维层后有较大漏气处，或估计术后肺不能满意扩张者；③有支气管扩张、狭窄或其他病变而无法切除者。

3）胸膜纤维层剥脱术，并行肺叶切除和 / 或胸廓成形术：①伴有肺空洞者；②纤维层剥脱术后，肺扩张不满意者。

4）胸膜外全肺切除：结核性脓胸伴肺内多个空洞或毁损肺或支气管胸膜瘘，痰菌阳性而对侧肺部无活动性病变或对侧肺部虽有病灶但较局限且基本稳定者。

5）胸腔引流术：①结核性空洞破入胸腔引起急性混合性脓胸，患者有严重中毒症状者；②结核性脓胸合并有支气管胸膜瘘，混合感染者；③单纯结核性脓胸因反复胸腔穿刺引起继发感染，经抗生素治疗无效者。

（5）结核性支气管狭窄手术适应证：支气管内膜结核治愈后瘢痕性狭窄或闭塞，或伴有远侧肺部反复感染，血痰与气短等症状者，手术方式依据狭窄部位、长度及狭窄远端肺组织情况决定肺切除术和 / 或气管支气管成形术。

（6）肺门纵隔淋巴结结核手术适应证：①经规则抗结核治疗病灶扩大者；②病灶压迫气管、支气管引起严重呼吸困难者；③病灶穿破气管、支气管引起肺不张、干酪性肺炎，内科治疗无效者；④不能排除纵隔肿瘤者。

（7）大咯血急诊手术适应证（包括非结核性病变所致者）：① 24 小时咯血量大于 600ml，经内科治疗无效者；②出血部位明确者；③心、肺功能和全身情况许可；④反复大咯血，曾出现窒息、窒息先兆或低血压、休克者。

（8）自发性气胸手术适应证（包括非结核性病变所致者）：①气胸多次发作（2～3 次以上）者；②胸腔闭式引流 2 周以上，仍继续漏气者；③液气胸有早期感染迹象者；④血气胸经胸腔闭式引流后肺未复张者；⑤气胸侧合并明显肺大疱者；⑥一侧气胸，且对侧有气胸史者应及早手术。

1993 年制定的肺结核手术适应证明显进行了细化，并且按病种进行分类。其特点是：①强化了化疗在肺结核治疗中的作用，空洞性肺结核和结核球都是用药 18 个月之后才考虑手术；②增加了耐药结核病手术内容，提示 20 世纪 90 年代初期耐药结核病的流行已经开始；③加入了结核性脓胸、纵隔淋巴结结核、结核性气胸等疾病的手术治疗原则；④结核病合并症如支气管狭窄和支气管扩张、大咯血等和 1985 年没有区别，只是进行了细化；⑤结核性脓胸的"胸膜纤维层剥脱术"，而不是"胸膜纤维板剥脱术"。2005 年，中华医学会组织专家编写《临床技术操作规范·结核病分册》，其又对结核病各类型及手术方式的适应证进行了细化。1993 年至今已近 30 年，肺结核的全球疫情、诊断方法及治疗药物等已经发生了巨大的变化，在全球终止结核病疫情流行的背景下，1993 年版肺结核手术适应证的修订已经迫在眉睫了。结合我们个人的经验与体会，我们认为现阶段的肺结核手术适应证更应慎重，既要考虑到全球疫情的特点，又要考虑到疾病特点；既要考虑急症情况，又要考虑到慢性病程。

4. 现阶段国内肺结核患者的手术管理

（1）背景：肺结核的外科治疗历史悠久，早于MTB的发现。在有效抗结核药物出现之前的近2个世纪，外科手术一直是肺结核的主要治疗方法之一。但是，外科对于肺结核治疗的干预随着肺结核化学疗法的成功而逐渐减弱，特别是随着肺结核治愈标准的变更，痰菌转阴已经成为肺结核治愈的黄金标准，影像学上是否有病变不再是肺结核治愈的重要指标，外科干预的对象只能是肺结核残留病变和并发症，如合并肺曲霉球、咯血等。耐多药肺结核的出现，且因化疗药物对耐多药肺结核治疗的局限性，2006年世界卫生组织发布的《耐药结核病规划管理指南》中即推荐外科治疗作为一种治疗耐多药肺结核的重要手段。2019年，我国出台了《中国耐多药和利福平耐药结核病治疗专家共识（2019年版）》，明确了耐多药肺结核的手术适应证和手术时机，肯定了外科的地位。

（2）肺结核的手术适应证：除了肺结核急症如伴有咯血、气胸外，外科手术并不被认为是治疗药物敏感结核病的首选方案，其外科适应证仅限于严重并发症或病灶修复不充分、病灶内仍残留活菌、将来复发可能性较大的肺结核（包括大咯血、支气管扩张、支气管狭窄、支气管胸膜瘘和曲霉菌病等）的治疗，大多数情况下，主要是治疗失败的病例。另外，还有一些治疗后痰涂片阴性的耐多药肺结核和单耐利福平肺结核（M/XDR-TB、RR-TB）患者，影像学提示持续性纤维空洞或毁损肺存在，仍然具有手术指征，因为他们的复发率高，而且术前痰培养阴性的患者中，术后在切除的肺组织培养中有27%阳性率，仍具有传染性。因此，基于当今肺结核疫情和化疗为主体的背景下，其手术适应证的制定应综合考虑如下。

1）急诊情况下（急诊指征，即如果不进行手术，死亡是刻不容缓且不可避免的）：①肺结核合并大量肺出血；②肺结核自发性张力性气胸。

2）亚急症情况下：①肺结核尽管有足够的抗结核化疗，但不可逆转的肺结核进展；②肺结核其他治疗方法无效的反复咯血者。

3）普通情况下：尽管没有足够的证据来鉴别肺结核化疗失败和复发的高概率空洞和其他不可逆变化的患者特征，但基于临床经验，下面可作择期手术的适应证。

①经过4～6个月的有效抗结核化疗后，通过细菌学检查和DST证实结核分枝杆菌持续阳性的局限性空洞型病灶。

②抗结核化疗失败的M/XDR-TB、RR-TB。

③肺结核病程中的并发症或后遗症，包括自发性气胸和脓气胸、脓胸伴或不伴支气管胸膜瘘、肺曲霉球、毁损肺、气管和支气管结核性狭窄、慢性支气管扩张。

（3）肺结核手术禁忌证：主要是根据患者化疗效果、身体耐受情况及病变情况决定。同时也与手术方式相关，不同的手术方式有不同的禁忌证，对一种手术方式是禁忌证，对另一种手术方式可能是适应证。

在大多数情况下，结核病患者手术治疗的禁忌证取决于病变进程的广泛性、患者心肺功能和一般状态的评估。应该强调的是，当一个患者正在考虑手术时，最好采取多学科的方法，内科医师、外科医师、麻醉师和其他专家必须共同做出决定。

1）有严重结核病中毒症状：如低热、盗汗、乏力、体重逐渐减轻等，即使局部病变适于手术，全身情况不许可者。

2）两肺广泛的空洞病变。

3）肺功能减退试验：即计划肺叶切除术的患者第1秒用力呼气量小于1.5L，全肺切除术者小于2L。

4）没有经过有效肺结核方案治疗者。

5）活动性支气管结核。

6）合并有哮喘及重度肺气肿等呼吸功能不全的患者。

7）合并有其他重要脏器严重病变者，如慢性肝炎肝功损害严重、肝硬化、严重肾功能不全、严重心血管疾病、甲状腺功能亢进症、糖尿病等，如未控制，则手术治疗应慎重考虑或列为手术禁忌。

8）合并进展期或者已转移的肿瘤者。

9）合并其他非结核病急症者。

10）合并免疫缺陷综合征时，手术宜慎重。

（4）肺结核手术的条件和时机：在一个有丰富的结核病诊断、治疗及管理经验的结核病定点医疗机构，建立一个由结核科、胸外科、检验科、病理科等专业组成的肺结核术前多学科会诊团队，是非常必要的。

适当的患者选择和手术时机对于避免复发和提高手术的治愈率是至关重要的。内科医师和胸外科医师之间的良好合作,以及患者对术前和术后干预化疗的依从性,可以提高肺结核手术治疗的成功率。

对于需要考虑手术的普通患者,需要满足三个主要标准:①患者必须具有可切除的局限性病变和足够的呼吸储备;②评估患者单纯化疗导致治疗失败或复发的可能性极高;③必须有足够数量的药物以确保手术后的治愈。

国内外对耐多药肺结核的手术时机争议较大,多半出于专家个人经验和回顾性研究,手术选择病例也有偏倚。对于痰菌阳性、有传染性的患者,特别是耐多药肺结核,《中国耐多药和利福平耐药结核病治疗专家共识(2019年版)》建议耐多药肺结核的术前有效化疗时间应在2~8个月,以避免病变迅速蔓延至对侧肺而错过手术时机,尤其是对广泛耐药(耐药数达4种以上)的患者。

(5)手术方式:肺结核的手术方式很多,不同的手术方式有不同的手术适应证。主要手术方式是在双腔气管插管全身麻醉下的肺叶切除术,这对医疗机构的设备和人员条件有一定要求,包括感染控制。在适合的外科条件下,保证肺切除安全、有效。手术方法以选择性部分肺切除术(如肺叶切除或肺楔形切除术)为主,即使肺功能允许,单侧全肺切除术仍需谨慎。值得一提的是,胸廓成形术有时仍被使用,特别是术后并发支气管胸膜瘘形成或者残腔过大时。

1)肺切除术:

①肺叶切除术适应证(病变局限于肺叶内但已超过一个肺段):a. 结核性空洞,规范化疗2~8个月空洞病变无明显吸收或增大者,痰菌阳性者,合并咯血反复发作、继发感染者,不能排除癌性空洞者。b. 结核球,直径大于3cm,规则化疗无变化或增大者,不能除外肿瘤者。c. 大块干酪病灶,规则化疗3~6个月无变化,痰菌阳性、咯血、高热者。d. 叶支气管结核性狭窄,造成肺不张、肺实变合并反复感染、咯血,支气管镜下扩张无效者。e. 叶结核性支气管扩张合并咯血及反复感染者。f. 合并肺曲霉球伴咯血。g. 双侧病变,但主要病变集中于一叶,可分期分次切除主要病变。

②肺楔形切除术适应证:适用于肺叶边缘部纤维干酪性肺结核或较小的结核球等。不需要行肺叶切除术时,可采用楔形切除术。此术操作简便,易于掌握,创伤小,对肺功能影响不大。但如选择不当,楔形切除肺组织过多、过深,可伤及较

大血管或支气管,引起大出血或支气管胸膜瘘。若非浅表或周边病灶,不宜选用楔形切除。

③肺段切除术适应证:适用于边缘性肺结核球、段间平面内的空洞病变以及纤维干酪样结核等。其优点是能最大限度地保留有功能的肺组织,对肺功能影响甚微,手术创伤亦小,但肺段切除术操作繁杂,术后并发症较多,效果反不如肺叶切除,故选用时宜慎重,目前较常施行的肺切除有左肺上叶舌段切除和下叶背段切除术。不建议对结核性病变施行左上叶尖后段和下叶基底段切除术。

④全肺切除术适应证:a. 累及全肺的结核病变,如慢性纤维型空洞型肺结核,毁损肺或合并支气管内膜结核而导致广泛性支气管狭窄及弥漫性支气管扩张,对侧肺健康或仅有少许播散性病灶,但病变稳定在3个月以上,呼吸功能代偿良好者。b. 一侧结核性脓胸或合并支气管胸膜瘘,肺内也存在着较重的结核病灶,对侧肺正常可行患侧胸膜全切除。c. 肺结核合并大咯血,肺部病变广泛但局限于一侧,引起呼吸道梗阻窒息者,应行全肺切除术。

⑤支气管袖状切除手术适应证:支气管结核引起支气管管腔狭窄呈瘢痕性闭锁,同时肺内又有严重病变,需行支气管袖状肺叶切除术。特别是对于心肺功能不全或不能耐受全肺切除的高龄患者,采用支气管成形术,尽量保留健康的肺组织,也能收到良好的治疗效果。

2)胸廓成形术:胸廓成形术可分为胸膜外胸廓成形术和胸膜内胸廓成形术。

胸膜内胸廓成形术不仅膜下切除肋骨,还同时彻底清除脓腔病灶和脓腔的硬性支架,有支气管胸膜瘘者可同时行肺叶切除术:①慢性结核性脓胸经内科治疗或胸腔引流无效、肺内有活动性病灶或广泛纤维性病变不宜做纤维板剥脱术,而且对侧肺结核病灶稳定者;②纤维层与脏胸膜不易分离,或剥除纤维板后有多个较大漏气处,或估计术后肺不能满意扩张者;③有支气管扩张、狭窄或其他病变而无法切除者;④肺切除术后和/或支气管胸膜瘘及其他手术失败者。

3)肺切除手术入路:手术切口的选择因个人经验而异,以术后不出现严重并发症为基准。常用的手术入路为标准剖胸切口、小切口开胸、全腔镜入路、胸腔镜辅助下的小切口入路。

(6)术前、术后化疗(参看第四章第二节):国际上所有相关研究均在手术后恢复术前口服抗结

核化疗方案，术后可根据手术组织（切除的肺组织）细菌学结果分析对化疗方案做出可能的调整。术后化疗与术前化疗一样重要，因为切除肺部主要病变后，可能会遗留散在的结节性病变和微小的空洞。因此，确保所有患者（特别是有 M/XDR-TB 的患者）用多种药物抗结核治疗方案、保持足够长的时间来杀死残留病灶中的结核分枝杆菌是至关重要的。

根据上述文献分析，充分考虑到患者在手术时培养阳性还是阴性以及所涉及的肺结核类型，推荐以下的术后抗结核化疗持续时间：①手术时培养阳性的患者：药物敏感肺结核，培养转阴后 4～6 个月；MDR-TB，培养转阴后至少 18 个月；XDR-TB，培养转阴后至少 24 个月。②手术时培养阴性的患者：药物敏感性肺结核，手术后至少 4 个月；M/XDR-TB，手术后 6～8 个月（根据术后恢复情况）。

然而，应该强调的是，术后化疗的持续时间还取决于每位患者的个体临床状态（例如，患者是否有糖尿病、手术前的肺结核急性进展或手术切除情况）。

（7）患者围手术期管理：目前肺切除联合抗结核化疗治疗耐多药肺结核的治疗成功率很高（高达 88%～92%）。肺叶切除术后死亡率为 2%～3%，全肺切除术后死亡率为 7%～8%。显然，手术的成功取决于结核科医师和胸外科医师之间的良好合作以及手术经验，确保患者完成所需的术前和术后的药物治疗，并观察术前和术后的预防措施，仔细随访患者。

临床医师应慎重选择手术患者，考虑到可能的不良预后因素，如低体重指数、对抗结核药物的主要耐药性、对氟喹诺酮类药物和 / 或二线抗结核注射药物的耐药性以及广泛和 / 或双侧结核病变。手术的成功很大程度上取决于对患者全面的评估和术前准备。

（二）术前管理

对于许多肺结核和耐多药肺结核患者，他们的疾病过于广泛，以肺破坏和 / 或肺功能太差为特点，从而不适合手术。与每位患者及其家属单独讨论计划手术的所有细节和执行所有必要的术前检查和治疗是至关重要的。

1. 应与患者及其亲属就肺结核的性质、外科手术的必要性、手术的风险和益处，以及手术和不手术在短期和长期的预后，进行全面和公开的讨论。关于麻醉和手术中可能出现的并发症，必须与所有患者及其亲属商讨。所有手术必须征得手术患者的同意。

2. 需要进行以下术前调查 全血分析、生化检验（肝、肾、血糖、电解质和凝血）、HIV 检测、痰涂片镜检、痰培养试验和 DST、标准胸部 X 线片、CT 扫描和纤维支气管镜检查（排除支气管内膜结核、对侧疾病和恶性肿瘤）。

3. 患者的心肺储备必须根据肺功能测试仔细评估 体容积描记法（评估肺活量、第 1 秒用力呼气量和肺扩散）、心电图和超声心动图（排除心力衰竭和肺动脉高压），灌注肺显像（边缘肺活量测定结果和肺扩散）、动脉血气分析和常规心脏学会诊。

4. 应进行营养评估（体重指数），以确保患者能耐受术后并从手术中恢复。

5. 呼吸道应消毒 呼吸运动、体位引流和常规雾化吸入，或雾化支气管扩张剂和抗生素使用。

6. 必须鼓励戒烟。

7. 每位患者的个体术前评估都至关重要 ①患者先前接受过哪种抗结核化疗方案；②患者是否在每种治疗方案中服用所有药物以及持续多久时间；③对每种方案治疗期间和之后的细菌学、临床和放射学结果进展或恶化进行测量；④评价当前治疗策略，包括手术适应证。

在手术前和术后充分的抗结核化疗，对于肺结核（尤其是 M/XDR-TB）患者的管理至关重要。因此，所有外科手术病例（紧急情况除外）都应记录 DST 结果。

（三）术后管理

外科手术的近期和远期结果在很大程度上取决于肺结核患者术后的精心管理，从手术后的重症监护（高依赖性）开始。这包括：①使用适当的镇痛药，包括阿片类药物；②开展物理治疗和呼吸锻炼，包括呼吸技巧锻炼；③前三天每天进行胸部 X 线检查；④必要时进行诊断性和 / 或治疗性支气管镜检查；⑤当引流液消失时，拔除胸腔引流管；⑥肺切除术后（尤其是肺叶切除术和全肺切除术后），仔细观察术后早期和晚期的并发症，如漏气、支气管胸膜瘘、残腔形成和脓胸，并在必要时进行（包括有明确手术适应证的手术治疗）干预措施；⑦一旦血流动力学稳定，将患者从 ICU 转移到胸外科病房。

肺结核和耐药肺结核患者经过 2～8 个月督导的抗耐药化疗后，并且经细菌学检查和 DST 证实，对于痰菌持续阳性的局限性空洞性病灶、结核球、毁损肺、干酪性肺炎及其合并症，外科手术是一种可选择的治疗手段；这些患者经充分抗结核治疗未能治愈，病灶局限、允许解剖性肺切除术、患者有足够的肺储备和可接受的手术风险，可以考虑并应考虑肺切除；在因为广泛的肺部病变而存在肺切除禁忌证的情况下，可以使用胸廓成形术的方法。然而，由于缺乏对接受外科手术的耐多药肺结核患者的长期生存率和复发率的队列研究结果和手术治疗肺结核远期疗效的随机对照试验结果，所以，外科手术治疗的适应证尚不完全明确。术前和术后抗结核化疗的最佳持续时间和手术时机没有明确的定义，基于术中组织标本的细菌学检查（包括DST）调整抗结核治疗方案的作用尚未评估，这些都需要进一步临床研究才能确定。

特殊状态下肺结核的外科治疗比较少见，主要是指：①患者存在有影响和延误肺结核治愈的因素，且短期内不能消除，长期的内科化疗仍然不能达到治愈的目的，如患者合并糖尿病、免疫功能障碍等。②患者不能长期服用抗结核病药物，正规化疗不能完成，如肝脏疾病，肝功能严重损害；精神病，患者难以督导，不能坚持长期服药等。③对多种抗结核病药物过敏。④多种药物耐药或原发耐药，持续化疗无显著疗效。这种情况下，外科治疗在术前一定与患者及其家属充分沟通，陈明利害。

（四）手术方法的变更与进展

20世纪50年代后期，肺叶切除术已经是肺结核外科治疗最主要的手术方法，有时需要做全肺切除术、肺段切除术及胸廓成形术。这种直接能将结核病变切除并降低其传染性的作用得到肯定。

中国医学科学院阜外医院1949年前共实施肺切除治疗肺结核10余例，直至1956年春胸科专科医院成立以前仅有50例，胸科医院建立之后至1958年底，则已累计至644例，其手术死亡率为0.77%。上海第一结核病医院1951年以前肺结核肺切除共有57例，手术死亡率为15.7%，至1954年共有312例，手术死亡率为6.4%，截至1958年底共有1 175例，总平均死亡率为2.6%。1949—1959年，10年来全国肺结核核肺切除术共6 116例，在4 826例中，其手术死亡率为1.5%，良好率在80%～90%，可见当时的手术疗效是相当满意的。手术病种主要是各型空洞性肺结核、结核球、干酪性肺炎、支气管扩张或狭窄等，手术方式主要

是肺叶切除、全肺切除、肺段切除、肺叶肺段多种切除、楔形或病灶摘除、双侧同期肺切除、双侧分期肺切除等，术后并发症主要是支气管瘘及脓胸、结核播散及恶化、血胸及其他，最严重的的并发症是支气管瘘和脓胸，并发症发生率分别是肺叶切除16%，肺段切除14.7%，多种切除26%，全肺切除23%，此可以解释有的多叶多段切除反而不如全肺切除。相比而言，虽然并发症发生率低，但全肺切除对患者个体损伤极大。

1. 手术切口的演变及进展 肺结核肺切除近几年的最大进展是在手术切口的变化。标准的后外侧开胸切口（图1-10）直到现在也是肺结核、脓胸等手术常用的切口。这种切口的优点是暴露清除、直视下处理病变、手术视野宽敞，适合做复杂、高难度手术，非常适合粘连严重的肺结核和脓胸等手术。但缺点是切口长，需要切除肋骨和肌肉，切口的创伤较大。

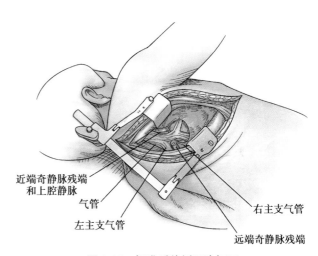

近端奇静脉残端和上腔静脉
气管
左主支气管
右主支气管
远端奇静脉残端

图1-10 标准后外侧开胸切口

20世纪90年代后，微创外科被人们接受。以电视胸腔镜为代表的微创外科技术逐渐得到普及与应用。其实很多人不太清楚，早期的胸腔镜技术是在肺结核外科（如早期局部麻醉下灼烧胸腔粘连条索治疗结核性气胸）基础上发展起来的。标准的电视胸腔镜是3个切口，之后过渡到2个切口、1个切口等。

近10年，肺结核外科治疗文献也在探讨胸部结核微创外科治疗问题，如用胸腔镜技术治疗大量结核性胸腔积液，使用脓胸廓清术后不遗留胸膜增厚，胸腔积液消失快，住院时间短；这种技术不要求术前长时间运用抗结核药物和传统的反复胸腔穿刺，特别适用于有混合感染者，但其远期

疗效有待时间去观察。国外有作者报道电视胸腔镜可有效剥脱选择好的三期结核性脓胸纤维板，90 例在全胸腔镜下完成手术，平均手术时间为（204±34.2）分钟，平均术中失血量为（384±28）ml，平均留置胸腔引流管时间为 7 天。无围手术期死亡，并发症发生率为 33%，主要是肺面持续漏气 29 例（29%），肺膨胀不良 4 例（4%）。随访 6 个月，90 例患者肺完全复张，9 例肋膈角胸膜轻微增厚，1 例胸顶小残腔。

　　因大多肺结核肺门、胸腔粘连严重、血管旁淋巴结钙化等，全腔镜下肺结核肺切除确实有困难，但是孤立的肺结核球和肺结核空洞也可以在腔镜下完成。还有作者认为，电视胸腔镜术中照明、放大镜像的优势，认为手术死角的粘连分离和止血，如胸顶、肋膈角、侧胸壁等部位，反而比开放手术更有优势。因此，依据微创切口原则（不切除肌肉、不离断肋骨），作者主张电视胸腔镜辅助小切口行肺结核肺切除术。目前大多医院采用的手术切口主要采用标准开胸切口、胸腔镜切口（图 1-11）及腔镜辅助小切口等。

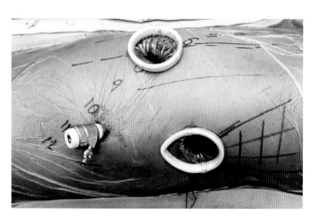

图 1-11　标准胸腔镜三切口

　　最具结核外科微创治疗特色的是 1995 年曹忠勋报道的肺结核巨大空洞清除术，接着山东省、河南省等均发表了肺结核空洞和结核球病灶清除加残腔折叠缝合技术，后来又将这种技术应用于肺曲霉球合并咯血的治疗，效果十分满意，这种病灶定点清除加肋间肌瓣填塞技术使那些具有双肺病变、不能采用肺切除术治疗咯血的患者得到了治疗。方法：术前 CT 定位，小切口进胸，直视下切开肺空洞，定点清除，折叠缝合，带血管蒂肋间肌瓣填塞，生物胶封闭等。当今的微创外科仅只手术切口而言，侵入性小，但是手术的微创，不仅切口创伤小，而且还是手术方法的"微创"，且能够达到

与传统手术一样效果的方法，才是真正的微创手术方法。

　　值得大家思考的是，结核外科虽然是发展较老的学科，但是其特有的手术器械并不多，最具代表性的就是骨刮匙。微创外科概念的普及给结核外科带来巨大的压力，如何使结核外科微创化是一个巨大的命题，毕竟解决胸腔和肺门的粘连不是很容易。因此，从切口开始，到游离粘连、切除肺血管、胸腔止血、置管引流等过程的所需器械，均需变更，以适应结核病诊断和治疗的变化。

　　2. 支气管残端处理方法演变及进展　自 20 世纪 30 年代肺切除术问世以来，胸科医师公认支气管残端的处理是肺切除术的关键操作之一，与术后是否发生支气管胸膜瘘关系密切。为此，无数胸科前辈作出了不懈的努力。据 Rienhoff 记载，该领域最早的研究是 100 多年前 Gluck 进行的。1933 年 Graham 和 Singer 成功地为一位肺癌患者进行了全肺切除，但最初的肺切除是将肺门结构整束结扎。术后 3～7 天不可避免地发生支气管残端胸膜瘘，导致脓气胸的发生，最终致死亡。1942 年 Kent 和 Bladers 用分别处理肺门结构的方式完成了下肺叶切除术。同年，Brewer 在仔细研究了上肺叶解剖的基础上成功地完成了右肺上叶切除术。自此建立了以肺叶解剖为基础的肺叶切除术式，但术后仍有较高的支气管残端胸膜瘘发生率。因此，需要解决的是，寻找一种可靠的处理方法克服支气管弹性张开、抗萎陷的自然倾向，也就是缝合后再裂开的问题。

　　（1）手工缝合法：系统地对该法进行了实验研究的是杰出的胸外科医师 Rienhoff，他观察到犬全肺切除后支气管残端的愈合有 3 种形式，仅有 18% 的残端在愈合后保持着缝合时的状态；16% 的残端完全张开，缝线脱落后恢复其原有的口径，残端由支气管黏膜上皮及胸膜下的结缔组织所覆盖；然而，多数残端的愈合方式则是前两种形式的混合方式，即支气管残端的不完全结合，部分狭窄和堵塞，断端腔内有纤维组织，部分的缝线已切透支气管管壁全层。因此得出结论，无论缝合技术如何，由于缝线对支气管壁的切割作用，大部分残端发生部分或全部裂开，甚至恢复到原有的自然状态，所以人们不可能依靠缝合方法的不同和缝合材料的种类达到支气管残端完全和长久的闭合，纵隔胸膜及支气管管壁周围的结缔组织才是残端愈合的关键，缝合只是暂时阻断气流的一种措施。

基于这种认识,他指出应在缝合后的残端外面加盖胸膜瓣,并使残端缝线远离支气管残端切缘,以免缝线周围可能存在的感染而影响残端愈合。1945年,Sweef认为传统的Reinhoff缝合法(即褥式缝合法)不符合生理要求,可能严重破坏了残端的血运,并在此基础上提出了间断全层缝合法(图1-12),这一技术被广泛接受并沿用到现在。虽然如此,支气管残端的闭合性仍不能令人满意,胸科医师作了许多改进。值得一提的是,1957年Beaulieu认为全层缝合有一定的缺陷,建议用黏膜外缝合法闭合支气管残端,强调了黏膜及黏膜外层在愈合过程中的重要性。另据国内学者辛育龄介绍,1960年苏联学者Tanu认为所有缝合后的支气管残端均有炎性变化,均系二期愈合,提出了非缝合的管外压塞法。然而,这些操作均因较复杂未被广泛接受。除缝合方法的改进外,对缝合材料的选择也作了广泛研究,认为细的材料较粗的异物反应小,有利于愈合,缓慢吸收的多糖酯酸材料优于不吸收缝合材料。

医师就手工缝合与器械缝合何者更优的问题作了大量比较研究,得出了器械缝合优于手工缝合的结论。Pelerffy和Calabrese认为手工缝合时缝线距切缘的长短不一,打结的力量也不均匀,作用在残端切缘上的力也就不均匀,这将导致残端切缘变形,使已缝合的接触面上压力更不均衡,多数学者认为该不均衡性是引起不良愈合的因素之一。而器械缝合时则是以均等的力量、均等的距离作用于支气管残端,避免了上述存在于手工缝时的不均衡性,因此有利于愈合的发生与完成。Scoff研究了两种不同材料缝合及器械缝合残端的愈合全过程,发现器械缝合的残端能耐受较各种缝合者更高的压力,并能减轻残端炎症的程度,改善局部胶原的产生,故而认为器械缝合在多方面优于手工缝合。Graber和Lattei的研究也证实了上述观点。多数学者的研究表明,器械缝合支气管残端时也应遵循某些原则,如切缘要有一定长度的正常组织;离断部应尽可能地靠近上级支气管的分叉部,以免遗留过长的残端、盲袋;应尽可能地保持残端血运。如此,器械缝合的优点包括切缘

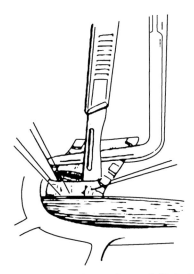

图1-12 支气管残端全层间断缝合法

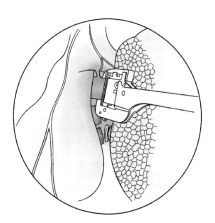

图1-13 开放手术支气管残端器械闭合

(2)器械缝合法:1926年,Henroz首次将器械缝合的概念引入外科手术。1955年,苏联学者发明了肺根缝合器、支气管残端闭合器(图1-13,图1-14),并用于临床肺外科。至1965年,肺外科中应用器械缝合者累计达2000多例次,早年以苏联为多,1960年后欧美国家中也渐多。早期常用的缝合器是一排钽钉与支气管长轴平行的苏式UKB系列,以及随后出现的两排缝钉与支气管垂直的UKL系列。以后美国学者发明了性能与UKL相似,但有许多改良的TA系列。长期以来,肺外科

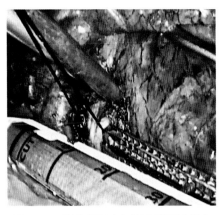

图1-14 胸腔镜下支气管残端器械闭合

整齐、对合满意、缝钉牢固、组织反应轻。此外，缝合器闭合支气管残端是"密闭式"的过程，因而避免了术野渗血及感染物进入呼吸道引起的窒息和感染播散；手术时间明显缩短；同时为临床医师及放射诊断科医师在随访中指明了残端的准确位置。然而，器械缝合也有许多缺点，例如不能检查支气管腔内的情况；尚不能用器械法行支气管成形肺切除术；不宜用于炎症增厚的支气管，或有钙化淋巴结穿透的支气管的闭合；此外，操作时如用力过大、过猛，还会造成支气管壁的损伤及坏死；且有缝钉刺入周围大血管造成大出血的危险；左侧全肺切除时，因有主动脉弓的阻挡，不能用缝合器闭合左主支气管。虽然如此，除临床上少部分需要探查支气管腔内情况者或需行支气管成形者外，缝合器闭合残端几乎取代了传统的手工缝合法。但目前对两者优劣的评估报道仍多为回顾性的分析研究，尚无随机的前瞻研究。随着缝合器结构的更简单化、更优良化，器械缝合这种简便易行的方法将更可靠，更为胸科医师所偏爱。

（3）闭合后支气管残端的加固：正如早年Rienhoff强调指出的那样，大部分支气管残端的愈合是靠支气管壁周围组织及胸膜组织的粘连堵塞而完成的，强调胸膜瓣加固覆盖闭合后的支气管残端的重要性，此后有许多作者证实并采用这一方法。但就是否一定要用支气管壁周围的胸膜组织或其他有活力组织覆盖的问题，一直有着广泛的争议。覆盖物是促进愈合的第二层有活力的组织，应该是无不良反应的，长期以来一直沿用宽基带蒂的胸膜片为首选材料，通常将其翻转包绕在已闭合的残端外面，并与周围组织固定几针。随着手术的复杂化、切除范围的扩大化，胸膜瓣作为唯一的覆盖物已不能满足临床需求。目前各种带血管的移植物在预防及治疗支气管残端瘘方面已有了很大发展，如肋间肌瓣（图1-15）、大网膜、胸肌岛状移植物等。最常用的带蒂移植物是肋间肌瓣。网膜因有良好的血供及充足的来源，已成为另一种被选用的残端覆盖物，然其最大的缺点是需第二切口，且从理论上讲脂肪组织缺乏抗感染能力。当然，网膜的另一优点是能够填充一定的空间，有利于肺切除后残腔的消灭。1940年，Grafoord和Linton首次将背阔肌制成肌瓣移入胸腔。肌瓣移植中最复杂的是岛状肌瓣移植，它要求整形外科的经验。其次，用心包及其周围组织覆盖闭合后的残端，同样达到了令人满意的疗效。近期还有

作者选用生化材料作为加固残端的物质，如明胶、生物胶、丙烯酸树脂等。

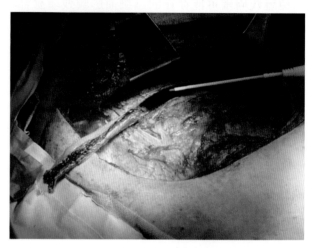

图1-15 肋间肌瓣

（4）"结扎法"处理支气管残端：据国内学者辛育龄、裴德懋介绍，早在20世纪50年代就有过对结扎法的尝试，但并未用于临床，20世纪70年代湖南省结核病防治所再次建议用结扎法处理支气管残端，因当时争议很大，未予公开报道。此后，黄偶鳞将该法用于临床，取得良好的疗效，认为省时、方便，但仍未见公开报道。1984年以后，陆续有各种并不完全相同的"结扎法"报道，但都只涉及临床经验的总结，对该方法详细愈合过程及其生理解剖指标并不十分明确。湖北省肿瘤医院自20世纪80年代开始用10号线单纯结扎法处理支气管残端，取得了成功的经验。

不难看出，支气管残端的闭合方法是多种多样的，各自都有其一定的优点，每一种方法都有其需要改进的地方，然而简单化、可靠化是其发展的必然趋势。国外学者大多采取闭合器方法，国内则多样化。国内病情、病种特点也会促进创新，尤其是在吻合器方面。

但对于肺结核和合并支气管结核的患者应慎而又慎，术前尽可能确定是活动性肺结核还是稳定性肺结核，还是残留病变（陈旧性肺结核），是敏感性肺结核还是耐药肺结核，这些与手术方式有很大关系。个人认为，活动性的结核病变（无论菌阳还是菌阴结核病）对支气管残端和肺切缘的处理要慎重，严密缝合和包埋应作为常规，而对于陈旧性结核病和残留病变的处理，则常规处理。

3. 止血及粘连游离技术的进展 16世纪，欧洲的外科医师进行手术时，通常使用烙铁止血的

办法使创面局部结痂止血。法国的帕雷医师发明了一种用丝线结扎血管的新方法——结扎法。这种用结扎血管来代替烧灼组织的结扎法，使外科的止血技术取得了重大的突破，对外科手术的发展起了重要的推动作用。压迫止血常是术中止血直接、有效的措施。现代外科手术出现了很多用于术中减少出血的手术器械，如电刀、超声刀、水刀、高频电凝、红外线凝固止血器、氩气束、激光刀、等离子刀、微波止血器等器械和工具；止血药物也有了一定的发展，如可吸收止血纤维、纤维蛋白原、凝血酶原、胶原蛋白、大分子聚合物制品等的应用，使外科手术止血更加有效。

现在的年轻外科医师很难想象没有电刀做肺结核肺切除手术和胸廓成形术的场景。麻醉满意后，摆好体位，确定好切口后，用生理盐水稀释肾上腺素，分层注入皮下及肌肉层，然后切开皮肤，止血钳钳夹后再结扎出血点，用手术刀或者剪刀切开肌肉层。游离胸大肌时，需用4把大弯钳钳夹并切开，直至手术结束后再缝合。术中游离粘连时采用大棉纱垫压迫止血，广泛渗血时用热盐水或者稀释的肾上腺素纱垫止血。热止血措施由来已久，40～50℃热水可有效止血。热止血主要是通过高温促使蛋白质凝固，加速凝血的化学过程而促进止血。对于较大创面的渗血，可用温热盐水纱布压迫止血，临床体会效果较好，也有用冰盐水纱布压迫使局部血管痉挛、血流减少而止血的方法。术中的游离采用"钝＋锐"游离方法，即手和剪刀，可想而知术中的出血程度。这些基本的止血方法如压迫、结扎、缝合、填压等机械性止血措施，是术中止血最基本和最常用的技术，是一个外科医师的基本功。结核外科中通常是粘连非常严重的手术，一位有丰富止血经验的外科医师术后发生的并发症要少得多。

（1）止血器械的使用：自从电凝技术发明以来，通过电流、超声、激光等原理制成的止血器械得到了广泛应用，取得了很好的效果，这些止血器械的使用使得切割和止血可以同步完成，大大提高了手术的速度和止血的效果。

1）高频电凝止血：高频电流通过电极导入组织后，经电热效应产生高温，使细胞水分气化、蛋白质变性、凝固而止血，能够起到切开、凝固和产生电火花的作用。迄今，电凝止血是外科临床应用最广的止血和切割方式。高频电流根据其主要作用，可分为切开波、凝固波和混合波3种（图1-16）。

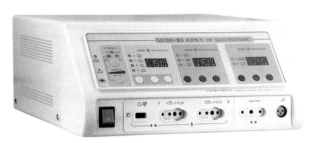

图 1-16　电刀主机

广泛应用于临床的有单极、双极和多极电凝止血、热探子止血、水热电凝等。现代电凝的止血方式已有了新的发展，从直接接触的电凝止血发展到了不直接接触组织的非接触式凝血，通过电弧方式导热达到止血的目的，如氩气电凝刀。智能双极止血系统以及最新等离子脉冲电凝（PK刀）为代表。器械的阻抗反馈功能在每次脉冲间隙检测组织的电凝程度，从而调整下一次输出大小、智能输出与器械压力，使人体组织内胶原蛋白和纤维蛋白变性，血管壁形成一条透明带，产生永久性闭合。开放手术、腔镜手术中，PK刀可对大至直径1mm的任何静脉、动脉组织进行快速、安全、永久的闭合。PK刀主要优点在于优异的止血能力，可以控制活动出血和组织渗血，不产生烟雾和焦痂，热扩散小至1mm，智能的发生器无须器械的输出（图1-17）。

2）超声切割止血：超声切割止血刀（图1-18）的基本原理是超声频率发生器使金属探头（刀头）以超声频率55.5kHz进行机械振荡，使组织内的水分气化、蛋白氢键断裂、细胞崩解，从而组织被切开或凝固。超声切割止血刀能切开和凝固实质性

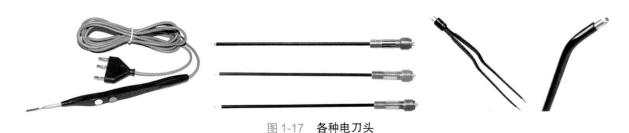

图 1-17　各种电刀头

组织和结缔组织，其优越性主要在于切割精度，凝血可控制，极少有烟雾和焦痂、无电流通过机体以及一器多用。特别适用于腹腔镜外科中分离易于穿孔的肠道、输尿管和膀胱以及胃肠道切断、肿瘤切除等。

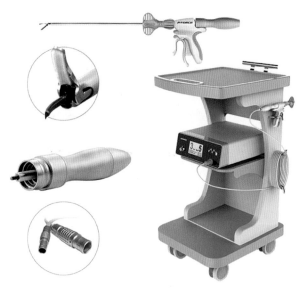

图 1-18　超声刀主机和配件

3）激光止血：止血效果优于高频电凝止血，不良反应小。以高密度能量集中于局部组织，产生高温，使组织蛋白质凝固而达到止血和切开的目的。应用于临床的有氩激光、Nd-YAG 激光、CO_2 激光、He-Ne 激光、氩离子激光及氮分子激光等。已用于消化道出血的内镜下止血。内镜激光治疗不直接接触组织，不能起到热闭合作用，仅能有效地闭塞小血管，而对较大血管（直径 > 4mm）效果欠佳，而且激光能量在一定深度时达不到凝固出血点的要求。

4）氩气电凝刀（argon beam coagulator, ABC）：是一种非接触式止血电凝刀（图 1-19），其机制是利用氩气束发生器在高频、高压作用下充分电离氩气为氩离子，形成高能电弧，喷射到组织创面上产生理想的止血效果。其特点是在未接触到组织时即可通过高能热量止血，尤其对大面积的弥漫性出血进行止血，通过热量闭合血管，并形成焦痂，不易脱落，止血效果可靠，氩气流能将出血组织上的积血吹开，清扫创面，出血点暴露清楚，止血速度快，组织炭化少，可以有效地缩短手术时间。此外，氩气无烟雾，不会影响手术野。

结核外科手术中，主要是用电刀多，超声刀比较少，因为结核病的粘连大多是致密性粘连，不是疏松和条索状粘连。但是电刀切割时产生的烟雾多，对医师不利。

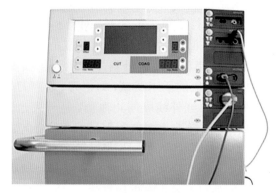

图 1-19　氩气刀主机

（2）外用止血药物：多为局部止血用途。品种很多，作用机制也各异。主要应用于难以缝扎或电凝的创面渗血。机制多为止血剂在伤口处形成一层薄膜，胶粘创面而止血，多数为生物制品，可分为可吸收性及不可吸收性两种。

特别提醒的是，任何器械止血也替代不了传统的结扎止血，特别是对于支气管动脉、肋间动脉及粘连条索的血管，尽量用结扎止血。

（3）麻醉控制性降压：除了依靠术者精准操作外，麻醉医师也很关键，利用麻醉方法降低患者的血压控制平均动脉压到 50～70mmHg，改善术野的充血条件，减少出血，创造优良的手术环境。硝酸甘油是常用的控制降压药，对心脏收缩功能无影响，降压效果显著，易于调节。注意在血压恢复正常后，观察创面无活动出血时，才可结束。手术密切监测患者血液灌流量、尿量，减少并发症。

（五）手术时机的演变

手术时机对结核病的外科治疗效果至关重要。

1. 化疗时代前的手术时机 主要依据胸部 X 线检查、红细胞沉降率等指标，胸部 CT 远还没有在全国普及，肺病变断层扫描和支气管造影检查是奢侈而重要的检查，这些检查结合痰菌检查基本可确定病变的稳定性，从而确定切除病变的位置和所处叶段。因为化疗药物极少，还没有化学疗程之说，因此也就只能凭借 X 线判断病变的稳定来决定何时手术。换而言之，我国早期的肺结核手术适应证没有化疗方面的内容。

2. 标准化疗时代和短程化疗的手术时机 1985 年和 1993 年版的肺结核手术适应证明确将化疗写入手术适应证，但不同的是，1985 年版并没有强调术前的化疗时间，只是强调了化学疗程至少 9

个月。而到 1993 年版，则明确要求空洞型肺结核和结核球需完成 18 个月的疗程后，方可施术。现在看来这个要求有些苛刻，有不少文献术后确诊的结核球术前并没有化疗。由此看来手术时机不仅与化疗时间有关，还与病变的稳定性有关，稳定的病变（结核球）是可以手术的。这个时期的胸部 CT 检查对病变的判断极为重要。

3. 耐药时代的手术时机　耐药时代，初治的敏感性肺结核是不考虑手术的，除非急症患者。WHO 在 2005 年就推荐耐多药肺结核的手术时机是局限病变术前至少 2 个月，国内 2019 年版中国耐多药肺结核治疗专家共识也认为术前至少化疗 2 个月，可能会提高对局限性肺结核患者的治愈率，减少其对周边正常人的传染性。

但是，目前对肺结核的外科适应证及手术时机还没有取得共识，需要找到更多依据以形成统一意见。

（李　亮　金　锋　唐神结　宋言峥）

第二节　骨关节结核

骨关节结核是一种最常继发于肺结核的难治性病变，多发于儿童和青少年，其中脊柱结核是最常见的骨关节结核，约占骨关节结核的 50%，其次为膝关节、髋关节和肘关节。骨关节结核的发病主要与机体抵抗能力和结核分枝杆菌的致病能力有关，多发生于原发病灶的静止期。因此，骨关节结核是结核病全身感染的局部表现，因结核分枝杆菌不断的破坏作用，常出现畸形和瘫痪，往往导致残疾等较严重的后遗症。近 20 年来，由于外科技术的提高和内固定器械的进步，在全身化疗基础上采用外科手术治疗，可最大限度地保留骨关节功能，预防畸形，减少残疾。

一、骨关节结核外科治疗的历史

1895 年，Mennard 提出胸椎肋骨切除病灶清除术，试图用外科手术清除病灶来尝试治疗脊柱结核，该术式虽然适用于全部胸椎且无胸腔感染的危险，但术中损伤大、术后效果不明显且死亡率极高。当时的治疗仅是一种简单、被动的疗养性疗法，主要包括营养支持、石膏床（图 1-20）绝对制动、辅助性药物治疗及后路植骨融合术。由于单凭自身抵抗力和免疫力来稳定病况，故采用这种治疗方法不但疗程长，而且死亡率高。据统计，多布逊氏的 914 例中平均疗程为 39 个月，平均死亡率为 18.7%。其中，无合并症的死亡率为 12.3%，合并感染的死亡率为 19.1%，合并截瘫的死亡率为 24.8%，合并其他结核的死亡率为 25.5%。

1934 年，日本骨科学者伊藤（Ito）等报道采用病灶清除疗法处理 10 例腰椎结核，当时因无抗结核药物支持，多数病例最终治疗效果不良，未被推广。病灶清除术的应用，试图进入结核病灶，对病灶进行清创治疗，但因为没有抗结核药物的保驾护航，终归失败，直到这时，在人们的观念中，打开了骨关节结核的病灶，无异于打开了死亡之门。

20 世纪 40 年代，随着抗结核药物链霉素应用于临床，上述传统的方法疗效虽有所提高，但复发率及死亡率的下降仍不够理想。1958 年，Falk 报道的 187 例中（有 112 例为脊柱结核）复发率为 20%，死亡率为 18%。

1957 年，天津医院方先之先生（图 1-21）首次倡导骨关节结核彻底病灶清除疗法，主张在解剖学及生理学的条件许可下，把结核病灶充分暴露，在可能的范围内彻底清除，并将创口缝合。该种术式大幅地改变了以往治疗骨关节结核举止无措的被动局面，极大地推动了我国乃至世界骨关节结核外科治疗的发展，以后出现的植骨融合术以及内固定应用均是在此基础上进行的。

1960 年，在中国香港，Hodgson 等研究发现，在抗结核药物治疗的同时，行前路彻底病灶清除并植骨融合组，与仅手术清除病灶或仅用药物治疗组相比，发生脊柱畸形的概率小，同时可以早期融合。前路手术 10 年随访融合率为 94%，平均胸椎后突角为 1.4°，而仅用手术清除病灶组 90% 病例融合，平均后凸角为 9.8°；采用药物治疗组 10 年随访结果分别是融合率 27% 和后凸角 17.8°。因此，Hodgson 推广的根治性病灶清除植骨术，在手术治疗脊柱结核史上具有划时代意义。

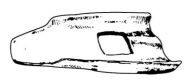
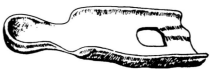

图 1-20　早期石膏固定支具

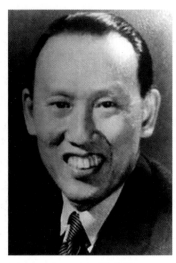

图 1-21　方先之先生

1964 年，罗先正报道了经胸膜外入路的病灶清除术治疗胸椎结核。这一时期，由于抗结核药物的临床应用，手术治疗脊柱结核被广泛应用于临床，但当时大部分学者认为在结核病灶内植骨有使植入骨块坏死、感染、形成新的死骨及压迫脊髓的危险，仅行病灶清除而很少做植骨融合，结果造成术后脊柱失稳而出现脊柱角状后凸畸形（图 1-22），进一步导致瘫痪等并发症发生。

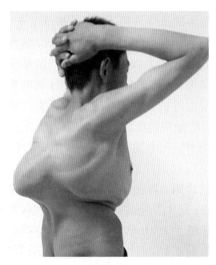

图 1-22　脊柱结核"角状后凸畸形"

20 世纪 70 年代，利福平等一系列抗结核新药的研发与应用，使骨关节结核治疗趋于系统、完善。"早期、联合、全程、适量及敏感"的抗结核药物全身治疗已经深入人心，结核的治疗效果不断提高。但是，人们发现在骨关节结核治愈率提高的情况下，畸形及残疾患者仍然很多，而且结核病的治疗时间太长，如何进一步缩短治疗时间、减少

和改善畸形、减少复发率，进一步提高治愈率，成为学者们思考的问题。

20 世纪 90 年代，随着对骨关节结核外科治疗理念的更新、手术技术的提高及内固定器械的快速发展，人们逐渐认识到脊柱稳定性的维持和重建是决定脊柱结核总体远期疗效的关键，也是防止脊柱结核复发的重要因素。在脊柱结核的外科治疗中，以抗结核药物治疗为基础，前路病灶清除及椎体间植骨融合和内固定因有较高的治愈率和可靠的重复性而被广泛接受，是脊柱结核外科治疗的一大进展，使脊柱结核植骨融合手术得到更广泛的应用。

二、骨关节结核外科治疗的现状

近年，随着艾滋病（AIDS）在全球范围内流行及免疫缺陷性疾病的增多，脊柱结核与肺结核一样，死灰复燃，表现为新发病例数上升、未治愈与复发病例增多，耐药及耐多药结核病的出现，使得脊柱结核的治疗面临新的挑战。通过基础与临床研究，探讨如何提高治愈率、缩短疗程、矫正畸形、减少并发症是摆在脊柱外科医师面前的重要课题。

骨关节结核依旧遵循"早期、联合、适量、规律、全程"的化疗原则，在此基础上进行手术治疗。为提高手术的安全性和术后恢复效果，需术前应用抗结核药物 2～6 周，至少 2 周。对于骨关节结核的治疗，不仅要求提高治愈率，缩短疗程，而且要求最大限度地保留关节功能，保证患肢的正常生长、发育。骨关节结核的手术方式和原则基本相同，主要分为切开排脓术、病灶清除术以及其他手术。

（一）切开排脓术

冷脓肿伴有混合感染、体温高、中毒症状明显者，因全身状况不好，不能耐受病灶清除术，可将冷脓肿切开排脓。但此方法会形成慢性窦道，为后期病灶清除术带来很大挑战。

（二）病灶清除术

通过外科手术直接进入结核病灶内，将寒性脓肿、结核性肉芽组织、干酪样坏死、死骨和病灶周围硬化骨等坏死组织彻底清除。大部分学者认为，病灶清除越彻底，术后复发率就越低。

1. 病灶清除术的指征　①骨关节结核有明显的死骨及大脓肿形成，不易自行吸收；②窦道经久不愈者；③非手术治疗无效的单纯骨结核或单纯滑膜结核；④脊柱结核合并脊髓压迫症状，为抢救

截瘫,应及时清除病灶并进行减压。

2. 病灶清除术的手术禁忌证 ①存在其他脏器活动性结核或严重疾病;②全身中毒症状严重,伴贫血且综合评估不能耐受手术者;③对现存抗结核药物耐受者,不能在术前控制全身症状;④患者年龄过大或过小,因体弱难以耐受手术者。

但患者在经过一段时间的非手术治疗及准备工作,全身情况达到手术标准时,仍可接受手术;对于有混合性感染、体温高但不超过38.5℃者,病灶清除术有可能帮助患者改善一般状况,有利于控制结核病病情,例如急性血行播散性肺结核、结核性脑膜炎及脑炎等。

(三)其他手术

其他手术包括:①关节融合术,用于全关节结核、关节不稳定者;②截骨术,用以矫正畸形;③关节成形术,用以改善关节功能;④关节置换术,用于静止期全关节结核和晚期关节结核;⑤脊柱内固定,用于维持、增强脊柱稳定性。

脊柱结核占全身骨关节结核的首位,该病起病隐匿,进展缓慢,临床症状不典型,存在较高的漏诊或误诊率,如果治疗不及时,将引起严重的腰背部疼痛、脊髓神经功能损伤、冷脓肿形成、后凸畸形、椎体不稳,甚至瘫痪。给患者带来沉重的精神和经济负担。及时、有效地彻底清除结核病灶、恢复脊髓功能、重建脊柱稳定性和早日康复对于脊柱结核的治愈至关重要。目前对出现脊柱不稳或畸形、出现神经压迫或瘫痪的患者,在彻底病灶清除、椎管减压、畸形矫正、植骨融合的基础上,采用器械内固定,使得脊柱结核的治疗进入新纪元(图1-23)。

(四)微创手术

随着外科的精准化及微创化理念不断深入,骨关节结核的微创治疗也进入了新的阶段。微创器械不断丰富和更新,为我们采取有限手术方式治疗早期骨关节结核提供了方便。

对于关节结核,通过关节镜可以进行滑膜清除等手术治疗,早期就可以把病变治愈。对于脊柱结核,对于以椎旁脓肿、椎体边缘性病变为主,或者以椎体本身病灶为主但不伴椎管狭窄、无神经功能障碍的患者,尤其是不能耐受手术的老年和体弱患者,微创处理方式将是我们最好的选择。而胸腔镜和腹腔镜技术在脊柱外科中应用不断推广,更为微创处理脊柱结核病灶提供了便利。

虽然微创手术是外科治疗的大方向,但在脊柱外科中的应用并不十分成熟,依旧存在病灶清除不彻底、窦道形成、因硬膜撕裂导致的脑脊液漏、椎弓根位置不良等并发症。尽管如此,微创治疗将是骨关节结核今后发展的主要方向,并且势不可挡。

(施健党 王自立 李 亮)

第三节 泌尿系统结核

虽然抗结核药治疗在目前可以使大部分泌尿系统结核(urinary tuberculosis)患者得以控制和治愈,但是仍有一部分患者药物治疗不能奏效而需进行手术治疗。泌尿系统结核的外科治疗主要是指肾结核的外科治疗,手术应根据破坏程度和药物治疗的效应而选定。其实在1961年和1964年,吴阶平教授(图1-24)就开始对泌尿生殖系统结核进

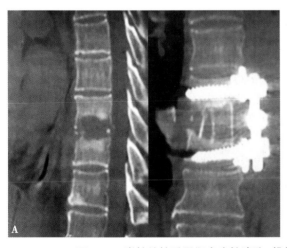
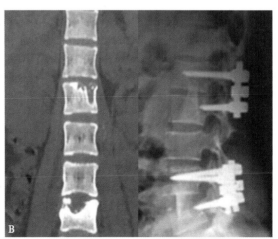

图1-23 脊柱结核采用彻底病灶清除、椎管减压、畸形矫正、植骨融合及器械内固定
A. 前路内固定;B. 后路内固定。

行临床研究，采用肾切除术和肾病灶清除术治疗肾结核，直至现在，在手术方式上无大的变化。也有作者报道，尝试用腹腔镜技术进行肾结核肾切除。

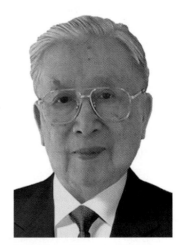

图1-24 我国泌尿外科奠基人吴阶平教授，提出"一侧肾结核，对侧肾积水"理念，挽救了数以万计肾结核患者的生命

一、全肾切除术

1. 单侧肾结核病灶破坏范围较大，在50%以上。
2. 全肾结核性破坏，肾功能已丧失。
3. 结核性肾积脓。
4. 双侧肾结核，一侧破坏严重，而另一侧为极轻度结核，需将严重侧切除，轻度病变侧采用药物治疗。
5. 自截钙化灰泥肾。

二、部分肾切除术

1. 为局限在肾一极的1～2个肾小盏的破坏性病变，经长期的抗结核药物治疗而未能奏效。
2. 1～2个肾小盏结核漏斗部有狭窄引流不畅者。
3. 双侧肾结核破坏均轻，而长期药物治疗无效。如果唯一的有功能肾脏需作部分肾切除手术时，则至少应保留2/3的肾组织，以免术后引起肾功能不全。

三、肾病灶清除术

肾病灶清除术的适应证为肾脏的实质中存在密闭的肾盏所形成的结核性空洞，常充满干酪样物质。抗结核药不能进入空洞，而空洞中仍有活动结核分枝杆菌存在。因此，须切开空洞，清除干酪样结核组织，腔内再用抗结核药。目前随着影像学技术的进步，常无须进行手术治疗，可在B超引导下行脓肿穿刺术吸出脓液，腔内再用抗结核药。

肾结核的晚期表现是膀胱挛缩和对侧肾积水，此现象在1963年由吴阶平教授发现，他综合4 748例肾结核病例中，继发对侧肾积水者占13.4%。直至现在，这种晚期病变仍无满意的手术方法。因此，早期诊断、早期治疗仍是控制泌尿系统结核的重要方法。

总之，文献分析表明，肺结核、骨关节结核、肾结核等外科治疗的适应证和禁忌证比较规范，但是对其最佳手术时机的判定及其外科治疗方法的掌握缺乏标准，其他肺外结核的治疗尚无标准；另外，文献中关于肺外结核的化疗不多，也有少量文献谈及结核内科医师和外科医师之间沟通；21世纪，结核病卷土重来，应普及规范的肺结核外科治疗的适应证和禁忌证，对特殊类型肺结核如耐药性肺结核的手术适应证和禁忌证应规范；结核病的控制不是单纯内外科专业所能解决的，应该多学科合作。在面对结核病患者的手术时，结核内科医师和结核外科医师应及时联合，明确每一位需要外科治疗的肺结核患者的最佳手术时机，提高结核病治愈率。

（朱同玉 包 娟）

第四节 结核外科领域面临的挑战

结核病外科治疗100余年来，虽然在有效的化学治疗保护下，降低了围手术期死亡率，但是它依然面临很多设计和技术层面上的问题。

一、外科治疗在结核病防控地位偏倚

"外科治疗是结核病最后的治疗手段"这种理念影响深远，而且有点偏倚。肺外结核（如骨结核、淋巴结结核、肾结核等）的外科治疗一直不是最后的治疗手段。这些肺外结核有的化疗2周后就可以施术，几十年来的临床经验表明，这种方法疗效确切，而且给患者个体解除了痛苦。对于肺结核的外科治疗而言，外科治疗是一种重要的辅助治疗手段，但不是最后的治疗手段。外科治疗文献表明，肺结核的外科治疗是结核控制中的重要一部分，特别是对于有传染性的肺结核，尤其是耐多药肺结核。WHO建议的术前至少2个月化疗间期和术后继续12～18个月化疗间期确定了外科辅助治疗的地位，同时也阐明了外科不是最后的治疗手段的观点。

结核外科文献大多是回顾性研究，入选患者主要依据每位专家的个人经验和患者个体情况进行手术筛选，因此，即使临床报道结果很满意，但仍不能为大多数专家所采信，原因在于对选择的病例有偏倚性。目前，WHO 仅对耐多药肺结核的外科治疗提出了建议，而没有外科在肺结核治疗作用的指导意见。因此，在以化疗为主体治疗的当下，肺结核的手术适应证及在防控中的作用需要更多临床试验来验证。

二、结核病术后并发症的问题

虽然结核病术后并发症较 20 世纪 50 年代明显降低，但是相对于其他疾病，术后并发症仍然很高。最常见的就是切口不愈合及窦道形成，窦道的形成，轻则仅影响美观，重则伤及性命，如支气管胸膜瘘、肠瘘等。其形成原因是多方面的，首先是术前误诊、误治，早期不能及时确诊，全身情况差，手术时未经过抗结核治疗，结核病病变不稳定；其次是与术中处理切缘技巧有关；再次是抗结核治疗不正规，没有规范的抗结核治疗。预防措施其实在于对结核病的基础研究，更进一步认识结核病，特别是手术时患者和病变的特点，同时组建结核病多学科综合治疗团队（MDT），确定手术时机。手术尽量在结核病定点综合性医院和专科医院完成。

Bagheri 报道复杂胸部结核 108 例手术治疗效果，肺实质结核 78 例（72.2%），其中毁损肺 35 例（32.4%），多药耐药 15 例（13.9%），纤维灶 10 例（9.3%），曲霉球 10 例（9.3%），痰菌阳性的空洞 5 例（4.6%），瘢痕癌 3 例（2.8%）；胸膜结核 30 例（27.7%），其中脓胸 15 例（13.9%），脓胸合并毁损肺 8 例（7.4%），脓胸合并 BPF 7 例（6.5%）。78 例肺实质结核手术中，肺叶切除术 55 例（50.9%），双肺叶切除术 10 例（9.3%），全肺切除术 8 例（7.4%），楔形切除术 5 例（4.6%）。30 例胸膜结核手术中，胸膜剥脱术加胸膜切除术 15 例（13.9%），胸膜剥脱术加胸膜切除术加楔形切除术 5 例（4.6%），胸膜剥脱术加胸膜切除术加肺叶切除术 5 例（4.6%）。术前痰结核分枝杆菌阳性患者 20 例，15 例为 MDR-TB，5 例为开放的空洞，术后除 2 例 MDR-TB 痰结核分枝杆菌检查仍然阳性外，余 18 例阴转，转阴率为 90%。这些患者如果不做手术，结果会如何？资料中正是缺乏这样的对比。该组手术并发症发生率为 19.4%，死亡率为 2.7%，相对于其他疾病的

手术依然很高。因此，肺结核手术如何选择合适的患者？如何判断其不做手术会比做手术更差？如何评估两者的优越性？如何降低其术后并发症发生率？上述都是需要研究的问题。我们提出的 LTB-S 手术时机判断系统，依据不同的病变、在不同的时间和不同的患者身上选择不同的手术方式，就是为了减少术后并发症。

三、复治及菌阴结核病的外科治疗

复发和复治的概念不同，复发是指结核病至少停药 1 年治愈后又出现相似的症状和体征，而复治的概念宽泛，包含复发的内容，也包括完成初次的疗程后未治愈的患者。其原因很多：①疗程不足，停药过早；②患者出院后未能很好休息，过早参加工作或劳动，营养供给不足，以致抵抗力低下，使病灶再度复发；③未能规律化疗造成耐药产生，该类患者在治疗过程中有多次停药史，不能多种药物联合应用造成耐多药产生，使治疗增加了困难；④病灶清除不彻底：例如脊柱结核双侧脓肿需要双侧清除时仅进行了单侧清除，胸壁结核患者残留病变，肺结核术后残腔感染等。这些患者大多是菌阴结核病，而菌阴结核病的治愈主要依据影像学上病变的吸收，痰菌是否转阴已经不是主要问题。菌阴结核病病变的大小和症状、体征是是否手术的主要依据。而宿主免疫与病变是否吸收关系密切，起直接作用，而对结核分枝杆菌起杀死和抑制作用的结核药物仅起间接作用。卢水华等报道，停药后的肺结核（菌阴结核病）穿刺标本中仍然可以查到典型的结核病变。

基于以上原因，我们对结核病尤其对菌阴结核病的治疗研究应该加强，单靠痰菌阴性来决定结核病的治愈，特别是菌阴结核病的治愈是有失偏颇的。而结核病的疗程也应是个体化疗程，毕竟"药治百病，不治百人"，忽视了宿主免疫的治疗都是不可靠的。

对于需要手术的患者，我们认为这些患者的宿主免疫和不需要做手术的患者免疫机制是不一样的。全面了解患者身体状况，仔细研究局部病变特点，掌握主动手术分期的规律，尽量减少被动分期手术对这些患者是有益的。

四、耐多药结核病外科治疗问题

结核病耐药问题是全球公共卫生问题，随着结核分枝杆菌耐药检测技术的进展，发现耐药病

例越来越多，严重妨碍了结核病的控制。国内报道总耐药率达到 27.8%，耐多药率高达 10.7%。耐药出现是结核病化疗失败的主要原因，主要由不适当的治疗造成：①化疗方案不合理，没有及时联合用药；②原发或继发性耐药；③其他原因：抗酸剂或其他药物影响抗结核药物的吸收，营养不良、HIV 感染等。在以化疗为主体的结核病治疗的今天，耐药问题不解决，会严重影响结核病的疫情控制。外科手术对耐药结核病的控制起一定的辅助作用，对患者的个体治疗有时起到关键作用。

Man 报道 45 例 MDR-TB 手术治疗结果，手术适应证包括内科治疗失败 39 例、大咯血 3 例、可能复发的持久性空洞性病灶 3 例，其中 30 例行肺叶切除术，4 例行段切除术，11 例行空洞成形术（cavernoplasty）［骨架成形术（speleoplasty）］。术后 4 周有 83% 痰涂片转阴；并发症 6 例中，3 例伤口感染，2 例轻微出血，1 例轻微的气胸。手术死亡率为 0。

文献介绍，Iddriss 报道收治的 XDR-TB 11 例，5 例手术，其中 2 例行全肺切除术，3 例行上叶切除术。术后痰均转阴，没有发生任何并发症。4 例临床治愈，1 例拖欠治疗但随后认为可能治愈。Byun 报道 73 例胸膜肺切除术或全肺切除术治疗肺结核后遗症的近远期疗效，手术适应证为脓胸 48 例、BPF 12 例、曲霉感染 11 例、多耐药性肺结核 7 例。结果显示，共有 5 例手术死亡率（6.8%）。死亡原因有术中心律失常 1 例，术后心脏停搏 1 例，术后呼吸衰竭 3 例。术后并发症 29 例（39.7%），分别为术后脓胸（PPE）12 例（16.7%）、切口感染 4 例（5.6%）和术后出血再次手术 7 例（9.7%）。术前脓胸患者术后脓胸发生率增高（$P=0.019$）。有 5 名患者术后 BPF，其中 4 例发生在右侧。作者认为，BPF 唯一的危险因素是右全肺切除（$P=0.023$）。该组患者 5 年生存率和 10 年生存率分别为 88.9% 和 76.2%。MDR-TB 的平均治愈率在 50% 左右，这些报道及荟萃分析均表明，外科治疗可以将局限的耐多药肺结核治愈率提高到 80% 以上，而其术后并发症并没有提高，而这些并发症发生率还可以通过病例选择和手术者的培训来降低。

五、结核病外科手术方法问题

结核病的手术治疗路径和手术方法一直有争议。例如，20 世纪 50 年代肺结核手术是用肺切除术还是用胸廓成形术的争论，最终，肺切除术逐渐代替胸廓成形术成为主流的肺结核手术方式，但是胸廓成形术并没有被废弃，尤其是在苏联还广为应用。20 世纪 90 年代微创外科进入我国之后，关于肺结核、结核性脓胸等是否用微创外科的方法实施也存在较大争论，初步的经验表明，某些结核病手术可以在电视腔镜下完成，但是依然有众多专家对此持有疑义。毕竟微创外科技术用于结核病的治疗，其优势并未完全发挥，原因在于微创外科是指切口的微创，而对手术内涵和传统手术要求是一样的。而结核内科和患者对结核病微创手术的要求不仅是手术切口小，而且是手术方法简单、实用。因此，有人就提出了"微创伤"的概念，这需要时间去验证。脊柱结核是否内固定、如何内固定争论已久，但是始终意见不一，内固定扩大化和前后路之争是重点。对结核病手术方法的评判必须是明确分期，在同一期上讨论手术方法才是科学的，如限定"左上肺结核空洞左上肺切除术"，再讨论开放手术和腔镜手术的优劣势；限定"小于 5cm 以下的胸膜结核球行切除术"，再讨论开放手术和腔镜手术的优劣势等，但是完全达到这种限定条件的患者非常少，如果不是多中心的临床试验，其结果仍不能为大家所信服。最近，仍有陆续的结核外科进展报道。

（一）气管支气管结核成形术问题

结核性气管支气管狭窄是由支气管软骨受损和纤维化引起的。由于反复感染或持续性咳嗽，临床上常被忽视和误诊为哮喘或慢性阻塞性肺疾病的气道狭窄。可选择纤维支气管镜下介入治疗，其中包括激光消融术、球囊扩张术和支架植入术。部分患者需要复杂的支气管成形术或气管支气管成形术，但此类手术难度大，死亡率和并发症发生率均较高。

1. 左主支气管切除术和重建（left main bronchus resection and reconstruction，LMBRR）是一个复杂的外科手术，Ragusa 报道 4 例 LMBRR，其中 1 例患者为结核性左主支气管狭窄（LMB）。手术前 6 个月，在硬质支气管镜下尝试进行了 3 次球囊扩张。手术采用右侧双腔气管插管，左侧后外侧切口第 4 肋间入胸。术中切断下肺韧带，完整切开心包，肺门部血管周围进行较好的游离。这些措施使肺上升几厘米，安全切除超过 3/4（4cm）的 LMB 长度。吻合口无张力缝合技术是成功愈合的先决条件。术中对主动脉弓进行了牵拉，以完全露出气管隆嵴，便于气管断端的吻合重建。该患者随访 30 个月以上，仅出现了轻度的无症状狭窄。

手术入路方法主要有两种：①通过正中胸骨切开术的前路入胸；②通过左侧的后外侧横向的方式开胸。如果单纯从气管隆嵴完整暴露考虑，前路正中切口可能是最好的，也有利于近端吻合，但创伤较重；为了左主支气管远端部分涉及的疾病和术后更好管理，作者相信，左侧后外侧切口的第 4 肋间入胸远端 LMBRR 是一个更为明智的选择。

2. Takahashi 报道一例 24 岁左主支气管结核女性患者，支气管镜检查发现左支气管开口针孔样狭窄；^{99m}Tc 大颗粒白蛋白灌注扫描表明左肺基本上没有灌注。由于支气管远端部分软化，手术切除了左主支气管 6 个软骨环，并行支气管端 - 端吻合气管隆嵴成形术。术后症状减轻，2 个月后左肺在很大程度上恢复了灌注。后来该患者怀孕，并在 LMBRR 术后 12 个月成功顺产。作者认为，避免肺实质切除的主支气管袖状切除术，对恢复受损的肺功能是一种安全、有效的手术方式。

3. Ikeda 报道一例 53 岁咯血男性患者，有肺结核病史 25 年，影像学检查示右肺中上叶毁损，纤维支气管镜检查显示右主支气管和中间支气管狭窄。后外侧切口，胸内广泛粘连。探查除右肺中上叶毁损外，下叶背段也毁损。患者接受 S6 段切除及右上叶和中叶袖状切除术：切除右上、中叶切除和 S6 段，切除右主支气管近端到右侧基底支气管入口段的狭窄支气管。用 4/0 聚丙烯缝线缝合右主支气管切端膜部，使之端口成为圆形扁平，与基底支气管入口切端直径相匹配，然后进行端 - 端吻合，手术顺利。术后 6 周支气管镜检查结果显示愈合良好，吻合口无狭窄。作者认为，主支气管膜部的处理以及吻合口部位带蒂肋间肌覆盖是手术成功的关键点所在。

（二）胸壁结核的外科治疗

胸壁结核是外科治疗的指征，外科治疗的时机、手术方式也是影响其外科转归的重要方面。胸壁结核 70%～80% 有肺结核的病史，20%～60% 的患者伴有活动性肺结核。术前、术后抗结核治疗的持续时间一直存在争议，但术前抗结核药物治疗 2～3 个月、术后 6～9 个月方案被认为是标准疗法。

1. Deng 收治胸壁结核 120 例，113 例Ⅰ期愈合出院（94%）。4 例术后出现刀口裂开，经 1～2 个月换药治疗后愈合。3 例术后 2 个月复发，再次手术治愈。故提出所谓治疗胸壁结核的"6C＋A"手术策略，即：①小心探查病灶（careful exploration of the abscess）；②完全切除（complete resection）；③术腔采用碳酸氢钠溶液洗涤（cavity washing using sodium bicarbonate solution）；④覆盖以肌肉皮瓣（coverage using muscle Flap）；⑤连续抽吸引流（continuous suction and drainage）；⑥加压包扎（compression dressing）；⑦抗结核药物治疗（anti-tuberculosis medication）。

胸壁结核复发率高最主要的原因是病灶清除不彻底和有无效腔形成。清创后对残腔的处理得当是手术成功的关键。李鹏程采用真皮瓣填充骨缺损区和创面直接行 VSD 治疗的方式，治疗再次复发伴有骨组织受累的胸壁结核患者，取得了较以往采用肌皮瓣修复胸壁慢性溃疡更好的疗效。8 例患者中，7 例患者创面愈合，术后复诊未见切口有分泌物或窦道（瘘管）形成。1 例术后 1 周因胸骨部位皮下积液切口裂开，再次行真皮瓣填充，术后愈合。

2. Zhang 报道了应用带蒂大网膜移植皮瓣填塞治疗一些不能用肌瓣填充的特殊病例，12 例患者中 7 例病灶位于胸骨，3 例病灶位于左前胸壁，2 例病灶位于右前胸壁。所有病灶直径大于 10cm。其中，7 例为手术后复发病灶。全部病例均顺利完成手术，术后没有患者出现反常呼吸运动或呼吸困难，所有伤口愈合。住院时间为 13～17 天（平均为 14.5 天）。随访 3～24 个月，无一例复发和结核播散，也无腹部和胸部并发症发生。

六、手术患者化疗方案的制定问题

肺外结核一直没有标准的化疗方案，肺结核患者虽然有规范的化疗方案，但是问题仍然很多，比如疗程问题、出现不良反应之后的方案调整问题以及手术患者化疗方案制定问题等。

手术患者的化疗方案制定问题应考虑到以下几个因素：①敏感性结核病和耐药结核病方案不同；②手术后（切除术、病灶清除术、引流术）化疗方案是否应不同？③疗程中手术的患者化疗方案和疗程前、疗程后手术的方案是否有不同？

总之，文献分析表明，近百年来的肺结核、骨关节结核、肾结核等的外科治疗已经得到逐步规范和发展，但是对其最佳手术时机的判定和手术方法的掌握还缺乏标准。另外，文献中关于肺外结核的化疗不多，都是专家个人经验。21 世纪，结核病卷土重来，除加强结核病基础研究如宿主免疫外，结核病的控制应该多学科合作，不是单纯内外科专业所能解决的，结核科医师需要更好的药物治疗结核病，外科医师需要更精准的病变形成及吸收机制研究，加快和明显缩短术后化疗的疗程。而在面对结核患者个体手术时，结核病外科医师和内科医师应及时联合，明确每一位需要外科治疗的肺结核患者的最佳手术时机，减少并发症，提高结核病治愈率。

（宋言峥 李 亮 金 锋）

参 考 文 献

[1] 中华医学会结核病学分会. 中国耐多药和利福平耐药结核病治疗专家共识（2019年版）[J]. 中华结核和呼吸杂志, 2019, 42（10）：733-749.

[2] 肺结核手术适应证标准（试行方案）[J]. 中华结核和呼吸杂志, 1994（2）：73.

[3] 中华医学会. 临床技术操作规范·结核病分册 [M]. 北京：人民军医出版社, 2005.

[4] 宋言峥, 王旭, 刘保池, 等. 结核病灶内定点清除术的临床应用 [J]. 中华结核和呼吸杂志, 2012, 35（5）：380-381.

[5] World Health Organization. WHO treatment guidelines for drug-resistant tuberculosis, 2016 update[R]. Geneva: World Health Organization, 2016.

[6] World Health Organization. WHO consolidated guidelines on drug-resistant tuberculosis treatment[R]. Geneva: World Health Organization, 2019.

[7] World Health Organization. Guidelines for the programmatic management of drug-resistant tuberculosis: Emergency update 2008[R]. Geneva: World Health Organization, 2008.

[8] 龚胜, 蒋良双, 吴邦贵, 等. 严重耐多药肺结核不同外科干预方式时机选择的系统评价再评价 [J]. 中国循证医学杂志, 2019, 19（4）：464-470.

[9] 金锋. 十分关注适宜性技术在结核外科的运用与研究 [J]. 中国防痨杂志, 2019, 41（5）：480-484.

[10] FOX G J, MITNICK C D, BENEDETTI A, et al. Surgery as an Adjunctive Treatment for Multidrug-Resistant Tuberculosis: An Individual Patient Data Metaanalysis[J]. Clin Infect Dis, 2016, 62（7）：887-895.

[11] XU H B, JIANG R H, LI L. Pulmonary resection for patients with multidrug-resistant tuberculosis: systematic review and meta-analysis[J]. J Antimicrob Chemother, 2011, 66（8）：1687-1695.

[12] 于大平, 傅瑜. 耐多药肺结核133例外科治疗效果探讨 [J]. 中华结核和呼吸杂志, 2009, 32（6）：450-453.

[13] 范兴龙, 刘玉霞, 梁效民. 电视胸腔镜辅助小切口在肺结核外科治疗中的价值 [J]. 中国微创外科杂志, 2007, 7（12）：1211-1212.

[14] 王冲, 杨磊, 闫东杰, 等. 结核性胸膜炎继发包裹性脓胸手术时机探讨 [J]. 中华胸心血管外科杂志, 2018, 34（5）：281-283.

[15] 张建华. 无功能性肾结核患者的抗结核化疗联合外科手术治疗效果观察 [J]. 临床医药文献电子杂志, 2018, 5（60）：70, 72.

[16] TSENG Y L, CHANG C C, CHEN Y Y, et al. From one incision to one port: The surgical technique and the evolution of segmentectomy in patients with pulmonary tuberculosis[J]. PLoS One, 2018, 13（5）：e0197283.

[17] 黄朝林, 倪正义, 陈兆辉, 等. 耐多药肺结核122例外科治疗的临床分析 [J]. 临床肺科杂志, 2011, 16（4）：564-566.

[18] 宋滇文. 脊柱结核规范化外科治疗：争议与共识 [J]. 脊柱外科杂志, 2018, 16（4）：193-194.

[19] UKUNDA U N F, LUKHELE M M. The posterior-only surgical approach in the treatment of tuberculosis of the spine: outcomes using cortical bone allografts[J]. Bone Joint J, 2018, 100-B（9）：1208-1213.

[20] 唐神结, 李亮. 结核病治疗新进展 [M]. 北京：北京科学技术出版社, 2017.

[21] 李文涛, 姜格宁, 高文, 等. 耐多药肺结核188例的外科治疗 [J]. 中华结核和呼吸杂志, 2006, 29（8）：524-526.

[22] 明安宇. 论当前肺结核病的内科治疗——兼论不失时机地转外科治疗 [J]. 中华结核和呼吸杂志, 1994（2）：70-72.

[23] 冯慧芝, 王永其, 于维琴. 从肺切除标本的组织学及细菌学探讨肺结核外科治疗 [J]. 中国防痨杂志, 1992（4）：159-160.

[24] 吴英恺, 朱祖焜, 邵令方, 等. 新中国十年来肺结核外科疗法的成就 [J]. 中国防痨, 1959（4）：6-10.

[25] 宋言峥, 吴云舒, 唐志德. 小切口开胸病灶清除术治疗空洞型肺结核和肺结核球（附18例报告）[J]. 中国微创外科杂志, 2003（6）：526-527.

[26] 杨宝岭, 金锋, 王明训, 等. 空洞病灶清除折叠缝合术治疗重症肺结核 [J]. 中国防痨杂志, 1997（2）：70.

[27] 王俊, 陈鸿义, 崔英杰, 等. 胸部结核病的胸腔镜手术治疗 [J]. 中华结核和呼吸杂志, 1996（3）：61.

[28] 唐神结. 耐药结核病诊治研究进展 [J]. 同济大学学报（医学版）, 2010, 31（4）：1-4.

[29] ISEMAN M D. Treatment of multidrug-resistant tuberculosis[J]. N Engl J Med, 1993, 329（11）：784-791.

[30] 方先之, 陶甫, 尚天裕, 等. 骨关节结核病灶清除疗法：941例临床报告（节选）[J]. 中华外科杂志, 2005（12）：830-832.

[31] MOON M S, WOO Y K, LEE K S, et al. Posterior instrumentation and anterior interbody fusion for tubercu-

lous kyphosis of dorsal and lumbar spines[J]. Spine（Phila Pa 1976），1995，20（17）：1910-1916.

[32] 徐宏光. 关节结核的人工关节置换治疗 [J]. 中国骨肿瘤骨病，2005（4）：193-194.

[33] 彭旭，段小军，杨柳，等. 踝关节镜下微创治疗踝关节结核的临床疗效 [J]. 中华关节外科杂志（电子版），2012，6（4）：554-560.

[34] 吴阶平. 肾结核中对侧肾积水问题 [J]. 中华外科杂志，1954（1）：7-13.

[35] WU J P. Contralateral Hydronephrosis in Renal Tuberculosis[J]. Chinese Med J，1954（72）：285-295.

[36] 吴阶平. 泌尿生殖系统结核病的临床研究 [J]. 中华外科杂志，1959（7）：973.

[37] 杨国梁，陈克能，袁宏银. 肺癌肺切除时结扎法处理支气管残端的实验研究与临床应用 [J]. 中华肿瘤杂志，1995（5）：390.

[38] 陈克能，杨国梁，袁宏银. 肺切除时结扎支气管残端的实验研究 [J]. 中华胸心血管外科杂志，1995（2）：108-110，128.

[39] 陈克能，辛夷，杨国梁. 肺切除时闭合支气管残端的方法 [J]. 兰州医学院学报，1996（2）：71-73.

[40] 辛育龄，胡启邦，赵志文. 肺切除时支气管残端缝合的临床研究 [J]. 中国防痨杂志，1963（5）：289-293.

[41] 全志伟，田志杰. 外科止血技术的变迁及进展 [J]. 中国实用外科杂志，2005（1）：25-26.

[42] 姚安龙，朱维铭. 术中止血技术的进展 [J]. 中国实用外科杂志，2010，30（2）：145-148.

[43] 辛育龄，葛炳生. 胸廓成形术在肺结核外科治疗上应用问题——100 例病案分析 [J]. 中国防痨杂志，1964（2）：438-440，465-466.

[44] 马远征，胡明，才晓军，等. 脊柱结核外科治疗的探讨 [J]. 中华骨科杂志，2005，25（2）：68-73.

[45] 施建党，刘园园，王骞，等. 病椎固定治疗胸、腰椎结核的疗效分析 [J]. 中华骨科杂志，2016，36（11）：681-690.

[46] 许建中. 规范脊柱结核治疗，为我国结核病防治做出更大贡献 [J]. 中华骨科杂志，2014，34（2）：97-101.

[47] 秦世炳，董伟杰，周新华，等. 正确理解和认识骨与关节结核诊疗的若干问题 [J]. 中国防痨杂志，2013，35（5）：384-392.

[48] 高永建，欧云生，权正学，等. 胸腰椎脊柱结核外科治疗的研究进展 [J]. 中国修复重建外科杂志，2018，32（1）：112-117.

[49] 何进文，吴龙云，施建党，等. 微创技术在胸腰椎结核前路手术中的应用进展 [J]. 中国防痨杂志，2019，41（1）：107-111.

[50] WANG L J，ZHANG H Q，TANG M X，et al. Comparison of Three Surgical Approaches for Thoracic Spinal Tuberculosis in Adult: Minimum 5-Year Follow-Up[J]. Spine（Phila Pa 1976），2017，42（11）：808-817.

[51] JAIN A K，RAJASEKARAN S，JAGGI K R，et al. Tuberculosis of the Spine[J]. J Bone Joint Surg Am，2020，102（7）：617-628.

[52] SCHLOßHAUER T，PRIEPKE E，REHART S，et al. Osseous Tuberculosis - interdisciplinary treatment from diagnostics to microsurgical defect reconstruction - Case report and review of the literature and proposal of a therapeutic algorithm[J]. Handchir Mikrochir Plast Chir，2019，51（6）：492-500.

[53] DUNN R N，CASTELEIN S，HELD M. Impact of HIV on spontaneous spondylodiscitis[J]. Bone Joint J，2019，101-B（5）：617-620.

[54] EVERDEN A，MAMO J P，SOMASUNDERAM D，et al. Bone and joint mycobacterial infection: a retrospective review of cases presenting to a UK district hospital[J]. J Med Microbiol，2018，67：1698-1705.

[55] KABORE C，PONCIN M，HURTGEN B，et al. Osteoarticular tuberculosis nosology and diagnostic pitfalls[J]. Rev Med Liege，2018，73：191-196.

[56] VAKIL A，BULATHSINGHALA C P，ZANORIA S J，et al. Plombage: A Forgotten Surgical Treatment for Pulmonary Tuberculosis[J]. Curr Respir Med Rev，2017，13（2）：115-118.

第二章

结核病诊断

第一节　结核病的细菌学诊断

一、结核分枝杆菌

分枝杆菌属（*Mycobacterium*）的细菌为杆状，需氧、无芽孢，且不易着色，但经姜-尼（Ziehl-Neelsen）染色呈阳性，故也称为抗酸染色阳性菌（acid-fast bacteria，AFB）。分枝杆菌主要包括结核分枝杆菌复合群（*Mycobacterium tuberculosis-complex*，MTC）、麻风分枝杆菌（*Mycobacterium leprae*）和非结核分枝杆菌（nontuberculosis mycobacteria，NTM）。MTC 包括结核分枝杆菌（*Mycobacterium tuberculosis*，MTB）、牛分枝杆菌（*Mycobacterium bovis*）、非洲分枝杆菌（*Mycobacterium africanum*）和田鼠分枝杆菌（*Mycobacterium microti*）。

MTB 是引起 TB 的单一病原菌，可侵犯全身，以肺部感染最为常见。1882 年 Koch 发现结核分枝杆菌，1883 年 Zopf 将结核分枝杆菌命名为 *Bacterium tuberculosis*，至 1896 年 Lehmann 与 Neumann 将结核分枝杆菌正式命名为 *Mycobacterium tuberculosis*。MTB 在分类上隶属于真细菌门、裂殖菌纲、放线菌目、分枝杆菌科、分枝杆菌属。MTB 一般多呈细长杆菌，形状稍弯曲，两端钝圆，长为 1~5μm，宽（厚度）为 0.2~0.6μm，呈单个或分枝状排列，无荚膜、无鞭毛、无芽孢（图 2-1）。MTB 细胞壁较一般细菌的细胞壁厚，厚度为 10~35nm，含有大量脂类，具有坚韧性和疏水性。对外界抵抗力较强，在阴湿处能生存 5 个月以上；但在阳光暴晒 2 小时，5%~12% 甲酚皂（来苏）溶液接触 2~12 小时，70% 酒精接触 2 分钟，或煮沸 1 分钟，即可被杀灭。最简便的灭菌方法是直接焚毁带有病菌的痰纸。结核分枝杆菌生长缓慢，增殖一代需 15~20 小时，生长成可见的菌落一般需 4~6 周，至少亦需 3 周。

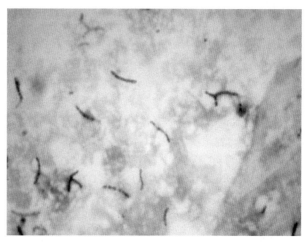

图 2-1　显微镜下结核分枝杆菌的形态（痰涂片，抗酸染色）

结核分枝杆菌细胞壁含有高分子量的脂肪酸、脂质、蛋白质及多糖类组成的复合成分，而这些成分大多与其致病力、免疫反应有关。在人体内，脂质能引起单核细胞、上皮样细胞及淋巴细胞浸润而形成结核结节；蛋白质可引起过敏反应，中性粒细胞及单核细胞浸润；多糖类则参与某些免疫反应（如凝集反应）。结核分枝杆菌分为人型、牛型及鼠型等种类。前两型（尤以人型，标准菌株 H37Rv）为人类结核病的主要病原菌，人型与牛型菌形态相似，对豚鼠均有较强致病力，但人型菌对家兔免疫致病力则远较牛型菌为强。人型菌可产生烟酸，而牛型菌的烟酸试验多呈阴性。饮用未经消毒的带有牛型结核分枝杆菌的牛奶，可能引起肠道结核感染。

病灶中菌群常包括数种生长速度不同的结核分枝杆菌：① A 群：生长、繁殖旺盛，存在于细胞外，致病力强，传染性大，多在疾病的早期活动性病灶内、空洞壁内，易被抗结核药物所杀灭，尤以异烟肼效果最好，起主要杀菌作用，链霉素及利福平亦有效，但不及前者。② B 群：为细胞内菌，存在于巨噬细胞内，细菌得到酸性细胞质的保护能够生长，但繁殖缓慢，吡嗪酰胺在 pH < 5.5 时，杀菌效果较好。③ C 群：为偶尔繁殖菌，存在于干酪样坏死灶内，生长环境对细菌不利，结核分枝杆菌常呈休眠状态，仅偶尔发生短暂的生长、繁殖，仅对少数药物如利福平敏感。B 群菌与 C 群菌为顽固菌，常为日后复发的根源，仅暂时休眠，可能存活数月、数年。亦称"持续存活菌"。④ D 群：为休眠菌，病灶中有少量结核分枝杆菌完全处于休眠状态，无致病力及传染性，对人体无害。任何药物对其作用，多数自然死亡或被吞噬杀灭，很少复发。上述按细菌生长、繁殖分组，对药物选择有一定指导意义。

在繁殖过程中，结核分枝杆菌由于染色体基因突变而产生耐药性。耐药性是结核分枝杆菌的重要生物学特性，关系到治疗的成败。天然耐药菌继续生长、繁殖，最终菌群中以耐药菌为主（敏感菌被药物淘汰），抗结核药物即失效，此种因基因突变而出现的极少量天然耐药菌（自然变异）通常不至于引起严重后果。另一种发生耐药性的机制是，药物与结核分枝杆菌接触后，有的细菌发生诱导变异，逐渐能适应在含药环境中继续生存（继发耐药）。在固体培养基中每毫升含异烟肼（INH）1μg、链霉素（SM）10μg 或利福平（RFP）50μg 能生长的结核分枝杆菌分别称为各该药的耐药菌。耐 INH 菌株对动物的致病力显著减弱，耐 SM 菌的致病力一般不降低，耐 RFP 菌有不同程度降低，对 RFP 及 INH 同时耐药的结核分枝杆菌其致病力降低较单一耐 INH 者更显著。

患者以往未用过某药，但其痰菌对该药耐药，称原始耐药菌感染。长期不合理用药，经淘汰或诱导机制出现耐药菌，称继发耐药。复治患者中，很多为继发耐药病例。近年来对多种药物耐药结核分枝杆菌日渐增多，成为临床上很难治愈的病例。任何药物联合错误、药物剂量不足、用药不规则、中断治疗或过早停药等，均可导致细菌耐药。发生耐药的后果必然是近期治疗失败或远期复发。因此，避免与克服细菌耐药，是结核病化学治疗成功的关键。

临床上的阳性痰菌培养中，约有 5% 为非结核分枝杆菌（除结核分枝杆菌与麻风分枝杆菌以外的分枝杆菌），亦是抗酸杆菌，广泛存在于自然界，当机体免疫受损时，可引起肺内及肺外感染，其临床表现酷似结核病，但多数对抗结核药耐药。此种非结核分枝杆菌的生物学特性与结核分枝杆菌不尽相同，例如能在 28℃生长，菌落光滑，烟酸试验阴性，耐药接触试验阳性，对豚鼠无致病力等。

二、标本的采集

临床送检标本包括各种体液、组织标本、脓液、粪便、尿液和痰等标本。当怀疑肺结核时，最常见的送检标本为痰，最好是连续三天的晨痰标本。在留标本前，应该指导患者如何咳出深部痰，样品体积 5～10ml 为最佳。当处理体积较少的样本时，应在报告上注明"此标本量小于最佳数量，会影响培养或涂片的敏感性"。由于拭子收集的标本量太少，当涂片或培养阴性时，易误导临床诊断，所以不推荐拭子采集标本。肾结核的诊断是通过培养 3～5 个早晨第一次中段尿标本，这是一种传统的"无菌性脓尿"。混合尿液样本是不合适的，因为合并增加了细菌污染，会降低分枝杆菌的分离率。

（一）呼吸道标本的采集

1. 痰标本的性状　合格的痰标本应是患者深呼吸后，由肺部深处咳出的分泌物。

（1）干酪痰：标本外观黄色（或奶酪色）、脓样、团块状的肺部分泌物为主，黏度较黏液痰低，制片时较易涂抹。由于此类标本是由肺部深处咳出的，对肺结核的诊断最有价值，故抗酸杆菌的检出率较高。

（2）血痰：此类标本是因黏液痰或干酪痰标本中混有血液而形成，颜色为褐色或深褐色、鲜红色或伴有血丝。由于含血标本易干扰抗酸杆菌的镜检结果，故在直接涂片时应尽量避免挑取含血标本。

（3）黏液痰：标本外观以白色、黏稠度较高的肺部和支气管分泌物为主，制片时需仔细涂抹。此类标本的 AFB 检出率较唾液高。

（4）唾液：目视观察标本外观，以透明、半透明水样或浑浊无黏度的口腔分泌物为主，有时可见食物残渣。由于此类标本进行 AFB 检查时检出率很低，用于患者确定诊断时是不合格的标本。

2. 用于采集标本的容器　采用 WHO 推荐的国际通用螺旋盖痰。

3. 标本采集　根据痰标本采集的时间，可将标本分为三类：①即时痰：就诊时深呼吸后咳出的痰液；②晨痰：患者晨起立即用清水漱口后，咳出的第 2 口、第 3 口痰液；③夜间痰：送痰前一天，患者晚间咳出的痰液。

标本量一般在 5～10ml，标本性状属于干酪痰、褐色血痰或含少量新鲜血液的血痰、黏液痰者为合格的标本。痰标本不合格者，应予以进一步指导，并要求其重新送检。进行细菌学检查时，应在登记本和检验报告单上注明标本性状，以供分析结果时参考。

（1）痰：为取得理想的痰标本，建议留取连续三天的晨痰标本。取痰前，应先以冷开水漱口，减少口内的食物残渣、漱口液、药物等物质污染或抑制结核分枝杆菌的生长；同时，咳痰时，应深吸气，屏住再用力咳出肺部深处的痰，而不是咳出唾液或喉头分泌物。有些患者只会咳出少量痰，则增加咳痰次数或收集24～48小时的痰以供培养或涂片所用。须注意蜡质痰盒留取标本易造成抗酸杆菌假阳性的结果。

（2）人工诱导痰：对于不能产生痰的患者，可利用吸入温暖的雾化高渗盐水（5%～10%）刺激肺部，诱导受检者咳嗽及产生薄、水样的标本。由于采得的检体呈水样，应特别予以注明。

（3）支气管肺泡灌洗液、支气管刷取物：当雾化吸入无效或需要立即诊断时，支气管肺泡灌洗是最好的选择。支气管肺泡灌洗取肺远端标本，为研究提供了丰富的材料（灌洗液、刷取物和活检标本），支气管刷物至少2～5ml，支气管肺泡灌洗液至少20～50ml。注意事项为，不能使用自来水清洗支气管镜，避免污染环境分枝杆菌。由于支气管镜灭菌困难，有假阳性和交叉感染的报道。

（4）胃液：本法适合于下述两种患者，包括凡X线检查怀疑有结核病而用其他检痰方法均属阴性者，以及所有将痰咽下或一点也不能吐出来的患者。尽管胃液标本的质量可能低于诱导痰，对于儿童和一些不能排痰的成人患者来说，是一种可接受的替代标本采集方法。在痰检阴性的结核

患者中（包括培养在内），如能利用洗胃检查，可有20%～25%的患者发现结核分枝杆菌。统计资料证明，痰直接涂片与集菌阴性的患者，采取痰与胃内容培养，可以提高10%～20%的阳性结果。采集胃液可于空腹时抽取胃液或洗胃液（特别是儿童）40ml左右置无菌瓶中送检，连续收集三天。若采集的胃液标本不能4小时内处理时，应加入100mg碳酸钠中和胃液中的酸性物质，避免酸性物质对结核分枝杆菌造成伤害。须注意胃液中常有共生的分枝杆菌，会引起假阳性的结果。

（5）气管洗涤液：以无菌操作，在支气管镜检查时，注入适量无菌蒸馏水，抽吸几次后，抽吸出的液体即可送检。另外，也可用8～9号消毒导尿管从鼻腔插入气管内，缓慢注入无菌蒸馏水5ml，取出导尿管，留取患者3小时内咳出的痰液送检。

（6）活体切片及气管穿刺抽取物：利用本方法采集，除了能直接取得标本外，数日后可使受检者自然产生痰，以供检查。

（二）肺外标本的采集

结核分枝杆菌于人体各器官均可能造成病变，所以实验室可能收到各种肺部以外的标本，如体液、组织、脓、尿等，根据受污染情形约可分成无菌标本和有菌标本两大类。

1. 脑脊液　无菌操作由腰椎穿刺采集脑脊液3～5ml，于无菌容器中送检。

2. 穿刺液　包括胸腔积液、腹水、心包液、关节液及鞘膜液等标本，严格按照无菌操作进行。

3. 病灶组织或干酪样组织等　先用组织研磨器磨碎后，再行涂片（图2-2）。

三、试验方法及评价

1. 涂片检查法　包括直接涂片法、荧光染色涂

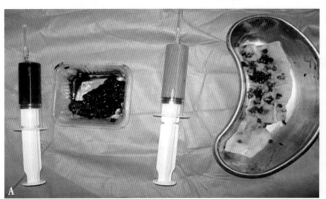
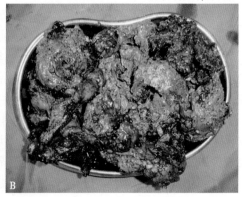

图 2-2　手术清除结核病变标本
A. 液体；B. 固体。

片法和集菌涂片法。痰液、脓液可直接涂片。采用姜尔 - 尼尔逊染色法（Ziehl-Neelsen），简称姜 - 尼染色，若镜检找到抗酸杆菌，则可能是结核分枝杆菌。此法简便、快速，技术要求低，无须特殊仪器且能当天出结果，十分经济，符合我国国情。但其敏感性差，一般需 5 000～10 000 条菌 /ml 才能得到阳性结果；特异性差，各种分枝杆菌均可着色，要进一步鉴定是否为结核分枝杆菌；不能区分死菌与活菌。

镜检与报告方式：在暗色背景下，抗酸杆菌呈黄绿色或橙色荧光。必须用 40× 物镜确认菌体形态，应具有姜 - 尼染色镜经检验后，方可应用荧光染色法，注意勿过读或漏判。荧光染色后涂片应在 24 小时内检查，如需隔夜时，置 4℃ 保存，次日完成镜检。

20× 物镜检查结果按下列标准报告：①阴性（-）：0 条 /50 个视野；②可疑（+）：1～3 条 /50 个视野；③阳性（1+）：11～99 条 /50 个视野；④阳性（2+）：1～9 条 / 每个视野；⑤阳性（3+）：10～99 条 / 每个视野；⑥阳性（4+）：≥100 条 / 每个视野。40× 物镜检查细菌细胞形态。

2. 常规培养法 结核分枝杆菌培养阳性是确诊结核病的"金标准"。改良罗氏培养法是目前较为成熟的分离培养方法，根据结核分枝杆菌生长缓慢，菌落干燥、颗粒状、乳酪色、菜花状，菌体染色抗酸性强等特点判断是否为结核分枝杆菌。如菌落、菌体染色都不典型，则可能为非典型分枝杆菌，应进一步作鉴别试验。此法培养时间长，不适于快速检测结核分枝杆菌，且阳性率也只有 30%～40%，使大量结核患者漏诊或误诊。同时各种分枝杆菌均可生长，也需进一步鉴定是否为结核分枝杆菌。

培养结果报告方式：①抗酸杆菌培养阴性（-）：斜面无菌落生长；②抗酸杆菌培养阳性（1+）：菌落生长占斜面面积的 1/4；③抗酸杆菌培养阳性（2+）：菌落生长占斜面面积的 1/2；④抗酸杆菌培养阳性（3+）：菌落生长占斜面面积的 3/4；⑤抗酸杆菌培养阳性（4+）：菌落生长布满全斜面。抗酸杆菌培养阴性，应以"培养阴性"报告。菌落生长不足以斜面面积 1/4 时，实报菌落数。

3. 快速培养法

（1）BACTEC MGIT 960 检测系统：分枝杆菌快速培养、药物敏感性检测系统的基本原理是，其所使用的培养瓶底部含有包被于树脂上的荧光显示剂，由于该显示剂为氧抑制性，当分枝杆菌生长使氧消耗后，荧光显示剂被激活而发出荧光。检测系统每隔 60 分钟连续测定培养管内荧光强度，来判断管内分枝杆菌生长情况。阳性培养管取出后，直接涂片进行抗酸染色以确定是否为分枝杆菌，并可立即分离分枝杆菌的菌种，制备菌悬液，第二次接种于预先配制好的含有药物敏感试验所需标准浓度药物的 MGIT 培养管（含 OADC）及空白对照 MGIT（含 OADC）培养管，然后置入仪器内进行培养，根据分枝杆菌的生长情况对比，判断该药物敏感性。根据 PNB（对硝基苯甲酸）及 TCH（噻吩 -2- 羧酸肼）的药物敏感试验结果，可进行分枝杆菌菌种的初步鉴定。临床患者分枝杆菌待检标本（除血标本外）在必要的情况下，需要经过标准的接种前处理（如标本消化及污染菌去除）。将 0.5ml 标本接种于事先准备好的 MGIT 培养管中进行培养。BACTEC MGIT 960 全自动分枝杆菌培养鉴定 / 药敏分析仪还可用来进行科研工作，该仪器的药物敏感性检测与传统的药物敏感性检测有高度相关性，可进行药物敏感性动态基础研究，而且快速、简便、数据准确，易质控。若培养基成本降低，将更有利于该仪器的推广与使用。

（2）MB/Bact 培养系统：MB/Bact 是专门用于分枝杆菌培养、鉴定、药物敏感性的全自动分枝杆菌培养鉴定仪。MB/Bact 培养系统是另一类分枝杆菌快速培养、药物敏感性检测系统，也可用于普通细菌的培养。其原理是所使用的培养瓶底部有颜色感应器，当分枝杆菌在瓶中生长，有 CO_2 产生时，颜色感应器由绿色变为黄色。系统自动连续检测数据输入计算机，根据计算结果自动显示有无分枝杆菌生长。MB/Bact 培养系统的培养瓶含有 10ml 调节的 Middle-brook 7H9 增菌肉汤，并添加分枝杆菌生长因子和 6 种抗生素（两性霉素 B、阿洛西林、萘啶酸、多黏菌素 B、甲氧苄啶、万古霉素）。生长因子能加快分枝杆菌生长，提高分枝杆菌阳性标本检出率，并缩短阳性检出时间。抗生素能有效抑制非无菌部位标本中的杂菌，避免杂菌干扰。此外，瓶内还含有氧气和二氧化碳气体，标本接种后无须通气。痰及有杂菌样本经 NALC-NaOH 消化振荡离心法，无菌条件取处理后待测液 0.5ml 至含 MAS 的 MB/BacT 处理瓶内，无杂菌样本离心沉淀后加 1ml PBS 混悬，而后取 0.5ml 至仅添加 MAS 溶解液的 MB/BacT 处理瓶内。放入仪器检测，检测周期为 42 天。此法无放射性，显著缩短培养时间，且操作简便、自动化强，还可进行快速菌型鉴定。但液体培养基中不能观察菌落形态，仪器与试剂价格较贵。

（3）变色液体培养基培养法：是指应用营养丰富的选择性培养基检测 MTB 的方法。多篇报道结果显示，应用变色液体培养基培养法检测结核分枝杆菌，具有简便、廉价、快速、实用等优点，与其他培养方法相比，不需要特殊仪器，并且敏感性高、结果判读简单方便，在结核分枝杆菌的快速检测及诊断中具有较好的临床应用前景。

4. 噬菌体裂解试验（phage splitting assay，PSA） 又称噬菌体生物扩增法（PhaB）。PhaB 是由 Wilson 等于 1997 年建立的一种 MTB 快速检测新技术，其所应用的分枝杆菌噬菌体为 D29，其可感染缓慢生长的 MTB 和少数几种快速生长的 NTM。这是因为耻垢分枝杆菌噬菌体是一种 DNA 病毒，能特异感染相应的活的分枝杆菌，并在菌体内迅速增殖，裂解菌体，释放出的子代噬菌体又可感染随后加入的指示细胞（也是一种分枝杆菌），并使指示细胞裂解，在培养平板上出现噬菌斑。根据噬菌斑的有无，即可确定待检标本中是否含有相应的活的分枝杆菌。具体方法：①反应管中加入 0.5ml 处理后的样品、1∶1 000 稀释的帮助细胞液和 100μl 噬菌体溶液，37℃ 孵育 1 小时；同时，设置杀毒剂对照、阴性和阳性对照。②终止侵染：各管加 0.1ml 噬菌体灭活剂，充分混匀，室温作用 5 分钟。③浇注平板：向各管中加入 5ml 液体培养基和 1ml 指示细胞，混匀后倒入平板，加入 5ml 溶化的琼脂，摇匀，冷却后放 37℃ 培养 18～24 小时。④结果判断：0～19 个菌斑表明阴性结果，说明标本中无活着的结核分枝杆菌；20 个或更多菌斑表明阳性结果，说明标本中有活着的结核分枝杆菌。此方法简便、快速，不需特殊仪器；特异性和灵敏度较高；检测的是活菌，但传染性小；可相对定量，可测定药物敏感性。

（钱雪琴 朱召芹 温子禄）

第二节 结核病的分子生物学诊断

一、聚合酶链反应

主要根据 DNA 复制原理，其过程类似于体内细胞分裂时 DNA 半保留复制过程。其扩增的每一个循环，包括模板变性、引物退火及延伸 3 个步骤。聚合酶链反应（polymerase chain reation，PCR）技术关键是设计一对特异性 DNA 引物，该引物所引导的 DNA 扩增序列应是结核分枝杆菌独有的，且是结核分枝杆菌的保守序列，这样才能保证检测结果的特异性。PCR 的灵敏度高，可达 1 个结核分枝杆菌。能早期诊断结核菌血症，在结核分枝杆菌感染的早期，特别是在结核病灶通过血源性传播，外周血中存在极少量结核分枝杆菌时，通过 PCR 就可以检测到结核分枝杆菌。检测时间短，仅需 2～4 小时。目前存在的最大问题是假阳性率和假阴性率较高，造成假阳性的最主要原因是实验室污染。

二、Gene-Xpert MTB/RIF

该技术以实时荧光 PCR 为原理，检测结核分枝杆菌复合群特有的利福平耐药基因（rpoB 基因），能快速报告患者样本中是否有结核分枝杆菌及其是否对利福平耐药。Xpert MTB/RIF 可随时检测，并在 2 小时内得出诊断结果，在结核诊断中具有划时代意义。Xpert MTB/RIF 检测方法：取 1ml 痰标本置于有螺旋盖的前处理管中，然后加入相当于 2 倍痰标本体积的处理液，旋紧前处理管，在涡旋振荡器上涡旋振荡 15～30 秒，室温静置 15 分钟，使痰标本充分液化。打开反应盒，取 2ml 处理后样品从加样孔缓慢加入反应盒，然后将反应盒置于检测模块。仪器开进行自动化检测。反应结束后，检测结果可直接在检测系统窗口下观察。

新英格兰医学杂志公布的研究结果表明，以培养法为参考标准，Xpert MTB/RIF 的特异性为 99.2%，敏感性为 92.2%，2010 年 WHO 首次推荐 Xpert MTB/RIF 的使用。Xpert MTB/RIF 在结核分枝杆菌复合群鉴定和利福平耐药性检测方面的特异性、敏感性均较高，具有操作简便、监测结果精准等特点。研究显示，Xpert MTB/RIF 检测痰标本中 MTB 的检出限（limit of detection，LOD）为 131CFU/ml，尽管 Xpert MTB/RIF 检测痰标本总的敏感性很高，但对荷菌量较少的标本检测的敏感性较低。如 Xpert MTB/RIF 检测涂阴痰标本的敏感性约 68%，检测艾滋病（AIDS）并发 TB 患者的阳性检出率约为 74%，但对 HIV 阳性、菌阴肺结核患者的检测敏感性却降至 43%；对 TB 发病率较低的高资源国家涂阴患者的检测敏感性低至 28%；对其他肺外标本，由于其荷菌量通常比肺部低，测定的敏感性也相应较低，尤其是胸腔积液的敏感性只有 43.7%。Xpert MTB/RIF 的升级版检测方法——Xpert MTB/RIF Ultra 包含 2 种不同的扩增靶标（IS6110 和 IS1081），两者采用相同的操作和试剂，可以在同一部仪器中运行，而 Xpert MTB/RIF Ultra 只需要额外更新一个软件，且检测限和假阴性率比 Xpert MTB/RIF 更低。2017 年 WHO 推荐，Xpert MTB/RIF Ultra 可取代 Xpert MTB/RIF 用于结核病诊断和利福平耐药检测。但由于价格昂贵，目前并不适于大规模筛查。

三、分子线性探针技术

分子线性探针技术（molecular line probe assay, LPA）近年来兴起的一种 PCR 技术，在欧美等发达国家已广泛应用于临床或科研中，2008 年 WHO 也推荐使用该项技术。目前，国际上广泛应用的快速检测 MDR-TB 的商业化试剂盒主要有 INNO-LiPA Rif 试剂盒、Genotype MTBDRplus 和 Genotype MTBDRsl 试剂盒。

1. INNO-LiPA Rif INNO-LiPA 法是最早应用于临床的 LPA，于 1995 年提出，可用于结核分枝杆菌复合群及利福平耐药的检测。该技术基于对 16S 和 23S rRNA 片段的扩增，可以识别结核分枝杆菌复合群和 16 种非结核分枝杆菌，从采集样本到出结果需要 24～48 小时。LiPA 方法基于探针杂交原理，先设计合成一系列探针，覆盖整个 *ropB* 突变高发区，其中 S 系列探针针对野毒株序列，R 系列探针含数个有常见突变序列的探针，还可以设计一个有种属特异性的探针，将这一系列探针顺次固定于同一杂交膜上，在严格条件下与亲和素标记的 PCR 产物杂交，检测杂交信号，根据不同杂交带谱判定出突变有无及大致位置。DNA 扩增产物与 MTB、S1、S2、S3、S4、S5 特种探针杂交后呈现特异性反应，为结核分枝杆菌；扩增产物与 R2、R4a、R4b、R5 中的某个特定 R 探针反应，则是 *rpoB* 基因某位点如 R2（D516V）、R4a（H526Y）、R4b（H526D）和 R5（H531L）的基因位点突变。从培养阳性试管中取出 200μl 液体加入 1.5ml aliquots 试管中，在 80℃中 1 小时杀死结核分枝杆菌细胞。高温处理过的标本用 LIPA 方法经 94℃变性 1 分钟，55℃退火 1 分钟，72℃延伸 1 分钟，循环 35 次，最后 72℃延伸 8 分钟。取 10μl 扩增产物在 62℃振荡水浴箱中加入试剂，和特定膜状寡核苷酸探针带状杂交，扩增产物与特种探针杂交后呈现特异性紫红色反应为阳性反应，无颜色改变为阴性反

应。2008 年，WHO 批准将 INNO-LiPA 作为痰涂片阳性的多耐药结核病患者的快速筛选。INNO-LiPA 灵敏度和特异性分别为 95% 和 100%，不足之处是操作复杂，成本较高，需要手动操作，而且出报告周期长。

2. Genotype Genotype 是鉴定结核分枝杆菌复合群和一线、二线药物耐药突变的方法。Genotype MDRTBplus 检测法于 2007 年推出，用于利福平 *rpoB* 基因和异烟肼 *katG*、*inhA* 基因的耐药检测。用 GenoLyse 试剂盒提取。取经前消化处理后的痰标本于离心管中，10 000g 离心 15 分钟。弃上清，加试剂 A 100μl。振荡后，95℃水浴 5 分钟。短暂离心，加试剂 B 100μl，振荡。全速离心 5 分钟，上清即为提取的 DNA。检测流程包括基因的耐药突变区域的 PCR 扩增，扩增产物的电泳初筛（2% 琼脂糖凝胶电泳），扩增产物与杂交试纸上预先固定的线性排列的寡核苷酸探针在严格条件下进行杂交以及杂交探针条带的显色和结果判读。Genotype MDRTBplus 对利福平耐药检测的灵敏度和特异性分别为 98.1% 和 98.7%，而对 INH 耐药的灵敏度会根据标本类型发生变化。

Genotype MDRTBsl 检测法目前已应用于 XDR-TB 的诊断，主要用于检测氟喹诺酮类药物（FQs）、乙胺丁醇（EMB）和其他二线药物的耐药基因突变。2016 年 WHO 推荐 Genotype MDRTBsl 可用于检测结核分枝杆菌培养物和痰标本，且不区分是来自痰涂片阴性或者阳性，也不区分是来自肺或肺外组织的患者。但由于对痰涂片阴性病例的检测不确定率高、对氟喹诺酮类和二线氨基糖苷类药物检测的准确性不同等，Genotype MDRTBsl 整体准确性降低。

四、恒温扩增检测技术

恒温扩增检测技术主要包括环介导恒温扩增法、RNA 恒温扩增实时检测 2 种方法。

1. 环介导恒温扩增法（loop-mediated isothermal amplification, LAMP） 2000 年开发，其基本原理是在具有置换活性的 DNA 聚合酶作用下，利用特别设计的 4 段引物识别靶基因的 6 个区域，以达到对目的基因的高效、特异复制的目的，仅需 1～2 小时即可完成对多种分枝杆菌的鉴定。LAMP 原理如同常规 PCR，不同之处在于它是在恒温下进行，不要求一个变性的 DNA 模板，并且可以使用简单的水浴锅中进行扩增，从而省去了一个热循

环,不到 1 小时就可以产生大量 DNA。

具体操作:将痰标本处理液移到 1.5ml EP 管中,12 000r/min 高速离心 5 分钟,弃上清,使用缓冲液洗涤 2 次,加入适量 DNA 提取液,混匀,沸水浴 10 分钟后瞬时离心,上清即为 LAMP 模板;或将阳性培养物按照传统的热裂解法提取基因组 DNA,设计特异性引物,进行核酸扩增。LAMP 扩增结果经过加入 0.1% SYBR Green Ⅰ 直接用肉眼检测,在紫外光下观测管中溶液的颜色。溶液变成绿色,说明有 LAMP 扩增子的存在;当它保持橙色,说明没有扩增。通过 2% 琼脂糖凝胶上该扩增子电泳分析,用于结果的确认。有报道称,通过在 LAMP 之前加入染料叠氮溴化丙锭(propidium monoazide,PMA),利用 PMA 染料结合死菌,抑制扩增的特性区别活菌和死菌。该技术简单快速、携带方便、试剂成本经济实惠、对生物安全等级和基础设施的要求低。但 LAMP 的缺点也明显,如高温、高湿度、试剂体积不足和样品间交叉污染会导致假阳性率升高。LAMP 检测至今未有统一的标准化操作流程,这在一定程度上限制了 LAMP 检测方法的推广。然而,LAMP 技术作为一种新的高效、快速检测手段,对结核病的诊断和防治有着极其重要的意义,因此,标准化的 LAMP 检测方法也将会被快速建立并广泛使用。

2. RNA 恒温扩增实时检测(simultaneous amplification and testing,SAT) 是将新一代核酸恒温扩增技术和实时荧光检测相结合的一种新型检测技术,以 16S rRNA 序列内结核分枝杆菌菌株特异性核酸片段为扩增靶标,在恒温条件下,利用荧光标记的探针与扩增产物杂交,实时监测扩增过程进行菌种鉴定。RNA 恒温扩增实时检测技术是一种新的核酸扩增技术,引领了新一代的核酸扩增检测技术。这一创新技术也可在临床检验、疾病防控和食品安全检测等各个领域得到广泛推广及应用。

技术原理:在同一温度(42℃)情况下,首先通过 M-MLV 反转录酶与一条引物的相互作用,先合成一条与模板互补的 DNA 单链;然后互补 DNA 单链自身成环,形成一个钥匙状结构,并在 M-MLV 酶的作用下形成 T7RNA 聚合酶启动子的识别区域,T7RNA 聚合酶识别转录出多个 RNA 拷贝。每一个 RNA 拷贝再从反转录开始进入下一个扩增循环;同时,带有荧光标记的探针和这些 RNA 拷贝特异结合,产生的荧光可由荧光检测仪器实时捕获,直观反映扩增循环情况。

具体操作:取液化好的 1ml 痰标本于 EP 管中,以 13 000r/min 离心 5 分钟,后弃上清,再加入 1ml PBS 缓冲液重悬、离心、弃上清。将痰液标本加入 50μl 裂解液重悬,该样品即为待测样本,用超声破碎仪破碎 15 分钟,功率为 300W。后将 2μl 处理物加入含 30μl 扩增检测液的洁净微量反应管或者反应板中。置恒温荧光检测仪上进行检测。RNA 恒温扩增实时检测法既有操作简便、反应速度快、污染率低的特点,可判断菌株活性,还有灵敏度和特异性高的优点。但因为 RNA 易降解,对标本要求高,也需要有专职技术人员实施,所以尚未在临床中广泛应用。

五、高分辨率熔解曲线技术

高分辨率熔解曲线(high resolution melting,HRM)技术建立在核酸分子的物理性质不同的基础上。每个核酸分子的 GC 含量、分布、核酸长度都是不同的,通过实时监测升温过程中的饱和染料与 PCR 产物的结合情况,仪器通过收集这些信息进入分析软件,形成各自的熔解曲线。HRM 技术是一种基于核酸的物理性质,使用饱和染料反映核酸的熔解曲线变化来进行分析的技术,其不受突变碱基位点和种类的局限,既可以对未知突变进行筛查、扫描,也可以对已知突变进行分析。野生型菌株的峰图与阳性对照 Tm 值一致,而峰高的不同是由于被检样本中的模板浓度不同,导致仪器探测到的荧光量不同;阴性对照呈波谷状,未检测到荧光;突变株的峰图曲线与野生型、阳性对照的峰形明显不同,主要区别为 Tm 值明显低于后者,这是因为发生突变的 DNA 双链间由于突变造成的碱基不吻合导致双链结合能量低于正常水平,使 DNA 解链温度偏低,即探针在较正常偏低的温度时与 DNA 单链分离、释放出荧光并被仪器检测到,形成了与野生型菌株不同的曲线。根据耐药 MTB 常见的基因突变类型,设计不同的反应条件和 HRM 探针。目前已在异烟肼(katG、inhA 基因)、利福平(rpoB 基因)、乙胺丁醇(embB 基因)、链霉素(rpsL 基因)、吡嗪酰胺(pncA 基因)、氟喹诺酮类药物(gyrA 基因)中得到验证。HRM 技术是一个简单的闭孔系统,被污染的可能性很小,同时具有高通量、高灵敏度、高特异性、快速、操作简单、重复性好、成本低廉、使用范围和检测范围广等优点。HRM 作为近年来兴起的一项新的分子生物学技术，也存在其局限性：结核耐药相关基因和相关位点局限，应扩大范围，提高敏感性和特异性。

六、二代测序技术

二代测序（next generation sequencing，NGS）技术是基于 PCR 和基因芯片发展而来的 DNA 测序技术。该技术作为新兴的实验室检查手段，已被报道用于诸多病原体的诊断，可以对 DNA 或 RNA 样本的碱基对进行快速测序。结核送检标本符合 NGS 检测要求，具体要求：血液标本不少于 1ml，脑脊液、胸腔积液、腹水、心包积液、痰标本、支气管肺泡灌洗液、鼻咽分泌物、脓液不少于 0.5ml。测序所得病原序列和病原数据库进行比对，得到最终结果。以检测到结核分枝杆菌复合群唯一匹配序列为阳性，未检测到唯一匹配序列为阴性。NGS 技术实际上是一种适用于对已知短序列的实时 DNA 测序分析技术，其重复性、精确性高，具有高通量、操作简单、检测速度快等优点。不仅能够用于突变的检测，而且能够确定突变的部位与性质，因此是检测基因突变的最理想方法，也是判断突变的"金标准"和评价其他方法的参考方法。DNA 序列测定有多种方法。但 PCR-DNA 序列测定简便、快速，是最常用的测定方法，已在结核分枝杆菌耐药基因研究中得到广泛应用。随着 DNA 测序技术的自动化、规模化、商品化，以及成本的降低，为今后分枝杆菌基因序列的信息研究及分枝杆菌菌种鉴定提供了便利条件。

七、全基因组测序

随着技术的发展及成本的降低，全基因组测序已经广泛应用于结核分枝杆菌的各方面研究当中，包括微进化与传播、宏观进化与种系发生、耐药检测等。全基因组测序（whole-genome sequencing，WGS）技术被认为是结核分枝杆菌 DNA 和耐药检测的终极分子诊断法。为保证阳性率，WGS 样本总体要求：纯培养物（固体培养或液体培养）、灭活处理。

1. 菌体量

（1）固体培养：用接种环从分离培养好的 L-J 固体培养基上刮下绿豆颗粒大小的菌体，然后将菌体置于 1.5ml 无菌 EP 管或 2ml 无菌螺纹管（管中预先加入 500μl TE buffer）。

（2）液体培养：2ml 浊度 1 麦氏的菌悬液。

2. 灭活　寄送前，结核分枝杆菌需灭活。灭活流程：80℃水浴，30 分钟。

目前 WGS 技术日益成熟，在耐药诊断的研究中，全基因组测序能够快速、全面、一次性获得临床菌株对现有全部抗结核药物的耐药信息，以指导临床医师的治疗方案，从样本采集到接受治疗仅需 1～3 天的时间。但结核分枝杆菌的耐药机制非常复杂，虽然 WGS 技术对异烟肼和利福平耐药明确与表型一致的相关突变表现出好的灵敏度和特异性，但是对其余的一线和二线药物，WGS 准确度存在显著差异。

八、基因芯片技术

基因芯片技术又称 DNA 芯片技术，是近年发展起来的进行大规模遗传多态性检测的新方法，是目前分子生物学最前沿的方法。原理是将多种探针分子固定于支持物上，与标记样品分子进行杂交，通过检测每个探针分子的杂交信号强度，获取样品分子的数量和序列信息。

具体方法：①痰液化处理：将痰标本用 4% 氢氧化钠溶液液化，液化好的上清液用于核酸提取；②核酸提取：煮沸法提取核酸。核酸进行 PCR 扩增，产物用杂交缓冲液处理后在芯片杂交仪上进行杂交，再用芯片洗干仪进行洗涤和甩干，最后用芯片判别系统进行扫描和结果判读，并详细记录判读结果和芯片信息。该法基于核酸杂交的技术，同时将大量探针固定于支持物上，一次可以对样品大量序列进行检测和分析，它有技术操作简单、自动化程度高、序列数量大、检测效率高、应用范围广等特点。但基因芯片的制备比较复杂，成本较高，仪器设备也较贵，不适用于临床标本的检测。目前，基因芯片技术已在结核分枝杆菌的基因分型与菌种鉴定、耐药性测定及基因组比较分析研究中得以应用，其中尤以耐药性测定最为引人关注。

（张舒林　温子禄　吴立伟）

第三节　结核病的免疫学诊断

结核分枝杆菌的免疫检测主要包括结核菌素皮肤试验、结核病抗体检测、结核分枝杆菌抗原检测、细胞因子检测等。

一、结核菌素皮肤试验

结核菌素皮肤试验（tuberculin skin test，TST）

也称为 Mantoux 试验，基于 Ⅳ 型变态反应原理的一种皮肤试验，用来检测机体有无感染过结核分枝杆菌。凡感染过结核分枝杆菌的机体，会产生相应的致敏淋巴细胞，具有对结核分枝杆菌的识别能力。当再次遇到少量结核分枝杆菌或结核菌素时，致敏 T 淋巴细胞受相同抗原再次刺激，会释放出多种可溶性淋巴因子，导致血管通透性增加，巨噬细胞在局部聚集，导致浸润。在 48～72 小时内，局部出现红肿硬节的阳性反应。若受试者未感染过结核分枝杆菌，则注射局部无变态反应发生。TST 是结核病常用的辅助诊断方法，主要用于结核病的诊断与鉴别诊断、判断疫苗的药效。结核菌素试剂有两个种类，一个是 OT，也就是旧结核菌素；另一个是 PPD，也就是纯蛋白衍生物。现在后者使用范围更大。我国规定以 72 小时为观察反应时间，48～96 小时内皆可测量反应，记录方法是将测得的硬结横径毫米数 × 纵径毫米数表示，如有水疱、硬结、坏死和淋巴结炎时，应作记录。无硬结或硬结平均直径 <5mm 者为阴性反应。硬结平均直径在 5mm 或 5mm 以上者为阳性，5～9mm 为一般阳性，10～19mm 为中度阳性，20mm 以上局部有水疱，出血、坏死及淋巴管炎者均为强阳性。TST 对于诊断活动性结核病的敏感性为 31.6%，特异性为 81.0%。我国人群普遍接种了卡介苗，试验的假阳性率高，也降低了其检测的特异性。

二、结核病抗体检测

肺结核患者的体液免疫与抗体 IgG、IgM、IgA 有关，在结核病患者体内能检测特异性结核抗体。PPD、脂阿拉伯甘露聚糖（LAM）、重组抗原（38kDa 蛋白、Ag85 复合物、A60 抗原等）等可作为抗原检测抗体。人群中结核分枝杆菌的感染率较高，其中大部分发生是隐性感染，导致在不发病的健康群体内也会存在一定基础滴度的结核分枝杆菌抗体；其测定的敏感性和特异性因病例选择、测定方法和所用抗原不同而差异较大；此外，各地区健康人群内结核分枝杆菌抗体基础水平有较大差异。综上，血清中结核分枝杆菌抗体检测虽然具备一定诊断价值，但仍存在局限性。结核分枝杆菌抗体检测方法包括结明试验（MycoDot）、酶联免疫吸附试验（enzyme-linked immunoadsordent assay，ELISA）、免疫斑点试验（Dot-Iba）、斑点免疫渗滤试验（DIG）、免疫层析试验（DICA）、蛋白质印迹法（Western blotting）、蛋白质芯片技术等，对菌阴肺结核及不易取得细菌学肺外结核、儿童结核病等的诊断有一定的参考价值。

现有的结核蛋白芯片是以微孔滤膜为载体，将结核分枝杆菌的特异性抗原如 LAM、38kDa 蛋白和 16kDa 蛋白等固定在其表面，利用微孔滤膜的渗透、浓缩、凝聚作用，捕捉被检样品中的特异性抗体，使抗原 - 抗体反应在固相膜上快速进行，再以免疫金作为标记物而直接在膜上显色，形成紫红色斑点。显色后，通过芯片识别系统进行分析，判定结果用于该类细菌感染的临床辅助诊断。其特点是可对多种结核分枝杆菌抗原的抗体进行同时筛查，方便、快速而又有较高的特异性与敏感性，对于痰涂阴性、无痰的、肺外结核患者的检出更显其优越性。

三、结核分枝杆菌抗原检测

结核分枝杆菌抗原包括菌体细胞、PPD、LAM、MPT64、14kDa 抗原、38kDa 抗原、31kDa 抗复合物、热休克蛋白 65（HSP65）抗原、培养滤液蛋白 10（CFP-10）、早期分泌性抗原靶 6（ESAT-6）等。结核分枝杆菌的特异性蛋白抗原如 L- 丙氨酸脱氢酶、异丙基苹果酸合酶、烟碱核苷磷酸酯酶、MPT64 和两个假定保守蛋白能渗透至人的胸腔积液、腹水、痰液等体液中，有助于肺外结核的诊断。MPT64 抗原是结核分枝杆菌分泌时间最早、量最多的，且非结核分枝杆菌不分泌；另外，MPT64 抗原检测的敏感性、特异性分别是 64.4%、99.4%。脂阿拉伯甘露聚糖（lipoarabinomannan，LAM）是分枝杆菌细胞壁的组成成分，可在结核病患者尿液中检测到，因此可用作结核分枝杆菌感染的诊断抗原。在最新的研究中，主要将重组抗原应用于 ELISA，以提高反应的敏感性和特异性，如包含几个结核分枝杆菌蛋白的融合蛋白（如 CFP-10、EAST6、MPT64 和 38kDa 蛋白）。胡晔等在 *Proceedings of the National Academy of Sciences* 上发表文章，公布了一项将抗体标记、能量聚集纳米盘与高通量质谱技术相结合的方法（NanoDisk-MS，纳米盘 - 飞行质谱技术），用以检测经消化的血清样本中结核特异性抗原肽。该技术利用硅纳米材料稳定、易于修饰、孔隙度、吸光度和比表面积可控的特性，结核分枝杆菌特异性的 ESAT-6 和 CFP-10 抗原肽与抗体相结合，充分富集标本中的目标抗原。该创新技术灵敏度、特异性高，能够快速、定量检测外周血标本,诊断活动性结核分枝杆菌感染,并监测抗结核治疗效果。结核抗原的检测可以作为结核分枝杆菌存在的直接证据,可避免因为机体免疫应答低下导致的抗体检测或者细胞检测假阴性。因为对于单克隆抗体制备并不容易,需要检测的样本以及对应的研究方式尚未有据可依,所以大部分探索仅仅是侧重于对具体手段的研究,使得其在实际情况中的应用不多,因此该领域还需要进一步深入探索。此外,结核分枝杆菌抗原成分存在较多交叉抗原,目前具有明确诊断价值的 TB 抗原仍较少,故在一定程度上限制了其临床应用。

四、γ干扰素释放试验

结核分枝杆菌感染机体后,机体可产生具有特异性的致敏 T 细胞,当机体再次受结核分枝杆菌特异性抗原的影响,使得 T 细胞更快地繁殖,并且活性得到提升,释放出 γ 干扰素(interferon-γ,IFN-γ),通过检测血清中 IFN-γ 的含量,可诊断有无结核感染,对判断机体是否存在结核潜伏感染及感染程度具有指导意义。T-SPOT.TB 是 γ 干扰素释放试验(interferon-γ release assay,IGRA)的一种,是利用结核特异性抗原 ESAT-6、CFP-10,通过酶联免疫斑点试验(enzyme-linked immunospot assay,ELISPOT assay)检测受试者体内是否存在结核效应 T 淋巴细胞,从而判断受试者是否感染结核分枝杆菌的新方法。相关资料显示,该技术也能够对体外的菌体进行检测,并且不会因为疫苗而出现偏差,相较于 PPD 检测更为有效。这种检测方式相对而言使用方便,并且能够得到相对精确的结果。2015 年推出了获得欧盟认证的第 4 代检测试剂 Quanti FERON-TB Gold Plus(QFT-Plus),并已在欧洲等地上市,它使用模拟 ESAT-6、CFP-10 和 TB7.7(p4)蛋白的混合多肽来刺激肝素化全血中的细胞,用 ELISA 的方法检测 IFN-γ 来鉴别对这些多肽抗原的体外反应,此反应与结核分枝杆菌感染相关。QFT 是一种最早被美国 FDA 批准上市的 IGRA 产品,并且在许多国家的指导原则和推荐中是替代 TST 的优先选择。QFT 是一种高特异性(高达 99.2%)、可控的血液学检测方法,可用于辅助诊断 TB 感染,并且提供结果来显示个体对结核分枝杆菌抗原高特异性的 T 细胞反应。QFT 采用 ELISA 来检测与 TB 特异性抗原共同孵育后全血样本中的 IFN-γ 反应。与 TST 不同,QFT 不受既往 BCG 接种和绝大多数环境分枝杆菌影响。

(张舒林　宋言峥)

第四节　结核病的病理诊断

结核病是由结核分枝杆菌引起的一种慢性肉芽肿性疾病。全身各器官均可发生,但以肺结核最常见,典型病理变化为结核结节形成,伴不同程度的干酪样坏死。结核病的发生和发展取决于很多因素,其中最重要的是感染的菌量及其毒力的大小和机体的免疫反应性,尤其后者在结核病的发病学上起着特别重要的作用。

一、基本病理变化

1. 以渗出为主的病变　当细菌数量多、毒力强、机体抵抗力低和变态反应明显时,常出现渗出性病变,多发生在疾病早期或病变恶化时。好发于肺、浆膜、滑膜、脑膜等处。渗出的成分主要是浆液和纤维蛋白,早期有中性粒细胞浸润,但很快被巨噬细胞所取代,在渗出液中可查见结核分枝杆菌。渗出病变可完全吸收,或转变为增生性病变;当变态反应剧烈时,可转为坏死性病变。

2. 以增生为主的病变　当细菌量少、毒力低或机体抵抗力强时,则发生以增生为主的病变。主要形成有诊断意义的结核结节,由上皮样细胞、朗格汉斯细胞以及外周致敏的 T 淋巴细胞、少量反应性增生的纤维母细胞构成,又称结核性肉芽肿,典型的结核结节中央有干酪样坏死(图 2-3)。其中,上皮样细胞是由吞噬结核分枝杆菌的巨噬细胞体积增大转变而成,其形态为多角形或梭形、胞质丰富、境界不清、连接成片的上皮样细胞,其核呈圆或卵圆形,染色质甚少,甚至可呈空泡状,核内有 1～2 个核仁。朗汉斯巨细胞是由上皮样细胞互相融合,或一个细胞核分裂、胞质不分裂形成,体积大,直径可达 300μm,胞质丰富,核的形态与上皮样细胞核相似,由十几个到几十个不等,常排列在细胞质周围呈花环状、马蹄形或密集在胞体一端(图 2-4)。当有较强的变态反应时,结核结节中央可发生干酪样坏死。单个结核结节肉眼不易看到,几个结节融合成较大结节时,肉眼才能见到,为灰白色、粟粒大小、境界清楚的病灶。结节内干酪样坏死多时呈现淡黄色,可微隆起于器官表面。

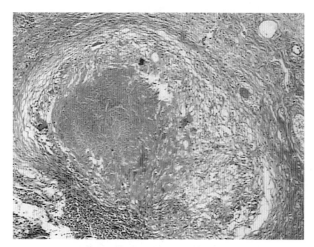

图 2-3 典型肺结核结节，中央有干酪样坏死，周围为淋巴细胞，多核巨细胞（HE 染色，×40）

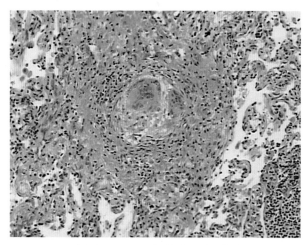

图 2-4 肺结核结节，中央有多核巨细胞，周围为淋巴细胞，纤维母细胞（HE 染色，×100）

增生性病变如进一步好转，则上皮样细胞变为纤维母细胞，病灶周围结缔组织增生，结核结节纤维化。

3. 以坏死为主的病变 当细菌量多、毒力强、机体抵抗力低下或变态反应强烈时，上述增生、渗出病变均可发生干酪样坏死（caseous necrosis），镜下为红染无结构的颗粒状物。由于含脂质较多而呈淡黄色、均匀细腻，质地较实，状似奶酪，故称干酪样坏死。新鲜的干酪样坏死灶内含有结核分枝杆菌，一旦液化，则菌量大增。坏死物液化有利于坏死物排出，但却成为细菌播散的来源，也是造成病灶恶化的原因。

渗出、变质和增生 3 种变化往往同时存在而以某一种病变为主，而且可以互相转化。

二、结核病的转归

结核病的发展和结局取决于机体抵抗力和结核分枝杆菌致病力之间的矛盾关系。在机体抵抗力增强时，结核分枝杆菌被抑制、杀灭，病变转向愈合；反之，则转向恶化。

（一）转向愈合

1. 吸收消散 渗出性病变可通过淋巴管、微静脉吸收而使病灶缩小或消散，为渗出性病变主要愈合方式。肺部的渗出性病变 X 线检查时为边缘模糊的云雾状阴影，随着渗出物吸收，阴影缩小或被分隔成小片，以致消失。细小的干酪样坏死及小范围的增生性病变也有吸收的可能。

2. 纤维化、钙化 结核性肉芽肿病灶、较小的干酪样坏死灶等均可通过机化、纤维化而愈合；较大的干酪样坏死灶难以全部纤维化，则在病灶周围发生纤维性包裹，继而中央的干酪样坏死逐渐干燥，或有钙盐沉积而发生钙化。被包裹或发生钙化的干酪样坏死灶中，尚可有少量细菌存活，当机体抵抗力下降时，病变可复发（图 2-5）。发生纤维化的肺内病灶，X 线检查为边缘清楚、密度增大的条索状阴影；钙化灶为密度极高、境界清晰的阴影。

（二）转向恶化

1. 浸润进展 当病变恶化时，在原有病灶的周围发生渗出性病变和干酪样坏死，病灶日渐扩大。X 线检查为原有病灶周围出现模糊的絮状阴影，若有干酪样坏死出现，则阴影密度增高。临床上称为浸润进展期。

2. 液化播散 干酪样坏死可液化，液化的坏死物内有大量结核分枝杆菌，可通过自然管道（如支气管、输尿管等）排出，而在局部留下空洞。排出物可通过自然管道播散到其他部位，形成新的结核病灶。X 线检查空洞部位出现透亮区，空洞以外部位有深浅不一的阴影，即播散病灶。此外，液化灶内的结核分枝杆菌也可通过淋巴管和血道播散到全身，引起多处结核病灶。临床上称为溶解播散期。

三、肺结核病理变化

结核分枝杆菌大多通过呼吸道感染，故结核病中最常见的是肺结核。由于机体对初次感染和再次感染结核分枝杆菌的反应性不同，故肺部病变的发生、发展也不相同，一般将肺结核分为原发性肺结核和继发性肺结核两大类。

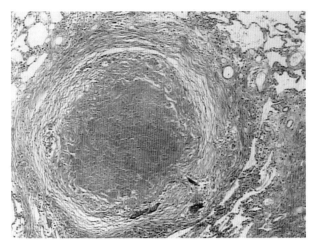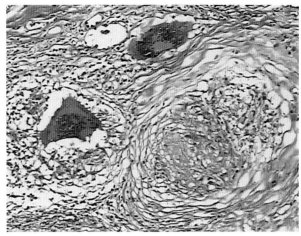

图 2-5 已发生纤维化的肺内病灶及多核巨细胞（HE 染色）

（一）原发性肺结核

机体第一次感染结核分枝杆菌引起的肺结核，称原发性肺结核（primary pulmonary tuberculosis）。多见于儿童，也可见于未感染过结核分枝杆菌的成人。免疫功能严重受抑制的成年人由于丧失对结核分枝杆菌的免疫力，可多次发生原发性肺结核。

结核分枝杆菌随空气吸入而到达通气良好的支气管系统的末端，因此病变常出现于肺叶的边缘区，即靠近胸膜处，一般只有 1 个，以右肺上叶下部、下叶上部为多见，称原发病灶。病灶开始为渗出性，接着中央部位发生干酪样坏死。原发病灶呈圆形，直径多在 1cm 左右，色灰黄。由于是初次感染，机体缺乏对结核分枝杆菌特异性免疫力，故病变很快由渗出转为变质，细菌得到繁殖，并迅速侵入局部引流淋巴管，到达所属肺门或纵隔淋巴结，引起结核性淋巴管炎和淋巴结炎，后者表现为淋巴结肿大和干酪样坏死。受累淋巴结常为数个，可达到鸽蛋大。上述肺的原发病灶、肺门淋巴结结核加上结核性淋巴管炎三者合称原发综合征（primary complex），为原发性肺结核的特征性病变（图 2-6）。X 线检查呈哑铃状阴影。临床上症状和体征多不明显。

1. 愈合 约 95% 的患者病灶可完全吸收或纤维化，较大的坏死灶则纤维包裹或钙化。有时肺内原发病灶已愈合，而肺门淋巴结病变仍存在，但经适当治疗，病变大多仍可痊愈。

2. 恶化 少数患儿由于营养不良或同时患有其他疾病（如麻疹、百日咳、肺炎等）使机体免疫力低下，使病情恶化，局部病灶扩大，干酪样坏死和空洞形成。另外，通过淋巴道、血道和支气管播散，甚至形成血行播散性肺结核或全身血行播散性结核病。此时临床上出现较明显的中毒症状，如发热、盗汗、食欲减退、消瘦等。

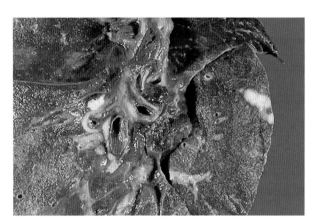

图 2-6 原发性肺结核的原发灶和肺门淋巴结结核

（二）继发性肺结核

继发性肺结核是指人体再次感染结核分枝杆菌而发生的肺结核。多见于成年人，故又称成人型肺结核。其感染来源有：①内源性再感染：即细菌从体内原有病灶（原发性肺结核或肺外结核）经血行播散至肺（常在肺尖），形成潜伏性病灶，当免疫力下降时，病灶活动而成继发性肺结核（secondary pulmonary tuberculosis）；②外源性感染：即细菌由外界再次侵入肺内而发病。一般以内源性再感染为主。

继发性肺结核根据其病变特点及临床经过分为以下几种类型：

1. 局灶型肺结核 为继发性肺结核的早期病变。多位于右肺尖下 2~4cm 处，大小为 0.5~1cm。

镜下以增生病变为主,中央有干酪样坏死,也可为渗出病变。病灶多形成纤维化、纤维包裹或钙化。患者常无自觉症状,属非活动性结核病,往往在体检时经 X 线检查发现,为肺尖部单个或多个境界清楚的结节状阴影。少数患者免疫力下降时,可发展为浸润型肺结核。

2. 浸润型肺结核 是成人型肺结核中最常见的类型,可由局灶型肺结核发展而来,少数病例也可开始即为本型结核。病变多在肺尖或锁骨下区,最初以渗出为主,病灶中央有不同程度的干酪样坏死。X 线下见边缘模糊的絮状阴影。患者常有中毒症状。本型的转归视机体的免疫力强弱而异,一般经过治疗并适当休息后,则愈复。如患者免疫力下降或治疗不及时,则恶化,表现为渗出扩大、干酪样坏死大量出现。液化的干酪样坏死可腐蚀邻近的支气管并排出,然后在该处形成急性空洞。这种空洞一般较小、形状不规则、洞壁薄、洞内壁附有干酪样坏死物及结核分枝杆菌,细菌可伴随坏死物向外排出。靠近胸膜的急性空洞也可穿破胸膜脏层,引起自发性气胸;如有液化的干酪样坏死同时进入胸腔,则发生结核性脓气胸。

急性空洞一般较易愈合,经过适当治疗后,洞壁肉芽组织增生,填满洞腔而愈合;洞腔也可塌陷,最后形成瘢痕。空洞若经久不愈,则液化的干酪样坏死物继续经支气管排出,肺内发生更多播散病灶,按照播散的早晚,出现新旧不一的病变,发展为慢性纤维空洞型肺结核。

3. 慢性纤维空洞型肺结核 此型多在浸润型肺结核急性空洞的基础上经久不愈发展而来。病理改变有两个明显特征,一是厚壁空洞形成;二是空洞内的干酪样坏死液化物不断通过支气管在肺内播散,形成新旧不一、大小不等的病灶,广泛破坏肺组织(图 2-7)。病变越往下,越新鲜。厚壁空洞厚度可达 1cm,镜下洞壁分三层:内层为干酪样坏死物,其中有大量结核分枝杆菌;中层为结核性肉芽组织;外层为纤维结缔组织。

由于慢性空洞长期与支气管相通,不断排菌,故此型属开放性肺结核,是重要的传染源。患者可因自身咳出含细菌痰液,发生喉结核。患者咽下含菌痰液,可引起肠结核。如洞内壁有较大血管被腐蚀,可引起大咯血,患者可因吸入大量血液而窒息死亡。严重的慢性纤维空洞型肺结核由于肺组织大量破坏,纤维组织广泛增生,可使肺缩小变形、变硬,胸膜广泛增厚或与胸壁粘连,成为结

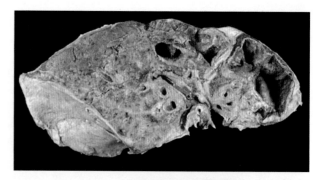

图 2-7 慢性纤维空洞型肺结核

核性肺硬化,此时肺内血管明显减少,肺循环阻力增加,肺动脉压升高,使右心负荷增加,发展成为肺源性心脏病。

当病变静止时,坏死组织被机化,中层的肉芽组织成熟,变为纤维组织,使洞壁更趋增厚。如空洞大,沿壁坏死物质脱落净化,洞壁结核性肉芽组织变成纤维瘢痕组织或由邻近的支气管上皮增生覆盖洞壁内面,称开放性愈合。但较小的厚壁空洞经适当治疗后,也可通过纤维组织增生、瘢痕形成而愈合。

4. 干酪样肺炎 浸润型肺结核患者如果抵抗力降低,对结核分枝杆菌的变态反应过强时,病灶急剧恶化、进展,出现大片干酪样坏死;或由急、慢性空洞内的细菌经支气管播散所致。病变呈小叶或融合成大叶分布(图 2-8),为渗出、坏死改变,色黄、质实。浸润型肺结核出现干酪样肺炎时,病情急转直下,出现严重的全身中毒症状,预后很差,病死率高,曾有"奔马痨"之称。

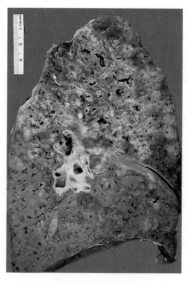

图 2-8 干酪样肺炎

5. 结核球 是有纤维包裹的孤立的境界分明的球形干酪样坏死灶,直径在2~5cm,又称结核球(tuberculoma)(图2-9)。结核球多位于肺的上叶,一般为单个,影像学上注意与周围型肺癌相鉴别。结核球可来自:①浸润性肺结核的单个或多个干酪样坏死灶融合经纤维包裹而成;②结核空洞引流支气管阻塞,空洞由干酪样坏死物填充。结核球是相对稳定的病灶,常无临床症状,但由于坏死较大,又有纤维环绕,药物难以进入,治愈可能性较小。当机体免疫力下降时,病灶还可恶化,干酪样坏死液化、扩大,纤维包膜破溃,造成播散。如肺的其他部位病变不重,可考虑局部手术切除,以防后患。

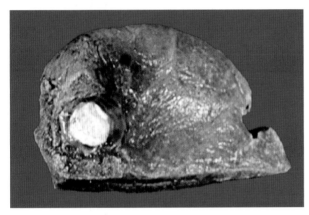

图2-9 肺结核球

6. 结核性胸膜炎 发生于继发性肺结核的全过程及原发性肺结核的后期。多见于儿童或青年人。病变的严重程度和范围与感染的菌量、机体对结核分枝杆菌菌体成分发生的变态反应程度有关。按病变性质可分为两种:

(1)渗出性结核性胸膜炎:多由肺内的原发病灶或肺门淋巴结病灶中的结核分枝杆菌播散至胸膜所致,常形成渗出性病变。一般累及病变肺的同侧胸膜,渗出物主要为浆液,并有少量纤维蛋白,构成胸腔积液。液体呈草黄色,若伴有大量红细胞漏出,则为血性。大量胸腔积液可压迫肺组织,并使纵隔移位而出现呼吸困难。经有效治疗后,渗出液一般可吸收;但若纤维蛋白渗出过多,未被溶解吸收的纤维蛋白可被机化,造成胸膜壁、脏两层粘连和增厚,严重时可致胸腔闭锁。

(2)增生性结核性胸膜炎:多为胸膜下结核病灶直接蔓延到胸膜所致。病变以增生为主,在胸膜上形成结核性肉芽组织,可有纤维蛋白渗出,但很少有大量胸腔积液。病变往往呈局限性,常位于肺尖或肺内病灶邻近的胸膜。当呼吸活动时,患处有针刺样痛,在深呼吸或咳嗽时加重。一般经纤维化而痊愈。

(三)肺结核血行播散所致病变

原发性和继发性肺结核除通过淋巴道和支气管播散外,还可通过血道引起血行播散性肺结核和肺外结核;此外,肺外潜伏结核分枝杆菌再活化也可引起全身播散性结核病。血行播散可引起以下几种类型:

1. 急性全身血行播散性结核病 结核分枝杆菌在短时间内一次或多次大量侵入肺静脉分支,经左心至大循环,播散到全身各器官,而引起急性全身血行播散性结核病(acute systemic miliary tuberculosis)。肉眼观,各器官如肺、肝、肾、脑和脑膜、腹膜等处均匀密布大小较一致、灰白色或灰黄色、圆形、境界清楚的小结节。镜下,主要是增生性病变,每个粟粒病灶由几个结核结节组成,可进一步发生干酪样坏死。多见于原发性肺结核恶化进展,甚至见于死亡的胎儿。患者病情危重,有明显的中毒症状,如高热、寒战、烦躁、衰竭、神志不清等中毒症状。X线发现两肺有散在分布、密度均匀,粟粒大小细点状阴影。此时若及时治疗,预后仍属良好。少数可因结核性脑膜炎而死亡。

2. 慢性全身血行播散性结核病 如果急性期不能及时控制而病程迁延3周以上,或结核分枝杆菌较长时间内每次以少量反复多次不规则进入血液,则形成慢性血行播散性结核病。病变的大小和性质均不一,同时可见渗出性、增生、坏死病变,病程长,多见于成人。

3. 急性血行播散性肺结核 此系肺门、纵隔、支气管旁的淋巴结中干酪样坏死液化后破入附近的静脉系统(如无名静脉、颈内静脉等),或因含有结核分枝杆菌的淋巴液经胸导管回流、经静脉入右心,沿肺动脉播散至两肺,其播散病灶的形态与全身血行播散性结核病相同,也可是急性全身血行播散性结核病的一部分。

4. 慢性血行播散性肺结核 多见成人,往往原发灶已痊愈,由肺外某器官的结核病灶内的结核分枝杆菌间歇入血而致。此时病变新旧不一,大小不一,但以增生性病变为主,病程较长。

四、肺外结核病理变化

肺外器官的结核病除消化道及皮肤结核可源于直接感染外,多为原发性肺结核经血道和淋巴道播散到肺外器官,经若干年潜伏后,再繁殖并引起病变。以淋巴结、骨、关节、肾、肾上腺、脑膜、生殖系统器官为常见。继发性肺结核引起肺外器官结核病少见。

1. 肠结核（intestinal tuberculosis） 肠结核可分原发性和继发性两型。原发性者很少见，常发生于小儿。一般由饮用带有结核分枝杆菌的牛奶或乳制品而感染。可形成与肺原发综合征相似的肠原发综合征（肠的原发性结核性溃疡、结核性淋巴管炎和肠系膜淋巴结炎）。绝大多数肠结核继发于活动性空洞型肺结核。病变多发生在回盲部。依其病变特点不同分两型。

（1）溃疡型：结核分枝杆菌侵入肠壁淋巴组织并通过淋巴管蔓延，随之结核结节形成，以后发生干酪样坏死并融合、破溃形成黏膜溃疡。由于肠壁淋巴管分布呈环形，故溃疡长径多与肠纵轴垂直。溃疡常有多个，一般较浅，边缘很不整齐，溃疡底部为干酪样坏死及结核性肉芽组织，可达肌层。局部浆膜常有纤维蛋白渗出和连接成串的灰白色粟粒状结节，渗出物机化后可引起局部肠粘连。溃疡愈合后因瘢痕收缩而致肠狭窄，但出血、穿孔少见。临床上表现有腹痛、腹泻、便秘交替及营养不良等。

（2）增生型：以肠壁大量结核性肉芽组织形成和纤维组织显著增生为其病变特征。肠壁高度肥厚、肠腔狭窄。黏膜面可有浅溃疡或息肉形成。临床上表现为慢性不完全低位肠梗阻。右下腹可触及肿块，故需与肠癌相鉴别。

2. 结核性腹膜炎（tuberculous peritonitis） 结核性腹膜炎通常由肠结核、肠系膜淋巴结结核、输卵管结核直接蔓延而来，也可为血行播散性结核病的一部分。可分为干、湿两型，但通常所见者多为混合型。干型特点为腹膜上除可见结核结节外，尚有大量纤维蛋白性渗出物，机化后引起腹腔脏器特别是肠管间、大网膜、肠系膜广泛粘连，患者常出现腹内包块和触诊时腹壁柔韧感。湿型结核性腹膜炎以大量结核性渗出引起腹水为特征，肠道粘连、狭窄少见。

3. 结核性脑膜炎（tuberculous meningitis） 多见于儿童，由原发性肺结核经血道播散而来；在成人，除肺结核血道播散外，也见于肺外结核（泌尿生殖道、骨关节结核）的血道播散至脑膜而发病。另外，还可是脑实质结核的干酪样坏死液化、破溃至脑膜的结果。

病变以脑底部（如脑桥、脚间池、视神经交叉等处）的软脑膜、蛛网膜及蛛网膜下腔为最严重。可见蛛网膜浑浊、增厚，偶见细小的灰白色结核结节，蛛网膜下腔积聚大量炎性渗出物，呈灰黄色、浑浊而黏稠。镜下见，渗出物内主要有纤维蛋白、巨噬细胞、淋巴细胞，而中性粒细胞一般少见。当渗出物压迫、损害颅底脑神经（视神经、动眼神经等）时，则引起相应的脑神经损害症状。渗出物机化后可使蛛网膜下腔阻塞，影响脑脊液循环，尤其是第四脑室正中孔和外侧孔阻塞，可引起脑积水。脑积水的小儿脑室扩张、脑实质萎缩，故出现痴呆症状；因脑积水、颅内压增高，引起头痛、喷射状呕吐。脑脊液内可查到结核分枝杆菌。

4. 肾结核（renal tuberculosis） 泌尿系统结核多由肾结核开始，常为单侧性，结核分枝杆菌主要由原发性肺结核血道播散而来。病变大多起始于皮质和髓质交界处或肾乳头内，最初为局灶性结核病变，继而病灶扩大且发展为干酪样坏死（图2-10），一方面向皮质扩展，另一方面坏死物破入肾盂，形成空洞。随着干酪样坏死扩大，肾组织受到广泛破坏，肾内可有多数空洞形成，空洞内壁有灰白色或灰黄色干酪样坏死物附着。由于干酪样坏死大量从尿排出，尿液中多有大量结核分枝杆菌，致使输尿管、膀胱相继受累。另外，也可逆行至对侧输尿管和肾。因输尿管黏膜破坏，纤维组织增生，可致管腔狭窄，甚至阻塞；因肾实质血管破坏而有血尿；大量干酪样坏死排出时，可形成脓尿。

5. 生殖系统结核（genital tuberculosis） 男性生殖系统结核主要发生在附睾，结核分枝杆菌多由泌尿系统结核直接蔓延而来，血源感染偶见。附睾肿大、变硬，常与阴囊壁粘连，可见结核性肉芽肿和干酪样坏死，坏死物液化后可穿破阴囊皮肤，形成经久不愈的窦道。女性生殖系统结核主要发生在输卵管，多由肺结核病灶内的细菌通过血道播散而来；少数来自腹膜结核。子宫内膜和卵巢结核则常为输卵管结核蔓延的结果。生殖系统结核为男性不育、女性不孕症的常见原因之一。

6. 骨与关节结核（osteoarticular tuberculosis） 多由血源播散所致，多见于儿童和青少年。此时因骨组织处于生长发育期，血供丰富，受结核分枝杆菌的血源性感染的机会较多。常发生于负重或活动性较大的骨与关节，以脊椎骨、长骨的骨骺端最多见。病变常始于松质骨及红骨髓，然后上下扩展。病变按其性质分为两型：

（1）干酪样坏死型：以骨质破坏形成干酪样坏

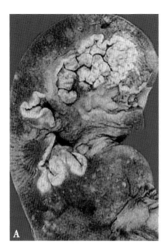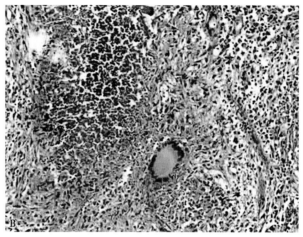

图 2-10　**肾结核**
A. 大体标本；B. 显微镜下表现。

死及死骨为特征，坏死液化后可在骨旁出现结核性脓肿，由于这种"脓肿"实际上是干酪样坏死，没有红、痛、热，故称为"冷脓肿"。

（2）增生型：以形成结核性肉芽组织为主要特征，较上型少见。脊椎结核是骨结核中最常见者，多见于第 10 胸椎至第 2 腰椎。病变起自椎体，常发生干酪样坏死，以后破坏椎间盘和邻近椎体。由于病变椎体不能负重而发生塌陷，引起脊椎后突畸形（驼背），可压迫脊髓引起截瘫。脊椎骨的"冷脓肿"大量出现时，可沿脊柱周围软组织往下流注，在远隔部位出现。例如，腰椎结核可在腰大肌鞘膜下、腹股沟韧带处形成"冷脓肿"。

关节结核多继发于骨结核，由骨再累及附近关节软骨和滑膜。病变处软骨破坏，肉芽组织增生，骨膜增厚，结核结节形成，纤维蛋白渗出。炎症波及周围软组织，可使关节明显肿胀。当干酪样坏死穿破软组织及皮肤时，可形成经久不愈的窦道。病变愈复后，由于关节腔内纤维组织增生，致使关节强直。

7. 淋巴结结核（tuberculous lymphadenitis）　淋巴结结核多见于儿童和青年，以颈部淋巴结结核（俗称"瘰疬"）最为多见，其次是支气管旁和肠系膜的淋巴结。颈淋巴结结核的结核分枝杆菌多来自肺结核原发病灶中的肺门淋巴结，也可来自口腔、咽喉的结核病灶。病变淋巴结内有结核结节形成和干酪样坏死。淋巴结逐渐肿大，当炎症累及淋巴结周围组织时，则淋巴结彼此粘连，形成较大的包块。颈淋巴结结核干酪样坏死物液化后可穿破颈部皮肤，造成长年不愈的窦道。肺门、支气管旁淋巴结结核可为原发性肺结核遗留病灶恶化，

也可为继发性肺结核经淋巴道播散所致。肠系膜淋巴结结核细菌可来自肺结核原发病灶经淋巴道逆行播散，也可来自腹腔内的结核病变（如肠结核、腹膜结核）。

（冯艳玲　曾　东　宋言峥）

第五节　与外科相关的结核病影像学诊断

一、不同形态结核病变的 X 线、CT 和 MRI 影像学特点

（一）以干酪样实变为主的继发性肺结核

1. X 线表现　以干酪样实变为主的继发性肺结核又称为干酪样肺炎或结核性大叶性肺炎，是继发性肺结核中一种急性进展的严重类型。常在大量结核分枝杆菌侵入、毒力强、机体变态反应增高和免疫力低下的情况下发生，早期干酪样肺炎的实变区密度均匀，无空洞及气道播散病灶，痰菌多阴性，与肺炎鉴别困难。待病情进展时，实变区发生大片干酪样坏死，液化溶解和排空，实变区内出现大小不等、形态不整的透亮区，即虫蚀样空洞或无壁空洞；干酪性肺炎进展到该阶段，周围肺野或对侧肺野可见支气管播散病灶。在 X 线上常表现为沿支气管树分布的多发小结节影。

2. CT 表现　CT 扫描更有助于显示干酪样病变累及的范围、病灶内部的多发虫蚀样空洞以及其他肺叶的支气管播散病灶等改变。小叶性干酪样肺炎多呈小叶性分布，以上肺多见，周边有时可见磨玻璃影；大叶性干酪样肺炎可累及肺段或整

个大叶的范围,其内可出现多发类似虫蚀样的无壁空洞;与普通大叶性肺炎相似,肺实变区可见到空气支气管征,但多伴支气管扩张、狭窄和中断,类似"枯树枝样"改变,提示气道发生不可逆损伤。肺实变发生干酪样坏死(图 2-11)出现空洞,意味着播散的开始。在肺实变干酪样坏死和液化排空的过程中,富含结核分枝杆菌的坏死物经引流支气管排空时导致了支气管播散,CT 上表现为节段性分布、直径为 2~4mm 的小叶中心结节和分支状结构影,即树芽征。随着病情进展,在播散区可出现小叶样肺实变和 / 或体积增大的边缘模糊结节影(直径为 5~8mm),支气管播散灶提示处于进展阶段。重症干酪样肺炎可出现整个肺叶的大面积干酪样坏死,经抗结核治疗效果差,预后不良,可残留严重的损伤,影响患者肺功能。主要表现为肺容积缩小,胸廓塌陷,肺组织发生严重纤维化,最终导致肺叶毁损。另外,由于坏死组织排空,肺叶可形成巨大残腔,并继发大咯血、真菌感染等问题。

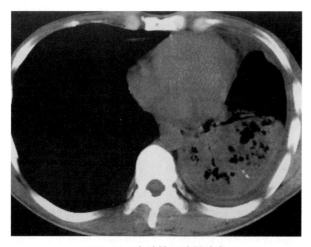

图 2-11　大叶性干酪样肺炎
患者男性,46 岁。肺 CT 示左下叶肺实变,其内密度不均,多发坏死区和含气腔,局部可见钙化灶。

3. MRI 表现　以干酪样病灶(图 2-12)为主的继发性肺结核,在 MRI 上的形态学表现与 CT 类似。一般来说,干酪样坏死病灶在 T_1WI 上呈中等或略低信号,T_2WI 上呈不均匀高信号,如周边伴有纤维或肉芽组织,可出现强化,而干酪样坏死物质无强化;如伴有较大的钙化灶,可显示低信号影。此外,MRI 显示干酪样病灶内的虫蚀样空洞较为敏感。

(二)以结核球为主的继发性肺结核

结核球(tuberculoma,图 2-13)是以干酪样病变为主的继发性肺结核中的一种特殊形态。实际上是一种非药物治疗条件下的一种自限性状态。病理上是具有较明确界限的被纤维膜包围的干酪样病灶,包膜由上皮组织细胞、多核巨细胞和不等量的胶原组成。结核球形成的机制包括:①干酪样坏死物质被纤维组织包裹而形成的类似球形病灶;②结核性空洞病灶的引流支气管被阻塞,其内被干酪样物质充填;③数个结核性肉芽组织发生干酪样坏死融合形成,亦称肉芽肿型结核球,较少见;④由较大支气管结核病变发展成支气管扩张,其内由干酪样坏死物质充填,周围被纤维组织包裹。一般来说,被纤维包裹的干酪样结核病灶的直径≥2.0cm 时称为结核球(结核瘤),而<2.0cm 称为纤维干酪结节,结核球的直径以 3cm 左右较为多见,虽然干酪样病灶含菌量极少,但仍具有潜在活动性。少数可能液化、破溃而导致病灶进展及支气管播散。结核球增大与缩小的动态变化一般很缓慢,常需数月或 1~2 年才有轻度增大或缩小。

1. X 线表现　结核球在胸部 X 线片上主要有以下表现:

(1)好发部位:以两肺上叶的尖后段及下叶背段多见,右肺多于左肺,多为单发,但也可多发。

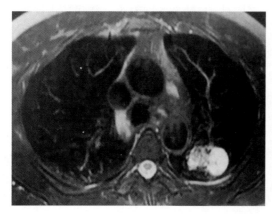
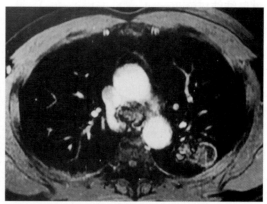

图 2-12　干酪样病灶 MRI 表现

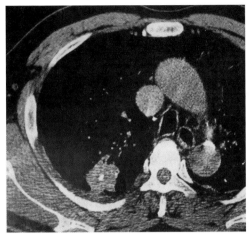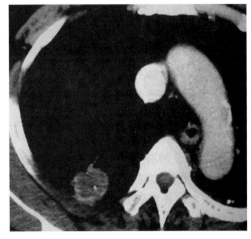

图 2-13　结核球 CT 增强表现

患者男性，58 岁。肺 CT 显示右肺上叶后段球形病灶，中心可见钙化结节，病灶与胸膜粘连伴胸膜增厚。增强肿块呈环形强化，提示为结核球。

（2）形态与大小：形态多规则，以圆形或类圆形多见；大小以 2.0～4.0cm 多见。

（3）边缘征象：边界清晰，少数可出现浅分叶或毛刺征，多为粗长毛刺。

（4）内部征象：密度中等，多数较均匀，但部分可出现钙化及空洞。

（5）周围征象：周围肺野有时可见卫星病灶，邻近胸膜可伴有粘连。

2. CT 表现　CT 扫描可以更加清晰、全面地显示结核球的特征，根据结核球的 CT 表现，可将其分为典型结核球与非典型结核球两大类。

（1）典型结核球的 CT 表现包括：

1）好发部位：多见于两肺上叶的尖段、后段与两肺下叶的背段，但可发生于肺脏任何部位。

2）病灶数目：大多为单发，少数可有两个或多个病灶。

3）范围：大多数结核球的直径为 2.0～4.0cm，少数可超过 5.0cm，有报道最大直径超过 8.0cm。

4）形态规则：多呈圆形或椭圆形。

5）边缘清楚：光滑整齐，可有浅分叶，一般无明显毛刺。

6）内部结构：多数病灶呈中等偏高密度，且较均匀，但可以出现钙化与小空洞。

7）钙化：20%～30% 的典型结核球可出现钙化，表现为病灶完全钙化，或出现层状、环状、结节及斑块状钙化，其中分层状、环状钙化对于结核球最具诊断价值。

8）空洞：早期结核球溶解可呈裂隙状或小圆形空洞，并与小支气管连接，受累支气管壁增厚或略扩张，这种溶解、排空现象既可以发生在结核球新近形成过程中，也可以出现在病变长期稳定甚至发生钙化的结核球中，均提示具有活动性。

9）卫星病灶：是指结核球周围肺野出现散在的斑点或条索状病灶，多为纤维增殖及钙化等病灶，典型结核球大多可见卫星病灶，也是与其他病变鉴别的重要征象，但应掌握卫星病灶的认证标准，勿将阻塞性炎症及血管影等结构视为卫星病灶。

10）周围改变：有时可见病灶周围肺结构及胸膜等改变，如支气管血管束聚拢迂曲、胸膜肥厚、胸膜粘连等。

11）增强扫描：多数稳定期结核球在 CT 增强多表现为无明显强化；早期的结核球尚未发生干酪坏死，可以有均匀强化；发生干酪化的结核球表现为周边环形强化，具有一定特征。该型病理显示结核球周边有纤维组织与肉芽组织包裹（其内可见较丰富的微血管结构），内部为干酪样坏死物质，所以增强表现出环形强化特点。

（2）非典型结核球是指病灶的影像学表现更加复杂，许多类似恶性肿瘤的征象，临床上极易误诊为肺癌的那部分结核球。其非典型结核球 CT 表现主要体现在以下几个方面：

1）形态：类圆形、不规则形或各种怪异的形态。

2）边缘：可出现较多"假恶性征象"，如深分叶征、毛刺征或棘突征等。

3）周围结构：出现支气管血管集束征与胸膜凹陷征，钙化与卫星病灶少见。

4）CT 增强：部分病灶的全部或大部分可出现轻中度强化，类似肺癌强化的特点，可能与病灶内含有较多肉芽成分有关。国外学者 Yamashita 等将结核球的 CT 增强表现分为四型，即完全无强化、周围强化、包膜强化和广泛强化，反映了结核球处于不同病理转归时期的特点，后者与周围型肺癌鉴别困难。不典型结核球延迟强化的特征用于与恶性肿瘤鉴别。有研究显示，HRCT 对结核球病灶的小钙化、小空洞、胸膜增厚粘连及胸膜凹陷征等显示率明显高于普通 CT 扫描。

（三）以空洞病变为主的继发性肺结核

1. X 线表现 继发性肺结核出现空洞病变（图 2-14）既可以发生在急性期，也可出现在慢性期，后者亦称慢性纤维空洞型肺结核，主要由浸润性肺结核演变而来。干酪样病灶发生液化、坏死与支气管相通是空洞形成的两个必要条件，早期形成的空洞外壁边缘模糊或呈现为虫蚀样空洞，随着干酪样病变周围的纤维组织增生，形成包裹，可显示明确的外壁。典型的肺结核空洞 X 线诊断率在 80% 以上，同时该类型肺结核的 X 线表现具有复杂多样性，往往在空洞性病变基础上还可以见到干酪样病变、纤维化、钙化、胸膜肥厚以及支气管播散等多种病理改变的影像同时存在；好发部位依然为上肺叶的尖段、后段及下肺叶的背段，空洞可以单发或多发，形态各异；慢性期者在空洞的周围常伴有较多纤维修复改变及支气管扩张与播散病灶，周围结构可被牵拉而向病灶处移位。结核性空洞内气液平面相对少见，一般出现于合并感染和咯血的病例。

2. CT 表现 CT 图像无重叠且密度分辨力高，更易于显示各种类型空洞性病变。急性空洞多表现为形态和大小不一的透亮影，内壁光整，少见气液平面；可单发，也可多发；继之，空洞外壁界限清晰，内壁仍光滑，近心侧可见引流支气管征。慢性纤维性空洞多为厚壁空洞。由于大量纤维组织的牵拉，部分空洞可出现三角形、方形等怪异形态，常伴有较多纤维化、肺气肿、钙化、支气管扩张及胸膜粘连肥厚等慢性病变。

3. MRI 表现 以空洞病变为主的继发性肺结核往往伴有较多干酪样坏死病变与纤维化病变，前者在 MRI 上呈较高信号，后者在 MRI 上呈低信号；病灶中空洞内气体呈低信号，洞壁多呈等信号；增强检查有时可见洞壁强化，与构成洞壁中的肉芽组织及纤维组织有关。

以下肺结核空洞性病变具有手术适应证：

（1）巨大空洞：巨大空洞是病变广泛、肺组织破坏多和周围纤维化及胸膜黏着固定的结果，因此，自行愈合机会少。

（2）张力空洞：张力空洞多因其引流支气管有部分阻塞，或支气管本身已有结核病变，自愈机会亦少。

（3）厚壁空洞：厚壁空洞一般是指壁厚大于 0.3cm 者。这种肺空洞由于内层有较厚的结核肉芽，外层有坚韧的纤维组织，不易自行闭合，以肺切除术疗效较好。

（4）下叶空洞：位于肺下叶的空洞，因支气管引流不畅，空洞难于闭合。

（5）多个空洞或纤维坚壁空洞：均因周围肺组织纤维化重，肺弹性差，而难于闭合。

（6）肺周边部空洞：因与胸壁粘连固定，难于闭合，且易出现严重并发症，如破溃形成脓胸及支气管胸膜瘘等，故宜早期手术切除。

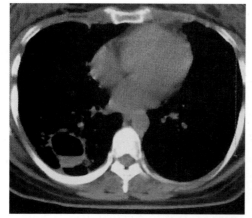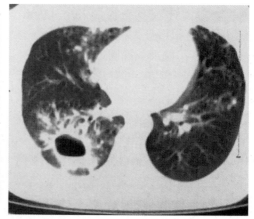

图 2-14 结核性空洞

患者女性，42 岁。右下肺薄壁空洞，内见气液平面。空洞周围散在结节和斑片状肺实变，支气管聚拢、迂曲。双肺散在树芽征影，提示发生支气管播散。

（7）肺门部空洞：肺门部大支气管，血管较多，形成支架，空洞不易闭合，且易侵破支气管或血管，造成播散或致命大咯血，应早期切除。

（四）毁损肺（destroyed lung）

一侧肺内有广泛而不可修复的病灶，如狭窄性支气管内膜结核，支气管扩张、肺不张，有或无明显空洞等各种不同期的病变同时存在，再加上广泛的纤维化，使病侧肺的功能丧失殆尽，为不可逆性结构肺损伤（图2-15）。

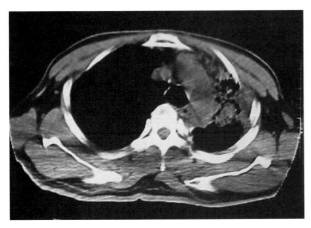

图2-15 毁损肺

患者男性，45岁。左上叶肺萎陷，可见牵引性支气管扩张和多发含气腔。胸廓容积缩小。

（五）结核性缩窄性心包炎（tuberculous constrictive pericarditis）

1. X线表现 胸部X线片对本病的诊断阳性率相对不高，主要表现为心影边缘不规则、变直，各心弓分界不清，心底部横径增宽，典型的心形呈"烧瓶心"。缩窄性心包炎由于心包膜部分或广泛性增厚和钙化，又称"盔甲心"，电视透视下心脏搏动明显减弱或消失，而主动脉搏动强于心脏搏动。由于X线片不能观察到正常心包，只能显示钙化的心包，故心包钙化是X线片诊断缩窄性心包炎的唯一特征性征象。胸部X线片应摄正侧位，对心包的钙化以侧位观察较佳。国内报道X线发现心包钙化的概率为12.3%～48.53%，强于B超；对于观察肺淤血，X线明显要强于CT和B超，表现为肺纹理增粗、模糊，尤以上肺野明显，肺野呈磨玻璃样，有时可见Kerley线，肺门影可以增大，而其他方面则均不如CT和B超。

2. CT表现 CT诊断缩窄性心包炎（图2-16）的敏感性要高于X线和B超，CT诊断心包增厚应>3mm，CT显示心包增厚，其中以右心室前侧受累最多见，CT主要表现为多部位心包不规则增厚、粘连，心包下脂肪间隙模糊和/或消失，增强扫描时可见增厚的心包中等强化。但须注意的是，当心包钙化较局限且轻，并与X线垂直时，CT横断面扫描图上仅显示为增厚的心包内细点状高密度影，应注意观察，不要遗漏。

二、常见外科结核病的X线、CT、MRI特点

（一）结核性脓胸（tuberculous empyema）

1. X线表现 结核性脓胸的X线表现与慢性脓胸基本类似，可表现为患侧胸腔积液及胸膜粘连、肥厚等征象，多为包裹性积液，如患侧肺内有结核病灶往往被积液所掩盖，而不易确定胸腔积液的性质。慢性者可见患侧胸膜明显肥厚、钙化及胸廓塌陷、肋间隙变窄、纵隔向患侧移位等表现。

2. CT表现 CT扫描可以对胸腔积液进行准确定位、定量诊断，但在结核性脓胸（图2-17）的

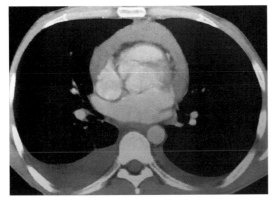
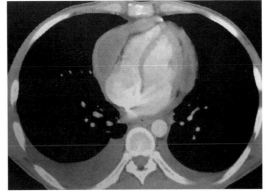

图2-16 结核性心包炎

患者男性，52岁。CT纵隔窗显示心包积液，增强后显示心包膜增厚，心脏受挤压，左心室增大，双侧胸腔积液与缩窄性心包炎继发心力衰竭相关。

定性诊断上亦缺乏特异性，需结合临床和肺部病变进行综合判断。有文献报道，肺结核新患者中4.7%～17.6% 发生胸腔积液，因此当 CT 发现典型的胸膜下肺结核病变，如结核空洞伴周围结节及浸润性病灶时，则可支持结核性脓胸的诊断。

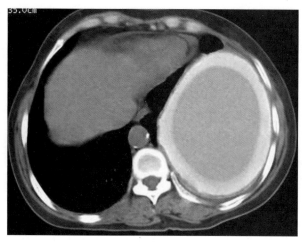

图 2-17　慢性结核性脓胸

患者男性，36 岁。CT 纵隔窗显示左肺包裹性脓胸，呈"橄榄球"状。脏胸膜和壁胸膜显著增厚伴弥漫钙化，厚度均匀。包裹腔内见密度高于肌肉组织，均匀一致的阴影。

由于结核性脓胸含有大量脓性分泌物或坏死组织，导致胸腔积液内条带影增多，CT 值往往较一般的浆液性渗出偏高。经过一段时间的病理演变后，较为典型的结核性脓胸在 CT 上多表现为单发或多发的包裹性积脓，胸膜可出现明显粘连、肥厚及形成多房性液性包裹病灶，如结核性脓胸的胸腔内含有气体，在排除胸穿所致外常提示为支气管胸膜瘘或产气杆菌的混合感染。慢性结核性脓胸的胸膜可出现明显的增厚、粘连与钙化，导致

患侧肋间隙变窄，纵隔向患侧移位，有时包裹的脓腔内可见大量干酪样坏死物质及钙化，CT 值升高似实质性肿物的密度；少数慢性结核性脓胸可穿透壁胸膜，在胸壁内形成哑铃状脓肿，并可侵犯肋骨形成骨质破坏，即伴发胸壁结核。

3. MRI 表现　MRI 图像具有较高的组织分辨力和检出病变的能力，对检测少量胸腔积液及胸膜渗出十分敏感。对于非出血性或细胞与蛋白成分较低的胸腔积液，在 T_1WI 上呈低信号，T_2WI 上呈高信号；如细胞与蛋白成分较高，则在 T_1WI 上可呈中高信号，信号多欠均匀，积液量与信号强度无关。如结核性脓胸患者胸膜发生明显肥厚、纤维化或钙化，则在 T_1WI、T_2WI 上均可呈低信号。此外，MRI 对显示胸壁组织的受侵也十分敏感。

（二）结核性支气管胸膜瘘（tuberculous bronchopleural fistula）

1. X 线表现　结核性支气管胸膜瘘的 X 线检查主要表现为顽固性液气胸，气体长期不吸收，见气液平面。慢性患者可见胸廓塌陷，肋间隙变窄和胸膜广泛钙化；患侧肺野多伴有实变、空洞、纤维化及钙化等慢性迁延性结核病变。普通胸部 X 线片对结核性支气管胸膜瘘的诊断存在一定局限性。传统方法曾采用胸腔内注入亚甲蓝，如果患者咳出蓝色痰液即可证实支气管胸膜瘘的存在。

2. CT 表现　由于图像的密度分辨力很高，CT 扫描在胸膜瘘管的检出方面明显优于 X 线胸片。对于结核性支气管胸膜瘘（图 2-18）的患者，CT 能发现脏胸膜面的破口或缺损，并能显示直接与破损处胸膜相通的支气管结构。胸膜腔内脓液经破口沿支气管进入肺脏，造成继发感染和结核病灶播散，形成更多的结节、实变及空洞病变。在

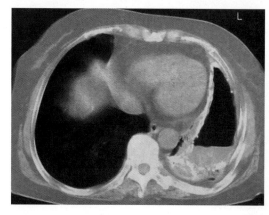
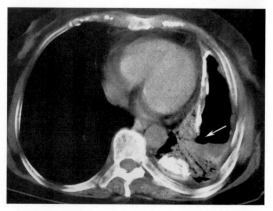

图 2-18　结核性支气管胸膜瘘

患者男性，43 岁。肺 CT 显示左侧脓胸，状如"盔甲胸"，内可见气液平面，提示左下叶支气管胸膜瘘发生。

瘘口附近，可见引流支气管明显扩张，伴周围机化性病变。

3. MRI 表现　由于肺和胸膜腔内气体等因素的影响，MRI 图像在显示胸膜破门等方面的价值不如 CT 敏感和准确，故在结核性支气管胸膜瘘的诊断中不建议进行 MRI 检查。

（三）胸壁结核（chest wall tuberculosis）

1. X 线表现　在病变的早期或胸壁结核肿物较小时，胸部 X 线片多为阴性；当形成明显的冷脓肿时，X 线片上可见相应部位呈片状密度增高影界限不清，如伴有肋骨的骨质破坏，则可显示为相应的肋骨模糊不清或骨质中断；有时可显示同侧肺结核的病变，有助于提示该病的诊断。

2. CT 表现　CT 扫描是显示胸壁各层组织结构的最佳影像学方法之一，在胸壁结核（图 2-19）的发现和诊断中具有重要的临床价值。研究表明，CT 检查能比胸部 X 线片发现和诊断更多胸壁结核，其主要的 CT 表现包括以下几个方面：

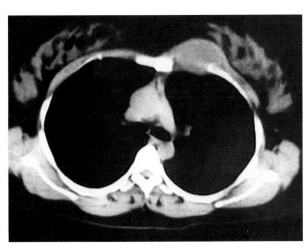

图 2-19　**左胸壁结核**
患者女性，41 岁。左前胸壁近胸骨柄右侧肋间肌外可见一个梭形软组织肿块，其内见液化坏死区。穿刺活检诊断为胸壁结核。

（1）胸壁软组织肿块：在病变早期，CT 平扫仅显示为胸壁软组织局限性增厚、肿胀，软组织间隙模糊或消失，可见密度均匀或不均匀的软组织肿物，与正常组织分界不清；随着病变的发展，软组织肿物中央可出现坏死液化，密度减低呈囊性，肿物与周围组织的界限亦逐渐清楚；CT 增强后，软组织肿物呈边缘性强化或呈多房分隔样强化，强化程度较明显，并勾画出中央无强化的干酪样坏死区，该征象具有一定特征性。例如继发于结核性胸膜炎的胸壁结核，可表现为哑铃状脓肿，即在

胸膜侧面见局限性包裹性积液或胸膜增厚，结核病变经过肋间隙直接侵犯胸壁软组织形成局限性的软组织肿物或包含干酪样坏死的冷脓肿。

（2）骨质破坏与钙化：胸壁骨质破坏是胸壁结核另一个重要的征象，以肋骨、胸骨或肋软骨破坏较为常见，一般见于病史较长的冷脓肿形成的患者。典型者 CT 表现为肋骨或胸骨虫蚀状或溶骨性骨质破坏，破坏区边界多较清楚，有时可见小的死骨，伴局部软组织肿胀，其内密度不均匀。钙化在胸壁结核中发生率较高，多在软组织肿物周边，呈斑点或斑片状。

（3）肺与胸膜结核病灶：临床上胸壁结核常继发于包裹性结核性胸膜炎、胸膜下结核球和支气管胸膜瘘等，因此胸壁结核与肺、胸膜结核病变的关系十分密切。在 CT 上多可见到合并的肺与胸膜结核病变，发生率可达 50% 以上，但值得注意的是，胸壁结核与肺结核（或结核性胸膜炎）往往不是同步的，胸壁结核可在肺结核或结核性胸膜炎治疗结束后 1 年或数年发生，可能与药物治疗不彻底有关。

3. MRI 表现　MRI 检查在显示胸壁结核的骨质破坏和发现小的死骨等方面不如 CT 敏感和可靠，但在显示胸壁软组织肿胀、脓肿形成以及与胸膜腔结核病灶交通等方面具有重要价值，在 T_1WI 上多呈等低信号，T_2WI 上呈不均匀高信号；增强扫描时亦可清晰显示病灶内的环形强化与分隔样强化，并有助于发现结核脓肿在胸壁内外交通的情况。

（四）乳腺结核（breast tuberculosis）

1. X 线表现　钼靶 X 线是乳腺结核的常用影像学检查方法之一，主要表现为以下几个方面：

（1）浸润型：表现为局限性或片状模糊影，其内密度不均，呈磨玻璃样改变，边缘模糊；如病变表浅，可表现为乳晕周围皮肤增厚，乳头内陷。

（2）结节与肿块型：表现为单个或多发的圆形、卵圆形或分叶状高密度结节影，界限较清，直径为 2～3cm 或更大，部分病灶周围纤维组织增生可产生毛刺，易误诊为乳腺癌。

（3）干酪型：表现为大片状高密度浸润病灶，界限多不清楚，皮肤常破溃及明显增厚，并可出现乳头、乳晕下区域附近大导管、血管明显增粗，易误诊为慢性炎症。

（4）其他：多数患者常合并同侧腋下淋巴结肿大；少部分患者可出现钙化。

2. CT表现 乳腺钼靶X线检查简便易行，由于是二维成像，隐匿性乳腺结核（图2-20）病变发现困难。乳腺CT扫描可以采取常规的仰卧位，亦可采取俯卧位，在颈胸交界部及腹部放置棉垫使身体垫高，使双侧乳腺充分自然悬垂。CT平扫表现为患侧乳腺腺体增大，腺体结构紊乱、模糊，且密度增高，可形成软组织密度肿块，中心密度不均匀或减低；皮下脂肪间隙模糊，呈网格状及蜂窝状改变，皮肤增厚与皮下组织粘连。CT增强扫描时，如乳腺结核形成结核性肉芽肿，则强化形式与肺内结核球一致，即表现为环形或边缘肉芽组织的强化，中央干酪样坏死物呈液性无强化区。CT扫描有时可显示肺部结核病灶与腋窝淋巴结增大等改变。

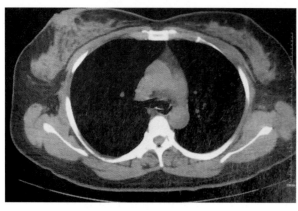

图2-20 乳腺结核
患者女性，51岁。左侧乳腺部皮肤可见破损，皮下软组织肿胀，皮下脂肪间隙消失。乳腺局部受累，表现为肿胀，腺体结构紊乱。

3. MRI表现 尽管CT检查在乳腺结核的诊断中具有重要的价值，但存在X线辐射与组织分辨力欠佳等不足。临床实践表明，无辐射损伤的MRI技术在乳腺疾病的检查和诊断中具有广阔的应用前景。乳腺结核的MRI表现与乳腺癌有相似之处，有时难以鉴别；增强扫描时，如为结核性肉芽肿，则表现明显强化，如伴有干酪样坏死灶，则可出现环形强化，最终诊断需结合临床病史和其他检查或行穿刺活检。

4. 超声表现 超声检查一般可作为乳腺疾病的首选检查方法，但由于乳腺结核病变发展的时期不同，病理表现类型复杂，使得超声检查的诊断特异性不高。乳腺结核的超声表现与其不同病变类型有关，表现为囊实混合型（渗出为主）、类纤维瘤型（增生为主）或钙化型（纤维化钙化为主）。共

同特点是乳腺内可出现边界不清的结节或肿块影，内部回声欠均匀，囊实混合型者囊壁较厚，内多有分隔。钙化型者多表现为粗糙、广泛的钙化，伴声影。结核病变的血供一般不丰富，其阻力指数多小于0.7。有时腋下可见肿大淋巴结影。

（五）成人纵隔淋巴结结核（mediastinal tuberculosis）

1. X线表现 在胸部正位X线片上，较小的纵隔淋巴结结核病灶可能为阴性。位于右上纵隔且淋巴结较大时，表现为右上纵隔阴影增宽、密度增高，部分可呈分叶状或波浪状，有时可见钙化影；发生于气管隆嵴下者，可见气管分叉角度增大，气管受压和淋巴结支气管瘘发生。

2. CT表现 纵隔及肺门淋巴结结核（图2-21）最常见部位为中纵隔淋巴结区，依次是右下气管旁淋巴结（4R）、肺门旁和气管隆嵴下淋巴结，前纵隔与后纵隔相对少见。可单发，也可累及多组淋巴结。CT平扫表现为等密度或中央低密度结节影，界限多清楚，发生结外浸润界限可不清晰。CT增强扫描淋巴结呈轻度均匀强化，提示淋巴结处于增生期；当淋巴结最大径为1.0~2.0cm时，则易出现包膜强化或环形强化，中央呈低密度区，提示淋巴结处于干酪坏死期；当肿大淋巴结直径大于2.0cm，则边缘模糊，脂肪间隙消失，提示有淋巴结包膜破溃；当多个肿大淋巴结融合成团块状，则表现为分隔样或多房样强化。巨大淋巴结可导致腔静脉受压狭窄。淋巴结破溃可穿透纵隔胸膜侵犯邻近肺组织或侵犯邻近气管导致淋巴结支气管瘘发生。

3. MRI表现 MRI横轴位与冠状位图像在显示纵隔淋巴结肿大方面十分敏感和有效。成人纵隔淋巴结结核的MRI形态学表现与CT类似，其MRI信号在T_1WI上表现为等或略低信号，T_2WI上呈中等或略高信号，信号可以不均匀；增强扫描时，依据淋巴结结核中病理成分的不同，可表现为结节状、环状及分隔状强化，后者对诊断淋巴结结核具有重要的提示作用。

（六）结肠结核

结肠结核（colonic tuberculosis）中以回盲部结核最为多见，占胃肠道结核的75%~90%。女性略多于男性。

1. X线表现 钡剂灌肠X线造影检查（图2-22）是结肠结核重要的影像学检查方法，其X线表现与结肠结核的病理类型及演变阶段有关。其中，溃疡型结肠结核的X线表现类似于小肠结核，基

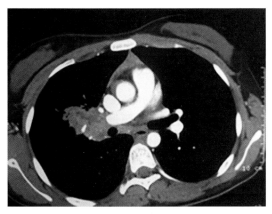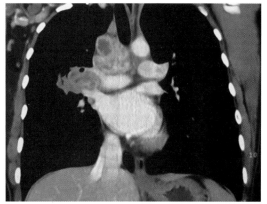

图 2-21 右侧肺门淋巴结结核合并纵隔淋巴结结核

患者女性,30 岁。肺 CT 显示右肺门及气管旁多发淋巴结肿大、融合。增强显示多发环形和分隔状强化,提示淋巴结发生液化、坏死。

本征象表现为受累肠管的"线样征"或"跳跃征";肠腔狭窄,黏膜破坏,有时可见黏膜及黏膜下淋巴结的破溃而形成的多发小溃疡,呈突出于肠腔外的小点状或小刺状龛影。增殖型结肠结核主要表现为肠黏膜小息肉或结节样增生,引起大小不同的充盈缺损;有时可伴结肠壁明显增厚、肠腔狭窄、短缩、变形及僵硬,结肠袋消失等征象,回盲瓣常受累。此外,盲升结肠短缩和明显上提是结肠结核的重要征象。

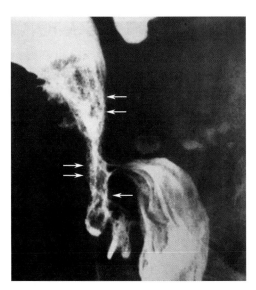

图 2-22 结肠结核

患者男性,28 岁。结肠气钡双重造影摄片,可见局限性管腔狭窄、变形及僵硬,结肠袋消失,肠管边缘可见突出肠腔外的小点状和刺状龛影。

2. CT 表现 在 CT 图像上,结肠的扩张状况与肠壁厚度是诊断病变的重要证据,结肠在正常扩张、充满空气和水的情况下,正常的结肠壁厚度不超过 3mm;在肠腔扩张时,正常结肠壁变薄(为 1～2mm),结肠结核 CT 平扫表现为升结肠和回肠末端肠壁均匀或不均匀增厚(>3mm),密度增高,以环形增厚为主,少数为盲肠内侧壁偏侧性增厚;CT 增强扫描时,增厚的肠壁出现一定程度的强化;呈不规则混合性密度增厚伴肠腔内多个息肉样突起较少见,增强后呈不均匀强化。CT 还常可显示回盲瓣增厚,增强后亦可见明显强化。CT 易于发现回盲部结核病灶,但有时不易区分回肠末端病变和盲升结肠病变,可能与增殖型结肠结核盲升结肠变形、缩短有关。CT 扫描还有助于肠壁病变的分层显示以及肠外淋巴结病变的发现。

3. MRI 表现 结肠结核病变一般不选择 MRI 检查。但随着 MRI 时间分辨力的提高和腹部图像质量的改善,也有研究发现,MRI 图像可以显示结肠结核病变的多层肠壁结构、病灶累及范围;增强扫描时亦可见肠壁出现较明显的强化。

（七）肝结核

肝结核(hepatic tuberculosis)在慢性肺结核及其死亡病例中的发病率可达 7%;尸检发现,血行播散性结核病患者中有 76%～100% 合并肝结核,该病好发于青壮年男性,病程比较长。随着我国结核病疫情严峻形势的出现,肝结核发病率报道不断增多的趋势应引起高度重视。

1. X 线表现 肝脏疾病一般不首选 X 线检查。有时腹部 X 线片可见肝脏阴影增大、腹腔淋巴结钙化及腹水等征象,但均无特异性。胸部 X 线片如发现肺结核病灶,可能有助于提示肝结核的诊断;X 线钡餐检查有时可显示胃与横结肠推移征象。

2. CT 表现

（1）血行播散性肝结核：最为常见。CT 平扫对直径小于 1mm 的非钙化性粟粒样结节难以显示，有时仅表现为肝和 / 或脾大，密度稍低；直径大于 1mm 者可显示为低密度灶，可合并沙粒样钙化。在 CT 增强动脉期，病灶无强化或边缘轻度强化，门静脉期呈边缘轻度强化，病变范围稍缩小，但病灶中央始终无强化。

（2）肝结核球（tuberculoma of liver）：好发于肝脏边缘，CT 平扫表现为大小不等的单发或多发低密度病灶，直径多≥2.0cm 且小于 4.0cm，直径 <2.0cm 者称为肝结核结节，多由小粟粒样结节病灶发展或融合而成。肝结核球病灶边缘光整、界限多清晰，内部密度欠均匀，有时可见斑点状或簇状钙化影。在 CT 增强动脉期，病灶边缘轻度强化或无强化，门静脉期和延迟期呈边缘轻度环形强化，边界更加清晰。当肝结核球主要由结核肉芽肿组织构成时，则全部病灶出现中度强化，需与原发性肝癌鉴别。

（3）结核性肝脓肿：当肝结核病灶中心明显干酪样坏死、脓腔形成时，即称为结核性肝脓肿（tuberculosis abscess，图 2-23）。CT 平扫呈低密度囊性病灶，由于结核性肝脓肿是干酪样坏死，病灶的 CT 值常高于水，可见薄的囊壁及钙化灶；CT 增强时病灶多无强化，部分病灶边缘可轻度薄环样或包膜样强化；部分体积较大的单发囊性病灶或多房样囊性病变，增强扫描病灶边缘强化的同时，

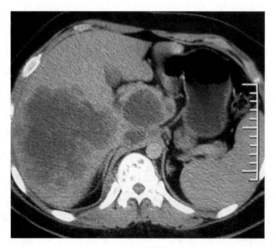

图 2-23 结核性肝脓肿

患者男性，43 岁。肝脏右叶及尾叶可见多发大小不等的圆形低密度影，密度均匀，边界清，右叶病灶融合成巨大的囊状低密度肿块，由于是干酪样坏死，病灶密度略高于水的密度（与同层面的胃内液体相比）。

病灶内可见多发分隔样强化，呈蜂窝样改变，以门静脉期显示清楚。有学者认为，"成簇征"或"蜂窝征"是提示肝结核诊断的重要 CT 征象。

（4）肝包膜结核：单纯的肝包膜结核少见，有时多与靠近边缘的肝脏实质结核同时存在。CT 平扫显示为病变区肝包膜增厚、密度增高，有时伴有条形或弧线状钙化以及肝包膜下积液，相连的向肝脏边缘区域可见类圆形、梭形或不规则低密度区，病灶内可有斑点状或条状钙化。CT 增强扫描时，肝包膜及其肝实质病灶周围可呈轻度环形强化，可为单环或多环，邻近肝组织在动脉期可见较明显强化，与炎性充血有关。

（5）结核性肝内胆管炎：很少见。CT 平扫表现为肝内胆管不规则扩张或胆管壁弥漫性点状钙化，其中与肝内胆管走行方向一致的肝内多发钙化是该型结核的特征性征象；CT 增强扫描可见胆管壁出现强化；如合并腹膜后和肠系膜根部淋巴结肿大，可出现环状强化的征象，更有助于提示结核的诊断。

3. MRI 表现 MRI 的多种检查序列有助于反映不同病理时期肝结核病变的改变，其中 T_2WI 与增强检查最为敏感。T_1WI 特异性较低，结核性肉芽肿、干酪样坏死、纤维组织和钙化在 T_1WI 上均可表现为低信号；在 T_2WI 上，肝结核（图 2-24）病灶的信号表现亦多种多样，如为结核性肉芽组织、炎性细胞浸润和毛细血管增生时，可表现为高信号；当肉芽组织中央发生干酪样坏死，成为凝固性蛋白时，或肉芽组织转变为纤维组织和钙化时，则表现为低信号；当含有液化坏死时，又表现为高信号。因此，肝结核病灶在 T_2WI 上的表现形式为：

（1）病灶早期肉芽肿伴或不伴干酪样坏死及液化时，表现为边界清楚或不清的高信号影，此型表现缺乏特征性。

（2）病灶进展发生干酪样坏死或出现钙化时，表现为低信号，周围伴高信号环绕，此种表现具有较高的特征性。

（3）病灶后期发生纤维组织增生包裹，可表现为低信号，其内还可伴有高信号，此种表现亦具有一定特征性。MRI 增强扫描显示病灶十分敏感并具有一定特征性，其中蜂窝状或多环状强化具有重要的诊断价值；肝结核球可出现典型的周边环状强化征象。

随着 MRI 新技术的发展与应用，扩散加权成像（DWI）、波谱成像（MRS）等新技术在肝结核的

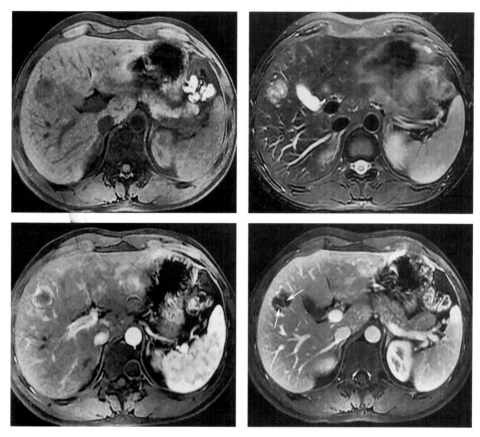

图 2-24 肝结核

诊断与鉴别诊断中亦具有重要的潜能,比如结核病灶的干酪样坏死不同于一般的液化坏死,其内水分子扩散明显受限,DWI 呈高信号,与肝脓肿表现有所不同。有关 MRS 在肝结核的临床应用鲜见报道,有待于进一步研究。

4. 超声检查 在肝结核的诊断中亦具有一定的价值。早期肝结核超声显示肝大,肝实质回声弥漫性增强,分布不均,肝静脉模糊不清,还可见肝门区淋巴结肿大及腹水等征象;后期发生干酪样坏死、钙盐沉着时,可表现为肝实质内单发或多发的半月形强回声及其后方的声影,无肝内胆管扩张。

(八)肾结核(renal tuberculosis)

1. X 线表现

(1)X 线片:大多数无钙化的肾结核无异常 X 线表现,少数可见肾脏轮廓增大或缩小。初期的肾结核病变,有时可出现肾实质内小斑点状、片状钙化;后期可互相融合呈云絮状、环状钙化;终期肾脏可完全钙化,此时肾功能已经完全失代偿,称为肾自截;有时可见输尿管钙化及对侧肾区钙化灶。

(2)肾盂造影:肾盂造影有静脉肾盂造影和逆行肾盂造影两种检查方法,在 CT 和 MRI 检查应用于临床前,静脉肾盂造影是诊断肾结核和输尿管结核首选的检查手段。目前由于 CT 和 MRI 泌尿系造影检查的广泛应用,临床应用极少。逆行肾盂造影对输尿管和膀胱的显影优于静脉肾盂造影,对于肾脏功能严重受损需要诊断和鉴别诊断泌尿系结核的患者,这种检查手段在现阶段仍然有诊断价值。当肾结核病变位于肾实质内未与肾盏、肾盂相交通时,静脉肾盂造影检查可以表现为正常;当肾实质病变与肾盏相通时,可表现为肾盏边缘模糊,呈不规则或虫蚀状破坏,有时可见邻近肾实质内与肾小盏相连的对比剂团。病变进一步进展时,一组或多组肾盏变形、狭窄或扩张积水;另外,还可以出现肾盂、肾盏形态不规则、不对称扩大,边缘模糊、毛糙,肾实质内有干酪样坏死物排出后遗留的脓腔等改变。肾结核病变进展造成肾盏、肾盂广泛破坏或形成肾盂积脓时,由于肾脏排泄功能损害,静脉肾盂造影检查肾盂、肾盏显影浅淡甚至不显影,不能满足诊断要求,这时需要做逆行肾盂造影,可以显示肾盂狭窄、肾盏扩张以及边缘不规则的空洞等改变。

2. CT 表现 早期肾结核 CT 诊断有一定的困难，在显示肾小盏的早期边缘改变方面，CT 检查不如静脉肾盂造影敏感。在 CT 平扫图像上，早期肾结核肾脏阴影可增大、缩小或正常，肾实质和肾盂、肾盏无异常影像改变。当肾结核（图 2-25）破坏肾实质和肾盂、肾盏后，在肾实质内产生的异常空洞性病变，CT 上表现为类圆形低密度阴影，有时边缘可见钙化，肾盏扩张是修复期肾结核的征象，表现为边缘不规则、张力较高，呈楔形或圆形的水样密度影，CT 值略高于尿液，如多发者可围绕肾盂排列呈"花瓣状"；CT 增强后，囊状阴影边缘及肾盂边缘可以出现线状强化。晚期由于纤维化改变，可以使肾盂变小、变形、肾盂壁增厚，与扩张的肾盏不成比例。肾结核早期的钙化表现为肾皮质内粟粒状结核结节钙化，晚期可见肾实质内结节状、斑块状大片状钙化。肾自截时，可见患侧全肾高密度钙化，钙化的肾脏可以增大或缩小。

3. MRI 表现 当尿路造影肾脏不显影或不适于行 CT 增强检查时，使用 MRI 检查有助于显示结核病变，并与其他炎性病变及肿瘤进行鉴别，但 MRI 对肾结核的小钙化灶显示不如 CT 敏感。早期肾结核在 MRI 上显示为肾脏局限性肿胀，皮质变厚，T_1WI 与 T_2WI 上皮质、髓质的界限显示不清，肾包膜模糊，增强后肾脏实质的强化程度弱于健侧。上述早期肾结核的 MRI 表现缺乏特异性且无临床症状，诊断困难；中晚期肾结核时，依肾脏受累的情况，可以表现为局限性或普遍性肾皮质变薄；肾实质内可见不规则或类圆形脓腔或空洞形成，T_1WI 为低信号，T_2WI 为高信号，增强后脓肿壁呈线样或环状强化，腔内无强化，多分布于肾髓质内，呈散在分布或聚拢；可见肾盂、肾盏破坏变形，囊壁增厚，肾盂亦狭窄、变形，肾盂与肾盏的扩张不成比例。当肾盂积脓时，在 T_1WI 上其信号常高于尿液。虽然 MRI 显示钙化不如 CT 敏感，但全肾钙化形成的肾自截改变，在 T_1WI 上呈低信号或等信号，在 T_2WI 上可呈混杂信号，可能与其内的钙化和干酪样坏死物质等多种混合成分有关。磁共振尿路水成像（magnetic resonance urography，MRU）可以清楚地显示肾盂积水的全貌，表现为肾盂狭窄，肾盏排列紊乱，不同程度的肾盏扩张及肾盏漏斗部的纠集、狭窄、挛缩等改变，有时可呈"花瓣状"。

（九）脊椎结核（tuberculous spondylitis）

1. X 线表现 X 线检查是脊椎结核（图 2-26）诊断的常用和重要的影像学检查方法，但在早期阶段往往无骨质异常，少数病例可以出现相邻椎体上下缘骨皮质边缘模糊和邻近的骨小梁稀疏。有学者观察，在起病后 6 个月左右，约 50% 的椎体骨质受累时，常规 X 线片才能显示出来。典型椎体结核在 X 线片上主要表现为椎体骨质疏松与虫噬样或囊状溶骨性破坏，部分骨质缺损，骨质破坏区内可见死骨，周围伴有骨质硬化和骨赘形成；椎间隙变窄或消失，部分椎体融合，脊柱曲度异常，严重病变可导致脊椎后凸畸形，椎体周围软组织增厚，密度不均匀，可形成冷脓肿等。

（1）骨质破坏：以往研究表明，脊椎结核早期可仅表现为骨质疏松，继而出现溶骨性破坏为主的骨质破坏，而骨质增生硬化少见。结核性骨质破坏的特点多为相邻椎体受累，有时亦可局限在一个椎体内，甚至表现为多椎体跳跃式受累。按骨质最先破坏的部位分为中心型、边缘型、骨膜下型及附件型，但有时患者的病程较长，就诊时已经为多种类型混合存在，难以区分何处先发病。

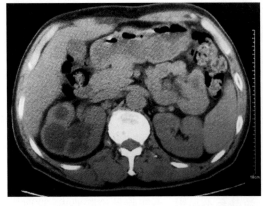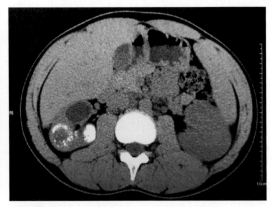

图 2-25　肾结核

右肾实质可见多发圆形低密度影，密度均匀，边界清晰，围绕扩张积液的肾盂，呈"花瓣状"改变；肾脏上极的一个圆形低密度病灶边缘可见多发点状及弧形钙化，其内侧可见单发钙化大结节。

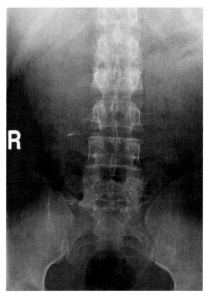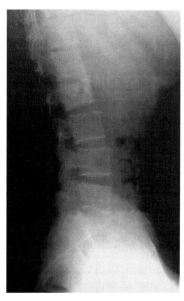

图 2-26　**脊椎结核**

腰椎正位片可见 L_2 椎体右上部骨质密度不均匀，右侧椎弓根边缘模糊；侧位片可见椎体上部单发圆形骨质破坏，其内圆形高密度影为死骨，周围骨质硬化，椎体上缘骨质部分缺损，椎间隙前部狭窄。

1）中心型：亦称椎体型，多见于 10 岁以下儿童，也可见于成人，以胸椎多个椎体受累多见。病变主要累及椎体的骨松质，早期表现为局限性骨质疏松；病变继续发展，在椎体内部出现类圆形或不规则骨破坏区，呈较低密度影，有时其内可见泥沙样死骨，此时椎间隙多无改变，与单椎体转移瘤较难鉴别。当病变严重向椎体边缘浸润时，可破坏椎间盘，导致椎间隙变窄。

2）边缘型：亦称椎间型，是最常见的脊椎结核类型。病变起至椎体的上、下边缘，特别是椎体的前部，多较局限，呈溶骨性破坏，边缘毛糙不整；常同时侵犯椎间盘，表现为椎间隙不同程度的狭窄，相邻椎体上缘或下缘骨质破坏、边缘不规整；有时伴有椎旁脓肿形成；椎体破坏明显者可合并病理性压缩性骨折，椎体呈明显不规则楔形变或塌陷变扁，有时可引起脊椎后凸或侧凸畸形。长期慢性病灶可在破坏区周边形成明显的骨质增生硬化。晚期相邻椎体可以互相嵌插、融合，同时伴有脊椎曲度异常，腰椎结核以此型为多见。

3）骨膜下型：亦称椎旁型，单纯的骨膜下型少见，主要见于胸椎。病灶起自椎体前缘，沿前纵韧带上下蔓延，造成该处椎体前缘侵蚀，侧位 X 线片见椎体前缘弧形凹陷，病变范围较长，常累及数个椎体，椎间盘多不受累。当病变严重时，也可侵犯附近的椎体及椎间盘，此时亦可出现部分椎体破坏及椎间隙狭窄，椎体塌陷融合及脊柱成角畸形等改变。

4）附件型：亦称附件结核，主要是指发生在棘突、椎弓、横突与关节突者，仅局限附件的结核少见。病变的破坏区表现为骨小梁模糊、密度不均或出现溶骨性斑片状破坏；少数病例系椎体及其附件同时因血源性感染而发病。发生于椎板及关节突的结核常累及邻近部位，亦可超越椎弓关节进行性破坏。此型 X 线片显示不佳，应选择 CT 或 MRI 进一步检查。

（2）椎间隙变窄或消失：在脊椎结核早期的 X 线片上椎间隙可表现为正常，但大多数脊椎结核患者在就诊时均有不同程度的椎间隙改变，病理基础为相邻两个椎体的软骨板被破坏，髓核疝入椎体伴破坏；同时，椎体上、下缘骨质破坏时，导致椎间盘的营养供应出现障碍，发生退行性改变，均可出现椎间隙不规则狭窄，上、下终板毛糙，严重者椎间隙可消失，椎体出现骨性融合。在脊椎结核中，椎间隙狭窄发生率很高，当在 X 线片上发现椎体骨质破坏伴有椎间隙显示不清时，这往往是提示脊椎结核诊断的重要征象，也是与椎体转移瘤、化脓性脊椎炎等其他脊椎疾病鉴别的重要征象之一。少数情况下，脊椎结核可见表现为多椎体破坏而椎间盘完好，此时需进行 MRI 检查。

（3）脊椎曲度改变：病情严重和晚期的脊椎结

核病例可表现为脊椎后凸和侧凸畸形，也是脊椎结核的较常见征象之一，尤其是青少年胸腰段脊椎结核更为多见，多为中心型破坏，由于重力的作用，椎体呈楔状变，破坏的椎体相互嵌入，脊柱失去正常的生理曲度，表现为后凸或侧凸，CT 扫描的后处理重组图像显示更为直观和清晰，有时伴局部脓肿形成。

（4）冷脓肿形成：部分脊椎结核可形成周围软组织脓肿，通常为冷脓肿，其发生与椎体破坏程度成正比，即椎体破坏越严重，脓肿的范围越广泛，脓肿的范围常跨越全部受累椎体，长径均大于单个椎体高度，亦称为"跨椎体脓肿"。椎体结核脓肿还具有向下流注的特点，由于重力的作用，均是向下蔓延，在远段正常椎体的周围仍可见到脓肿，在胸、腰椎结核显示较为明显。颈椎结核可形成咽后壁脓肿，在颈部 X 线侧位片上可见椎体破坏及咽后壁软组织影像增宽，气管受压前移。胸椎结核易形成椎旁脓肿，表现为脊椎周围出现梭形软组织肿胀影，向下一般不超过膈肌纵隔胸膜附着处。腰椎结核易形成腰大肌脓肿，表现为腰大肌正常曲度消失、饱满、增宽或隆起；有时脓肿可流注入髂窝形成髂窝脓肿。如有一侧椎旁脓肿或腰大肌脓肿形成，而无椎体结核的 X 线表现时，应特别仔细观察椎体附件有无骨破坏，必要时行 CT 与 MRI 检查更有助于确诊。

（5）新骨及骨赘形成：既往认为，脊椎结核病变中很少伴有新骨或椎体边缘骨赘形成，但近十余年来，由于结核分枝杆菌的变异和抗结核药物的大量应用，使得许多结核病患者就诊时已经伴有较明显的增生硬化，尤其见于某些慢性病例。因此，脊椎结核的骨质增生硬化并非少见征象，也不适合作为脊椎结核与化脓性脊椎炎的重要鉴别点。脊椎结核病灶形成新骨的主要机制与炎症的慢性刺激和病变部位的机械活动性刺激等因素有关。

2. CT 表现 脊椎骨骼属于中轴不规则骨，由于 X 线片的重叠，导致早期或轻微的椎体结核病变难以发现而容易漏诊。CT 为横断面扫描图像，密度分辨力很高，尤其是各种三维重组图像，可以无重叠、更清晰地显示病变的细节，如椎体和附件的轻微骨质破坏、小块死骨的形成、冷脓肿有无及其形态范围、椎管受累的情况等。对于确定椎骨三柱的累及范围，CT 也较 X 线准确，单纯的前柱破坏，脊椎是稳定的，如果伴有中柱和 / 或后柱的受累，将引起脊椎的不稳；对于单纯累及附件的结

核，CT 也较 X 线更容易确定病变的部位与范围。结合 MPR 矢状面重组图像，可以更好地显示椎间盘的破坏变窄，相邻椎体的多发病变及范围等；MPR 与 VR 三维重组图像还可以更好地显示脊椎序列变形、后凸畸形等改变，有助于指导临床治疗。对于超出病变椎体范围的椎旁脓肿，如胸腰椎结核向下流注的冷脓肿，CT 也有助于显示和诊断，但总体上不如 MRI 敏感和清晰。

脊椎结核的 CT 表现与 X 线类似，也主要表现为不同程度和形态的骨质破坏、死骨形成、椎间破坏与椎间隙变窄、脊椎后凸或侧凸畸形、冷脓肿形成与硬膜囊受压等。国外有学者将脊椎结核的骨质破坏分为以下 5 种类型：

（1）局灶破坏硬化型：即骨破坏周围形成硬化带，硬化带围绕的中央低密度区内为结核性肉芽组织或干酪样坏死物质，表现为椎体内单发或多发圆形、类圆形或不规则形低密度区，可见沙粒样或小斑块状更高密度的死骨影，硬化边缘较清，向周围逐渐变淡，移行 2~4mm。有时可见椎体较大范围的不规则破坏区伴骨结构碎裂及周围清晰的硬化缘，其内可见大量高密度死骨影，并可向后方突入椎管（图 2-27）；周围椎旁软组织肿胀，部分可见钙化影及椎体边缘修补性骨赘形成。

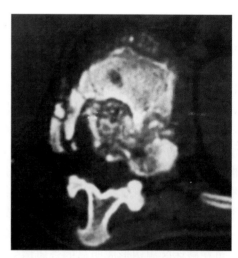

图 2-27 腰椎结核
CT 平扫可见椎体多发溶骨性骨质破坏，椎体碎裂，骨质破坏区可见多发高密度碎骨和死骨。椎管及左侧神经根管狭窄，椎体前方及左侧椎旁软组织增厚伴有多发点状钙化。

（2）碎裂型：椎体多有体积膨大，其内可有不同形态的碎骨片，基本保持原椎体外形与轮廓，但严重破坏者也可表现为受累椎体的整体结构丧失，代之为大小不等的碎骨片，一般碎骨片多超出椎

体的范围,碎裂的骨块常游离到周围肿胀的软组织内,或可突向椎管内压迫硬膜囊变形、移位,导致椎管狭窄(图2-28)。

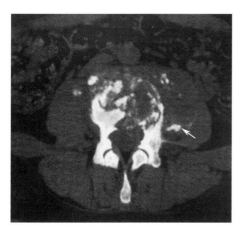

图2-28 腰椎结核碎裂型
CT平扫可见腰椎椎体不规则的融骨性破坏,其内大量碎裂骨片,椎体前部骨质缺损,两侧骨质形态尚存在,双侧腰大肌明显增厚、密度不均提示腰大肌冷脓肿形成,其内可见碎骨片和钙化(箭头)。

(3)溶骨型:为椎体大块状溶骨性骨破坏(图2-29),CT表现为大片状无骨结构的低密度区,向周边穿破骨皮质,破坏区边缘模糊,可伴发明显的椎旁软组织肿物影。

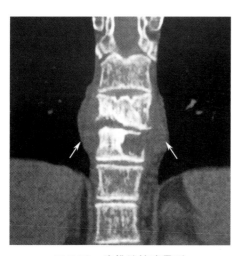

图2-29 胸椎结核溶骨型
CT平扫冠状位重建图像可见两个相邻的胸椎骨质破坏伴硬化,上方椎体楔形改变,下方椎体可见囊状溶骨性破坏,椎间隙左侧部分不均匀狭窄;双侧椎旁的梭形软组织密度影为冷脓肿(箭头),脓肿的上下径明显大于横径,超过病变椎体的范围,呈现明显的"跨椎体脓肿"和向下流注的特点。

(4)骨膜下型:表现为沿椎体前缘或前侧缘不规则的骨质破坏,呈虫蚀样或鼠咬样。沿骨膜下和前纵韧带下可向上下累及邻近椎体,椎体前缘

软组织影增厚,椎旁脓肿常较明显(图2-30)。该型可其他类型的骨质破坏混合存在。

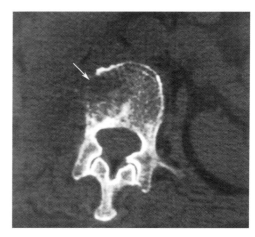

图2-30 腰椎结核骨膜下型
CT平扫骨窗可见腰椎右侧前缘片状边界不清的溶骨性破坏(箭头),椎体无碎裂、变形,右侧椎旁软组织较对侧明显增厚,脂肪间隙消失,提示右侧椎旁软组织受累。

(5)混合型:即以上多种类型的骨质破坏形式混合存在。

一般来说,碎裂型骨质破坏在脊椎结核的诊断中具有特殊意义。破坏碎裂或残存的骨组织游离后发生缺血性坏死,形成死骨,呈沙粒样、结节状或小的高密度影,多为骨松质死骨。因此,破坏区内各种形态的死骨也是脊椎结核的重要征象之一,对鉴别诊断具有重要的参考价值。但有时死骨与干酪样物质的钙化混杂在一起,需要辨别,通常认为死骨的密度较钙化为低。CT扫描容易显示脊椎结核伴发的椎旁软组织脓肿,颈椎结核多表现为咽后壁脓肿;胸椎结核常表现为椎旁梭形脓肿;腰椎结核表现为腰大肌脓肿,其内可见卵圆形或不规则形低密度,密度低于周围肌肉。长期慢性病灶在脓肿内可见到斑点状、条片状钙化影,此亦为脊椎结核性脓肿的特征表现之一。除椎旁脓肿外,脊椎结核还可以形成椎后脓肿,即椎管内硬膜外脓肿,引起硬膜囊受压,严重者可继发椎管狭窄、脊髓受压。

3. MRI表现 MRI对死骨与钙化的显示和鉴别不如CT;但MRI图像具有组织分辨力高等特点,可清晰显示病变脊椎及椎旁软组织的信号改变,同时可清晰显示椎间盘破坏、椎间隙狭窄及消失等改变。多方位成像有助于立体、直观地显示病变椎体的数目、范围及不同病理改变,尤其对椎体跳跃式受累的显示具有优势;MRI平扫与增强

图像还十分有助于显示脊椎结核的椎体后缘硬膜外脓肿及其对硬膜囊和脊髓的压迫情况。冠状面及横断面图像有利于观察神经根、椎旁软组织和椎管内受累的改变。MRI 增强扫描显示椎旁脓肿的形态、边缘及向下流注的范围十分清晰；MRI 是脊椎结核诊断与鉴别诊断的重要影像学方法，尤其是对 CT 不能明确诊断或检查阴性而临床疑诊的早期病例更具有一定的优势，并可以同对了解硬膜与脊髓侵犯的情况；功能性检查技术如 DWI、PWI 等还可以了解病变区水分子弥散的程度及血流灌注等信息的改变。一般来说，脊椎结核的 MRI 主要表现为脊椎骨炎、椎间盘破坏、椎旁软组织病变及椎后硬膜外病变等。椎体骨炎、肉芽肿和干酪样脓肿是脊椎结核的三个发展过程，但无截然分界，可以某一种改变为主，也可以为三种改变混合存在，因此，脊椎结核的 MRI 表现既具有一定的特征性，又具有多样性、复杂性。

（1）脊椎骨炎：结核性脊椎骨炎的早期 MRI 表现为骨髓水肿，呈局限性或弥漫性，受累椎间盘周围椎体呈普遍性长 T_1、长 T_2 信号，边界不清；在脂肪抑制 T_2WI 上，对显示早期单纯的渗出性病变非常敏感，表现为高信号；增强时，病变椎体可出现弥漫性强化。病变进一步发展，椎体中心、边缘、韧带下和附件均可以出现骨质破坏，椎体中心破坏区在 T_1WI 表现为低信号或等信号，在 T_2WI 表现为等信号或高低混杂信号。有时在椎体破坏区内可见灶性干酪样坏死的脓肿形成，直径多较小，T_1WI 呈等低信号，T_2WI 呈等高信号，在周围椎体普遍水肿的衬托下形成类似同心圆状改变，为椎体结核较特征性的 MRI 表现。

（2）椎间盘破坏：脊椎结核在 MRI 上另一重要征象为受累椎间盘部分或完全性破坏，导致椎间隙不同程度的狭窄，在 T_1WI 上表现为椎间盘中央水平走行的线状低信号带消失；在 T_2WI 上表现为正常的高信号影消失，或邻近破坏的终板侧出现局灶性高信号影，与结核性肉芽肿或干酪样坏死灶有关。尽管椎间盘破坏是脊椎结核的典型 MRI 表现之一，但在病变的早期阶段，椎间盘保持正常或仅有轻度改变。研究发现，脊椎结核可在 5 个月内不引起椎间盘的改变，其原因可能与结核分枝杆菌缺乏蛋白水解酶有关。在病变的晚期，椎间盘与相邻的椎体均遭明显破坏，椎间隙消失，其内见干酪样坏死灶，椎体压扁或呈楔形，并相互嵌顿导致脊椎后凸畸形，椎管狭窄，压迫脊髓。

（3）椎旁软组织病变：MRI 能清楚地显示脊椎结核的椎体外脓肿的大小、范围以及对周围器官和组织的推挤情况。矢状位图像可清晰显示脓肿沿椎体前方向下流注的情况，而位于椎旁软组织内的病变及向下流注的脓肿在冠状位图像显示清晰，脓肿范围常常超过受累椎骨的范围；有些腰大肌脓肿甚至可以一直向下延伸至髋关节周围。干酪样坏死病灶在，T_1WI 上与肌肉信号相似，在 T_2WI 上呈高信号，增强后脓肿壁可出现宽窄不等的环形强化，有时呈上下径大于左右径的长椭圆形。

（4）椎管内病灶和神经根受累：在脊椎结核破坏较重的椎体后方，常可以形成硬膜外脓肿，位于后纵韧带下，以矢状位 MRI 图像显示较好，多呈长条形或梭形突入椎管，压迫硬膜囊或脊髓，其长轴与脊柱长轴一致，病灶常局限，多不超过病变椎体范围，此征象不同于椎旁脓肿易向下流注的特点，与后纵韧带在椎间盘处连接紧密有关。脊椎后硬膜外脓肿的 MRI 信号与其内的成分有关，在 T_1WI 上多与肌肉相似，呈等信号，T_2WI 上呈略高信号，增强后呈明显强化；如其内干酪样坏死成分较多，在 T2WI 上可呈低信号，此特点在脊椎结核的定性诊断和鉴别诊断方面具有重要价值。脊椎结核可进一步侵犯硬膜囊，引起结核性硬膜炎和蛛网膜炎，甚至累及神经根形成神经炎；后者在横断面脂肪抑制的增强图像上可清楚显示，表现为沿硬膜或神经根走行的不规则强化；此外，增强扫描对椎管内结核性蛛网膜炎的诊断也很有意义。

（5）DWI 在脊椎结核应用：DWI 是目前唯一可在活体检测组织中水分子布朗运动的成像技术。正常椎体在 DWI 上表现为低信号，间盘含水量较高，DWI 表现为略高信号。受结核感染的椎体以及压缩性骨折的椎体，由于干酪样坏死物质的存在，使得水分子弥散受限，在 DWI 上呈高信号；而单纯压缩性椎骨折引起的骨髓充血水肿，使水分子弥散加快，ADC 值增高，在 DWI 上表现为低信号；但肿瘤所致的椎体病理性骨折，由于骨髓内肿瘤细胞增多，使细胞外水分子弥散受限，ADC 值降低，DWI 亦表现为高信号。因此，仅凭 DWI 上信号表现难以完全区别脊椎的良恶性骨折病变。尽管测量显示脊椎结核的病变椎体的 ADC 值明显低于正常椎体和其他的良性椎体骨折，但与恶性肿瘤所致的病理性骨折的 ADC 值仍较接近或重叠。因此，虽然 DWI 技术可以非常敏感地发现椎体病变，并提供 ADC 值等客观评价指标，但目前来说，仅仅依靠 DWI 技术鉴别脊椎结核、化脓性脊椎炎以及脊椎肿瘤仍具有一定的困难。

（十）髋关节结核（hip joint tuberculosis）

1. X 线表现

（1）早期：X 线表现为关节囊肿胀、密度增高、边界模糊、髋部骨质疏松等征象，虽然不具有特异性，但以上征象持续数月或 1 年仍不出现骨质破坏者，往往提示髋关节滑膜结核的可能；由于髋关节周围软组织肿胀可导致患侧闭孔变小，髋关节间隙可因关节腔内滑液增多和滑膜肿胀、肥厚而略显增宽。一般髋关节结核早期没有骨质破坏，但可出现不同程度骨质疏松以及关节面模糊。

（2）进展期：X 线表现为股骨头、颈甚至股骨干上段 1/3 的骨质疏松逐渐加重，一般年龄越小，病变越急，则骨质疏松越明显；当滑膜型髋关节结核关节软骨破坏或缺失后，关节间隙逐渐变窄。正常小儿髋关节间隙为 0.5～0.7cm，有时需视两侧髋关节对比观察确定。老年患者通常病程较长，主要表现为关节间隙狭窄，随着病变的发展，髋臼外上缘或髋臼联合处可见局限性或弥漫性溶骨性破坏，髋臼扩大加深，有时股骨头可嵌入其中；股骨头骨性关节面呈现模糊、不规则或糜烂性破坏，关节间隙明显变窄。骨型髋关节结核可以同时伴有骨与滑膜的改变，病变多位于股骨头骨骺部、颈部以及髋臼的上方，可见不规则骨破坏灶，边缘可清晰或硬化；如病变向关节方向蔓延，破坏关节软骨，则最终引起关节间隙狭窄。

（3）晚期：多在发病后 5～10 年。髋关节结核的髋臼可出现明显的骨质破坏，髋臼上缘变浅，致髋关节半脱位或脱位，关节间隙明显狭窄或消失，并可伴有较多骨质增生；如伴有髋臼联合区骨质破坏，则向盆腔内陷入（图 2-31）。髋关节囊附近可见残余的脓肿内呈点状或片状的钙化影，脓肿有时可沿大腿肌群流注至膝部。如关节周围软组织挛缩则导致关节纤维性强直；如髋关节面破坏严重者，并继发化脓性感染时可出现关节骨性强直。

（4）部分小儿的髋关节结核，由于骨骺长期受到慢性炎症的刺激，致使骨化核早期出现或骨化核特别增大；当发生严重骨破坏时，则显示为缩小、不整，甚至完全消失，同时可伴有股骨颈近端骨吸收变细，继而导致患侧肢体发育障碍变短。

2. CT 表现　与 X 线片比较，CT 对髋关节结核的早期诊断具有较明显的优势，不仅可以早期发现关节周围软组织肿胀、关节腔积液、细微的骨

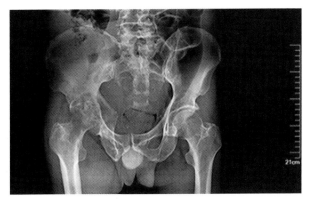

图 2-31　右髋关节结核 X 线表现

双侧髋关节正位片，可见右侧股骨头骨性关节面骨质破坏，边缘模糊，关节间隙明显狭窄，左侧髋关节组成骨和关节间隙正常。

质破坏、死骨形成以及周围骨的骨质疏松情况，而且可以清晰显示骨质破坏的部位、范围和程度，并有助于发现病灶内的钙化，了解脓肿累及的范围，必要时还可引导实施脓肿的穿刺治疗与协助诊断。

髋关节结核在 CT 上常见的表现为股骨头、股骨颈与髋臼的骨质破坏，其形态表现为类圆形、虫蚀样、斑片状或不规则状，呈溶骨性破坏；此外，受累关节周围、臀部、大腿和盆腔等处的脓肿也是髋关节结核的特点之一；在髋关节腔内、关节周围软组织或脓肿内常可见各种形态的钙化灶（图 2-32）。儿童患者可见股骨头骨骺破坏，且出现关节腔积液的机会较成人高。

3. MRI 表现　MRI 检查可进一步显示和观察髋关节结核破坏的范围和程度，尤其对骨髓病变异常信号的显示十分敏感，T_1WI 呈低信号，T_2WI 呈不均匀高信号；同时还有助于观察关节间隙的变化以及关节周围软组织的改变。因此，MRI 检查在髋关节结核的诊断与鉴别诊断中具有重要的价值。

（1）滑膜型髋关节结核常表现为关节滑膜的弥漫性增厚，同时伴有关节积液。增厚的滑膜在 T_2WI 上呈混杂等、高信号影，病理上为出血、纤维碎片、纤维化和干酪样坏死所致。MRI 增强扫描时，增厚的滑膜呈明显均匀强化，关节周围的滑囊或脓肿壁亦呈环形强化，脓肿壁厚薄可均匀或不均匀。滑膜型结核无骨质受侵时，股骨头和髋臼 MRI 信号可为正常；如在脂肪抑制 T_2WI 显示为高信号，提示为骨髓水肿。滑膜型结核可表现为明显的骨髓水肿，而骨质破坏不明显或较局限。由腰骶椎结核的腰大肌脓肿向下流注至髋关节引起

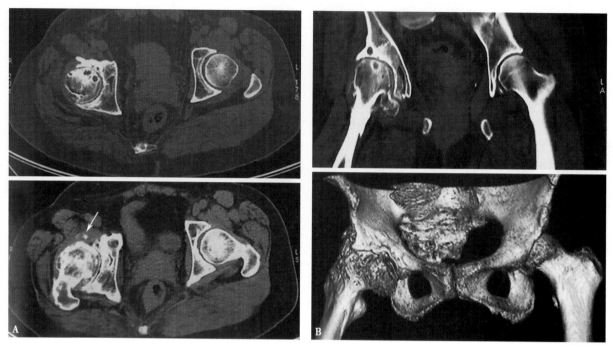

图 2-32 右髋关节结核 CT 表现

髋关节 CT 平扫及重建图像：A. 轴位扫描可见右侧股骨头、髋臼多发类圆形、虫蚀样骨质破坏，周围软组织肿胀，肿胀软组织内可见点状钙化影（箭头），关节间隙明显狭窄；B. CT 冠状位重建图像和三维重建图像，更加直观、清晰地显示骨质破坏和关节间隙狭窄的影像征象。

的结核性改变，其关节周围的滑囊增厚与积液会更加明显。

（2）骨型髋关节结核可见到明显的骨质侵蚀和相对局限的骨髓水肿；局限性软骨和软骨下侵蚀可以发生在关节结核的任何时期。X 线片上关节间隙正常时，MRI 亦可发现软骨有侵蚀。根据病变中肉芽组织与其他成分的不同可表现为不同的 MRI 信号，T_1WI 呈等、低信号，T_2WI 呈等、高信号，增强扫描可见不规则强化，其中环形强化是较为特征性的征象。

（十一）结核性脑膜炎（tuberculous meningitis）

1. X 线表现

（1）头颅 X 线片：诊断价值非常有限。后期可能出现脑基底池等部位脑膜钙化影，但需与生理性钙化（如大脑镰钙化、松果体钙化等）以及来自肿瘤、血管性疾病等的病理性钙化相鉴别。较长期的脑积水会造成颅内压增高，颅骨骨质能发生相应变化，包括囟门开大、颅缝增宽、脑回压迹加深、鞍背骨质吸收等。有时胸部 X 线片可以筛查出有无肺内结核病灶，但约有一半患者并无肺部结核病灶。

（2）脑血管造影：受累的脑动脉管腔可呈均匀变窄，主要发生在颅底动脉干，包括颈内动脉硬膜内段、大脑中动脉和大脑前动脉近段，脑静脉亦可广泛变细。但此种血管性改变亦不具特异性，且脑血管造影属有创性检查，目前针对脑膜结核的诊断已经很少采用此种方法，多被 CT 和 MRI 取代。

2. CT 表现 结核性脑膜炎（图 2-33）在 CT 平扫时征象不明显，部分患者表现为阴性；如出现异常改变，则常见的 CT 平扫表现为：

（1）脑基底池等模糊消失：由于结核性渗出物的堆积，导致脑基底池、外侧裂池致密度增高、模糊，失去正常轮廓。

（2）脑底部钙化影：在脑基底池、外侧裂池等处可见散在的钙化斑，呈斑点、条状，多为结核性脑膜炎病变的后期改变。

（3）脑实质内低密度灶：①可能为脑实质内结核球及其周围水肿所致；②可能为颅底动脉受累引起继发的脑组织缺血或梗死所致，以大脑中动脉和豆纹动脉供血区最易受累。

（4）脑积水改变：多以幕上脑室系统扩张的梗阻性积水为主，也可伴有交通性脑积水。脑室旁白质密度减低，可能与脑室旁水肿有关，也可能是室管膜和脉络膜炎症及干酪样坏死改变的继发表现。

CT 增强扫描是结核性脑膜炎诊断的必不可少

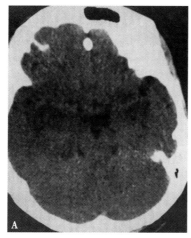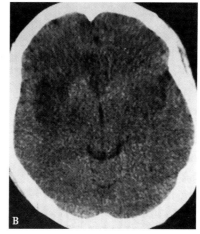

图 2-33 **结核性脑膜炎**

头部平扫可见鞍上池（A）、双侧外侧裂池（B）增宽、模糊，其临近的脑实质密度不均匀减低。

的手段，主要表现为不同程度的软脑膜与蛛网膜上的线状、小结节状强化，以脑底部的脑基底池及血管周围明显，头顶部脑沟、纵裂池次之。此外，扩张脑室系统的室管膜和室管膜下增强也不少见。脑实质结核球多呈环状或结节状明显增强。

3. MRI 表现 与 CT 检查相比，MRI 对结核性脑膜炎的检出和诊断更敏感、更准确，尤其是增强扫描与特殊的功能技术，因此具有较大的优势。其影像学表现主要可分为直接征象与间接征象。

（1）直接征象：蛛网膜下腔因炎性渗出物的积聚而狭窄、闭塞、模糊，尤以脑基底池、外侧裂池最容易受累；MRI 信号异常，在 T_1WI 上呈与脑灰质相仿的等信号，T_2WI 上呈稍高信号。由于 T_2WI 上脑脊液为高信号，掩盖了病变的异常信号，因此，采用 T_2 FLAIR 序列显示病变更佳。MRI 增强扫描较平扫更为敏感，主要表现为脑基底池、外侧裂池或纵裂池线状、条带状或多发小结节状、小环状强化。

（2）继发或伴发征象：

1）缺血性脑梗死：以大脑中动脉和豆纹动脉供血区最易受累，主要表现为双侧或单侧基底核区、侧脑室旁白质区以及脑干的多发斑点与斑片状长 T_1、长 T_2 信号，无强化。

2）脑积水及脑室壁强化：多为梗阻性脑积水，也可为交通性脑积水；多表现为幕上脑室系统明显扩张，脑室壁可增厚，增强后可见脑室壁呈线条状强化；双侧脑室旁白质区可因间质性水肿表现为 T_2WI 或 T_2 FLAIR 高信号带。

3）脑神经损害：由结核渗出物包裹，侵袭脑神经所致，视神经较易受累，表现为神经增粗，明显强化。

4）脑实质结核球：可多发，位于基底核区或大脑皮质；MRI 增强显示的瘤灶明显较 CT 增强为多，表现为较小的结节状或小环状明显强化。

（3）MRI 新技术的诊断价值：缺血性脑梗死是结核性脑膜炎常见的并发症，它的出现直接影响患者的病情演变及预后。与常规的 T_2WI 或 T_2 FLAIR 相比，扩散加权成像（diffusion weighted imaging，DWI）能够更早地发现脑梗死灶的存在，并能够通过动态观察来评估预后。血管狭窄或闭塞 30 分钟后，其供血区即由于缺血缺氧引起细胞毒性脑水肿，细胞内外水分子运动受限，引起表观扩散系数（ADC）显著降低，在 DWI 上呈现出明显的高信号影，因此，DWI 可以对超急性期脑梗死做出诊断，但脑梗死灶的 DWI 信号变化具有明显的时间依赖性，早期表现为高信号，晚期则演变为低信号。

三、结核病变的 B 型超声表现

（一）胸壁结核声像图表现

1. 胸壁脓肿呈回声或弱回声暗区，沿肋间长轴形成梭形状，并在肋间肌内外呈哑铃形。

（1）早期病灶较小，限于肋间软组织中，有异常低回声区，无包膜边界欠规则，肋骨无异常。

（2）脓肿大时，穿破肋间肌，在皮下形成脓肿，并包绕肋骨但肋骨结构尚保持完整。

（3）晚期脓肿侵袭肋骨或胸骨时，可见骨板不规则变薄，一侧骨皮质回声中断或消失，有死骨形成，在脓腔中可见不规则片状、斑点状强回声伴有声影。

2．脓肿液化并向胸壁深层及胸内波及蔓延者，在胸壁内面出现脓肿液性暗区，突向肺野，边界不规则，并有不规则窦道呈弱回声。

3．胸壁侧胸膜回声强弱不等，边界模糊不清，有钙化者脓腔壁处为强回声，后方伴有声影。

（二）结核性胸膜炎声像图表现

1．在胸膜的壁层与脏层之间出现液性暗区，这是胸膜炎最基本的征象。两层胸膜分离的范围与宽度视积液量多少而定。

2．由于结核性胸膜炎的渗出液中纤维蛋白的成分较多，故在液性暗区中常可见长短不一、粗细不定的纤维光带，漂浮于胸腔积液中或两端与胸膜粘连成网状结构图像。

3．局限性包裹性积液 胸腔积液在胸壁与肺之间，局限一处，形成大小不等的卵圆形或半弧形液性暗区，与肺野间分界清晰，近胸壁侧基底较宽，两端呈锐角。有时积液腔内有纤维分隔呈条索状回声。

（三）肺结核的声像图表现

1．结核球 声像显示为不均匀实质性团块，呈圆形或椭圆形，轮廓较清晰，边界较规则，内部回声不均匀，强弱不等，中央干酪样物质呈弱回声，空洞溶解液化部分为无回声，空洞的四周壁厚呈弱回声。有钙化的结核球，钙化区呈强回声，伴有声影（注意：结核球在靠近胸壁才能被显示，而邻近结核球肺野内的子灶不能被显示）。

2．干酪性肺炎 声像图显示为较为均匀的低回声，病变的中心部，可见含气的支气管的条状或点状强回声。慢性纤维空洞性肺结核，病灶为不规则低回声，内部回声强弱不等，光点粗细不均，空洞内显示为强烈的气体反射，病灶的边界不清晰，不规则（注意：肺结核的诊断主要依赖细菌学和 X 线检查，对上述两种类型的结核超声起到辅助诊断的作用）。

（四）肺脓肿的声像图表现

1．早期肺野内脓肿病灶呈不均匀实质性弱回声，并可见散在粗大点状强回声，周边部回声较弱，边界不清。

2．病灶发生液化、坏死后，中心部可见到不规则无回声暗区，脓腔周围回声增高。

3．脓肿与支气管相通后空气进入脓腔，其上方出现强烈的气体回声，下方为液化坏死的弱回声，合并胸膜粘连时，有局部的胸膜增厚的回声，发生积液时，可见液性暗区中飘浮着斑点状的气体强回声或坏死物的回声。

（五）结核性心包炎的声像图表现

1．心包积液时，可见心包层的壁层和脏层分离，中间为一环形状液性暗区呈无回声，积液量多时液性暗区增宽，量少时则狭窄。

2．大量心包积液时，因心包向上推，故心房后可出现液性暗区。

3．心包积液时间长久，可在脏、壁层液性暗区中出现纤维条索状强回声，甚至心包膜有增厚改变。

（六）肝结核声像图表现

1．粟粒性 肝脏轻度肿大，形态基本正常。表现为全肝弥漫性分布的稍低或稍高回声光点。

2．结节性 较大的结节声像图表现不一，分为三型：

（1）低回声型：肝内病灶回声分布基本均匀，边界清晰，但欠规则。病变内部为干酪样坏死物。

（2）高回声型：肝内病灶呈分布不均匀的高回声，边界较清晰，椭圆形或不规则，后方伴有声影。病理基础以纤维组织增生、钙化等。

（3）无回声型：结节有溶解液化、坏死时，其中央可见无回声的积液暗区，周围壁较厚、不规则，似肝脓肿。

（七）肾结核声像图表现

1．结节型 肾外形正常，实质内可见局限性异常回声区，呈等回声或强回声，较大的病灶（直径大于 15mm）多呈边界不清的杂乱回声区，肾窦回声正常。

2．早期空洞型 肾外形正常或体积稍增大，肾髓质部分显示边缘不规则的低回声区或无回声区。肾窦局部回声增高或减低，其排列紊乱。

3．结核性肾脓肿 肾外形显著增大，肾盂、肾盏明显扩张，壁增厚，不均匀；呈无回声区，其内有云雾状点状低回声，后方回声轻度增强，肾内局部可见不规则斑点状强回声，伴弱回声影。

4．混合型 肾脏增大，包膜凹凸不平。肾实质或肾盏内呈重度破坏，显示单个或多个无回声区，边缘欠规则。内部云雾状点状低回声，后方回声轻度增高，或混杂不规则强回声团块，肾窦变形或回声紊乱，可见局部钙化形成的点、块状强回声，后方伴有声影。

（八）结核性腹膜炎声像图表现

1. 腹腔内可见腹水无回声区，内有细小光点，或有多个细纤维光带。腹水无回声呈局限性或分隔状。

2. 多个肠祥粘连浮游于腹水无回声区内，但活动低，呈被动运动，多个肠祥粘连可形成强回声团块。

3. 肠祥粘连呈含气强回声团块，内有浮游的肠腔气体回声，并可见该气体强回声进出包块。包块边缘轮廓不规则，无清晰边界回声。

4. 腹腔可见多个或单个局限性囊性无回声团，边缘较清晰，其间有分布不均的光点，为结核性脓肿所致。

5. 腹膜回声增厚，可见腹膜壁层与脏层光带回声分离，呈不规则粘连的条状低回声。

（九）盆腔结核的声像图表现

1. 除了盆腔腹膜结核的征象外，子宫和卵巢周围有大小不一相连成片的液性暗区，无完整包膜，其中有纤维分隔似网状样结构。

2. 患侧输卵管增粗肥大，并含输卵管腔积水。当病变侵及子宫内膜时可引起继发性闭经，声像图表现为子宫内膜菲薄，宫腔线消失，在内膜间分布散在的强回声钙化点。

（十）腰大肌寒性脓肿（腹膜后结核性脓肿）声像图表现

此病常因脊柱结核引起，99% 为椎体结核，边缘型更多引起寒性脓肿。

1. 脓肿多位于肾后间隙、椎旁及腰大肌内，包块呈梭形无回声。脓肿内亦可见点状强回声。

2. 部分脓肿边界模糊，内壁粗糙，其中分布强、中、弱不等的混合回声，主要为干酪样坏死物和钙化灶。

（路希伟　徐保彬　海　杰　杜瑞亭　宋言峥）

第六节　电磁导航支气管镜在肺结核诊断中的价值

组织病理学是确诊肺结核的重要手段，尤其是菌阴且不典型的肺结核。活检标本可以通过气管镜活检或者 CT 引导下经皮肺穿刺获得，但当病灶位于肺野周边时，尤其是肺尖部位的孤立性病灶、微小结节或者两肺多发结节等，使用传统介入手段获取组织病理学存在一定的困难。电磁导航支气管镜（electromagnetic navigation bronchoscopy，ENB）技术集螺旋 CT 仿真支气管镜与传统可弯曲支气管镜的优点于一身，可进行实时引导定位，准确到达常规支气管镜技术无法到达的肺外周病灶并获取标本行病理检查，在肺内结节、肺内淋巴结肿大等疾病的诊断上有着重要的意义。其活检确诊率优于通过支气管内超声等非实时引导的经支气管针吸活检术。

一、设备与方法

1. 检查设备　电磁导航系统，其中包括 5 个部分：①带有 inReach 软件的笔记本电脑；②电磁定位板；③电磁导管；④操作管道；⑤电磁导航仪。

电子支气管镜系统使用 CLV-260SL 型氙灯光源，CLV260SL 型图像处理装置；操作使用 BF-1T260 型可弯曲支气管镜，进行外周超声操作使用 EU-ME1 内镜超声系统及腔内超声探头 UM-S30-20R。

2. 检查方法

（1）术前进行胸部高分辨率 CT 检查，并刻录影像资料光盘，格式符合医学数字成像和通信标准（digital imaging and communications in medicine，DICOM）。通过带有 inReach 软件的笔记本电脑对患者的支气管进行重建、注册及规划路径。

（2）操作前使患者仰卧在检查床上，胸部置于电磁定位板上方的区域，在患者前胸以胸骨柄为顶点，贴上 3 个磁极，形成 1 个等腰三角形。

（3）操作时先使用电子支气管镜对患者的双侧支气管进行常规检查，然后将导管插入并连接于操作管道中，将操作管道通过支气管镜钳道插入气管内，使用导管前段感应器进行注册。

（4）注册完成后，将支气管镜置于病灶相关段口，操纵导管在实时导航下进入病灶部位。固定操作管道，将导管退出，使用外周超声探头再次确认是否已到达病灶部位。

（5）退出超声探头，使用穿刺针、活检钳、刷检钳通过操作导管在 X 线透视监视下进行组织样本的获取。全部完成后，确认管腔内无出血，即退出操作管道及支气管镜，宣告操作结束。

3. 细菌学、病理学检查及诊断认定　所有刷检及针吸穿刺后标本送检验科，进行涂片做抗酸染色涂片、分枝杆菌分子检测和抗酸杆菌培养及液基细胞学检查；所有活检标本通过甲醛固定后，用石蜡包埋、HE 染色后再进行病理组织学和分子病理学检测。

4. 文献复习　通过检索 Medline，使用检索词"electromagnetic navigation bronchoscopy"和"diagnosis"，检索自 2006 年至今的文献，共入选能查到全文、设计合理、入组患者 >10 例、数据资料完整的临床研究论文共 13 篇。

二、临床资料

【病例 1】　患者男性，29 岁。因"咳嗽、咳痰 2 周伴少量痰血"于 2014 年 7 月 15 日入院。患者在入院前 2 周无明显诱因出现咳嗽、咳痰 2 周，无明显发热、胸痛、乏力和盗汗。胸部 CT 检查显示左上肺大片不规则高密度阴影。正电子发射计算机体层摄影（PET）/CT 提示左肺尖大片高代谢阴影，肺癌不能排除。患者在 2013 年 1 月在外院诊断为肺结核，正规抗结核治疗后 3 个月病灶吸收不明显，曾于 2013 年 4 月入院；胸部 CT 检查显示左上肺片状高密度阴影，右上、下肺野斑片状阴影（图 2-34A）；结核感染 T 细胞酶联免疫斑点法（T-SPOT.TB）检测阳性，痰抗酸染色及痰抗酸培养均阴性；气管镜检查见支气管黏膜无异常，刷检抗酸涂片阴性，灌洗液分枝杆菌培养阴性。2013 年 4 月 20 日行 CT 引导下左上肺穿刺术，穿刺所取标本抗酸涂片阴性；病理细胞学检查未见肿瘤细胞。临床诊断为继发性肺结核（左上肺、右上下肺）、涂

阴、进展期、初治。给予 2HREZ/10HER 抗结核药物治疗至 2014 年 4 月，胸部 CT 检查显示病灶逐渐吸收好转（图 2-34B），随即停药。停药 3 个月后复查胸部 CT 见病灶明显增多（图 2-34C）而再次收治入院，入院后体格检查无特殊异常。

由于病灶位于左上叶，考虑患者 1 年前曾行 CT 引导下肺穿刺但未有明确的病理诊断，故建议患者进行 ENB 活检。患者于 2014 年 7 月 18 日行全身麻醉下 ENB 检查，支气管镜未见明显异常，使用电磁导航进入左上叶尖段 B1a 处，导向鞘引导的超声内镜（EBUS-GS）检测确认后，在 X 线监测下（图 2-35）进行针吸活检、活检钳活检、刷检，标本送检进行脱落细胞检查、结核分枝杆菌培养和液基细胞学检查，操作时间 100 分钟，导航时间 45 分钟。术后病理检查结果提示左肺尖病灶为坏死性肉芽肿，免疫组织化学检查提示抗酸染色阳性。

【病例 2】　患者男性，40 岁。抗结核药物治疗 15 个月效果欠佳，于 2014 年 9 月 9 日收治入上海市肺科医院。患者 2013 年 6 月体检时发现右肺阴影，来我院门诊查痰抗酸染色阳性，培养显示人型结核分枝杆菌生长，对一线抗结核药物均敏感。胸部 CT 检查显示右上肺片状阴影伴空洞（图 2-36A），诊断为继发性肺结核（右上肺伴空洞）、涂阳、进展期、初治，予以 3HREZ/12HRE 进行治疗，抗结核药

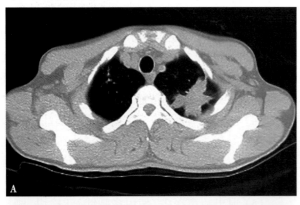

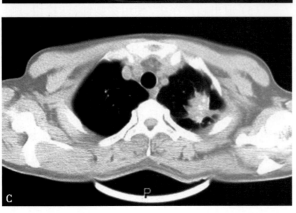

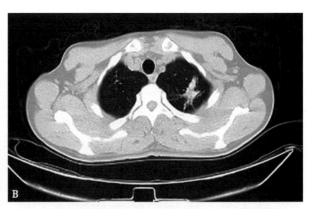

图 2-34　胸部 CT 检查
A. 左上肺片状高密度阴影，右上、下肺野斑片状阴影；
B. 2HREZ/10HER 抗结核药物治疗后，病灶逐渐吸收好转；
C. 停药 3 个月后复查，病灶明显增多。

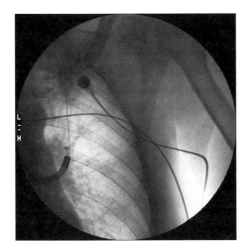

图 2-35　在 X 线监测下进行针吸活检、活检钳活检、刷检

物治疗后 8 个月病灶明显吸收好转（图 2-36B、C），其后病灶变化不大。2014 年 9 月 2 日胸部 CT 复查，提示右肺上叶及右中叶结核灶并且仍伴有空洞（图 2-36D）；痰涂片及培养均阴性。为进一步判定结核是否具有活动性予以住院治疗，入院后体格检查无特殊异常。

患者于 2014 年 9 月 9 日行 ENB 检查，支气管镜未见明显异常，分泌物少，导航进入右上叶 B2a 病灶空洞内，EBUS-GS 确认后，在 X 线监测下（图 2-37）进行活检、刷检、灌洗，并局部注入异烟肼 0.3g；操作时间 30 分钟，导航时间 7 分钟。术后病理检查示右上叶病变见上皮细胞及坏死物，刷检抗酸涂片阳性；最终诊断为继发性肺结核［上中 o/（-）］、涂阳、进展期、复治。

【病例 3】　患者男性，38 岁。体检发现右肺阴影 4 个月余，咳嗽 1 个月。于 2014 年 9 月 6 日入院。患者于 2014 年 5 月体检发现右肺阴影，于当地医院就诊，诊断为肺结核；5 月 14 日起给予 HREZ 抗结核治疗。7 月 25 日出现咯血，曾在我院住院治疗，胸部 CT 检查显示右上肺团块状阴影（图 2-38A）；T-SPOT.TB 检测阳性；CT 定位下经皮肺穿刺活检，显示为少量炎细胞；痰和穿刺物抗酸染色阴性，培养阴性；临床诊断为右肺结核可能，维持 HREZ 诊断性抗结核治疗（其中 H 和 R 使用静脉滴注）。1 个月后胸部 CT 复查，显示病灶无明显吸收（图 2-38B）。为进一步明确诊断，患者于 2014 年 9 月 12 日在全身麻醉下行 ENB 检查，支气管镜见双侧黏膜光整，未见新生物，未见出血，分

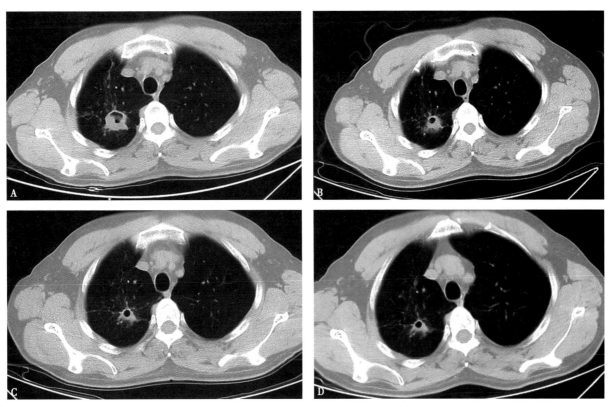

图 2-36　胸部 CT 检查

A. 右上肺片状阴影伴空洞；B、C. 3HREZ/12HRE 进行治疗，抗结核药物治疗后 8 个月病灶明显吸收好转；D. 右肺上叶及右中叶结核灶并且仍伴有空洞。

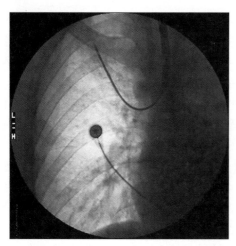

图 2-37　EBUS-GS 确认后，在 X 线监测下进行活检、刷检、灌洗

泌物少；导航进入右侧 B2 病灶部位，EBUS-GS 确认病灶位置，在 X 线监测下（图 2-39）进行灌洗、活检、针吸、刷检找脱落细胞，以及结核分枝杆菌涂片、培养和液基细胞学检查。术后病理检查提示右上叶肉芽肿性病变；特殊染色结果示抗酸染色阴性，网状纤维（reticular fiber）染色阳性，过碘酸希夫染色（PAS）阴性，六氨银染色阴性。分子病理学检查结果显示，结核分枝杆菌基因测序：其中 RV0577 基因、IS6110 基因检测均为阳性，提示标本内含有结核分枝杆菌基因序列。

　　在电磁导航支气管镜技术的临床前应用方面，沙巍认为 ENB 的研发可追溯到 20 世纪，它在导管前端设置了传感器，向放置在患者胸部的 3 个磁极和身下的电磁定位板发射信号，如同在患者肺部的 GPS 导航系统，通过将设备引导至可疑部位进行活检。1998 年美国 Solomon 等通过之前的 CT 三维重建导航对 8 只猪行支气管镜下经支气

管针吸活检，结果显示：实时支气管定位技术与三维 CT 成像结合，经支气管壁针吸活检后能够成功获得可视范围外的支气管腔外病变标本。2003 年 Schwarz 等进一步在 4 只猪身上进行了 ENB 的实用性、准确性和安全性评价，结果表明 ENB 有助于支气管镜到达肺外周病变并取活检，无气胸、出血等不良反应发生。

　　在 ENB 技术的临床应用上，自 2005 年 ENB 技术在美国首次应用于临床后，对肺外周小结节的定位诊断出现了新的突破，该系统的发明旨在对早期肺癌的诊断。2006 年 Gildea 等的研究就表明，ENB 对肺恶性结节的诊断率达到 74.4%。在 Eberhardt 等的研究表明，导航诊断率与注册时间、导航时间、病灶大小、病灶位置均无关。为了获取更多的组织标本，联合使用穿刺针、活检钳、刷检钳是有效的方法。迄今为止，采用 ENB 技术的临床研究病例已近 1 000 例，相对于传统气管镜，ENB 无论对于周围肺野、纵隔病灶及淋巴结病变具有较高的准确率，尤其是病变位于周围肺野而气管镜无法到达的部位。对既往文献的复习结果亦可发现，目前对 ENB 的应用多为 2cm 以上的病灶，操作成功率在 65% 以上，而且随着临床医师操作经验和熟练程度的增加和提高，操作成功率亦在逐年增高。在成功取得活检标本的患者中，确诊率亦显著高于非实时定位系统。

　　此外，ENB 的最大优势为安全。由于活检时未达到胸膜，气胸的发生率较经皮肺穿刺低；同时，也避免了 CT 引导下经皮肺穿刺时 X 线辐射对患者的影响。此外，降低了患者因为诊断不明确而进行手术活检的风险，尤其对老年体弱患者可以用最小的创伤来获取病理和细菌学标本，从而明确诊断。

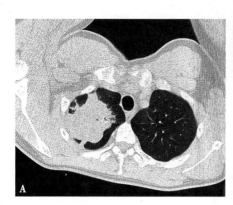
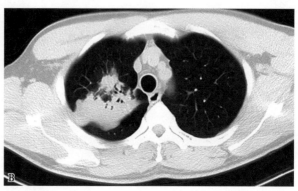

图 2-38　胸部 CT 检查

A. 右上肺团块状阴影；B. HREZ 诊断性抗结核治疗 1 个月后 CT 复查，显示病灶无明显吸收。

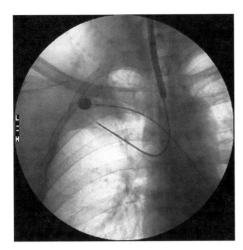

图 2-39　EBUS-GS 确认病灶位置，在 X 线监测下进行灌洗、活检、针吸

随着介入技术的发展，ENB 与其他气管镜下的新技术相结合，可以进一步增加诊断的阳性率和准确率。Chee 等对 60 例周围性病变的患者，根据支气管镜检查随机分为 2 组，即单独应用周围性 EBUS 组（pEBUS）和两者联合应用组。结果表明，通过 pEBUS 定位成功率为 75%，而联合 ENB 后定位成功率增加到 93%。pEBUS 的确诊率为 43%，联合 ENB 后确诊率增加至 50%。此外，新开展的现场病理诊断（rapid on-site cytopathologic evaluation，ROSE）的使用能明显提升诊断阳性率和准确率。

在结核病诊断中的应用前景方面，菌阴肺结核是结核病诊治中的难点，一般依赖于患者的影像学、结核抗体、PPD 等指标，亦可进行侵入性检查如支气管镜、经皮肺穿刺技术等增加结核分枝杆菌的检出阳性率。近年来，γ- 干扰素释放试验和快速分子检测方法的临床应用也给肺结核的诊断带来了飞跃。诊断性抗结核治疗因在菌阴结核病诊治过程中具有重要的地位而被广泛采用。但如果上述手段均无法取得令人满意的诊断效果，尤其是诊断性抗结核疗效不佳时，迫切需要组织病理学技术协助确诊。

目前，国外对 ENB 的临床研究侧重于恶性疾病，也已证实在诊断恶性结节的过程中 ENB 有着较明显的优势，对于良性疾病的应用价值需要进一步观察。本组 3 例患者均是经正规抗结核治疗疗效不佳，反复多次痰抗酸杆菌涂片和培养均为阴性。病例 1 和病例 3 曾进行过 CT 引导下经皮肺穿刺检查未能确诊；在 ENB 术前，根据其胸部影像学表现和肺穿刺的结果，恶性疾病的可能性较小，但是需进一步确定慢性感染的病因；病例 2 患者行 ENB 的目的是明确其结核的活动性，是否存在继发耐药而导致空洞不闭合。3 例患者均为两侧上肺尖后段病灶，常规气管镜无法抵达，再次行经皮肺穿刺获得组织学的风险或难度较大，且阳性率低。经 ENB 引导的刷检和活检均得到了病理学和细菌学的确诊，均得到了成功与正确的诊断，且未出现气胸等不良反应，说明该技术在难治性结核病或者不典型结核病的诊断中可能具有较好的应用前景。

ENB 的实用性现在已得到证实，但其高昂的仪器及耗材价格使其应用受到限制。操作过程中患者的咳嗽反射、呼吸幅度会影响导航术的时间及成功率。对于如何更高效地诊断良性疾病，如感染性疾病的诊断抑或是将来的研究方向。ENB 在国内的开展使得原本一些疑难的良性疾病诊断可以避免使用胸腔镜等创伤较大、价格更昂贵的外科方法进行活检。其在结核病诊治中的价值需进一步研究证实。

（沙　巍　崔海燕　宋言峥）

参 考 文 献

[1] 李玉林. 病理学 [M]. 北京：人民卫生出版社，2010.

[2] 卫生部疾病预防控制局，卫生部医政司，中国疾病预防控制中心. 中国结核病防治规划实施工作指南 [M]. 北京：中国协和医科大学出版社，2009.

[3] MAHAJAN A K, PATEL S, HOGARTH D K, et al. Electromagnetic navigational bronchoscopy: an effective and safe approach to diagnose peripheral lung lesions unreachable by conventional bronchoscopy in high-risk patients[J]. J Bronchology Interv Pulmonol, 2011, 18（2）: 133-137.

[4] LAMPRECHT B, PORSCH P, WEGLEITNER B, et al. Electromagnetic navigation bronchoscopy（ENB）: Increasing diagnostic yield[J]. Respir Med, 2012, 106（5）: 710-715.

[5] PEARLSTEIN D P, QUINN C C, BURTIS C C, et al. Electromagnetic navigation bronchoscopy performed by thoracic surgeons: one center's early success[J]. Ann Thorac Surg, 2012, 93（3）: 944-949; discussion 949-950.

[6] KARNAK D, CILEDAG A, CEYHAN K, et al. Rapid on-site evaluation and low registration error enhance the success of electromagnetic navigation bronchoscopy[J]. Ann Thorac Med, 2013, 8（1）: 28-32.

[7] LOO F L, HALLIGAN A M, PORT J L, et al. The emerging technique of electromagnetic navigation bronchoscopy-guided fine-needle aspiration of peripheral lung lesions: promising results in 50 lesions[J]. Cancer Cytopathol, 2014, 122(3): 191-199.

[8] 陈愉, 李时悦. 电磁导航支气管镜临床应用新进展 [J]. 中华结核和呼吸杂志, 2013, 36(1): 6-8.

[9] EBERHARDT R, MORGAN R K, ERNST A, et al. Comparison of suction catheter versus forceps biopsy for sampling of solitary pulmonary nodules guided by electromagnetic navigational bronchoscopy[J]. Respiration, 2010, 79(1): 54-60.

[10] PORT J, HARRISON S. Electromagnetic navigational bronchoscopy[J]. Semin Intervent Radiol, 2013, 30(2): 128-132.

[11] LEONG S, JU H, MARSHALL H, et al. Electromagnetic navigation bronchoscopy: A descriptive analysis[J]. J Thorac Dis, 2012, 4(2): 173-185.

[12] 徐志强, 王茂筠. 电磁导航支气管镜临床应用及展望 [J]. 重庆医学, 2013, 42(12): 1421-1423.

[13] CHEE A, STATHER D R, MACEACHERN P, et al. Diagnostic utility of peripheral endobronchial ultrasound with electromagnetic navigation bronchoscopy in peripheral lung nodules[J]. Respirology, 2013, 18(5): 784-789.

[14] 中华医学会结核病学分会. 肺结核诊断和治疗指南 [J]. 中华结核和呼吸杂志, 2001(2): 5-9.

[15] YOO H, SONG J U, KOH W J, et al. Additional role of second washing specimen obtained during single bronchoscopy session in diagnosis of pulmonary tuberculosis[J]. BMC Infect Dis, 2013, 13: 404.

[16] 伍建林, 路希伟. 临床结核病影像诊断 [M]. 北京: 人民卫生出版社, 2011.

[17] 李遂莹. 胸部结核外科学 [M]. 天津: 天津科技翻译出版公司, 1995.

[18] 王琳, 宋言峥. 浅论肺外结核病变外科干预的对象及时机 [J]. 结核病与肺部健康杂志, 2017, 4: 304-309.

第三章

结核外科基础和临床研究

与肿瘤外科相比，结核病的外科研究的文献不多，特别是基础研究和临床前瞻性研究。临床研究的论文不少，但大多是回顾性的。研究耐多药肺结核外科治疗文献中，总结论是外科的干预可提高耐多药肺结核的治愈率，但是 WHO 耐多药指南谨慎地认为：外科可以改变耐多药肺结核的治疗结局，甚至有些专家通过荟萃分析认为，外科在治疗结核病中的作用不十分明朗，即结核病的外科手术适应证尚需要探讨。回顾性研究多是依照专家各自的经验施术，对结核病手术适应证、手术时机判断和手术方式选择以及术后个体治愈标准、术后疗程等难以达成共识。因此，结核外科需要双盲前瞻性临床试验研究，才能在以化疗为主体的今天，明确外科在诊疗、防控结核病中的作用和地位。虽然更多的是对那些没有更高效和针对性药物的耐多药肺结核，手术治疗才被再次赋予厚望，但荟萃分析显示外科手术这一传统的治疗手段再次变得不可或缺。

外科医师长于手术，而短于做研究，一是不知道从何做起，二是不知道如何做。同时，结核外科在国际上本身做研究的也不多，没有好的方向，就更无研究兴趣。实际上，结核病的基础研究仍然离不开基础学科，如分子生物学、免疫学、药理学等，和这些学科的结合，就可以找到方向。

外科医师面临的是患者个体，而研究一定不能离开患者这一主体；外科医师接触的是实验室研究者们难以拿到的组织标本，而这也是共同合作研究的优势。下面就我们个人的研究工作做一些介绍，以飨读者。

第一节　结核外科基础研究

结核外科人员还需要做些基础研究，外科医师做研究的优势是可以拿到组织标本，从这些组织标本中，我们不仅可以做结核分枝杆菌研究，也可以做一些蛋白质组学、基因组学的研究，这些研究都是探索性的，可以进行一些信号通路等机制研究，在宿主介导的免疫治疗、缩短疗程等方面应用，也可以进行一些结核活动性方面的标志物研究，判断疗程是否结束或者手术是否提前干预。

基于影像基因组学的结核病病变及其活动性研究：

1. 目前肺结核除了细菌培养等检测手段可以判断肺结核的活动性外，尚没有精准、可靠的判断结核病活动性指标。分子生物学检测方法在快速诊断结核病和判断结核病是否耐药上是非常精准的方法，但是不能判断结核病活动性，也可能没有找到特异性标志物。红细胞沉降率、腺苷脱氨酶等指标都不是特异的判断结核病活动性标志物。SAT 技术可以检测到结核分枝杆菌的 RNA，但是操作性不强。

2. 临床上的难题是菌阴结核病、肺外结核、菌阳转阴的结核病、结核病合并 HIV、耐药结核病等的疗程判定，其原因在于这些患者治疗若干月后遗留病变的活动性没有办法判定。从伦理角度讲，活动的结核病变，无论是用药多长时间，是不能停止治疗的。只有陈旧性结核病不需要服用化学药物。

3. 计算机断层扫描（computed tomography，CT）是大家所熟悉的 X 射线断层显像技术，可以清楚地获得病变的解剖结构信息，但是仅靠结构特点诊断疾病有局限性，有些病变的性质比如肿瘤的良恶性、手术后肿瘤有无复发，CT 均难以做出准确判断，不能准确地反映疾病的生理代谢状态。PET/CT 是将 PET 和 CT 整合在一台仪器上，组成一个完整的显像系统，被称作 PET/CT 系统（integrated PET/CT system）（图 3-1，图 3-2），患者在检查时经过快速的全身扫描，可以同时获得 CT

解剖图像和 PET 功能代谢图像，两种图像优势互补，使医师在了解生物代谢信息的同时获得精准的解剖定位，从而对疾病做出全面、准确的判断。PET 利用正电子发射体的核素标记一些生理需要的化合物或代谢底物如葡萄糖、脂肪酸、氨基酸、受体的配体及水等，引入体内后，应用正电子扫描机而获得的体内化学影像。它以其能显示脏器或组织的代谢活性及受体的功能与分布而受到临床广泛的重视，也称为"活体生化显像"。可以说，PET 的出现使得医学影像技术达到了一个崭新的水平，使无创伤性的、动态的、定量评价活体组织或器官在生理状态下及疾病过程中细胞代谢活动的生理、生化改变，获得分子水平的信息成为可能，这是目前其他任何方法所无法实现的。

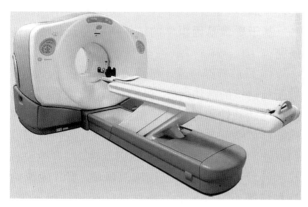

图 3-1　PET/CT 主机

4. 临床上亟需一个可以判断结核病活动性的标志物，以判断治疗效果和疗程。美国 NIH 采用 PET/CT 和现有的细胞因子联合检测的方法判断结核病患者的疗程。治疗后 1 个月、4 个月 PET/CT 上显示 ^{18}F-FDG 代谢强度明显减弱，病灶明显吸收，说明 PET/CT 是一种可以反映结核病活动程度的检查。但是，PET/CT 检查费昂贵，患者很难负担，单纯以 PET/CT 判断结核病活动性显然操作性不强。目前细胞因子的同步检测如红细胞沉降率、抗体、干扰素释放等不具有特异性，和病灶吸收程度不一致。

5. 我们研究的方法是采用影像基因组学方法，主要利用单细胞测序和转录组学技术，研究肺结核病变的特点，同时观察患者 PET/CT 代谢高区和低区的活动性。这是一项前瞻性研究，希望通过这项研究找到活动性标志物。既往的检查提示，活动性的肺结核、结核性脓胸及脊柱结核病变等，PET/CT 显示病灶区域代谢是增强的，而稳定的病变代谢则很弱，SUV 值低。

（宋言峥　王　琳　王逸飞）

第二节　结核外科研究手段

时至今日，结核外科的临床研究相对于肿瘤外科来说，做得不够精细。国际抗癌联盟推广的肿瘤外科 TNM 分期已经实施 30 余年，规范了肿

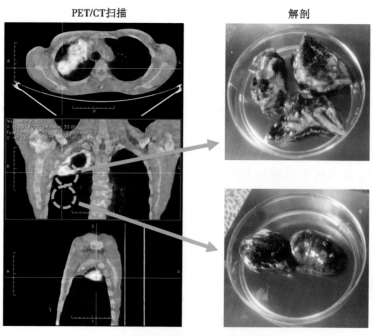

图 3-2　PET/CT 扫描图像和手术切除标本

瘤的外科治疗行为，指导了外科的发展方向，使得外科治疗越来越面向更为早期的肿瘤（原位癌到Ⅱ期肿瘤），如胸外科专业从肺癌外科走向了肺结节外科，显著提高了肿瘤的 5 年生存率。而结核病外科自从 1993 年《中华结核和呼吸杂志》组织专家确认肺结核手术适应证后，2005 年中华医学会再次进行了细化，到现在一直没有明确的手术适应证。内外科专家始终达不到统一意见，究其原因，是因为结核外科始终没有像肿瘤外科 TNM 分期那样，有一个可靠的公认的结核病分期、分型、分类方法指导临床工作。TNM 分期分别按肿瘤大小、淋巴结转移和有无远处转移作为判断肿瘤是否外科处理的方法，共分为Ⅰ、Ⅱ、Ⅲ、Ⅳ期，原则说来，Ⅲb期和Ⅳ期是不能实施根治术的。这就等于给外科划了一个红线，红线以外的患者归口到化疗科、放疗科和中医科等。结核病比肿瘤复杂，结核病可以不治而愈，也可以导致死亡；同一个患者可以手术治愈，也可以不手术治愈，也可以带病生存。因此，TNM 分期不适合于结核病的分期管理。虽然结核病也可以采用多学科综合治疗（MDT）模式，但是 MDT 模式也需要对疾病本身有个统一的认识（如 TNM 分期）后才能做出公正的判断。否则，依然是专家根据个人经验来判断结核病是否可手术。因此，结核病外科治疗不仅应加强临床和基础研究，同时首先需要一个统一的结核病外科分期方式。

值得注意的是，站在结核病的角度看外科手术，和站在从外科手术角度看结核病，其结果显然是不同的。这是结核内外科专业目前不得不面临的问题，特别是在非结核病定点医院。结核病定点医院和非结核病定点医院的外科专家们也对结核病手术适应证、手术时机、手术方法及术前和术后化疗时间充满争议，如有专家倡导的脊柱结核的超短化治疗等，因此结核病外科亟需规范化诊治。规范化治疗不是一句空话，其基础是循证医学。因此，加强结核外科的临床和基础研究，是结核病规范化治疗的开始。

结核外科研究千头万绪，从哪里开始更是无从着手。这里，给大家推荐一个关于结核病外科分期的方法——LTB-S 结核病外科分期法，对于耐多药肺结核，这个分期方法是可靠、易掌握的。我相信，它对所有结核的外科治疗都很实用，值得推广。

LTB-S：意指不同的结核病变，根据抗结核时间的不同和患者体质的不同，而采取不同的手术方法。L 即 lesion（病变）的第一个字母，T 即 time（时间）的第一个字母，B 即 body（身体）的第一个字母，S 即 surgery（外科手术）的第一个字母，简称 LTB-S 结核外科分期系统，"-"的意思是：有的患者需要手术，有结核病患者不需要手术，结核科医师也应掌握这个分类方法。

1. 病变（lesion，L）　它可以指单侧病变，也可以指双侧病变；可以指局限性病变，也可以指广泛性病变，就如结核病公式那样上中下\上中下，可以分别用 L_1、L_2、L_3、L_4 表示。比如局限的病变可以用 L_1 表示，表示可以考虑手术；而双侧广泛性病变可以 L_4，表示不考虑手术。L 不代表疾病的形态，如结核球、毁损肺、空洞等，这与 WHO 耐多药肺结核病变的分类是一致的，手术切除的是耐药排菌的病变，而不管这类病变是结核球、空洞还是毁损肺，也不管是大空洞还是小空洞等。病变可以是活动的、陈旧的、稳定的、可逆的、难以吸收的，这些病变的性质决定了手术与否、手术方式选择等。但是，什么是稳定的、陈旧的病变？什么是活动的病变？敏感的结核病活动性病变和耐药的结核病活动性病变影像学上有何异同？都需要我们进一步研究。

2. 时间（time，T）　意指确诊为结核病后化疗的时间。当然确诊为结核病后，不化疗就手术，是违背伦理的，毕竟结核病是一个内科可以治疗、可以治愈的疾病。关键是用多长时间药物可以手术。之前都是专家的共识，比如耐多药肺结核用药 2 个月，具备手术条件的就可以手术。这些共识主要基于文献回顾，而文献基于专家个人经验。而这些结核病外科共识在我国尚未明确形成。手术时机争议很大，比如 2005 年《临床技术操作规范·结核性分册》建议结核性脓胸术前用药时间是半年以上，但是实际上很多患者用药 1 年后即停药，然后复发，继之行外科手术；还有一些用药 1 个月、2 个月、3 个月就手术的，甚至结核性胸膜炎和结核性脓胸临床没有一个分界，有的结核性胸腔积液用药 2 周就手术，术后的患者虽然没有出现大的并发症，但是给人的感觉治疗不规范。还有脊柱结核术前抗结核时间也存在争议，有的 2 周，有的 4 周，有的 2 个月，术后用药时间则更不一样。这些都是需要我们去通过临床研究论证的，建议全国多中心参与，根据得出的结果，共同制定共识、指南和规范。如果患者耐药，则术前化疗时间可能又不一样。对肺结核来讲，敏感性肺结核不考虑手术,除非有咯血、气胸等急症发生。如果耐药结核病,病变局限的话,建议外科及早干预,早到什么时候?也需要大规模临床试验论证。对于一些术前难以确诊,术后才确诊的结核病患者,如结核结节、脊柱感染性病变、颈部淋巴结肿大、胸壁肿块、乳腺肿块等,建议即刻用抗结核药物,然后根据药物敏感性情况再调整方案。但是这类患者往往在综合性医院诊治,而综合性医院通常缺乏结核分枝杆菌的培养、药物敏感性检测和菌种鉴定。这些应作为特殊的类型,如不排除肿瘤,术前抗结核时间为 0 天而进行特殊处理。T 也可以分为 T_0、T_1、T_2、T_3。

3. 身体(body,B) 做任何手术,都绕不开身体情况。身体情况不同,也可以决定做与不做手术,做什么样的手术。比如一个胸壁结核在一个青年人和一个老年人身上所采取的方法完全不同,年轻人手术方法可能是病灶清除 + 胸膜外胸廓成形术,而老年人的手术方法可能仅仅是引流即可,但结局都可能是临床治愈。如果两种方式反过来,就有可能出现问题,年轻人可能面临二次手术,老年人可能面临生命威胁。另外,还有一些患者结核病变轻微却有严重的结核中毒症状,而有些结核病变严重但结核中毒症状轻微,这些患者的手术时机和手术方式也应不同。B 也可以为 B_0、B_1、B_2、B_3。

4. 外科手术(surgery,S) 结核病的手术方法多种多样,大致可分为引流术、清除术、切除术、压缩性手术(胸廓成形术)、重建术。不同的手术有不同的适应证,如引流术是只对合并混合感染的患者和大的结核性浆膜腔积液等所采取的临时对症措施,手术创伤小;清除术主要对结核病变相对根治性的手术,如脊柱结核病灶清除、胸壁结核病灶清除、淋巴结结核病灶清除术等,一般从病灶内处理,有时肺结核的大空洞和病变也这样处理;切除术主要从病灶外处理病变,如肺结核肺切除术、肾结核肾切除术、脓胸胸膜剥脱术等,切除术较为完整;压缩性手术对结核病病变仍是一种有效的手术方法,一般对残腔面积大、不易采取切除术或者病灶清除者使用,脊柱结核植骨融合内固定手术、关节结核融合内固定术也是压缩性手术范畴,创伤较大;重建术一般是指功能重建,而不是结构重建,结核病的手术大多是破坏性手术,只有关节结核人工关节置换术是一种功能重建术。不同的结核病变采取不同的手术方法,如耐多药

的肺结核病变一般不采用肺段切除的方法,稀薄的脓液往往采取引流术,而稠厚的病变往往采取清除术;不同的身体状况,采取的手术方法也不相同;不同的用药时间,可能采取不手术、切除术、压缩性手术等,一般不会采用重建术。S 也可以分为 S_0、S_1、S_2、S_3 等。

以上不同的 L_1、L_2、L_3、L_4,不同的 T_0、T_1、T_2、T_3,不同的 B_0、B_1、B_2、B_3,不同的 S_0、S_1、S_2、S_3,可以给出不同的意义,然后可以形成不同的组合,如 $L_1T_1B_1$-S_1 等,分别表示有绝对的手术适应证、相对的手术适应证和手术禁忌证。这些外科分期可以不仅可以使用于肺结核,还可以使用于肺外结核。当然这需要做一些深入的临床研究来验证。

(宋言峥 戴希勇 杨 斌)

第三节 结核外科循证医学研究

循证医学(evidence based medicine,EBM)是指认真、明确和明智地应用现有的最好证据,同时结合医师的个人专业技能和临床经验,考虑患者的愿望,对患者作出医疗决策。其主要作用为:①为制定治疗方案或指南提供论据;②澄清某些临床问题认识上困惑问题;③循证医学可为错综复杂问题提供答案;④遵循价格 / 效益比的药物经济学原则;⑤指导医师、药师的规范临床医疗行为;⑥为制定政策法规和开发新药品提供科学依据。它的主要工作方法是注册临床试验。结核外科领域目前没有一种临床治疗方案进入临床试验,大多是经验回顾性总结后达成的共识,离指南的证据还差很远。

结核病外科治疗手术适应证经过国内 1985 年定初稿、1993 年细化、2005 年再细化后,至今对现在试行的结核病手术适应证争议仍很大,已经不适合当今肺结核诊疗形势了,目前迫切需要对肺结核、结核性脓胸、骨关节结核等先形成基本共识,然后进行大规模临床试验,来确定结核病外科治疗指南。

一、临床试验注册的历史与现状

1. 2004 年 9 月,国际医学杂志编辑委员会(ICMJE)宣布从 2005 年 7 月 1 日起,只发表已在公共临床试验注册机构注册的临床试验结果。

2. 2004 年 11 月,由 WHO 牵头建立国际临床试验注册平台(ICTRP),之后英国、美国、澳大利

亚都纷纷成立了自己的临床实验注册中心。

3．中国于 2005 年在四川大学华西医院建成了中国临床试验注册中心（ChiCTR）。

二、临床试验注册的定义

一种新药或干预措施的临床试验注册，指在试验的起始阶段将试验的重要信息在公开的临床试验注册机构进行登记，以便向公众、卫生从业人员、研究者和赞助者提供可靠的信息，使临床试验的设计和实施透明化，并使所有人都可以通过网络免费查询和评价注册的临床试验。

三、临床试验注册的类别

1．新药临床试验注册与管理（Ⅰ、Ⅱ、Ⅲ期临床试验和部分有限样本的Ⅳ期临床试验）。

2．上市后药物的注册与管理（上市后药物临床试验和其他类型临床实验。少数为药物生产厂家组织实施的Ⅳ期临床试验）。

四、世界卫生组织国际临床试验注册平台

1．ICTRP 是世界卫生组织的一个项目，世界卫生组织国际临床试验注册平台（WHO ICTRP）的主要目标就是促进所有临床试验 WHO 试验注册数据集的预期注册以及公众对该信息的可访问性。

2．WHO ICTRP 及其全球网络将由 WHO ICTRP 和若干一级注册中心（primary register）组成。

3．ICTRP 扮演着国际领导者角色，定位为全球性临床试验注册网。

五、中国临床试验注册中心

1．于 2004 年开始筹建中国临床试验注册中心（Chinese Clinical Trial Register，ChiCTR），2005 年开始受理注册申请。

2．2006 年 12 月 1 日，WHO ICTRP 在日本神户召开了由来自 9 个国家的 9 个临床试验注册中心、ChiCTR 是参会的 9 个中心之一，并成为 WHO ICTRP 合作者。

3．经 WHO 国际临床试验注册平台认证为一级注册机构。

4．由四川大学华西医院卫生部中国循证医学中心于 2005 年 10 月组建，2007 年 7 月 25 日正式运行。

5．所有在人体实施的试验均属于临床试验，都应该先注册，后实施。凡已注册临床试验都会被授予 WHO ICTRP 全球统一的唯一注册号。

六、ClinicalTrials.gov 简介与注册流程

1．ClinicalTrials.gov 于 1997 年由美国国家医学图书馆（NML）与美国食品药品监督管理局（FDA）共同创建，范围涵盖各种疾病及其症状。

2．ClinicalTrials.gov 是美国政府创建的第一个临床试验资料库，而且同时提供试验注册服务，2004 年后开始对国际上的临床试验开放。

3．主旨 ①向患者、医疗卫生人员和社会大众提供临床试验信息的查询服务；②向医学科研人员和机构提供临床试验注册服务。

4．ClinicalTrials.gov 被列为公开化、国际化临床试验注册的典范，而且达到了 ICMJE 的要求。

5．注册时需登录 http://prsinfo.clinicaltrials.gov/gettingOrgAccount.html 网站。注册个人 PRS 账号 2 个工作日之内，ClinicalTrials.gov 就可生成账号并通过电子邮件说明如何在 PRS 上注册临床试验。

6．目前中国临床试验注册可以在 WHO 注册平台以及美国 ClinicalTrials.gov 上进行注册，获取全球唯一的试验注册号，便于将来在国际医学期刊上发表高质量的临床试验研究结果。

7．ClinicalTrial.gov 是属于免费的数据库，如果要查看 ClinicalTrial.gov 上的临床试验结果，其更新速度相对较慢。可以多种渠道了解某一药物或者器械等最新的临床实验进展，例如通过Pubmed、各大会议的报告、付费的数据库（如科睿唯安数据库、GlobalData 数据库等）。

8．试验方案信息单元及填写要求 在 Clinical-Trials.gov 进行一个完整方案注册，需要填写的内容几乎涵盖了临床试验的方方面面，大致可以分为研究方案名称和背景资料、FDA 相关信息、受试者评审信息等 12 部分内容。有的需要在有限的选项中选择一项或多项，如研究类型；有的需要注册者自行填写，如研究方案说明。在临床试验实施过程中，随着试验的进展以及研究方案的完善，相关的信息单元内容亦需及时更新。ClinicalTrials.gov 所有显示界面及填写语言为英文，必填单元在本文中以"*"标出。填写内容主要包括：①研究方案的名称和背景资料（titles and background information）：各类标识号（identity，ID）、研究名称、研究类型（study type）*；②美国食品药品监督管理局相关信息（FDA information）；③受试者评审信

息（human subjects review）：评审委员会信息*、数据督查委员会信息、监督当局信息*；④组织者信息（sponsors）：责任方、主办方*、合作方；⑤研究方案说明（study deion）；⑥试验状况说明（status）：核查日期*、招募状况*、拓展性应用状况*；⑦研究方案设计（study design）；⑧分组和干预（arms, groups and interventions）；⑨研究对象和关键词（conditions and keywords）；⑩受试者选择（eligibility）；⑪研究方案的分中心信息及研究者信息（protocol location, contact and investigator information）：研究分中心信息、研究者信息；⑫相关信息（related information）。

七、结核外科疾病的临床试验注册

肺结核和骨关节结核是目前手术适应证、手术时机及手术方法争议较大的 2 个结核外科领域，建议将此 2 个领域进行注册，以获得足够的循证医学证据。

（李 亮 李建行 解记臣）

第四节 基于传统手术器械的结核外科器械的改良和创新

一、设计背景

感染性疾病是影响人类生命健康最严重的疾病，特别是一些传染性疾病，包括新型冠状病毒肺炎、严重急性呼吸综合征（SARS）、人感染 H7N9 禽流感、艾滋病、结核病等。外科感染一直是外科专业面临的主要问题，在抗生素出现之前，外科是治疗感染最重要的手段。中华人民共和国成立初期的外科疾病谱主要是普通感染和结核病，如腹膜炎、阑尾炎、化脓性胸膜炎、骨髓炎及肺结核、脓胸及骨关节结核等，早期的老一辈外科专家都是感染外科专家。

外科从传统的开放直视下外科手术（中华人民共和国成立开始），发展到今天以微创手术（20 世纪 90 年代中期开始）为主的治疗模式，其手术设备和手术器械发生了天翻地覆的变化。这两类手术器械的区别：用于微创手术的器械不适宜用于传统的开放手术，而用于传统开放手术的器械不能用于微创手术，其原因在于切口入路的变化，决定了手术器械使用方法。

由于感染外科疾病具有粘连严重、术中血管不易游离、术后并发症多的特点，微创外科手术很少用于感染性疾病的手术如结核病、化脓性疾病等，包括合并艾滋病的手术，由于其用抗病毒药物之后，本身有免疫重建的过程，易引起全身炎症反应，进而形成脏器、血管等渗出和粘连，给手术造成困难。虽然有些作者尝试将腔镜技术用于粘连轻的感染外科手术，但是否可以达到同开放手术一样的治疗效果，还有待验证。

由于微创手术的理念已经深入人心，患者对于微创手术的渴求愿望很高，对于感染性疾病的外科治疗也希望用微创手术的方法。据此，我们根据感染性疾病的特点设计了腔镜辅助下小切口手术，用于感染外科疾病的治疗，这样既可以在开放手术下完成病变的切除，也可以满足患者微创的要求，术后效果可以达到开放手术的治疗效果。但是，问题在于无论是开放手术切口下使用的手术器械还是腔镜下使用的微创手术器械，都不适合于腔镜辅助下小切口操作，也就是我们目前缺乏腔镜辅助下小切口手术器械。如能在传统的手术器械基础上改进、完善和创新，将会大大缩短感染性疾病的手术时间、减少术后并发症，进而可以使患者快速康复，减少经济压力和心理压力等。

我们改良的特殊感染外科手术器械，主要包括切割、止血、抓持、牵开、吸引器械等一系列器械，有一次性使用和反复使用两种。其中，用于小切口开胸的"羊角开胸器"和用于术中照明的"一次性带灯吸引器"已经转化并商业推广。"电凝吸引器"和"L 型一次性吻合器（肺、胃、肠）"正在研发，这些用于开放性手术和腔镜辅助下小切口手术的器械成型后，也可广泛应用于各类开放和微创手术。

本项目主要针对传统外科手术器械，进一步优化适用范围，提升术中病灶切除、切割凝血及清洁术野效率，并通过国家认可的第三方机构检测，明确产品的生产与验证工艺，形成产品的生产技术要求，为产业化生产与临床应用提供技术支撑，填补目前传统外科器械与微创外科之间的技术和市场产品空白。

二、设计研究内容

我们设计的产品主要是：

1. 小切口开胸器 羊角开胸器（图 3-3，可反复使用）已转化生产。它的优点是：①撑开肋骨的开胸器前端犹如山羊角，比较尖细，撑开肋骨时不影响手术视野，特别是在胸腔粘连时；②对于无

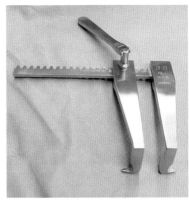
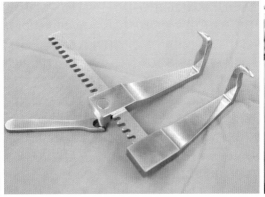
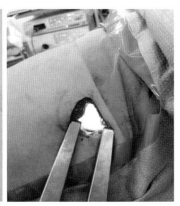

图 3-3 羊角开胸器图

缝隙的肋间进胸简单,尖端进入肋间后,轻轻旋转90°,即可撑开肋骨,游离肋骨下粘连,即可扩大进入胸腔,不需要切除肋骨,保持胸廓的完整性。

2. 一次性光导吸引管(图 3-4) 已转化生产。适合深部手术的照明,特别是脊柱感染的手术。脊柱深部的手术照明很困难,无影灯、头灯、腔镜照明等效果欠佳。本设计产品具有照明、吸引、推挡、剥离、打结等功能。

3. 电凝吸引器(一次性和反复使用) 已申报国内专利,准备转化。它的优点是:①带电凝可止血的吸引器;②可以适合开放手术,也适合微创手术,更适合腔镜下小切口改变形状;③可以根据不同手术部位改变形状。

4. 一次性 L 型带刀血管、器官、肠管、胃吻合器 已申报专利,准备转化。它的优点是:①适合直视的小切口操作;②穿越血管、支气管等组织更灵活;③一次性切割吻合,小范围直视下较腔镜吻合器操作方便。

三、项目研究目的

1. 本项目旨在传统手术器械的基础上,研发出一套既适合开放手术使用,又适合微创手术使用的感染外科小切口手术器械,填补该领域内的技术空白和产品空白。

2. 将本套手术器械推广使用,建立适合我国国情的开放手术与微创手术相结合的手术方式。尽可能改变目前的诊疗模式,既不能增加患者的手术创伤,也不能为了微创而微创。

(宋言峥 金 锋 陈其亮 潘道刚)

参 考 文 献

[1] 夏露,卢水华. 我国抗结核新药临床试验的有效性研究 [J]. 医药导报,2016(3):260-263.

[2] 张怡田,王秉翔. 新型结核病疫苗及其评价方法的研究进展 [J]. 微生物学免疫学进展,2016,44(2):68-74.

[3] 王吉春,张莹,沙磊,等. 关于结核病临床研究论文的医学伦理学分析 [J]. 中国医学伦理学,2014(2):233-235.

[4] 李文适,陈文华,李强,等. 国内医疗器械临床试验现状的分析 [J]. 中国临床药理学杂志,2019,35(19):2448-2451.

[5] 李新旭,周军,唐智敏,等. 对体内诊断药物临床试验设计和统计分析的考虑 [J]. 中国临床药理学杂志,2019,35(20):2639-2644,2648.

[6] KIYOKAWA T, FUKAGAWA T. 胃癌手术临床试验新进展 [J]. 癌症,2019,38(8):337-344.

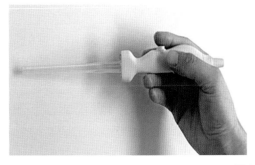
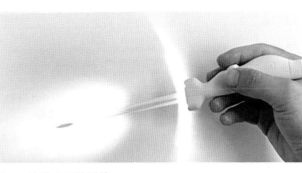

图 3-4 一次性光导吸引管

[7] 张欣，黄锣，陶丹，等. 注册于中国临床试验注册中心的放射治疗临床试验特征分析 [J]. 上海交通大学学报（医学版），2019，39（7）：789-794.

[8] 郭燕华，靳凯淇，沈莹冉，等. 肺癌的胸外科临床试验研究现状 [J]. 中华胸心血管外科杂志，2019，35（7）：434-437.

[9] 李巍，张薇. 中华医学会系列杂志稿约中临床试验注册规范的调查 [J]. 中国科技期刊研究，2019，30（9）：962-966.

[10] 刘俊. 正确运用循证医学证据指导临床实践 [J]. 医学与哲学，2019，40（23）：15-18.

[11] 曹帅丽，申爱平，朱庆峰，等. 循环 miRNA 作为诊断结核病生物标志的研究 [J]. 中华微生物学和免疫学杂志，2014（10）：787-792.

[12] 张明霞，杨倩婷. 结核病诊断生物标志物的研究现状和展望 [J]. 中国热带医学，2019，19（10）：907-911.

[13] 崔勇，马云. 结核病患者外周血液中分子标志物生物信息学分析 [J]. 基因组学与应用生物学，2017，36（6）：2221-2229.

[14] 龚如洁，张盈帆，朱旖旎，等. 新型的外科手术器械——多层次牵开架 [J]. 中国医疗器械信息，2013（11）：20-22，57.

[15] 张晓梅. 外来器械清洗质量难点分析及应对措施 [J]. 中国药物与临床，2016，16（11）：1691-1692.

第四章

结核病的非手术治疗

第一节　肺结核的化学治疗

结核病是由结核分枝杆菌引起的传染病。针对结核分枝杆菌，常规采用强有力的化学药物，规律、全程地用药，杀灭结核分枝杆菌，消除传染性，同时给结核病变的修复创造条件。当使用化疗药物痰菌不能转阴，或虽已阴转但病灶修复不充分，病灶内仍残留活菌将来复发可能性较大时，才使用外科疗法。因此，全身化学治疗是结核病治疗的最基本方法。

一、化疗对象和原则

肺结核患者一经确诊，就要及时给予治疗。合理的化学治疗（简称化疗）是消除传染性、阻断传播和治愈患者的关键措施。

（一）化疗对象

痰结核分枝杆菌阳性的肺结核患者是治疗的主要对象，痰菌阴性的活动性肺结核及肺外结核患者亦应予以治疗。具体包括：

1. 初治肺结核　①从未因结核病应用过抗结核药品治疗的患者；②正进行标准化疗方案规律用药而未满疗程的患者；③不规则化疗未满1个月的患者。

2. 复治肺结核　①因结核病不合理或不规律用抗结核药品治疗超过1个月的患者；②初治失败和复发患者。

（二）化疗原则

尽管化疗易受多种因素的干扰，针对不同病情所采取的治疗方案和治疗形式各异，但都必须遵循"早期、规律、全程、联合、适量"的化学治疗原则，以期达到杀灭结核分枝杆菌、促进病灶愈合、消除症状和防止复发的目的。因此，正确使用抗结核药物，制订合理的化疗方案和遵循化疗原则，是结核病化疗成功的关键。

二、化疗方案

（一）化疗方案制订

化疗方案的制订需参考以下情况：①需要掌握既往治疗情况、治疗方案及实施情况，对于初治失败的患者需了解失败的原因；②了解是否伴发特殊情况（如并发症或伴发疾病）。

（二）化疗方案内容

化疗方案包括两个不同的治疗阶段：①强化治疗阶段：杀死繁殖期菌群，防止或减少继发耐药菌产生。根据患者的诊断情况，初治肺结核以3～4种药物联用8周，复治肺结核以4～5种药物联用8周。②巩固治疗阶段：杀死残留病灶内少数代谢低下或半静止状态的结核分枝杆菌，防止复发。采用2～3种药物联用，继续杀灭残余菌群。

（三）各类型结核病化疗方案与选择

在以下方案中，药物名称前数字表示服药月数。

1. 初治活动性肺结核化疗方案　新涂阳和新涂阴肺结核患者可选用以下方案治疗。

（1）2HRZE/4HR：

强化期：异烟肼、利福平、吡嗪酰胺、乙胺丁醇，每日1次，共2个月，用药60次。

继续期：异烟肼、利福平，每日1次，共4个月，用药120次。

全疗程用药共计180次。

（2）使用固定复合制剂（FDC）：FDC是按照一定剂量把不同药品组合在一起的复方制剂。FDC的优点为服用方便、患者依从性高、用药剂量更为合理、避免单药应用造成耐药结核病等，故推荐使用FDC进行抗结核治疗。方案同上。

注：①如新涂阳肺结核患者治疗至2个月末痰菌检查仍为阳性，有条件的做快速药物敏感性检测，耐药者按耐药方案进行治疗，敏感者则应延长

1 个月的强化期治疗，继续期化疗方案不变，第 3 个月末增加一次查痰；如第 5 个月末痰菌阴性，则方案为 3HRZE/4HR。在治疗至第 5 个月末或疗程结束时痰涂片仍阳性者，为初治失败。②如新涂阴肺结核患者治疗过程中任何一次痰菌检查阳性，均为初治失败。③所有初治失败患者均应进行重新登记，分类为"初治失败"，用复治涂阳肺结核化疗方案治疗。④儿童慎用乙胺丁醇。⑤对初治失败的患者，如有条件可增加痰培养和药物敏感试验，根据药物敏感试验结果制订化疗方案。

2. 复治涂阳肺结核化疗方案

（1）2HRZES/6HRE：

强化期：异烟肼、利福平、吡嗪酰胺、乙胺丁醇、链霉素，每日 1 次，共 2 个月，用药 60 次。

继续期：异烟肼、利福平、乙胺丁醇，每日 1 次，共 6 个月，用药 180 次。

全疗程用药共计 240 次。

（2）使用 FDC：方案同上。

注：①因故不能使用链霉素患者，延长 1 个月的强化期，即 3HRZE/6HRE。②如复治涂阳肺结核患者治疗至第 2 个月末痰菌仍阳性，有条件的做快速药物敏感性检测，耐药者按耐药方案进行治疗，敏感者使用链霉素方案治疗患者则应延长 1 个月的复治强化期方案治疗，继续期治疗方案不变，即 3HRZES/6HRE；未使用链霉素方案的患者，则应再延长 1 个月的强化期，继续期治疗方案不变，即 4HRZE/6HRE，均应在第 3 个月末增加一次查痰；第 5 个月末或疗程结束时痰菌阳性，为复治失败。③对复治肺结核患者，治疗前应尽可能做药物敏感试验，耐药结核病选择耐药结核病方案进行治疗。④治疗前病原学阴性，治疗后 2 个月末由阴性变成菌阳，应做快速药物敏感性检测，敏感者按原方案进行治疗，耐药者按耐药方案进行治疗。

3. 结核性胸膜炎化疗方案　标准化治疗方案：2HREZ/7～10HRE。强化期使用 HREZ 方案治疗 2 个月，继续期使用 HRE 方案治疗 7～10 个月。

4. 耐多药结核病化疗方案　见第四章第二节。

三、治疗管理与监测

（一）患者监测

患者在抗结核治疗期间应定期进行安全性及有效性监测，监测内容如下：

1. 治疗前检查　除痰涂片、培养及胸部影像学等检查外，已确诊活动性肺结核患者还需进行血常规、肝肾功能等检查。

2. 治疗期间及治疗结束时检查

（1）初治肺结核患者于 2 个月末、5 个月末、6 个月末，复治涂阳肺结核患者于 2 个月末、5 个月末、8 个月末，要进行痰涂片及痰培养随访检查，如果痰菌阳性，应进行药物敏感试验及菌种鉴定等进一步检查。

（2）治疗期间每月检查血常规和肝肾功能 1 次，必要时查尿常规、心电图等，观察不良反应，治疗强化期末及结束时应进行影像学检查，以帮助判定治疗结果。

（二）疗效评价

肺结核的疗效评价包括细菌性和影像学两方面。

1. 细菌学阴转　是疗效评价重要指标。细菌学阴转是指连续 2 次痰培养阴性，且每次间隔至少 30 天。

2. 影像学评价　影像学评价是指治疗后病灶变化情况，可判读为好转、不变、恶化。

（1）病灶：①显吸：病灶吸收≥1/2 原病灶；②吸收：病灶吸收<1/2 原病灶；③不变：病灶无明显变化；④恶化：病灶扩大或播散。

（2）空洞：①闭合：闭合或阻塞闭合；②缩小：空洞缩小>原空洞直径 1/2；③不变：空洞缩小或增大<原空洞直径 1/2；④增大：空洞增大>原空洞直径 1/2。

（三）治疗转归的评估

所有病原学确诊和临床诊断结核病患者的治疗转归如下：

1. 治愈　病原学阳性肺结核患者完成规定的疗程，连续 2 次痰涂片或培养结果为阴性。其中 1 次是在治疗末。

2. 完成疗程　病原学阴性肺结核患者完成规定的疗程，疗程末痰涂片或培养阴性或未痰检者；病原学阳性肺结核患者完成规定的疗程，最近一次痰涂片或培养阴性，完成疗程时未查痰或无痰检结果。

3. 结核死亡　活动性肺结核患者因结核病进展或并发咯血、自发性气胸、肺源性心脏病、全身衰竭或肺外结核等原因死亡。

4. 非结核死亡　结核病患者因结核病以外的原因死亡。

5. 失败　病原学阳性肺结核患者治疗至第 5 个月末或疗程结束时涂片或培养仍然阳性者；病原学阴性肺结核患者治疗中转为涂片或培养阳性

者,均为治疗失败。

6. 失访　肺结核患者在治疗过程中治疗中断连续超过 2 个月或以上。

7. 其他　去除以上 6 类之外的转归。

注:①细菌学阴转:连续 2 次痰培养阴性,且每次间隔至少 30 天;②细菌学复阳:在细菌学阴转后,患者连续 2 次痰培养阳性,且每次间隔至少 30 天。

肺外结核的化疗方案参考肺结核的化疗方案,疗程依据病情延长。

(李　亮　卢水华　宋言峥)

第二节　耐多药结核病的化学治疗

目前,耐多药结核病(multidrug-resistant tuberculosis,MDR-TB)和利福平耐药结核病(rifampicin-resistant tuberculosis,RR-TB)仍然是全球结核病控制工作所面临的严峻问题。据世界卫生组织(World Health Organization,WHO)估算,2017 年全球 RR-TB 新发病例 55.8 万例,其中 MDR-TB 46 万例,而其治疗成功率仅为 54%,病死率达 16%。我国也是 MDR-TB 和 RR-TB 高负担国家之一,MDR-TB 和 RR-TB 的疫情非常严重。鉴于全球 MDR-TB 和 RR-TB 的严峻形势,WHO 于 2018 年 12 月底推出了《MDR-TB 和 RR-TB 治疗指南(2018 更新版)》,接着于 2019 年 3 月又发布了《耐药结核病治疗指南(整合版)》。为更好地推广和实践 WHO 制定的《MDR-TB 和 RR-TB 治疗指南(2018 更新版)》和《耐药结核病治疗指南(整合版)》,提高我国广大结核病防治工作者对 MDR-TB 和 RR-TB 的诊治水平,中华医学会结核病学分会组织结核病领域的专家,结合我国的实际情况,制定了《中国耐多药和利福平耐药结核病治疗专家共识(2019 年版)》。

一、定义

1. MDR-TB　是指结核病患者感染的结核分枝杆菌体外药物敏感试验证实至少同时对异烟肼和利福平耐药的结核病。

2. XDR-TB　是指结核病患者感染的结核分枝杆菌体外药物敏感试验证实除至少同时对异烟肼和利福平耐药外,还对任何喹诺酮类药物以及 3 种二线注射类药物(卷曲霉素、卡那霉素和阿米卡星)中的至少 1 种耐药的结核病。

3. RR-TB　是指结核病患者感染的结核分枝杆菌体外药物敏感试验证实对利福平耐药的结核病。

以上分类与定义适合于所有初治和复治结核病患者,包括肺结核和肺外结核。

二、化学治疗

(一)化学治疗的基本原则

1. 对所有诊断明确的 MDR-TB 或 RR-TB 患者应给予及时治疗,但选用何种治疗方案,均应征得患者的知情同意。

2. 在治疗前需进行表型药物敏感试验(drug susceptibility testing,DST),包括一线及二线抗结核药物,有条件时应同时采用快速分子药物敏感性检测。

3. 应基于患者药物敏感试验结果、药物的可及性以及既往用药史等,选用抗结核药物,制定治疗方案。

4. 长程治疗方案可为标准化,也可为个体化,并可全程口服用药;而短程治疗方案大部分为标准化治疗方案。

5. 对所有 MDR-TB 或 RR-TB 患者,应采取全程督导下的化学治疗。

6. 需对所有纳入 MDR-TB 或 RR-TB 治疗的患者积极开展抗结核药物安全性监测和管理(active TB drug safety monitoring and management,aDSM),并及时发现、处理抗结核药物的不良反应。

7. 药物的剂量应根据患者的体重而定。

(二)化疗药物

根据 WHO 的推荐意见以及药物的有效性、安全性和可及性,结合我国实际情况,将长程 MDR-TB 治疗方案中使用的抗结核药物重新划分为以下 3 组:① A 组:首选药物,包括左氧氟沙星(levofloxacin,Lfx)或莫西沙星(moxifloxacin,Mfx)、贝达喹啉(bedaquilin,Bdq)和利奈唑胺(linezolid,Lzd);② B 组:次选药物,包括氯法齐明(clofazinmine,Cfz)、环丝氨酸(cycloserine,Cs);③ C 组:备选药物,依次为吡嗪酰胺(pyrazinamide,Z)、乙胺丁醇(ethambutol,E)、德拉马尼(delamanid,Dlm)、丙硫异烟胺(protionamid,Pto)、阿米卡星(amikacin,Am)或卷曲霉素(capreomycin,Cm)、对氨基水杨酸(p-aminosalicylic acid,PAS)、亚胺培南 / 西司他丁(imipenem/cilastatin,Ipm-Cln)或美罗培南(meropenem,Mpm)。

需要说明的是:① Bdq 使用超过 6 个月的安

全性和有效性证据不足，在个别患者中延长其使用时间需要遵循《WHO 关于 Bdq 和 Dlm 治疗 MDR-TB 超说明书用药最佳实践的声明》；②同时使用 Bdq 和 Dlm 的证据不足；③Lzd 的最佳疗程尚未确定，使用至少 6 个月的疗效好，但毒性及不良反应可能会限制其使用；④Dlm 使用超过 6 个月的安全性和有效性证据不足，个别患者延长其使用时间需要遵循《WHO 关于 Bdq 和 Dlm 治疗 MDR-TB 超说明书用药最佳实践的声明》；⑤只有 DST 结果证实敏感时，Z 才能作为一种有效药物；⑥只有 DST 结果证实敏感时，才能考虑使用 Am 或 Cm，同时应进行严格的听力监测；⑦在使用碳青霉烯类药物时需要添加阿莫西林 / 克拉维酸，但其不能单独作为一种药物，也不能单独使用；⑧C 组备选药物的排序主要考虑药物的有效性、安全性及目前在我国的可及性和可行性。

（三）化疗方案

1. 长程 MDR-TB 治疗方案 长程 MDR-TB 治疗方案是指至少由 4 种有效抗结核药物组成的 18～20 个月的治疗方案，可为标准化或个体化。多项研究表明，长程 MDR-TB 治疗方案取得了较好的临床疗效，且安全性良好，该方案适合于所有 MDR-TB 或 RR-TB 患者。

（1）选药原则：应根据药物的有效性和安全性、DST 方法的可靠性及结果的可信度、患者既往用药史、药物耐受性及潜在的药物间相互作用等选用药物。选药顺序：应首先选用所有的 A 组 3 种药物，接着选用 B 组 2 种药物，若 A 和 B 组中的药物不能使用时可以选用 C 组药物，以组成有效的治疗方案；口服药物优先于注射剂。强化期至少由 4 种有效抗结核药物组成，巩固期至少有 3 种药物继续治疗。同一类药物不能联合使用，如注射类抗结核药物（Am、Cm）、氟喹诺酮类药物（Lfx 和 Mfx）等。具完全性双向交叉耐药的抗结核药物，如氨基糖苷类中的卡那霉素和 Am、硫胺类中的乙硫异烟胺和 Pto 以及 Cs 和特立齐酮，当其中任一药物耐药时，不能再选用同组中的另一种药物。利福霉素类药物之间的耐药性基本上为完全交叉，故利福平耐药时不应选用利福喷丁和利福布汀。Cm 为多肽类，和氨基糖苷类药物的耐药性为不完全交叉，耐 Cm 并不一定耐 Am，而耐 Am 也不一定耐 Cm，需要根据 DST 结果进行选药。氟喹诺酮类药物为不完全交叉耐药，建议根据氟喹诺酮类药物的 DST 结果选药。

（2）方案推荐：

1）推荐方案一（全程口服方案）：6Lfx（Mfx）BdqLzdCfzCs/12Lfx（Mfx）LzdCfzCs（数字代表时间：月）。

说明：若以上方案中的某种药物因故不能使用时，可以在 C 组中选用有效的口服药物。

方案注解：总疗程 18 个月，强化期 6 个月，每日使用 Lfx（或 Mfx）、Bdq、Lzd、Cfz 和 Cs；巩固期 12 个月，每日使用 Lfx（或 Mfx）、Lzd、Cfz 和 Cs。

2）推荐方案二（含注射剂方案）：6Lfx（Mfx）Bdq（Lzd）Cfz（Cs）PtoZ（E）Am（Cm）/12Lfx（Mfx）Cfz（Cs）PtoZ（E）（数字代表时间：月）。

说明：若以上方案中的某种药物因故不能使用时，可以在 C 组中选用有效的口服药物。

方案注解：总疗程 18 个月，强化期 6 个月，每日使用 Lfx（或 Mfx）、Bdq（或 Lzd）、Cfz（或 Cs）、Pto、Z（或 E）和 Am（或 Cm），对于病变范围广泛的复治患者及强化期结束时痰菌未阴转者，强化期可延长至 8 个月，此时继续期的时间相应缩短。继续期 12 个月，每日使用 Lfx（或 Mfx）、Cfz（或 Cs）、Pto 和 Z（或 E）。

（3）特殊情况下的应用：儿童、老年、孕妇以及合并 HIV 感染的 MDR-TB 或 RR-TB 患者均可采用长程 MDR-TB 化疗方案，但不能选用有禁忌证的药物，如孕妇不能使用氨基糖苷类药物、Cm、Pto 等。该长程 MDR-TB 治疗方案同样适合于肺外 MDR-TB 或 RR-TB 患者，但对于结核性脑膜炎患者除根据 DST 结果选药外，还要根据药物透过血 - 脑屏障的情况制定长程 MDR-TB 治疗方案。Lfx、Mfx、Pto、Cs、Lzd、Imp-Cln、Mpm 和 Z 均可以很好地透过血 - 脑屏障；Am 在脑膜炎症时可以透过；PAS 和 E 透过血 - 脑屏障的能力较弱，不能作为治疗 MDR-TB 或 RR-TB 结核性脑膜炎的有效药物。目前，Cm、Cfz、Bdq 和 Dlm 治疗结核性脑膜炎的研究资料有限。

（4）推荐意见：①对 MDR-TB 或 RR-TB 患者使用长程治疗方案时，方案中至少由 4 种有效抗结核药物组成，尽可能包含所有 A 组药物和 B 组药物，并且在继续期至少要有 3 种药物；如果 A 组和 B 组中的药物仍无法组成有效方案时，则需加入 C 组药物（2B）。②Lfx 或 Mfx 应加至 MDR-TB 或 RR-TB 患者长程治疗方案中（1B）。③对于 18 岁或以上 MDR-TB 患者，强烈推荐将 Bdq 应用于长程治疗方案中（1B）；对于 6～17 岁的青少年患者，也可将 Bdq 应用于长程治疗方案中（2C）。④ Lzd 应加至 MDR-TB 或 RR-TB 患者长程治疗方案中（1B）。⑤ Cfz 和 Cs 可加至 MDR-TB 或 RR-TB 患者长程治疗方案中（1B）。⑥ Z 可加至 MDR-TB 或 RR-TB 患者长程治疗方案中（2C）。⑦ E 可加至 MDR-TB 或 RR-TB 患者长程治疗方案中（2C）。⑧ Dlm 可加至 3 岁或 3 岁以上 MDR-TB 或 RR-TB 患者长程治疗方案中（2B）。⑨在 MDR-TB 或 RR-TB 患者的长程治疗方案中可选用 Pto（2C）。⑩ 18 岁或 18 岁以上的 MDR-TB 或 RR-TB 患者，可选用 Am 或 Cm 至长程治疗方案中，18 岁以下慎用（2C）。⑪在 MDR-TB 或 RR-TB 患者的长程治疗方案中可选用 PAS（2C）。⑫ Ipm-Cln 或 Mpm 可加至 MDR-TB 或 RR-TB 患者长程治疗方案中（2C）。⑬ MDR-TB 或 RR-TB 患者的长程治疗方案中包含 Am 或 Cm 时，建议强化期疗程为 6～8 个月，总疗程 18～20 个月（2B）。⑭儿童、老年、孕妇以及合并 HIV 感染的患者均可采用长程 MDR-TB 化疗方案，但不能选用有禁忌证的药物（2C）。⑮肺外 MDR-TB 或 RR-TB 患者也可使用长程 MDR-TB 治疗方案，但 MDR-TB 或 RR-TB 结核性脑膜炎患者除根据 DST 结果外，还要根据药物透过血‑脑屏障的情况选择药物（2B）。

2. 短程 MDR-TB 治疗方案 短程 MDR-TB 治疗方案是指疗程为 9～12 个月的 MDR-TB 治疗方案，这种方案大部分是标准化方案，其药物组成和疗程可因背景及证据不同而异；有证据显示，短程 MDR-TB 治疗方案具有较好的临床疗效和安全性。

（1）适用人群：未接受或接受二线抗结核药物治疗不足 1 个月的新诊断的 MDR-TB 或 RR-TB 患者。

（2）不适用人群：①对 MDR-TB 短程方案中任何一种药物耐药或可疑无效（异烟肼耐药除外）的 MDR-TB 或 RR-TB 患者；②使用过方案中 1 种或多种二线药物超过 1 个月（除非已经证实对这些二线药物敏感）的 MDR-TB 或 RR-TB 患者；③对短程 MDR-TB 方案中的任何药物不能耐受或存在药物毒性风险（如药物间的相互作用）的 MDR-TB 或 RR-TB 患者；④合并妊娠 MDR-TB 或 RR-TB 患者；⑤合并血行播散性结核病、中枢神经系统结核病，或合并 HIV 感染的肺外结核的 MDR-TB 或 RR-TB 患者。

（3）方案推荐：

1）推荐方案一：4～6Am（Cm）Mfx（Lfx）Pto-CfzZH$^{high-dose}$E/5Mfx（Lfx）CfzZE。

方案注解：总疗程为 9～12 个月，强化期 4 个月（若痰抗酸杆菌涂片不能阴转，可延长至 6 个月），药物包括 Am（或 Cm）、Mfx（或 Lfx）、Pto、Cfz、Z、H$^{high-dose}$[10～15mg/（kg·d）]和 E；巩固期为 5 个月，可延长至 6 个月，药物包括 Mfx（或 Lfx）、Cfz、Z 和 E。在异烟肼敏感或低浓度耐药时才可使用 H$^{high-dose}$。

2）推荐方案二（基于 Z 敏感的方案）：当感染的结核分枝杆菌对 Z 敏感时，且符合短程治疗其他条件的情况下，可采用 6Am（Cm）Lfx（Mfx）PtoZLzd（Cfz/Cs）/6Lfx（Mfx）PtoZLzd（Cfz/Cs）。

方案注解：总疗程 12 个月，强化期 6 个月，药物包括 Am（或 Cm）、Lfx（或 Mfx）、Pto、Z、Lzd（Cfz 或 Cs）；巩固期为 6 个月，药物包括 Lfx（或 Mfx）、Pto、Z、Lzd（Cfz 或 Cs）。

（4）特殊情况下的应用：儿童、老年以及合并 HIV 感染的患者均可采用 MDR-TB 短程化疗方案，除非有药物禁忌证。

（5）推荐意见：①对于既往使用短程治疗方案中所包含的二线抗结核药物进行治疗未超过 1 个月或排除对氟喹诺酮类药物及二线注射类药物耐药的 MDR-TB 或 RR-TB 患者，推荐使用 9～12 个月的短程治疗方案替代长程治疗方案（2B）；②儿童、老年以及合并 HIV 感染的患者均可采用短程 MDR-TB 化疗方案，除非有药物禁忌证（2C）。

（四）化疗方案的调整

1. 化疗方案的调整时机

（1）经原 MDR-TB 化疗方案治疗失败时：治疗失败的定义为 MDR-TB 或 RR-TB 患者由于以下原因需要终止治疗或永久性更改方案（更换 2 种以上药物），包括强化期结束时痰菌不能阴转、痰菌阴转后在继续期痰菌又复阳、发现氟喹诺酮类及注射类药物耐药的证据以及出现药物不良反应等，列为治疗失败。

（2）原方案与此后的多次药物敏感试验结果（必须明确该结果是可靠的）存在明显不一致时，且经治疗后效果不佳但未达到治疗失败的标准。

（3）发生严重的药物不良反应，患者无法坚持原方案治疗者。

（4）患者依从性及耐受性差，不能坚持应用方案中的某些药物。

2. 化疗方案如何调整

（1）完全更改（调整）：在原化疗方案治疗失败

时，或原方案与此后的多次药物敏感试验结果（必须明确该结果是可靠的）存在明显不一致或出现严重的药物不良反应时，建议对原有的抗结核治疗方案进行完全更改。按照化疗原则和选药依据对抗结核药物进行重新选用，组成新的 MDR-TB 化疗方案。

（2）部分更改（调整）：①由于患者对某个抗结核药物过敏时，可停用该抗结核药物，化疗方案中其他药物继续应用，一般来说，无须再加用药物；②出现其他药物不良反应如肾功能损害等，且仅考虑为方案中的个别药物所致者，建议停用相关药物，化疗方案中其他药物继续应用，一般来说，无须再加用药物；③患者依从性差，由于药物不良反应或患者本身原因不能耐受某个药物时（如注射类药物），可以考虑间歇使用（如隔日 1 次），或肌内注射与静脉交替使用。

（五）抗结核药物不良反应的处理

MDR-TB 或 RR-TB 的化疗需要多种二线抗结核药物联合使用，二线药物比一线药物可能导致更多不良反应，若对不良反应处理不当，将导致患者治疗中断、治疗失败、耐药程度加重，甚至危及生命；二线抗结核药物引起的不良反应的及时发现、监测和管理是耐药结核病防治规划的必要内容，因此，正确认识、准确判断、及时处理药物的不良反应具有重要意义。

1. 不良反应的预防

（1）对所有纳入 MDR-TB 治疗的患者积极开展药物安全性监测和管理（active drug safety monitoring and management，aDSM）。

（2）在实施 MDR-TB 或 RR-TB 化疗前应向患者及家属介绍所用抗结核药物不良反应的表现，并告知出现不良反应时应及时到医院就诊。

（3）医务人员应掌握抗结核药物常见的不良反应及其处理措施。

（4）在治疗前医师应了解患者及其家族的药物过敏史，避免使用已知的引起严重不良反应的同类药物，同时了解患者的肝肾功能、血尿常规及基础疾病情况。

（5）掌握抗结核药物不良反应的高危人群，在不影响疗效的前提下根据患者的体重及全身的营养状况等适当调整药物的剂量和品种，即高危人群抗结核治疗的个体化。

（6）对于药物不良反应的高危人群应合理使用预防性措施，如肝损害的高危人群给予保肝等治疗，肾损害者慎用氨基糖苷类和 Cm 等。

（7）所有服用 Cs 的患者应给予维生素 B_6 预防神经系统毒性，推荐剂量是每 250mg Cs 给予 50mg 维生素 B_6。

2. 不良反应的处理原则

（1）对于轻度不良反应，未出现明显脏器功能损害者可继续治疗，无须特殊处理。

（2）如果不良反应不严重，可以继续治疗，同时给予辅助药物治疗。但耐药严重者可能没有合适的替代药物，少一种药物将造成治疗方案的有效性下降。部分不良反应可能随着时间的推移逐渐消失或减轻，如果给予充分的鼓励及对症处理，患者可能会继续接受治疗。

（3）某些二线抗结核药物不良反应与药物剂量密切相关，在不影响药物血清浓度和疗效的情况下，减少药物剂量是处理不良反应的另一种方法，如使用 Cs 和 Pto 的某个剂量时，患者可能完全不耐受，但降低剂量时可能完全耐受；遗憾的是，这些药物剂量可调节的范围小，减小剂量可能会影响疗效，所以，应尽可能维持按体重制定的足量治疗，避免减少的剂量超过一个体重级别。

（4）对于中度（指有较明显的药品不良反应表现，包括重要器官或系统功能损害）及重度（严重）不良反应者（指引起死亡、致畸、导致人体永久伤残或器官功能永久损害以及导致住院治疗或住院时间延长等）需及时治疗处理，并停用相关抗结核药物等。

（5）应给患者提供尽可能的社会心理支持，鼓励他们坚持治疗。

（六）注意事项

1. 可靠的分子（如 Xpert MTB/RIF 法或线性探针法）或表型 DST 方法是确诊 MDR-TB 或 RR-TB 以及选择药物的重要依据。应用可靠的 DST 方法所获得的异烟肼和利福平耐药性的结果具有较高的可信度和可靠性，故应常规开展异烟肼和利福平的 DST。注射类药物和氟喹诺酮类药物的 DST 结果较为可靠，因此，建议应尽量常规检测。Cfz、Cs、E、Z、Pto、PAS 等药物的 DST 结果可靠性较差，其 DST 视具体情况而定。

2. 应注意监测抗结核药物的不良反应，积极开展 aDSM。

3. 应注意监测患者治疗效果和复发情况，并提供以患者为中心的关怀和社会支持，以提高患者的依从性。

4. 对于那些治疗无效（强化期治疗结束时痰MTB培养不能阴转）或不能耐受药物的接受短程治疗方案的患者，应及时调整为MDR-TB长程治疗方案。

5. 应注意药物间的相互作用，尤其是合并HIV感染者，如一些抗逆转录病毒药物与注射类药物、Mfx和Cfz可能因为药物相互作用而潜在重叠的或附加的毒性反应。

6. 不少药物可引起QTc间期延长，如Mfx、Bdq、Dlm、Cfz和克拉霉素等，因此，同时使用这些药物时，应密切监测心电图的变化。

三、治疗转归

以痰MTB培养作为判断MDR-TB或RR-TB治疗转归的主要指标，其判断标准为：

1. 治愈　患者完成疗程且无治疗失败的证据，强化期结束后连续3次或以上痰MTB培养阴性，每次间隔至少30天。

2. 完成治疗　患者完成疗程且无治疗失败的证据，强化期结束后没有证据显示连续3次或以上痰MTB培养阴性，每次间隔至少30天。

3. 失败　患者由于以下原因需要终止治疗或永久性更改方案（更换2种以上药物），包括强化期治疗结束时痰MTB培养不能阴转、痰MTB培养阴转后在巩固期又复阳、治疗过程中新发现氟喹诺酮类及注射类药物耐药的证据、临床症状或影像学表现恶化以及出现药物不良反应。

4. 死亡　患者在治疗过程中由于任何原因所致的死亡。

5. 丢失　患者未治疗或由于任何原因治疗中断连续2个月或以上。

6. 不能评价　包括患者转诊到其他医疗机构或不知其治疗转归。

7. 治疗成功　包括治愈和完成治疗。

四、治疗管理与监测

（一）治疗管理

MDR-TB或RR-TB的治疗药物多，疗程长，易出现不良反应，导致其治疗管理难度较大。为患者提供全程规范的治疗管理是保证MDR-TB或RR-TB患者治疗成功的关键环节。

1. 原则　①确诊并纳入治疗的MDR-TB或RR-TB患者均为治疗管理的对象；②对MDR-TB或RR-TB患者采取住院与门诊治疗相结合的管理方式；③对MDR-TB或RR-TB患者采取医务人员或经培训的督导员直接面视下服药（DOT）、手机App或电子药盒等多种形式的全程督导服药；④要保证高质量二线抗结核药物的不间断供应；⑤加强健康促进和与患者沟通，保障患者治疗的依从性；⑥在患者治疗管理过程中，需要所有参与治疗管理的机构密切配合，各负其责。

2. 住院治疗管理　MDR-TB或RR-TB患者病情复杂，治疗方案制定难度较大，治疗所需药品种类多，不良反应发生率较高。为便于了解患者治疗初期病情变化，确定合理、有效的治疗方案，早期发现并及时处理不良反应，建议MDR-TB或RR-TB患者治疗初期采取住院治疗，住院时间一般为1~2个月，可根据患者具体情况进行适当调整，但不少于2周。患者住院期的治疗管理由定点医院负责，主管医师应定期向专家小组汇报患者治疗管理情况，如需更改治疗方案，需要专家小组集体讨论决定。住院期间主管医师或护士负责患者直接面试下督导服药，按治疗监测要求对患者进行痰涂片、痰培养、肝功能及肾功能等检查。住院期间要密切监测不良反应的发生情况，早期发现，及时治疗。住院期间需加强健康教育，密切关注患者心理健康状态，对患者进行关于耐多药肺结核治疗、注意事项、不良反应早期发现等知识的宣传教育。

3. 出院后门诊或居家治疗的管理　医师在患者结束门诊或出院时，应告知患者按要求定期进行复查。基层医疗卫生机构应对辖区内的患者进行定期随访，并督促患者及时复查。对于未按时到定点医疗机构复查、中断治疗的患者，定点医疗机构要及时报告给疾病预防控制机构，由疾病预防控制机构组织基层医疗卫生机构对患者进行追踪。

（二）治疗监测

为保证患者治疗的依从性、评价疗效和及时发现处理药物不良反应，对纳入治疗的MDR-TB或RR-TB患者均需进行治疗监测。每月查血常规、肝肾功能、血电解质、尿常规、体重等，每2个月行痰抗酸菌涂片、MTB培养和影像学检查等。使用注射剂时应每月监测听力，应用E和Lzd时应每月监测视野和色觉等，使用Pto和PAS时应每月监测促甲状腺激素水平，使用Bdq、Dlm、Mfx、Cfz等时应每月进行心电图检查。出现不良反应、并发症或因不良反应引起的未按医嘱服药，立即告知患者到当地定点医疗机构就诊,并密切进行随访。

五、治疗失败的处理

MDR-TB 或 RR-TB 治疗失败后应如何处理,尤其是经过反复多次按 MDR-TB 或 RR-TB 方案抗结核治疗但痰菌仍不能阴转的患者,应该采用何种处理措施,我国指南和规范没有明文规定。WHO 指南有一些建议,但很笼统,现结合有关文献,提出如下看法。

(一) MDR-TB 或 RR-TB 患者治疗失败危险性的评估

一般来说,经过 MDR-TB 或 RR-TB 方案治疗 4 个月后患者临床症状不能改善,影像学表现病灶没有好转,或细菌学仍然阳性,该患者就处于治疗失败的高度危险中,此时应重新对患者的病情进行评估并详细了解患者的既往情况,包括:

1. 重新查看治疗方案及相关的药物史、接触者及所有的 DST 结果,若认为抗结核化疗方案不适当,应该设计新的治疗方案。

2. 重新查看细菌学资料,通常涂片和培养的结果是反映患者治疗无效的最好指标,但也应排除实验室污染的可能;临床症状改善、胸部影像学病灶好转但涂片或培养出现一次阳性原因可能是实验室污染或错误,这种情况下应进行多次涂片或培养。涂片阳性而培养阴性可能是由于存在死菌;重复涂片和培养阴性而临床表现、影像学显示病情恶化,则提示患者可能患有 MDR-TB 以外的其他疾病,如 NTM 肺病或肺癌等。

3. 应进一步确认患者是否规律服用了所有抗结核药物。

4. 应排除其他可能降低药物吸收的疾病,如慢性腹泻或能引起免疫功能抑制的疾病(如 HIV 感染等)。

(二) 治疗失败病例的处理

1. 更改抗结核化疗方案　对于 MDR-TB 或 RR-TB 患者,仅接受 1~2 次化疗方案治疗失败时,应详细了解患者的用药史、药物敏感性结果的可靠性等,重新制定新的抗结核治疗方案。

2. 外科手术治疗　对于采用 MDR-TB 或 RR-TB 化疗方案 2~3 个月时处于治疗失败的高度危险中的患者,若具有外科手术条件,可考虑行外科手术。对于治疗失败的 MDR-TB 或 RR-TB 患者,在更改化疗方案且预评估方案有效的情况下,建议可行外科手术。

3. 停止抗结核治疗

(1) 停止治疗指征:经过多次 MDR-TB 或 RR-TB 化疗方案治疗失败者,且胸部影像学显示进展性的、广泛的双侧肺部病变且没有外科手术指征;经过多次 MDR-TB 或 RR-TB 化疗方案治疗失败者,并出现高度耐药通常是 XDR-TB 或更广泛耐药,并且不能组成有效治疗方案时;临床病情恶化,全身恶病质、多器官功能衰竭,不能耐受有效的抗结核治疗方案。

(2) 停止治疗流程:停止治疗应经过临床诊治小组讨论决定,临床小组包括参与治疗的医师、护士及社区防控人员。一旦临床小组决定治疗应该停止时,应当制定一个清晰的支持措施,并获得患者及其家属的理解和同意。

4. 停止治疗后支持措施　停止治疗并非不管或忽视患者,应继续访视和不放弃患者是非常重要的,必须给予患者及其家庭强有力的支持、关怀和同情。支持措施包括:

(1) 控制疼痛和减轻症状:对乙酰氨基酚片、可待因可以缓解中度疼痛,可待因有助于改善咳嗽,也可以加用其他化痰止咳剂。

(2) 纠正呼吸功能不全等脏器衰竭,包括吸氧、抗菌药物应用、呼吸支持治疗等。

(3) 营养支持:最好少食多餐,补充氨基酸、蛋白质、维生素及电解质等。

(4) 中医中药治疗:中医中药有调理脾胃、增加食欲、化痰止咳、滋阴补肺等作用。

(5) 定期访视:治疗停止后,应定期访视患者。

(6) 必要时,可以住院或疗养院进行护理或心理干预。

(7) 感染控制措施:因治疗失败而停用抗结核药物的患者往往长时间处于传染状态,应该继续采用感染控制措施。

(唐神结　李　亮　卢水华)

第三节　肺外结核的化学治疗

结核病的病原体是结核分枝杆菌,对人体各器官都可有不同程度的影响。结核病可发生于全身各个器官,以肺结核为主,占全部临床结核病的 80% 以上,肺外结核占 20% 左右。肺外结核部位按发病率高低,依次为淋巴结、胸膜、泌尿生殖道、骨关节、脑膜、腹膜和心包,几乎所有器官系统都可能累及。

早在 20 世纪 70 年代，我国就提出了结核病化疗早期、联合、适量、规律、全程用药和治疗原则，这些治疗原则至今仍然行之有效。肺外结核的化学治疗也遵循这些原则，整个治疗分强化和巩固两个阶段。

早期：结核病患者应早期给予抗结核化学药物治疗。早期治疗利于抗结核药物杀灭代谢活跃、敏感的结核分枝杆菌，利于病变吸收、消散，组织修复。

联合：治疗结核病必须联用多种抗结核药物，其目的主要是利用多种抗结核药物的交叉杀菌作用，提高杀菌、灭菌能力，防止产生耐药，提高临床疗效。在结核病灶中，结核分枝杆菌有不同代谢状态的结核分枝杆菌。此外，在结核分枝杆菌的菌群中存在着自然耐药菌，联合用药后可通过交叉的杀菌作用消灭各自的敏感菌，耐药菌繁殖受到限制，减少继发性耐药的发生。联合用药还能促进药物发挥协同作用提高疗效。

规律：按照化疗方案，规律服药可保持相对稳定的血浓度，以达到杀灭结核分枝杆菌的作用。不规律用药不仅直接影响近期疗效，还影响患者治愈后的复发机会，产生耐药性，给治疗带来更大的困难。

适量：即选择适当的药物剂量进行治疗，既能发挥最大杀菌和抑菌作用，又避免因不良反应而不能耐受。剂量不足易造成治疗失败或易诱发耐药性产生，而过量的抗结核药物会增加不良反应的发生。因此，应根据患者的年龄、体重，参照抗结核药物的剂量表，给予适当的治疗剂量。

全程：按照规定的疗程完成治疗，是确保疗效的前提。患者应用抗结核药物后，许多症状可在短期内消散，在化疗后 2～3 周内，大部分敏感的结核分枝杆菌已被杀灭，但此时部分非敏感菌、细胞内分枝杆菌及持存菌可能依然存活，只有坚持用药，才能最终杀灭非敏感菌、细胞内结核分枝杆菌及持存菌等，以达到减少复发的目的。

肺外结核的化学治疗，也同肺结核，选用常用的抗结核药物组成有效的化疗方案，包括异烟肼、利福平、乙胺丁醇、吡嗪酰胺、利福喷丁、链霉素、阿米卡星、氟喹诺酮类、环丝氨酸、对氨基水杨酸、氯法齐明、利奈唑胺等。以下分别论述常见的肺外结核的化学治疗。

一、骨结核

骨结核是由结核分枝杆菌侵入骨而引起的骨

感染性疾病。常继发于肺结核，也可继发于肠、淋巴结及胸膜结核。结核分枝杆菌从原发病灶进入血流，形成大量细菌栓子进入椎体，少数通过静脉和淋巴管逆流。另外，也可由周围病灶局部蔓延所致。发病以青壮年居多，其次为儿童。目前，我国人口正逐渐步入老龄化，老年骨结核发病率也呈逐渐上升的趋势。骨关节结核占结核病患者总数的 5%～10%，多发于血供丰富和负重大的骨质，其中脊柱结核占 50%，是最常见也是最危险的骨结核形式。在发展中国家，脊柱结核是脊柱畸形和截瘫的最重要的原因之一。在有效抗结核药物出现之前，脊柱结核的自然病程是旷日持久的三个阶段，即发病阶段、破坏阶段和修复及强直阶段，全程跨越 3～5 年，导致高致残率和死亡率。抗结核化疗带来结核病治疗的变革，对于轻型脊柱结核，化疗是基石；对于复杂的脊柱结核，化疗有助于通过促进愈合和减少复发而改善外科手术治疗的预后。

骨结核的治疗包括：

1. 一般治疗 加强营养，多进食高热量、高蛋白、高维生素、容易消化的食物。加强心理疏导，注意休息，局部制动。

2. 抗结核治疗 脊柱结核与其他类型结核病一样，抗结核化疗方案的制定、抗结核药物的选择和使用，取决于患者的既往用药史（如初治、复治）、致病结核分枝杆菌的耐药情况及患者的依从性等三大要素。无论初治还是复治结核病，在未获得药物敏感试验结果的情况下，均推荐使用一线抗结核药物。耐药骨结核的治疗可参考 2019 年耐药脊柱结核临床诊疗专家共识。对于因药物过敏、一般情况差及肝肾功能异常等不能耐受一线抗结核药物或一线抗结核药物不足以组成有效的化疗方案时，可酌情选用二线抗结核药物，包括氨基糖苷类、氟喹诺酮类药物。标准化疗方案疗程可延长达 18 个月。

3. 手术治疗 不在此赘述。

二、神经系统结核

中枢神经系统结核是结核分枝杆菌经血液循环或直接途径侵入蛛网膜下腔，引起软脑膜、蛛网膜进而累及脑神经、脑实质、脑血管和脊髓的疾病。临床常见四型，即脑膜炎型、脑内结核球型、脊髓型和混合型。

中枢神经系统结核应采取以有效抗结核药物为主的综合治疗措施，包括肾上腺皮质激素的应用、抗脑水肿的治疗、脑代谢活化剂治疗等，可提高治愈率，降低病死率，减少后遗症的发生。本节仅论述抗结核药物化学治疗。

1. 抗结核药物透过血-脑屏障的能力

（1）自由通过血-脑屏障的药物：异烟肼、吡嗪酰胺、丙硫异烟胺、环丝氨酸、利奈唑胺、莫西沙星、美罗培南。

（2）炎症时透过血-脑屏障的药物：链霉素、阿米卡星、利福平、利福布汀、左氧氟沙星。

（3）不易透过血-脑屏障的药物：利福喷丁、对氨基水杨酸、乙胺丁醇。

2. 抗结核药物

（1）异烟肼（H）：抗菌效力强，易于透过血-脑屏障，是首选药物。成人剂量为 0.6～0.9g/d，儿童剂量为 15～30mg/(kg•d)，顿服或静脉滴注。初始剂量宜稍大，重症者选用静脉滴注，病情缓解后则可减量。

（2）利福平（R）：抗菌效力强，与异烟肼联合应用。成人剂量为 0.45～0.6g/d，儿童剂量为 10～20mg/(kg•d)，顿服或静脉滴注。

（3）吡嗪酰胺（Z）：能自由通过正常或炎性血-脑屏障，成人剂量为 1.5g/d，儿童剂量为 20～30mg/(kg•d)，分 3 次口服。

（4）乙胺丁醇（E）：剂量为 0.75～1.0g/d，顿服。

（5）阿米卡星：剂量为 0.4～0.6g/d、1 次 /d 肌内注射或静脉滴注。

3. 治疗方案 遵循早期、联合、适量、规律、全程的结核病化疗原则，尽量选用具有杀菌作用和通过血-脑屏障良好的药物，并注意观察抗结核药物不良反应，及时做出调整及相应处理。

初治者：根据病情和治疗转归情况，选用 3HREZ/9HRE。

复治、复发患者：根据既往用药史和药物敏感试验，选择敏感药物，疗程 18 个月以上。

重症难治性结核性脑膜炎：在上述方案的基础上，可以加用阿米卡星、利奈唑胺、奎诺酮类药。

耐药结核性脑膜炎：按耐药结核病化疗方案治疗。

三、淋巴结结核

肺外结核按部位分类，发病率最高为淋巴结结核。HIV 感染者及儿童中淋巴结结核特别常见。淋巴结结核表现为淋巴结无痛性肿大，最好发部位为颈后部和锁骨上部（曾称为瘰疬）。除艾滋病患者外，淋巴结结核全身症状并不常见。大部分是单独存在，只有少部分是全身感染，表现局部症状。病程初期淋巴结较硬，并且肉眼可见肿大，随着病程的持续发展，淋巴结将会与皮肤和周围组织发生粘连，融合成团，最后形成脓肿、破溃。如果发生破溃，不但会增加患者痛苦及治疗时间，并且窦道或慢性溃疡将会经久不愈。

常用标准四联方案为异烟肼、利福平、乙胺丁醇、吡嗪酰胺（HRZE）；通常 3 个月以后停止吡嗪酰胺方案，颈淋巴结结核（尤其结节型）因为具有完整、封闭的包膜，导致其内部血流少，并且后面淋巴结增大以后淋巴管运输路径受到阻碍，药物比较难在其中聚集以达到杀菌的浓度，因而在临床使用要应控制在 12～18 个月。多数淋巴结结核病患用适合的抗结核药物治疗以后淋巴结慢慢缩小，但是仍然少数病患可能会出现淋巴结增大、变软，出现表皮发红，有波动感，最后需要外科切开引流治疗或自行破溃。一些病患可能会表现为反复淋巴结脓肿，数次切开患处引流，可能要长期对患处换药，对生活质量影响比较大。

四、浆膜腔结核

浆膜腔结核是指由结核分枝杆菌引起浆膜腔的炎症或变态反应，在炎症介质作用下，血管内皮受损，血管通透性增高，以致血管内大分子物质如白蛋白甚至球蛋白和纤维蛋白原通过血管壁渗出，造成浆膜腔内渗透压升高，产生浆膜腔积液。浆膜腔结核包括结核性胸膜炎、结核性腹膜炎、结核性心包炎、结核性浆膜腔积液。治疗应包括抗结核化学药物治疗、浆膜腔积液穿刺治疗、全身支持治疗、肾上腺皮质激素应用及外科治疗，本节仅论述抗结核药物化学治疗。

全身抗结核药物化学治疗是结核性浆膜腔积液的治疗原则，遵循"早期、规律、适量、联用、全程"化疗原则，选用 4 种抗结核药物，强化期 3 个月，总疗程 1 年或以上。首选异烟肼、利福平、乙胺丁醇、吡嗪酰胺四种药物联合，当存在药物不良反应或禁忌证时，可以根据具体情况，酌情选用氨基糖苷类或氟喹诺酮类药物替代。

五、泌尿系统结核

发生于泌尿系统器官包括肾、输尿管、膀胱和尿道的结核病称为泌尿系统结核病。最先发生、最主要的是肾结核。肾结核可下行形成输尿管结核、膀胱结核及尿道结核。常见的症状是尿频、尿急、尿痛等膀胱刺激症状。多数经正确的抗结核治疗可治愈，部分患者需手术治疗。临床上应重视结核病患者的尿液检查，以便于泌尿系统结核病的早发现、早治疗。

治疗的基本原则：积极的抗结核药物化学治疗，需要手术的患者应术前给予强化方案治疗2个月以上，术后必须继续抗结核治疗6个月以上。

初治患者强化期一般采用利福平、异烟肼、吡嗪酰胺、乙胺丁醇四药联合3～6个月，巩固期使用异烟肼、利福平、乙胺丁醇三药联合6～9个月，总疗程12～18个月。氨基糖苷类与氟喹诺酮类药物在肾内浓度高，且具有较好的抗结核作用，根据患者的尿液常规检查结果及尿路刺激症状的严重程度，对于重症患者可在强化期酌情加用。对于复治结核病患者，应适当延长疗程；对于耐药结核病，根据药物敏感性结果，选用敏感的抗结核药物组成联合方案治疗。

六、肠结核

肠结核是由结核分枝杆菌引起的肠道慢性特异性感染性疾病，也是常见的肺外结核之一，近几十年来，随着生活习惯的改变、卫生条件的改善及结核患病率的下降，本病已逐渐减少，但近年又有增多的趋势。发病年龄多为青壮年，40岁以下占91.7%。根据机体对结核分枝杆菌的免疫力、细菌数量和毒力所造成的病理改变的不同，肠结核可以分为溃疡型肠结核、增生型肠结核和混合型肠结核，但治疗的原则都是一致的。

治疗的目标：杀灭结核分枝杆菌，消除症状，改善全身情况，促进病灶愈合及防止并发症。抗结核化学治疗是根本。常用抗结核药物为异烟肼、利福平、吡嗪酰胺、乙胺丁醇、阿米卡星等。一般联合用药强化期3个月，药物4～5种；巩固期15个月，药物3～4种；总疗程18个月。当对一线药物产生耐药时，应以药物敏感性为依据，选择敏感药物治疗。

（沙　巍　崔海燕　宋言峥）

第四节　结核病的营养支持疗法

早期的结核病治疗，即在20世纪30年代以前，一般以休息、空气、阳光和富含营养的饮食为主要治疗手段，以此提高人体的抵抗力来抵御肺结核。所用药物皆为对症治疗，对结核分枝杆菌本身无作用，虽疗效不高，仍有25%左右的患者得到治愈。1930—1950年的20年内，除疗养外，加用人工气胸、气腹及外科萎陷手术，即在加强机体免疫力的基础上，用物理性的胸压缩肺组织，促使病灶愈合，疗效提高。直到20世纪50年代初抗结核药相继问世，使结核病的治疗发生划时代的变化，大多数患者得到治愈。肺结核患者经过有效抗结核治疗后，首先，由于结核分枝杆菌被杀灭，患者食欲改善，营养素摄入增加，全身中毒症状得到有效的控制，机体合成代谢大于分解代谢，机体呈现正氮平衡；其次，随着咳嗽、咳痰及气促等呼吸道症状的改善，机体的消耗减少，这些都使结核患者的营养状况得到了好转。在初治肺结核患者中，随着痰菌的阴转而营养状况得到明显改善，但对治疗效果较差的患者其营养状况改善不大；复治肺结核患者则有所不同。虽然大多数患者通过有效的化学药物治疗其营养状况可以得到不同程度的改善，但复治肺结核其痰菌阴转与否，一定程度上取决于治疗前的血清白蛋白及淋巴细胞水平，因此，肺结核的疗效是与患者营养状况改善明显相关的。

血清白蛋白反映人体内脏蛋白质的水平，由于其半衰期长，故可反映结核患者在整个患病过程中营养变化及疗效。复治肺结核患者合并低蛋白血症与疗效有较大的关联性，低蛋白血症是导致化疗失败的原因之一。这说明了患者对药物的反应与人体内蛋白质水平有明显的关联：足够的蛋白质为治疗过程中病灶修复及对结核分枝杆菌的杀伤奠定了体质基础；蛋白质增加了治疗中所起的药物载体作用，保证抗结核药物的有效浓度，促进痰菌阴转；营养不良患者常出现药物不良反应，导致停药而影响疗效。

一、营养要素

结核病是由结核分枝杆菌引起的慢性传染病，治疗要从整体出发，在使用抗结核药物的同时必须增加机体抵抗力。加强营养可以补给患者充足的热能和营养素，满足结核病灶修复的需要，增强机体抵抗力。

1. 高热能　结核病是慢性消耗性疾病，热能需要超过正常人，一般要求达到每公斤体重供给125.6kJ（30kcal），全日总摄入量为8 373.6kJ（2 000kcal）左右。轻体力劳动者每公斤体重167.5kJ（40kcal），全日 10 048.3kJ（2 400kcal）左右。

2. 高蛋白质 因为患者蛋白质消耗多，且蛋白质是修补组织的重要营养素，有益于病灶愈合、病体康复，所以结核病患者每日蛋白质摄入量应为每公斤体重 1.2～1.5g，每天总进量为 80～100g，其中优质蛋白质如肉、禽、水产品、蛋、乳及大豆制品应占总蛋白质摄入量的 50% 以上。

3. 高维生素 应重点补充维生素 A、B、C、D。维生素 A 能增强机体免疫力，维生素 D 能促进钙吸收，维生素 C 有利于病灶愈合和血红蛋白合成，B 族维生素有改善食欲的作用，其中维生素 B_6 可对抗由于使用异烟肼治疗而引起的不良反应。新鲜蔬菜、水果也是维生素的主要来源。乳、蛋、内脏等食品含维生素 A 丰富，酵母、花生、豆类、瘦肉等富含维生素 B_6。此外，结核患者膳食还应特别注意钙和铁的补充。钙是结核病灶钙化的原料，牛奶中所含的钙量多质优，患者每日应饮奶 250～500g。铁是制造血红蛋白的必备原料，咯血、便血者更要注意补充。

在肺结核治疗中，要注意补充足够营养，增强免疫功能，减少负氮平衡，以有利于机体的修复。营养治疗重点在注意能量和蛋白质的补充。在能量补充的过程中，应注意糖和脂肪的合理配置，以免补糖太多而加重肝和肺负担；脂肪乳剂和葡萄糖合用能够提供更多能量，从而减少蛋白质分解供能，改善氮平衡情况。积极补充支链氨基酸及其他必需氨基酸，给予补充蛋白可直接提高机体蛋白质水平，减少蛋白质分解，促进营养恢复。国内有些学者已开始通过使用增加食欲的药物，以及补充氨基酸、白蛋白来对结核患者进行治疗。通过改善机体的负氮平衡，增强免疫力，从而保证血中抗结核药物的有效杀菌浓度，促进痰菌阴转。

二、营养支持治疗及其适应证

结核病的营养支持治疗主要包括静脉营养和肠内营养。

（一）静脉营养

静脉营养又称全胃肠外营养，是通过静脉途径提供机体代谢所需要的全部营养成分，供给机体足够的蛋白质（氨基酸）、脂肪、糖类、维生素、微量元素、电解质和水分，使机体获得正常生长，结核病灶修复、正氮平衡和体重增加，以达到营养治疗的目的。其次，重度营养不良患者主要由于消化液酶的分泌受到影响，患者无食欲，无法接受普通饮食，如果勉强进食，则会引起腹胀、腹泻及吸收不良现象，加重病情。

静脉营养的适应证主要有：

1. 严重营养不良伴胃肠功能障碍 如胃肠道疾病、药物性肝功能障碍、各种原因引起的胃肠道淤血等。

2. 严重腹泻 肠结核及原发于胃肠道的疾病所致的严重腹泻或由于并发其他病毒或细菌性肠炎所致的严重腹泻。

3. 顽固呕吐 结核性脑膜炎引起颅内高压或抗结核药物不良反应等各种原因所致的长期顽固性恶心、呕吐。

但肠外营养存在着一些不尽如人意的地方，如：①导管植入操作的并发症；②感染并发症；③治疗费用较高；④营养素欠完全，如缺少谷氨酰胺等。由于谷氨酰胺不耐高温，至今所有肠外营养液中均无含谷氨酰胺成分。Wilmore 等多年研究，发现谷氨酰胺是供应肠道黏膜能量的主要成分，长时间的肠外营养支持可导致胃肠黏膜萎缩、黏膜屏障崩溃，致使肠道细菌移位入血等。另外，肠外营养还缺少纤维的补充。

（二）肠内营养

肠内营养是各科营养支持的一种有效治疗手段之一。它能对早期营养不良患者进行调理纠正，特别对轻度营养不良结核病患者，通过加强营养支持，提高结核病治愈率，降低并发症和死亡率。目前，肠内营养支持在国际上已普遍使用，特别是在经济发达的国家，使用更加广泛，国内外的各类肠内营养剂种类也很多，按成分可分为以下类别：①由结晶氨基酸等组成的肠内营养剂，不需经消化便可吸收，爱伦多（elental）即属此类；②以水解蛋白等成分组成的肠内营养剂，经少量消化过程便可吸收，百普素即属此类；③以完全蛋白等组成的肠内营养剂，需经消化过程后吸收，安素（ensur）和能全素（nutrisur）即属此类。

肠内营养支持可防止肠黏膜萎缩、肠道形态和功能的异常现象，也可提高机体免疫系统。已有研究证明，谷氨酰胺有上述作用，如 Wilmore 和他的同事指出，谷氨酰胺（GIN）是血和肌肉最丰富的氨基酸（占血浆中氨基酸的 20%～30%，占肌细胞内液中的 60%）。他们证实谷氨酰胺是肠黏膜细胞能量消耗的主要燃料，血循环中氨基酸氮是由谷氨酰胺转运的。谷氨酰胺可以维护肠黏膜的屏障功能，肠道营养的营养物质完全可适当补充谷氨酰胺，从而使细菌移位率降低，并可避免肠外营养产生的并发症。

肠内营养的适应证主要有：

1. 慢性营养不良 因严重结核或其他慢性衰竭所引起的慢性营养不良，大量需要蛋白质与热量者。

2. 肠结核手术引起短肠综合征 目前认为，小肠大部分切除后早期应采用完全静脉营养，数周后即可应用要素膳，这样，往往比采用其他流质膳或固体膳更易接受，也能使小肠产生最大的适应。

3. 重症结核病 重症结核病常伴有低蛋白血症。因此，在重症结核病中给予肠内营养可减少药物不良反应，提高患者服药的规律性，促进病灶愈合。

保持营养状态仅是希望获得的一个方面，更重要的是维持细胞、器官与组织的代谢，使之发挥正常的功能，参与机体免疫功能和生理功能的调控，加速组织的修复，促进患者康复。

（陈其亮　陈　辉　李洪伟）

第五节　结核病的免疫治疗

结核分枝杆菌刺激免疫状态各不相同的个体后，即可产生不同的反应。在已感染结核分枝杆菌的人群中，大约有 10% 的人可能发展为结核病。

T 细胞和 B 细胞分别参与体液免疫和细胞免疫应答过程。T 淋巴细胞亚群是参与免疫应答的主要细胞群。肺结核患者外周血 CD3 下降，CD4 下降，$CD8^+$ T 淋巴细胞增高，$CD4^+/CD8^+$ T 淋巴细胞比值降低，构成肺结核 T 淋巴细胞亚群特征，提示肺结核患者细胞免疫水平低下。病情严重的患者，其机体的保护性免疫处于劣势，巨噬细胞的吞噬功能减低，而不利于组织修复。因此，应用免疫调节剂作为结核患者的辅助治疗有助于提高细胞免疫水平，以利于调节增强机体免疫功能。

一、免疫治疗的适应证

1. 初、复治结核病伴免疫功能低下者。

2. 重症肺结核，耐药和耐多药结核病，无反应性结核病。

3. 结核病伴免疫缺陷病者。

二、免疫调节剂常用种类

1. 细胞因子类 白细胞介素 2（IL-2）、重组人γ干扰素、转移因子。

2. 分枝杆菌免疫制剂 母牛分枝杆菌菌苗、草分枝杆菌。

3. 其他生物制剂 卡介菌多糖核酸、胸腺肽。

三、常用免疫调节剂

（一）母牛分枝杆菌菌苗

母牛分枝杆菌经高温灭活后制成母牛分枝杆菌菌苗，具有独特的生物学、免疫学特性，是 20 世纪 90 年代 WHO 推荐的免疫调节剂。

1. 作用机制 母牛分枝杆菌菌苗的作用机制尚不完全清楚，研究表明该菌苗是一种有利于保护性免疫应答的双向免疫调节剂。

（1）母牛分枝杆菌含高浓度的分枝杆菌Ⅰ型抗原，与结核分枝杆菌、卡介苗具有相似的抗原性和免疫原性，亦能切断结核病病理过程中组织破坏性改变。母牛分枝杆菌经处理后，成为无完整细胞的母牛分枝杆菌菌苗，不发生组织坏死反应而只调整机体保护性免疫应答。

（2）患结核病时必然发生细胞因子所介导的保护性和组织病理损伤型免疫应答。结核病迁延不愈和出现破坏性进展往往显示 Th1 细胞反应低下。研究证明，母牛分枝杆菌菌苗可启动 Th1 细胞免疫应答，促使分泌各种细胞因子（IFN-γ、IL-2、TNF-α 等），活化巨噬细胞产生过氧化氢（H_2O_2）和一氧化氮（NO），从而增强对结核分枝杆菌的吞噬功能及杀菌作用。

2. 用法量 化疗第 2 周末开始，每 2 周 1 次，每次 22.5μg，深部肌内注射，总疗程 2～6 个月。

3. 不良反应 ①过敏反应，如药物热、皮疹；②注射局部可出现红肿、硬结和疼痛。

（二）白细胞介素 2

白细胞介素 2（IL-2）是保障机体正常免疫功能的重要生物活性物质，由活化的 T 细胞产生，相对分子量为 15 000。

1. 作用机制 IL-2 具有诱导 T 淋巴细胞增殖和分化的作用，促使 T 淋巴细胞从 G_0 期进入 S 期。T 淋巴细胞受多种刺激后能产生 IL-2，产生的 IL-2 又作用于 T 淋巴细胞自身，诱导自身增殖、分化和发挥功能（即自泌作用）。IL-2 对 T 细胞的作用还包括诱导和促进细胞毒性 T 细胞（CTL 或 TC）、NK 细胞、K 细胞和 LAK 细胞生成或增殖，促进 B 细胞分化成熟，促进抗体生成。机体在发生结核病时，由于肺泡的巨噬细胞与结核分枝杆菌的相互作用，激活 T 淋巴细胞并分泌 IL-2，同时在其表面释放出可溶性 IL-2 受体（sIL-2R）进入血循环，sIL-2R 水平与结核病的病情呈正相关，因此检测血清中 IL-2R 水平，便可了解肺结核的病情和治疗效果。免疫状态正常、病情轻的患者免疫功能处于代偿的应激性应答状态，在外源抗原刺激下，辅助 T 细胞功能增强，分泌的 IL-2 也增多。IL-2 便与带有 IL-2R 的巨噬细胞结合，增加了巨噬细胞对结核分枝杆菌的杀伤能力，有利于病变的好转。而病情中因结核病的影响导致 IL-2 的合成不同程度减少，导致上述细胞免疫功能降低，此时补充适量 IL-2 将有利于诱导 $CD4^+$ T 淋巴细胞增殖，细胞免疫得以恢复和增强。

2. 用法用量 肺结核强化期，20 万 U，肌内注射，每日 1 次，连续 30 日为 1 个周期。休息 1 个月后，再重复 1 个周期。

3. 不良反应 ①过敏反应，如药物热、皮疹；②少数患者出现恶心、呕吐；③注射局部可出现红肿、硬结和疼痛；④大剂量可引起毛细血管渗漏综合征，需立即停药处理。

4. 注意事项 ①严重低血压，心、肾功能不全者、高热者忌用；②孕妇慎用；③不宜每周间断应用。

（三）卡介菌多糖核酸

卡介菌多糖核酸（polysaccharide nucleic acid fraction of Bacillus Calmette-Guérin，BCG-PSN）的主要成分是多糖、核酸等具有免疫活性的物质，为免疫调节剂，可作结核病的辅助治疗。

1. 用法用量 卡介菌多糖核酸肌内注射。每次 1ml，隔日 1 次，18 支为 1 个疗程。

2. 不良反应 ①低热；②个别患者在注射第 1、2 次后出现急咳现象，再次用药逐渐好转。

3. 注意事项 患急性传染病、急性结膜炎、急性中耳炎者不宜使用。

（四）草分枝杆菌

草分枝杆菌（*Mycobacterium phlei*）为草分枝杆菌的生物制剂，具有调节机体细胞免疫功能的作用。可用于辅助治疗结核病。

1. 用法用量 草分枝杆菌分为极低浓度型（含量 0.172μg/ml）、低浓度型（含量 1.72μg/ml）、中浓度型（含量 17.2μg/ml）、高浓度型（含量 172μg/ml）。

深部肌内注射，使用前充分摇匀。一般从极低浓度型开始，极低浓度型或低浓度型每周 1 支，中浓度型每 2～3 周 1 支，高浓度型每 8～12 周 1

支。另外，也可根据病情，遵医嘱使用。

2. 不良反应 ①注射局部可出现红肿、硬结和疼痛；②少数患者出现恶心、呕吐；③过敏反应，如药物热、皮疹。

3. 注意事项 ①过敏体质患者慎用、高热者忌用；②注射局部出现红肿、硬结者，需待硬结消失后再注射。

（五）重组人干扰素 γ（recombinant human interferon γ）

1. 作用机制 干扰素 γ 具有较强的免疫调节功能，能增强抗原递呈细胞功能，加快免疫复合物的清除和提高吞噬异物功能，对淋巴细胞具有双向调节功能，提高抗体依赖的细胞毒反应，增强某些免疫活性细胞 HLA-II 类抗原表达。国内推荐作为耐多药结核病或伴有免疫力低下的结核病的辅助用药之一。

2. 用法用量 本品应在临床医师指导下使用。每瓶制品用灭菌注射用水 1ml 溶解，皮下或肌内注射。开始时每天注射 50 万国际单位（IU），连续 3～4 天后，无明显不良反应，将剂量增到每天 100 万 IU，第 2 个月开始改为隔天注射 150 万～200 万 IU，总疗程 3 个月，如能延长疗程为 6 个月效果更好或遵医嘱。

3. 不良反应 ①发热：常在注射后数小时出现，持续数小时自行消退，多数为低热（38℃以下），但也有少数发热较高，发热时患者有头痛、肌肉痛、关节痛等流感样症状。一般用药 3～5 天后即不再有发热反应。②其他不良反应如疲劳、食欲缺乏、恶心等。③常见的化验异常有白细胞、血小板减少和谷丙转氨酶升高。一般为一过性，能自行恢复。

如出现上述患者不能耐受的严重不良反应，应减少剂量或停药，并给予必要的对症治疗。

四、考核标准

生物制剂疗效评价指标总体上以免疫功能测定为主。

（一）有效

1. T 淋巴细胞亚群测定

（1）$CD3^+$ T 细胞、$CD4^+$ T 细胞：治疗后较治疗前增高或恢复正常。

（2）$CD4^+/CD8^+$：治疗前低下，治疗后恢复正常。

2. NK 细胞 治疗前低于正常，治疗后恢复正常。

3. sIL-2R 治疗后较前降低。

4. 巨噬细胞的吞噬功能测定 吞噬指数和吞噬百分数治疗后较治疗前增高。

（二）无效

1. sIL-2R 治疗后较前不降低。

2. 其余项目 治疗后未恢复至正常或治疗后无变化。

目前，结核病的免疫治疗还不特异，需要找到新的信号通路来实现肺结核特异的免疫治疗。

五、结核病免疫治疗进展

（一）结核病宿主定向疗法

在结核病的感染、发病、治疗和转归过程中，人体的免疫系统发挥了重要作用。有研究认为，结核病是一种由感染引起的自身免疫性疾病。目前主流的治疗方案是使用化学药物治疗，但是在治疗过程中发现个体间疗效差异、细菌耐药、药物耐受、特殊人群的治疗等问题，这都促使医师和研究人员把目光投向其他辅助治疗方法。

宿主导向治疗（host-directed therapy，HDT）是一种新的有效的结核病的辅助治疗方法。HDT 是通过促进自噬，产生抗菌肽，促进巨噬细胞效应机制，抑制肺部炎症和基质破坏等达到缩短疗程、防止耐药、减少肺损伤的疗效。在 MTB 的感染过程中，固有免疫和适应性免疫均有参与。一方面增强宿主的固有免疫和获得性免疫的各种效应分子功能，另一方面降低炎症反应导致的宿主肺组织的破坏，能缩短结核病治疗时间、增强抵抗力和减少肺损伤。宿主导向疗法中，药物可通过一种或多种机制发挥作用，可用于辅助传统的化学治疗或可缩短治疗疗程、减少细菌耐药的产生，此方法为结核病耐药问题突显、治疗措施有限的情况提供了新的选择。

1. 增强抗菌能力的药物 这类药物直接针对宿主抗 MTB 过程中的环节，通过增强宿主细胞的抗菌效应，发挥抗结核的作用。

（1）自噬诱导剂：自噬是一个吞噬自身细胞质蛋白或细胞器并使其包被进入囊泡，然后与溶酶体融合形成自噬溶酶体，降解其所包裹的内容物的过程，对维持细胞内环境稳态发挥重要作用。在结核的固有免疫过程中，MTB 被吞入巨噬细胞后与溶酶体融合，形成自噬溶酶体，继而被降解。但是，MTB 通过毒力因子（如细胞壁的成分脂阿拉伯甘露聚糖）阻止自噬溶酶体形成。

目前正在研究中的自噬诱导剂有雷帕霉素（也称为西罗莫司）、vadimezan（原名 DMXAA）、吉非替尼（易瑞沙）。目前这些药物都还在临床前期研究中。

（2）蛋白激酶抑制剂：目前已有 3 种酪氨酸激酶抑制剂获准上市，用于治疗慢性髓系白血病（CML），它们是伊马替尼（格列卫）、达沙替尼（施达赛）和尼洛替尼（泰息安）。酪氨酸激酶抑制剂也显示了在结核病中的潜在作用。其一是直接促进巨噬细胞的吞噬功能，在小鼠模型中伊马替尼促进吞噬体的酸化和成熟，减少细胞内的 MTB。其二是在低剂量时伊马替尼通过作用于骨髓使中性粒细胞和单核细胞数量增多，可能有助于增强抗结核的宿主免疫反应。

（3）维生素 D：维生素 D 是抗细菌宿主防御反应所必需的物质，可与巨噬细胞上的 Toll 样受体结合，使维生素 D 受体和维生素 D_1 羟化酶基因的表达上调，产生抗菌肽杀伤细胞内的 MTB。一些临床研究结果显示，补充维生素 D 能加速肺结核患者痰菌阴转，改善临床症状和影像学表现。但是一项回顾性分析共纳入了 8 个研究，其中仅 2 个研究显示出了补充维生素 D 有利于改善细菌学结果。另一个大样本的临床试验也未显示出补充维生素 D 能缩短痰培养阴转时间。

（4）二甲双胍：二甲双胍是一种广泛应用于成人糖尿病的双胍类药物。在结核病的治疗中，二甲双胍可通过多种途径发挥辅助作用。在体外研究发现，二甲双胍通过激活腺嘌呤核糖核苷酸依赖的蛋白激酶（AMP-activated protein kinase，AMPK）通路，抑制 MTB 的生长，减轻炎症反应；促进线粒体活性氧的产生，发挥抗细菌的作用；二甲双胍也能有效地抑制 MTB 的细菌呼吸链复合体，抑制了 MTB 的代谢；促进吞噬溶酶体融合，促进自噬。小鼠肺结核感染模型表明，二甲双胍可减轻肺组织病理改变，减少细菌负荷。在临床研究中发现，二甲双胍联合胰岛素治疗可提高 2 型糖尿病合并肺结核患者痰菌阴转率和病灶吸收率；在复治肺结核并发 2 型糖尿病患者使用二甲双胍后，治疗失败率和随访 3 年复发率均低于使用其他降糖药的患者，但差异无统计学意义，仍然需要大样本研究。二甲双胍甚至可以在无糖尿病的结核病患者应用，减少过度的炎症反应，促进 MTB 的杀灭。二甲双胍较少发生低血糖反应，作为一个上市药物，不仅能控制血糖，而且能促进 MTB 杀灭,有广阔的应用前景,但其机制尚未完全清楚,仍需进一步研究。

(5)免疫球蛋白:抗体在防御 MTB 中的作用不确定。但在一个小鼠结核感染模型使用大剂量免疫球蛋白治疗的研究中,发现它可大幅度降低感染时肺和脾脏的细菌负担,在感染早期或晚期均有效果。大剂量免疫球蛋白主要用于治疗一系列自身免疫性和炎症性疾病。在高剂量免疫球蛋白作用于多种细胞,包括 T 细胞、B 细胞和树突状细胞,发挥免疫调节功能,但其在小鼠结核病中的作用机制尚待确定。而使用其他蛋白质未在小鼠模型中出现同样的疗效。另一研究也发现,静脉注射免疫球蛋白可导致活动性肺结核的小鼠肺部细菌负荷减少、肉芽肿改变减少、肺部炎症改变减轻。研究认为,它的保护作用是通过免疫球蛋白的糖基化实现的。由于免疫球蛋白已经在临床上得到了广泛的应用,在动物模型中的治疗效果或可在人类结核病中复制,成为结核病治疗的一种辅助手段。

2. 减轻炎症反应 人们已经认识到结核造成的肺部损伤主要是由宿主炎症反应的延长引起的,因此,减轻炎症反应也成为结核病 HDT 的重要部分。

(1)糖皮质激素:在 20 世纪 60 年代,人们就发现糖皮质激素能很快改善症状、X 线表现和肺功能,而且它们并不影响长期结果。2016 年的一项荟萃分析纳入了 9 项随机对照试验共 1 337 名参与者。在 3～18 个月的随访中,激素减少了近 1/4 的死亡($RR=0.75$,$95\%CI$ $0.65～0.87$)。在幸存者中,部分患者出现神经功能障,而激素对这一结果可能没有或根本没有影响($RR=0.92$,$95\%CI$ $0.71～1.20$)。在不良事件发生率中,两组间差异无统计学意义,包括胃肠道出血、侵入性细菌感染、高糖血症和肝功能障碍。研究认为,糖皮质激素降低了结核性脑膜炎的死亡率。

(2)肿瘤坏死因子抑制剂:肿瘤坏死因子在炎症的发病机制中起着核心作用,是宿主抵御分枝杆菌感染所必需的。肿瘤坏死因子阻断疗法可以改变慢性炎症状态的进程,如防止类风湿关节炎患者关节损伤的进展,促进克罗恩病黏膜病变的愈合以防止瘘管形成和纤维化。一项试验发现,肺结核患者给予依那西普(一种可溶性肿瘤坏死因子抑制剂),每周 2 次、每次 25mg,疗程 1 个月,痰培养转换和胸部 X 线检查有改善的趋势。此外,

依那西普促使结核潜伏感染活动的可能性也较低(每月激活的可能性为 1.7%)。

(3)沙利度胺类似物:沙利度胺(反应停)通过抑制肿瘤坏死因子,使麻风的炎症性并发症结节性麻风红斑减轻。但沙利度胺通过与小脑结合并调节一种特定的泛素连接酶而产生致畸作用。沙利度胺类似物通过抑制磷酸二酯酶同工酶 4(PDE4)活性,从而增加 cAMP 水平,从而降低 TNF 和某些其他促炎细胞因子的表达。沙利度胺类似物作为异烟肼单药在小鼠和兔结核病模型中的辅助作用,可减少结核的坏死、纤维化、肉芽肿数目和大小以及分枝杆菌的负担。

(4)白三烯合成抑制剂:齐留通(Zyflo)是一种 5-脂氧合酶抑制剂,可用于哮喘的预防和治疗。在小鼠结核病模型中,通过口服齐留通或鼻内吸入前列腺素 E_2(PGE_2),能减少 I 型干扰素、IL-10 和 IL-1 受体拮抗剂(IL-1RA)的产生,恢复 IL-1 和 PGE 的产生,从而防止体重减轻、提高小鼠的存活率。

(5)环氧合酶抑制剂:布洛芬是环氧合酶(Cox)抑制剂,是一种止痛剂,在治疗浓度下单独使用没有抗分枝杆菌活性。然而,在会发生大的坏死性病变的 C3HeB/FEJ 小鼠中,感染 MTB 后,布洛芬在无抗结核药物的情况下能减少病理反应、延长存活时间,明显减少肺损伤。

(6)他汀类:他汀类药物可减少分枝杆菌形成的脂滴,诱导巨噬细胞的自噬和吞噬体的成熟,降低 MTB 在巨噬细胞内的存活率。当与标准方案联合使用时,加快小鼠肺部细菌清除速度。

(7)过氧化物酶体增殖物激活受体 γ 激动剂(PPARγ):PPARγ 在肺泡巨噬细胞中高表达,在 MTB 感染的细胞中 PPARγ 表达上调,通过抑制核转录因子 -κB 和其他核转录因子,负性调节多种促炎途径。批准上市的 PPARγ 激动剂包括用于治疗糖尿病的罗格列酮(文迪雅)和治疗高血压的替米沙坦(美卡素)。推测 PPARγ 激动剂与抗菌药物联合应用可以减轻活动性肺结核时的炎症反应,预防肺损伤。

(8)骨髓间充质基质细胞补充:骨髓间充质干细胞(bone marrow mesenchymal stem cell, BMMSC)是一种免疫调节和辅助的自体骨髓间充质干细胞治疗方法,可通过将慢性炎症转化为产生免疫反应来改善临床疗效。在一项研究中评估了在耐多药和广泛耐药结核病患者中补充骨髓间充质干细

胞的安全性，没有严重的不良事件报道，这为下一步联合抗结核药物治疗耐多药和广泛耐药结核病提供了可能性。

（二）细胞治疗

1. 细胞治疗概念　是指将正常或生物工程获取和改造过的人体细胞，采用生物工程方法获取和/或通过体外扩增、特殊培养等处理后，移植或输入患者体内，新输入的细胞可以替代受损细胞，或者使这些细胞具有增强免疫、杀死病原体和肿瘤细胞、促进组织器官再生和机体康复等治疗功效，然后将这些细胞输注人体后，以达到治疗或缓解疾病的目的。

细胞治疗主要分为干细胞治疗和免疫细胞治疗两大类。

（1）干细胞治疗：干细胞是指具有自我更新能力和多向分化潜能的一类细胞，把健康的干细胞移植到患者或自己体内，可以达到修复病变细胞或重建功能正常的细胞和组织的目的。按其分化潜能，又可分为全能干细胞、亚全能干细胞、多能干细胞和专能干细胞。顾名思义，全能干细胞是指可分化为人体的各种细胞以至于完整生命体的干细胞，如胚胎干细胞。其余干细胞类则只能分化为部分组织、细胞或特定组织、特定细胞。按临床治疗目的，干细胞种类主要有骨髓干细胞、造血干细胞、神经干细胞、皮肤干细胞、胰岛干细胞、脂肪干细胞等。

干细胞治疗是用一种特定方式将细胞移植到病灶处并进行分化，重建功能正常细胞或组织，从而达到治愈疾病的目的。其为心脑血管、呼吸疾病、消化道疾病和包括帕金森病在内的神经系统退行性病变治疗提供了一种有效的新途径。患者自体干细胞较易获得，致癌风险也很低，同时也没有免疫排斥及伦理争议等问题，被更多地应用于临床。广泛应用于临床各类疾病的治疗，主要包括血液类疾病、器官移植、心血管系统疾病、肝脏疾病、神经系统疾病、组织创伤等方面。

（2）免疫细胞治疗：免疫细胞治疗是采集人体自身免疫细胞，经过体外培养，使其数量成千倍增多，靶向性杀伤功能增强，然后再回输到人体来杀灭血液及组织中的病原体、癌细胞、突变的细胞，打破免疫耐受，激活和增强机体的免疫能力。免疫细胞是指参与免疫应答或与免疫应答有关的细胞，包括 NK 细胞、T 细胞、B 细胞、巨噬细胞等。人体免疫细胞就像保卫身体健康的卫士，其免疫防御功能可以抵挡细菌和病毒的入侵，免疫监视功能可以及时清除病变、癌变细胞，免疫稳定功能可以清除衰老、损伤细胞。免疫细胞治疗方法包括细胞因子诱导的杀伤细胞（CIK）疗法、树突状细胞（DC）疗法、API 生物免疫治疗、DC + CIK 细胞疗法、自然杀伤细胞（NK）疗法、DC-T 细胞疗法等。NK 细胞作为固有免疫中重要的效应细胞，具有强大的抗肿瘤功能，在肿瘤免疫和传染病领域治疗方面具有良好的应用前景。

近年来，细胞治疗为耐药结核病（TB）的治疗提供了潜在的辅助治疗选择。目前研究较多的是通过干细胞和 T 细胞等免疫效应细胞进行耐药结核病和耐多药（MDR）结核的治疗。

2. 干细胞治疗结核病　干细胞应用为难以治愈的疾病提供了一条独特的治疗途径。干细胞治疗结核病是最近兴起的宿主定向治疗结核病（host-directed therapies，HDT）的重要内容之一，给耐药结核病尤其是耐多药和严重耐药结核病的治疗提供了新选择。

结核病治疗中涉及的干细胞种类包括胚胎干细胞（embryonic stem cell，ESC）、造血干细胞（hematopoietic stem cell，HSC）、间充质干细胞（mesenchymal stem cell，MSC）、外胚层干细胞、诱导多能干细胞（induced pluripotent stem cell，iPSC）、精原干细胞（spermatogonia stem cell，SSC）、生殖干细胞（germline stem cell，GSC）等。其中，造血干细胞（HSC）和间充质干细胞（MSC）研究报道较多。

（1）造血干细胞（HSC）：HSC 是血液系统中的成体干细胞，是一个异质性的群体，具有长期自我更新的能力和分化成各类成熟血细胞的潜能。造血干细胞移植主要是指骨髓移植和脐带血移植，此外还包括外周血干细胞移植。从狭义上讲，骨髓移植等同于造血干细胞移植；从广义上讲，骨髓移植只是造血干细胞移植中的一种类型。关于间充质基质细胞治疗结核病，早在 1977 年，Marchal 和 Milon 就发表了有关将骨髓细胞注入用致死剂量照射过的小鼠体内的研究。骨髓细胞取自先前经过卡介苗（BCG）感染的小鼠，结果发现，即使是在贫血状态下，造血干细胞仍然趋向分化为白细胞而不是红细胞。这是关于干细胞与结核病的首次报道。之后，人们将注意力集中在干细胞移植后发生结核病的个例及综合调查报道。Cordonnier 等系统调查了欧洲 29 个移植中心 1994—1998 年接受干细胞移植患者的结核病发病情况，结果发现，在 1 513 例异种干细胞移植的病例中，结核感染的比例为 0.79%，在 3 012 例同种干细胞移植的病例中，结核感染的比例为 0.23%，两者差异显著；平均发病时间在接受移植后的 160 天。早期与结核病发病情况相关的造血干细胞移植的报道主要发生在骨髓移植中，现在则提倡使用外周血干细胞进行移植。接受造血干细胞移植后发生结核病的主要原因可能与前面列举的环境分枝杆菌感染、潜伏结核分枝杆菌复燃以及干细胞带菌有关。但是目前尚无证据证明造血干细胞携带结核分枝杆菌，也没有关于环境中结核分枝杆菌感染移植患者的流行病学调查资料。

（2）间充质干细胞（MSC）：MSC 是属于中胚层的一类多能干细胞，具有强大的增殖能力和多项分化潜能，免疫原性低，容易获得，常从骨髓、脐带血、脂肪组织中提取。MSC 首先在骨髓中发现，这种干细胞易于分离培养，分泌的细胞因子具有免疫调节作用，对于修复组织缺陷和损伤有独特的优势，遗传背景稳定。因此，在细胞治疗、基因工程中是干细胞家族的重要成员。MSC 属于非造血干细胞的人体多能干细胞，具有多向分化潜能、造血支持和促进干细胞植入、免疫调控和自我复制等特点，能够从多种组织以及羊水、脐带血中分离和制备间充质干细胞，使用得最多的是骨髓来源的间充质干细胞。利用间充质干细胞具有免疫调节作用，它既可以诱导 Th2 细胞分泌 IL-4，也可以抑制 IFN-γ 的分泌，从而创造出抑制炎症反应的状态。许多研究证明，间充质干细胞具有抑制 T 淋巴细胞增殖的作用，包括免疫记忆 T 细胞和未致敏的 T 细胞、CD4$^+$ 和 CD8$^+$ T 细胞，且受免疫微环境因子的影响，如 IL-1β、IL-17 以及 IFN-γ 等。间充质干细胞发挥的抑制作用主要是将 T 细胞束缚在 G_0/G_1 周期。由于间充质干细胞具有来源广泛、易于分离培养、分化能力强和可自体移植等优点，被认为是将被引入临床治疗的最优干细胞。

1995 年，Lazarus 等进行了最初的间充质干细胞用于临床治疗癌症的研究。他们收集缓解期血液肿瘤患者的自体间充质干细胞，在体外扩增培养 4～7 周，然后再静脉注射入给予不同剂量的 3 组患者体内，注射后没有观察到不良反应，提示间充质干细胞用于移植治疗安全、可靠。

截至 2014 年 11 月 15 日，总共有 497 个关于使用骨髓间充质干细胞的临床治疗研究。其中，中国有 135 个，欧洲有 107 个，美国有 80 个。但是，极少有关于骨髓间充质干细胞用于结核病辅助治疗的研究。

在对白俄罗斯耐多药结核病患者进行的一期研究中，观察到 MSC 输注后 MTB 抗原特异性反应增强。

3. T 细胞治疗结核病 20 世纪 80 年代和 20 世纪 90 年代进行的开创性工作确立了免疫细胞疗法联合基因工程的基本原理。目前这一原理正在被用来工程化改善人类免疫细胞，使其成为活性药物，FDA 批准的 CAR-T 细胞疗法在治疗 B 细胞恶性肿瘤方面已经取得了显著的进展，但将其转化为治疗实体瘤或感染性疾病或许还会面临一些挑战。利用基因剔除、转录因子异位过表达、多种特异性结合物等复杂生物工程技术，或许最终能够开发出下一代免疫细胞疗法来改善人类多种疾病的治疗。

广泛耐药和多药耐药结核病的治疗效果不佳，以及新型结核病药物开发和评价进展缓慢，导致开发了几种潜在的免疫疗法，可与药物治疗一起辅助使用。然而，这些疗法都没有在人类的对照临床试验中被证明是有益的。迫切需要重新思考结核分枝杆菌感染的免疫学，并确定保护性免疫机制，以开发更有效的辅助免疫疗法。从外周血循环中获得的 T 细胞可能不能反映对原位抗结核分枝杆菌 T 细胞反应的生物学相关认识。因此，介导抗结核分枝杆菌保护性免疫应答的 T 细胞识别一组尚未发现的结核分枝杆菌抗原需要定义。引起保护性免疫反应的生物学和临床相关结核分枝杆菌靶点可能尚未发现。整个结核分枝杆菌蛋白质组现在可通过抗体识别进行筛选，故可用于鉴定结核分枝杆菌特异性 T 细胞靶抗原。慢性结核炎症中存在的抑制性细胞因子和淋巴细胞增多，可能对结核分枝杆菌 T 细胞有效反应的建立有害。因此，异常和无效的免疫反应可以重新聚焦于抗细胞因子或细胞治疗。慢性炎症引起的表观遗传改变可能在一定程度上是肺结核免疫反应受损的原因，这些改变可以逆转。

（1）T 细胞在免疫病理和免疫保护中的作用：耐药结核病的出现对全球结核病控制构成挑战。在缺乏预防结核分枝杆菌和结核病原发感染的有效疫苗的情况下，宿主定向治疗可提供治疗选择，特别是对于多药耐药和广泛耐药结核病患者。CD8$^+$ 和 CD4$^+$ T 细胞介导抗原特异性适应性细胞免疫应答。传染病免疫反应的目的是通过炎症反应消除病原体而不造成不良反应。T 细胞不仅是适应性免疫反应的关键介质，还协调了非生产性炎症和过度炎症之间的免疫反应的微妙平衡。人感染 MTB 后，3~8 周出现 CD4+ 抗原特异性反应，经结核菌素皮肤试验或人干扰素 -γ（IFN-γ）释放试验（IGRA）证实。CD4+ 细胞以及白细胞介素（IL）和干扰素 -γ 的作用已被孟德尔菌对分枝杆菌病易感性综合征的研究充分证明，该综合征的定义是由于 IL-12 和干扰素 -γ 受体的突变而对弱毒性分枝杆菌物种（卡介苗和环境分枝杆菌）具有选择性的脆弱性。在肿瘤坏死因子 α 拮抗剂治疗的第 1 年中，结核分枝杆菌潜伏感染对临床疾病的重新激活，表明肿瘤坏死因子 α 有助于抑制结核分枝杆菌感染，这在以前的小鼠模型中已经观察到；TNF-α 拮抗剂治疗还可去除终末分化的 TNF-α+（CD45RA+ CCR7-）免疫效应器 CD8+ T 细胞，这突出了 MTB 特异性 CD8+ T 细胞在临床结核病中的作用，同时观察到 CD8+ 免疫效应器的功能，包括细胞因子的产生和细胞毒性能力。靶向细胞治疗的概念已经在病毒靶向或恶性细胞的临床试验中使用，可以交叉受精定向细胞治疗结核病。

（2）免疫效应 T 细胞的性质：T 细胞受体（TCR）的性质、特异性以及受体效应细胞群的表型和功能，似乎对临床相关反应至关重要。人类结核病的免疫发病机制是由多个参与者以动态级联的方式安排的，其结果取决于免疫细胞的几个亚群以及一些细胞因子和趋化因子之间的平衡。过少的炎症或过多的炎症可能导致有害的影响，允许 MTB 繁殖和过度的免疫反应分别对宿主致病，而动态平衡的免疫反应决定着机体的健康状态。例如，终末分化 T 细胞可用于即时免疫效应器功能，但长期记忆反应（通常由细胞表面标记 CD45RA、CCR7 和 CD62L 定义）需要包含病原体或转化细胞。早期分化的干细胞记忆 T 细胞（TSCM）是包括中枢记忆 T 细胞（TCM）在内的其他记忆细胞的前体，具有增强的自我更新能力和多能性。人 TSCM 表达高水平的 CD95、CXCR3、CD122 和 LFA-1，在表面标志物、组织定位、细胞因子产生和体内转化方面与中医不同。这种抗原特异性亚群优先定位于淋巴结，几乎不存在于黏膜表面；它在病毒感染的急性期产生，并持续存在，超过了清除有助于支持体内长期细胞免疫的抗原。因此，诱导或过继性转移这些 T 细胞群可能有利于抗 MTB

导向的免疫应答。TSCM 被证明是持续存在的，在骨髓移植患者输注基因校正的造血干细胞或成熟的淋巴细胞后，TSCM 能将其前体潜能保持 12 年，这些淋巴细胞的命运和活性被跟踪。抗原特异性 TSCM 可与原始前体直接鉴别，与 IL-7 血清水平相关。TSCM 可以通过 WNT（无翅型，信号分子）途径的药理激活来实现。正在探索实现这种表型的替代方法，例如，使用信号抑制剂抑制 AKT-1 信号通路。抗原特异性免疫细胞的性质、解剖定位和归巢模式对于介导临床相关效应至关重要，输注过继疗法的 T 细胞被困在肺中，在那里它们首先遇到一个微柱状网络；结核病的炎症信号会使静脉注射变得简单，因为 T 细胞直接进入肺，第一个通道。一旦 T 细胞遇到其名义上的靶抗原，这也有发生"细胞因子风暴"的固有风险。

4. T 细胞治疗结核病进展　从供体淋巴细胞输注到特异性 T 细胞治疗传染病病原体。

供体淋巴细胞输注（DLI）是造血干细胞移植（HSCT）后，通过非选择性转移原供体 T 细胞，诱导移植物抗白血病效应的过程，治疗疾病复发的一种临床方法。同时，DLI 还含有对抗病毒病原体的有抗原经验的 T 细胞。这在 EBV 或巨细胞病毒（CMV）非匹配供体和干细胞受体的病例中具有临床相关性，其 CMV 或 EBV 疾病的风险增加与（CMV/EBV）血清阴性移植免疫细胞和 / 或 HSCT 相关的药物诱导免疫抑制相关。DLI 包含对感染性（通常是病毒性）靶点的期望特异性，该靶点已成功用于 EBV + 移植后淋巴增殖障碍的病例。DLI 中包含的 T 细胞可以来自不同的来源，即匹配的同胞供体、匹配的无关供体或不匹配的无关供体。20 世纪 90 年代，DLI 不仅有助于治疗残留的恶性疾病，而且有助于治疗感染，因为它含有病原体特异性 T 细胞；CMV 是 HSCT 后的主要并发症之一，是细胞治疗的第一个目标，T 细胞转移技术很快变得更加精细。

输注抗病毒 T 细胞对异基因 HSCT 患者的保护作用不仅显示了抗病原学导向的 T 细胞治疗的有效性，而且还强调了免疫抑制在抗 MTB 免疫应答中的生物学作用。一项回顾性研究在 1997—2006 年间对 2 040 名接受 HSCT 的患者进行了检查，结果显示，与对照组（0.38%）相比，免疫功能低下人群（3.52%）患肺结核的风险增加；与非肺结核患者相比，接受 HSCT 的肺结核患者死亡率更高。与其他免疫受损宿主群体相比，HSCT 受者表现出结核菌素皮肤试验和 IGRA 定义的 MTB 特异性免疫适应性 T 细胞反应的最低频率。

在过去的 10 年里，在过继性 T 细胞治疗方面取得了里程碑式的进展，以生产和不断扩展抗原特异性临床相关 T 细胞产品。技术包括腺病毒载体、IFN-γ 捕获 T 细胞技术和磁珠介导的选择、产生特异性 T 细胞克隆、人工抗原提呈细胞和病毒系统以转染特异性 TCR。TCR 靶向病原体和非相关靶结构的交叉反应有待研究，因为抗 MTB 靶向 T 细胞克隆已被证明与人类中枢神经系统靶点交叉反应。Rao 等也讨论了 B 细胞在抗 MTB 免疫反应中的免疫效应作用。

5. γδT 细胞治疗结核病 γδT 细胞占总 T 细胞的 5% 以下，根据其 TCR 可分为 2 组：Vδ1γδT 细胞存在于黏膜上皮部位（即皮肤、肠），Vδ2 和 Vγ9γδT 细胞在外周血循环。Vγ1 和 Vδ3γδT 细胞（也称为 Vδ2^{neg}γδT 细胞）被描述为在淋巴细胞减少期肾受者 CMV 感染后急剧扩张。γδT 细胞对 EBV 阳性 B 细胞和非人类灵长类动物的 MTB 感染有相关和有效的免疫反应。在狒猴模型中，γδT 细胞通过产生细胞因子、IFN-γ 和穿孔素参与 MTB 导向的免疫应答。γδT 细胞的临床应用是使用 Vγ9Vδ2γδT 细胞亚群进行的，Vγ9Vδ2γδT 细胞亚群是外周血中最丰富的亚群，由氨基双膦酸盐和 IL-2 共同激活。大多数使用 γδT 细胞的临床试验没有显示出有希望的结果，个别病例有一些显著的反应。然而，抗 MTB 定向的细胞裂解 TCRγδT 细胞反应被描述为仅限于 CD1c；如果共享的 MTB 靶点代表名义抗原，则此类 TCR 可能是 T 细胞驱动的扩张和 / 或 MTB 抗原驱动的 TCRγδ 转移到受体细胞的候选，避免了匹配不同 MHC 的挑战一级或二级背景的人在采用的治疗。

6. 展望 细胞治疗目前正在引起人们的关注，并为一系列慢性病未满足的临床需求提供了一种替代性辅助治疗的希望。从大规模的药物工业生产或生物制药的概念，可能转移到某些临床适应证更"个性化"的精确医学的概念。这将需要协调各利益相关者的努力，参照国际 GMP 和 GCP 标准，并显示细胞治疗作为肺结核的辅助或挽救疗法的附加价值。目前，我们对结核患者类免疫防御系统复杂性的认识仍局限于设计个体化的免疫疗法。然而，以 MSC 和 T 细胞为基础的干预可能会打破平衡，增强结核分枝杆菌的特异性免疫反应，以实现无复发治疗，尤其是当抗结核药物治疗效果不起作用时，如耐多药结核病和广泛耐药结核病。

总之，细胞疗法在结核病的预防和治疗中的应用正在循序扩大，免疫疗法被强调为 2013 年癌症的突破。目前，精准医学也可用于耐药和难治结核病患者，以产生抗原特异性保护性免疫反应，希望在高流行率耐药结核病环境中治愈大量化疗治疗失败的病例。此外，耐药结核病失败病例的细胞治疗费用可能在 5 000 美元左右，与目前的耐多药 / 广泛耐药结核病治疗费用相比，这是相当有限的。宿主导向治疗可能为个体患者提供治愈的希望，与患者生产性生活的经济回报相关，并减少昂贵的二线治疗和结核病医疗费用。

（三）结核病治疗性疫苗

1. 治疗性疫苗概念 治疗性疫苗就是指用于治疗的疫苗，是指在已感染病原微生物或已患有某些疾病的机体中，通过诱导特异性的免疫应答，达到治疗或防止疾病恶化的天然、人工合成或用基因重组技术表达的产品或制品。1995 年前，医学界普遍认为疫苗只作预防疾病用。随着免疫学研究的发展，人们发现了疫苗的新用途，即可以治疗一些难治性疾病。从此，疫苗兼有了预防与治疗双重作用，治疗性疫苗属于特异性主动免疫疗法。近几年建立并发展起来的免疫治疗概念，即通过改善及增强对疫苗靶抗原的摄入、表达、处理、呈递，激活免疫应答，唤起机体对靶抗原的免疫应答能力，达到诱导已患病个体的特异性免疫应答，从而实现清除病原体或异常细胞、治愈疾病的作用。

与传统预防性疫苗相比，治疗性疫苗是一类用于治疗疾病而非用于预防疾病，通过打破慢性感染者体内免疫耐受，重建或增强免疫应答的新型疫苗，主要用于病毒感染、肿瘤等慢性病的治疗。治疗性疫苗能在已患病个体内诱导特异性免疫应答，消除病原体或异常细胞，因此是抗病毒、抗肿瘤的新型治疗手段，主要用于治疗目前尚无有效治疗药物的疾病，如肿瘤、自身免疫病、慢性感染、移植排斥、超敏反应等。而预防性疫苗主要应用于从未感染的健康个体，是针对感染原的免疫反应，主要通过产生体液或细胞免疫来识别、中和或杀灭再次入侵的病原体，从而阻止疾病的发生。治疗性疫苗在设计思路、制备手段及应用技术方面均体现出多元化、多层面及与现代分子生物学和细胞学技术密切结合的特点，其复杂程度远远超出传统的预防性疫苗。

治疗性疫苗的作用机制还尚未完全研究清楚。目前两种观点：一种认为，在某些感染病原体的机体内由于免疫系统缺陷，不能发挥免疫反应，从而导致疾病的发生。治疗性疫苗通过不同的途径把微生物抗原呈递给免疫系统，来弥补或激发机体的免疫反应，从而达到清除病原体的作用。另一种认为，机体接受治疗性疫苗后，刺激 T 细胞、B 细胞增殖，激活巨噬细胞，促进自然杀伤细胞杀伤病原体，从而发挥免疫增强作用，如利用卡介苗治疗肿瘤，就是通过增强机体免疫系统对肿瘤细胞的杀伤作用而辅助治疗肿瘤。

治疗性结核病疫苗的主要机制是诱导和增强以抗原为基础的细胞免疫反应，通过诱导产生特异性 T 细胞免疫应答，杀死细胞内寄生的结核分枝杆菌。研究表明，主要是引起 Th1 型反应为主的细胞免疫应答，主要产生 CD4$^+$ 和 CD8$^+$ 细胞。其中，CD4$^+$ T 细胞免疫应答过程是 MHCⅡ→CD4$^+$ T→MTB。特异性 CD4$^+$ T 细胞主要为 Th1 型，可以分泌 IFN-γ、IL-2、IL-12、TNF-β/α，达到杀伤目的；CD8$^+$ T 细胞免疫应答过程是 MHCⅠ→CD8$^+$ T，CD8$^+$ T 细胞可分泌 IFN，活化巨噬细胞。分泌的穿孔素和颗粒酶可协同杀伤感染的巨噬细胞。

目前，治疗性疫苗的研究开发大多倾向于对肿瘤的治疗，根据分析研究表明，如今全部在研的治疗性疫苗中，治疗肿瘤的占最大比例，包括肿瘤细胞疫苗、肿瘤抗原疫苗、多肽疫苗、核酸疫苗等。此外，在包括 HBV 等病毒感染在内的感染性疾病、自身免疫性疾病（如多发性硬化症、红斑狼疮、糖尿病）、认知性疾病（如阿尔茨海默病、亨廷顿病、朊病毒病）、高血压等慢性病方面也都有涉及。

治疗性疫苗基于组成成分可将其分为以下 3 类：

（1）蛋白质复合重构治疗性疫苗：治疗性疫苗必需靶抗原的结构或组合，使其相似而又有异于传统疫苗的靶抗原，才有可能重新唤起患者的功能性免疫应答。

对于蛋白质疫苗而言，改造可从几方面开展：①在蛋白质水平上进行修饰，如脂蛋白化；②在结构或构型上加以改造，如固相化、交联、结构外显及构象限定等；③在组合上可有多蛋白的复合及多肽偶联等。

（2）基因疫苗：基因疫苗的基本原理是通过将编码抗原的质粒直接导入机体组织，在注射局部表达该抗原，从而诱生抗原特异性体液和细胞免疫应答。

基因疫苗具有诸多优点：①体内表达抗原使其在空间构象、抗原性上更接近于天然抗原；②可模拟体内感染过程及天然抗原的 MHCⅠ 和 MHCⅡ 的呈递过程；③可诱生抗体和特异性 CTL 应答；④便于在基因水平上操作和改造；⑤生产周期短、经济、实用。

（3）以细胞为组成的疫苗：是肿瘤治疗性疫苗设计的热点，主要有肿瘤细胞和树突状细胞（DC）疫苗。肿瘤细胞中包含着广谱的肿瘤抗原，但缺乏协同刺激分子以有效识别和激活免疫细胞。若以各种辅助分子修饰肿瘤细胞或 DC，可增强其免疫原性，达到治疗目的。修饰可发生于多环节上，如偶联表达、共构建、质粒转染、共注射等。

总之，迄今治疗性疫苗已在艾滋病、慢性乙型肝炎、肿瘤等多种疾病领域取得了较大的进展，世界上首个肿瘤治疗性疫苗即肺癌疫苗已在古巴研制成功，并于 2008 年上市。我国拥有自主知识产权的乙肝免疫复合物型治疗性疫苗已进入Ⅲ期临床研究。

2. 结核病治疗性疫苗进展 结核病是由结核分枝杆菌引起的重大传染病，严重威胁人类健康。目前全球大约有 1/3 的人口感染过结核分枝杆菌，其中有 5%～10% 转化成为结核病患者。不仅如此，随着人类免疫缺陷病 HIV 的传播，其与结核分枝杆菌双重感染，使得更多 HIV 患者死于结核病。此外，多重耐药株也是全球结核病情肆虐的主要原因之一。此外，BCG 针对成人结核病丧失保护作用是重要原因之一。这其中包括两个方面，一方面是结核分枝杆菌核心抗原免疫力减弱或丢失；另一方面可能是由于成人免疫力下降以及对结核分枝杆菌免疫耐受。因此，如何通过打破免疫耐受和恢复成人关键抗原免疫力以开发新型治疗性疫苗，将成为提高结核病防控水平的重要途径。

目前治疗性 TB 疫苗与现有药物一起使用时可以缩短 TB 治疗的周期，目前主要有以下几种。

（1）DNA 疫苗：1999 年，Lowrie 等在 *Nature* 报道了表达热休克蛋白 60（heat-shock protein 60, HSP60）的 DNA 疫苗，用于小鼠结核病治疗的研究，开创了治疗性结核病疫苗的研究新领域。

（2）Ruti 疫苗：Ruti 疫苗主要用灭活的 MTB 全部碎片组分去除毒素后包裹在脂质体内构建而成，最早是西班牙一种免疫治疗用苗。Ruti 可用于治疗潜伏性 TB 感染。治疗性疫苗 Ruti（无毒的结核分枝杆菌片段）已成功完成了临床Ⅰ期试验。

Ⅰ期临床试验已显示该苗是安全的并可诱导加强健康个体的免疫应答，具有很好地预防 MTB 感染的效果。Ⅱ期临床试验进一步证实该苗对共感染 HIV 的 TB 患者安全、耐受和具有很好的免疫原性，是一种免疫治疗剂。对于 HIV 感染严重的非洲地区来说，这种免疫治疗是很有意义的。

（3）SRL-172：SRL-172 疫苗是由安徽省合肥市龙城生物制药有限公司研制的一种疫苗。它由热灭活的 *Mycobacterium vaccae* 组成，并已被批准用于辅助治疗 MTB 患者，Ⅲ期临床试验已经在 HIV 合并感染的患者中完成，也已经在结核菌素皮试为阳性的 TB 患者中进行了稳定性和有效性的临床试验（NCT01979900）。

（4）IgHSP65 + mIL-12/HVJ：以仙台病毒包膜为载体，构建表达结核分枝杆菌热休克蛋白 65（HSP65）和人 IL-12 的 DNA 疫苗。通过实验鼠静脉感染多重耐药的结核分枝杆菌，在感染后 1、8、15 天三次肌内接种该疫苗。在第 30 天检测肺部、肝脏和脾脏的载菌量，与注射生理盐水的对照组比较。结果显示，实验组载菌量明显减少，初步显示治疗作用。

（5）Ad5-Ag85A 疫苗：是用非复制的 5 型腺病毒为载体表达 Ag85A 构建。在一项临床前的研究表明，Ad5-Ag85A 作为治疗性疫苗，可大幅提高 BCG 初次免疫后肺部再感染 MTB 的豚鼠长期存活率。此外，由 McMaster 大学赞助的Ⅰ期临床试验（NCT00800670）证实该疫苗具有安全性及免疫原性，病毒载体疫苗仍在开发中。但其他研究认为这类疫苗有缺陷，关键在于人和动物对 Ad5 腺病毒易感，体内 Ad5 腺病毒抗体滴度高，很容易使该苗无效，用该载体作为 HIV 疫苗已证实存在这个问题。接种于已感染个体的疫苗，称为治疗性疫苗。

3. 展望 作为一种新的疾病治疗手段，治疗性疫苗以诱导和增强机体特异性细胞免疫应答为主，比单一免疫分子的补充和单一细胞的输注作用范围广。同时，基因重组技术和免疫学理论的迅猛发展，为治疗性疫苗的研究开发提供了有力的技术保障，治疗性疫苗在这方面的理论及应用研究具有十分广阔的发展前景，值得投入更多精力去研究和开发。

治疗性结核病疫苗的发展优势在于针对常规治疗无法彻底清除的潜伏期细菌和难以采用化学药物治疗的耐药菌株，防止疾病复发。治疗性疫苗可打破机体免疫耐受，调节机体免疫系统功能，增强机体特异性免疫反应，从而起到积极治疗作用；可逆转通常发生在疾病进展期的非保护性免疫反应，使其向 Th1 型反应发展，从而治愈肺结核或作为佐剂缩短传统的化学药物治疗的疗程。

治疗性疫苗研制属高科技生物药物开发范畴。美国食品药品监督管理局（Food and Drug Administration，FDA）的报道显示，开发中的疫苗增长非常迅速，年增加品种达 44%。国外权威专家预测，未来生物技术的"重磅炸弹"——生物药品将由治疗性疫苗等 5 类组成，因此，研究与开发治疗性疫苗包括结核病治疗性疫苗，将具有重大的理论意义及潜在的巨大经济和社会效益，已经受到世界范围的广泛关注。

（宋言峥 张舒林）

参 考 文 献

[1] ZUMLA A，MAEURER M，Host-Directed Therapies Network，et al. Towards host-directed T therapies for tuberculosis[J]. Nat Rev Drug Discov，2015，14（8）：511-512.

[2] WEBER E W，MAUS M V，MACKALL C L. The Emerging Landscape of Immune Cell Therapies[J]. Cell，2020，2：46-62.

[3] MARCHAL G，MILON G. Preferential differentiation of hematopoieticstem cells transferred to mice previously infected by BCG[J]. RAcad Sci Hebd Seances Acad Sci D，1977，284（16）：1609-1612.

[4] CORDONNIER C，MARTINO R，TRABASSO P，et al. Mycobacterial infection：a difficult and late diagnosis in stem cell transplant recipients[J]. Clin Infect Dis，2004，38（9）：1229-1236.

[5] 孙麟. 间充质干细胞用于卵巢早衰治疗的临床前研究进展[J]. 实用妇科内分泌杂志（电子版），2016，3（19）：16-17.

[6] MOHAMED S A，SHALABY S M，ABDELAZIZ M，et al. Human mesenchymal stem cells partially reverse infertility in Chemotherapy-Induced ovarian failure[J]. Reprod Sci，2018，25（1）：51-63.

[7] RAGHUVANSHI S，SHARMA P，SINGH S，et al. Mycobacterium tuberculosis evades host immunity by recruiting mesenchymal stem cells[J]. Proc Natl Acad Sci USA，2010，107（50）：21653-21658.

[8] 廖莎，孙照刚. 干细胞治疗结核病的探讨[J]. 临床肺科杂志，2016，21（11）：2105-2108.

[9] BLOOR A J，MACKINNON S. Cerebral tuberculosis post stem cell transplant[J]. Eur J Haematol，2006，77（5）：456.

[10] SKRAHIN A，AHMED R K，FERRARA G，et al. Autologous mesenchymal stromal cell infusion as adjunct treatment in patients with multidrug and extensively drug-resistant tuberculosis：an open-label phase 1 safety trial[J]. Lancet Respir Med，2014，2（2）：108-122.

[11] KAUFMANN S H，LANGE C，RAO M，et al. Progress in tuberculosis vaccine development and host-directed therapies-a state of the art review[J]. Lancet Respir Med，2014，2（4）：301-320.

[12] LOWRIE D B，TASCON R E，BONATO V L，et al. Therapy of tuberculosis in mice by DNA vaccination[J]. Nature，1999，400（6741）：269-271.

[13] 吴雪琼，张俊仙，李洪敏，等. 结核分枝杆菌 Ag85A DNA 疫苗免疫治疗作用的研究 [J]. 中国免疫学杂志，2002，18（1）：17-22.

[14] 梁艳，吴雪琼，梁艳，等. 结核分枝杆菌 Ag85A/ESAT-6 嵌合型质粒 DNA 疫苗和抗结核药物联合治疗小鼠耐药结核病的效果研究 [J]. 中国防痨杂志，2007，29（5）：382-385.

[15] 梁艳，吴雪琼，张俊仙，等. 结核分枝杆菌 Ag85A 质粒 DNA 疫苗和抗结核药物联合治疗小鼠耐药结核病 [J]. 广东医学，2007，28（9）：1398-1400.

[16] 江山，朱道银，骆旭东，等. 结核分枝杆菌 DNA 疫苗对小鼠结核病免疫治疗作用的实验研究 [J]. 中华结核和呼吸杂志，2005，28（5）：305-309.

[17] 闻玉梅. 治疗性疫苗研究现状与前景 [J]. 生物产业技术，2009（3）：20-24.

[18] 沈洪波，王洪海. 治疗性结核病疫苗研究进展 [J]. 微生物与感染，2010，5（2）：111.

[19] SILVA C L，BONATO V L，COELHO-CASTELO A A，et al. Immunotherapy with plasmid DNA encoding mycobacterial hsp65 in association with chemotherapy is a more rapid and efficient form of treatment for tuberculosis in mice[J]. Gene Ther，2005，12（3）：281-287.

[20] NUERMBERGER E，TYAGI S，WILLIAMS K N，et al. Rifapentine，moxifloxacin，or DNA vaccine improves treatment of latent tuberculosis in amouse model[J]. Am J Respir Crit Care Med，2005，172（11）：1452-1456.

[21] VAN DOORSLAER K，REIMERS L L，STUDENTSOR Y Y，et al. Serological re-sponse to an HPV16 E7 based therapeutic vaccine in women with high-grade cervical dysplasia[J].Gynecol Oncol，2010，116（2）：208-212.

[22] NEMUNAITIS J，JAHAN T，ROSS H，et al. Phase 1/2 trial of autologou tumormixed with an allogeneic GVAX vaccine in advanced- stage non- small- cell lung cancer[J]. Cancer Gene Ther，2006，13（6）：555-562.

[23] 谢晓原，陈俊辉. 肿瘤疫苗研究进展及应用现状 [J]. 医学综述，2007，13（12）：896-898.

第六节 结核病的中医中药治疗

中医学是"以中医药理论与实践经验为主体，研究人类生命活动中健康与疾病转化规律及其预防、诊断、治疗、康复和保健的综合性科学"，至今已有数千年的历史。中医学对于结核病（中医称为"痨病"）的认识可以追溯到 2000 多年前。近年来，在独特、完整的中医药理论体系指导下，对于结核病的诊治认识不断完善和发展，尤其针对当前结核病领域防治中潜伏感染、耐药、不良反应等方面的研究不断深入。

一、定义

肺结核属于中医学"肺痨"病的范畴，是一种由于正气虚弱、感染痨虫、侵蚀肺脏所致的具有传染性的慢性虚损疾病。主要以咳嗽、咯血、潮热、盗汗及逐渐消瘦等为特征。病轻者诸症间作，重者可以先后相继发生，或兼见并存。

二、历史沿革

中医学对肺痨的认识历史悠久，且逐渐深化。肺痨的记载最早见于《黄帝内经》，如《黄帝内经·素问》玉机真脏论篇云："大骨枯槁，大肉陷下，胸中气满，喘息不便，内痛引肩颈，身热……肩髓内消"。《黄帝内经·灵枢》玉版篇云："咳，脱形；身热，脉小以疾"，描述了与肺痨主症相似的临床表现，将本病归于"虚损""虚劳"一类病证中。晋代《肘后备急方》进一步认识到本病具有传染性，指出"死后复传之旁人，乃至灭门"，并创立"尸注""鬼注"之名。唐代《备急千金要方》把"尸注"列入肺脏病篇章，明确了本病病位在肺，指出本病的病因是"劳热生虫在肺"。唐代王焘《外台秘要》虚劳骨蒸方对本病的临床表现观察尤为详细，指出本病有骨蒸、烦躁、食无味、消瘦、盗汗、咳嗽、两颊如胭脂色等症状，还指出本病可见"腹中有块，或脑后近下两边有小结"等兼症。由于本病的传染性和诸多症状，故有很多名称，如尸疰、劳疰、虫疰、传尸、肺痿、劳嗽、骨蒸、伏连、急痨等，直到宋代《三因极一病证方论》始以"痨瘵"定名，并指出与"予事而忧则'肺劳'"为"各一门类，不可不知"，从发病学上把痨瘵与一般的虚劳进行了界定。病因方面，在唐代关于肺虫说的基础上，创立了"痨虫""瘵虫"之说；在治疗方面，《仁斋直指方论》已提出"治瘵疾，杀瘵虫"的重要观点。元代葛可久《十药神书》为我国现存的第一部治疗肺痨的专著。《丹溪心法》痨瘵倡"痨瘵主乎阴虚"之说，突出病理重点，确立了滋阴降火的治疗大法。明代《医学入门》痨瘵指出"潮、汗、咳嗽、见血、或遗精、便浊、或泄泻，轻者六症间作，重者六症兼作"，概要地提示了本病的 6 个主症。《医学正传》劳极确立了杀虫与补虚的两大治疗原则，迄今仍然对肺痨病的治疗具有重要的指导意义。

近年来，中医肺痨多围绕耐药结核病、难治性结核病等开展相关的科学研究工作，利用现代循证医学研究方法、基础科学技术方法等手段，更加清晰地阐释中药复方、单体等对于结核病的多维度、多靶点调控效应，尤其多数均与现代医学抗结核方案进行联合应用，多能够提高患者临床治愈率、促进病灶吸收及改善生活质量。

三、病因病机

概括历代医家认识，有关肺痨的致病因素，主要有两个方面，一为外因感染，"痨虫"伤人；二为内伤体虚，气血不足，阴精耗损。痨虫感染和正气虚弱两种病因，可以互为因果。痨虫是发病的原因，正虚是发病的基础。正气旺盛，即使感染痨虫后，也未必发病；正气不足，则感染后易于发病。同时，病情的轻重与内在正气的强弱也有重要关系。另外，痨虫感染是发病的必备条件，痨虫既是耗伤人体气血的直接原因，又是决定发病后病变发展规律、区别于他病的特殊因素。《古今医统大全》痨瘵门即曾指出"凡此诸虫……着于怯弱之人，……日久遂成痨瘵之证"。

本病的病位主要在肺，可累及脾、肾，甚则传遍五脏。由于肺开窍于鼻，司呼吸，痨虫自鼻吸入，直趋于肺而蚀肺，故临床多见肺失宣之症，如干咳、咽燥、咯血，甚至喉疮声嘶等。脏腑间具有相互滋生、互相制约的密切关系，因此肺病日久可以进一步影响到其他脏腑，故有"其邪辗转，乘于五脏"之说。其中，与脾、肾两脏的关系最为密切。脾为肺之母，肺痨日久，子盗母气，则脾气亦虚，可伴见疲乏、食少、便溏等症。肾为肺之子，肺虚肾失滋生之源，或肾虚相火灼金，上耗母气，则可见肺肾两虚，伴见骨蒸、潮热、男子失精、女子月经不调等肾虚症状。若肺虚不能制肝，肾虚不能养肝，肝火偏旺，则见性情急躁，善怒，胁痛；肺肾阴虚，心火上炎还可伴有虚烦不寐、盗汗等症；如肺虚

制节失司，血脉运行不畅，病及于心，可见喘、悸、肿、发绀等症。

本病的病理性质以阴虚为主，并可导致气阴两虚，甚至阴损及阳。因肺喜润恶燥，痨虫蚀肺，肺体受损，首伤肺阴，阴虚则火旺，而见阴虚肺燥之候。故朱丹溪概括痨瘵的病理为"主乎阴虚"。由于阴阳互根，阴虚则火旺，可发展为气阴两虚，甚则阴损及阳。病理的转变，与病情的轻重及病程有关，一般说来，初起病变在肺，肺体受损，肺阴亏耗，肺失滋润，表现为肺阴亏损之候。继则肺肾同病，兼及心肝，而致阴虚火旺，或因肺脾同病，阴伤及气而致气阴两虚，后期肺、脾、肾三脏交亏，阴损及阳，可趋于阴阳两虚的严重局面。

此外，近年来针对耐药结核病证候的临床研究显示，多以气虚、阴虚为主，病变脏腑涉及肺、脾、肾三脏，其病理特点是阴虚、气虚并存，虚证更加明显，与"痨瘵主乎阴虚"有一定差异。耐药肺结核主要有 4 种证型，即肺肾气阴两虚证、肺气亏虚证、肺脾气虚证和阴虚火旺证。耐药肺结核主要由初治失败、复治又失败等原因所致。化疗药物具有杀伐戕残之功，可大伤元气，耗伤气血津液，病程日久则正气愈虚，阴虚可致气虚，后期则发展阴阳两虚，甚至精气耗尽败亡，病情难以逆转。

四、类证鉴别

1. 虚劳　虚劳与肺痨都是慢性虚损性疾病，两病都具有消瘦、疲乏、食欲缺乏等虚证特征，且有一定联系，肺痨可发展为虚损，故《金匮要略》将之列为虚劳范畴，但两者是有区别的。肺痨主要病变在肺，具有传染性，以阴虚火旺为病理特点，以咳嗽、咯血、潮热、盗汗、消瘦为主要临床症状；而虚劳则由多种原因所导致，病程较长，病势缠绵，病变为五脏虚损而以脾、肾为主，一般不传染，以气、血、阴、阳亏虚为病理特点，是多种慢性虚损病证的总称。

2. 肺痿　肺痨与肺痿两者病位均在肺，但肺痿是多种肺部慢性疾病后期的转归，如肺痈、肺痨、咳嗽日久等，若导致肺叶痿弱不用，俱可成肺痿。肺痨晚期，如出现干咳、咯吐涎沫等症者，即已转属肺痿，故《外台秘要》称肺痨为肺痿疾。

五、辨证论治

（一）肺阴亏损

症状：干咳，咳声短促，或咯少量黏痰，或痰中

带血丝或血点,血色鲜红,胸部隐隐闷痛,午后手足心热,皮肤干灼,口干咽燥,或有轻微盗汗,舌边尖红苔薄,脉细或细数。

治法:滋阴润肺,杀虫止咳。

方药:月华丸。

本方是治肺痨的基本方,具有补虚抗痨、滋阴镇咳、化痰止血之功。方中北沙参、麦冬、天冬、生地、熟地滋阴润肺;百部、獭肝、川贝润肺止嗽,兼能杀虫;桑叶、白菊花清肺止咳;阿胶、三七止血和营;茯苓、山药健脾补气,以资生化之源。

若咳嗽频繁而痰少质黏者,加百合、杏仁、炙枇杷叶以润肺化痰止咳。痰中带血丝较多者,加白及、仙鹤草、白茅根、蛤粉炒阿胶等和络止血。若潮热骨蒸甚者,酌加银柴胡、地骨皮、功劳叶、青蒿等以清虚热。

(二)阴虚火旺

症状:呛咳气急,痰少质黏,或吐稠黄痰,量多,时时咯血,血色鲜红,午后潮热,骨蒸,五心烦热,颧红,盗汗量多,口渴,心烦,失眠,性情急躁易怒,或胸胁掣痛,男子可见遗精,女子月经不调,形体日渐消瘦,舌红而干,苔薄黄或剥,脉细数。

治法:滋阴降火。

方药:百合固金汤。

方中用百合、麦冬、玄参、生地、熟地滋阴润肺生津;当归、芍药柔润养血;桔梗、贝母、甘草清热止咳。另可加鳖甲、知母滋阴清热;百部、白及补肺止血,抗痨杀虫;龟板、阿胶、五味子、冬虫夏草滋养肺肾之阴,培其本元。骨蒸劳热日久不退,可合用清骨散或秦艽鳖甲散。

若火旺较甚,热势明显升高,酌加胡黄连、黄芩、黄柏等苦寒泻火坚阴。痰热蕴肺,咳嗽痰黄稠浊,酌加桑白皮、知母、金荞麦根、鱼腥草等清化痰热。咯血较著者去当归之辛窜,加黑山栀、紫珠草、大黄炭、地榆炭等凉血止血;血出紫黯成块,伴胸胁掣痛者,可酌加三七、茜草炭、花蕊石、蒲黄、郁金等化瘀和络止血。盗汗甚者可选加乌梅、煅牡蛎、麻黄根、浮小麦等敛营止汗。声音嘶哑或失音可加诃子、木蝴蝶、凤凰衣、胡桃肉等润肺肾而通声音。

(三)气阴耗伤

症状:咳嗽无力,气短声低,咳痰清稀色白,偶或痰中夹血,或咯血,血色淡红,午后潮热,伴有畏风,怕冷,自汗与盗汗并见,面色㿠白,颧红,纳少神疲,便溏,舌质嫩红,或舌淡有齿印,苔薄,脉细弱而数。

治法:益气养阴。

方药:保真汤。

方中党参、黄芪、白术、茯苓、甘草补肺益脾,培土生金;天冬、麦冬、生地、熟地、当归、白芍以育阴养营,填补精血;地骨皮、黄柏、知母、柴胡、莲心以滋阴清热;厚朴、陈皮理气运脾。并可加白及、百部以补肺杀虫。

咳嗽痰稀,可加紫菀、款冬花、苏子温润止嗽。夹有湿痰症状者,可加半夏、陈皮以燥湿化痰。咯血量多者可酌加花蕊石、蒲黄、仙鹤草、三七配合补气药以止血摄血。如纳少腹胀、大便溏薄等脾虚症状明显者,酌加扁豆、薏苡仁、莲子肉、山药等甘淡健脾。慎用地黄、阿胶、麦冬等滋腻之品,以免妨碍脾之健运,必要时可佐陈皮、麦芽等以助脾运。

(四)阴阳两虚

症状:咳逆喘息少气,咳痰色白,或夹血丝,血色暗淡,潮热,自汗,盗汗,声嘶或失音,面浮肢肿,心慌,唇紫,肢冷,形寒,或见五更泄泻,口舌生糜,大肉尽脱,男子滑精、阳痿,女子经少、经闭,舌质淡或光嫩少津,脉微细而数,或虚大无力。

治法:滋阴补阳。

方药:补天大造丸。

全方肺脾肾兼顾,阴阳双补。方中党参、黄芪、白术、山药、茯苓以补肺脾之气;白芍、地黄、当归、枸杞、龟板培补阴精以滋养阴血;鹿角胶、紫河车助真阳而填精髓;枣仁、远志敛阴止汗,宁心止悸。

若肾虚气逆喘息者,配胡桃仁、冬虫夏草、蛤蚧、五味子等摄纳肾气以定喘。阳虚血瘀水停者,可用真武汤合五苓散加泽兰、红花、北五加皮温阳化瘀行水。五更泄泻者配用煨肉豆蔻、补骨脂以补火暖土,此时忌投地黄、阿胶、当归等滋腻润肠之品。

六、中成药治疗

基于中医辨治理论,目前已经研发了相当数量的抗结核中成药,对结核病甚至耐药结核病有一定的疗效。临床可与基础抗结核化疗方案联合使用以协同增效减毒,或用于部分广泛耐药患者人群的治疗,具有一定的临床应用价值。

1. 肺泰胶囊 主要成分:苦荬菜、黄芩、北沙参、瓜蒌、太子参、百部、枇杷叶、川贝母、白及。

功能主治:清热化痰,润肺杀虫,与抗结核化学药品联合使用,用于浸润型肺结核属痰热兼阴虚症。

临床证见：发热，或咯血，咳嗽，或痰中带血，乏力，纳差，颧红，盗汗等。有加快病灶吸收和症状缓解的作用。Ⅱ期、Ⅲ期临床试验研究结果表明，肺泰胶囊能够显著促进病灶吸收、改善结核中毒症状，提高免疫功能，促进痰菌转阴。

2. 内消瘰疬丸 方出清代医家顾世澄所著《疡医大全》。主要成分：夏枯草 800g，玄参 500g，海藻 100g，浙贝母 100g，天花粉 100g，连翘 100g，熟大黄 100g，白蔹 100g，枳壳 100g，玄明粉 100g，蛤壳（煅）100g，薄荷冰 0.5g，当归 100g，大青盐 500g，桔梗 100g，地黄 100g，甘草 100g，计 17 味组成。

功能主治：软坚散结，用于瘰疬痰核或肿或痛。本品为灰黄色的水丸，气微香，味咸苦；丸中含有海藻、蛤壳含碘、钾等多种无机盐成分，有较好的抗结核、促进结核灶消散及提高机体免疫功能的作用。

3. 结核丸 本品来源于甘肃省名老中医董静庵教授历经 50 余年临床经验筛选的处方。主要成分：龟甲（醋制），牡蛎，鳖甲（醋制），地黄，熟地黄，天冬，百部（蜜炙），阿胶，北沙参，龙骨，紫石英（煅），麦冬，熟大黄，白及，川贝母，蜂蜡。

功能主治：具有滋阴降火、补肺止嗽的功效，用于阴虚火旺引起的潮热盗汗、咳痰咯血、胸胁闷痛、骨蒸痨咳，肺结核，骨结核。

4. 抗痨胶囊 主要成分：百部、白及、桑白皮、穿破石、矮地茶、五指毛桃等。

功能主治：散瘀止血，祛痰止咳。用于肺痨肺虚久咳，痰中带血。抗痨胶囊可显著减少结核豚鼠肺脏的结核结节及肺脏和脾脏的结核分枝杆菌数量，同时还可减轻结核豚鼠肝脏、脾脏及肺脏的炎性反应，并可显著减少豚鼠脾脏的结核结节。抗痨胶囊对环磷酰胺致小鼠非特异性和特异性免疫功能低下有明显的提高作用。抗痨胶囊对环磷酰胺致小鼠淋巴细胞转化率低下也有明显的促进作用。抗痨胶囊对环磷酰胺致小鼠免疫球蛋白水平下降和免疫器官质量下降也具有明显的提高作用。

5. 健脾润肺丸 主要成分：由山药、黄精、地黄、制何首乌、黄芪、党参、山茱萸、五味子、丹参、川贝母、白及、阿胶等 28 味药组成。

功能主治：滋阴润肺，止咳化痰，健脾开胃。用于肺痨肺阴亏耗，症见潮热盗汗、咳嗽咯血、食欲减退、气短无力、肌肉瘦削等。并可辅助治疗抗结核药物引起的肝功能损害。本品具有明显的肝细胞损伤拮抗作用，阻断毒物对肝细胞膜的损伤，

抑制毒性产物的生成，增强肝脏的解毒功能，从而降低血清转氨酶。

七、其他治疗

中医药在辅助治疗肺结核方面具有多途径、多靶点等优势和特色。临床上除了口服给药途径以外，还可通过雾化吸入、穴位注射、艾灸、电灸、冬病夏治、耳穴压豆、膏方及足浴等方法对患者进行综合治疗，有助于提高临床疗效。董书梅等通过临床观察化疗辅以雾化吸入中药复方治疗耐药性肺结核患者，可以缩短疾病阴转时间。马建英等将肺结核盗汗 30 例患者作为样本进行临床观察，在正规抗结核治疗的同时，于足三里穴位注射参麦注射液，1 次 /d，10 天为 1 个疗程，结果证实，参麦注射液足三里穴位注射可以明显改善患者的盗汗症状。时翠林等通过临床观察，认为艾灸可以提高肺结核患者机体免疫功能、促进病灶吸收及改善食欲。王陈晋等采用电灸仪疗法联合常规复治抗结核药物治疗 MDR-TB 患者，研究结果显示，痰菌阴转率明显升高。尹良胜等通过临床观察发现，利肺片联合穴位贴敷可以提高 MDR-TB 患者痰菌阴转率，改善患者的症状。有临床研究报道，在西药抗结核的基础上予以耳穴压豆联合疏肝解毒方治疗肺结核效果显著。张念志认为，在冬季适当服用膏方滋补肺脏，有利于肺结核患者正气的恢复，减少症状的发作次数。此外，大量临床报道肺结核患者临床常合并糖尿病发作，运用活血化瘀、通经活络中药对患者进行足浴，通过促进血管内皮损伤的修复，进而改善糖尿病足患者体内的炎性反应。

八、预防与调摄

肺痨是具有传染性的慢性虚损性疾病，历代医家一贯强调对本病应防重于治，如元代《上清紫庭追痨仙方》主张病者死后火化，防其传染旁人。故肺痨患者应隔离治疗或少到公共场所去，其衣被等应煮沸消毒后清洗，痰液等排泄物应消毒处理。探视患者应戴口罩，气虚、饥饿、劳倦等身体状况欠佳时忌探视患者或吊丧，必要时身佩安息香，或用雄黄擦鼻。青少年的有效预防方法是进行灭活卡介苗预防接种。平素保养元气，爱惜精血，注意营养，加强体育锻炼，可以提高抗御痨虫侵袭的能力。

既病之后，不但要耐心治疗，更应重视摄身，戒

酒色,节起居,禁恼怒,息妄想,慎寒温,适当进行体育锻炼。加强食养,可吃甲鱼、团鱼、雌雉、老鸭、牛羊乳、蜂蜜,或常食猪羊肺以脏补脏,以及白木耳、百合、山药、梨、藕、枇杷之类,以补肺、润肺、生津。忌食辛辣刺激动火燥液之物,如辣椒、葱、姜等。

九、结语

肺痨是具有传染性的慢性虚损性疾病。其病因为感染痨虫,但发病与否与正气强弱有很大关系。病位主要在肺,但可损及其他脏腑。病理特点主在阴虚,进而阴虚火旺,或气阴两虚,病久阴损及阳,可见阴阳两虚。其治疗原则为补虚培元和抗痨杀虫。补虚以滋阴为主,气虚者伍以补气,若阴阳两虚者,则当滋阴补阳。补虚重点在肺,同时予以补脾和补肾,尤须重视补脾,因脾为肺之母,补脾可畅气血生化之源而养肺金。但应注意补脾不宜壅滞,不宜辛燥,以免壅滞气机,伤阴动血。一般以甘淡补脾法为宜。本病虽以虚为主,但往往可见虚中夹实,如阴虚常夹痰热、肺脾气虚常夹痰浊,咯血者常夹血瘀。故在补虚的同时,要结合应用清化痰热,或清化痰浊,以及化瘀止血等法。阴虚火旺者宜清火,因其为虚火,故用药当以甘寒养阴为主,酌配苦寒降火之品,谨防苦寒太过,注意中病即止,以免伤脾败胃。抗痨杀虫是肺痨病的重要治法,在辨证论治的基础上应十分重视配合西医抗结核杀菌药物的使用。根据临床验证和药理实验研究,很多中药也有不同程度的抗结核杀虫作用,如白及、百部、黄连、黄芩、大蒜、冬虫夏草、功劳叶、律草等,均可在辨证的基础上结合辨病,适当选用。当前中医药学如何通过辨证论治在提高肺结核治愈率、促进病灶吸收和空洞闭合、改善临床症状及生活质量、减少药物不良反应发生等多维效应方面发挥独特优势,是中医人需要不断努力开展实践和研究工作需要解决的核心问题,也是中医抗结核理论发展的重要方向。

(鹿振辉)

参 考 文 献

[1] 吴勉华,王新月.中医内科学[M].北京:中国中医药出版社,2012.

[2] 张伯礼,吴勉华.中医内科学[M].北京:中国中医药出版社,2017.

[3] 鹿振辉,张惠勇,张洪春,等.我国中医药防治结核病的现状与展望[J].中国防痨杂志,2020,42(2):88-90.

[4] 张少言,鹿振辉,马子风,等.中医药治疗肺结核的新进展[J].中医药导报,2017,23(11):79-81,85.

[5] 郭晓燕,张惠勇,马子风,等.740例耐多药肺结核中医病性证候要素分布规律[J].中医杂志,2018,59(7):603-606.

第七节　结核病的介入治疗

介入治疗(interventional treatment)是在内镜、超声波、X线影像等技术直视或监视下,将专用导管、针、治疗器械等插入到患病脏器局部,使用药物或物理等疗法对疾病达到治疗目的。介入治疗是介于内科、外科之间的新型学科,具有操作简便、创伤小、安全、有效等特点。相对于内科治疗,优点在于可提高局部药物浓度、减少药物用量及不良反应等方面;相对于外科治疗,优点在于麻醉风险低、创伤小、恢复快等方面。按所属学科门类,可分为介入放射学(interventional radiology)、介入心脏病学(interventional cardiology)、介入肺脏病学(interventional pulmonology)等学科。

近几年来,随着影像、材料和生物工程等学科的发展,介入治疗技术突飞猛进,其应用范围也逐渐扩大并惠及结核病治疗领域,在结核病治疗方面的作用越来受到重视,为结核病的治疗开辟了新途径。

一、经支气管镜介入治疗

支气管镜(bronchoscope)包括硬质支气管镜(rigid bronchoscope)、可弯曲支气管镜(flexible bronchofiberscope),用于临床呼吸介入已有100多年的历史。早期,经支气管镜介入治疗仅局限于气道异物取出、肺脓肿脓液引流及脓腔内注药等方面;自20世纪90年代初开始,随着可弯曲支气管镜(纤维支气管镜、电子支气管镜)及相关学科技术的不断发展,激光、高频电刀、氩等离子体凝固、球囊扩张、支架植入及冷冻术等各种经支气管镜介入治疗手段应运而生,使得经支气管镜介入治疗结核病的广泛开展成为可能。

(一)适应证

1. 呼吸道大量分泌物无力咳出伴呼吸困难或肺不张、祛痰等治疗效果不佳者。经支气管镜直接吸痰等可利于肺复张,改善肺通气功能。

2. 各型支气管结核的局部治疗,尤其是合并气道狭窄者。气道内局部介入处理有助于感染控制,防治气道狭窄等并发症。

3. 部分肺结核尤其是合并空洞、耐药肺结核、全身用药治疗效果不佳者。空洞内、气道内介入给药可提高局部药物浓度,利于感染控制。

4. 肺结核患者外科术后合并支气管残端瘘、自发性气胸。介入行医用胶或器材堵瘘治疗,可免除再次开胸手术等。

(二)禁忌证

1. 严重心血管疾病,如严重心律失常、急性心肌梗死(4周以内)、心功能不全、冠心病、主动脉瘤及严重高血压或高血压急症者。

2. 严重呼吸功能不全、呼吸衰竭者。

3. 多发性肺大疱,严重肺动脉高压,肺部病变高度疑诊支气管动静脉瘘者。

4. 严重上腔静脉梗阻综合征。

5. 严重出血倾向、凝血机制障碍者。

6. 活动性大咯血,咯血停止2周以内者。

7. 全身情况极度衰竭者。

(三)术前准备

1. 一般准备

(1)详细询问病史,仔细体格检查,完善胸部影像学、心肺功能、血小板计数、凝血功能等检查,明确是否支气管镜检查诊断及介入治疗适应证、禁忌证。

(2)对患者及家属有告知的义务,征得患者、家属同意并签署书面知情同意书。申请医院伦理委员会批准。

(3)进行乙型病毒性肝炎、丙型病毒性肝炎、梅毒、艾滋病等传染学指标检查。

(4)口服抗凝剂治疗的患者,术前停用2~3天或应用维生素 K_3 或维生素 K_4;处于抗凝剂情况下,使用肝素抗凝,并将其凝血酶原时间国际标准化比(INR)降至2.5以下等。

(5)术前4小时禁饮食,术前2小时禁饮水。

2. 器械等准备

(1)支气管镜及治疗机系统:支气管镜、光源及成像系统、呼吸内镜医用工作站和冷冻机、高频电刀及氩等离子体凝固等治疗机系统等。

(2)治疗器械及耗材:给药针、给药导管、导引丝、球囊导管、气道支架、氩气及 CO_2 制冷剂等。

(3)抢救用物及药品:氧气、心电监护仪、呼吸机、除颤器、气管插管、气管切开包、吸痰器等急救设备,以及肾上腺素、利多卡因、尼可刹米等急救用药。所给予麻醉药物及抗结核药品等。

(四)麻醉

1. 局部麻醉

(1)口腔及鼻咽部麻醉:采用麻醉药喷射器喷入 1% 盐酸丁卡因(tetracaine hydrochloride)或 2% 盐酸利多卡因(lidocaine)1~3ml 于口腔或鼻腔、咽喉部,以便麻醉两侧咽弓、腭垂、舌中部、咽后壁、会厌部分。

(2)雾化吸入麻醉:采用超声雾化器、氧气导入面罩等将 1% 盐酸丁卡因 3~5ml 或 2% 盐酸利多卡因 3~5ml 雾化吸入呼吸道。

(3)气道内麻醉:可应用支气管镜进入气道内后补充给药、环甲膜穿刺给药、喉镜气道内注射给药等多种方法,一般每次给予 2% 盐酸利多卡因 5~10ml 等,以便气道麻醉充分。

2. 镇静镇痛 对部分精神紧张、耐受性较差的患者,在上述局部麻醉基础上,可给予镇静镇痛药物,以达到解除患者焦虑及恐惧、减轻疼痛及其他伤害性刺激,提高支气管镜检查或介入治疗的安全性及舒适性。

目前有以下几种用药方式:①镇静药物应用:术前 30 分钟给予地西泮 5~10mg 或咪达唑仑 5~10mg 肌内注射或缓慢静脉注射;②镇痛药物应用:一般于术前 5~10 分钟给予芬太尼 0.05~0.15mg 缓慢静脉注射,2 分钟起效,药效持续时间为 30~10 分钟;③镇静镇痛药物联合应用:一般应用咪达唑仑 3~5mg、芬太尼 0.1~0.15mg。

3. 静脉复合麻醉及全身麻醉 重症患者、介入治疗手段较复杂、估计术中可能发生大出血或呼吸功能不全等患者,应实施气管插管或喉罩应用,间断人工气囊按压或呼吸机机械通气,丙泊酚等静脉内给药的静脉复合麻醉,以及联合其他药物应用的全身麻醉。

一般情况下,丙泊酚麻醉诱导阶段成人初始剂量每 10 秒约给药 4ml(40mg),麻醉维持所需的给药速率通常 4~12mg/(kg·h)。全身麻醉必须由专业麻醉师实施,需要麻醉师提供特殊的麻醉服务,监测患者生命体征,并根据需要适当给予麻醉药物或者其他治疗,称为监测下的麻醉管理(monitored anesthesia care,MAC)。

目前国内大多数将"局部麻醉 + 镇静镇痛"称为"无痛支气管镜技术",鉴于肺脏解剖学特点,"无痛支气管镜技术"概念不太合适,应将这种用药后患者处于清醒或者随时可以唤醒、呼吸稳定的镇静镇痛状态命名为"清醒镇静(conscious sedation)"。

（五）术中检测

临床症状较重或全身麻醉患者术前应连接心电图、血压及血氧饱和度监护仪，进行术中监护。

（六）术后处理

1. 嘱患者术后 2 小时（全身麻醉患者清醒后 6 小时）方可进食、水。

2. 专人护送患者回病房或监护室，密切观察患者生命体征变化，观察有无大咯血、呼吸困难等严重并发症，若发生，应积极处理。

3. 对使用镇静剂的患者，最好有人陪伴，24 小时内不要驾车、签署法律文件或操作机械设备等。

4. 书写借助支气管镜经气道介入治疗报告及相关医疗文书。

5. 支气管镜等清洗、消毒及治疗机保养维护。

6. 患者疗效随访。

（七）各种介入治疗术

1. 吸引清除术

（1）治疗原理：吸引清除术（俗称吸痰术）是经支气管镜直接借助于负压吸引力而实现。经支气管镜直接吸引清除气道内黏稠的分泌物、黏液栓、痰痂及血痂等，可保持呼吸道通畅，利于痰液等引流，防治呼吸功能不全的发生。

（2）适应证：①结核病患者开胸术后、骨关节脊柱结核术后、重症肺结核患者合并肺部非特异性感染等引起的呼吸道分泌物排出不畅、阻塞性肺不张、阻塞性肺炎等，导致呼吸功能不良甚至呼吸衰竭，经祛痰、支气管扩张剂、体位引流等胸部物理疗法应用仍无效者；②炎症浸润型、溃疡坏死型气管支气管结核。

（3）禁忌证：支气管镜检查禁忌证。

（4）所需物品：生理盐水、活检钳等。

（5）操作方法及要点：

1）将支气管镜前端部送至气道内，给予负压直接吸引清除气道内的分泌物。

2）遇气道内黏稠的分泌物、黏液栓、痰痂、血痂及干酪坏死物不易清除，可自支气管镜活检钳工作通道注入生理盐水等稀释后再吸引清除。

3）稀释后仍无法吸引清除，以活检钳钳夹等辅助清除黏液栓、痰痂、血痂后再吸引清除。

（6）并发症：同支气管镜检查。

（7）治疗经验及注意事项：①经支气管镜进行吸引清除术时尽可能不用或少用麻醉药物，以免治疗后患者痰液等分泌物不易咳出，形成新的痰栓。②吸引术清除操作时多在床旁进行，术者一

般应站立在患者右侧并面对患者，此时支气管镜操作手法与正常手法刚好相反，要求术者必须技术娴熟；遇进镜困难，术者也可站在患者背后，但此时因患者多采取坐位或半坐位，术者不能直视患者，要求助手密切观察患者情况。

2. 瘘口封堵术

（1）治疗原理：瘘口封堵术是经支气管镜利用医用胶（medical adhesive）等封堵剂的粘连固化成膜作用或覆膜支架（covered stents）等封堵器的阻塞填补作用来实现的。

（2）适应证：①开胸肺脏切除术后支气管肺残端瘘；②气管支气管结核合并的气道瘘；③支气管胸膜瘘；④顽固性气胸。

（3）禁忌证：①对封堵剂、封堵器过敏；②支气管镜检查禁忌证。

（4）所需物品：①封堵剂：α- 氰基丙烯酸酯等快速医用胶、医用生物蛋白胶、自体血、纤维蛋白原等；②封堵器：覆膜支架、单向活瓣、支气管塞、球囊等。

（5）操作方法及要点：

1）封堵剂法：经支气管镜活检钳工作通道插入封堵剂输送导管至瘘口处；嘱患者短暂闭气，经封堵剂输送导管缓慢注入事先预制备好的封堵剂至瘘口处；退出封堵剂输送导管；嘱患者患侧卧位，依据瘘口位置调整体位，使得瘘口处于最低位，最大限度阻止封堵剂溢出；经支气管镜观察瘘口被封堵剂封堵大致情况。

2）封堵器法：经支气管镜活检钳工作通道插入导引钢丝至瘘口处，拔出支气管镜；沿导引钢丝插入带有封堵器的专用植入器；重新插入支气管镜直视下定位确认植入器所在位置无误；嘱患者短暂闭气，缓慢释出封堵器；退出导引钢丝和植入器；经支气管镜观察封堵器放置的位置是否准确、瘘口是否被封堵。如发现封堵器放置位置不准，用异物钳等方法调整封堵器到所要安放位置。

（6）并发症：封堵材料引起的过敏反应、移位、脱落、呼吸道阻塞等。

（7）治疗经验及注意事项：①瘘口封堵术临床上按四级呼吸内镜诊疗技术管理，应注意术者及单位有无资质；②术前需行胸膜腔闭式引流术；③瘘口 <5mm 者建议使用封堵剂封堵，≥5mm 者建议使用封堵器封堵；④封堵时若使用封堵剂，助手推注时要缓慢，尽量避免患者咳嗽，支气管镜尽量远离瘘口注药处观察，以求最好封堵效果并避免粘

堵支气管镜镜头；⑤应注意实施封堵治疗时应重视封堵剂、封堵器引起的过敏反应、移位、脱落、呼吸道阻塞等；⑥封堵器选择有时需根据瘘口形状进行特别定制。

3. 局部给药术

（1）治疗原理：①提高局部药物浓度。经气道介入给予抗结核药物到达气道病变局部或肺部空洞腔内，能使抗结核药物直接到达病灶区域而发挥作用，由于局部药物浓度高（≥MIC 值的 10 倍），能有效地起到杀菌、抑菌效果，加快痰菌转阴，促进病灶吸收、空洞闭合及防止气道狭窄等并发症的发生。②改善气道引流，利于气道及肺部感染控制。一方面，经气道介入局部给药可促进病变气道局部或肺部病灶、空洞所属引流支气管局部炎症消散，利于气道引流；另一方面，给药时可利用吸引清除术通畅呼吸道。

（2）适应证：①炎症浸润型、溃疡坏死型及淋巴结瘘型气管支气管结核。②空洞、耐药肺结核及合并肺不张，全身抗结核药物治疗效果不明显或不佳者；慢性纤维空洞型肺结核、毁损肺合并非特异性感染且无手术肺切除指征者。

（3）禁忌证：①对所给予药物过敏者；②支气管镜检查禁忌证。

（4）常用药物：①抗结核药物：依据患者目前合理化疗方案及药物敏感试验结果，选择所要经气道介入给予的抗结核药物种类。注射剂类药物有 INH、RFP、SM、Ak、PAS 及 Levoflx 可以直接或溶解后或加入赋形剂后给予，而 PZA、EMB 等需要加入赋形剂才可使用。②其他药物：如肾上腺糖皮质激素、抗非特异性感染抗生素及抗菌药物等。

（5）操作方法及要点：

1）将支气管镜前端部送至气道结核病灶局部、肺结核病灶及空洞所属引流支气管开口处，首先采用吸引清除术清除气道开口、气道内黏稠的分泌物、黏液栓、痰痂、血痂及干酪坏死物。

2）自支气管镜活检钳工作通道插入中空的专用注药导管或注药针，针刺到局部病灶内，放置到病灶周围及肺部病灶或空洞所属引流支气管。

3）经注药导管或注药针注入事先预制备好的所给抗结核药物，推注药物到病灶内，喷洒到病灶周围及肺部病灶或空洞内。

4）退出注药导管或注药针，拔出支气管镜。

5）嘱患者患侧卧位，下叶给药者应取坐位或半卧位，或依据病灶、空洞位置调整体位，使得病灶部位及空洞处于相对于引流支气管开口最低位，最大限度阻止所给药物溢出。

（6）并发症：病灶支气管播散。

（7）治疗经验及注意事项：①经气道介入给药术必须是在全身应用抗结核药物化学治疗的基础上才能实施，单纯经气道介入给药治疗可造成新的耐药产生。②经气道介入给药术的药物选择，应与全身抗结核药物化学治疗方案所用药物相一致，耐药结核病应以痰结核分枝杆菌培养药物敏感试验结果为依据。③经气道介入给药术治疗时一定要保持呼吸道通畅。一般建议在局部麻醉下实施，选择可弯曲支气管镜而非硬质支气管镜。若在镇静镇痛、静脉复合麻醉及全身麻醉下选用硬质支气管镜给予，必须严密术后监护，保持呼吸道通畅。④经气道介入给药治疗结核病所涉及的给药剂量、给药时机、给药间隔等问题，目前多属经验性治疗与探讨，尚缺乏前瞻性、多中心、随机对照研究。一般每周进行一次，可选择单一药物、多药联合、赋形剂（溶解、混悬和混合）药物等。赋形剂在不同程度上存在着一定缺陷，目前用于临床的有卡波姆凝胶等赋形剂，但国内无正式药准字批号仅为内部使用批文，临床使用时应注意。⑤经气道介入给药术可能会导致结核病支气管播散，注意镇咳、精确给予、体位引流等减少其发生。⑥直接经支气管镜活检钳工作通道给药目标定位性差，易污染、损坏支气管镜，应通过支气管镜专用注药导管或针将所给药物送至目的靶点。

4. 冷冻术

（1）治疗原理：冷冻消融术（冻融术）治疗主要是基于制冷物质和冷冻器械产生的超低温，一方面导致局部组织和细胞因组织、细胞内的水分子迅速结晶成冰、细胞停止分裂并融解而坏死，另一方面引起局部血流停止及微血栓形成等慢性病理过程而坏死。冷冻切除术（冻切术）治疗主要是基于超低温物体与常温病变组织短时间接触而冻结，牵拉时使常温病变组织破损被撕裂掉。

（2）适应证：①肉芽增殖型、淋巴结瘘型气管支气管结核；②瘢痕狭窄型气管支气管结核，支架植入后再生肉芽肿；③支气管肺切除术后，吻合口增殖性肉芽肿并气道狭窄；④管腔闭塞型支气管结核，中心气道闭塞所属末梢肺组织实变无损毁。

（3）禁忌证：支气管镜检查禁忌证。

（4）所需物品：①冷冻治疗机：目前临床上多采用国产 Kooland320、Kooland300 或德国产 ERBE

CO_2 冷冻机治疗系统；②制冷剂：可用于结核病治疗的制冷剂有液态 N_2O、CO_2（干冰）等。

（5）操作方法及要点：

1）将支气管镜缓慢插入到治疗目的病灶处。

2）经支气管镜活检钳工作通道放入冷冻用探头到达病灶处，深入结核肉芽肿中心部位略偏根部等病灶部位。

3）给予制冷剂释放进行冷冻消融或冷冻切除治疗。

4）冻融时等待局部溶化后再退出冷冻探头，冻切时迅速牵拽冷冻探头并即时退出。

5）直接观察并拔出支气管镜。

（6）并发症：单纯冷冻治疗并发症较少见，主要为气道痉挛，对中心气道较大病变冷冻时可能出现的气道阻塞，特别长时间冷冻可导致气道冻伤。

（7）治疗经验及注意事项：①冷冻术包括冻融术、冻切术两种术式。冻融术实施时局部自然融化，较其他介入手段作用慢，并具有延迟效应，远期疗效较好；冻切术即直接撕扯下坏死组织而立即消减病灶。冻切术实施时极易引起大出血，所以临床上按四级呼吸内镜诊疗技术管理，治疗气管支气管结核时一般推荐使用冻融术而非冻切术。②冻融治疗肉芽肿或支气管淋巴结瘘时，每次持续时间为 3～5 分钟，一般不要超过 10 分钟，间隔 0.5～1.0 分钟后，可重复进行 1～3 个冷冻一解冻循环周期，每周进行 1 次。利用冻融术尝试打通气道闭锁时，可适当延长每次持续时间，可增加冷冻一解冻循环周期及每周进行次数，但每次冷冻持续时间也不应超过 10 分钟。③气道内较大肉芽肿冻融治疗后，有可能暂时形成所属气道梗阻。④冷冻术一般不会发生气道穿孔，治疗后肉芽组织增生、纤维瘢痕形成率低，不影响心脏起搏器工作，不破坏金属、硅酮支架冷冻术作用较弱，局部反应轻者患者易接受。

5. 球囊扩张术

（1）治疗原理：球囊扩张术治疗的原理是将球囊导管自支气管镜活检钳工作通道送至气道狭窄部位，用液压枪泵向球囊内注入液体或气体使球囊充盈膨胀，导致狭窄部位气道形成多处纵行撕裂伤，从而使狭窄气道直径得以增大扩张。

（2）适应证：①瘢痕狭窄型气管支气管结核，中心气道等较大气道瘢痕性狭窄，该气道所属末梢肺无损毁；②中心气道重建术、气管插管及切开术后狭窄。

（3）禁忌证：①管壁软化型气管支气管结核；②支气管镜检查禁忌证。

（4）所需物品：①一次性无菌扩张用球囊导管；②一次性无菌扩张用球囊扩充压力泵。

（5）操作方法及要点：

1）将支气管镜缓慢插入到狭窄支气管口近端。

2）将事先选择好的球囊导管自支气管镜活检钳工作通道被送至狭窄部位，球囊远近段交界中间部分刚好处于狭窄口处为宜。

3）用液压枪泵向球囊内注水，压力可选择 1、2、3～8 个大气压（1 个大气压 ＝ 101kPa），通常由低到高，维持球囊膨胀时间第一次时间 30 秒至 1 分钟。若无明显出血，可再反复 2～4 次充盈球囊扩张，球囊持续膨胀时间每次保持 1 分钟。扩张狭窄气管时压力不要超过 10MPa。

4）目测狭窄支气管直径改变，大致判断扩张成功与否。

5）退出球囊导管，拔出支气管镜。

（6）并发症：常见急性并发症有胸部疼痛不适、少量出血。操作不当气道黏膜严重撕裂所致的严重并发症有大出血、纵隔气肿、皮下气肿、气胸、气道软化、气管 - 胸膜瘘及气管 - 食管瘘等。慢性并发症有回缩性、肉芽肿增性生再狭窄。

（7）治疗经验及注意事项：①应严格掌握适应证，充分进行术前准备，把握扩张时机，既不能操之过急（如急性炎症期），也不能延误扩张机会（如气道完全闭锁）。全身及局部有效抗结核药物治疗，冷冻术等措施有助于减轻水肿、清除坏死物、消减肉芽肿及纤维瘢块等，待气道内局部病灶得到控制后再行扩张。上述措施在减轻临床症状、促进病灶愈合、为早期扩张创造机会又防止扩张后病灶播散、再狭窄的发生等方面具有积极意义。②结合胸部 CT 支气管多维重建影像学及支气管镜下表现，尽量准确判断狭窄的程度和范围及有无扩张指征，并选择适当型号的球囊导管，避免选择超过狭窄段正常生理直径的球囊导管。③对于狭窄程度重且气道开口较小病例，目测不好判断狭窄程度及球囊导管能否顺利进入时，可先以探针试探能否进入狭窄气道并大致估计狭窄程度（直径及深度）。若不能进入，可尝试冷冻术、针形激光刀或针形高频电刀进行狭窄口切开。上述措施除冷冻术外需特别慎重。④对于气道完全闭锁、探针进入狭窄段较浅病例，应首先结合病史、临床及影像学等判断有无处理价值，可尝试冷冻术或在气道内超声引导下用针形激光刀或针形高频电刀打通闭锁，闭锁打通后再进行球囊扩张。若合并末梢侧肺已明显毁损，则建议外科手术。⑤扩张中遇瘢痕组织较硬，扩张时应逐渐增加压力泵压力及扩张维持时间，或以针形激光刀、针形高频电刀对纤维瘢痕行放射状切割松解，切不可骤增扩张压力，以防止出现较大的撕裂伤，甚至造成气道的撕裂出现纵隔气肿、气胸、气管 - 胸膜瘘及气管 - 食管瘘等严重并发症。可逐渐换用较大号气囊，采用定期、适时、多次、反复、渐进的扩张模式。⑥气管狭窄及距气管隆嵴较近部位主支气管狭窄扩张时，尤其是要重视主气道是否通畅，肺部通气功能是否受到影响。⑦多部位中心气道等较大气道狭窄，应采用先处理近端气道再处理远端气道，即由近端向远端扩张方案。⑧对于非中心气道等较小气道瘢痕型狭窄，如叶段支气管瘢痕性狭窄，由于气道壁缺乏软骨成分，若实施介入治疗处理较小狭窄气道，病变气道发生撕裂或破裂伤而引起气胸、大出血发生率会大大提高。针对非中心较小气道瘢痕型狭窄是否有必要进行介入治疗处理，应明确所属肺组织是否存在毁损，并仔细评估进行成本 - 效益分析，应抓住矛盾的主要方面，认真权衡利弊。如若选择球囊扩张术，笔者建议扩张压力不要超过 3kPa。⑨扩张出现轻微气道撕裂伤，可先镇咳、预防感染及对症处理等治疗，一般均可自愈。局部小量出血可应用稀释的肾上腺溶液局部喷洒止血。对自发性气胸、纵隔气肿严重并发症，应积极处理。⑩年龄较大气道狭窄患者，选择球囊扩张治疗术要慎重。

6. 热消融疗法

（1）治疗原理：利用发热效应引起组织细胞凝固与坏死而达到消融治疗的目的。不同发热器械产热机制有所不同。激光（laser therapy，LT）治疗主要借助于高功率激光，直接烧灼、凝固、气化或炭化组织；高频电刀（hypercator）是通过高频电流热效应烧灼病变组织，使病变组织发生蛋白质变性、凝固、坏死，可通过电切、电凝、电套圈而实现；氩等离子体凝固术（argon plasma coagulation，APC）又称氩气刀，通过高频电刀电离的氩气将高频电流输送到靶组织，避免了高频电刀的电极与组织的直接接触，是高频电刀方法的改进；微波（micrwave）治疗是基于高频电磁波 - 微波对不同血运组织、细胞敏感性不同，使组织、细胞蛋白质变性、凝固、坏死。

（2）适应证：①肉芽增殖型、淋巴结瘘型气管支气管结核；②支气管肺切除术后，吻合口增殖性肉芽肿；③局部尤其是膜状瘢痕狭窄型气管支气管结核。

（3）禁忌证：①气道弥漫性良性瘢痕型狭窄；②同支气管镜检查禁忌证。

（4）使用器械：激光治疗机系统、高频电刀（针形刀、电凝探头、圈套器）系统、氩等离子体凝固治疗机系统及氩气、微波治疗机系统。

（5）操作方法及要点：

1）将支气管镜缓慢插入到治疗目的病灶处。

2）将事先选择好的发热治疗装置自支气管镜活检钳工作通道送至增生肉芽肿、气道淋巴瘘等处。

3）开通热治疗机系统开关，进行热消融治疗。

4）吸引、钳夹等处理热消融治疗后气道内坏死及脱落组织。

5）退出气道内热消融治疗装置。

6）直接观察后，拔出支气管镜。

（6）并发症：激光、高频电刀、氩气等离子凝固及微波均可导致低氧血症、大出血、气道表面烧伤、气道穿孔、气胸、纵隔和皮下气肿等，气化烟雾可引起咳嗽、哮喘、呼吸衰竭、心动过缓甚至心脏停搏，严重并发症可导致死亡。

（7）治疗经验及注意事项：①因热消融疗法相对其他疗法创伤大，易引起气道穿孔、血管破裂，故临床上按四级呼吸内镜诊疗技术管理。②上述治疗措施均可能造成气道黏膜损伤，刺激黏膜增生即再生肉芽肿发生。APC 黏膜损伤范围大于激光、高频电刀。③热消融疗法削减突出到管腔内较大的结核性肉芽肿，依次推荐使用针形激光刀、针形高频电刀、微波及 APC 等，并要求尽量不损伤气道黏膜。④若使用热消融疗法削减较大结核性肉芽肿，肉芽肿基底部推荐使用冷冻疗法，以更好修复气道黏膜损伤及彻底消除再生性肉芽肿。⑤针对中心气道等较大气道严重局部膜状瘢痕狭窄、管腔闭塞处理，因气道走行出现较大扭曲向偏离原正常走行，若使用热消融疗法，事先应行胸部 CT 气道重建并推荐使用针形激光刀或针形高频电刀，慎重选择 APC 或高频电凝，切不可盲目行事，以免造成气道及周围血管透壁伤而危及生命。⑥在左、右主支气管内均有较大肉芽肿时，切不可同时热消融两侧，以免造成术后双侧气道同时梗阻；⑦热消融治疗时禁止使用氧疗吸入。实施治疗时注意避免气道内失火，以免烧伤患者及烧坏支气管镜。

7. 支架植入术

（1）治疗原理：气道内支架治疗是利用支架的支撑作用重建气道壁的支撑结构，保持呼吸道通畅。

（2）适应证：①气管、主支气管等中心气道严重狭窄，导致呼吸困难、呼吸衰竭，严重影响生活质量的患者；②气管、主支气管等中心气道支气管结核管壁软化型，合并呼吸道反复严重感染者；③中心气道瘢痕狭窄经球囊扩张成形术等联合治疗反复多次仍难以奏效，并呼吸功能不佳者。

（3）禁忌证：支气管镜检查禁忌证。

（4）使用器械：①支架植入器；②气道支架。目前适合于介入治疗气道狭窄的支架，按材质分为硅酮支架、全覆膜镍钛合金金属支架及镍钛合金金属裸支架；按形状分为"一"字型即直支架、Y型支架、L型支架；按放置部位分为气管支架、支气管支架、气管隆嵴支架。

（5）操作方法及要点：

1）支架的选择：胸部CT扫描，行气道三维重建成像、支气管镜检查，判断病变气道的位置、长度及相应正常部位气道的内径，从而确定支架的类型、长度及直径。支架一般长于病变气道长度1~2cm，直径为相应正常气道内径的130%。

病变段气道长度测量方法：胸部CT扫描及气道三维重建成像法，可用扫描层厚判断及指示标尺直接测量。

支气管镜法：病变段气道长度 = 支气管镜检查病灶远端距牙垫或鼻孔距离 − 病灶近端距牙垫或鼻孔距离。此法较CT气道三维重建成像法准确，但气道过于狭窄时此方法无法实施。

2）支架植入：将支气管镜缓慢插入到病变狭窄气道处。经支气管镜活检钳工作通道插入导引钢丝至狭窄处远端，拔出支气管镜。将内、外鞘管之间装有支架的植入器上涂抹消毒的液体石蜡，沿导引钢丝插至气道狭窄段的远端，重新插入支气管镜直视下定位确认植入器所在位置无误。嘱患者短暂闭气，缓慢释出支架。退出导引钢丝和植入器。经支气管镜观察支架放置的位置是否准确、气道狭窄处是否扩张、局部有无出血等，如发现支架放置位置不准，用异物钳等方法调整支架到所要安放位置。退出支气管镜。

（6）并发症：支架植入时可引起窒息，植入后可引起刺激性咳嗽、气道局部异物感、出血、感染、再狭窄（痰液阻塞及黏膜肉芽肿增生）、支气管管壁瘘、支架移位、支架疲劳、支架断裂及支架取不出等并发症。

（7）治疗经验及注意事项：①气道支架植入术临床上按四级呼吸内镜诊疗技术管理。②气管支气管结核所引起的气道狭窄为良性狭窄，支架植入术应慎之又慎、权衡利弊。③气道支架应首选硅酮支架，其次可选择可回收的镍钛合金全覆膜支架、可回收的镍钛合金裸支架。硅酮支架植入术需在全身麻醉状态下使用硬支气管镜植入。④由于支架植入后肉芽组织增生所致的再狭窄不可避免，尤其是无覆膜的金属裸支架刺激增生作用较强，管壁软化基础上可能继发性狭窄，且后续处理耗费人力物力较大，不论是Ⅳ型还是Ⅴ型气管支气管结核，均以植入临时性支架为妥，一般情况下禁止使用不可回收的金属裸支架。⑤若合并呼吸困难、呼吸功能不良、呼吸道反复感染，临床评估患者生存期较短、临时性支架效果可能不佳，又无手术指征者，才可考虑永久性支架植入。⑥支架植入后24~48小时、第1个月内每周、1个月后每月进行气管镜检查1次。⑦气道雾化吸入、祛痰药应用可降低气道再狭窄发生率。⑧气管结核合并气管及主支气管等气道狭窄，气管支架植入能迅速改善通气、缓解症状，并能为处理下游主支气管等气道狭窄提供了充足的空间帮助，可通过支架对下游狭窄气道进行球囊扩张术等介入治疗。⑨推荐金属支架取出时间为植入后30天内，最长不应超过60天。至于既不影响支架取出，又是植入最短时长，而且气道成形、硬化又具有良好支撑作用的共同时间点，还有待不断研究探索。

二、介入动脉栓塞术

（一）治疗原理

介入栓塞术是在DSA或C臂引导下，利用吸收性明胶海绵等栓塞剂，对咯血部位所属支气管动脉及其他血供动脉进行血流阻断，从而达到止血目的。

肺为双重血供脏器，血供来源于体循环的支气管动脉和肺循环的肺动脉。影像与病理解剖对照研究发现，肺结核病变及继发支气管扩张患者90%以上咯血来源于支气管动脉，少数情况下来源于肺动脉、肋间动脉、胸廓内动脉、胸主动脉的纵隔支等。正常支气管动脉解剖：支气管动脉解剖变异较大，多直接发自胸主动脉，起点主要在降主动脉腹侧相当第5胸椎上缘至第6胸椎下缘水平范围内，直径1~2mm，一般2~4支。右侧多为一支，并多与右上肋间动脉共干，左侧常为两支。自主动脉发出后，从肺门开始，沿两侧支气管进入肺内，分支供应各级支气管、脏胸膜、肺血管壁及肺间质结构。同时，亦分支到肺门淋巴结、食管中段及纵隔等结构。少数支气管动脉起源于肋间动脉、锁骨上动脉或乳内动脉等。

（二）适应证

1. 急性大咯血、反复中等量以上咯血，内科治疗无效。

2. 反复咯血，需择期外科手术者或无外科手术指征或不接受手术。

3. 外科肺切术后复发性咯血。

4. 不明原因咯血，在排除肺静脉性出血和肺动脉出血后，可行栓塞治疗。

（三）禁忌证

1. 凝血功能障碍。

2. 严重心、肺、肝、肾功能不全。

3. 导管难以牢固地固定在支气管动脉内。

4. 支气管动脉与脊髓动脉有交通，导管不能避开脊髓动脉。

5. 未能控制的全身感染及重要脏器衰竭。

（四）术前准备

1. 一般准备

（1）详细询问病史，仔细体格检查，完善心肺功能、血小板计数、凝血功能等检查化验，胸部影像学（X 线片、CT 平扫及血管成像）等大致明确咯血的原因、部位，确定是否介入动脉栓塞术适应证、禁忌证。

（2）对患者及家属有告知的义务，征得患者、家属同意并签署书面知情同意书。申请医院伦理委员会批准。

（3）术前 4 小时禁饮食，术前 2 小时禁饮水。

（4）碘过敏试验。

2. 所用器械及物品

（1）DSA 或 C 型臂 X 线机等影像系统。

（2）造影剂：选用非离子型造影剂，如碘比醇、碘佛醇、碘海醇、碘克沙醇、碘帕醇、碘普罗胺、碘曲仑、钆喷酸葡胺及钆双胺等。

（3）栓塞材料：中短期栓塞剂，如吸收性明胶海绵（gelatinsponge）碎粒或吸收性明胶海绵条等；长效栓塞剂，如聚乙烯醇（polyvinyl alcohol）颗粒（350～600μm）、弹簧圈、组织黏合剂及无水乙醇等。

（4）穿刺针、导管鞘、导管（常用有 Cobra、牧羊拐及支气管动脉专用导管等）、微导管等。

（5）氧气、心电监护仪、呼吸机、除颤器、气管插管、气管切开包、吸痰器等急救设备，以及肾上腺素、利多卡因、尼可刹米等急救用药。

3. 麻醉 局部麻醉。

（五）操作方法及要点

1. 支气管动脉栓塞术

（1）选择性支气管动脉造影（bronchial arteriogrphy，BAG）：为明确出血部位、出血部位的血供情况及栓塞指征，应先行选择性支气管动脉造影术，一般选择经右侧股动脉入路。

1）具体操作：股动脉区备皮、消毒、铺巾、局部麻醉，采用改良 Seldinger 技术进行股动脉穿刺，置入导管鞘，将导管口送至胸主动脉气管隆嵴水平后，缓慢轻柔地上下推拉并轻轻地旋转导管，当导管头有嵌顿或钩挂感时即可试注造影剂，寻找并观察显影的左、右支气管动脉。

2）支气管动脉鉴别：①当导管进入肋间动脉时，可见血管沿肋间走行，患者在造影剂注入时常有胸背部肌肉、皮肤烧灼样疼痛，停止注射即消失；②导管进入支气管动脉时，造影剂充盈血管向外向肺门方向行走，深入肺野内并有较多分支，同时患者有喉部发热、异味感或刺激性咳嗽。

3）动脉造影出血征象：①直接征象：发现造影剂从血管内渗出至肺组织、支气管腔内或空洞内，支气管腔内造影剂涂抹；②间接征象：局部血管异常扩张、扭曲或畸形、异常网状血管，有侧支交通与出血的支气管动脉相通等征象。

（2）选择性支气管动脉栓塞术（bronchial artery embolizatcon，BAE）：经选择性支气管动脉造影术找到支气管动脉并确证为出血部位的供应动脉，若未发现支气管动脉与脊髓前动脉、支气管动脉与肺动脉之间存在交通支，并判断栓塞物不会反流至胸主动脉而造成其他部位误栓，即可将栓塞材料与适量稀释的造影剂混合，在电视监视下缓慢注入靶血管内，直至血流停止，复查造影见出血动脉被完全栓塞后停止。栓塞水平控制在支气管动脉 2～3 级水平即可。栓塞满意后，拔出导管、导管鞘，局部压迫 10 分钟，加盖敷料局部以沙袋加压。

2. 非支气管动脉栓塞术

（1）肋间动脉、胸廓内动脉、锁骨下动脉及腋动脉分支栓塞术：肺结核病变较重患者多数合并胸膜增厚、粘连，胸壁血管如肋间动脉、胸廓内动脉等可参与肺部供血，导致单纯栓塞支气管动脉常无效或复发,非支气管动脉供血为咯血复发常见原因之一,因此应仔细检查相应的肋间动脉、胸廓内动脉、锁骨下动脉甚至腋动脉分支等,应于造影发现异常后分别进行栓塞。

(2)肺动脉分支栓塞术:如肺动脉参与供血,应经股静脉插管,行选择性患侧肺动脉造影,发现肺动脉供血支后进一步超选择插管,造影证实避开正常肺动脉分支后即可行动脉栓塞。

(六)术后处理

1.术中、术后加强生命体征等项目观察。

2.术后应卧床 24 小时,穿刺部位局部沙袋压迫。

3.观察足背动脉搏情况。

4.观察咯血情况。

5.继续给予止血、吸氧及抗结核等治疗。

(七)并发症

支气管动脉或其他相应供血支栓塞术后,可出现发热、胸闷、背痛、胸骨后烧灼感、肋间痛、吞咽疼痛等症状,皆由纵隔和肋间组织暂时性缺血引起,一般经对症治疗后数天即可缓解。另外,还可出现局部血肿、动脉内膜损伤、动脉粥样硬化斑脱落、血栓形成等并发症。

栓塞不当可误栓非靶器官,严重者导致脊髓损伤。脊髓损伤可发生于支气管动脉造影或栓塞止血之后,表现为术后数小时开始出现横断脊髓损伤症状,损伤平面以下感觉、运动功能减低或消失以及尿潴留等。其发生原因一般认为是支气管动脉与脊髓动脉有吻合,高浓度造影剂或栓塞物经吻合流入脊髓动脉,造成脊髓损伤。这种情况特别见于支气管动脉与肋间动脉共干者,因为胸腰段脊髓动脉均起于肋间动脉与腰动脉。

(八)治疗经验及注意事项

1.栓塞术灌注过程中,应注意患者反应及肢体功能状况。如果患者咳嗽严重,应放慢推药速度或暂时停止;如果患者胸背部有明显疼痛,说明药物进入肋间动脉较多,应注意观察导管位置是否正确。

2.导管头最好不完全阻断支气管动脉和肋间动脉血流,利于栓塞完全和避免脊髓损伤;有多支供血动脉时,应分别栓塞;不能避开肋间动脉脊髓支时,不能使用 100μm 以下微粒,因为脊髓的中央动脉直径在 60~70μm。

3.栓塞前导管尽可能深入支气管动脉内,为减少脊髓并发症和栓塞剂反流,可插入微导管,再经微导管注入栓塞剂。

4.肺动脉栓塞术时,应注意因导管沿途经过心脏瓣膜、右心室和肺动脉瓣,有时易引起心律失常,所以操作要轻柔、迅速,并做好急救准备。

5.造影剂应采用非离子型造影剂,以减少脊髓损伤的可能性,试注时一定要低浓度、小剂量、低流速。

6.栓塞术后立刻控制出血有效率为90%,将大咯血的死亡率由44.4%降至17.3%,但复发率为15%~20%。复发的原因有栓塞不全、栓塞后血管再通、病变进展、非支气管动脉出血及侧支循环建立等。对复发者可再次行栓塞治疗术。

三、胸膜粘连术

(一)治疗原理

胸膜粘连术(图4-1)主要是利用物理摩擦、化学物质及生物免疫制剂等硬化剂刺激导致急性胸膜内皮损伤、炎症反应并纤维化形成,从而使胸膜腔粘连固定、硬化,使胸腔积液增长缓慢或不再增长,使破裂的脏胸膜修复气胸消失。不同硬化剂产生粘连的机制不尽相同,各种不同细胞因子参与胸膜炎症的形成而又有其独特的作用。

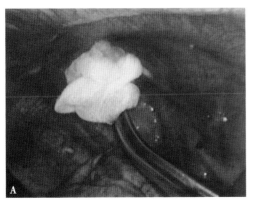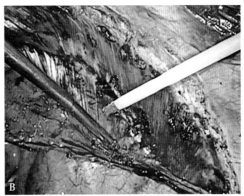

图4-1　干纱布团摩擦(A)和胸膜切除(B)

（二）适应证

1. 结核性自发性气胸、液气胸、脓气胸，长期内科治疗（闭式引流及持续负压吸引等）不佳，无开胸手术指征。

2. 结核性复发性气胸，无开胸手术指征。

3. 胸膜下弥漫多发肺大疱有破裂危险者。

4. 胸膜转移癌导致的胸膜腔积液。

（三）禁忌证

1. 心、肺功能不全。

2. 凝血功能障碍。

3. 体质极度虚弱。

4. 对粘连剂过敏。

（四）粘连剂

常用粘连剂有医用滑石粉、四环素、高渗葡萄糖、IL-2、自体血液、医用生物蛋白胶及博来霉素等抗癌药等。经验证明，众多粘连剂中以滑石粉粘连效果最好。

（五）术前准备

1. 详细询问病史，仔细体格检查，行胸部 X 线、胸部 CT、ECG、血气分析、血小板计数、凝血功能等检查明确是否胸膜粘连术适应证、禁忌证。

2. 对患者及家属有告知的义务，征得患者、家属同意并签署书面知情同意书。申请医院伦理委员会批准。

3. 氧气、心电监护仪、呼吸机、除颤器、气管插管、气管切开包、吸痰器等急救设备，以及肾上腺素、利多卡因、尼可刹米等急救用药。

4. 内镜光源及成像系统、医用工作站及半曲式胸腔镜（俗称内科胸腔镜）。

5. 经胸腔闭式引流装置及粘连剂。

6. 麻醉用药等。

（六）操作方法及要点

1. 经内科胸腔镜胸膜粘连术

（1）健侧卧床，患侧胸壁第 6～7 肋间穿刺点以 2% 利多卡因 5～10ml 局部麻醉。

（2）在穿刺点行长约 9mm 的皮肤切口，钝性分离皮下各层组织，置入穿刺套管（trocar）。若没有足够胸腔空间（6～10mm），则需进行人工气胸。

（3）将内科胸腔镜经套管送入胸膜腔，顺序观察脏胸膜、壁胸膜、膈胸膜和切口周围胸膜。若遇到胸膜腔局部粘连，可采用电凝或电切进行粘连带的松懈。

（4）将粘连剂（如 3～5g 灭菌医用滑石粉干粉等）通过胸腔镜工作通道均匀喷洒在胸膜上。若胸腔镜发现胸膜破裂口，则应以破裂口为中心重点喷洒，或最好局部给予医用胶黏合。

（5）喷洒完毕，退出胸腔镜。

（6）放置胸膜腔闭式引流管并夹闭。

（7）拔出穿刺套管，局部敷料包扎。

2. 经胸膜腔闭式引流管胸膜粘连术

（1）患者取半卧位或坐位，患侧胸壁穿刺点以 2% 利多卡因 5～10ml 局部麻醉，置入胸膜腔闭式引流管，充分、缓慢地引流胸膜腔积液。

（2）自胸膜腔闭式引流管注入 2% 利多卡因 10ml 及生理盐水 10～20ml 混合液，夹闭闭式引流管，协助患者多方翻转体位，充分麻醉胸膜。

（3）注入粘连剂（如 2% 灭菌医用滑石粉生理盐水混悬液 100～250ml），再注入生理盐水 10～20ml，夹闭闭式引流管。

（4）协助患者多方翻转体位。每个体位保持 5 分钟左右，使粘连剂充分、均匀地分布于胸膜上。

（七）术中、术后处理

1. 术中、术后密切观察患者呼吸等生命体征变化。

2. 粘连剂注入 3～6 小时，应自闭式引流管负压排除或胸膜腔穿刺抽出胸膜腔内渗出液、积气。

3. 影像学复查提示气胸明显减少或消失，闭管观察 24～48 小时，若无复发，即可拔出引流管，局部加压包扎。

4. 拔管后，动态影像学观察并记录。

（八）并发症

疼痛、发热为最常见并发症，给予对症处理一般可缓解，部分患者胸痛较剧烈，极少数出现疼痛性休克。另可出现急性胸膜反应、胸闷、出血、切口感染、脓胸等并发症。极少可能发生急性呼吸窘迫综合征（acute respiratory distress syndrome，ARDS）。

（九）治疗经验及注意事项

1. 采取经胸腔镜行胸膜粘连术，术前适当抽放或引流胸膜腔积液；采用胸膜腔闭式引流管行胸膜粘连术，术前应充分、缓慢地引流胸膜腔积液。上述措施实施以免粘连时大量、快速地放胸膜腔积液，引起复张性肺水肿。

2. 滑石粉易引起胸膜间皮瘤，应选用医用滑石粉。

3. 部分患者胸痛较剧烈，可采用亚冬眠等方法减少患者痛苦。

四、经皮肺穿刺空洞内给药术

(一)治疗原理

由于结核空洞壁周围血管减少，甚至闭塞，常规所应用的抗结核药物很难随血循环渗透至空洞壁及空洞腔内，以致起不到杀菌或抑菌作用。耐药肺结核肺部均有结核病变，且多伴有空洞。经皮肺穿刺可将药物直接注入空洞内，空洞内局部抗结核药物浓度就会大大提高，从而达到杀灭空洞壁及空洞腔内结核分枝杆菌目的。抗结核药物对洞壁及空洞内结核分枝杆菌快速杀灭作用可大大缩短结核自然病程，可促使干酪病灶软化、坏死物脱落排出，引流支气管炎症。部分学者认为抗结核药物还对空洞壁具有侵蚀作用，可消减空洞壁结构成分，反复多次穿刺还可削弱空洞壁的屏障作用，有利于肉芽组织的增生以及空洞的净化。

(二)适应证

耐药、耐多药及广泛耐药的空洞性肺结核，经初、复治化疗方案正规治疗 1 年以上痰菌持续阳性，胸部 CT 等影像学显示空洞位于肺周边部。

(三)禁忌证

1. 设计的穿刺针道上有肺气肿、肺大疱。
2. 继发性肺结核纤维空洞型伴毁损肺。
3. COPD 患者。
4. 心、肺功能不全。
5. 大咯血未控制或凝血机制障碍。
6. 对所用的抗结核药物过敏或耐药。

(四)术前准备

1. 详细询问病史，仔细体格检查，行痰结核分枝杆菌培养及药物敏感试验、胸部 CT、血小板计数、凝血酶功能等检查明确是否 CT 引导下经皮肺穿刺空洞内给药术适应证、禁忌证。

2. 对患者及家属有告知的义务，征得患者、家属同意并签署书面知情同意书。申请医院伦理委员会批准。

3. 氧气、心电监护仪、呼吸机、除颤器、气管插管、气管切开包、吸痰器等急救设备，以及肾上腺素、利多卡因、尼可刹米等急救用药。预准备胸腔闭式引流装置。

4. CT 引导下经皮肺穿刺空洞内给药术所用穿刺针等器械及抗结核药物。

5. 盐酸利多卡因等麻醉用药。

(五)操作方法及要点

1. **定位** 根据 CT 扫描所显示的空洞所在的位置确定穿刺的部位、角度及深度。

2. **穿刺及注药** 常规消毒、铺巾及局部麻醉，嘱患者深呼吸后屏气，CT 引导下迅速将穿刺针刺入到目的空腔内，拔出针芯，将抗结核药物注入空洞内。

3. **注药后处理** 拔出穿刺针，以敷料覆盖穿刺点，嘱患者的变换体位，使得药液较为均匀地分布在空洞的内面，但要防止经支气管体位引流出。CT 扫描确认空洞内有无药物，并观察有无气胸、血胸发生。

(六)术后等处理

术中、术后加强生命体征等项目观察，发现自发性气胸、血胸时应积极处理。

(七)并发症

局部疼痛，气胸，血胸，脓气胸及胸壁窦道等。

(八)治疗经验及注意事项

1. 实施 CT 引导下经皮肺穿刺空洞内给药术，应严格掌握适应证，并应符合伦理学及卫生经济学要求。

2. CT 引导下经皮肺穿刺空洞内给药术必须在全身应用抗结核药物化学治疗的基础上才能实施，单纯穿刺给药治疗可造成新的耐药产生，所选药物应与全身抗结核药物化学治疗方案所用药物相一致。

3. 对于空洞引流支气管通畅者，介入治疗应首先选择经自然呼吸道 - 支气管空洞内注药术，如经支气管镜直接介入或放射线引导下空洞造影介入。

4. 空洞性肺结核（图 4-2）尤其是耐多药及广泛耐药肺结核，若需要进行介入治疗，而影像学（胸部 CT 扫描及支气管重建、造影剂在 X 线下显影）等证据提示空洞引流支气管不通畅，或为支气管镜介导下、放射线引导下经支气管介入治疗禁

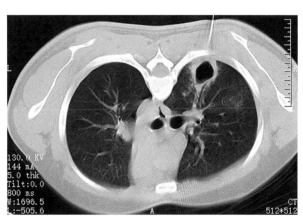

图 4-2 空洞性肺结核空洞内给药

忌证,在全身抗结核治疗基础上可尝试此 CT 引导下经皮肺穿刺空洞内给药术。

五、萎陷疗法

（一）治疗原理

萎陷疗法（collapse therapy）是借助于将过滤空气注入胸膜腔形成人工气胸（artificial pneumothorax，图 4-3）、注入腹膜腔形成人工气腹（artificial pneumoperitoneum，图 4-4）而实现的。人工气胸时胸膜腔压力增高直接压迫肺脏，人工气腹时腹膜腔内压力增高推膈肌上移间接压迫肺脏，肺脏因受压迫而萎缩促使肺脏空洞压闭、肺容量减少、肺呼吸动度减少、细支气管与小血管扭曲阻塞，从而达到制止咯血及加速空洞闭合作用。

（二）适应证

1. 空洞型肺结核顽固性咯血。
2. 病变广泛或空洞型耐药肺结核。

（三）禁忌证

1. 心、肺功能不全。

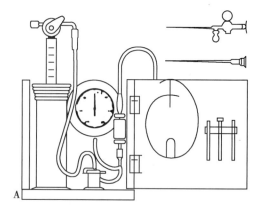
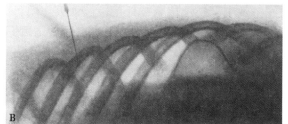

图 4-3　人工气胸装置及人工气胸术治疗肺结核

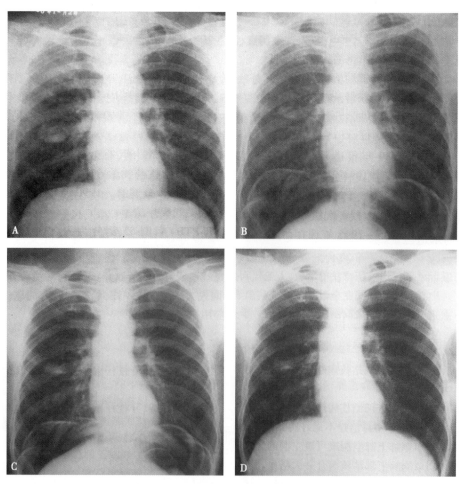

图 4-4　人工气腹术治疗耐多药肺结核伴空洞

2．体质极度衰弱。

3．凝血功能障碍。

4．孕妇。

5．胸膜炎或胸膜增厚粘连为人工气胸禁忌证。

6．腹膜炎、盆腔炎及疝气为人工气腹禁忌证。

（四）术前准备

1．详细询问病史，仔细体格检查，行胸部及腹部影像学检查、血小板计数、凝血酶功能等检查明确是否人工气胸、人工气腹萎陷疗法适应证、禁忌证。

2．对患者及家属有告知的义务，征得患者、家属同意并签署书面知情同意书。申请医院伦理委员会批准。

3．氧气、心电监护仪、呼吸机、除颤器、气管插管、气管切开包、吸痰器等急救设备，以及肾上腺素、利多卡因、尼可刹米等急救用药。预准备胸腔闭式引流装置。

4．人工气胸气腹箱。

5．盐酸利多卡因等麻醉用药。

（五）操作方法及要点

1．人工气胸

（1）患者取健侧卧位。常规消毒、铺巾、局部麻醉。

（2）选定肋间隙，沿下一肋骨上缘垂直与胸壁进针至胸膜腔。

（3）连接气胸箱等测压器，显示胸膜腔内负压平稳时缓慢注气，或直接用 50～60ml 注射器缓慢注气。注入气体量一般为 500～600ml。

2．人工气腹

（1）排空膀胱，取半卧位。常取脐与髂前上棘连线与腹直肌外缘相交处为注气点，注气部位常规消毒、铺巾、局部麻醉。

（2）嘱患者鼓腹，将穿刺针刺入腹腔，接注射器回抽，如无血液或肠内容吸出，再接上气腹箱缓慢注气并测压，或直接用 50～60ml 注射器缓慢注气。初次注气量为 1 000～1 500ml，再次补气约 1 000ml。

（六）术中、术后处理

1．术中、术后密切观察患者生命体征变化，若出现异常，立即停止注气并作相应处理。

2．注气完毕后，拔出穿刺针，敷以敷料，加压包扎。

3．行胸部、腹部透视或摄 X 线片，观察肺脏压缩及胸腹腔气体情况。

（七）并发症

出血、皮下气肿、纵隔气肿、疝、空气栓塞、脾扭转、肠道损伤等。

（八）治疗经验及注意事项

1．人工气胸适用于肺上部病变；人工气腹适用于两肺病变广泛及中下野肺病变。

2．注气体进入胸膜腔、腹膜腔时应缓慢。

3．本治疗措施现在临床上很少采用。

六、侧脑室穿刺引流术

（一）治疗原理

侧脑室穿刺引流术是利用介入手段将脑脊液外引流或内引流出侧脑室，以达到减低颅内压等目的的治疗方法。其在结核性脑膜炎治疗中的作用在于以下几个方面：

1．引流释放脑脊液以降低颅内压，此法降颅内压效果迅速、明显，为内科临床脑疝急救、解决脑积水及顽固性颅内高压的有效方法。

2．可减少降颅压药物应用，减少了降颅压药物应用引起的水与电解质平衡紊乱及肾小管损害发生，减轻患者经济负担，减少医务人员静脉注射降颅压药物工作量。

3．引流使脑脊液不断置换，脑脊液循环加快，病变脑脊液中结核分枝杆菌、纤维蛋白渗出物等快速排出体外，从而减轻脑脊液炎性反应，减少纤维蛋白渗出引起的颅内粘连；促使脑脊液中细胞数、蛋白质、葡萄糖、氯化物及时恢复正常，脑脊液生理环境因而迅速恢复。

4．便于鞘内注射，如异烟肼、地塞米松磷酸钠等可经引流管直接注入侧脑室，加强了局部抗结核药物应用，有利于病因治疗，并同时减少了脑膜组织炎性渗出，利于颅内压恢复正常，防止颅内粘连发生。

（二）适应证

结核性脑膜炎合并下列情况之一者：

1．颅内高压，内科降颅压药物治疗无效或降颅压药物使用受限。

2．脑疝形成早期或前期。

3．头颅 CT、MRI 证实为梗阻性脑积水。

4．慢性脑积水急性发作、慢性梗阻性脑积水不适合外科分流术。

5．合并脑干出血。

（三）禁忌证

1．颅内压增高以脑细胞水肿为主，而侧脑室闭锁或增大不明显。

2. 脑疝形成期。

3. 穿刺部位外伤或局部感染。

4. 颅内血管畸形或脑室畸形。

5. 脑脊液中结核分枝杆菌阳性为侧脑室穿刺行腹腔等内引流术禁忌证。

6. 凝血功能障碍。

（四）术前准备

1. 详细询问病史，仔细体格检查，行头颅 CT 或 MRI、脑脊液、ECG、血小板计数、凝血功能等检查，明确是否侧脑室穿刺引流术适应证、禁忌证。

2. 对患者及家属有告知的义务，征得患者、家属同意并签署书面知情同意书。申请医院伦理委员会批准。

3. 氧气、心电监护仪、呼吸机、除颤器、气管插管、气管切开包、吸痰器等急救设备，以及肾上腺素、利多卡因、尼可刹米等急救用药。

4. 侧脑室穿刺引流术所用器械，如颅骨钻、引流管。

5. 盐酸利多卡因等麻醉用药。

6. 降颅压药物，如甘露醇等。

（五）操作方法及要点

本节重点讨论经额部侧脑室穿刺外引流术，其他部位引流术因不常应用，在此不再论述，内引流术、分流术等详见相关神经外科专著。

1. 患者取仰卧位，常选择非优势半球（右侧大脑半球）侧脑室额角为置管引流处，头部备皮，常规消毒、铺巾。

2. 选择两眉间中点起沿中线向上向后 8cm 或发际内 2cm，左或右旁开 2.5cm 为穿刺点，并作标记。

3. 以 2% 利多卡因局部麻醉，向两外耳道连线所做垂线为穿刺方向，以细头钻颅器穿破皮肤、皮下组织及颅骨。

4. 再以金属腰穿针或用带通条的导管直接插入，穿透硬脑膜、脑组织，总深度为 5～6cm，即达侧脑室，拔出针心或通条即有脑脊液引流出。

5. 头颅皮肤穿刺口用 α- 氰基丙烯酸酯快速医用胶黏合，以防空气逆行颅内或脑脊液外渗，再以中央开口的无菌纱布固定包扎皮肤伤口，外接引流管，引流管另一端连接消毒的引流袋或插入无菌引流瓶内，引流袋或引流瓶内引流管口高度应高于穿刺部位水平平面高度为 8～12cm，以免脑脊液过分引流导致颅内压过底，最高不应超过 20cm。

（六）术中、术后处理

1. 术中、术后密切观察患者生命体征变化。

2. 观察颅内压水平、脑脊液引流情况及脑脊液变化。

3. 每日常规以酒精、碘酊消毒引流部位并行敷料交换。

（七）并发症

可出现颅内感染、颅内出血、引流管脱落、引流管阻塞、脑脊液外渗及继发性癫痫等并发症。

（八）治疗经验及注意事项

1. 侧脑室穿刺前应用降颅压药物，以防止患者紧张、闭气等引起高颅内压。

2. 若有条件，应在 CT 引导下实施穿刺术。

3. 术中、术后必须注意严格无菌观念，防止颅内感染发生。

4. 引流装置单侧留置时间为 7～14 天，一般不超过 15 天，双侧交替穿刺引流一般不超过 30 天。

5. 可给予侧脑室内注药术、脑脊液置换术，但要注意防止颅内感染发生。

6. 酌情减少颅压药物用量及频次。

（丁卫民　杨俊行　蔡青山　张铭秋　李国保）

参 考 文 献

[1] 中华医学会结核病学分会,《中华结核和呼吸杂志》编辑委员会. 气管支气管结核诊断和治疗指南（试行）[J]. 中华结核和呼吸杂志, 2012, 35: 581-587.

[2] 丁卫民, 傅瑜. 关于气管支气管结核诊断和治疗指南（试行）几点补充说明 [J]. 中华结核和呼吸杂志, 2013, 36: 159-160.

[3] 马玙. 对耐多药肺结核介入治疗的浅见 [J]. 中华结核和呼吸杂志, 2004, 27: 476-477.

[4] 傅瑜. 重视支气管结核的综合及介入治疗 [J]. 中华结核和呼吸杂志, 2011, 34(5): 325-326.

[5] 唐神结. 耐药结核病防治手册 [M]. 北京：人民卫生出版社, 2009.

[6] RATTNER D W, HAWES R, SCHWAITZBERG S, et al. The Second SAGES/ASGE White Paper on natural orifice transluminal endoscopic surgery: 5 years of progress[J]. Surg Endosc, 2011, 25(8): 2441-2448.

[7] 傅瑜, 丁卫民. 结核病介入治疗 [M]// 李亮, 李琦, 许绍发, 等. 结核病治疗学. 北京：人民卫生出版社, 2013.

[8] 丁卫民, 傅瑜. 支气管结核的诊断治疗评价 [J]. 中国防痨杂志, 2011, 33: 697-702.

[9] 傅瑜, 初乃惠, 苑松林, 等. 介入疗法在耐多药肺结核综合治疗中的作用 [J]. 中华结核和呼吸杂志, 2008, 31: 95-98.

[10] 唐神结,肖和平.肺结核的介入治疗 [J].中国防痨杂志,2003,25:113-116.

[11] 唐神结,肖和平.耐多药结核病的综合治疗 [J].中华结核和呼吸杂志,2003,26(11):715-718.

[12] 张广宇,杨楠,李洪敏,等.抗结核药物凝胶介质肺内应用安全性评价 [J].国际呼吸杂志,2009,29(8):467-469.

[13] 林明贵,王安生,王巍,等.含药凝胶经纤维支气管镜介入治疗耐多药结核性干酪性肺炎 [J].中国内镜杂志,2007,13:135-137.

[14] 丁卫民,杨俊行,万勇敢,等.经纤维支气管镜局部注入左氧氟沙星治疗耐多药肺结核临床疗效观察 [J].中国药物与临床,2005,5:616-617.

[15] 沙魏,唐神结,肖和平.结核病的介入治疗 [M]//唐神结,高文.临床结核病学.北京:人民卫生出版社,2011.

[16] 丁卫民,张广宇,蔡青山,等.呼吸内镜介入治疗在结核病中的应用 [M]//唐神结.结核病临床诊治进展年度报告(2012).北京:人民卫生出版社,2013.

[17] 蔡青山,李凫坚,邱美华.支气管镜下介入局部注药治疗气管、支气管结核的疗效观察 [J].临床内科杂志,2008,25:214-215.

[18] 范勇,尹保全,刘宝钗,等.经气道空洞填充术介入治疗难治性肺结核空洞的初步研究 [J].天津医药,2000,28:724-725.

[19] BENJAMIN S B,CATTAU E L,GLASS R L. Balloon dilation of the pylorus:therapy for gastric outlet obstruction[J]. Gastrointest Endosc,1982,28(4):253-254.

[20] CHUNG H S,HAN S K,SIM Y S,et al. Balloon dilation of bronchial sicnosis in endobronchial tuberculosis[J]. Tuberc Respir Dis,1991,38(3):236-244.

[21] 傅瑜.纤维支气管镜在治疗中心气道阻塞与狭窄中的应用 [J].中华结核和呼吸杂志,2003,26(7):385-386.

[22] 李强,白冲,董宇超,等.高压球囊气道成形治疗良性近端气道狭窄 [J].中华结核和呼吸杂志,2002,25(8):481-484.

[23] LOW S Y,HSU A,ENG P. Interventional bronchoscopy for tuberculous tracheobronchial stenosis[J]. Eur Respir J,2004,24(3):345-347.

[24] KWON Y S,KIM H,KANG K W,et al. The Role of ballooning in patients with post-tuberculosis bronchial stenosis[J]. Tuberc Respir Dis,2009,66(6):431-436.

[25] KIM J H,SHIN J H,SONG H Y,et al. Tracheobronchial laceration after balloon dilation for benign strictures incidence and clinical significance[J]. Chest,2007,131(4):1114-1117.

[26] 段鸿飞,傅瑜.纤维支气管镜下球囊扩张治疗结核性支气管狭窄的有效性与安全性 [J].中华结核和呼吸杂志,2007,30(5):339-342.

[27] 丁卫民,王静萍,傅瑜,等.球囊扩张术治疗支气管结核气道狭窄的临床价值 [J].中华结核和呼吸杂志,2010,33(7):510-514.

[28] MU D,NAN D,LI W,et al. Efficacy and safety of bronchoscopic cryotherapy for granular endobronchial tuberculosis[J]. Respiration,2011,82:268-272.

[29] KRIMSKY W S,BROUSSARD J N,SARKAR S A,et al. Bronchoscopic spray cryotherapy:assessment of safety and depth of airway injury[J]. J Thorac Cardiovasc Surg,2010,139:781-782.

[30] 张景熙,白冲,黄海,等.经气管镜冷冻联合药物灌注对透壁型纵隔支气管旁淋巴结结核的治疗作用 [J].中华结核和呼吸杂志,2011,34(12):898-903.

[31] 倪彩云,刘霞,马静,等.支气管镜下冷冻治疗儿童肉芽及瘢痕组织导致的下气道狭窄及阻塞 22 例 [J].中华儿科杂志,2012,50(1):45-49.

[32] BOLLIGER C T,SUTEDJA T G,STRAUSZ J,et al. Therapeutic bronchoscopy with immediate effect:laser,electrocautery,argon plasma coagulation and stents[J]. Eur Respir J,2006,27:1258-1271.

[33] 林明贵,王安生,王巍,等.经纤维支气管镜激光治疗耐多药支气管内膜结核 [J].中国激光医学杂志,2007,16:31-34.

[34] 陈志,张广宇,梁建琴,等.氩等离子体凝固和冷冻序贯治疗支气管结核 [J].中国防痨杂志,2011,33:99-102.

[35] SEIJO L M,STERMAN D H. Interventional pulmonology[J]. N Engl J Med,2001,344(10):740-749.

[36] WAHIDI M M,HERTH F J,ERNST A. State of the art:interventional pulmonology[J]. Chest,2007,131(1):261-274.

[37] MEHRISHI S,RAOOF S,MEHTA A C. Therapeutic flexible bronchoscopy[J]. Chest Surg Clin N Am,2001,11(4):657-690.

[38] PRAKASH U B. Advances in Bronchoscopic Procedures[J]. Chest,1999,116(5):1403-1408.

[39] LEE P,KUPELI E,MEHTA A C. Airway stents[J]. Clin Chest Med,2010,31:141-150.

[40] U.S. Food and Drug Administration. FDA public health notification:complications from metallic tracheal stents in patients with benign airway disorders,2005[EB/OL]. [2008-03-11]. www.fda.gov/cdrh/safety/072905 tracheal. html.

[41] RYU Y J,KIM H,YU C M,et al. Use of silicone stents for the management of post-tuberculosis tracheobronchial stenosis[J]. Eur Respir J,2006,28:1029-1035.

[42] KIM J H,SHIN J H,SONG H Y,et al. Benign tracheobronchial strictures:long-term results and factors affecting airway patency after temporary stent place-

ment[J]. AJR Am J Roentgenol，2007，188：1033-1038.

[43] 韩新巍，吴刚，高雪梅，等. 暂时性覆膜金属支架置入治疗支气管结核性狭窄 10 例 [J]. 中华结核和呼吸杂志，2005，28：865-866.

[44] RANU H，MADDEN B P. Endobronchial stenting in the management of large airway pathology[J]. Postgrad Med J，2009，85：682-687.

[45] IWAMOTO Y，MIYAZAWA T，KURIMOTO N，et al. Interventional bronchoscopy in the management of airway stenosis due to tracheobronchial tuberculosis[J]. Chest，2004，126：1344-1352.

[46] LOW S Y，HSU A，ENG P. Interventional bronchoscopy for tuberculous tracheobronchial stenosis[J]. Eur Respir J，2004，24：345-347.

[47] LIM S Y，PARK H K，JEON K，et al. Factors predicting outcome following airway stenting for post-tuberculosis tracheobronchial stenosis[J]. Respirology，2011，16：959-964.

[48] CHIN C S，LITLE V，YUN J，et al. Airway stents[J]. Ann Thorac Surg，2008，85（2）：S792-S796.

[49] AGRAFIOTIS M，SIEMPOS I I，FALAGAS M E. Infections related to airway stenting: a systematic review[J]. Respiratio，2009，78（1）：69-74.

[50] VERMA A，UM S W，KOH W J，et al. Long-term tolerance of airway silicone stent in patients with post-tuberculosis tracheobronchial stenosis[J]. ASAIO J，2012，58（5）：530-534.

[51] ALEKSANDROV P V. Application of medical adhesives in lung surgery[J]. Vestn Khir Im I I Grek，1974，113（9）：135-138.

[52] LIM A L，KIM C H，HWANG Y I. Bronchoscopic ethanolamine injection therapy in patients with persistent air leak from chest tube drainage[J]. Tuberc Respir Dis（Seoul），2012，72（5）：441-447.

[53] NEMATI A，SAFAVI E，GHASEMIESFE M，et al. Fistula formation between the right and left main bronchus caused by endobronchial tuberculosis[J]. Am J Med Sci，2012，343（4）：330-331.

[54] 杨书华，茅惠娟，施旭东，等. 经皮肺穿刺给药治疗耐多药空洞型肺结核 [J]. 中华结核和呼吸杂志，2006，29（2）：131-132.

[55] STRÂMBU I. Erapeutic pneumothorax--an effective adjuvant method in treating multidrug-resistant tuberculosis[J]. Pneumologia，2000，49（2）：129-136.

[56] MOTUS I Y，SKORNIAKOV S N，SOKOLOV V A，et al. Reviving an old idea: can artificial pneumothorax play a role in the modern management of tuberculosis?[J]. Int J Tuberc Lung Dis，2006，10（5）：571-577.

[57] VINCKEN W，MEYSMAN M，VERBEELEN D，et al.

Intraventricular rifampicin in severe tuberculous meningo-encephalitis[J]. Eur Respir J，1992，5（7）：891-893.

[58] 丁卫民. 改进侧脑室穿刺引流术治疗结核性脑膜炎临床观察 [J]. 中国医师杂志，2005，7（8）：1038-1040.

[59] RAO R，NANDA S. Sonophoresis: recent advancements and future trends[J]. J Pharm Pharmacol，2009，61（6）：689-705.

[60] MESHALI M，ABDEL-ALEEM H，SAKR F，et al. Effect of gel composition and phonophoresis on the transdermal delivery of ibuprofen: In vitro and in vivo evaluation[J]. Pharm Dev Technol，2011，16（2）：93-101.

[61] 丁卫民，蔡青山，张广宇，等. 呼吸内镜介入治疗在结核病中的应用 [M]// 唐神结. 结核病临床诊治进展年度报告（2013）. 北京：人民卫生出版社，2014.

[62] 丁卫民，傅瑜，张广宇，等. 经气道介入治疗耐药结核病 [M]// 唐神结. 耐药结核病学. 北京：人民卫生出版社，2014.

[63] 中华医学会. 临床诊疗指南·结核病分册 [M]. 北京：人民卫生出版社，2005.

第八节　结核病的试验性治疗

结核病是一种可以累及全身各个脏器的疾病，临床上分为肺结核和肺外结核，其中以肺结核最为常见，占 80% 以上。

肺结核是指发生在肺部的结核病，临床上有原发性肺结核、血行播散性肺结核和继发性肺结核三种类型，以继发性肺结核较为常见，其中 30% 左右的患者因痰菌阳性而确诊，而原发性肺结核、血行播散性肺结核以及大多数继发性肺结核患者只能根据临床症状、影像学检查及免疫学检查等综合分析，做出临床诊断。肺外结核是指发生在肺部以外的全身其他脏器的结核病，在我国，最常见的肺外结核以周围淋巴结结核占首位，其余依次为骨结核、关节结核、泌尿生殖系统结核、肠结核、腹膜结核、脑结核、神经结核等。由于肺外结核很难取得病原学依据，诊断非常困难，确诊常依赖病理学检查。

按照新修订的肺结核诊断标准（WS288—2008），肺结核分确诊病例、临床诊断病例和疑似病例。有细菌学或病理学检查阳性结果的患者可以确诊，有典型症状、影像学、免疫学检查阳性结果的患者也可以做出临床诊断，凡符合下列条件之一者为疑似病例：①有肺结核可疑症状的 5 岁以下儿童，同时伴有与涂阳肺结核患者密切接触史或结核菌素试验强阳性；②仅胸部影像学检查显示与活动性肺结核相符的病变。

根据上述诊断标准，肺结核患者的确诊是要靠痰中查见确切的抗酸杆菌，或者肺部病变标本病理学诊断为结核病变者，而对于其他系统的结核病，病理学检查才是确诊的"金标准"。而科学技术发展到今天，肺结核患者中只有 1/3 的患者能够从痰中检出抗酸杆菌，即确诊，剩下 2/3 的肺结核患者以及其他系统的结核患者（即肺外结核）大多数都是临床诊断病例和疑似病例，这部分患者的治疗叫作诊断性抗结核治疗，治疗一段时间以后患者的症状与体征都好转，复查胸部 X 线片提示肺部病灶有吸收趋势，也可以反过来证明为结核病。

诊断性治疗又称试验性治疗，顾名思义是指未能获得病原学或其他有力证据的情况下，为达到明确诊断的目的而采用的有针对性的试验性治疗，根据其对治疗的反应（效果）进行综合分析，以期为诊断提供有参考或有决定性意义的依据。

一、肺结核的试验性治疗

肺结核临床诊断病例及疑似病例经积极静脉抗炎治疗 2 周后，如症状与体征无改善或肺部病灶无明显吸收甚至恶化，仍怀疑有活动性肺结核的患者，可进行诊断性抗结核治疗，推荐使用初治活动性肺结核治疗方案（详见第一章第二节），按涂阴肺结核的治疗管理方式进行治疗和管理，一般诊断性治疗 1～2 个月，并每月复查胸部 CT 以了解病灶变化，如症状与体征好转或病灶有吸收，则继续给予诊断性抗结核治疗，总疗程为 6 个月；病情严重者或合并糖尿病者可适当延长疗程至 9～12 个月。如果诊断性治疗 1～2 个月后，患者症状与体征无好转或病灶无吸收甚至恶化，则及时停止诊断性抗结核治疗，并建议患者反复痰检、气管镜、肺穿刺等检查，必要时行胸腔镜取病灶肺组织活检送病理检查以明确诊断。

二、肺外结核的试验性治疗

肺外结核包括结核性脑膜炎、结核性腹膜炎、骨关节结核、泌尿生殖器结核、肠结核以及淋巴结核、胸腹壁结核等肺部以外的全身脏器结核病，其中只有浅表淋巴结结核或浅表结核性包块可通过穿刺或活检来寻求病理依据，而其他肺外结核均难以确诊，绝大多数都是临床诊断病例和疑似病例，其中仅少数患者通过活检送病理检查明确

诊断，大多数患者需要依赖诊断性抗结核治疗以协助诊断，尤其对于一些急性血行播散性肺结核伴严重结核性脑膜炎或合并其他重症肺外结核时，应当尽早果断给予诊断性抗结核治疗以挽救患者生命。由于结核性脑膜炎成人病死率可达 15%～20%，主要后遗症有肢体运动障碍（占 20%～25%）、视听觉障碍（10%）、智力障碍（6%），其预后取决于抗结核药物治疗的早晚，故为了能及时挽救患者生命并减少后遗症，只要不排除结核可能，结核性脑膜炎临床诊断病例和疑似病例可尽早给予诊断性抗结核治疗。骨关节结核是主要的肺外结核之一，并发症多，可出现骨关节肿痛、关节畸形、肌肉萎缩，严重者可出现骨关节功能障碍，甚至截瘫，丧失劳动力，给家庭及社会带来严重的经济负担，因此骨关节结核临床诊断病例和疑似病例经积极静脉抗炎治疗后无效并排除恶性可能后，在取得患者及家属理解的情况下，可考虑给予诊断性抗结核治疗。泌尿系统结核男性多见，最主要是肾结核，男性肾结核患者 50%～70% 并发生殖系统结核。泌尿系统结核病变越严重，合并男性生殖系统结核的概率也越高。肾结核病灶中的结核分枝杆菌可经尿液播散，常累及输尿管，也可波及膀胱，如果诊断与治疗不及时，可导致肾衰竭、尿毒症，合并生殖系统结核时可导致不孕不育，甚至局部溃烂、形成窦道，伤口经久不愈，因此泌尿生殖系统结核的临床诊断病例和疑似病例在反复多次静脉抗炎治疗无效的情况下，可考虑诊断性抗结核治疗。结核性腹膜炎如果延误了治疗时机，将导致肠粘连、肠梗阻、肠穿孔、化脓性腹膜炎，形成腹壁瘘甚至粪瘘等，严重者可导致死亡，因此，盆腹腔积液在排除恶性可能后，可考虑诊断性抗结核治疗。淋巴结结核在肺外结核中多见，体表及深部的淋巴结均可发生结核病，其中以颈淋巴结结核最为多见，占淋巴结结核的 80%～90%。淋巴结结核临床诊断病例和疑似病例经积极静脉抗炎治疗无效，并排除恶性淋巴瘤或转移性肿瘤后，可考虑诊断性抗结核治疗。

肺外结核的诊断性抗结核治疗方案可参照肺外结核的化疗（详见第一章第四节），强化治疗 1～2 个月，如症状、体征以及相关化验指标逐渐好转，则继续给予诊断性抗结核治疗，总疗程为 9～12 个月，病情严重者可适当延长疗程至 12～18 个月。

WHO 结核病治疗指南第 4 版推荐结核性脑膜炎的疗程为 9～12 个月，因为它有严重的致残和死

亡危险；而对骨结核与关节结核的推荐疗程为9个月，因为评估治疗反应比较困难。除非疑似耐药，可推荐使用辅助性的皮质激素来治疗结核性脑膜炎和心包炎。治疗结核性脑膜炎时，应将乙胺丁醇换为链霉素。

如果诊断性抗结核治疗1~2个月效果不佳，甚至病情进展恶化，则及时停止诊断性抗结核治疗，并建议外科活检送病理检查以明确诊断。

（李 亮 杜 建）

参 考 文 献

[1] 唐神结，高文. 临床结核病学 [M]. 北京：人民卫生出版社，2011.

[2] 中华医学会结核病学分会. 中国耐多药和利福平耐药结核病治疗专家共识（2019 年版）[J]. 中华结核和呼吸杂志，2019，42（10）：733-749.

[3] World Health Organization. Guidelines for the programmatic management of drug-resistant tuberculosis-2011 update[R]. Geneva, Switzerland: WHO, 2011.

[4] 肖和平. 耐多药结核病化学治疗指南 [M]. 北京：人民卫生出版社，2011.

[5] World Health Organization. Global tuberculosis report 2013[R]. Geneva, Switzerland: WHO, 2013.

[6] TANG S J, ZHANG Q, ZHENG L H, et al. Efficacy and safety of linezolid in the treatment of extensively drug-resistant tuberculosis[J]. Jpn J Infect Dis, 2011, 64（6）：509-512.

[7] DIACON A H, DAWSON R, VON GROOTE-BIDLING-MAIER F, et al. 14-day bactericidal activity of PA-824, bedaquiline, pyrazinamide, and moxifloxacin combinations: a randomised trial[J]. Lancet, 2012, 380（9846）：986-993.

[8] COX H, FORD N. Linezolid for the treatment of complicated drug-resistant tuberculosis: a systematic review and meta-analysis[J]. Int J Tuberc Lung Dis, 2012, 16（4）：447-454.

[9] LANIADO-LABORIN R, ESTRADA-GUZMAN J, PEREZ H, et al. Treatment of multidrug-resistant tuberculosis in a high-prevalence region through a binational consortium[J]. Int J Tuberc Lung Dis, 2012, 16（5）：610-611.

[10] FALZON D, GANDHI N, MIGLIORI G B, et al. Resistance to fluoroquinolones and second-line injectable drugs: impact on multidrug-resistant TB outcomes[J]. Eur Respir J, 2013, 42（1）：156-168.

[11] 屠德华. 中国结核病控制 60 年 [J]. 中华结核和呼吸杂志，2013，36（12）：886-887.

[12] DEWAN R K. Surgery for pulmonary tuberculosis - a 15-year experience[J]. Eur J Cardiothorac Surg, 2010, 37（2）：473-477.

[13] 中华医学会结核病学分会，《中华结核和呼吸杂志》编辑委员会. 气管支气管结核诊断和治疗指南（试行）[J]. 中华结核和呼吸杂志，2012，35（8）：581-587.

[14] 丁卫民，傅瑜. 关于"气管支气管结核诊断和治疗指南（试行）"的几点补充说明 [J]. 中华结核和呼吸杂志，2013，36（2）：159-160.

[15] 李亮. 结核病治疗学 [M]. 北京：人民卫生出版社，2013.

[16] 张景熙，白冲，黄海东，等. 经气管镜冷冻联合药物灌注对透壁型纵隔支气管旁淋巴结结核的治疗作用 [J]. 中华结核和呼吸杂志，2011，34（12）：898-903.

[17] 倪彩云，刘霞，马静，等. 支气管镜下冷冻治疗儿童肉芽及瘢痕组织导致的下气道狭窄及阻塞 22 例 [J]. 中华儿科杂志，2012，50（1）：45-49.

[18] 韩新巍，吴刚，高雪梅，等. 暂时性覆膜金属支架置入治疗支气管结核性狭窄 10 例 [J]. 中华结核和呼吸杂志，2005，28（12）：865-866.

[19] VERMA A, UM S W, KOH W J, et al. Long-term tolerance of airway silicone stent in patients with post-tuberculosis tracheobronchial stenosis[J]. ASAIO J, 2012, 58（5）：530-534.

[20] LIM A L, KIM C H, HWANG Y I, et al. Bronchoscopic ethanolamine injection therapy in patients with persistent air leak from chest tube drainage[J]. Tuberc Respir Dis （Seoul），2012，72（5）：441-447.

[21] NEMATI A, SAFAVI E, GHASEMIESFE M, et al. Fistula formation between the right and left main bronchus caused by endobronchial tuberculosis[J]. Am J Med Sci, 2012, 343（4）：330-331.

[22] 杨书华，茅惠娟，施旭东，等. 经皮肺穿刺给药治疗耐多药空洞型肺结核 [J]. 中华结核和呼吸杂志，2006，29（2）：131-132.

[23] 卫生部疾病预防控制局，卫生部医政司，中国疾病预防控制中心. 中国结核病防治规划实施工作指南 [M]. 北京：中国协和医科大学出版社，2009.

[24] 唐神结，高文. 临床结核病学 [M]. 北京：人民卫生出版社，2011.

[25] 肖和平，沙巍，成诗明. 结核病专科医师培训教程 [M]. 北京：科学技术出版社，2017.

第五章

结核病的局部治疗

因为理论上手术治疗无法彻底清除结核分枝杆菌，且病灶局部用药可以大大提高药物浓度，所以今年来有研究尝试局部应用抗结核药物。目前，局部用药在报道了较好疗效的同时，也引起了很多争论，并未就局部应用抗结核药物形成共识。本章将就局部用药的依据和影响、方法和效果、未来展望等方面进行介绍。

第一节　局部用药的依据

一、研究现状

药物代谢的个体差异性较大，某些结核病灶周边形成包裹且血供不足，导致结核病灶局部抗结核药物浓度达不到理想的治疗浓度，是局部用药的重要理论依据，然而相关报道及研究得出的结论却很不一致。

对于药物较为容易通过的组织，结核病灶内的药物浓度与血清浓度相差不大。如有作者用直立扩散法测定血清与切除的肺部病灶（空洞）中利福平（RFP）、异烟肼（INH）、乙胺丁醇（EMB）三种抗结核药物浓度。研究发现，服药后 4、8、12 小时病灶内药物浓度低于同时间血药浓度，而 16、20、24 小时病灶内药物浓度大多高于同时间血药浓度，故认为此三种抗结核药在血清及病灶内均能达到有效的血药浓度。刘媛等采用高效液相色谱法（HPLC）测量结核性胸膜炎患者胸腔积液和血浆中 INH 浓度，结果发现 INH 从血浆进入胸腔积液的平均透过率是 86.0%，认为大多数初治患者 INH 的胸腔积液透过性较高，对于非耐药结核性胸膜炎不需要胸腔内单独注射 INH。Tuli 等在骨关节结核患者寒性脓肿和关节液中检测链霉素（SM）和 EMB 浓度，认为 SM 与 EMB 极易渗入关节内，其浓度几乎等于 SM 和 EMB 的血药浓度。

吴启秋等研究结果及其他相关研究均证实，除 RFP 外，SM、INH、利福喷丁（RFT）、EMB 和氧氟沙星（OFLX）均易渗入病灶脓液中，且能达到有效的抑菌浓度，以上述药物组成化疗方案治疗骨关节结核特别是对早期病例，无须外科手术可以治愈。而对于结核性脑膜炎小鼠，由于血 - 脑屏障对于大分子物质的通透性增加，脑组织内的抗结核药物浓度相比健康小鼠则显著增加。

对于药物通过困难的组织，抗结核药物浓度则明显减低。文献认为肺结核空洞及其周围病变组织影响抗结核药的渗透力，常规的给药方法因纤维空洞的屏障作用，洞壁周围血管稀少、硬化、闭合，痰液黏稠不易排出，局部血运不良，影响药物对病灶的渗透。口服或静脉给药空洞内药物浓度很难达到最低抑菌浓度，致使痰菌不易转阴。研究证实，痰菌及手术切除肺部病灶（空洞）内的细菌仍具生长活性，且对 RFP、EMB、INH 均有不同程度的耐药，因此这类患者若常规用药很难达到满意疗效。有研究测定脊柱结核中抗结核药物浓度，结果发现结核感染椎体内非硬化骨与自身对照的正常骨中 INH、RFP 和 PZA 的浓度相近，硬化骨则远低于正常骨中的浓度，仅相当于最低抑菌浓度水平，硬化骨包壳内病灶及死骨内则均未检测到上述药物，故认为硬化骨的存在是抗结核化疗药物难于在椎体病灶内渗透的主要屏障。这些报道可能由于研究对象、测定方法不同，得出了近似矛盾的结论。从临床上对患者的观察来看，有些需要手术切除的患者必定存在抗结核药物的耐药或者局部药物浓度不足的因素。内科医师也观察到，局部应用抗生素类抗结核药物会使结核病患者的症状和体征减轻。虽然这些局部药物的使用方法以及局部药物的使用可能会引起耐药菌产生等存在较多争议，但是这不会影响我们进行更进一步的研究。

二、局部用药的影响

局部应用抗结核药物是否对结核分枝杆菌耐药有影响，仍未有定论。感染学家认为，局部应用抗生素是导致细菌耐药的重要诱因。药物的疗效与感染部位组织中的药物浓度直接有关，为保证组织中能达到有效治疗浓度，血药浓度应达到该药对致病菌最低抑菌浓度（MIC）的 2 倍以上。药物必须在病灶部位达到足够的浓度，才能对潜伏在组织深部的致病菌具有杀灭或抑制作用，如局部药物浓度不足，则会大大提高耐药菌的产生可能。从这个意义上来讲，局部用药以提高药物浓度是有助于减少结核耐药菌产生的。但同时也需注意到，现有的局部用药在给药途径、药物持续作用时间以及药物稳定释放等方面存在不足，这些都可能引起结核分枝杆菌耐药。

研究证实，合适的局部用药不会导致药物外泄，从而增加毒性或局部反应。以椎骨为例，同位素示踪和 HPLC 方法证实，INH 局部应用 6 小时后主要停留在椎体内，并没有广泛渗透到血液或除肾以外器官。但也有因肺结核空洞局部穿刺给药导致结核播散的报道。故部分专家认为，对于耐药性较高的、久治不愈的患者，实行手术加局部治疗利大于弊，也可以考虑介入疗法直接向病灶内给药，这样可以提高病灶内的药物浓度，但需充分评估后采取个体化的治疗措施。

（陈效友　蒋良双　夏　凡）

第二节　结核病的药物局部治疗

近年来抗结核药物局部用药的尝试很多，大都取得了较为满意的疗效。然而对于不同类型的结核患者，需要采取不同的给药途径和药物选择，才可达到理想的临床效果。

一、经支气管镜局部注药化疗

肺结核的空洞内注药治疗已有一段很长的历史。早在 1948 年，法国学者 Mattei 就首先报道应用 SM 气管内滴入治疗肺结核空洞。1951 年，朱尔梅等首先使用鼻导管滴药治疗肺结核空洞，空洞闭合率达到 75%，且对空洞周围的结核病灶和支气管结核均有较好的疗效。1958 年，中国医学科学院阜外医院又创造了肺导管疗法，即将细的塑料导管在 X 线引导下，经鼻腔、气管插入到引流的支气管或空洞内，再注入药物，取得一定疗效。由于上述方法操作复杂，而且常引起剧咳、咯血及病灶播散等不良反应，故临床已摒弃不用。至 20世纪 80 年代，随着支气管镜在临床上广泛应用，用支气管镜引导，再用尼龙细管直接插入支气管或空洞内注药，成为治疗结核病特别是耐多药结核病的新方法。

（一）适应证

目前大多学者认为，对于下列肺结核患者可考虑局部注药治疗：

1. 初治失败，又经复治抗结核方案治疗的疗程结束后涂片结核分枝杆菌阳性，且痰培养结核分枝杆菌对 HR 两种或更多抗结核药物耐药者，即耐多药结核病。

2. 痰结核分枝杆菌持续阳性的单个薄壁或干酪空洞，而其空洞周围无明显活动性病灶或病灶已较稳定者。

3. 肺结核的单个纤维空洞，痰菌久治不转阴者。

4. 除瘢痕狭窄型以外的各型支气管结核。

（二）禁忌证

1. 支气管镜检查禁忌者。

2. 厚壁空洞、肺门部的空洞、多发空洞、毁损肺。

3. 肺结核伴纤维坚壁空洞。

4. 气管结核伴气道严重狭窄者、瘢痕狭窄型支气管结核。

5. 对所用的抗结核药物过敏者。

6. 可能合并肿瘤的空洞。

7. 咯血未控制者。

（三）方法

根据胸部 X 线片及 CT 片显示空洞所在的段或亚段支气管引流区域，常规纤维支气管镜检查并吸痰，将纤维支气管镜头末端嵌入空洞病灶所在段或亚段支气管，经活检孔插入内有引导钢丝的支气管动脉化疗所用 6 号导管，由钢丝引导，从亚段支气管缓缓向前推进，一般导管伸出镜头再向前推进 5～8cm，退出钢丝；亦可直接用 6 号硬塑导管直接插入。导管接吸引器，吸净空洞内分泌物，可注入生理盐水 5～10ml 冲洗，反复抽吸，最后注药。拔管退镜，术后取患侧卧位半小时，也可根据空洞或病变位置，调整体位，以使病变部位处于底位。若患者为支气管结核时，常规插入纤维支气管镜后，应用双关节匙状活检钳清除病灶外层坏死物，用生理盐水冲洗并吸净后注药；或应用活检穿刺针分点刺入病灶，直接注入抗结核药物，此过程可在 X 线电视屏幕引导下进行，也可不借助电视透视。所使用的药物通常选用对支气管刺激性较小、具有强力杀菌作用的药物，也可根据药物敏感试验选用药物。常用抗结核药物有 INH、SM、RFP、丁胺卡那（AK）、氟喹诺酮类药物等。根据病情需要，也可选用其他辅助药物，如支气管扩张剂、激素、糜蛋白酶等，用以溶解或液化干酪样物质，促进其排出，并使其引流支气管通畅，促进空洞的闭合。

（四）注意事项

在纤维支气管镜局部注药化疗中应注意以下几点：

1. 局部注药只是辅助治疗，必须配合全身抗结核治疗，才能获得更好的疗效。

2. 应严格掌握适应证，对纤维厚壁空洞、多发空洞、毁损肺等疗效不佳，谨慎使用。

3. 新近咯血、咳嗽剧烈或全身情况差者，须谨慎使用。

4. 在操作过程中，应尽量注意无菌和消毒，避免并发感染的发生。

5. 在操作时还要注意纤维支气管镜远端应嵌住相应的段或亚段支气管，防止结核病灶的播散。

国内不少单位相继开展了纤维支气管镜下局部给药治疗结核病的探索。张耀亭等应用纤维支气管镜导管介入治疗耐多药肺结核 48 例，取得39% 痰菌阴转率、96% 病灶显吸率、27% 空洞闭合率。邵国光等对 5 例增殖型支气管结核导致肺不张的患者使用纤维支气管镜清除病灶外层坏死物，用活检穿刺针分点刺入病灶，共注射 INH 200mg，隔 5～7 天重复，同时口服抗结核药物，5 例患者经 1～5 次镜下局部治疗全部取得了肺叶复张的效果，配合全身治疗 2 个月后纤维支气管镜复查，支气管黏膜光滑，无纤瘢痕遗留。王安生等评价经纤维支气管镜灌注含药凝胶治疗耐多药肺结核的临床疗效和安全性。治疗组用纤维支气管镜灌注含药凝胶治疗和抗结核药物治疗，对照组用抗结核药物治疗，结果发现，治疗 6 个月后，治疗组痰菌阴转率、病灶治疗有效率、空洞治疗有效率明显高于对照组，治疗组痰菌转阴时间比对照组明显缩短。治疗组无严重不良反应。

治疗后各时间段的病灶吸收率及痰菌转阴率均明显提高，且病灶吸收率及痰菌转阴率随着时间的延长不断升高，对照组则各时间段无明显变化。

文献显示，纤维支气管镜局部药物注射具有明显的优点。首先，纤维支气管镜能够通过抽取病灶分泌物以及损伤脱落组织，改善肺部病灶周围的阻塞状况，提高引流效果。其次，纤维支气管镜局部药物注射能够将药物直接输注到病灶周围肺泡血管膜等位置，加速药物的吸收，提高局部药物浓度，增强治疗效用。因此，经支气管镜介入给药对治疗结核病特别是耐多药结核病具有广阔的应用前景。

二、经皮肺穿刺给药治疗

经皮肺穿刺注药可将药物较准确地注入空洞内，从而直接杀灭洞壁内的结核分枝杆菌；此外，由于药液对洞壁的侵蚀作用，可促使干酪病灶软化、坏死物脱落排出。当然，反复多次穿刺还可削弱空洞壁的屏障作用，有利于肉芽组织的增生以及空洞的净化。

（一）适应证

1. 耐药或耐多药空洞性肺结核患者，经初、复治化疗方案正规治疗 1 年以上痰菌持续阳性。

2. 胸部 X 线片显示空洞位于肺周边部。

（二）禁忌证

1. 空洞周围有广泛肺气肿、肺大疱。

2. 慢性纤维空洞性肺结核伴毁损肺。

3. 肺结核伴纤维坚壁空洞。

4. 心、肺功能不全。

5. 大咯血未控制。

6. 对所用的抗结核药物过敏者。

7. 可能合并肿瘤的空洞。

（三）方法

1. 定位　　根据胸部 X 线片和 CT 所显示的空洞所在的位置，确定穿刺的部位和深度。

2. 常规消毒和局部麻醉，在 CT 引导下通过穿刺针将抗结核药物注入空洞内，然后变换患者的体位使得药液较为均匀地分布在空洞的内面。

3. 经皮肺穿刺所使用的药物主要有 INH、AK、氟喹诺酮类药物等。

（四）注意事项

1. 定位必须准确无误，确定穿刺针在空洞内方可注药。

2. 注药前可注入少量（0.5～1ml）利多卡因于空洞内，以防注药后剧咳。

3. 注药时嘱患者尽可能屏住呼吸。

4. 注药后再次确认空洞内有无药物，并观察有无气胸的发生。

有研究采用 CT 引导下经皮肺穿刺注药治疗 66 例耐多药空洞性肺结核患者，介入治疗组痰菌阴转率为 70%，病灶吸收率为 73.3%，空洞闭合率为 50%，明显高于单纯化疗组的 41.9%、41.9% 和 19.4%（$P < 0.05$）。介入治疗组无严重不良反应。王玉清等对经内科治疗 6 个月以上仍排菌的 25 例肺结核单发空洞行经皮肺穿刺介入术加全身抗结核治疗，结果显示，6 个月内 20 例痰菌阴转，阴转率为 80%，空洞闭合率 17 例，占 68%，另有 3 例空洞缩小。杨书华等通过经皮肺穿刺注药治疗耐多药空洞性肺结核，取得了 70% 的痰菌阴转率和 68% 的空洞缩小或闭合率。经皮肺穿刺注药化疗必须严格掌握其适应证，熟练操作技术，术后应严密观察并发症的发生。

三、超声电导仪经皮局部透药治疗结核性胸膜炎

我国结核性胸膜炎发病率较高，是国内最常见的胸膜炎。相关资料显示，结核性胸膜炎发生占胸膜炎的 54.8%。早期结核性胸膜炎临床常采用抗结核药物配合反复胸腔穿刺抽液及胸腔内注入或不注药的治疗方式。对晚期患者、胸膜肥厚显著、脓胸来说，口服药物很难渗透入肥厚胸膜至病变部位发挥作用，胸腔穿刺给药难度又较大，且反复穿刺加大了胸腔内感染、气胸、血胸的风险，故在临床上处理起来很棘手。超声电导仪经皮给药技术是近年国外出现的一种新型药物渗透的方法，是一种"无创靶向给药"新方法。它是通过电致孔、超声空化及现代离子导入技术实现程序化靶向给药，促进药物经皮渗入体内，使细胞膜、组织膜脂质结构的排列顺序发生改变，加大皮肤与组织的通透性，为药物进入体内提供动能，提升药物的透皮速率。提高药物在病变部位的药物浓度，从而产生局部治疗作用。

方法：采用超声电导仪靶向药物治疗，通过胸腔 B 超确定胸腔积液与胸膜肥厚，在定位处贴上专用的凝胶贴片（每个贴片含异烟肼 0.05g、硫酸阿米卡星 0.1g），然后将治疗头连接、绷带固定，在电压 220V、有效超声输出功率 1.5W 下进行治疗 20 分钟，2 次 /d，15 天为 1 个疗程。三组患者治疗 1 个月内，行胸腔 B 超、X 线检查，1 次 / 周；1 个月后检查时间改为 1 次 /15d；3 个月后检查时间改为 1 次 /30d，同时做好胸腔积液、胸膜肥厚的

记录。结果显示，胸腔积液抽出总量、胸腔积液消失时间、胸膜肥厚程度均优于常规治疗组的患者（$P < 0.05$），这是由于超声电导仪经皮给药可促进纤维蛋白分解，防止或减轻胸膜肥厚，使毛细血管与淋巴管通畅，提高胸膜再吸收能力。

超声电导仪经皮局部透药治疗结核性胸膜炎，具有无痛、无创、简捷、方便、高效等优点，减少抗结核药物带来的不良反应，尤其对于胸膜肥厚及脓胸的患者，该技术有可能使其避免接受手术治疗，从而减少患者的痛苦和减轻社会经济负担。

四、雾化吸入抗结核药物治疗

雾化吸入法是利用高速氧气气流，使药液形成雾状，再由呼吸道吸入，达到治疗的目的。治疗呼吸道感染，消除炎症和水肿，解除支气管痉挛，稀化痰液，帮助祛痰。常用药物是：①抗生素，如卡那霉素、庆大霉素等；②解痉药物，如氨茶碱、沙丁胺醇（舒喘灵）等；③稀化痰液以帮助祛痰，如 α-糜蛋白酶、易咳净（痰易净）等；④减轻水肿，如地塞米松等。

肺结核和支气管结核患者常需雾化吸入的方法治疗，利用雾化器将 INH 0.1g、链霉素（SM）0.25～0.5g 加生理盐水 5～10ml，可酌情加入气管扩张剂（1% 麻黄素或氨茶碱）及蛋白溶解剂（透明质酸酶、α- 糜蛋白酶或胰蛋白酶）呈雾状颗粒气体吸入，使局部病灶药物浓度高，可杀灭快殖型结核分枝杆菌，缩短排菌时间，有利于炎症吸收、分泌物排出，促进空洞闭合及肺复张。

当前，临床上将异烟肼的雾化吸入作为常规的复治菌阳肺结核治疗方法，能够有效促使患者的痰液稀释，加速痰液的排出，帮助患者保持呼吸通畅，将病灶当中的残留物进行引流，以达到净化病灶的目的。因此可以说，异烟肼联合链霉素高压雾化吸入治疗具有良好的临床效果，对患者全身产生的影响小，能够有效提高复治菌阳肺结核的治愈率。

（陈效友　宋言峥　蒋良双）

第三节　骨关节结核的局部药物治疗

骨关节结核中脊柱结核占较大比例，局部药物治疗的方法较多使用在脊柱结核的治疗中。抗结核药物的出现在脊柱结核的外科治疗中具有里程碑性的意义，全身应用抗结核药物治疗无效时，

就应考虑采取外科治疗,外科干预指征主要由神经功能受损、病灶破坏程度、脊柱畸形情况、脊柱稳定性情况决定。外科干预的方法多种,应秉承同等疗效下尽量减少创伤的原则,脊柱结核的治疗最终目的是控制病灶、防止较大后凸畸形和维持脊柱稳定性。通过局部给药途径直接将药物置于病灶之内,提高原发病灶药物浓度,可以有效避免出现药物作用不到的无效腔,对于儿童结核、脓肿巨大、具有严重合并症不能耐受传统开放手术及麻醉的患者优势明显。但对出现神经压迫受损、严重的后凸畸形、脊柱不稳定无效,可以联合小开窗、内镜下清理、经皮椎弓根固定等方法治疗。

一、经皮寒性脓肿灌注冲洗引流术概述

脊柱结核在全身化疗的基础上如何实施外科干预,以及采用何种方式和途径,国内外仍然存在着诸多不同观点。脊柱结核病灶引流术(图 5-1)是相对脊柱结核病灶清除术提出来的治疗方法,具体方法、理念、治疗效果、病例选择在后面详细讨论。

1779 年,英国医师 Pott 描述了脊柱结核的发生、发展过程,该病后被称为 Pott's 病。1882 年,德国人科赫发现了结核病的元凶——结核分枝杆菌。1895 年,物理学家伦琴发现了 X 射线,这些发现奠定了脊柱结核治疗的基础。20 世纪 50 年代抗结核药物的出现,开启了结核病病因学治疗的新时代,即化疗时代,化疗同时也成为脊柱结核治疗的基础。20 世纪 60 年代,Hodgson 等首先报道了采用前路病灶清除加植骨融合术。后来的学者进行了大量保守治疗和手术方法的探索,英国医学研究协会在亚洲、北美和非洲就保守和手术治疗脊柱结核的效果进行了大规模的临床对比研究,其结论是两种方法的治愈率无显著差异。张西峰(2005)对 114 例脊柱结核病例进行了回顾性分析,结果显示,病灶清除术复发率为 15.4%。Pombo 等于 1993 年首次报道 CT 引导下经皮引流治疗腰大肌/髂腰肌脓肿。Dinc 等(1996,2002)、Cantasdemir(2003)等报道了 CT 引导下微创治疗脊柱结核的方法和结果。张西峰等(2008)报道了在 CT 引导下经皮引流治疗腰椎和腰骶椎结核的结果。由此可见,虽然脊柱结核外科开放手术是目前治疗的主要方法,但是微创治疗也显示出明显的优势和特点。

病灶引流可以清理病灶内结核病变所产生的脓液与液化坏死物,病灶内高浓度抗结核药物持续冲洗可以阻断病理变化的进展,有效杀死结核分枝杆菌,达到治愈脊柱结核病灶的目的。过去观点认为死骨是脊柱结核复发的根源,常是手术的依据与目标。通过局部化疗发现只要结核分枝杆菌被杀死,病灶的进展得到控制,死骨能够被纤维组织包裹、机化,进而骨化成为骨瘢痕而愈合。病灶周围的硬化骨是机体对疾病的对抗改变,是病灶向愈合方向转变的一个过程。

脊柱结核的一个重要的病理改变是病灶内形成大量冷脓肿,脊柱结核首先是内科疾病,抗结核药物是治愈脊柱结核的根本,而外科方法只是促进脊柱结核痊愈的一种手段。抗结核分枝杆菌药物敏感性减低和病灶内药物浓度低是许多脊柱结核无法单纯依靠药物治愈的原因。因此,提高病灶内药物浓度是治疗和治愈脊柱结核的首要问题,其次才是外科医师关注的各种病理改变的问题。

对于较大且较黏稠不易引流的脓肿,局部药物稀释液的持续灌注就显得尤为重要,在抗结核药物的作用下,一般可以达到有效机化稀释脓液

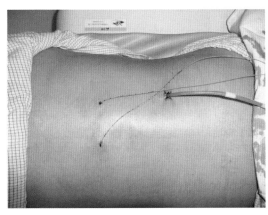
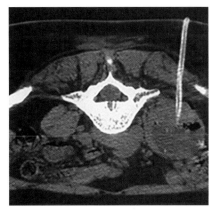

图 5-1　经皮寒性脓肿灌注冲洗引流术

的效果,可以有效引流脓肿。脓肿引流过程中易存在干酪样坏死物堵塞引流管的情况,对于脓肿较大、脓液黏稠患者,应尽量选择管径较大的引流管,放置引流管后术中给予脓液抽洗,尽量抽出脓液。另外,脊柱结核流注脓肿多继发于脊柱病灶,处理脓肿的同时应对原发病灶进行相应治疗。脊柱病椎间隙内多为炎性坏死组织及死骨,冲洗引流的主要对象为坏死组织,不追求死骨的彻底清除,绝大部分病灶能够得到有效控制。

二、脊柱结核病灶引流术的适应证及相关问题

脊柱结核病灶引流术的适应证:单纯抗结核药物治疗无效;没有严重脊髓压迫症状;后凸畸形小于 $40°\sim60°$。

脊柱结核病灶引流术优点:

1. 适应证宽　手术创伤小,多数患者都能耐受。高龄、血液病、多系统合并症、多器官结核病等患者都可以接受治疗。

2. 手术时机选择非常灵活　即刻诊断、即刻治疗,节省了术前准备的时间,可尽早终止脊柱结核的病理进展。

3. 精准用药　可以避免出现药物作用不到的无效腔,持续化疗,提高了病灶内药物浓度。

4. 如果治疗效果不理想或者病情加重补救容易,继续常规外科治疗即可。

三、脊柱结核病灶引流术的方法

目前临床微创手术治疗脊柱结核方法主要有以下两种。

第一种借助影像学引导,主要设备为普通 CT,不使用内镜。局部麻醉下行脓肿和病灶穿刺,病灶和脓肿内置管、灌洗引流。局部麻醉对全身情况要求低,术前准备简单,手术适应证宽,手术操作简便易行,在放射介入科或手术室可以常规开展(图 5-2)。

第二种需借助内镜和影像学引导,经内镜进行病灶清除,术后置管推药或冲洗引流。在内镜下清理病灶炎性坏死组织及死骨,可有效改善患者炎性疼痛症状及冲洗时间。内镜的应用是单纯置管处理的有效补充,使炎性症状明显患者能早期有效改善缓解。

1. 术前准备　全面查体、评价患者的全身情况,常规进行 X 线、CT、MRI 检查,测量患椎的椎间角,分析病变的脊柱,特别应注意有无脊柱多节段病灶存在,切勿遗漏远离病灶的流注脓肿。椎管脊髓神经压迫的因素是死骨或是脓肿,根据术前影像学资料分析脊柱原发病灶与周围脓肿、附近组织器官及远处流注脓肿的解剖关系。进行单纯微创治疗的患者,门诊时大多已进行过一段时间的抗结核强化治疗。对于初诊为脊柱结核拟行微创的患者,在进行抗结核治疗的同时,择日进行病灶引流术,不强调术前强化抗结核药物治疗。术后则继续系统、规范的全程化疗。

2. 手术方法　治疗前首先进行 CT 扫描定位,选择最合适的图片,分析原发病灶和继发脓肿的位置及深度,推定原发病灶和继发脓肿进针的角度、深度。

(1)原发病灶穿刺的方法:以发病率高的胸椎和腰椎为例,从脊柱棘突旁开 2～10cm 进针。如果病变间隙小,从双侧各放置 1 根硬膜外管,单纯局部注射药物。如果病变破坏严重,一侧放置硬膜外管,另一侧放置双腔管,进行对冲灌注冲洗。

(2)继发脓肿灌注冲洗管放置的方法:胸椎避

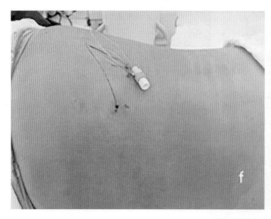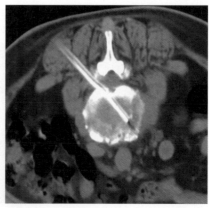

图 5-2　脊柱结核病灶引流术

开肺脏，从肋间向椎旁斜行穿刺。腰部脓肿从腰背侧垂直穿刺，髂窝腰大肌脓肿从髂前上棘内侧斜行穿刺。CT引导下局部麻醉后，穿刺进入脓肿，放置导针。切开5mm皮肤切口，顺序置入扩张管和多级工作套管。工作套管的内径为5mm。CT定位扩张管和工作套管到达脓肿后，拔出导丝和扩张管。从工作套管内置入灌注冲洗管，缝合固定灌注冲洗管。简便的方法是使用特制的穿刺引流管（俗称猪尾巴管），不使用工作套管，不需要使用缝合针线固定引流管于皮肤上，而使用卷曲管道形成猪尾巴的形状，将引流管固定到脓腔内，简化了穿刺引流的手术过程。

（3）注药管或灌注冲洗管的放置：根据双侧腰大肌脓肿的大小和部位，决定放置注药管和/或灌注冲洗管的位置。脓肿直径在小于2cm时，穿刺抽取脓液后放置注药管；脓肿直径大于2cm时，放置灌注冲洗管。脓液稀薄时放置14号灌注冲洗管，脓液黏稠时放置16～18号管。注药管为一般的硬膜外麻醉管，双腔管为硬膜外管和白色硅胶尿管制成的双腔管。术者也可以选用特制的穿刺引流管（猪尾巴）等进行替代。

（4）颈椎结核病灶置管的方法：以上颈椎置管为例，患者仰卧，头侧倾。CT扫描后在机上确定进入$C_{1\sim2}$间隙和齿状突的最佳路线。原则上是穿刺路径上没有骨性结构，避开了脊髓和硬膜囊、动静脉。咽喉壁脓肿有两种穿刺方法，即如果脓肿直径小于2cm，患者取仰卧位、头侧倾，从枕部穿刺、抽脓、置注药管；如果脓肿大于2cm，患者取仰卧位，从下颌三角穿刺、放置灌注冲洗管。

脊椎各节段病灶置管与上颈椎置管相仿，入路与常规的开放手术相同，避开骨性结构、脊髓硬膜囊、动静脉等重要脏器，从内脏鞘和血管鞘之间进入。置入注药管或者灌注冲洗管。

（5）腰椎结核窦道形成的微创治疗方法：分两步，第一步CT引导下在原发病灶内放置1根或2根注药管，第二步沿着窦道向原发病灶的方向放置与窦道数目相同的灌注冲洗管或者注药管。

3. 术后处理　手术结束后，立即连接引流管和进水管，计24小时出入量。

（1）配制冲洗液：500ml生理盐水加0.3g异烟肼注射液。初期每日灌注冲洗2 500ml左右，以后可减为1 000～1 500ml。冲洗时间持续7～20天。

（2）冲洗引流管拔出的指征：冲洗液清亮，伤口局部无炎性表现。拔灌注冲洗管时，单纯拔出粗

管（外管），留置灌注冲洗管中央的注药管继续注射药物。体温、红细胞沉降率和CRP正常2～3个月。影像学上显示脓肿消失，组织水肿明显减退。

（3）注药管留置时间：局部化疗的药物为异烟肼0.1g，每日每根管1～2次。单纯注药管留置的时间为一般3个月左右。拔出灌注冲洗管外管后，注药管留置的时间大约是2个月。内固定术后，注药管留置的时间大约是2个月。

所有患者要求严格卧床，在保护好留置管的前提下，体位自由。对于脊柱稳定好、疼痛轻、椎体破坏程度较轻的患者，在相应外固定支具保护下，适当下地活动。活动的强度以不增加脊柱的疼痛为限度。

四、病灶引流术的局限性和克服的方法

1. 无法获得即刻的稳定性　患者需一定时间的卧床和控制病情，逐渐获得脊柱的稳定。患者可以佩戴外固定支具，或者施行经皮内固定手术，缩短患者卧床的时间。

2. 无法彻底椎管减压　配合各种有限手术达到椎管减压的目的。

3. 无法矫正后凸　对于活动期有脊髓压迫症状、后凸畸形者，一期行小开窗椎管减压、引流术和经皮内固定矫正手术。

五、病灶引流术时选择开放手术的原则

脊柱结核选择病灶引流术多在影像学引导下经皮微创实施，那么是否还需要开放手术？答案是肯定的，适应证的选择是：①出现了脊髓压迫症状；②后凸畸形大于40°～60°。

具体的方法包括：①经椎板间隙小开窗引流术；②经椎板间隙小开窗引流对侧椎弓根固定矫形术；③经皮引流椎弓根固定术等。依据的原则如下：

1. 创伤和花费最小原则　在疗效相同的前提下，使用创伤和花费最少的手术原则。

2. 阶梯治疗原则　按照单纯药物治疗、药物加微创的方法、药物加开放手术的方法、单纯开放手术的方法，梯次选择治疗。该原则是外科干预原则在整个脊柱结核治疗过程中的体现。

3. 重视脊柱结核合并瘫痪治疗的原则　脊柱结核只有发生了脊髓损伤情况下，才是最危急的状况。原因是：①发生瘫痪后许多患者不能完全康复，晚期严重影响患者的康复和顺利回归社会；

②脊柱结核死亡的病例几乎都发生在合并截瘫患者这一组上，这组患者治疗水平的高低决定脊柱结核治疗水平的高低。

4. 分期处理的原则 结核分枝杆菌繁殖力比较慢，临床抗结核治疗需要一定的周期和时间来保证控制结核的效果。盲目缩短治疗周期，造成了手术扩大化。本组治疗发现，脊柱结核炎症性病灶治愈后，需要二期处理的椎管减压、残留病椎切除、矫正后凸畸形等占总病例的21.5%。

5. 感染病灶内尽量不放置金属内置物的原则 放置病灶中金属内植物的手术一旦复发，由于医源性病灶切除脊柱破坏结构多，二期甚至三期处理更加困难，因此，病灶内尽量不放置金属内置物。

6. 多学科联合的原则 脊柱结核患者的病情复杂，需要有各种方法应对不同病理改变及其他系统疾病。

（张西峰 步荣强 蒋韶宁）

第四节 骨关节结核局部药物缓释材料进展

骨关节结核局部药物缓释体系的优势在于在局部可达到较高的杀菌浓度，有利于杀灭或抑制结核分枝杆菌的生长、繁殖，减少因局部药物浓度低导致的耐药；血药浓度低，全身不良反应小；避免因手术形成的瘢痕组织及硬化骨阻碍抗结核药物达到病灶内；药物载体材料代替或修复骨缺损，在植入病灶后逐步被机体降解、释放药物的同时，最终被骨组织替代。

1970年，Buchholz和Engelbrecht将庆大霉素加入聚甲基丙烯酸甲酯中预防人工关节感染，取得良好效果。近30年来，在系列新的生物相容性好的无机材料和有机高分子材料基础上，逐渐发展骨科领域植入的抗结核药物缓释系统。目前，国内外抗结核局部药物缓释体系主要有两大类，即利用支架材料负载抗结核药物体系和抗结核药物缓释微球类制剂。利用支架材料负载抗结核药物体系既具有局部药物缓释作用，又具修复骨缺损的骨传导性，甚至骨诱导作用。

一、天然高分子药物缓释材料

天然高分子材料主要为植物胶类和蛋白质类，用于医学的有明胶、胶原、海藻酸盐、壳聚糖等，材料对人体无毒性，可制成微球、膜状或纤维状，通过包载药物，可在体内持续释放药物2~8周。材料的缺点是具有一定的抗原性，不同批次材料间纯度差别大、可重现性差。此外，由于材料的强度差，在负重部位骨缺损修复中的应用受到局限。牛惠生等采用明胶作为载体，加载异烟肼，制成抗结核药物缓释海绵，植入手术后的骨结核病灶缺损处，通过核素示踪技术，证实缓释材料体系可缓慢释放异烟肼约1个月。部分学者报道采用异烟肼、利福平与明胶制成的缓释药膜，植入骨结核手术后病灶处，27例患者中，有1例复发，但临床研究无对照组，亦无确切药代动力学研究结果作为支撑。

二、人工骨类药物缓释材料

人工骨主要为钙磷类物质，包括羟基磷灰石、磷酸三钙、生物玻璃、磷酸钙骨水泥、硫酸钙等。此类无机化合物的化学成分与人体骨骼的无机成分组成相似，可用作药物缓释载体；在体内可降解、无毒性，具备良好的机械强度和骨传导性能。材料具备多孔结构可负载多种药物、骨生长因子等。药物释放速度可通过调节材料本身孔径及添加剂的含量来调控。单一采用人工骨的缺点是降解后影响局部微环境pH，陶器类人工骨可塑性差，人工骨材料降解速度较慢，与骨修复速度不匹配。陈安民等研制利福平-多孔羟基磷灰石人工骨核治疗骨结核的植入式缓释剂，形状为中空圆柱体，实验证实在体内至少可持续释放有效浓度的药物27周，对结核分枝杆菌有明显的抑菌作用。秦世炳等将含妥布霉素的医用硫酸钙颗粒或自体骨与硫酸钙颗粒混合物用于骨关节结核手术后骨缺损的修复，临床观察表明，上述材料体系对促进骨修复以及提高骨结核治愈率起到积极的作用。

三、聚内酯类药物缓释材料

以聚乳酸（PLA）、聚乳酸-羟基乙酸（PLGA）等为代表的脂肪族聚酯类合成高分子由于可以通过化学合成批量生产，产品性能可以控制、重复性好，适宜于工程化的要求，而且可以通过改变合成高分子的结构、组成来调控力学性能和生物降解速度，以满足不同生物医学领域应用的需求；它们在生物体内又可由于水解反应而使得酯键断裂、发生降解，降解产物乳酸或乙醇酸又可通过三羧酸循环进一步代谢成对人体组织没有毒害作用的二氧化碳和水，因此已获得我国和美国等国家批准认证，可以用于制备植入人体的医疗材料。材料植入人体后具有一定的初始力学性能；可降解材料的力学性能下降速度与骨愈合速度相匹配。Hsu、Kailasam 等对负载有异烟肼的圆柱体状 PLGA 材料进行系列研究，研究释药特性以及对骨缺损的修复作用，表明该缓释材料体系具备 6 周以上的局部缓释异烟肼能力，并且材料的缓释降解速率与骨修复速度相匹配。但是聚内酯类材料缺乏良好的亲水性、生物活性及足够的机械强度，且被水解后生成大量带羧基的低分子产物，可降低生物内环境的 pH，较低的 pH 会引起机体的炎症反应，对机体造成损伤。

四、天然骨类材料

应用于临床的天然骨类材料主要为同种异体骨加工而成，包括冻干骨、脱钙骨基质、脱蛋白骨基质、脱细胞骨基质等，具备骨传导作用和一定的骨诱导活性。具有多孔结构，微孔大小规则，可负载多种药物。但单独作为药物载体，尚存在骨强度不足、残留免疫原性、载药量比较小、可塑性差等缺点。

五、复合材料体系

单一载体材料作为骨关节结核缓释载药体系用于修复骨缺损，可能存在力学强度差、只具备骨传导能力、不具备骨诱导能力、可塑性较差、亲水性差、微观结构影响细胞黏附、影响微环境 pH 等缺点，达不到理想的治疗骨关节结核兼具修复骨缺损能力。鉴于此，近些年将 2 种或 2 种以上生物活性材料结合，集中不同材料的优点于一身的复合材料体系的研究和应用引起了国内外学者的广泛关注。骨组织本身呈不规则的多孔结构，材质含有钙、磷等成分，因此，含有钙、磷成分的支架能在骨细胞生长过程中提供所需的成分而对于骨组织的修复有明显的促进作用。另外，由于单纯的钙、磷无机材料存在加工性能、力学性能差等缺点，而用聚内酯等高分子复合的骨修复支架具有更好的性能。因此，发展局部给药途径的缓释抗结核药物系统，在手术中植入清除的骨关节结核病灶区，在局部较长时期内形成高于最低抑菌药物浓度的环境，有利于杀灭或抑制病灶内残余的结核分枝杆菌菌群。此外，缓释药物的载体若具有植骨替代作用，在植入病灶后被机体降解、释

放药物的同时，逐步被骨组织替代，可加速病灶愈合。因此，局部药物缓释材料体系的研发是治疗骨关节结核的具有前景的重要研究方向。

总之，结核病药物局部治疗技术在治疗结核病等方面取得了可喜的疗效，已经成为重要的治疗手段。结核常多种病理形态混合存在，临床上多采用多种方法联合使用，使得疗效进一步提高。同时，各种有针对性的技术也在研发中，如气管镜肺部介入治疗药物的缓释给药系统的研究，可望开发出适于气管介入给药、能局部滞留并能较长时间释放药物、具有生物相容性的新型缓释给药系统；带抗结核药物微球血管栓塞制剂的研究，可用于支气管动脉栓塞术治疗肺结核大咯血，可达到栓塞止血和局部抗结核的双重作用，具有提高疗效、减少复发和药物不良反应小等优势；抗结核药物覆膜支架的研制，一方面可治疗支气管结核所致支气管狭窄，植入支架后，支架扩张保持气管与支气管通畅，另一方面药物覆膜缓释出抗结核药物进入局部组织，减少内膜的肉芽组织增生造成的再狭窄，明显减少并发症，提高疗效。

（马远征 李 伟 蒋韶宁）

参 考 文 献

[1] 丁相东，罗明，周上清，等. 经皮穿刺置管引流以及局部化疗联合医用臭氧治疗脊柱结核脓肿 [J]. 中国骨与关节杂志，2020，9（1）：39-44.

[2] 吴茂聪，张春宁，罗金枝，等. CT 引导下穿刺置管引流局部强化个体化化疗治疗脓肿为主型脊柱结核的效果观察 [J]. 临床合理用药杂志，2020，13（2）：141-142.

[3] 赵伟华，黎建文，黎松波，等. 后路微创内固定结合超声引导下经皮置管化疗术治疗腰椎结核 [J]. 实用骨科杂志，2017，23（11）：1016-1019.

[4] 付娟. 支气管镜下局部灌药联合全身化疗治疗支气管结核的疗效及应用 [J]. 黑龙江医学，2017，41（7）：649-651.

[5] 彭琪琪，欧云生，朱勇，等. 后路病灶清除植骨内固定联合不同入路腰大肌脓肿清除局部化疗治疗胸腰椎结核 [J]. 中国修复重建外科杂志，2018，32（7）：912-919.

[6] 孟羿彬，王晓东，黎一兵，等. 一期后路病灶清除植骨融合内固定联合局部置管化疗治疗腰椎结核效果分析 [J]. 海南医学院学报，2019，25（20）：1577-1580.

[7] 李强. 无痛电子支气管镜介入结合局部化疗治疗痰菌阳性支气管结核的近期及远期疗效 [J]. 临床医学，2019，39（1）：17-19.

[8] 张西峰，肖嵩华，刘郑生，等. 局部化疗治疗颈椎结核的临床研究 [J]. 脊柱外科杂志，2012，10（1）：29-31.

[9] 刘玉松，刘月红. 支气管镜局部注射联合免疫治疗对耐药肺结核的临床疗效及机体免疫改善作用 [J]. 湖南师范大学学报（医学版），2017，14（4）：151-154.

[10] 邓迎丽. 局部注射辅助治疗耐多药肺结核的临床疗效 [J]. 临床肺科杂志，2017，22（2）：248-251.

[11] 李大伟，马远征. 骨关节结核局部药物缓释材料研究进展 [J]. 中国防痨杂志，2013，35（5）：376-378.

[12] 张琳琳，于双全. B 超引导下胸膜结核瘤内局部注药治疗临床分析 [J]. 临床肺科杂志，2012，17（7）：1293-1294.

[13] 张西峰，肖嵩华，刘郑生，等. 局部化疗治疗颈椎结核的临床研究 [J]. 脊柱外科杂志，2012，10（1）：29-31.

[14] 罗明兴，李晓玲，李翠英，等. 肺结核局部用药探讨 [J]. 中国呼吸与危重监护杂志，2003（2）：11.

[15] 李梅娟，林莲芳. 浅淋巴结结核局部用药 22 例疗效分析 [J]. 新医学，1999（2）：27-28.

[16] 贾明锁，司远志，田乃宜，等. 胸椎结核病灶清除术中置管局部用药疗效探讨 [J]. 西北国防医学杂志，1993（1）：51-52.

[17] 林尚泽. 龈、颊、舌、咽及喉粘膜结核病变局部使用利福平治疗的经验 [J]. 国外医学·耳鼻咽喉科学分册，1982（5）：286-287.

第六章

LTB-S 结核病外科分期方法

第一节　结核病外科分期
治疗的必要性

一、中国结核病新分类法

（一）结核病分类（分型）

1. 原发型肺结核　原发型肺结核是指原发结核分枝杆菌感染所致的临床病症。主要包括原发性综合征和胸内淋巴结结核。原发性肺结核主要发生于儿童，随着卡介苗接种工作的普及，目前已经较为少见。

2. 血行播散性肺结核　血行播散性肺结核是由结核分枝杆菌进入血液循环而引起的肺部弥漫性结核病。主要包括急性血行播散性肺结核（急性粟粒型肺结核）、亚急性血行播散性肺结核和慢性血行播散性肺结核，占全部活动性肺结核的 $0.8\%\sim1\%$。

3. 继发性肺结核　继发性肺结核是指发生于原发性肺结核后任何时期的结核病。继发性肺结核是肺结核中最为常见的临床类型，也是成人最多见的肺结核，主要包括浸润性肺结核、纤维空洞性肺结核和干酪样肺炎等；结核球也是其中特殊的类型。

4. 结核性胸膜炎　主要包括结核性干性胸膜炎、结核性渗出性胸膜炎和结核性脓胸等。结核性胸膜炎与肺结核关系密切，新发肺结核患者中伴发结核性胸膜炎者占 $4.7\%\sim17.6\%$。

5. 其他肺外结核　原则上按部位和脏器命名，如骨关节结核、肾结核、肠结核等。肺外结核占结核病的 $5\%\sim30\%$。

遗憾的是，这些分类法是内科分类法，对肺结核外科手术适应证、手术时机和手术方法选择的意义不大。

（二）影像学在结核病分类（分型）中的作用

1993 年世界卫生组织（WHO）的疾病分类中，提出呼吸道结核病要经过细菌学和组织学证实。中华医学会结核病学分会于 1998 年修改、制定的中国结核病分类法也是以痰菌检查为确定传染和诊断、治疗的主要指标，扭转了单靠 X 线、CT 等影像诊断结核病的弊端。

但是，目前肺结核患者中的痰菌阳性率仅为 $20\%\sim55\%$，痰菌阴性患者中的绝大部分是根据临床和影像学表现而诊断为肺结核的，基层医院尤其如此。肺结核必须用细菌学方法来证实的方向无疑是正确的，但由于结核病快速检测技术发展缓慢，要在我国完全普及还有待时日。结核病的影像学检查能够较准确地揭示结核病的病理演变规律和治疗转归，对深入了解结核病的发生、发展具有重要意义。因此，从实践来看，影像学检查仍在我国结核病的诊断、分类中占有重要地位。现行的中国结核病分类法是用细菌学对肺结核定性（确定有无传染），以影像学进行分型。在结核病诊断中细菌学和影像学需紧密配合，缺一不可。在肺结核的诊断记录格式中，血行播散性肺结核需注明"急性""慢性"，继发性肺结核需注明"浸润型""纤维空洞型"或"干酪样肺炎"等，实际上强调了肺结核的影像学表现形式对疾病治疗和转归的影响。

因此，加大对肺结核典型与不典型、活动与非活动病变的影像学表现的深入细致研究，对提高肺结核的诊断与治疗水平具有十分重要的现实意义。

二、结核病临床分期

肺结核的分期是用来判断病灶活动性及转归情况的有效依据。综合患者的临床表现、肺内病变、有无空洞及痰菌等情况决定，分为以下三期：①进展期（凡具备以下一项者为进展期）：新发现的活动性病变；病情较前恶化、增多；新出现空洞或空洞增大；痰菌转为阳性。②好转期（具备以下一项者为好转期）：病情较前好转；空洞闭合或空洞缩小，或完全吸收钙化；痰菌转为阴性。③稳定期：病灶无活动，空洞闭合，痰菌连续阴性（每月至少查一次）均达 6 个月以上。如空洞仍然存在，则痰菌需连续阴性 1 年以上。进展期或好转期均属活动性，需要治疗；稳定期为非活动性肺结核，属临床治愈。

（一）临床分期和部位决定手术方式

结核病的临床分期和病变部位等特点决定手术方式，意味着几次完成手术。这就决定术者可能同一次手术未必能彻底清除干净病变，或者患者的体质不允许同时清除 2 处以上的病变。这是由结核病变的特点所决定的。比如：

1. 合并混合感染的颈淋巴结结核可能要比不合并混合感染的颈部淋巴结结核多 1 次手术才能彻底清除病变，第一次先行病变引流术，等混合感染控制后，再做淋巴结结核病灶清除或切除术。

2. 多个的颈部淋巴结结核可能要比单个的颈淋巴结结核多 1 次手术才能彻底切除病变。淋巴结结核多呈串珠样成长，范围广泛，且大小不一，很难在一次手术中清除干净所有病变的淋巴结，而这些遗留下的病变淋巴结可能会继续长大、化脓、坏死干酪样变，最后破溃皮肤之外，导致切口的长期不愈合，有时需要二次手术。

3. 胸椎或者胸腰椎结核合并双侧椎旁脓肿或者双侧腰大肌脓肿，单侧肾切口或者椎旁肋骨横突切除术很难清除对侧病灶，往往需要分期手术，甚至如果和对侧脓腔相通，会导致术侧切口不愈合，而必须行第三次手术。

4. 双侧结核性脓胸病例并不少见，有时一期手术可以完成，如病变中的一侧或者是包裹重的一侧行胸膜纤维板剥脱术，而另一侧可以行单纯的病灶清除术完成治疗。但大多数分两期完成，因为这样患者体质才能耐受。有时双侧多发的胸膜结核球也采取这种方法，甚至双侧脓胸合并胸椎结核。

5. 肠结核合并肠穿孔的患者，常需要多次手术，才能临床治愈。一期手术主要清除腹腔污染和肠道近端造瘘术，以保命为主；二期手术是切除主要的肠结核病变和肠吻合术，有时需要三期手术，吻合口回纳术。

（二）结核病分期手术的手术并发症

结核病手术的术后并发症发生率是很高的，且一旦发生，很难处理，轻则窦道形成，重则危及生命。如肺结核术后的支气管胸膜瘘、残腔感染，脊柱结核术后的窦道形成，脓胸术后残腔形成，胸壁结核术后切口长期不愈合等都是术后并发症，有些并发症通过保守治疗即可治愈，有些患者需要二次或者三次手术。虽然结核病术后的并发症发生率较其他疾病发生率高，但是不同术者的并发症发生率是不同的，这与术者对结核病手术适应证的掌握、手术技巧的使用、最佳手术时机的选择不无关系。

总之，结核病的分期手术是可预见的，术者术前应该将这种预见性告知患者，同时分析和权衡这种分期手术是否真的较患者不手术更能获益。如果这种分期手术不能使患者获益，或者风险大于收益，说明这种手术风险不值得医师和患者去冒险。

三、结核病手术方式

结核病手术方法多种多样，这不仅与结核病变造成的器官损害有关，还与结核病变的形态有关系，不同的病变形态需采取不同的手术方式，不同的手术方式必定与手术分期相关。

总的说来，结核病的手术方式可以分为引流术、病灶清除术、病变切除术、压缩性手术、功能修复手术。每一种手术都有自己的手术适应证，如果一种病变本该需要做切除术而做了清除术，就会导致因病灶清除不彻底，引起长期的切口不愈合；如果一种病变本身应做引流术而做了病变切除术，也会导致切除范围过大，引起损伤周围器官的并发症；而过早地实施了功能修复手术，也会因病变的活动而引起手术失败。因此，对于结核病来说，究竟何时做哪种手术？需要几次手术？都是需要研究和慎重的。长期以来，结核的并发症居高不下，都是手术时对结核病变未进行深刻分析导致采取了错误的手术方式所致。实际上，对于有手术适应证的患者来说，虽然有些患者确实有必要做多次手术，但是只要能选择正确的手术方式，就能降低术后并发症发生率，就能减少患者不必要的二次或者三次、四次手术。这就要求我们在制定手术方案时，把可能需要进行的每一步手术和手术风险与患者解释清楚。

结核病的手术方式多种多样，每一种手术方

式都有其特定的价值所在。如肺结核的手术变迁，由 20 世纪 50 年代盛行的胸廓成形术变迁到肺叶切除术，再到当今的电视胸腔镜下肺叶切除术，都是从患者是否受益出发。可以看出，这些手术方式给患者带来的创伤越来越小。介入治疗的发展，也使得本该手术的患者免于手术治疗。早期肺结核病灶清除术的再次使用，使得病灶得以清除，又保留了最大的肺功能。当然，随着敏感药物的出现，不手术就能治好结核病，才是最大的"微创"。

脊柱内固定技术的发展使得脊柱结核术后卧床时间越来越短，满足了患者早日下床活动的需求，同时增加了脊柱稳定性，纠正了脊柱后凸畸形。但是，随之而来的脊柱活动受限，使得对其手术适应证的扩大使用产生了怀疑，毕竟外科治疗脊柱结核仍是一种辅助的治疗手段。关节结核一旦出现骨质破坏，就会导致关节的活动障碍，在病灶清除术治愈关节结核的基础上，晚期的关节强直还可以用人工关节置换术来增加关节活动度。

某些泌尿系统结核和腹腔结核病可以在腹腔镜辅助下完成，使得患者的痛苦减轻、术后恢复时间明显缩短。

无论手术方式如何变迁，结核病灶清除术是核心的手术方式。外科的目的就是清除病变，使药物更易吸收，缩短疗程，恢复功能。

（一）引流术

引流术（drainage）是将人体组织间或体腔内积聚的脓、血或其他液体导流于体外或脏腔内的技术。外科引流不仅包括外引流，即把组织内或体腔内积聚的液体引至体外，如脓肿切开、肠造口、腹腔引流、胸腔引流（图 6-1）等，还包括内引流，即通过改道或分流使液体流经另外的空腔脏器以达到引流的目的，如胆道、胰腺囊肿等的内引流术。

但这种内引流术很少在结核病中使用。

1. 目的　防止血液、脓液、渗出液、消化道或泌尿道漏出的液体在组织或体腔积聚，去除细菌的培养基，阻止感染的发生或扩散；解除局部的压力，避免积液对邻近器官的压迫和组织损害；防止皮肤过早闭合，延长引流时间，有利于脓腔或积液腔的缩小和自其基底部开始的肉芽组织生长和伤口的良好愈合。

2. 原理　①吸附作用。②导流作用。③虹吸作用。④其他：如内引流，其作用原理解除压力差外，尚有促进肠蠕动的作用；如胆管空肠吻合术，间置肠袢。

3. 原则　①引流通畅；②引流彻底；③对组织损伤或干扰最小；④顺应解剖和生理要求；⑤确定病原菌。

4. 适应证　①化脓性病变手术或脓肿切开手术后，应置引流，以利于排出继续形成的脓性分泌物；②复杂或深部伤口清创术后，放置引流，以利于坏死组织的排出；③手术野或切口继续存在有渗血或渗液；④局限性积液或积血切排后，估计仍有分泌物形成者；⑤消化道或泌尿道手术后，不能排除消化液或尿液的渗漏，应放置引流利于渗漏的液体排出；⑥为防止积液或积气对周围组织的压迫性损害而放置的减压性引流，如胸腔手术后采取的胸腔闭式引流；⑦中、大型手术后放置引流，有助于术后观察并发症的发生。

5. 分类　①根据引流的作用原理，分为被动引流和主动引流；②根据引流的目的，分为预防性引流和治疗性引流；③根据引流的形式，分为外引流和内引流。

6. 引流器材种类　①纱布引流条；②橡胶引流条；③卷烟式引流管；④橡胶引流管；⑤特制引

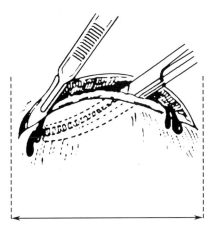
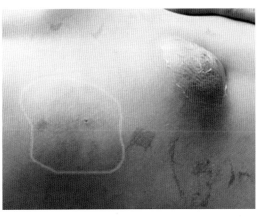

图 6-1　结核脓肿切开引流术

流管；⑥负压引流瓶；⑦其他，如 T 型管、气囊导管、鼻胃管、十二指肠引流管等。

（二）病灶清除术

病灶清除术（eradication of tuberculous focus）来源于骨、关节结核病灶清除术，目前已应用于肺结核球、空洞、纵隔淋巴结结核、局限性脓胸、肝结核、淋巴结结核、膈下脓肿等（图 6-2～图 6-11）。病灶清除术即用手术方法直接进入结核病灶，尽可能地清除冷脓肿、死骨、结核性肉芽组织、坏死组织以及增生肥厚的滑膜组织，而不仅是渗液、脓液和血液。也就是说，病灶清除术是在引流术的

基础上实施的对死骨、结核肉芽组织、坏死组织、干酪样物质等清除。

1. 目的 ①彻底切除某些骨、关节（如股骨大转子）结核病灶，使之于短期内愈合；②某些骨、关节（如脊柱）结核，虽由于解剖关节难以彻底切除，但可清除大部分，制止病变进一步发展，并可同时施行椎体或椎板融合术，从而稳定局部病变，减少复发；③单纯滑膜结核或单纯骨结核，早期施行病灶清除术，可以停止病变发展，保存全部或大部分关节功能；④清除病灶后，可使久治不愈的窦道愈合；⑤对脊柱结核并发截瘫的患者，在病灶清除术

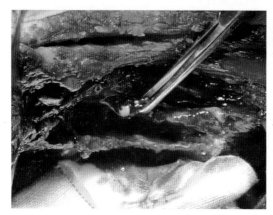
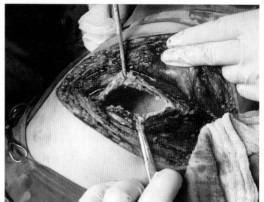

图 6-2 脓胸病灶清除术

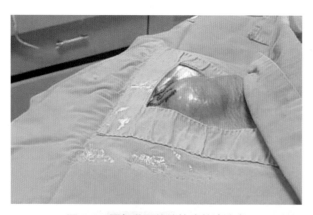

图 6-3 颈部淋巴结结核病灶清除术

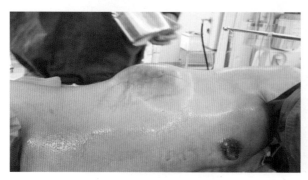

图 6-4 胸壁结核病灶清除术

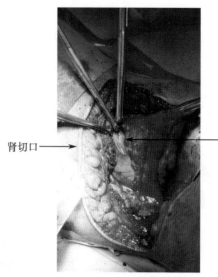

肾切口　　　　　肾结核脓肿溢出

图 6-5 肾结核病灶清除术

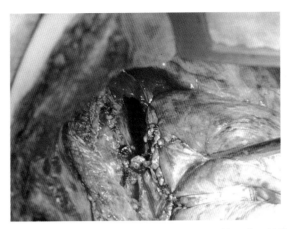
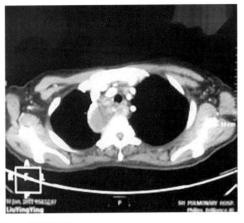

图 6-6　纵隔淋巴结结核病灶清除术

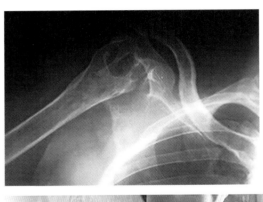
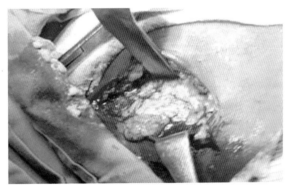
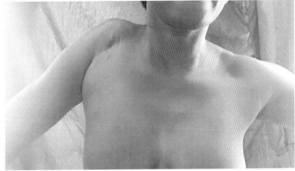
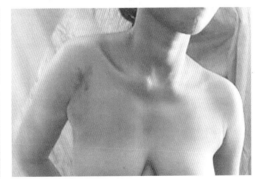

图 6-7　肩关节结核病灶清除术

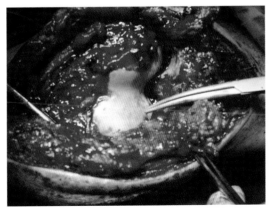
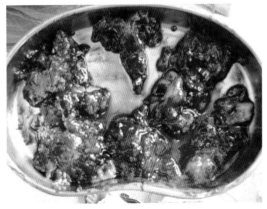

图 6-8　膝关节结核病灶清除术

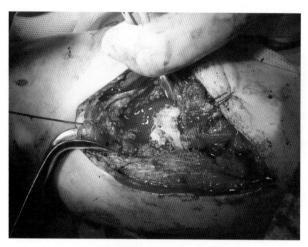

图6-9 髋关节结核病灶清除术

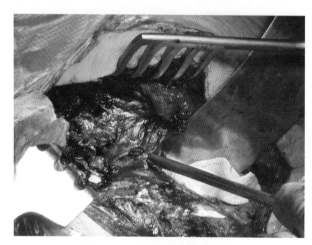

图6-10 脊柱结核病灶清除术

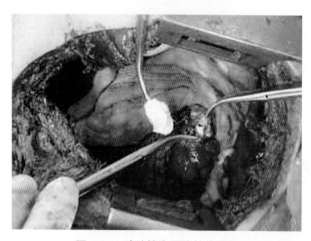

图6-11 肺结核空洞病灶清除术

的同时可解除脊髓压迫,使截瘫恢复;⑥骨关节结核并发畸形(如髋关节结核并发屈曲畸形等)者,在病灶清除术的同时可矫正畸形;⑦成人骨关节结核、关节软骨破坏严重者,可于病灶清除术的同时行关节成形或融合术;⑧病灶清除术不仅可使

肺结核、肝结核、肾结核等的病灶得以清除,还可保留器官部分的功能。

2. 适应证 ①四肢单纯骨结核,有明确无效腔、死骨或窦道者;②四肢单纯滑膜结核非手术治疗无显效者;③关节部位深在、穿刺注药治疗有困难、非手术治疗效果不明显者(如髋关节结核);④四肢全关节结核,有明显的关节软骨破坏,有死骨或并发窦道、畸形者;⑤脊柱结核伴有冷脓肿、死骨、截瘫长期不愈的窦道及有较多脓液排出者;⑥肺周边的结核球、空洞、曲菌球、长度小于3cm的局限性脓胸或胸膜结核球;⑦直径大于3cm的纵隔淋巴结结核、膈下结核性脓肿、肝结核、表浅淋巴结结核、胰腺结核、脑结核、胸壁结核、肾结核。

3. 禁忌证 ①身体其他部位有活动性结核病灶(如浸润性肺结核、结核性脑膜炎等),应视手术禁忌(如经合理治疗,病灶稳定或痊愈后,仍可考虑施行病灶清除术);②全身多发性结核,一般情况不佳者;③脊柱结核并发截瘫,已有广泛压疮、严重泌尿系感染、贫血、水肿等全身情况不良者,应积极治疗,好转后争取手术;④经链霉素及其他抗结核药物治疗后,全身中毒症状无明显改善者;⑤老年人对手术的耐受力较差,乳幼儿的修复能力较强,均应先采用非手术疗法。

4. 注意事项 必须指出,骨关节结核病灶清除疗法虽有很多优点,但不是所有骨关节结核患者均需施行手术,需要手术的仅是其中具有适应证、全身情况允许手术的部分患者。近代非手术疗法也有不少进展,如能做到早期诊断、早期非手术治疗(包括休息、营养、药物治疗和局部注药等),部分骨关节结核是可以治愈的,特别是乳幼儿修复能力强,应倾向先采用非手术疗法。病灶清除术虽是某些骨关节结核治疗中的重要环节,但不是唯一环节,更不能取代其他疗法,骨关节结核是全身结核的局部表现,只能在全身及药物治疗的基础上才能进行病灶清除术。另外,对于肺结核、肝结核、肾结核、脑结核等的病灶清除术更应慎重。

（三）病变切除术

结核病变切除术(excision of lesion,图6-12～图6-16)既可整块移除不易吸收的病变,又可切除或破坏结核病灶周围的缺乏血供的坚硬厚壁,引起局部急性充血,利于人体抵抗力及抗结核药物发挥作用,从而加速治愈。虽然这是结核病变常用外科治疗方法,但是不同部位的结核病变切除又不同的手术适应证。

1. 肺结核适应证　肺结核包含空洞型肺结核、肺结核引起的支气管扩张或狭窄、慢性肺结核常伴随支气管内膜结核、肺门肿大淋巴结亦可压迫或侵蚀支气管壁，造成支气管狭窄或扩张，有的形成肺不张、咯血或合并感染，肺大块干酪病灶、毁损肺、大咯血等这些患者应施行肺切除术。

2. 肺外结核适应证

（1）对以下肾结核患者行肾切除术：①单侧肾结核病灶破坏范围较大，在 50% 以上；②全肾结核性破坏，肾功能已丧失；③结核性肾积脓；④双侧肾结核，一侧破坏严重，而另一侧为极轻度结核，需将严重侧切除，轻度病变侧采用药物治疗；⑤自截钙化灰泥肾。

（2）对以下肠结核患者行肠切除术：①完全性肠梗阻；②急性肠穿孔，或慢性肠穿孔瘘管形成经内科治疗而未能闭合者；③肠道大量出血，经积极抢救而不能有效止血者；④诊断困难而需剖腹探查者。

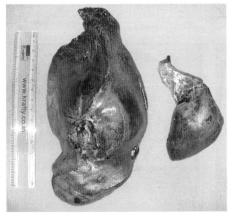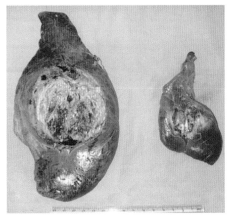

图 6-12　肺结核肺叶切除术

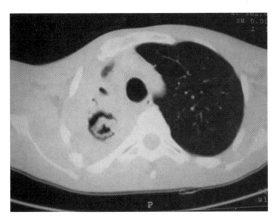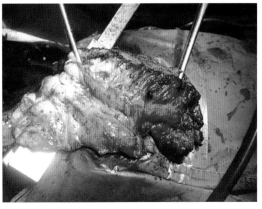

图 6-13　肺结核合并胸膜炎胸膜肺切除术

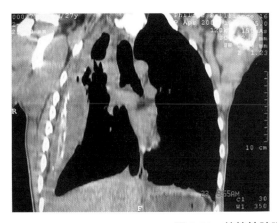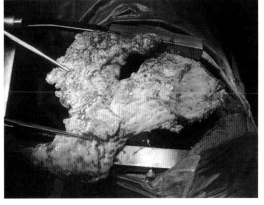

图 6-14　结核性脓胸胸膜纤维板剥脱术

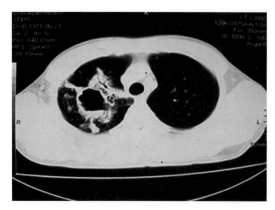
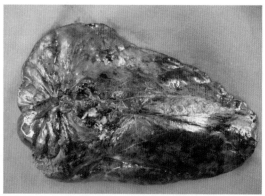

图 6-15　耐多药肺结核右肺上叶切除术

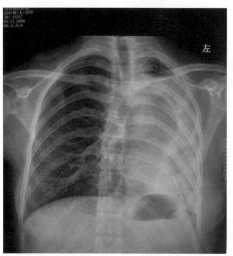
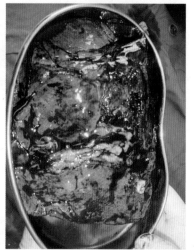

图 6-16　左侧结核性毁损肺左肺全切术

（3）脓胸手术适用于以下情况：①慢性脓胸，病程已经 3 个月左右，脓腔较大而肺膨胀受限；②结核性脓胸，病期超过 1 年，胸膜增厚，肺膨胀受限；③机化性血胸，病期 1 个月左右，肺膨胀受限。

（4）淋巴结摘除术：孤立的淋巴结结核，病情稳定，无其他活动性结核病灶，长期抗结核治疗无效，与周围无粘连，无急性感染与破溃者。

（四）微创手术

微创手术（minimally invasive surgery）的适应证详见第十二章。

（五）压缩性手术

主要用于结核病的压缩性手术（compression surgery）是人工气胸、人工气腹、胸廓成形术、膈神经压榨术、骨膜外塑胶球填充术、肺内萎陷术等，其中胸廓成形术、膈神经压榨术常用来治疗肺结核术后并发症、脓胸等，仍能达到治愈病变、防止复发的目的。

胸廓成形术后，虽然外形出现胸廓畸形，但是结核病的治愈提高了患者的生活质量。

关节融合术（包括脊柱后路内固定术、前路钢板固定术、椎间植骨术等，详见相关章节）实际上也是压缩性手术的一种，虽然限制了关节的活动，但是这种方法辅助治愈了结核病变，实在是迫不得已而为之的方法。

肺内萎陷术主要用于肺周边结核肺空洞、肺曲霉球。肺周边结核肺空洞、肺曲霉球有长期排菌、咯血、反复感染症状，如病变空洞周边无卫星灶，观察至少 3 个月影像学无变化，术前抗结核至少 6 个月以上的患者，可以考虑萎陷术。手术时患者无结核中毒症状，家属或者患者认可本手术方式，有接受二次手术的思想准备。手术将肺内的病灶清除后，对于残留的残腔，常规缝合支气管残端，用游离的带血管蒂的肋间肌肉瓣，进行折叠缝合，再用生物胶封闭。局限胸膜外胸廓成形术是目前比较常用的一种手术方式，主要对于小于 3cm 胸膜结核球、哑铃型胸壁结核和不能耐受开胸手术的局限性脓胸。手术将脓肿清除后，对于残留的脓腔（残腔），必须采取切除肋骨、游离肌肉瓣、折叠缝合的方法消灭残腔，否则极易形成窦道、脓肿复发。

（六）功能修复手术

关节成形术的代表是关节置换术。以往治疗髋关节结核的传统方法是病灶清除＋髋关节融合术，但治疗后患者的生活质量不高，或多或少留下残疾。近年来，全髋置换术可以作为治疗晚期全关节结核的有效治疗手段。全髋置换术可以较广泛地切除关节内骨性组织和滑膜组织，达到彻底清除病灶的目的，且现代抗结核药物的长期使用，可杀灭残留的结核微小病灶。目前，对全髋关节置换术治疗晚期髋关节结核的手术时机，大部分作者认为对于大于 5 年的晚期结核患者实施全髋置换术较为安全、可行，疗效肯定。当然也有人认为静止期无须 5 年就可以手术。但保守的观点认为至少连续 3～5 年，红细胞沉降率连续正常 3 次，方可行全髋置换术。这种关节置换术也适应于肩、肘、膝、踝等关节成形术（图 6-17，图 6-18）。

四、结核病病理形态对手术方式的影响

（一）结核病病理形态

1. 以渗出为主的病变　此种变化出现在结核性炎症的早期或机体免疫力低下、结核分枝杆菌量多、毒力强或变态反应较强时，表现为浆液性或浆液纤维素性炎。在渗出性病变中可查到结核分枝杆菌。渗出性病变可完全吸收不留痕迹，或转变为以增生为主或以坏死为主的病变。

2. 以增生为主的病变　增生性病变是结核病理形态学较为特征性的病变，主要表现为结核性肉芽肿，当感染的结核分枝杆菌数量少、毒力低、免疫反应较强时，出现以增生反应为主的病变。肉芽肿病变非结核病特有，亦可出现在真菌病、结节病等疾病。

3. 以坏死为主的病变　在结核分枝杆菌数量多、毒力强、机体抵抗力低或变态反应强烈的情况下，上述渗出性和增生性病变均可继发干酪样坏死。病变一开始便呈现干酪样坏死者十分少见。由于坏死组织含脂质较多（脂质来自破坏的结核分

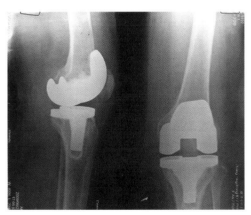
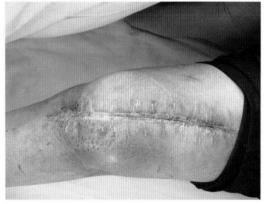

图 6-17　左膝关节结核一期病灶清除＋人工膝关节置换术后窦道形成，经抗结核治疗后窦道愈合，关节活动功能逐渐恢复

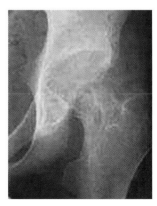
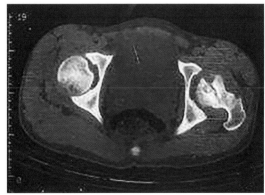
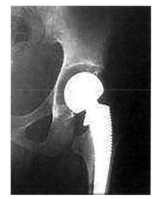

图 6-18　左髋关节结核一期病灶清除＋人工髋关节置换术后，关节活动功能逐渐恢复

枝杆菌和脂肪变性的单核细胞）而呈淡黄色，均匀细腻，质地较实，状似奶酪，故称干酪样坏死。干酪样坏死物中大都含有一定量的结核分枝杆菌。

干酪样坏死灶内含有大量抑制酶活性的物质，故坏死物可不发生自溶、排出，也不易被吸收。但有时也能发生软化和液化，形成半流体物质。随着液化，结核分枝杆菌大量繁殖，更进一步促进液化的发生。液化固然有利于干酪样坏死物的排出，但更重要的是可成为结核分枝杆菌在体内蔓延扩散的来源，是结核病恶化进展的原因。

以上渗出、增生和坏死三种变化往往同时存在而以某一种改变为主，而且可互相转化。例如，渗出性病变可因适当治疗或机体免疫力增强而转化为增生性病变；反之，在机体免疫力下降或处于较强的变态反应状态时，原来的增生性病变则可转变为渗出性、坏死性病变，或原来的渗出性病变转化为坏死性病变。因此，在同一器官或不同器官中的结核病变是复杂多变的。

（二）结核病基本病变的转化规律

结核病变的发展和结局取决于机体抵抗力和结核分枝杆菌致病力之间的矛盾关系。当人体抵抗力增强时，细菌逐渐被控制而消灭，结核病变转向愈合；反之，则转向恶化。

1. 转向愈合 主要表现为病变的吸收消散、纤维化、纤维包裹和钙化。

（1）吸收消散：为渗出性病变的主要愈合方式。渗出物逐渐通过淋巴道吸收，病灶缩小或完全吸收消散。较小的干酪样坏死灶和增生性病变如治疗得当，也可被吸收。

（2）纤维化、纤维包裹及钙化：增生性结核结节转向愈合时，其中的类上皮细胞逐渐萎缩，结节周围的增生纤维母细胞长入结核结节形成纤维组织，使结节纤维化。未被完全吸收的渗出性病变也可通过机化而发生纤维化。小的干酪样坏死灶（1～2mm）可完全纤维化；较大者难以完全纤维化而由坏死灶周围的纤维组织增生，将干酪样坏死物质加以包裹，以后干酪样坏死逐渐干燥浓缩，并有钙质沉着而发生钙化。病灶发生纤维化后，一般已无结核分枝杆菌存活，可谓痊愈。在被包裹、钙化的干酪样坏死灶中仍有少量细菌存活，病变只处于相对静止状态（临床痊愈），当机体抵抗力下降时，病变可复燃进展。

2. 转向恶化 主要表现为病灶扩大和溶解播散。

（1）病灶扩大：病变恶化进展时，在病灶周围出现渗出性病变（病灶周围炎），其范围不断扩大，并继而发生干酪样坏死。坏死区又随渗出性病变的扩延而增大。

（2）溶解播散：干酪样坏死物发生溶解液化后，可经体内的自然管道（如支气管、输尿管等）排出，致局部形成空洞。空洞内液化的干酪样坏死物中含有大量结核分枝杆菌，可通过自然管道播散到其他部位，引起新的病灶。如肺结核性空洞通过支气管播散可在同侧或对侧肺内形成多数新的以渗出、坏死为主的结核病灶。此外，结核分枝杆菌还可通过淋巴道蔓延到淋巴结，经血道播散至全身，在各器官内形成多数结核病灶。

五、结核病手术方式的选择

1. 选择性 结核病病理形态表明，以渗出为主的病变多表现为浆液性或浆液纤维素性炎，胸膜腔、腹膜腔及关节腔都表现为大量积液，临床症状也多以结核中毒症状表现为主，加上局部症状。因压迫器官的不同，而引起不同的症状，此时对于结核病的手术应是以穿刺术和引流术为主，特别是在合并混合感染时，引流术将是更明智的选择。而对于增生性和坏死性病变，多以干酪样坏死为主，此时则以病灶清除术为主，如果结核病继续破坏，形成结核肉芽组织，进一步损伤身体组织，导致器官本身或功能损害，如形成肺空洞、干酪性肺炎、毁损肺，甚至形成支气管胸膜瘘，形成脓气胸，则应选择切除术为主。对于骨关节结核患者，多以病灶清除和压缩性手术为主，很少采用切除术。对肾结核、肝结核、胰腺结核一样（图6-19～图6-23）。

2. 彻底性 此三种手术方法，就结核病外科手术的彻底性而言，以切除术最为彻底，引流术最不彻底，病灶清除术则在其中。事实上，患者的身上往往三种病变同时存在，只不过在某个时期，以渗出病变为主，在另一个时期又以增殖或坏死病变为主。因此，采取何种手术方式，应结合患者的整体情况决定。例如，该患者为老年患者，渗出液较多，不能耐受大的手术，那么引流术可能是最好的选择；患者的结核性脓肿合并混合感染，应采取引流术。虽然引流术未彻底清除病变，但是却能有效地减轻患者的结核病中毒症状和局部症状，因此，此时不能讲病变的彻底性，应有二次手术的准备。

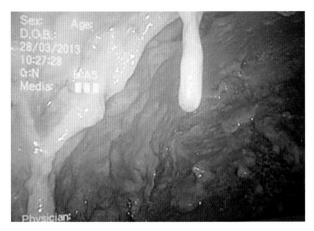

图 6-19　结核性脓胸的稠厚脓液

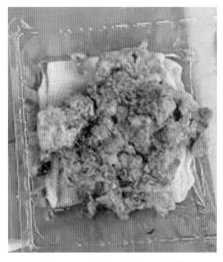

图 6-21　结核干酪坏死物质

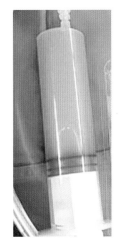

图 6-20　结核性稀薄脓液

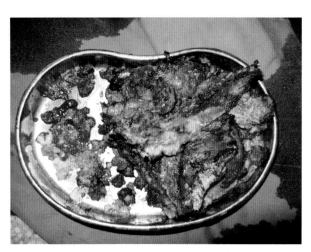

图 6-22　增厚、钙化的胸膜纤维板及干酪样物质

　　如果患者已经具备了病灶清除术的指征，而患者完全能耐受手术，则应尽量彻底清除病灶为好。病灶清除术是一种择期手术，一旦确定要做病灶清除术，则一定要选择好手术时机。病灶清除术的原则是将病灶彻底清除干净，但是实际上，从理论上讲，是绝对不可能清除干净的，它只是在选择好的手术时机的情况下，尽量做彻底的一种手术。此外，是否需要做第二次手术，则需根据患者的病情决定。

　　3. 手术方式与病理形态相关　在病变引流术、病灶清除术和病变切除术这三种术式中，引流术切口不愈合的概率最高，病变切除术切口一般均可愈合，病灶清除术则介于两者之间。切口不愈合的病变常需要二次手术，因此，二次手术与病理形态相关。引流术多用于炎性渗出较多的病变，病变切除术多运用于病变较稳定的增殖期病变，而病灶清除术则介于其间。

　　3 种术式都有各自的适应证，把引流术做成了切除术，势必造成创伤的扩大；而把切除术做成引流术，就会导致病灶残留，切口难以愈合，需要二次手术。实际上，究竟采用哪类手术方法，需根据病灶的性质决定，手术原则是尽可能清除病灶，尽可能保护周围正常组织。

　　其实，结核病变从理论上讲，100% 是清除不干净的。有时，二次手术会成为手术计划的一部分。二次手术主要针对切口愈合不良的原因而做，而各个结核病手术部位的切口愈合不良往往是由很多因素决定的。例如，肺结核手术切口愈合不良多与支气管胸膜瘘、脓胸形成有关，骨关节结核术后切口愈合不良多与术中病灶清除不彻底有关，胸壁结核术后切口愈合不良多与病灶清除不彻底或遗留残腔大有关，而肠结核切口愈合不良多与

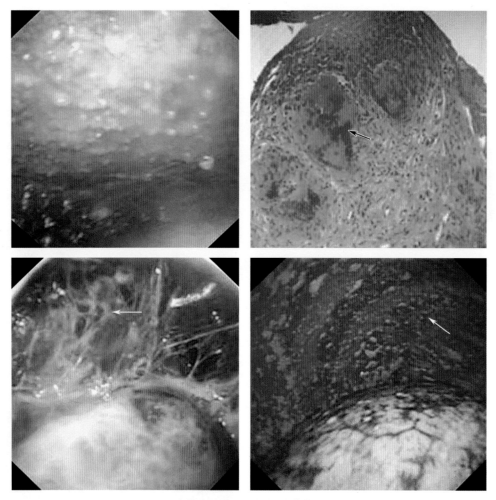

图 6-23　内科胸腔镜下结核性胸膜炎的不同表现

肠瘘有关。手术切口不良若因为体内有病灶未完全清除干净,多需要二次手术,如瘘形成、死骨仍存、长期溢脓等;但若由残腔大引起,多无须二次手术。切口愈合不良一直是结核病长期以来常见的甚至是严重的并发症,严重者会导致死亡。哪些原因会引起切口愈合不良呢?目前机制尚不明确,病灶清除干净只是表象,需要进一步去分析与研究。

总之,为降低结核病术后并发症发生率,我们倡议建立结核病外科手术分期。

（宋言峥　陈其亮　戴希勇　王　琳　常　炜）

第二节　结核病 LTB-S 外科分期方法

肿瘤 TNM 分期后,肿瘤外科的探查率逐渐降低。一直以来,结核病没有外科分期,这也可能是结核病术后切口不愈合的原因之一。为进一步探索结核病的外科分期,以降低结核病术后并发症发生率,我们以耐多药肺结核为例,创新了结核病外科分期方法,设计了 LTB-S 肺结核最佳手术时机判断系统。直接理解的意思就是,在抗结核疗程结束后,仍有咯血、痰菌阳性、反复感染的局限的耐多药肺结核,只要身体情况许可,即可手术。

LTB-S 肺结核最佳手术时机判断系统的建立:根据中华医学会结核病学分会的《临床技术操作规范·结核病分册》,我们仿照成熟的 UICC(国际抗癌联盟)肺癌 TNM 分期,设计了 LTB-S 判断方法。LTB-S 有两层含义:第一层,局限性结核病(limited tuberculosis 或 local tuberculosis)。第二层,L 是 local(局限的)的第一个字母,表示局限的病变,其局限性是指病变密集地破坏同侧肺的一段、一叶或一侧,如球型、空洞型、团块型和大片毁损性病变,而对侧肺无病变或病变轻微、稳定,连续 X 线或 CT 观察 3 个月无改变;T 是 time(时间)的第一个字母,表示术前抗结核时间,包括初治、复治和耐多药患者的术前抗结核时间；B 是 body（身体）的第一个字母，表示患者的身体和心理情况（包括依从性、各器官重要指标等，如结核中毒症状、红细胞沉降率变化、肺功能、血气、体能 KPS 评分等）；S 是 surgery（外科手术）的第一个字母，表示手术方式。

一、肺结核 L、T、B、S 细分法

（一）L——病变

L_1：单侧病变，局限。

L_2：双侧病变，局限。

L_3：单侧病变，不局限。

L_4：双侧病变，不局限。

（二）T——时间

T_1：耐多药方案治疗 8 个月（WHO/ 国内）。

T_2：耐多药方案治疗 2 个月。

T_3：未按耐多药方案治疗。

（三）B——身体

B_1：无结核中毒症状、手术禁忌证，无合并症，依从性好。

B_2：轻度的结核中毒症状、合并症，无手术禁忌证，依从性一般。

B_3：有手术禁忌证，依从性差。

（四）S——外科手术

S_0：无手术。

S_1：切除术。

S_2：清除术。

S_3：引流术。

S_4：压缩性性手术。

（五）分类

1. 绝对适应证　$L_1T_1B_1\text{-}S_2$、$L_1T_1B_1\text{-}S_3$。

2. 相对适应证　$L_{1\sim2}T_{1\sim2}B_{1\sim2}\text{-}S_{1\sim2}$。

3. 无手术适应证　$L_{任何}T_{任何}B_{任何}\text{-}S_3$、$L_{3\sim4}T_{任何}B_{任何}\text{-}S_{任何}$、$L_{3\sim4}T_3B_{任何}\text{-}S_{任何}$、$L_{任何}T_{任何}B_3\text{-}S_{任何}$。

二、关于 L（病变）的释义

1. L 指病变密集地破坏同侧肺的一段、一叶或一侧的 1/2 以上，而对侧肺无病变或病变轻微、稳定；局限并不代表一处病变，主要针对病变的稳定性而言。稳定是指病变在有效抗结核的基础上，至少 3 个月以上 CT 和胸部 X 线片显示病变无变化。好转或加重均不是稳定。

2. 合并肺外结核时，根据有无结核中毒症状等，决定病变是否稳定。

3. 关于 L 活动性结核病变的释义　①有低热、盗汗、乏力等结核中毒症状者；②肺结核胸部 X 线片显示有渗出 / 实变 / 空洞性病变、肺内播散性病变、干酪性肺炎、新老病变重叠、在动态观察过程中病变好转或进展者；③肺结核痰菌阳性者；④渗出性胸膜炎；⑤其他部位有活动性结核的。

该组中 1 例术后出现结核病变向对侧播散，另 1 例右上肺空洞右上肺切除术后中叶残留病变导致痰菌仍阳性，这 2 例均为 L_3 和 L_4；其余 25 例患者均行肺切除术或病灶清除术，术后未发生支气管残端瘘，这可能是因为病变是稳定的（L_1 或 L_2），也可能与手术方式有关。笔者本人处理支气管残端时，采取的方法是先用支气管残端闭合器切除支气管，再用带血管蒂组织包埋，最后用生物蛋白胶封闭之。笔者这样处理的支气管残端有 15 例，无一例发生支气管残端瘘；8 例周边空洞和结核球的患者，笔者采取病灶内病灶清除术，然后折叠缝合，带血管蒂肋间肌瓣填塞，这些患者的病灶都比较局限，而且由于笔者缝合严密，也没有发生瘘。

三、关于 T（时间）的释义

术前用药时间 T 一直是很多医师不清楚的问题。在确定手术适应证后（局限的空洞型、球型病变、毁损型病变、痰菌阳性，反复感染，咯血等），究竟用药多长时间施术？根据《临床技术操作规范·结核病分册》和《耐药结核病化学治疗指南》，结合笔者自己的经验，认为以下情况可以选择施术：①初治肺结核完成疗程后痰菌阳性，反复感染，咯血等；②复治肺结核治疗 3 个月后仍然痰菌阳性、反复感染、咯血等；③耐多药结核病治疗 3 个月后；④有手术适应证的患者，术前至少连续观察 3 个月，胸部 X 线片和 CT 显示要切除的病变无改变者；⑤依从性好。

但是，对于怀疑肺癌或肺部良性肿块的患者，如无明显结核中毒症状，可以连续用药观察 3 个月后考虑手术。

值得注意的是，本组中有 14 例 T_1 患者（完成疗程），10 例 T_2 患者（术前未完成疗程），3 例 T_3 患者（未用抗结核药物），未完成疗程的和未用抗结核药物的病例都未发生支气管残端瘘和结核播散现象，而完成疗程中有 2 例发生术后并发症，其中支气管胸膜瘘 1 例、术后对侧播散 2 例。术前未完成疗程的 1 例支气管胸膜瘘患者术后一期恢复，无手术并发症。这说明术后并发症的发生关键与术

前病变的稳定性和手术方式相关,与术前用药时间长短关系不大。这与国内文献报道的结果相似。

四、关于B(身体)的释义

肺结核患者愿意接受和能接受手术都是必须考虑的。术前肺功能检查、血气分析、纤维支气管镜、胸部高分辨率CT甚至心脏彩超都是必须检查的。有合并症如糖尿病等术前控制到正常范围。本组无一例患者具备手术禁忌证。

关于手术方式的选择问题,术前与患者必须做充分的沟通,如周边空洞型肺结核患者是做肺叶切除还是空洞的病灶清除? WHO结核专家认为,对病变范围较局限,化疗4个月痰菌不阴转,或只对2～3种效果较差药物敏感,对其他抗结核药均已耐药,有手术适应证者可进行外科治疗。但是对于这种观点,国内大多数医师和患者接受还比较困难。

我们对已手术过的27例MDR-TB患者,按LTB-S进行分类:①Ⅰ类(绝对适应证):$L_1T_1B_1-S_1$ 8例;②Ⅱ类(相对适应证):17例,其中 $L_1T_1B_2-S_1$ 10例、$L_1T_2B_1-S_1$ 5例、$L_2T_2B_2-S_2$ 2例;③Ⅲ类(无手术适应证):2例,其中 $L_3T_1B_1-S_1$ 1例、$L_4T_1B_2-S_1$ 1例。

27例MDR-TB患者无一例手术死亡。手术方式为肺叶切除9例,全肺切除6例,结核局限病灶清除12例。术后并发症包括支气管胸膜瘘2例,术后对侧播散2例,2次进胸止血1例。其中,Ⅰ类手术无手术并发症,Ⅱ类手术并发症发生率为15%,Ⅲ类患者手术并发症发生率为100%。随访4个月至12年,因支气管胸膜瘘未治愈2例,复发0例,未治愈2例(均为Ⅲ类患者,分别为 $L_3T_1B_1-S_1$ 和 $L_4T_1B_2-S_1$)。

总之,虽然LTB-S肺结核最佳手术判断系统能使肺结核能否手术、何时手术一目了然,但是准确判断肺结核的手术适应证、手术时机,预防术后并发症的发生,还与手术方式有很大关系。本研究的缺陷是入选病例数较少。

(宋言峥　朱益军　蒋良双)

参 考 文 献

[1] 宋言峥. 重视肺结核的外科治疗 [J]. 中国肺癌杂志, 2018, 21(4): 323-326.

[2] 王琳, 宋言峥. 浅论肺外结核病变外科干预的对象及时机 [J]. 结核病与肺部健康杂志, 2017, 6(4): 304-309.

[3] 宋言峥, 唐神结. 外科手术可以作为辅助手段治疗耐多药肺结核 [J]. 结核病与肺部健康杂志, 2016, 5(3): 171.

[4] 李洪伟, 江南, 王旭, 等. 耐多药肺结核外科手术方法的探讨与评估 [J]. 中国初级卫生保健, 2016, 30(12): 89-91.

[5] 宋言峥, 王旭, 卢水华, 等. "LTB-S"分类法与耐多药肺结核手术适应证探讨 [J]. 中国防痨杂志, 2012, 34(4): 245-247.

[6] 赵兴吉, 方祥和, 杨大业, 等. 肺结核的外科治疗(附345例临床分析)[J]. 四川医学, 1994(5): 260-262.

[7] 谭守勇. 从肺结核的诊断与分期谈结核病分类问题 [J]. 中华结核和呼吸杂志, 2007, 30(4): 315-316

[8] 杨君. 结核病临床分期以及PDD实验的临床意义 [J]. 中国医药指南, 2010, 8(29): 211-212

第七章

结核外科手术切口

手术对机体的创伤，不仅是指切口，更重要的是手术方式。

切口设计是第一步，如何手术是第二步。因此，很多医师包括患者对手术切口的关注度很高，虽然关注的内涵不同。手术切口的设计要保证能够最理想地接近需要治疗的脏器，对于具体手术来讲，足够的暴露含义不同。但是毋庸置疑，如果手术野暴露不满意，任何医师都会感到手术做起来很吃力，并且会造成对患者机体的多余损伤。早期，胸部切口代表性的发展是用切除肋骨及胸廓成形促进结核空洞的萎陷。这些切口常在局部麻醉下完成。目前，传统的开胸切口技术已基本成熟，甚至有些手术的切口已被微创切口替代。手术方式也发生了变化，对结核病来讲，其外科治疗的进展主要是微创伤外科技术。

微创外科（minimally invasive surgery）治疗和微创伤治疗（minimally invasive treatment）的含义不同，"微创外科"是指在电视腔镜辅助下，完成全腔镜下或者辅助小切口的手术，达到和传统开放手术下的相同的治疗效果，仅只切口而言。但是，微创外科是小切口，小切口不一定是微创。而"微创伤"疗法是相对于传统的切口而言，是相对于整个机体的损伤程度而言，如切除病变范围小和切除方式简单，对身体产生的损伤最小，但能达到和传统手术等同的手术效果，这就是"微创伤"疗法。"微创伤"的切口不一定是微创切口，但是对整个机体的创伤相对传统手术是微创的，"微创外科"的切口是微创的，但是手术方法和切除范围和传统手术是一样的。例如，是否用肺叶切除代替了全肺切除，是否用局部切除代替了肺叶切除，是否用局部麻醉代替了全身麻醉，是否用局部游离粘连的手术代替了需要全胸腔游离等。

第一节　胸外科开放手术切口入路

一、后外侧开胸切口

1. 适应证　后外侧切口常用于开胸探查手术，适宜于很多种肺、食管、纵隔、降主动脉及膈肌手术。

2. 体位　患者取侧卧位，两腿用枕头隔开，下面腿的膝关节和髋关节弯曲，上面的腿伸直放在枕头上。用沙袋或者海绵袋等支撑背部和腹部保持体位，用宽条胶带或者布带等经髋部把患者固定在手术台上。下面的手臂可以放在与手术台成直角的臂架上，也可以肘部弯曲后放在头的旁边。上面的手臂可以转向前，用足够的东西衬垫后会吊在手术台上方，这样可以使肩胛骨转向前方。

3. 切口　先摸清楚肩胛下角、肩胛冈、胛骨脊柱缘以及棘突和乳头，以这些体表标记为指导，沿下面肋骨方向做一曲线切口。标准切口是从腋前线到第 4 胸椎棘突水平处肩胛骨管柱缘与棘突之间（图 7-1）。切口长度视手术需要而定。无论从第 4、第 5 或第 6 肋间进胸，切口后一半位置都相近。但是切口后端的位置，第 6 肋间切口比第 4 及第 5 肋间切口要低。切口前部沿肋骨走行，由于肋骨走行极斜，切口也斜。较低肋间的切口，因为肩胛骨已不在切口上，所以切口可以完全沿肋间走行。向下切开皮下组织及浅筋膜，暴露出前锯肌、背阔肌和斜方肌筋膜，切断背阔肌及其筋膜，如果需要扩大暴露，斜方肌可能也要切断。用电刀切断肌肉和筋膜，通常把前锯肌牵向前上方。如果需要扩大暴露，前锯肌要尽量靠近其在肋骨上的附着点切断。术者可把手从肩胛骨下面伸上去数摸肋骨。用这种方法可摸到第 1 肋，根据其水平边缘可以确定之。通常经第 5 肋间进入胸腔，如果切除第

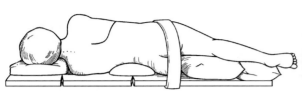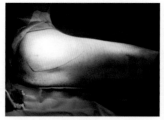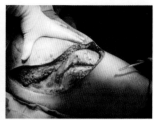

图 7-1 后外侧切口是从腋前线到 T_4 棘突水平处肩胛骨管柱缘与棘突之间

5 肋骨则从第 5 肋骨床进胸。然而，后外侧切口可以从第 3～10 肋的任一肋进胸。在切断大、小菱形肌时应小心，中线方向至少应在距离肩胛骨管柱缘 3～4cm 处切断，以避开颈横动脉和肩胛背神经的深支。不必切断胸腰筋膜或椎旁肌，胸腰筋膜可钝性分离向上牵开，以从后面暴露下方的肋骨。

进入胸腔可经肋间切口或肋骨骨膜床切口。可以用 Davidson 肩胛拉勾牵开肩胛骨及附在其上的肌肉，暴露准备进胸部位的肋骨。过去认为切除肋骨是后外侧切口的一个标准步骤，现在多数医师更愿意不切除肋骨。从肋间进胸一般是用电刀紧贴下一肋骨上缘切断肋间肌，这样可以避开神经和血管。推开肺，用剪刀或电刀切开胸内筋膜和胸膜，使之与皮肤切口一样长。用肋骨撑开器撑开切口边缘，即可暴露胸腔内脏器。如果要切除一根肋骨，先用骨膜剥离器将肋骨骨膜的上下缘剥开，小心不要损伤肋间内肌与最内肋间肌之间肋沟中的神经血管束。剥离后面的肋骨骨膜可以用骨膜剥离器，肋骨骨膜剥离后，即可用肋骨剪剪断，断端可以用咬骨剪（平头咬骨剪）再进一步剪短。

二、前外侧开胸切口

1. 适应证 前外侧切口可用于多种胸外科手术，它适合多数肺段切除，尤其适用于右中叶切除，但是暴露下叶很困难。通过右前外侧切口完成整个胸段食管切除也很容易。

2. 体位 患者取仰卧位，术侧臀部和背部用沙袋垫高 20°～45°，然后用宽条胶带经髋部把患者固定在手术台上以保持体位不变。术侧手臂要在肘部固定，肩部内转，把手放到背后。这种体位可以避免切断背阔肌或前锯肌纤维。患者也可以同侧卧位体位。

3. 切口 前外侧切口为乳腺下方弧形切口，前方由胸骨缘沿第 4 或第 5 肋间延伸至腋中线（图 7-2）。切开皮肤、皮下组织及浅筋膜，直到暴露出胸大肌和前锯肌筋膜。用电刀切断肋间切口上方的胸大肌及其筋膜，在切口外侧端切断胸小肌。为达到更好的暴露，有时要沿前锯肌纤维方向切开部分前锯肌。女性可能需要把乳腺下部自胸大肌和胸小肌筋膜上游离下来，以暴露准备开胸的肋间。切开胸内筋膜及壁胸膜，进入胸腔。

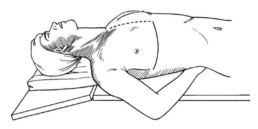

图 7-2 前外侧切口为乳腺下方弧形切口，前方由胸骨缘沿第 4 或第 5 肋间延伸至腋中线

由于乳内动脉位于肋软骨后方，距离胸骨缘 1cm，所以在切口的前端结扎、切断乳内动脉。用撑开器撑开肋骨，暴露胸腔内脏器。有几种方法可以增加此切口的暴露：在切口前缘切断胸肋关节可以明显增加切口前方的暴露，如果向前越过中线水平横断胸骨，会暴露得更好；切断并牵开胸骨，可以宽敞地暴露纵隔。Dartevelle 等介绍了经颈部前外侧开胸切口根治性地切除侵犯胸廓入口处颈部器官的 T_4 Pancoast 瘤（肺上沟瘤）。此法需做一个大的 L 形切口，其垂直和水平切开是沿胸锁乳突肌前缘及锁骨内侧半的下缘。切断胸锁乳突肌在胸骨上的附着点，并切除锁骨的中段以达到最佳暴露。

三、胸骨正中切口

1. 适应证 胸骨正中切口在心脏直视手术中用得最多。这个切口很久以来就用于前纵隔手术的暴露，尤其是前纵隔肿瘤和胸腺切除。有些气管肿瘤或气管狭窄也需要用胸骨正中切口以达到满意的显露，进行手术切除。双侧肺切除或同时进行肺与心脏的手术可能也需要用这个切口。

2. 体位　患者仰卧在手术台上，双臂可以外展放在臂架上，或者固定在身体两侧。头及颈部的伸屈活动不必用胶带或麻醉设备过分加以限制，因为在气管切除时颈部屈曲可能十分重要。

3. 切口　胸骨正中切口是沿中线从胸骨切迹到剑突与脐之间的中点（图7-3）。如果垂直沿着皮纹或皱褶，会造成切缘对合不好，有时形成的瘢痕还会过大。切开皮下组织、浅筋膜、胸大肌、胸骨起点处的胸大肌筋膜以及腹白线。切口下段要暴露腹膜外脂肪，切口上端可见到两侧胸锁乳突肌在胸骨上的附着点。胸骨上间隙呈分叉状，位于两层颈深筋膜之间，在中线汇合，自胸骨切迹向上延伸2～3cm。胸骨上间隙中有颈弓——管腔粗细不同的一条静脉，由两条颈前静脉汇合而成，横越中线。为防止意外出血，操作到这里时要小心控制颈弓。

用电刀沿中线切开胸大肌筋膜及胸骨骨膜，几乎总有一条横过剑突软骨上部的静脉，予以切断，有时引起一定量的出血。用电锯沿中线锯开胸骨省时省力，可以迅速切开胸骨。在切开胸骨时要停止正压通气，以减少切开胸膜腔的可能性。用电锯有时会切开右侧胸膜腔，这不会有严重问题，只是在手术结束时要在右侧胸腔安放引流管。其他切开胸骨的方法还有使用线锯，需要先钝性分离出胸骨后间隙的通道，然后将线锯置于胸骨后方，安上把手，小心地前后拉动锯开胸骨。

胸骨切开后，可以用骨蜡塞紧骨髓腔以封闭粗糙的胸骨边缘并防止出血。注意胸骨前方和后方骨膜是否有出血血管，在继续进行手术操作之前，出血血管应当用电凝止血。胸骨撑开器有多种，可以把胸骨撑开很大，获得良好的暴露。最好用叶片宽而浅的撑开器，可以避免叶片卡进胸骨两层骨板内而造成损伤。在胸骨能宽阔地撑开之前，常需要切断膈肌前方的一些纤维，以游离头臂静脉或切开心包。

四、前皮瓣切口

1. 适应证　本切口由于把前外侧切口与上段胸骨正中切口结合起来，可以很好地暴露上纵隔。适用于气管、主动脉弓及其主要分支血管的手术。

2. 体位　患者取仰卧位，双手臂放在身体两侧。颈部轻度后伸。头下垫好椭圆形头垫。有些医师喜欢把患者的头偏向非手术侧。

3. 切口　切口从胸骨切迹上方4～6cm，手术侧胸锁乳突肌前缘处开始，沿胸锁乳突肌前缘下行至胸骨柄，再沿中线在胸骨体前面下行至第2或3肋间水平向侧面延伸至腋前线。在颈部切开颈阔肌，直至暴露掩盖胸锁乳突肌的颈深筋膜。胸骨前面及肋间的切口向下深入到胸浅筋膜。切开颈深筋膜及胸浅筋膜，小心不要损伤颈前静脉，它沿胸锁乳突肌前缘及胸骨上间隙中的颈弓走行。用电刀切开胸大肌，切开胸壁深层组织，按照前外侧和胸骨正中切口的方法切开胸膜，进入胸腔。游离乳内血管，并以2-0丝线结扎之。切开胸骨柄与胸中体前方骨膜至肋间切口水平。用电刀切断锁骨间韧带，然后用胸骨锯从胸骨切迹开始沿中线垂直锯开胸骨至肋间切口水平，再向侧面切开至胸骨侧缘与肋间切口相接。

此切口形成一个大的组织瓣，包括部分前胸壁、上肢带及颈部肌肉。它可以牵开并暴露上纵隔结构。这个切口如果短一些，仅切开胸骨而不延伸至肋间，也可以较好地暴露上纵隔。

五、经胸骨双侧开胸（蛤壳式胸廓切开术）

1. 适应证　在为创伤较小的胸骨正中切口取代之前，经胸骨双侧开胸是早期心脏直视手术的标准切口。现在这种切口用于双肺移植、双肺转移病变的切除以及心包切除术或后室壁瘤的切除。对于气管切开的患者，此切口也可用于胸外伤探查或心脏手术。

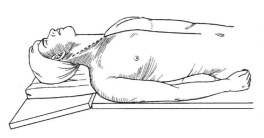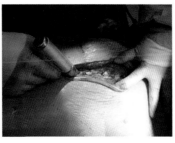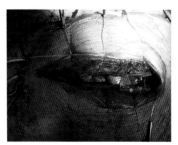

图7-3　**胸骨正中切口是沿中线从胸骨切迹到剑突与脐之间的中点**

2. 切口　患者取仰卧位,双臂外展置于特架上。切口从双侧腋中线开始,沿第4肋间经乳腺下方的前胸壁,横过胸骨前方(图7-4)。皮肤切开至胸大肌浅面、胸骨前方及切口两侧端前锯肌浅面的胸浅筋膜。切开浅筋膜和胸大肌,如果需要,可以沿肌纤维方向撕开前锯肌。暴露第4肋间胸壁深面,切开肋间肌和胸膜,注意勿损伤肺。游离并用2-0丝线结扎乳内血管,然后切断之。

平第4肋间用电刀切开胸骨骨膜,从胸骨后面开始用线锯,也可用普通电锯锯开胸骨。胸骨可锯成斜面,以便缝合起来更稳固。把胸骨锯呈45°锯开胸骨,断端即成斜面,对合后就会减少不稳定性。胸骨缝合后不稳定有时是这种横切口的一个麻烦的并发症。如胸骨正中切开一样,用骨蜡封闭胸骨切缘,对骨膜上的出血点用电刀止血。用开胸器撑开肋骨。

六、胸腹联合切口

1. 适应证　胸腹联合切口使胸腔和腹腔变成一个腔,这样能更好地暴露下胸部和上腹部的脏器。右侧胸腹联合切口可用于胆道重建、肝右叶切除、门腔静脉分流以及右侧肾上腺或右肾巨大肿瘤的切除。左侧胸腹联合切口适用于下段食管切除、全胃切除、巨大脾切除、脾肾静脉分流以及巨大的肾上腺、肾或腹膜后肿瘤切除。此切口对主动脉手术的暴露也极好。

2. 切口　胸腹联合切口通常是经第5、6、7或8肋间,从腋后线开始越过肋弓直到中线(图7-5)。选择第几肋间取决于胸内操作的需要。切开皮肤、皮下及浅筋膜,暴露背阔肌、前锯肌及腹外斜肌筋膜。显露并切开腹外斜肌腱膜及腹直肌前鞘,沿肌纤维方向切开腹外斜肌。在切口后缘,如果需

要的话,可以部分切断背阔肌和前锯肌。

暴露并切开腹内斜肌及腹直肌后鞘,选择好进胸的肋间,切断肋间肌及胸膜。切开胸膜时要注意勿伤及肺。在切口前部,垂直肌纤维方向切断腹内斜肌,即显露出下面的腹横肌。

沿切口方向切断肋弓,并切除2～3cm长的一段肋弓,以防止术后由于断端摩擦发生的不适感觉。切开腹横肌、腹直肌后鞘及腹膜,打开腹腔。用开胸器撑开肋骨,打开胸腔,显露膈肌。

距胸壁2.5cm环形切开膈肌。环形切开显露极好,而且可以保护膈肌的功能。用自动拉钩牵开切口边缘,暴露手术部位。

七、心包引流术切口

心包引流术适用于引起心脏压塞的心包积液以及化脓性心包炎。可以经剑突下切口、左前外侧切口或用胸腔镜进行手术。

1. 剑突下切口　剑突下切口可以保证迅速、安全地切开心包。通常可以在局部麻醉下进行。如果必要,此切口可延伸为标准的胸骨正中切口。

(1)适应证:剑突下切口可以有限地暴露前纵隔及心包内的心脏,以便进行诊断或治疗性操作。

此切口的主要适应证有:①心包开窗,以缓解因恶性肿瘤、感染性心包炎或肾衰竭引起的心脏压塞;②诊断性心包活检,或安放体内除颤器;③安插永久性心外膜起搏电极。

(2)切口:患者取仰卧位,皮肤切口长10cm,沿中线以剑突为中点,从胸骨下端向脐垂直延伸。切开皮下脂肪及浅筋膜,显露胸骨下端、剑突及切口下端的腹白线。切开腹白线,用一把Kocher钳夹住剑突,向上牵拉。沿剑突后面与腹膜外脂肪之间的平面解剖,将剑突游离。剑突可以切除,也

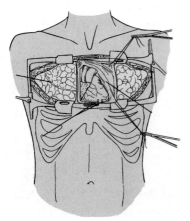
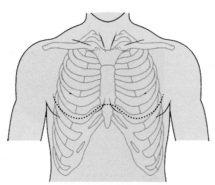
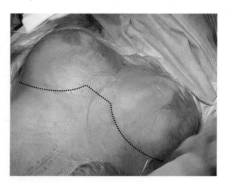

图7-4　经胸骨双侧开胸切口从双侧腋中线开始,沿第4肋间经乳腺下方的前胸壁,横过胸骨前方

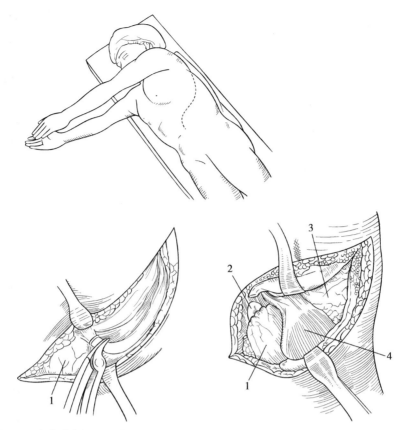

图 7-5　胸腹联合切口通常是经第 5、6、7 或 8 肋间，从腋后线开始越过肋弓直到中线

可以切开。内侧乳内静脉的交通支横过剑突前方，需要处理。在腹直肌胸骨附着点的下面放置两个窄的直角拉钩（Army-Navy 拉钩），向上牵起胸骨，继续沿胸骨后面骨膜解剖。用电刀切开膈肌在胸骨上的附着点，暴露心包和前纵隔。

2. 前外侧切口　心包引流术患者体位同"前外侧开胸切口"，通过左侧第 4 或第 5 肋间前外侧切口切开心包。心包内及胸腔内放置引流管。必须注意，如果引流出的是化脓性物质，不要把软骨或肋骨骨膜剥光使软骨或肋骨裸露，否则会发生坏死及死骨形成。

（陈其亮　金　锋　肖家荣　郭晋彪）

第二节　以电视胸腔镜外科为代表的胸部微创外科治疗

一、电视胸腔镜切口手术入路

电视胸腔镜（VATS）肺叶切除手术通常是指完全在二维影像视觉下，通过胸部多个小孔（1～4 个）进行的肺叶切除手术，手术中不需要撑开肋骨。它也称为完全电视胸腔镜肺叶切除手术（complete VATS lobectomy，c-VATS；或 thoracoscopic surgery）。

传统的胸腔镜操作一般采用全身麻醉，行气道内双腔管插管，在手术时采用单侧通气，术侧肺处于萎陷状态以暴露整个胸腔。手术切口选择有三切口、两切口甚至是单孔操作。具体按照各个治疗中心经验和习惯而定。

手术采用双腔气管插管全身麻醉，健侧单肺通气。患者全部取健侧卧位，肩下垫枕，腰下垫软垫，轻微增宽肋间隙即可，必要时可采取折刀位。胸腔镜观察口选择第 7 或第 8 肋间腋后线，长 1.5cm；辅助操作口选择肩胛下角线第 7 或第 8 肋间，长 1.5cm；主操作口选择第 4 或第 5 肋间腋前线，长约 4cm，无须放置开胸器，不牵开肋骨（图 7-6）。所有操作过程均在胸腔镜观察下完成，不借助切口进行直视观察。术者和扶镜手站在患者前侧进行操作，第一助手站在患者背侧帮助牵拉显露，站位适用于所有肺叶切除。

切口的位置根据病变的部位略有不同，可高可低。首先确定胸腔镜观察孔（切口长 1～2cm），通常位于腋中线第 8 或第 9 肋间。使用硬或软穿刺套管，保证胸腔镜易于进出胸腔和镜头清洁。如果考虑将会使用 CO_2 气体，应选择密闭式穿刺

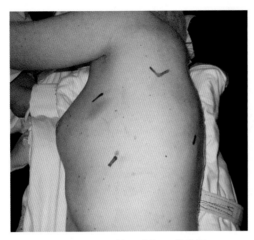

图 7-6　胸腔镜手术切口的选择

器维持胸腔内密封，比如腹腔镜手术常用的穿刺器。另外两个切口的选择，应注意选择在病变周围，并与第一个切口形成三角形关系，前侧的切口（长 1～2cm）通常选择在锁骨中线第 5 肋间。此切口通常必须足够大且不放置胸腔镜套管，以便手指可以对病灶进行触诊。触诊往往对一个胸膜下孤立性肺结节的定位起着至关重要的作用。

后侧的切口（长 1～2cm）一般被放置在腋中线第 5 或第 6 肋间。另外，也可以同标准后外侧开胸手术一样选择在肩胛骨下方，临床上常倾向于前侧切口是因为考虑到后方的肋间隙较窄。

二、电视胸腔镜辅助小切口开胸手术入路

这种入路适合于肿块大于 3cm 以上的患者及胸腔轻度粘连的患者。

（一）患者体位

患者取侧卧位，与传统后外侧切口的手术相同，因为外科医师应时刻做好准备将微创手术转接为开放手术，患者身体两侧应用适当支撑或用皮带固定，手术床在骨盆水平进行折叠，使手术侧肋间隙进一步打开，以便更好地完成手术。通常术者站在患者前面，扶镜的助手和刷手护士站在患者背侧。

（二）VATS 辅助小切口手术切口

采用标准的 VATS 三切口方式，一个位置较低的切口用于放置胸腔镜，一个前侧切口和一个后侧切口用于放入手术器械，前侧的切口通常改良为小开胸切口。

一般来讲，通常在腋中线第 6 或第 7 肋间做一个切口用于放置胸腔镜，这通常是我们建立的第一个切口，是一种"盲穿"的方式，因此要特别注意

避免损伤肺实质，尤其是可能存在胸膜腔粘连的患者，建议必要时可将手指伸入钝性游离胸腔粘连。

胸腔镜通过穿刺器进入胸腔时要注意保持镜头的清洁，一旦胸腔镜进入胸膜腔，就可以进行胸腔情况的评估。前、后两切口是在胸腔镜可视的情况下打开的，切口位置的精确定位取决于病变位置。此外，还应考虑到通过胸腔镜观察到的肺裂位置以及是否存在胸腔粘连。

第二个切口的选择，应仔细观察胸腔解剖，并避开胸腔粘连区域。前面的切口通常选在腋前线第 5 肋间，长约 2cm，后侧的切口应选在肩胛下角下方 1～2 个肋间。作为一般性原则，两个切口之间应有足够的距离以避免器械之间相互影响，手术器械的操作方向应与胸腔镜成像方向一致，以避免"镜像"操作带来的不便。

在进行一些特殊的 VATS 肺切除术时，切除前侧切口的部分肋骨（图 7-7）。

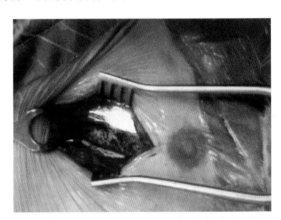

图 7-7　在进行一些特殊的 VATS 肺切除术时，切除前侧切口的部分肋骨

这在二次手术、肿瘤直径大于 3cm 或需要进行两指触诊等情况下获得满意的效果。皮肤切口长约 5cm，切口向下打开至肋骨水平，然后打开肋骨外膜并切除此段肋骨，应用软组织牵引器（图 7-8A）撑开肋骨切除区域周边软组织（不撑开肋骨），使肋间宽达到 5cm，以便可以进行准确的双指触诊和取出大型手术标本及游离粘连，在闭合手术切口时没有必要将两侧肋骨合拢。小切口的选择依据术者个人经验选择，我们常用自己设计的羊角开胸器做肋间适度撑开（图 7-8B），这种方法也适合肺结节、肺癌等疾病的非粘连手术。

（三）机器人辅助胸腔镜手术切口

1. 麻醉与体位　常规行全身麻醉，双腔气管插管后，健侧单肺通气。患者取侧卧位，患侧手臂

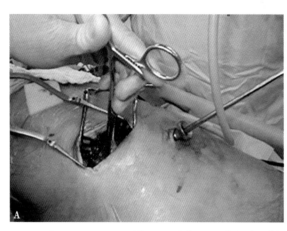
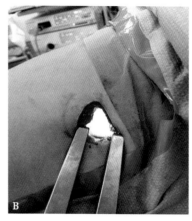

图 7-8　小切口开胸入路，肋间或者肋床进胸

A. 打开肋骨外膜并切除此段肋骨，应用软组织牵引器；B. 自制羊角开胸器做肋间适度撑开，达到腔镜和直视手术的完美结合。

向前上方伸展，置于托手架上，健侧手臂向前伸展，腋窝下加放软垫抬高胸部，以充分暴露手术区域。将手术床腰桥抬高，呈折刀位，以增大肋间隙（图 7-9）。

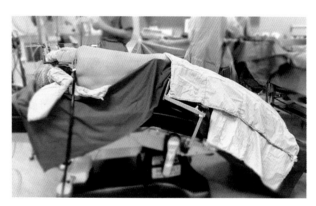

图 7-9　折刀位

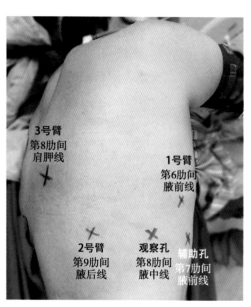

图 7-10　常见机械臂孔位

2. 机械臂孔位　孔位选择与机器人辅助肺癌手术类似，根据手术区域位置和患者体型可进行相应调整，术中注入二氧化碳气体压力 6～8mmHg，使手术野始终保持清晰。

通常经第 8 肋间腋中线 12mm Trocar 置入 30°镜，作为观察孔。经第 7 肋间腋前线处置入 12mm Trocar 作辅助孔，由助手采用普通的腔镜抓钳抓取纱布卷、牵拉肺叶，暴露术野。机器人操作臂经手术床患者头侧连接，2 个机械臂孔分别位于第 6 肋间腋前线及第 9 肋间腋后线，1 号臂连接单极电凝钩，2 号臂连接双极电凝抓钳；3 号臂可连接 CADIERE 抓钳，经第 8 肋间肩胛线处 8mm Trocar 置入（图 7-10）。实践表明，8～10cm 是较为合适的切口间距，可以有效减少各机械臂之间的干扰。

3. 机器人辅助结核外科手术特点　结核患者胸腔粘连较为常见，病灶体积有时较大。根据以上特点，机器人辅助结核外科手术还需因人而异，因地制宜。

机器人手术系统在分离粘连等操作方面更为灵活，对于胸腔粘连严重的患者更具优势。术中可先作观察孔置入镜头，察查看全胸腔粘连情况，必要时先分离粘连，再作切口置入机械臂，孔位可根据粘连情况进行调整。

有时可适当扩大辅助孔切口，一方面便于取出手术标本，另一方面便于助手吸引烟雾及渗出，辅助暴露术野，及时处理血管损伤、中转开胸等术中突发情况。

部分仅需局部切除的结核患者，不需要分离全胸腔粘连，可采用三臂法行机器人辅助胸腔镜手术，孔位可灵活调整。

三、不切断肌肉的小切口开胸入路

多数胸外科手术不需要完全标准的后外侧切口。随着麻醉技术的进步，多数手术尤其是单肺通气的应用，可以通过局限性切口来完成。应该仔细规划切口，以便既尽可能少地切断肌肉和肋骨，又能够容易接近手术部位，并且还可以有一个安全的手术野。局限性开胸切口的优点有：①减少胸壁损伤；②对肺功能明显减退者手术的危险性比较小；③对多种胸外科手术可以提供足够的暴露；④愈合后瘢痕较小，比较美观。有许多种保留肌肉完整、令人满意的切口，但每一种都有优点和缺点，还没有一个最好的切口。应当先做局限性的开胸切口，以便在需要扩大暴露时可以安全地加以延长。下面介绍2种不切断肌肉、不切断肋骨的开胸方法。

（一）保留胸肌切口

保留胸肌（muscle-sparing thoracotomy，MS）切口是20世纪80年代末始出现的技术。由于不横断胸壁主要肌肉（背阔肌、前锯肌），对减轻术后切口疼痛和最大限度地保留上肢运动功能有一定价值。

手术方法：MS切口系按SP切口切开皮肤及皮下组织，沿深筋膜浅面向切口上、下方以电刀（电凝）游离皮瓣，于背阔肌前缘处切断其筋膜，以手指钝性分离背阔肌与其深面前锯肌间的疏松粘连。注意勿损伤胸长神经及伴行血管，向后牵开背阔肌。显露前锯肌，切断前锯肌后缘筋膜，并将肌肉向前牵开，必要时切断最下方1～2个前锯肌止点以利显露。切开肋间肌肉和胸膜进胸，亦可剪断1根后肋。用2个互相垂直的开胸器，1个撑开胸肌（前锯肌和背阔肌），另1个撑开肋骨，术野可达20cm×15cm大小，能方便地进行各种手术操作，术毕关胸，将胸肌筋膜间断缝合数针恢复原有层次后，直接缝合皮下及皮肤，皮下不放置引流（图7-11）。

对比研究提示：①MS切口术野开阔，适用于肺、气管支气管及食管手术等大多数胸外科手术，且能方便地转变为SP切口，并发症与SP切口无统计学差异，不失为一种良好的开胸方法；②MS切口在减轻术后早期疼痛、恢复术侧上肢运动功能方面，似较SP切口优越；③MS切口更易发生皮瓣下积液，游离皮瓣时采用电凝仔细止血及局部加压包扎会起到一定的预防作用。

（二）腋下开胸切口

这种切口目前已广泛用于心脏、食管、纵隔、肺及胸壁手术。

1. 体位 可以选择平卧位和侧卧位，我们习惯让患者取侧卧位。

2. 切口长度 皮肤切口可以是垂直或水平方向，长度取决于手术暴露的需要。Baeza、Foster及Ginsberg提倡用垂直切口，由腋中线第3肋水平向尾端延至第8或第9肋附近。Becker、Munro及Mitchell等倡导水平切口，在第3或第4肋水平，如果需要加宽暴露，向前延伸至乳头水平，向后延伸至肩胛骨的边上。这两种切口在需要时很容易延伸。

切口通过皮下脂肪及浅筋膜，直到前锯肌，在胸壁中层肌肉浅面与浅筋膜之门解剖，游离出整块组织瓣，直到看到前方的胸大肌和后方的背阔肌，不要解剖出皮瓣，以避免术后发生血肿。应当小心保护肋间臂丛神经和胸长神经，向后上牵开背阔肌，从胸隆上牵起前锯肌，用电刀把它从肋骨附着点分下来，直到完全暴露出准备进胸的肋间隙。有时要切断前锯肌下半部纤维，以暴露得更

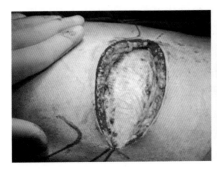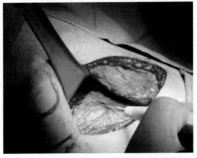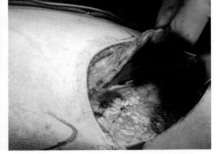

图7-11 保留胸肌切口

好（图7-12）。然后切开肋间肌和筋膜，打开胸腔。用牵开器向后牵开背阔肌，向前牵开胸大肌和前锯肌，即可获得满意暴露。通常胸大肌的一些肌纤维发自第4~6肋软骨，必须切断，以便完全显露前方的肋间隙。后面的背阔肌极少需要切断。可以再用一个肋骨牵开器或腹腔拉勾与置于肋间的开胸器成直角牵开肌肉，以改善暴露。从哪一肋间开胸取决于做何种手术，第3肋间进胸对交感神经链、肺尖病变以及动脉导管未闭手术最好；第4肋间切口用于楔形肺切除、上叶肺切除、胸膜剥脱术以及纵隔病变活检或切除；第5肋间切口适用于肺叶切除或全肺切除，而经胸裂孔疝修补则是通过第6肋间切口。

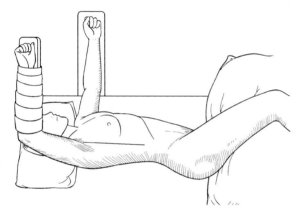

图7-12　腋下开胸切口由腋中线第3肋水平向尾端延至第8或第9肋附近

四、电视胸腔镜在胸部疾病诊治中的应用

早在1880年，胸腔镜这一理念就被运用到了肺结核的外科治疗中。近30年来，以电视胸腔镜（video-assisted thoracoscopic surgery，VATS）为代表的胸外科微创技术在肺部疾病的诊断和治疗中得到了广泛的应用。

利用电视胸腔镜技术可以很安全地获取胸膜腔积液或者脓液，可以获取足够的胸膜组织进行活检，同时可以清除结核性脓胸。依靠切割缝合器的辅助，可以进行肺部活检术、肺楔形切除术以及解剖性的肺叶切除术。随着技术的发展，电视胸腔镜技术也日趋成熟，与传统的开胸术相比，电视胸腔镜技术有着不离断肌肉、切口小、减少术后疼痛及并发症等方面的优势。

1. 电视胸腔镜下心包活检以及开窗术　心包积液是相对常见的疾病，主要可以由感染、代谢疾病以及恶性肿瘤等引起。相当部分患者合并有

胸膜病变，因此对于病因学的诊断是至关重要的。对于感染性疾病，能够明确病原体以及药物敏感试验结果对于后续治疗有着非常重要的作用。尽管心包穿刺以及心包内置管引流能够改善心脏压塞症状，但这些方法的引流效果以及对于已经产生分隔的心包积液依然不如外科手术有效。采用微创胸腔镜技术能够很好地探查整个胸腔情况，依靠胸腔镜操作技术可以在心包面上开窗，打通心包内分隔并进行有效引流，降低心包积液复发的概率，同时取得足够的心包组织进行病理诊断。在José的研究里，26例原因不明的心包积液患者中，通过胸腔镜活检，2例明确为结核。所有患者术后以及随访中未出现明显并发症，心包积液复发率极低。Georgios的研究中，11%原因不明的心包积液最后经活检确诊为结核，术中以及围手术期中无致命性并发症。在确诊后配合内科治疗，术后随访12个月无复发。因此，对于内科无法明确诊断的结核性心包积液，胸腔镜下心包活检以及开窗引流术是一个安全、有效的方法。

2. 电视胸腔镜下诊断原因不明性胸膜腔积液　胸膜腔积液也是临床上常见的情况，尽管有了胸膜腔穿刺等诊断技术，仍然有20%~25%胸膜腔积液患者最终仍然无法明确病因。当胸膜腔积液有可能由恶性疾病或者结核等肉芽肿性病变引起时，胸腔镜活检是明确诊断的首选。作为一种诊断手段，胸腔镜可以获得大量胸膜组织进行病理检测。Samad的研究发现，经过胸腔镜活检术后明确诊断的胸膜腔积液中，恶性肿瘤占第一位（46.2%），其次为结核性胸膜腔积液（30.8%），在那些最终确诊为结核性胸膜腔积液的患者中，绝大部分胸腔积液的ADA水平都在正常范围内。对于原因不明的胸膜腔积液患者，利用胸腔镜技术，93.2%~96%的患者能够明确诊断。与传统的CT引导经皮肺穿刺技术相比，胸腔镜尽管是一种有创侵入性的检查技术，但是诊断的敏感性远远高于前者（90%~95% vs. 40%~85%）。同时，对于胸膜腔积液患者，胸腔镜手术的价值不仅是诊断。通过直视下充分清除胸膜腔内积液，打通纤维素分隔，在直视下置管引流，都是胸膜腔积液治疗的重要手段。因此，对于怀疑结核性胸膜腔积液而无法确诊的患者，胸腔镜技术是一种安全、有效的诊疗手段。除了明确病因以免延误治疗之外，利用胸腔镜技术进行充分引流等治疗效果也能有效降低患者的并发症发生率。

3. 电视胸腔镜下诊断肺部结节 随着影像学技术的进步、螺旋 CT 以及 PET/CT 的出现，肺部小结节的发现率越来越高。对于 CT 或者 PET 上以孤立性肺内结节为表现的肺结核，采用痰检以及气管镜灌洗等技术往往很难得到一个确切的诊断。有部分结核表现同恶性肿瘤从影像学角度很容易混淆。随着影像学技术的提高，CT 定位经皮肺穿刺以及 EBUS 的出现也得到了广泛的应用。然而，对于难以确诊的肺部小结节或者难以穿刺的病灶，胸腔镜活检是常用的诊断技术。对怀疑结核的孤立或者多发的肺部结节，采用胸腔镜进行楔形切除取得病灶组织进行病理检测往往可以确诊，同时获得病原学诊断以及药物敏感试验结果。Kerti 在其包含 144 例肺结核手术患者的研究中，70 例采用的是胸腔镜技术，其中大部分胸腔镜手术是以明确诊断为目的，在 70 例胸腔镜手术的患者中，约有 1/3 的肺部结节的术前诊断为肺部肿瘤。因此，大部分学者认为对于周围型、直径小于 3cm 的肺部结节，在怀疑结核性病变而无法确诊时，利用胸腔镜进行肺部切除术从而获得明确诊断是一项安全、有效的技术。对于那些孤立性结节的，胸腔镜下行肺部分切除术不单具有诊断价值，本身也是治疗手段的一种。

五、全电视胸腔镜下肺叶切除术流程（北京大学人民医院经验）

切口制作完毕后，首先全面探查胸腔，分离粘连，在除外胸腔内转移等特殊情况后开始手术。肺门游离的基本顺序无论对于哪个肺叶，都是由后到前：①游离后肺门：首先从辅助操作口用卵圆钳提起下肺，显露并切断下肺韧带，然后将肺组织推向前方，纵行打开肺门后方的纵隔胸膜，分别显露下肺静脉后壁及主支气管后壁，在左侧还可以显露肺动脉主干后壁，尽可能多游离，以便更多地显露血管分支，然后分别在主支气管的上、下缘找到支气管动脉分支，电凝、钛夹或超声刀等方法将其切断；②游离前肺门：将肺组织拉向后方，纵行打开肺门前方纵隔胸膜，充分游离肺门周围组织，再根据不同肺叶采取不同的操作步骤。

（一）操作流程要点

1. 吸引器与电凝钩同时经同一切口的协调操作（以下称为"王氏手法"） 使用特制的具有两个弯角的吸引器，利用吸引器自身的自然角度，使电凝钩始终位于吸引器的弯角内侧进行操作。

2. 肺动脉和肺静脉均采取吸引器和电凝钩配合操作，完成血管鞘内分离方式游离。电凝钩打开血管外鞘后暂不切开，将其钩起后用吸引器钝性向各个方向最大限度推开鞘内疏松的结缔组织，再电凝切开血管外鞘，最终达到血管游离"骨骼化"。

3. 近视野显露 在游离血管、清扫淋巴结等精细操作时，将胸腔镜头推进到距离操作中心 5cm 左右的位置，以达到最佳的局部放大效果，清晰显露血管、神经等重要结构。

4. 隧道式叶间裂分离技术

（1）后方斜裂：经背段动脉上缘到肺门后部支气管上缘的间隙，用长弯钳分离出至肺门后的隧道，在右侧到达上叶和中间段支气管夹角处，在左侧到达下叶支气管上缘。隧道建立后，经主操作口用内镜直线型缝合切开器穿过隧道切开后方未分化的斜裂。

（2）左侧前方斜裂：用直角钳从肺门前方上、下肺静脉之间进入，到左肺上叶舌段与下叶基底段动脉分支间分离出隧道，经主操作口用内镜直线型缝合切开器经该隧道切开前方斜裂。

（3）右侧水平裂：经右肺上叶与中叶动脉之间到中间段肺动脉前缘的间隙用直角钳分离出隧道，经主操作口用内镜直线型缝合切开器切开水平裂。

（二）肺叶切除手术步骤

1. 右肺上叶切除 根据叶间裂分化程度不同，分离和切除的顺序略有不同。

水平裂与斜裂分化均较差、从叶间裂内无法显露肺动脉分支时，处理基本顺序是肺静脉—尖前段动脉—支气管—后升动脉—叶间裂。从辅助操作口将右肺上叶和中叶牵向后方，游离右肺上叶静脉，充分打开上叶静脉与中叶静脉之间的间隙，打开静脉鞘显露静脉下缘和部分后壁，将该处肺组织向后上部分切开后，从该间隙内深面可显露出肺动脉干侧壁。然后将右肺上叶及中叶牵向后下方，沿肺静脉上缘向后上游离，直至显露出上肺静脉上缘及其深方的右肺动脉主干和后上方的尖前段肺动脉干。用直角钳掏过上肺静脉并带 7 号丝线，经辅助操作口用内镜直线型缝合切开器切断上肺静脉。再用长弯钳掏过右肺上叶尖前段动脉分支，经主操作口伸入内镜直线型缝合切开器切断该动脉分支。再将右肺上叶推向前方，游离右肺上叶支气管，用直角钳掏过右肺上叶支气管，经主操作口用内镜直线型缝合切开器切断右肺上叶支气管。在上叶支气管前下方沿肺动脉干找到肺动脉后升支，用直角钳掏过后升动脉并带7号丝线悬吊，再经主操作口用内镜直线型缝合切开器或者Hem-o-lok切断。最后经辅助操作口用内镜直线型缝合切开器切断分化不全的斜裂和水平裂。

斜裂部分分化、水平裂未分化或分化较差时，调换后升动脉与支气管处理的顺序。经过中叶与下叶之间电凝切开前侧部分斜裂，顺此方向可以找到基底段肺动脉前壁，打开动脉鞘后，逆行找到肺动脉主干，并分离出右肺上叶后升动脉和右肺下叶背段动脉，经背段动脉上缘到上叶和中间段支气管夹角处的间隙用长弯钳分离出至肺门后的隧道，经主操作口用内镜直线型缝合切开器穿过该隧道切开后方斜裂。然后按前述方法处理右上肺静脉和尖前段动脉后，先不处理支气管，将右肺上叶牵向上方，从主操作口用直角钳掏过后升动脉，并切断之，再经主操作口用内镜直线型缝合切开器切断上叶支气管。最后经辅助操作口用内镜直线型缝合切开器切开水平裂。

水平裂及斜裂分化均较好时，可以先分离好斜裂及水平裂，再处理脉管结构。按前述方法游离右侧上肺静脉和尖前段动脉后，分离切断后升动脉，最后切断右肺上叶支气管。

2. 右肺中叶切除 水平裂后部分化较好。可以从水平裂内游离中叶动脉分支，然后按静脉—动脉—支气管或动脉—静脉—支气管的顺序处理，最后处理水平裂。将右肺中叶牵向后方，游离右肺中叶静脉。然后将中叶牵向上方，下叶牵向下方，电凝打开斜裂，分离摘除右肺中下叶支气管之间的淋巴结后，即可显露中叶动脉和中叶支气管的下壁。将中叶稍牵向后，用直角钳掏过中叶静脉并带7号丝线悬吊，经辅助操作用直线型切开缝合器切断中叶静脉。然后用直角钳掏过中叶动脉，经辅助操作口或主操作口用内镜直线型缝合切开器切断中叶动脉。再经辅助操作口用直线型切开缝合器切断中叶支气管。最后经辅助操作口用直线型切开缝合器切开分化不全的水平裂。如中叶动脉长度不足时，可以先切断中叶支气管，再处理中叶动脉。

如水平裂分化较差，中叶动脉游离困难，常需在切断支气管后方能游离显露中叶动脉，应先处理支气管，再处理中叶动脉，手术顺序变为静脉—支气管—动脉—叶间裂，有时甚至可能将动脉与叶间裂一同处理。

3. 右肺下叶切除 斜裂分化较好时，较易显露肺动脉，一般的处理顺序为斜裂—肺动脉—肺静脉—支气管。将右肺下叶牵向上方，游离右下肺静脉；然后将右肺下叶牵向下方，自斜裂前下方开始向后上方向用电凝、超声刀或内镜直线型缝合切开器打开前部未分化的叶间裂，用电凝钩分离出右肺下叶基底段动脉前壁，打开血管鞘，从鞘内向后上方分离，必要时用内镜直线型缝合切开器按上述隧道法切开后部斜裂。然后将基底段和背段动脉血管鞘完全打开并充分游离，经主操作口用内镜直线型切开缝合器切断之。再经主操作口用内镜直线型切开缝合器切断下肺静脉。如原发病变为恶性，需先清扫气管隆嵴下淋巴结，再切断右肺下叶支气管。

如斜裂分化差、肺动脉游离困难，强行切开叶间裂会造成肺组织创面过大，这时将右肺下叶牵向上方，游离右肺下叶静脉，从主操作口用内镜直线型缝合切开器切断右肺下叶静脉。然后将右肺下叶牵向前上方，从肺门后方游离右肺下叶支气管，用直角钳掏过下叶支气管，并带7号丝线牵拉，经主操作口用内镜直线型缝合切开器切断右肺下叶支气管。再轻轻夹持下叶支气管远残端，将右肺下叶牵向上方，显露游离下叶背段和基底段动脉，经主操作口用内镜直线型缝合切开器分别切断之。最后将右肺下叶牵向下方，经主操作口用内镜直线型缝合切开器切开分化差的斜裂。

4. 左肺上叶切除 斜裂分化较好或部分分化时，基本顺序是叶间裂—舌段动脉—肺静脉—支气管—肺动脉其他分支。将左肺上叶牵向后方，游离上叶静脉。先游离静脉下缘及后壁，显露上下叶支气管分叉。再游离上叶静脉上缘，同时打开左肺动脉主干外鞘，显露肺动脉主干及第1、2分支上壁。然后将左肺上叶推向前方，游离左主支气管上壁与肺动脉主干降部后壁，显露后段动脉分支的后壁。再将左肺上叶牵向上方，从斜裂中部找到肺动脉层面，打开血管鞘，沿血管鞘内层次分别向前、后游离。向前游离至左肺上叶舌段分支与下叶基底段分支之间区域，然后从肺门前方上、下肺静脉之间用直角钳经舌段与基底段分支间分离出隧道，经主操作口用内镜直线型缝合切开器经该隧道切开前侧斜裂；向后游离经左肺下叶背段动脉分支上方直至肺门后方，用长弯钳分离出另一隧道，经主操作口用内镜直线型缝合切开器经该隧道切开后方斜裂。游离左肺上叶舌段动脉，经主操作口用内镜直线型缝合切开器切断之。然后将左肺上叶牵向后方，用直角钳掏过上叶静脉，并带 7 号丝线牵拉，经辅助操作口用内镜直线型切缝合开器切断上肺静脉。切断肺静脉后，即可显露左肺上叶支气管前壁。将左肺上叶牵向后上方，摘除左肺上、下叶支气管分叉处淋巴结后，显露左肺上叶支气管下壁；然后将左肺上叶牵向后下方，游离上叶支气管上缘和后壁与肺动脉主干之间的疏松组织。再将左肺上叶推向后上方，用直角钳掏过上叶支气管，并带 7 号丝线牵拉，经辅助操作口用内镜直线型缝合切开器切断左肺上叶支气管。最后将左肺上叶牵向后方，即可清晰显露左肺上叶肺动脉剩余各分支，分别经主操作口用内镜直线型缝合切开器或 Hem-o-lok 钉合切断。

斜裂未分化时，显露肺动脉有困难，此时有两种处理方法：①先处理叶间裂的方式：首先将两个肺叶均牵向后方，从肺门前方上、下肺静脉之间向上后方游离，去除脂肪组织后即为上、下叶支气管分叉，该处往往有 1 枚固定淋巴结，淋巴结深面即为肺动脉基底段分支。将该淋巴结去除后，即可显露基底段肺动脉分支侧壁，打开该动脉鞘后，按前述方法继续游离动脉鞘并打开叶间裂。②先处理上叶血管和支气管，最后打开斜裂：按前述方法切断肺静脉和上叶支气管。然后将左肺上叶牵向后方，分离左肺上叶肺动脉各分支，经主操作口用内镜直线型缝合切开器或 Hem-o-lok 等分别切断之。最后将左肺上叶牵向下方，经主操作口用内镜直线型缝合切开器切开未分化的斜裂。

5. 左肺下叶切除 左肺下叶的处理方式与右肺下叶基本相同。如叶间裂分化较好时，通常的顺序为斜裂—肺动脉—肺静脉—支气管。

如斜裂分化较差，有两种处理方法：①与右肺下叶切除遇到叶间裂分化不全的情况同法处理：将切除顺序改为肺静脉—支气管—肺动脉，最后处理叶间裂；②与左肺上叶切除碰到叶间裂分化不全时同法处理：从打开的上、下肺静脉的缝隙内找到下叶支气管，沿支气管上后壁找到基底段动脉分支的前壁，以此为标志打开斜裂，即可依常规顺序切除肺叶。

（三）清扫淋巴结步骤

肺癌患者均清扫纵隔淋巴结，肿瘤位于右侧，清扫第 2、4、3A、3P、7、8、9、10 组淋巴结；肿瘤位于左侧，清扫第 3、5、6、7、8、9、10 组淋巴结，必要

时清扫第 4 组淋巴结。其中，第 2、4、7 组淋巴结清扫难度较高。

清扫第 2、4 组淋巴结时的基本顺序是"后前下上"：从辅助操作口用卵圆钳在奇静脉上、迷走神经前夹持上纵隔胸膜并提向后方，注意保护迷走神经，从主操作口用另一把卵圆钳夹持肺组织牵向下方，电凝钩在奇静脉上缘和上腔静脉外侧做"L"形切口，打开纵隔胸膜。①首先用吸引器将淋巴结及周围脂肪的整块组织推向前方，将其从气管前壁游离，电凝或超声刀切断其中的支气管动脉；②然后将整块组织推向后方，钝性游离上腔静脉后缘；③再用辅助操作口内的卵圆钳夹持整块组织牵向上方，自奇静脉上缘游离气管与支气管分叉处淋巴结，若淋巴结与奇静脉粘连较密而不易分离，可以先从辅助操作口用内镜直线型缝合切开器切断奇静脉，以便清扫；④最后将整块组织向下牵引，沿上腔静脉及右侧无名静脉后缘向上电凝分离，于贴近右侧锁骨下动脉下缘水平用钛夹夹闭后，剪除远端，将右侧气管旁和气管支气管分叉处淋巴结与脂肪组织整块切除。

第 7 淋巴结清扫时的基本顺序是"后下前上"：贴近支气管下缘纵行打开后纵隔胸膜，从辅助操作口用一把卵圆钳提起食管表面的纵隔胸膜拉向后方，注意保护迷走神经，从主操作口用另一把卵圆钳贴近下叶支气管旁夹持肺组织，向前牵开下叶，即可暴露隆凸下区域。①首先游离淋巴结的食管侧，使用电凝或超声刀，将气管隆嵴下淋巴结及结缔组织从食管表面游离，切断全部支气管动脉和穿支血管，显露对侧主支气管壁；②然后从下肺静脉上方开始游离，向前经心包后方游离；③再用卵圆钳将淋巴结牵向后方，沿主支气管后壁，自下向上分离；④最后到达气管隆嵴尖部，将第 7 组淋巴结完整摘除。

第 5、6 组淋巴结：从辅助操作口用卵圆钳将左肺上叶拉向后下方，电凝钩在上肺静脉上缘水平、膈神经后方打开纵隔胸膜，并向上经膈神经与左侧迷走神经之间延伸至主动脉弓表面。清除顺序为经上肺静脉上缘—左肺动脉主干—迷走神经的逆时针方向。

第 8、9 组淋巴结：在切断下肺韧带的同时，卵圆钳提起食管旁的第 8 组淋巴结，电凝摘除。然后继续分离下肺韧带，达下肺静脉下缘，卵圆钳提起第 9 组淋巴结，电凝分离其与下肺静脉之间的结缔组织，将其摘除。

第10组淋巴结：在游离肺门时，碰到主支气管旁的第10组淋巴结，电凝钩仔细分离，将其摘除。

第3组淋巴结：沿膈神经前方纵行打开纵隔胸膜，卵圆钳将膈神经前方的脂肪组织连同其内的淋巴结提起，一同游离。

车勇等完成了37例继发性肺结核患者，实施了全胸腔镜肺叶切除术，这些患者术前合并咯血9例，合并肺曲霉菌病2例，合并冠心病5例，合并糖尿病2例，合并高血压1例；痰结核分枝杆菌阳性8例，合并支气管内膜结核3例；结核分枝杆菌培养阳性6例，其中耐药3例。本组无死亡病例，亦无较严重的并发症。术后漏气时间超过7天的有5例，占13%。该组病例均痊愈出院。作者认为，对于有手术适应证的肺结核患者，选择开胸还是胸腔镜关键要评价粘连程度和肺门情况。术前考虑粘连严重，特别是已形成严重粘连，或肺门区多个钙化淋巴结，应是胸腔镜手术的禁忌证，该类患者开胸手术通常都比较困难。该组2例患者因粘连严重转开胸。可能是患者既往发生肺炎或肺结核者较多，很多肺良性疾病患者血管或支气管旁有不同程度的淋巴结肿大和钙化粘连，明显增加了手术难度。但作者认为，粘连虽然给胸腔镜手术带来一定困难，但分离粘连就胸腔镜而言也具备一定优势。其一，手术视野清晰；其二，手术视野广泛，不留死角，从而也便于各项技术操作。该组1例患者因肺门区钙化淋巴结粘连严重转开胸。对于病程较长的肺结核患者，往往肺门淋巴结与血管粘连较紧，甚至部分淋巴结已趋于钙化，游离血管非常困难，故手术可先处理静脉和支气管，最后处理动脉。对于分离实在困难的动脉，可与肺裂一并切除，静脉周围的淋巴结一般较易处理，很少见与静脉粘连致密的淋巴结。存在钙化淋巴结与血管不能分离时，可先去除淋巴结内坚硬的部分或钙化核心，使其软化后将淋巴结连同血管一并处理。如此时残留的淋巴结依然影响血管离断，则仔细推挤淋巴结边缘或最薄弱处，绕过粘连最紧密的部分解剖出满足切割缝合器通过的通道，由此处理血管。作者认为粘连是肺结核患者的共同特点，曾经也是开展电视胸腔镜的禁忌证，但事实证明仍然有部分肺结核患者是可以行VATS肺叶切除术的，而且手术疗效和安全性也是肯定的。但争论依然存在，因大多数肺结核患者有胸膜炎病史，存在严重的胸膜粘连、淋巴结肿大和钙化，影响了腔镜下肺叶切除率，中转开胸率较其他肺部疾病更高。

Yen回顾性分析了123例手术治疗肺结核患者，其中63例接受了胸腔镜手术。与传统开胸术相比，虽然采用胸腔镜的患者在住院天数、术后失血量以及术后并发症方面都明显优于开胸患者。但是，由于肺结核本身的疾病特点，导致大多患者胸膜腔粘连、肺门粘连、叶间粘连、淋巴结钙化、叶间及纵隔胸膜肥厚，给手术增加了难度，但并非全部。很多作者认为，因粘连严重程度不同，手术者水平不一，很难客观比较开胸和腔镜下入路的优劣；同时，也缺乏长期、前瞻性的临床试验。虽然腔镜下可以完成肺结核肺切除术，但是除了给患者带来切口创伤小之外，患者受益并不明显。因此，倡议能在腔镜下完成肺结核肺切除术，如果粘连严重，手术时间延长，就及早中转开胸。以"电视胸腔镜"为代表的微创外科已然对患者、医师产生了很大的吸引力。

具体手术方法：①个别采用4个切口，绝大部分患者采用3个切口，不需要撑开肋骨。②观察孔1cm在第7或者第8腋中线，左侧可略后，右侧可略偏前，辅助操作孔1.5cm，在肩胛下角线第9或者第10肋间，主操作2～2.5cm，在腋前线第3～5肋间，下叶切除可偏下。上叶切除应偏上。③解剖性肺叶切除。手术顺序不定，肺裂较好的患者分别处理顺序是静脉—动脉—支气管，肺裂发育不好的患者多采用静脉—支气管—动脉的顺序。支气管、大的血管、肺组织均使用切割缝合器处理，小的血管使用Hem-o-lok或者结扎用超声刀切断。小的出血使用电凝、钛夹、缝合处理，大的血管出血如缝合困难，转开胸。④该组胸膜腔粘连患者较多，符合结核特点，因此多数患者进行了粘连分离，粘连严重的转开胸或辅助小切口。⑤全肺切除患者在取肺时延长主操作孔2cm。

六、电视胸腔镜辅助小切口肺结核肺叶切除术

孤立的无粘连的肺结核结节、空洞等，完全可以在全腔镜下实施肺叶切除术，达到微创手术治疗肺结核的目的。但大部分肺结核很难实施全腔镜下肺叶切除术。

肺结核肺切除术切口和入路主要有3种，即标准剖胸术、小切口开胸电视胸腔镜辅助、全腔镜下入路，究竟需要哪种切口，需要根据医疗机构条件、手术者水平、患者本身情况及病变情况而定。

作者推荐选用电视胸腔镜辅助微创小切口（video-assisted thoracoscopy combined with chest minimal incision），其特点是：①通过胸部的有限切口（5～10cm）并通过硬性或软性胸腔镜撑开肋骨直视手术野的某些主要结构（如肺门或纵隔）进行手术，同时结合胸腔镜的二维影像辅助处理要手术野的操作，用可重复使用的深部细长器械或一次性器械对靶组织进行切除或重建。②手辅助的微创小切口胸外科手术：手辅助的电视胸腔镜手术通常是指胸部多个切口下，通过其中一个切口将手放入胸内掌握操控靶器官所进行的胸部外科手术。它也称为胸腔镜辅助小切口肺叶切除手术、assisted-VATS（a-VATS）lobectomy 或 hybrid VATS lobectomy。这些各有差异的技术有其各自的适用范围，而在其适用范围内，该技术就是最佳的选择。

肺结核由于其粘连严重的特点，采用小切口和电视胸腔镜结合的方法比较适宜，其优点是：①直视手术和腔镜技术结合，提高了手术安全性：对于粘连严重的肺门血管和支气管处理，直视下操作的优势是非常明显的，特别是对于钙化淋巴结的处理。但是，对于胸顶及肋膈角、侧胸壁粘连等处的止血，腔镜的优势则比较明显。因此，两者的结合对于肺结核手术是比较适宜的手术方式。但是，小切口的长度根据手术而定，太小就成孔了，太大就不是小切口了。特别是切除或者切断了肋骨和肌肉，就不是微创切口了。②满足了患者的微创需求：胸部微创小切口是指不切除肋骨和肌肉的小切口，而不是单纯的小切口，否则无论切口再小，术中切断了肌肉和肋骨，就不能称为微创切口，而只能是小切口。从一定程度上讲，无论小切口还是微创切口，患者主观上都可接受。③可减少术后并发症：肺结核的手术并发症较肺癌、肺结节等多见。其原因在于，肺切缘或者支气管切缘等处可能有隐匿的结核病变影响切缘的愈合。切缘的缝合直视下比较有优势，特别是需要包埋支气管残端时。对于耐多药肺结核的肺切除，术中的精细操作可减少术后并发症。

以右肺全肺切除术为例：

1. 游离上肺静脉 打开下肺韧带便于游离右肺。应用卵圆钳由后侧切口进入，并加紧右下肺边缘向上牵拉。应用一个硬质吸引器头通过前侧切口并向下压低膈肌，然后应用长电刀切开下肺韧带，应用"花生米"钳向上钝性游离。

将右肺复位后，用卵圆钳夹住右肺中叶下缘，并向后牵拉以显露肺门结构。应用钝性和锐性游离方法显露右肺上叶静脉，用"花生米"钳游离上肺静脉上、下缘。使用直角夹钳经上肺静脉的后面穿过，并套丝线牵引。肺静脉后空间用直角钳夹住"花生米"充分游离。将胸腔镜由下方的切口中取出，再由前侧切口置入，应用内镜血管切割缝合器通过观察切口放入。轻提丝线，使血管切割缝合器由静脉后方穿过（图7-13）。

要确定缝合器尖端紧贴肺静脉后方通过，必要时可以应用"花生米"钳或直角钳将多余的组织结构推出，然后切断上肺静脉。

2. 处理右肺动脉 胸腔镜再次放回到下方的切口内。继续应用卵圆钳经后侧切口以相同方法牵拉肺叶，锐性及钝性分离以显露右肺动脉。可以应用"花生米"钳钝性分离右肺动脉上、下缘。将直角钳从右肺动脉后面穿过，并将套丝线牵出（图7-14）。

右肺动脉后方用一个直角"花生米"钳充分游离。胸腔镜移至前侧切口内，然后将内镜血管切割缝合器通过下口放入。将牵引丝线轻轻提紧，将血管闭合器从被提起的右肺动脉后方穿过，用"花生米"钳推开肺动脉后方任何可能妨碍血管切割缝合器通过的组织（图7-15）。

确认右肺动脉全部进入到缝合器范围内后，可以击发缝合器切断右肺动脉。偶然情况下，有可能右肺动脉前干过早分支，此时应该使用相同的方法将其切断。

3. 右主支气管的处理 胸腔镜再次放回到下方切口。使用锐性及钝性方法充分游离并清除右肺动脉残端周围的纤维组织。由此可以显露右上叶支气管，进一步向近端即可以看到右主支气管。使用硬质吸引器头或"花生米"钳钝性分离以确定右主支气管下缘。用直角钳打开右主支气管平面，然后从右主支气管后方通过并套丝线牵出。右主支气管后面的空间应用直角"花生米"钳进一步充分游离。从前侧切口插入内镜切割缝合器，并用牵引线向对侧牵拉右主支气管，将其完整夹闭在缝合器内（图7-16）。击发缝合器，并切断右主支气管。

4. 处理下肺静脉 使用卵圆钳由后侧切口进入夹住右肺下叶下缘，向上牵拉，此时下肺静脉被拉紧。应用直角钳从下肺静脉后方穿过并套丝线牵出，用直角"花生米"钳充分游离下肺静脉后方空间（图7-17）。

内镜血管切割缝合器通过前侧切口进入，应

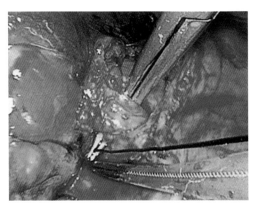
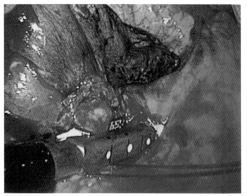

图 7-13 使用直角夹钳经上肺静脉的后面穿过并套丝线牵引,轻提丝线,使血管切割缝合器由静脉后方穿过

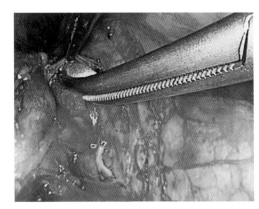
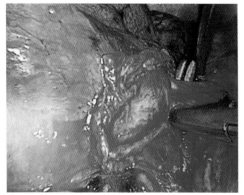

图 7-14 应用"花生米"钳钝性分离右肺动脉上、下缘。将直角钳从右肺动脉后面穿过,并将套丝线牵出

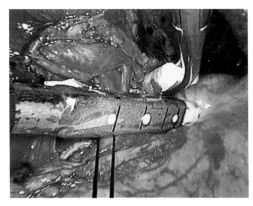

图 7-15 将血管闭合器从被提起的右肺动脉后方穿过

用牵引丝线协助其通过下肺静脉后方,一旦确认下肺静脉完整地进入到缝合器开口内后,可以击发缝合器以切断右肺动脉。此时可以安全切断任何右肺肺门的粘连组织,使右肺完全游离。

将肺切除标本装入袋中,从前切口取出。常规清理纵隔淋巴结。充分止血,并给予肋间局部浸润麻醉。胸腔用温水冲洗,气道给予持续压力(25cmH_2O)观察支气管残端有无气体逸出。直视下插入 28F 胸腔引流管。应用可吸收缝合线逐层关闭胸腔。

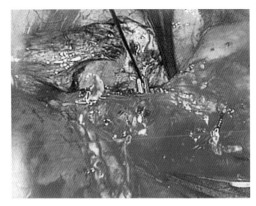
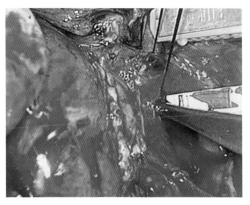

图 7-16 用牵引线向对侧牵拉右主支气管,将其完整夹闭在缝合器内。击发缝合器,并切断右主支气管

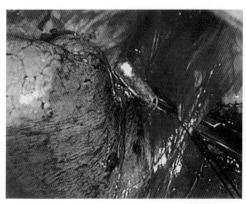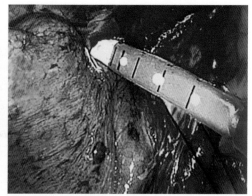

图 7-17　直角钳从下肺静脉后方穿过并套丝线牵出

5. 术后管理　术毕,患者转为仰卧位,在手术室拔除气管插管。将胸腔引流管与引流瓶相连接,并夹闭胸腔引流管。到恢复室,给予胸部 X 线检查。术后第 1～7 天拔除胸腔引流管。

给予患者适量的镇痛,以便鼓励患者完成每小时一次的呼吸功能锻炼。胸部物理治疗和早期活动是十分重要的。通过给予持续低流量鼻导管吸氧,以保持血氧饱和度在 94% 以上。必要情况下,患者可以进行床边纤维支气管镜治疗以清理气道。每日给予胸部 X 线检查,当手术侧残腔气液平面高于支气管残端,临床上患者仍然良好,患者可以出院观察,2 周后行门诊复查。

七、全电视胸腔镜下脓胸廓清术

腔镜下脓胸清除术已经是非常成熟的技术,特别是在不明原因胸腔积液中和急性脓胸患者,内科胸腔镜即可以完成胸膜活检和治疗,外科胸腔镜在全身麻醉下更具优势。

1. 适应证　①不明原因胸腔积液需要胸膜活检者;②急性化脓性胸膜炎及结核性脓胸合并感染者;③结核性脓胸。

2. 手术方法　在患侧胸壁第 6～8 肋间腋中线附近或术前初步定位处试穿,抽得积液后,尽可能在积液包裹腔的最低位作 1.5cm 切口,置入套管及胸腔镜。另外 1 个或者 2 个切口位置根据镜下观察结果及操作需要决定。全面检查胸腔,对无纤维膜形成的胸腔积液者,在胸腔镜直视下先吸除积液,仔细探查脏层和壁胸膜,如胸膜腔呈包裹性粘连,胸腔积液或肺萎缩不充分妨碍观察,则缓慢间断抽尽积液,对妨碍检查或阻止肺复张的粘连带用电凝烧断,或用卵圆钳与内镜抓钳游离脏胸膜、壁胸膜间疏松粘连,分离粘连包裹,再观察病灶形态和分布。对可疑病灶尤其是壁胸膜上病灶,可在排除血管瘤或囊肿后,用内镜活检钳咬取或电钩多次多点取病灶,送冰冻活检。活检块直径达 1～2cm,活检出血部位用电凝止血对有纤维膜形成的胸腔积液(3 个月以内)者,在胸腔积液清除后,用抓钳试行肺纤维膜剥脱,用大弯血管钳及吸引器直接进入胸腔,先撕破一点纤维板至正常肺表面,再由此点向四周作条状、片状撕脱,直至肺能基本复张。如胸腔广泛粘连,可辅助小切口或者中转开胸后采用标准切口。

陈士林报道应用电视胸腔镜治疗结核性胸腔积液探讨,1997—2006 年住院患者共 197 例,其中男性 84 例,女性 113 例,年龄在 15～74 岁,平均为(35±7.6)岁,急性脓胸 47 例,慢性脓胸 31 例,慢性包裹性胸腔积液 119 例,有活动性肺结核者 24 例。左胸病变 75 例,右胸病变 86 例,双侧者 36 例。对经反复胸穿抽液、抗结核(2HRZE/HR)及泼尼松(30mg/d,分 3 次服,7～8 天减量)后胸腔积液消失,停用治疗半个月以上仍表现为中至大量胸腔积液者采取胸腔镜治疗,对有胸膜增厚胸膜纤维板形成者或 39℃以上高热、应用抗结核及甲泼尼龙仍持续不退者应尽早安排手术。全组均治愈或好转出院,无死亡病例,148 例手术患者均治愈,2 例分别于术后第 22 天与第 40 天发生胸腔镜入口处结核性脓瘘,经加强抗结核治疗,换药 20 余天,瘘道愈合。术后复查胸部 X 线或 CT,患侧肺完全或基本复张者 131 例,另 17 例病程较长者肺复张稍差。全组无手术后出血,术后平均住院时间为 14 天,随访 5 个月至 2 年发现无脓胸、胸腔积液再发病例。各组出院后 1 年共有 185 例得到随诊,均无肋间隙狭窄及胸廓塌陷等 X 线表现。

作者认为,胸腔积液如果保守治疗 1～2 个月无效，常已包裹分隔，则应作胸腔镜治疗，此时尚能较完全地剥除；病程超过 3 个月者胸膜纤维板厚度可达 0.5～1cm，则剥脱困难；病程超过半年的青少年患者，胸廓变形、脊柱侧弯、膈肌固定，身体发育严重受阻。因此，结核性脓胸内科保守治疗难以治愈，应在抗结核治疗的同时，积极进行手术排出胸腔积液。但开胸手术创伤大、患者痛苦，电视胸腔镜手术治疗视野良好、创伤小，久病体弱的患者也能很好地耐受，而且较常规手术更易分离胸内粘连。王钧也报道，35 例脓胸患者在电视胸腔镜下完成治疗。VATS 组术中失血量、术后引流时间、术后引流总量、术后吗啡用量及术后住院时间均低于常规开胸组，差异有统计学意义（P 均 <0.01）。但是，他也认为，并非所有结核性脓胸都能用 VATS 治疗，对于某些结核性脓胸脓腔大、胸膜腔严重粘连、胸廓变形、肺内有活动性结核病灶或广泛病变、肺纤维化、伴空洞及支气管扩张、狭窄或支气管胸膜瘘、脓胸外穿胸壁等情况，仍需行开胸手术或胸廓成形术。

值得注意的是，相对于胸膜纤维板剥脱术来说，脓胸廓清术（图 7-18）是相对单一的手术，类似于脓胸清除术。往往急性脓胸用这种术式较好，

一旦形成包裹，发展成为慢性脓胸，单纯胸腔镜下操作是困难的。另外，对于脓胸，特别是结核性脓胸的诊断还存在困难，包裹性胸腔积液和脓胸不容易区别，有时会把胸腔积液误诊为脓胸而误治，这是临床医师需要警惕的。

八、全电视胸腔镜下辅助小切口胸膜纤维板剥脱术

有很多作者探索这种术式，认为在全腔镜下完全可以完成。西安市胸科医院韦林总结了 56 例结核性脓胸行胸腔镜手术治疗的经验，提出入组条件：①术前至少 2 周强化抗结核方案治疗，治疗有效，结核控制稳定；②肺内无严重结核病变；③壁胸膜增厚 1cm 以内。排除条件：①壁胸膜增厚 >1cm，肋间隙明显狭窄，胸廓塌陷明显，无法置入内镜；②胸膜钙化；③肺部有广泛病变；④合并支气管胸膜瘘。对于慢性包裹性脓胸，还有作者术前 B 超定位后，术中以定位为中心做切口，术中切除一小段肋骨，扩大撑开肋床，充分显露，再行胸膜纤维板剥脱，有时也能在腔镜下完成纤维板剥脱术。但是，这种切口是腔镜辅助下的小切口，而不是微创切口，即使是个单切口（图 7-19）。这种切口

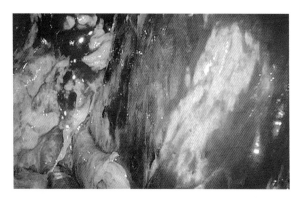
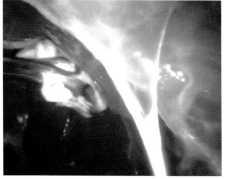

图 7-18 全电视胸腔镜下脓胸廓清术

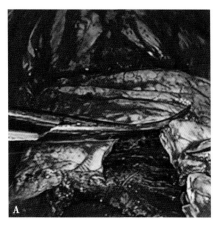
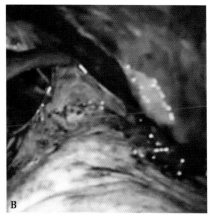

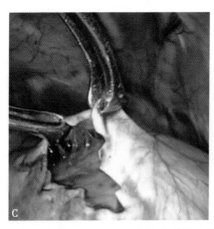
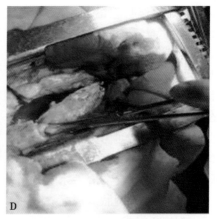

图 7-19　全电视胸腔镜下辅助小切口胸膜纤维板剥脱术

下的胸膜纤维板剥脱术的效果究竟如何？患者是否从中受益？相对于传统切口，它的优势在哪里？以上问题依然需要探索，进而形成专家共识。

　　　（曹羽钦　李鹤成　宋言峥　蒋良双　乔　坤
　　　　车　勇　石自力　石　磊　李洪伟）

第三节　基于结核病切口和手术方法改良的微创伤疗法

　　结核病外科的治疗方法是目前外科疾病手术方法最多的，总结近 100 年来各个部位的外科治疗方法，可概括地把手术方法分为病灶外切除法、病灶内清除法和病变混合清除法。病灶外切除法包括肺切除术、肾切除术、肠切除等，病灶内清除法包括骨关节结核病灶清除、淋巴结结核病灶清除、纵隔淋巴结结核病灶清除及肺结核空洞、曲菌球的病灶清除，病变混合清除法包括胸膜纤维板剥脱术、淋巴结结核病灶清除术、胸壁结核性脓肿等。

　　对肺结核而言，肺切除术是经典的外科治疗方法，但是由于大部分肺结核粘连严重，病肺切除术后余肺膨胀不良，遗留残腔，残腔的形成势必形成残腔积液，而残腔积液如处理不当，就会造成残腔感染，以致支气管胸膜瘘形成，有时需要 2～3 次手术才能治愈，使患者身心遭受了极大的创伤。对于肺结核来讲，肺切除术虽然没有胸廓成形术致畸、致残率高，但是其术后并发症依然较胸廓成形术更高，如出血、二次进胸、周围组织损伤、支气管残端瘘、结核播散等。

　　目前，微创外科技术已在全球广泛开展，结核病患者迫切希望能通过微创外科的方法治愈肺内难以吸收的病灶。但是对于肺结核，严重的粘连使得这种技术几乎无法施展，微创外科治疗（minimal traumatherapy）确实无能为力。因此，一种新的既能清除病变、达到肺结核治愈标准，又能使切口和病灶处理尽量创伤小的手术方法——"微创伤"疗法（图 7-20）应运而生，并逐渐得到患者的认可。

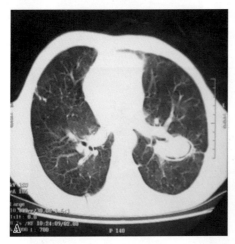
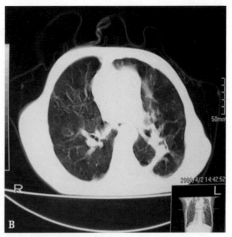

图 7-20　微创伤疗法
A. 左下肺曲霉球；B. 左下肺陈旧性结核肋间肌瓣填塞术。

肺结核微创伤疗法包括三个内容。

一、小切口或者电视胸腔镜下的肺结核球或局限性空洞肺切除术及脓胸廓清术

手术方法：腋中线第 8 肋间为进镜孔，腋前线和腋后线第 4、第 5 肋间分别为观察孔，探查无粘连后进行解剖性肺叶切除，或在小切口下胸腔镜辅助完成手术（图 7-21，图 7-22）。未包裹的结核性脓胸分别行脓胸廓清术及脏胸膜纤维板剥脱术。结核性脓胸早期也可以在内科胸腔镜下完成廓清术。

二、小切口开胸下的肺结核空洞、结核球、曲菌球病灶清除术和不经胸局限性脓胸病灶清除术

1. 肺结核空洞和结核球定点病灶清除术　术前 CT 定位，以距病变最近处为中心选择手术切口，长度为 8～10cm。沿相应肋间入胸，并游离带血管蒂肋间肌瓣备用。游离肺与胸壁的粘连，充分暴露病灶，打开空洞，即见大量干酪样结核肉芽组织或脓液（留取送结核分枝杆菌培养），用刮匙彻底刮除病灶，注意不要切除包裹病灶的纤维组织包膜（空洞壁），不要遗留病变。有些空洞不规则，有些呈窦道状，需仔细清除。试水后找到支气管瘘口，尽量从基底部分离、缝扎，将游离好的带血管蒂肋间肌瓣填入空洞内，间断重叠缝合，关闭残腔，最后一层用带有脏胸膜的肺组织缝合（图 7-23，图 7-24）。

2. 局限性脓胸和胸膜结核球定点病灶清除术　全身麻醉下施术，术前 CT 或 B 超定位，以距病变最近处为中心选择手术切口，长度以超过病灶大小为宜。术中患者采取哪种体位，定位时就取哪种体位。依次切开皮肤、皮下组织、肌肉层，直至肋骨，根据病变情况可将病灶外肋骨剪断或去除。显露病变，切开之，即见脓液流出，用刮匙彻底清除病灶，用双氧水、生理盐水、碘伏、酒精等反复冲洗。让麻醉师鼓肺，鼓肺后如残腔能充满

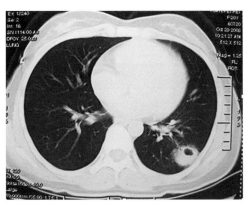
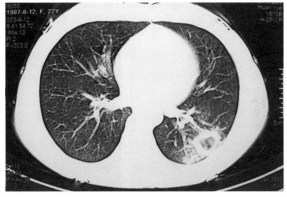

图 7-21　左下肺结核厚壁空洞，4 个月后出现局部播散，行电视胸腔镜辅助下左下肺切除术

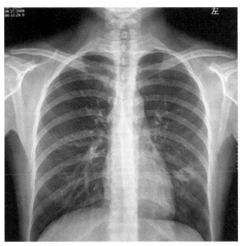
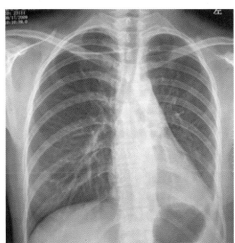

图 7-22　术前与术后对比

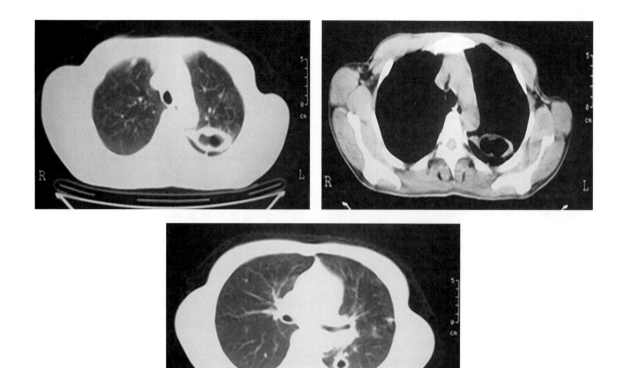

图 7-23　肺结核，2 个空洞，分别位于左上肺后段和下肺背段，余肺组织无病变，抗结核治疗 1 年，痰菌 3+。分别行空洞切开病灶清除 + 带血管蒂肋间肌瓣填塞术

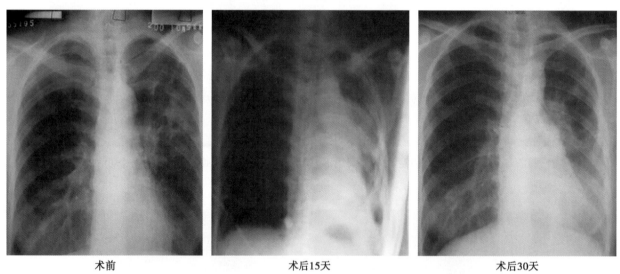

术前　　　　　　　　　　　　术后15天　　　　　　　　　　　　术后30天

图 7-24　术后 15 天、30 天复查胸部 X 线片和痰结核分枝杆菌，空洞消失，痰菌转阴。随访 10 年，未见复发

并消失，即置放引流管，逐层关闭切口；如果鼓肺后残腔不能充满，即可行局限性胸廓成形术压迫。有时也可以选择在局部麻醉下施术（图 7-25）。

外科在控制肺结核传染上具有不可替代的作用。痰结核分枝杆菌阳性是外科重要的手术适应证之一。按现代肺结核的治愈标准，术后痰菌消失或者转阴且如无明显手术并发症，手术应视为成功。至于肺部是否有残留病变、残留病变如何处理，业内争论不一。70 年前，结核病胸廓成形术因手术创伤太大、术后并发症过多而逐渐被肺切除术取代。而现在的标准开胸切口正逐渐被以电视胸腔镜为代表的"钥匙孔"手术所取代。但是，有一点需要明确的是，腔内的创伤如肺切除本身的创伤一点也不小。肺结核由于粘连严重，分离

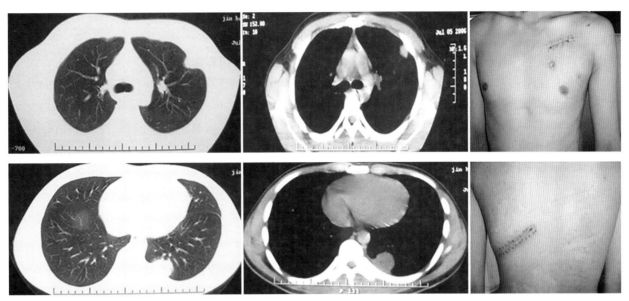

图 7-25　局限性脓胸和胸膜结核球定点病灶清除术

多发部位胸膜结核球，术前 CT 或 B 超定位、不开胸直视下结核病灶清除术＋局部萎陷术。

时出血多，限制了胸腔镜的使用。Yen 报道 123 例肺结核电视胸腔镜手术中，63 例成功在电视胸腔镜下完成了手术，60 例采取了中转开胸术式，也说明了当今以"钥匙孔"为代表的微创外科技术对于粘连严重、出血多的结核病变的处理难度很大。但是，以"电视胸腔镜"为代表的微创外科依然对患者、医师产生了很大的吸引力。因此，在当今形势下，在结核病外科治疗上，我们推崇"微创伤"治疗理念，这个理念不仅是指切口的微创，更重要的是对病灶处理的微创。这种微创伤处理的方法应不仅使术后痰菌转阴，病变消失，而且还能保留肺功能。这种技术不仅吸取了微创外科的治疗理念，同时采取和传统肺切除手术不同的术式，直视下进入病灶内，最大限度地清除病灶、保留肺功能。经文献搜索，尚未发现这种"微创伤"技术报道。从传染病的角度，肺结核的治疗目的是空洞闭合，痰菌转阴，不再具有传染性。外科只要也能达到这个目的，就说明是成功的。结核病外科治疗原则：尽可能切除结核病病变，最大限度地保留肺功能。"微创伤"的手术原则是在最大限度保留正常肺组织的情况下，尽可能地清除病变。因此，在外科关口前移的情况下，对于早期结核病变不再切除肺叶，而仅对结核病变进行定点清除。这些病变特别是耐多药肺结核在主病灶周边无明显卫星病灶的情况下，极适合行此定点病灶清除术。清除了主要病变，术前痰菌阳性的患者术后即可转阴；手术创伤小，恢复快，几无并发症，结核内科医

师、患者、家属都很容易接受。若选择合适的治疗对象，如至少 3 个月都局限稳定的病灶包括空洞、干酪性变、结核球，即可达到事半功倍的效果。

总之，肺结核的外科治疗并发症发生率长期以来居高不下，是内外科医师的共识，如何运用"微创伤"的方法，通过早期的诊断、药物的及早干预、外科的关口前移等，改变外科的治疗对象，使不可逆的局限的肺损害代替那些大块的、耐药的、顽固的病变作为外科处理对象，就能改变 70 年来肺结核术后并发症一直居高不下的状况。期盼由结核内科和结核外科共同主导的肺结核的微创伤治疗时代的来临。

根据以上理论，我们行电视胸腔镜下肺叶切除 8 例，其中 1 例中转开胸，1 例术后肺膨胀不良，造成上胸腔残腔积液，余 7 例肺复张满意；拔管时间最短 3 天，最长 10 天；术后第 2 天均可下床活动。电视胸腔镜下结核性脓胸廓清术患者 1 例肺完全复张，1 例复张不完全。小切口开胸下的肺结核空洞、结核球、曲菌球病灶清除术 29 例，无支气管胸膜瘘、结核播散、窦道形成等手术并发症，住院时间较常规术式明显缩短；术后下床早，术后呼吸、循环系统的恢复明显较肺切除患者快。术后引流量少，拔管时间平均 2～4 天。术前局限性慢性纤维空洞型肺结核合并痰菌阳性的 6 例患者，术后 5 例全部转阴，空洞消失，其中 1 例痰菌量明显减少。合并曲菌球 2 例患者，术后咯血停止。6 例不经胸局限性脓胸病灶清除术患者术后切口一期

愈合。全组患者均得到随访，随访 4 个月至 12 年，平均 6.2 年，未见复发及播散。研究表明，选择适当患者进行微创伤疗法效果是可行的，肺结核的外科治疗应逐渐向微创伤疗法转变。但是，大家应该注意，微创伤疗法实际上是一种不彻底的外科病灶清除疗法，它的成功基于敏感的抗结核药物应用、机体的修复能力和术者的精准操作，对于局限、孤立、边缘病变尤为实用，是一种小切口（未必是微创小切口）下的侵袭性轻、安全的手术方式。

对于粘连轻的肺结核患者，采用胸腔镜技术可以进行肺楔形切除术、肺段切除术以及肺叶联合肺段切除术。对于合并汇管区有钙化淋巴结嵌顿、血管与气管紧密粘连或者全胸膜腔致密粘连这些情况，仍然首选电视胸腔镜辅以微创小切口开胸手术或者开胸手术。胸腔镜手术切除治疗肺结核仍然仅适合那些经过高度筛选的患者。基于手术中可能遇到的粘连及汇管区处理困难，大部分学者认为结核病的胸腔镜手术应该由经验丰富的手术团队进行。

值得注意的是，目前结核病的术后疗效很难判定，如肺结核肺切除术后，其疗效标准尚没有统一，除细菌学要求阴转和无大的并发症（死亡、瘘形成、二次手术等）之外，还没有术后疗效的精准影像学评判，如残腔大小、肺部膨胀体积、胸廓塌陷情况等，大多是专家根据自身经验和患者临床信息来评估治疗效果。这些精准的影像学等评判标准尚需要我们努力去实现。此外，结核性脓胸可以在腔镜下或者腔镜辅助下小切口完成，但是如何和传统的手术方式进行比较，仍存在一些主观性，包括最近笔者审的一些文章，只是讲目前能在腔镜下完成胸膜剥脱手术，但是脓胸的表现是千差万别的，术后很难比较两者疗效。因此，判断疗效的标准还需不断总结并逐渐完善。

三、局部麻醉开胸术

临床上，某些肺部和胸膜疾病如肺结节病、不明原因胸膜增厚等需开胸活检方可明确诊断，但手术需要全身麻醉，其危险性高和操作难度大，且费用昂贵，许多患者不愿接受这种方法，以致丧失对疾病的诊断和治疗机会。因此，探索一种损伤小、花费少且安全的诊断和治疗方法，具有临床意义。

（一）适应证

1. 弥漫性胸膜病变。

2. 外穿型脓胸。

3. 弥漫性肺疾病。

（二）手术方法

1. 小切口开胸

（1）胸膜活检：取 3cm 左右的切口，依次切开皮肤、皮下组织后，用手触摸肋骨走向，顺肋骨方向切开胸壁肌肉直至肋骨骨膜外，尽量充分显露肋骨；在肋骨周围再次浸润麻醉，切开骨膜，用肋骨骨膜剥离子剥离骨膜约 2cm，剪断肋骨约 2cm。病变的胸膜位于剪断的肋骨下面，用手触摸时感觉组织较硬，有时颜色发暗，正常该部位组织软且颜色红润。确定病变部位后，再次对所准备切除的病变胸膜进行浸润麻醉，同时可试抽，观察有无液体或气体抽出，并向胸腔内注入少量麻醉药物，以减轻切开胸腔后胸膜对气体的反应，且估计切开深度。用尖刀片切除一小块全层病变胸膜，此时胸腔已敞开，形成开放性气胸状态，用手指间断堵塞漏口，让患者深吸气后憋气，此时观察患者情况，根据情况决定置管与否。有胸腔积液的患者可以用吸引器缓慢抽吸。

（2）弥漫性肺疾病活检：依据胸部 CT 选择切口部位，切口长约 5cm，顺肋间方向依次切开皮肤、皮下组织、胸壁肌肉，显露肋骨，自肋间肌肉中间切断肌肉进胸，止血，缝合肋间肌，不打结。用小开胸器撑开胸腔，用环钳将肺提出，找到活检部位，用大弯钳钳夹肺组织，切取肺组织，大小约 2cm×2cm×1cm，缝扎残面。结扎肋间肌肉，最后在鼓肺后打结，不放置胸管（图 7-26）。

2. 电视胸腔镜组 术前禁食、禁水 4 小时，进手术室前排空膀胱。对患者实施连续无创心电和血氧饱和度监测，肌内注射哌替啶 50mg、异丙嗪 25mg 及可待因 10mg；此后，让患者健侧卧位于手术台上，并予以面罩吸氧，按常规胸部手术消毒、铺巾。于患侧腋中、后线之间第 7 肋间用稀释 2 倍的 5% 利多卡因做局部浸润麻醉后，取长约 1cm 的切口，用直血管钳分离出一个进入胸膜腔的通道，随之插入直径为 10.5mm 的套管，拔出套管内芯，用一块棉垫堵住套管外口；在保持血氧饱和度无明显下降的前提下，间断放开棉垫，以使气体缓慢进入胸腔，使患侧肺塌陷。将末端剪有小口的乳胶手套的手指部套在套管外，然后插入电视胸腔镜，观察插管周围情况。根据病变部位，在胸腔镜监视和引导下选择另 2 个切口，用相同方法麻醉并戳入套管，并套上乳胶指套。处理胸膜腔粘连：若面积小的条索状粘连，用内镜剪刀边电灼边剪开；

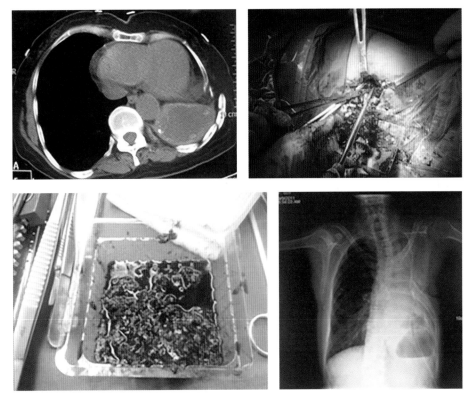

图 7-26 左肺结核，左全肺切除术后 30 年，左侧脓胸，肺功能差。局部麻醉下行脓胸清除引流术

若面积小的膜状疏松粘连，用内镜分离钳钝性分离；当粘连面积大、不易分离时，则转变为全身麻醉手术。

（1）诊断性胸腔镜（内外科胸腔镜）：对胸腔积液患者要吸尽胸腔积液，观察胸膜、膈肌、胸顶等，心包一般不易显示。如发现胸膜有结节样物，将结节周围浸润麻醉，切取活检。另外，也可以做一些简单的治疗，如吸引稀薄的脓液或者钳夹清洗坏死物质等（图 7-27）。

（2）治疗性胸腔镜：对已明确诊断的恶性胸腔积液患者或复发性气胸患者，术前确信肺可以膨胀后，可给予滑石粉胸膜固定术。方法同全身麻

醉下胸膜固定术。确定无活动出血后，在胸腔镜引导下放置 1 根胸腔引流管。

嘱患者咳嗽或经面罩加压给气，使肺逐渐膨胀。手术过程中，时刻注意患者氧饱和度的情况，如氧饱和度较低时，则停止手术操作，嘱患者咳嗽或让麻醉大夫用面罩加压给氧，待氧饱和度回升后再继续操作。

本组共 30 例，男性 21 例，女性 9 例；年龄在 30～77 岁。按手术方法的不同，将患者分为电视胸腔镜组和小切口开胸组。①小切口开胸组：16 例，其中局部麻醉下弥漫性肺疾病活检 3 例（间质性纤维化 2 例，Ⅱ型肺结核 1 例）；局部麻醉下胸膜活检

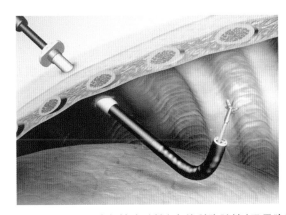
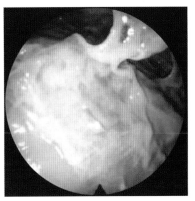

图 7-27 诊断性胸腔镜（内外科胸腔镜）吸尽胸腔积液，观察胸膜、膈肌、胸顶等

13 例，胸部 X 线均见有不同程度的胸膜增厚，弥漫性 10 例，局限性（不均匀胸膜增厚）3 例，均为单侧病变，左侧 7 例，右侧 6 例；13 例患者病程均超过 1 年，并且均在 B 超或 CT 引导下行胸膜活检，胸腔积液病理检查均未得到阳性结果。②电视胸腔镜组：14 例，其中诊断性胸腔镜诊断恶性胸腔积液 4 例，肝性胸腔积液 1 例；治疗性胸腔镜 10 例，其中恶性胸腔积液行胸膜固定术 8 例，复发性气胸行肺大疱切除和胸膜固定术 2 例。

（三）研究结果

1. 小切口开胸组 弥漫性肺疾病活检 3 例，其中间质性纤维化 2 例，Ⅱ型肺结核 1 例；胸膜活检 13 例，10 例为恶性肿瘤胸膜转移，1 例为淀粉样变，2 例为纤维增生样改变，无手术并发症和死亡。术中切除的病变胸膜为 0.5cm × 0.5cm × 0.3cm～1.5cm × 1cm × 0.5cm，标本最厚 1.5cm；10 例胸膜弥漫型增厚的患者切开胸腔后，在开放性气胸下对患者的呼吸影响较小，另外 3 例局限性壁胸膜增厚的患者在开放性气胸下，患者发生轻度咳嗽；1 例患者因未行全层胸膜切除，术后误诊为胸膜结核，再次剖胸探察证实为肺癌胸膜转移；胸腔引流管最长留置 5 天；开放性气胸状态时间 2～5 分钟。

2. 电视胸腔镜组（诊断性胸腔镜或者治疗行胸腔镜） 14 例中除 1 例因发现胸腔内有致密粘连而转行全身麻醉开胸手术外，其余均在局部麻醉下完成。诊断性胸腔镜诊断的 4 例恶性胸腔积液患者经电视胸腔镜发现胸膜转移结节，取活检确诊。治疗性胸腔镜 10 例，其中 7 例恶性胸腔积液患者和 1 例肝性胸腔积液均在局部麻醉下经电视胸腔镜行滑石粉胸膜固定术。肝性胸腔积液 1 例经电视胸腔镜发现胸膜弥漫性水肿，未见胸膜结节，结合病史诊断为肝性胸腔积液；治疗性胸腔镜中 2 例为复发性气胸患者，1 例为尘肺患者合并气胸，1 例为单纯肺大疱，2 例均用一次性切开缝合器切除肺大疱，并用滑石粉行胸膜固定术。

手术期间，两组患者的血压、脉搏及氧饱和度均在正常范围内，两组患者术后用麻醉性镇痛药物 1 例，余均用消炎镇痛药后缓解。无围手术期并发症和死亡；术后住院时间为 2～5 天，随访 1～6 个月，未见远期并发症。

在局部麻醉下，利用人工气胸（闭合和开放性两种），只要术中保持患者纵隔的稳定，完全可以完成某些胸膜肺疾病的诊断和治疗。其原理可能是由于肺组织通过自身缺氧性肺血管收缩的调节作用，可保持血氧饱和度不低于正常范围。同时，选择不同患者分别在开放性气胸状态下和闭合性气胸状态下操作，安全系数增加，若对胸膜不增厚的患者如气胸、胸腔积液等患者在闭合性状态下操作，对心肺、纵隔不会产生太大的影响；而对于胸膜增厚的患者特别是壁胸膜增厚的患者，即使开放性气胸状态下，对心、肺、纵隔的影响也不大。另外，我们在临床实践中，发现 VATS 切除肺周围型小结节病灶以明确诊断或进行治疗是最佳方法已无争议。随后，我们分析了双腔插管全身麻醉 VATS 肺楔形切除时的消耗费用构成比，发现高昂医疗费中的 1/5～1/4 为麻醉费，不难想象，若能在局部麻醉下实施 VATS，无疑是减少 VATS 费用的最佳途径。

1997 年，日本 Nezu 在局部麻醉和镇静剂下用电视胸腔镜专用器械——直线切割缝合器，完成 34 例自发性气胸患者的肺大疱边缘切除，术中及术后患者血流动力学稳定，血气分析正常，34 例患者中 3 例出现了轻微的并发症（漏气），治愈率为 91%，与全身麻醉组相比，并发症少，住院时间短；Mukaida 在 1998 年在局部麻醉和连硬外麻醉下，对 4 例高危难治性气胸患者进行手术治疗，这 4 位患者年龄分别是 67 岁、72 岁、76 岁和 77 岁，术前诊断分别是疱性肺气肿，双侧肺大疱；术前 PaO_2 分别为 64.3mmHg、74.6mmHg、52.0mmHg、47.5mmHg，但术后的 PaO_2 均没有明显的变化；说明局部麻醉下开胸手术是可行的。国内李简等在局部麻醉下分别完成胸膜活检、肺肿物切除、肺大疱的结扎，术中没有死亡病例和严重并发症；王生满等在局部麻醉下经电视胸腔镜行包裹性脓胸引流及纤维膜剥脱，说明患者可耐受局部麻醉下的开胸手术。2004 年，新加坡的 Lee 对那些不能耐受全身麻醉下开胸手术的老年气胸患者实施了局部麻醉下的滑石粉胸膜固定术，疗效满意，达到和全身麻醉下手术同样的效果。

我们体会，术中保持纵隔的稳定是首要原则。本组弥漫性肺疾病和增厚的胸膜病变主要采用小切口技术开胸，而对于胸膜增厚的患者，因其是密闭的胸腔，脏胸膜、壁胸膜均增厚，开胸后纵隔不会发生摆动，切取标本非常容易。但对于局限性胸膜增厚患者的胸膜活检和弥漫性肺疾病的肺活检，因为是在开放性气胸状态下操作，术中纵隔容易发生摆动。我们的方法是术中要注意间断开放和闭合胸腔，使患者逐渐适应，然后迅速切取胸膜和病变肺组织，面罩加压鼓肺关闭胸腔。在诊断性和治疗性胸腔镜中，我们采取的方法是将滤过的气体徐徐送入胸腔，然后封闭切口处，使气体不易跑出，达到了闭合性气胸状态，这样就可在稳定的纵隔状态下进行操作。

选材和准确的定位也是活检成功的关键。闭合性气胸状态下，在电视胸腔镜的照明下，对胸膜转移性结节，我们选取那些突出胸膜表面的、呈灰白色的结节，这种结节的阳性诊断率高，易获得满意效果。开放性气胸状态下的局限性胸膜活检，术前准确定位更为重要，传统的 B 超定位仍比较有优势，B 超能直观地探明病变胸膜的范围并给予标记，我们的经验是 B 超定位比 CT 定位更为准确，特别是在局限性胸膜增厚的患者中。

所取标本的阳性诊断率高。本组报道的 16 例增厚的胸膜和弥漫性肺疾病者有 15 例得到了确诊，确诊率达 94%，误诊的 1 例如能取全层病变的胸膜，确诊率可达 100%，此效果完全可与全身麻醉开胸活检相比。因此，我们的经验是，经皮肺穿刺或胸膜活检未取得阳性结果的胸膜增厚和弥漫性肺疾病是局部麻醉下开胸比较好的适应证；而且患者花费少，符合我国国情，患者能够接受。总之，局部麻醉下开胸可完成肺、胸膜活检术，该方法经济、微创、对麻醉要求低，阳性率高，利于临床普遍开展。注意，这种方法的风险性也不可低估。

此外，对于一些外穿型脓胸患者，如不能耐受全身麻醉手术，也可在局部麻醉下行脓胸病灶清除术。术前 B 超和 CT 精准定位，确定胸壁脓肿与脓腔的关系。术中麻醉药充分，保证切开脓肿壁时患者可基本耐受，一旦进入脓腔，患者的疼痛感就会降低。因为脓腔是封闭的，打开脓腔并不会导致纵隔或者肺脏膨胀受影响。术中清除时尽量用卵圆钳夹住坏死物质取出，然后反复冲洗残腔，必要时可用电刀电凝止血。术中冲洗时，让患者咳嗽，防止有支气管胸膜瘘存在，以免冲洗时进入肺脏导致呛咳窒息。

（宋言峥　朱益军　王　琳　万来忆　李蕾蕾）

第四节　脊柱结核的微创外科治疗

一、电视胸腔镜下胸椎结核的微创治疗

电视胸腔镜技术应用于胸椎结核的手术治疗，已从简单的脓肿穿刺、切开引流、病理活检发展到胸椎结核病灶清除及内固定重建，其发展经历了两个阶段：标准"钥匙孔"胸腔镜技术与辅助小切口技术。胸腔镜辅助小切口技术兼具备内镜手术的微创优势和开放手术的操作便利，可较方便、快捷地达到彻底清除结核病灶和获得可靠的内固定重建的目标，可弥补标准"锁孔"胸腔镜技术的不足。这和胸外科的全腔镜手术和小切口手术是一样的，都是微创手术的代表。

（一）手术适应证和禁忌证

1. 适应证　①较大而不易吸收的寒性脓肿；②明显的死骨或空洞；③经久不愈的窦道；④脊髓、神经受压的症状、体征；⑤脊椎骨或椎间盘严重破坏，并影响脊柱稳定性；⑥非典型性结核诊断性活检。

2. 禁忌证　①患者其他脏器有活动性结核或严重疾病伴功能不良；②全身中毒症状重，伴严重贫血，不能耐受手术；③抗结核药治疗无效，并产生耐药性；④不能耐受单肺通气，有慢性阻塞性肺疾病或肺间质纤维化，肺功能第 1 秒呼气量（FEV_1）小于 1 000ml 者；⑤肝、肾功能不全，糖尿病，凝血功能障碍者；⑥严重心绞痛发作者和近 3 个月内发生急性心肌梗死者，全心衰竭心功能Ⅳ级者和严重室性心律失常者；⑦欲手术区既往有手术史或脓胸病史，严重胸膜粘连，各种原因所致气管支气管严重畸形者；⑧年龄过大或过小而不能耐受手术者。

（二）麻醉和体位

电视胸腔镜手术（video-assisted thoracic surgery, VATS）需采用双腔气管插管，进行非术侧的单肺通气和术侧的肺塌陷以助手术野显露。麻醉满意后，患者侧卧于手术台，主要病变侧向上。病变节段部位垫高，头侧和髋部放低，术侧上肢屈曲 90°外展固定，以利手术区肋间隙张开便于手术操作。髋和肩部固定于手术床上，防止术中体位变动影响对病灶的处理和螺钉置入。患者略向前倾以使塌陷肺远离胸椎，便于操作。

（三）手术入路选择

1. 标准"锁孔"VATS 手术　消毒、铺无菌单同常规开胸手术。术者及助手均位于腹侧，电视监视器放置于背侧下方。按以下原则置入套管和器械操作：①套管必须远离病变部位以获得良好视野，并可为操作器械提供空间。②避免套管通道间距离太近而造成器械操作的互相干扰。③器械和摄像头应面对病变方向。④可以通过肋骨的计

数来进行椎体定位或通过腋中线插入克氏针进行透视定位。⑤器械的进出及手术均在摄像监视下进行。首先在第6或第7肋间腋中线做一个15mm切口，逐层切开、分离至胸腔，作为胸腔镜摄像头的进入孔，在胸腔镜引导下用腔镜组织分离钳或电凝钩分离、切断胸膜粘连，使术侧肺充分萎陷，以提供良好手术空间。⑥根据病变部位决定操作切口、光源切口、吸引切口的定位（图7-28）。

2. 小切口VATS手术 麻醉、体位、手术人员和监视器所处位置同"锁孔"技术，根据病变部在上、中胸段或下胸段，分别在摄像头进入孔头侧或下方1～2个肋间隙病变所对应处腋后线做一个3.5～5cm切口，用显微窥器撑开作为操作、抽吸通道。进入胸腔后的显露及病灶清除等方法与"钥匙孔"技术相同。

（四）手术技术要点

1. 组织分离及止血 进入胸腔后，将萎缩的肺叶向前方牵开，显露椎体、后胸壁。胸腔镜下的组织分离方法有如下几种：

（1）钝性分离：

1）手指分离法：主要用手指分离粘连胸膜，其特点为手感好、安全性高。

2）剥离器分离法：胸腔镜组织分离器包括分离钩、分离钳、剥离器等，对神经、血管的分离具有快速、安全特性。

3）分离钳分离法：内镜组织分离钳是常用分离器械，可以对神经、血管及不同组织进行精细分离。

4）"花生米"剥离子分离法：开胸用的"花生米"剥离法同样可用于VATS手术。

5）圆钝吸引器头分离法：用圆钝吸引器头分

离既可吸净创面出血、积血和积液，保持分离面清楚，又可加快剥离速度和准确性。

（2）锐性分离：胸腔镜剪是锐性分离主要器械。胸腔镜剪刀形状、大小有各式各样，在分离时可及时电凝小血管而不需更换器械，可加快分离速度，增加安全程度，但反复电灼会导致刀刃变钝。

（3）单极和双极电刀分离：其特点是分离速度快、止血效果好，方法安全、可靠。腔镜下用的电凝止血器械有电刀铲、电刀钩、抓钳、分离钳、剪刀等，多数器械为单极电凝。使用时要保证绝对绝缘，注意调整输出功率以免烧灼时出现意外。双极电凝器是目前较安全的电凝止血方法，但电凝时烧焦的组织使层次模糊，解剖结构不清，影响进一步分离。

（4）超声刀分离：超声刀的应用原理是通过特殊转换装置将电能转化为机械能，经高频超声震荡使所接触组织细胞内水气化，蛋白氢键断裂，组织被凝固后切开。其优点是切割时产生的烟雾少，对周边组织热辐射小，适合游离非致密粘连病变和组织，是微创外科不可缺少的止血器械。

（5）电凝吸引器分离：兼具电凝止血和吸引功能，是不可多得的用于分离组织、游离粘连的特殊器械，分为开放手术和微创手术两种。

（6）施夹器完成钛夹止血：适合中、小血管止血的常用器械。术中根据血管粗细、组织多少选择适合型号，不适合的型号会影响止血质量，甚至脱落。

2. 肋间血管的处理 肋间血管的妥善结扎、切断是保证手术安全、顺利进行的基本要求，否则可导致术中、术后的大出血。术中在椎体侧方中部将肋间血管游离，用电凝钳凝切或止血钛夹双

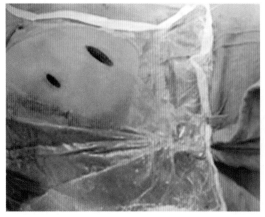
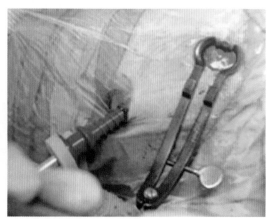

图7-28 标准"锁孔"VATS手术切口

重结扎后切断。而在脊柱结核病变中，由于椎旁脓肿形成及炎症反应，往往难以清晰显露肋间血管，可依肋骨头方向延伸估计肋间血管位置，然后在相应部位用电凝钳凝切。注意勿在椎间孔处电凝，以防脊髓缺血性损伤。

3. 病灶清除及内固定重建

（1）病灶清除：胸腔镜引导下用腔镜组织分离钳或电凝钩分离、切断胸膜粘连，使术侧肺充分萎陷，以提供良好手术空间。沿纵轴方向切开脓肿表面壁胸膜分离后，用组织分离钳、电凝钩将脓肿壁纵行切开以扩大暴露病椎（图7-29）。脓肿壁切开扩大时注意分清椎体表面的节段性肋横动、静脉，通常该血管位于椎体中央表面，但在脊柱结核时，可能被脓肿推向表面与脓肿壁粘连，误伤可导致大出血而影响手术进行。在远离椎间孔部位、椎体中央，用钛夹双重结扎节段性肋横动、静脉。用刮匙、髓核钳将坏死椎间盘、死骨及炎性肉芽组织去除。脊髓减压时，先将病变处肋骨头用骨刀或磨钻切除，显露椎弓根并用枪状咬骨钳去除以显露椎管、硬膜囊（图7-30）。

（2）内固定重建：稳定性重建可以采用自体三面皮质髂骨或以自体骨填充的钛网植入，但后者不适合年龄大、有明显骨质疏松和骨缺损相邻面终板皮质骨不完整的病例。量取椎间骨缺损长度，取相应长度骨骼或钛网嵌入骨槽中。透视位置良好后，在上、下椎体侧方正中钻孔并安置脊柱前路钛板。椎体切除时，须先确定椎管前壁部位，小心切除脊髓前方骨性和椎间盘组织，刮除脊髓前方骨性和椎间盘组织时，切勿向脊髓方向操作，严防脊髓损伤。椎体螺钉的安装最好在C臂透视下进行，以保证固定长度和植入方向的正确（图7-31，图7-32）。

（3）组织切除与取出：无论被切除组织的大小，均需取出。VATS手术切口较小，直径小于3cm的良性非感染组织可以直接从操作口取出，直径大于3cm组织放在特制标本袋取出。

（4）多节段病变不稳定和后突畸形的处理：对于多节段病变不稳定和后突畸形的患者，单纯VATS手术难以取得满意疗效。可通过后路内固定达到畸形矫正和稳定融合，并结合VATS手术完成前路病灶清除和稳定性重建。

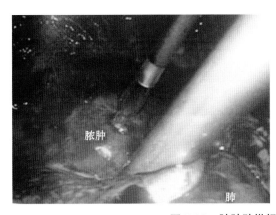
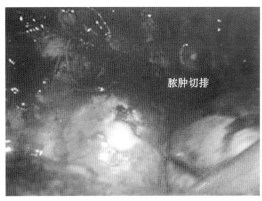

图 7-29　**脓肿壁纵行切开以扩大暴露病椎**

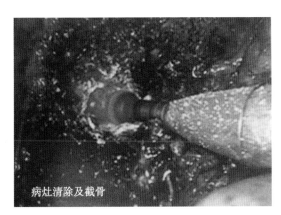
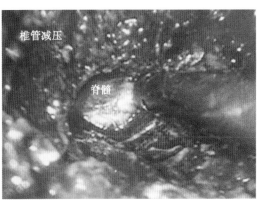

图 7-30　**显露椎弓根并用枪状咬骨钳去除以显露椎管、硬膜囊**

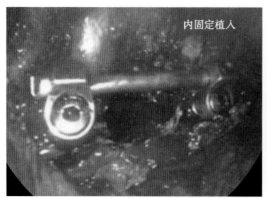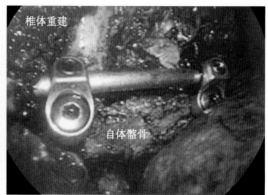

图 7-31　内固定重建

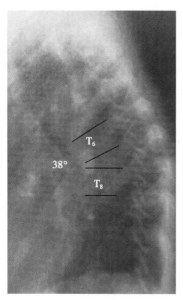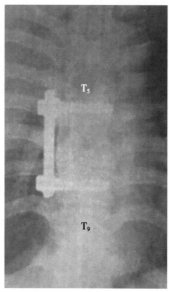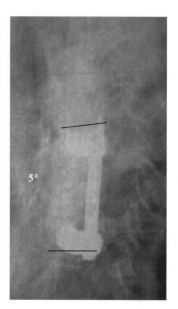

图 7-32　术后 X 线片

（五）术后处理

1. 术毕，放置胸腔闭式引流管。当每天引流低于 50ml，肺复张后拔除引流管。

2. 术后除继续使用抗结核药物联合化疗外，需使用有效抗生素。抗结核药物使用时间需遵循结核药物治疗的疗程规定，定期复查肝肾功能和红细胞沉降率。

3. 定期影像学检查（即时和术后 3 个月、6 个月、12 个月），了解脊柱稳定和疾病愈合情况。

4. 术后卧床时间根据脊柱稳定情况、有无椎间植骨融合及内固定方式的可靠性综合决定。

总之，电视辅助胸腔镜手术是现代微创脊柱外科治疗发展的一个方向，是传统开放手术的一个有益的、必要的补充，是一种比传统开胸手术具有更小的切口、更佳的内环境稳定、更小的全身和局部反应、更快的组织愈合、更短的康复时间和更好的心理反应的微创手术技术。

二、腹腔镜下腰椎结核的微创伤治疗

1991 年，Obenchain 首先报道了 1 例腹腔镜（laparoscopy）下 $L_5 \sim S_1$ 椎间盘摘除术。Zuckerman 等 1995 年首次报道了 17 例腹腔镜下前路 $L_{4 \sim 5}$ 或 $L_5 \sim S_1$ 椎间 BAK 融合术。随后，腹腔镜腰椎外科已由单一、简单病种的治疗走向多元、复杂病种的治疗，腹腔镜与小切口技术结合的微创手术弥补了早期闭合腹腔镜腰椎手术的不足及技术局限，进一步扩大了腹腔镜腰椎外科技术的应用范围。

（一）适应证和禁忌证

1. **适应证**　①较大而不易吸收的寒性脓肿；②明显的死骨或空洞；③经久不愈的窦道；④脊髓、神经受压的症状、体征；⑤脊椎骨或椎间盘严重破坏，并影响脊椎稳定性。

2. **禁忌证**　①患者其他脏器有活动性结核或严重疾病伴功能不良；②全身中毒症状重，伴严重贫血，不能耐受手术；③抗结核药治疗无效，并产生耐药性；④年龄过大或过小不能耐受手术；⑤过度肥胖、多节段严重病变、手术区既往有手术史，局部严重粘连。

（二）手术方式及路径

内镜辅助下腰椎前路手术起源于普外科的腹腔镜手术。和电视胸腔镜不同，腹腔镜辅助下腰椎前路手术入路主要分为：①经腹腔：气腹式、非气腹式；②经腹膜后：充气式、非充气式、内镜辅助下小切口技术。

1. 气腹经腹腔途径

（1）手术通道建立：患者取头低脚高体位，使小肠及腹内脏器向头端移动。骨盆及腰椎下方垫枕以保持腰椎前凸位。在腹壁做 4 个 5～18mm 切口。首先在脐下一横指做第 1 个 10mm 切口（腹腔镜通道），放置 10mm 套管，并注入 CO_2 气体，使腹腔获得满意充盈后，通过套管插入 3D 腹腔镜；在腹腔镜监视下于两髂前上棘内 2、3 横指处，做第 2、3 个 5mm 切口，并插入 5mm 套管，作为吸引器、牵开器进入或组织分离用通道。在脐与耻骨联合中点做第 4 个 15～18mm 切口，经此插入相应直径的套管，作为椎间盘切除和椎间融合的工作通道。用特殊抓持器械将小肠牵拉向上腹部，术中需认清腹主动脉分叉处，工作通道建立在下腹正中线附近，位置根据欲手术的部位而定（图 7-33）。

（2）$L_5 \sim S_1$ 椎间隙的显露：辨认腹主动脉分叉处，在其下方纵行切开后腹膜，钝性分离即可显露 $L_5 \sim S_1$ 椎间隙及骶正中血管，钳夹分离骶正中动、静脉，向两侧分离牵开髂动、静脉。解剖分离时应避免暴力，避免使用电凝以防止发生男性逆向射精。

（3）$L_{4 \sim 5}$ 椎间隙的显露：操作过程与 $L_5 \sim S_1$ 椎间隙显露相似，但需术前经 CTA 精确定位以帮

助识别腹主动脉分叉的部位。如腹主动脉分叉在 $L_{4 \sim 5}$ 椎间隙水平上方，以上述相同方法进行分离即可显露 $L_{4 \sim 5}$ 椎间隙。但在绝大部分病例中，腹主动脉分叉处位于 $L_{4 \sim 5}$ 椎间隙或其下方，此时需首先辨认髂动、静脉，节段性动脉和腰升静脉也应被确认、钳夹并分离。由于主动脉和腔静脉跨越脊柱右侧，如欲获得 $L_{4 \sim 5}$ 椎间隙的充分暴露，上述处理血管的步骤非常重要。

2. 气腹经腹膜后途径

（1）手术通道建立：患者取右侧卧位，于腋后线肋脊角尾侧 4cm 处（第 12 肋尖端处）做一个切口，钝性分离三层腹壁肌，切开腹横筋膜，分离腹膜后间隙，沿第 12 肋可达脊柱。经该切口在腹膜后间隙置入气囊，注入生理盐水 300ml 以扩张腹膜后间隙。排出盐水，取出气囊，换 10mm 套管置入，放置腹腔镜。向腹膜后间隙注入 CO_2，维持气压 8～10mmHg，在原切口尾侧腋中、腋后线上再置入 2 个 5mm 套管，放置牵开、剥离器械，向中线牵开腹膜及腹腔内容物后，显露相应椎体及椎间盘（图 7-34）。

（2）椎体和椎间盘显露：经观察通道用腹腔镜观察腰大肌、腹主动脉、下腔静脉、肾脏、输尿管、腹膜腔内容物；在腹腔镜引导下，钝性分离腹膜后脂肪，在腰大肌和腹主动脉之间的间隙进行分离达病变部位，保护好输尿管及从腰大肌内缘穿出的腰神经丛，并向两侧牵开腰大肌和大血管，用钛夹结扎显露节段腰椎动脉并切断，显露手术区椎体、椎间隙。

3. 非气腹经腹腔途径 Albert Chin 首先将腹壁提升装置应用于腹腔镜辅助腰椎前路手术，作为气腹的替代。该装置扇形提拉器在关闭状态下经 15mm 的腹部小切口置入腹腔，然后张开，与扇

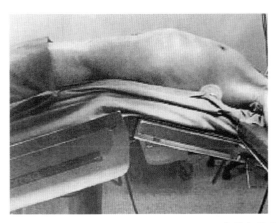
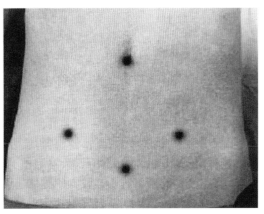

图 7-33 气腹经腹腔途径的体位和切口

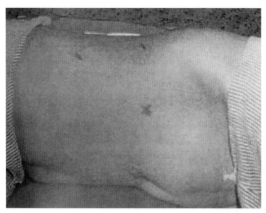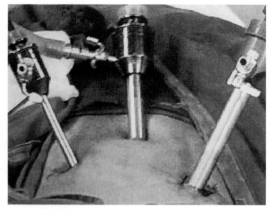

图 7-34 气腹经腹膜后途径的体位和切口

形提拉器连接的液压动力装置垂直提拉腹壁，以获得手术操作空间。其余通道的建立均与前述气腹腹腔镜手术入路类似。术中无须气体密闭装置，手术过程中可以使用常规器械和置入物。在置入扇形提拉器之前，可用手指经脐下切口伸入腹腔探查有无腹腔内粘连存在，若有疏松粘连，则可顺便予以钝性分离。提拉器在闭合状态朝向手术野置入腹腔，再由其"根"部插入连为一体的套管和腹腔镜，直视下确保其未误伤腹内脏器（小肠或大网膜）后，在手术野上方展开扇页、锁定并调整好角度，然后将提拉器固定于液压机械臂上，调整提拉力量以免过度牵拉腹壁，拉起腹壁显露好于术野上方的空间。辅助通道在腹腔镜直视下建立，工作通道的位置依手术部位而定，辅助通道是刚性或可弯曲的无阀装置，通过可弯曲的辅助通道可以放入长弯钳、直角钳、长弯剪等常规开腹手术器械。暴露椎体及椎间隙的方法和建立气腹经腹腔途径类似（图 7-35）。

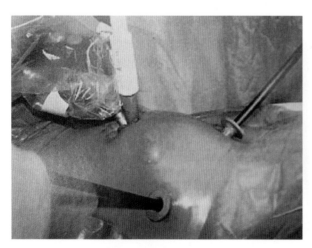

图 7-35 非气腹经腹腔途径的体位和切口

4. 非气腹经腹膜后途径 患者取仰卧位或右侧卧位，左胁腹部下垫沙袋。腹部做 2 个切口，左侧腹部切口置入分离气囊和腹腔镜，位置在腋前线上第 11 肋与髂嵴连接中点处，第 2 个切口位于腹正中线附近，位置由需手术的椎体位置决定。左侧腹部切口长约 15mm，分离腹侧壁肌肉，钝性分离腹外斜肌、腹内斜肌、腹横肌，显露腹膜外脂肪组织，也可用手指进行辅助的钝性分离。自切口内放入椭圆形的分离气囊至腹膜后间隙处，同时从气囊中央插管处放入腹腔镜，经气囊内充气，随着气囊的膨胀可以逐渐在镜下看到腹膜的轮廓及腹膜从腹前壁内侧剥离的情况。需持续分离使腹膜及腹内脏器移至近中线位置，以便能放入前方的工作通道。腹膜后间隙暴露、腹膜自腹前壁内表面剥离后，从左胁腹部切口放入 10cm 长扇形提拉器，在腹腔镜直视下张开扇臂，将扇形提拉器连接于液压机械臂上，通过提拉腹壁扩展操作空间。特制的气囊牵开器可经左侧腹部或前腹壁的工作通道置入腹膜后间隙，充气后用来帮助牵开腹膜及腹膜内脏器。工作通道建立于前腹壁中线旁约 2cm 做一个长约 12mm 的伤口，位置取决于需显露的病变部位或椎间隙水平。切开皮肤，显露并切开腹直肌前鞘，向外侧牵开腹直肌，显露并切开腹直肌后鞘，在中线附近可见腹膜及其内容物，如果分离气囊不能提供充分暴露，也可用手指进行钝性分离，以帮助将腹膜从腹壁内侧剥离。腹膜内包裹小肠，可用扇形牵开器牵开，如有必要，还可以从工作通道置入气囊牵开器辅助操作。之后，其余步骤与前述的经腹膜途径类似。需要注意的是，必须显露大血管，是否分离或牵开这些血管取决于需显露的椎间隙水平。$L_5 \sim S_1$ 椎间隙在腹主动脉分叉下显露，而 $L_{4\sim5}$ 椎间隙及附近水平需向脊柱右侧牵开腹主动脉及下腔静脉。经皮穿刺的 Steinmann 针可用于保持大血管的牵开状态，手术中应注意辨认并保护大血管和输尿管以防止损伤，交感和副交感神经丛在大血管前方向上延伸。如分离显露多个椎体，还需钳夹相应的椎体节段性血管，在 $L_{4\sim5}$ 水平还应辨明、钳夹髂腰静脉。常规的腰椎间盘切除和终板的处理可通过工作通道施行，切骨术和不同型号的刮匙均可在工作通道内应用（图 7-36）。

5. 内镜辅助下小切口入路　在内镜辅助下，可以仅用一个小切口完成腰椎前路手术。通过一个单独的通道置入普通内镜，也可通过小切口处置入新型可折弯内镜（图 7-37）。

（1）适应证：①较大而不易吸收的寒性脓肿；②明显的死骨或空洞；③经久不愈的窦道；④脊髓、神经受压的症状、体征；⑤脊椎骨或椎间盘严重破坏，并影响脊椎稳定性。

（2）禁忌证：①患者其他脏器有活动性结核或严重疾病伴功能不良；②全身中毒症状重，伴严重贫血，不能耐受手术；③抗结核药治疗无效，并产生耐药性；④年龄过大或过小不能耐受手术；⑤过度肥胖、多节段严重病变、手术区既往有手术史，局部严重粘连。

（3）手术体位及路径：根据病变部位的不同选择左侧或右侧 45° 仰卧位。对胸腰段病变手术，需进行胸 - 腹腔镜联合手术的病例则采取单肺通气全身麻醉，取侧卧位。

1）充气式经腹膜后腹腔镜结核病灶清除手术：应用于 $L_{1\sim5}$ 单纯椎间隙破坏、腰大肌寒性脓肿

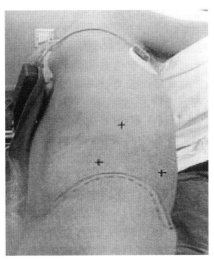
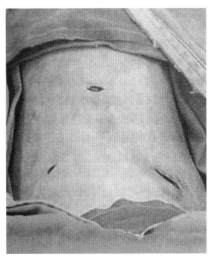

图 7-36　非气腹经腹膜后途径的体位和切口

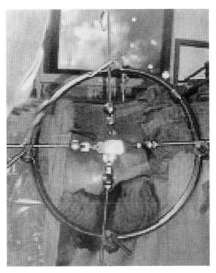
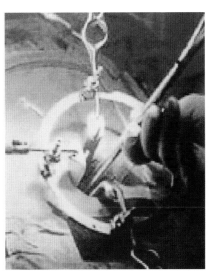

图 7-37　内镜辅助下小切口入路的体位和切口

的病灶清除而无须脊柱稳定性重建病例。其于术通道建立和腹膜后结构的分离显露参照气腹式经腹膜后腹腔镜腰椎手术技术。

2）胸-腹腔镜联合结核病灶清除术：用于胸腰段结核和下胸椎结核合并腰大肌脓肿病例。首先在胸壁腋前线第7、第8肋间做一个10mm的胸腔镜观察孔，再在 $T_{11\sim12}$ 椎体对应胸壁做一个20mm的切口达胸腔，作为下胸椎固定的手术操作口。在第12肋下缘 L_1 相应腹壁表面做一个3～4cm的斜切口，需进行脊柱前路重建的病例则采取腹腔镜辅助小切口手术，该术式首先须在电视X线机透视指示下，在病变椎体所对应腹壁，逐层切开皮肤、皮下组织、腹外斜肌筋膜，分离腹内斜肌、腹横肌至腹膜，将腹膜向前推开，显露 $L_{1\sim2}$（图7-38）。

3）腹腔镜辅助腹膜后小切口腰椎结核病灶清除及重建术：适用于 $L_{2\sim5}$ 结核手术。腹膜后间隙分离满意后，将腹膜、输尿管、卵巢或精索血管向前推开。显露腰大肌脓肿，经穿刺证实后，纵行切开腰大肌进行脓肿引流，用吸引器吸尽脓液，并将干酪样物质和肉芽组织等刮除。在脓肿壁内侧找到通向病灶的瘘孔，该处常有白色脓栓堵塞，多数瘘孔直通病灶。但少数瘘孔曲折而不直接与病椎相通，这样可借助术中电视X线机确定病灶位置，从脓肿内外寻找骨病灶。辨认椎体表面的节段腰动、静脉，经双重结扎后切断。以病椎为中心，向上、下及前、后剥离骨膜，充分显露病变椎体和椎间盘，以髓核钳、刮匙骨刀彻底清除死骨、干酪样坏死组织及坏死椎间盘。若骨缺损较多而影响脊柱稳定性，则取自体髂骨做椎间植骨融合，并在椎体侧方以钉棒或钉板系统内固定。如前路固定困难，则同期进行后路椎弓根内固定（图7-39）。

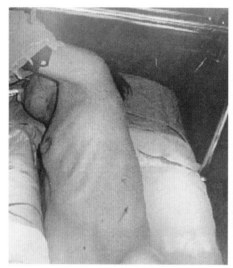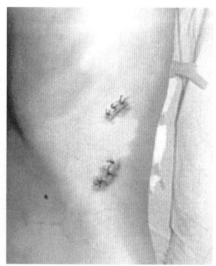

图7-38　胸-腹腔镜联合结核病灶清除术的体位和切口

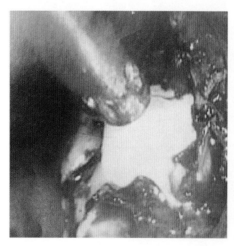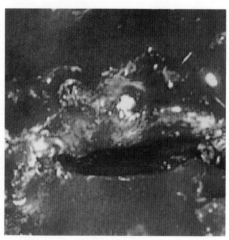

图7-39　腹腔镜辅助腹膜后小切口腰椎结核病灶清除及重建术

（三）术后处理

术后除继续使用抗结核药物联合化疗外，需使用有效抗生素消炎。抗结核药物按疗程使用并根据药物敏感性情况调整，定期复查肝肾功能和红细胞沉降率。定期影像学检查（术后即时和术后3个月、6个月、12个月），了解脊柱稳定和疾病愈合情况。术后卧床时间根据脊柱稳定情况、有无椎间植骨融合及内固定方式的可靠性综合决定。

（吕国华　郑召民　宋言峥）

第五节　关节镜下关节结核病变清理术

一、概论

膝关节、髋关节、肩关节、肘关节以及踝关节结核可通过关节镜（arthroscopy）进行结核病变清理，其适应证为结核性滑膜炎或者全关节结核。

其病理特征如下：

1. 滑膜　结核感染早期滑膜表层充血、水肿，形成结核性肉芽组织肉芽肿和血管翳，关节内可见瓜子仁样或米粒样纤维素沉积物，慢性期由浅红色变为暗红色，滑膜绒毛呈鹅卵石状，后期滑膜已完全受结核性肉芽组织的破坏，无滑膜结构，纤维组织增生而肥厚变硬，表面粗糙灰暗，有干酪样物沉着。

2. 软骨　单纯结核进一步发展，滑膜病变的肉芽组织由关节软骨面的边缘侵入，在软骨下潜行扩散，软骨与软骨下骨潜行剥离，软骨下骨表面有脓性肉芽组织附着，漂浮的软骨面因挤压皱缩、变形，可长时间保留，较少完全被溶化消失。

3. 骨组织　结核性肉芽组织经关节边缘非持重部位周围逐渐侵蚀骨组织，形成局灶性骨破坏，与关节腔相通，骨破坏区内充满结核性肉芽组织或干酪样物（图7-40）。

二、各大关节结核关节镜下治疗

（一）膝关节结核的关节镜治疗

1. 主要手术指征　为结核性滑膜炎。

2. 体位　平卧位。

3. 手术技巧

（1）膝关节前室和内外侧关节间隙清理：交替从高位前外侧入路和标准前内侧入路插入刨刀，清理髁间凹，切除前、PCL表面的滑膜组织和后纵隔的最前侧部分。切除膝关节前室和内外侧关节间隙所有病变滑膜组织。如果软骨已与软骨下骨分离，行软骨层的清除。

（2）膝关节后室清理：

1）膝关节后内侧室初步清理：先屈膝60°，将关节镜镜头从高位前外侧入路插入膝关节前室，随后经PCL和股骨内髁间隙插入后内侧室，再屈曲膝关节至90°以上以扩大膝关节后室，在关节镜监控下作标准后内侧入路（膝关节后内侧角，关节线上1cm）。从该入路插入刨刀，进行后内侧室初步清理，包括后纵隔的内侧面。后内侧室后壁的清理应当掌握深度，既要切除病变的滑膜层，又要保留关节囊纤维层，以免切除过深造成神经血管损伤。对后内侧室顶部、底部和内侧角等视觉盲区暂不作清理。

2）膝关节后外侧室初步清理：将交换棒插入后内侧室。"4"字盘腿，从前内侧入路将镜头插入关节，再经ACL和股骨外髁间隙插入后外侧室。

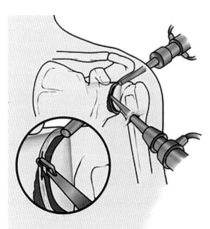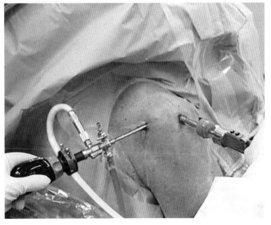

图7-40　关节镜手术入路

监控下将交换棒穿通后纵隔插入后外侧室。将镜头沿交换棒从后内侧入路插入，跨后纵隔插入后外侧室，监控下建立后外侧入路。从后外侧入路插入刨刀，做初步清理。

3）后纵隔切除：将镜头回抽至后内侧室，将已经插入后外侧室的刨刀跟随镜头插入后纵隔穿孔部。切除后纵隔，包括内外侧面的滑膜和其间的纤维脂肪层。在后纵隔上缘有一根小动脉来自关节外，术中注意止血，以免术后造成顽固性膝关节血肿。后纵隔的后缘与腘血管贴近，注意控制刨削深度以免造成损伤。

4）膝关节后室彻底清理：后纵隔切除后，膝关节后外侧室和后内侧室连通，在膝关节后室无盲区存在，为进一步的清理操作带来极大便利。交替从后内侧入路和后外侧入路进镜头监控，做膝关节后室滑膜的彻底清理。具体包括后顶部、底部以及半月板体部和后角交界部等常规关节镜入路盲区部位滑膜切除。膝关节周围冷脓肿大多位于膝关节后侧，与膝关节后室相通，可沿通道进入，将内含干酪样坏死物予以清理。

5）髁间窝后部清理：髁间窝后部分被 ACL 和 PCL 分成三个间隙，即 PCL 和股骨内髁间隙、ACL 和股骨外髁间隙、ACL 和 PCL 间隙。从后外侧入路插入关节镜镜头监控，从前内侧入路插入刨刀，分别进行三个间隙部位的滑膜清理。

（3）内外侧沟和髌上囊清理：改换伸膝位，从高位前外侧入路进镜头，从前内侧入路进器械，清理内侧沟。监控下作膝关节髌上外侧入路，从该入路插入器械，先进行外侧沟滑膜切除，再进行髌上囊滑膜切除。对于髌上囊过大者，选择高位髌上外侧入路，较标准上外侧入路更靠近侧，以便进行滑膜全切。

4. 骨性病灶和骨内病灶的清理 关节内或者关节周病理性骨块可直接去除。骨内病灶多从骨周缘向中心透出，可以在开口部位建立观察入路和操作入路，直接对准病灶区操作清理。

术后关节内、病灶内用碘伏、双氧水和抗结核药剂冲洗。置负压引流后关闭各入路。

手术要点：在膝关节后室，通过跨后纵隔入路进行检查没有盲区，利用弯曲的刨刀，可以将膝关节后室靠近后纵隔部位、后内侧室和后外侧室顶部以及半月板体部和后角交界部等常规关节镜检查治疗时观察和操作盲区的病变组织清理干净。半月板下方，特别是外侧半月板下方，是容易疏漏

的地方，但是半月板上、下方滑膜彻底清理常造成半月板与周围的关节囊失去连接，需要进行半月板原位缝合；在切除顺序方面，建议在清理膝关节前室以后，接着清理膝关节后室，最后清理髌上囊。因为髌上囊滑膜切除后，在股骨和膝关节前侧会造成大量灌注液外溢，从而影响膝关节屈曲（图 7-41）。

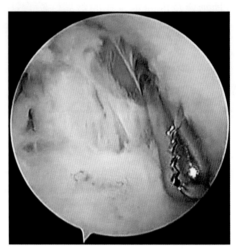

图 7-41　膝关节结核的关节镜治疗

5. 术后康复 关节镜下滑膜切除的患者，术后 2 天去除引流。术后将患肢用弹力绷带包扎 7 天，进行股四头肌等长收缩和直腿抬高训练。术后 1 周开始膝关节活动度训练，要求术后 4 周膝关节活动度达到屈膝 90°，术后 6 周屈膝活动度达到 120°。对膝关节屈曲受限患者在术后 3 个月内进行手法松解。

（二）髋关节结核的关节镜治疗

1. 体位 平卧位，牵引床。

2. 手术技巧 一般通过前侧入路、转子前和转子后入路进入，前侧入路关节镜入点位于经髂前上棘的垂线与经耻骨联合水平线的交点，关节镜与冠状面和矢状面各成 45°，由外下向内上进入髋关节；转子前、后入路关节镜入点分别位于大转子顶点前后 1cm、3cm 处，关节镜由外向内进入关节。转子前入路因关节镜进入囊内部分较多，镜下可视及可操作范围较大而最为常用。综合应用上述三入路可在关节镜下直视全部盂唇和约 80% 的股骨头。

牵引下肢，在 X 线透视监控下明确关节间隙已牵开。将镜头和操作器械进入臼头间隙，进行髋关节中心室的清理。去除坏死、干酪样组织以及游离的关节软骨，并进行头部和髋臼骨内病灶

的清理。随后在非牵引的情况下,略屈髋,将镜头插入髋关节周室(股骨颈与关节囊之间),行滑膜病灶切除。股骨颈部病灶予以去除。需要判断残留骨质强度,即术后股骨颈骨折的可能性,以采取预防性措施。

(三)肘关节结核的关节镜治疗

1. 体位 俯卧位。

2. 手术技巧 第一入路选择直外侧入路,即肘后"软点",此点位于肱骨外髁、尺骨鹰嘴和桡骨小头之间的三角区域。于该点注射 10~25ml 生理盐水,使肘关节腔扩张,随后做软点皮肤切口,置入关节镜。关节镜直视下,于"软点"外侧约 1.5cm 由外向内针刺确定位置于关节腔后,切开皮肤约 0.5cm,钝性分离皮下组织,建立前外侧入路,作为第二入路。在第二入路置入钝棒,紧贴冠突前方行向内侧,由关节腔内向外做前内侧入路,为第三入路。至此,肘关节前间室关节镜入路建立完成。如需行肘关节后方检查治疗时,肘关节保持 20°~30° 屈曲,使肱三头肌腱和肘后关节囊松弛,于肱三头肌腱两侧、平鹰嘴处行后外侧及后内侧入路作为第四、第五入路。

清理技术同膝关节镜。

(四)踝关节结核的关节镜治疗

1. 体位 可交换使用仰卧位和俯卧位,或者仰卧屈膝下垂小腿位。

2. 前侧入路

(1)前外侧入路:最常用的入路,位于关节间隙下方 5mm 伸肌腱的外侧。腓浅神经的外侧皮支位于附近。这一入路可以观察到胫距关节的前内侧、前中央和前外侧大部分,在剥离器的辅助下,关节镜可以从后中央和后外侧进入以观察中央及后侧部分。

(2)前内侧入路:位于关节间隙下 5mm,恰好位于胫前肌腱的内侧。如果已经首先建立前外侧入路,关节镜的光线透过皮肤可以辨别隐静脉和神经的走行,便于建立前内侧入路,从这一位置器械可以通过内踝附近的 Harty 胫前切迹进入关节内部。可以在前内侧和前外侧入路之间交换关节镜和器械进行三角操作。总之,将手术器械置于病变侧,将关节镜置于前方的另一侧,这样关节镜置于前内侧是观察后外侧部分的最佳入路。

(3)前内侧及前外入路的辅助入路:位于其标准入路的下方约 1.5cm,主要用于当关节镜置于标准前内或前外侧入路时于同侧距踝间隙置入器械。

当辅助入路与标准入路联合应用时,操作起来显得拥挤,因此一般避免采用辅助切口。

3. 后侧入路

(1)后外侧入路:位于跟腱和腓侧肌腱的三角区,后外侧入路比对应的前外侧入路大约低 1cm,后外侧入路的皮肤切口应接近跟腱的外侧缘,避免损伤外侧的腓肠神经和小隐静脉。另外,还要注意切口不要过低而进入距下关节。后外侧入路用于前侧入路无法处理后侧部时进行器械操作,也可用于进水口。

(2)经跟腱入路(TAT):经跟腱入路与经髌腱入路一样,并非必需的入路,已很少应用。

(3)后内侧入路(胫后肌腱鞘入路):胫后肌腱及其腱鞘走行于内踝尖周围和下方。可以在内踝尖上方 1.5cm 进入其腱鞘,然后向上或向下可以小心地置入一个直径 2.7mm 的穿刺椎,钝性通过腱鞘的内侧缘,穿透关节囊及滑膜进入踝关节。一般采用从远端入路。

清理技术同膝关节镜。

(五)肩关节结核的关节镜治疗

1. 体位 沙滩椅位或者侧卧位。

2. 手术技巧 肩关节结核首先要明确是肩周结核还是盂肱关节结核,亦或同时累及肩周和盂肱关节。肩周结核在操作时应当避免盂肱关节内操作,盂肱关节内结核避免在肩周的过度操作。绝大部分患者同时累及肩周和盂肱关节。

一般利用后正中、前侧入路行关节内清理。再加以外侧入路,行肩周清理。在三角肌下滑囊扩张过大时,其远侧反折缘可能已经超出腋神经的走行部(三角肌下滑囊前侧沟和外侧沟),切除滑囊壁时应当注意避免神经损伤。

(赵金钟 杨星光)

参 考 文 献

[1] 陈仕林, 朱成楚, 叶中瑞, 等. 应用电视胸腔镜治疗结核性胸腔积液探讨 [J]. 实用临床医药杂志, 2008, 12(1): 78-83.

[2] 车勇, 刘志刚, 常炜, 等. 全胸腔镜肺叶切除治疗继发性肺结核 38 例临床分析 [J]. 新疆医学, 2013(43): 66-68.

[3] CUMMINGS I, O'GRADY J, PAI V, et al. Surgery and tuberculosis[J].Curr Opin Pulm Med, 2012, 18(3): 241-245.

[4] YEN Y T, WU M H, LAI W W, et al. The role of video-assisted thoracoscopic surgery in therapeutic lung resection for pulmonary tuberculosis[J].Ann Thorac

Surg，2013，95（1）：257-263.

[5] LEE C Y，WU M H，LI Y Y，et al. Video-assisted thoracoscopic surgery and minimal access spinal surgery compared in anterior thoracic or thoracolumbar junctional spinal reconstruction: a case-control study and review of the literature[J]. Bionmed Res Int，2016，2016：6808507.

[6] ZHANG X F，WANG Y，XIAO S H，et al. Treatment of lumbar and lumbosacral spinal tuberculosis with minimally invasive surgery[J]. Orthop Surg，2010，2（1）：64-70.

[7] 池永龙，徐华梓，毛方敏. 扩大操作口电视辅助内窥镜下脊柱前路手术的探讨（附14例报告）[J]. 中国脊柱脊髓杂志，1998，8（6）：311-314.

[8] 赵金忠. 膝关节弥漫性色素沉着绒毛结节性滑膜炎的关节镜治疗[J]. 中华骨科杂志，2004，24（3）：162-166.

[9] 王俊，陈鸿义，崔英杰，等. 胸部结核病的胸腔镜手术治疗[J]. 中华结核和呼吸杂志，1996（3）：61.

[10] YIM A P，WAN S，LEE T W，et al. VATS lobectomy reduces cytokine responses compared with conventional surgery[J]. Ann Thorac Surg，2000，70（1）：243-247.

[11] 朱峰，徐宁，汤磊，等. 单一切口胸腔镜手术治疗22例肺结核瘤[J]. 中国微创外科杂志，2016，16（3）：257-258.

[12] 杨志，段勇，王子彤. 胸腔镜在肺结核球手术治疗中的应用分析[J]. 临床肺科杂志，2014，19（1）：63-66.

[13] 齐海亮，李亚斋，郑立恒，等. 全胸腔镜下肺叶切除治疗继发型肺结核[J]. 临床肺科杂志，2015，20（4）：596-599.

[14] 廖勇，韦鸣，许建荣，等. 电视胸腔镜治疗胸部结核病变的临床分析[J]. 广西医学，2012，34（5）：572-574.

[15] 薛宗锡，刘健雄，游佩涛，等. 胸腔镜辅助下肺结核自发气胸并Ⅱ期脓胸的外科治疗[J]. 广州医药，2009，40（3）：5-7.

[16] 魏立，薛灏雨，贾敬周. 胸腔镜下空洞清除术治疗空洞型肺结核[J]. 中国胸心血管外科临床杂志，2004（2）：155-156.

[17] 丁超，刘玉刚，韦林，等. 电视胸腔镜肺切除治疗肺结核的回顾性队列研究[J]. 中国胸心血管外科临床杂志，2019，26（7）：653-659.

[18] 刘小玉，盛健，蒋钰辉，等. 一种结核性脓胸分期新方法——CT分期[J]. 临床肺科杂志，2018，23（6）：987-989，993.

[19] 张建华，郭琪，张毅，等. 结核性脓胸83例胸腔镜手术时机临床研究[J]. 陕西医学杂志，2017，46（11）：1586-1588.

[20] 吴毓优，董吴平，王军，等. 胸腔镜辅助小切口手术治疗结核性脓胸的效果研究[J]. 中国现代手术学杂志，2017，21（4）：305-308.

[21] 胡汶斌，袁顺达，朱锦龙，等. 单操作孔胸腔镜下胸膜纤维板剥脱术治疗慢性结核性脓胸的可行性分析[J].

中国内镜杂志，2017，23（4）：91-94.

[22] 陈浩，徐宁. 电视胸腔镜在慢性结核性脓胸术中的应用[J]. 安徽医药，2017，21（1）：100-103.

[23] 王钧，崔超，张军，等. 结核性脓胸电视胸腔镜胸膜纤维板剥脱术适应证初探[J]. 中国内镜杂志，2016，22（7）：98-101.

[24] 张捷，柳仓生，丁伟，等. 结核性脓胸的电视胸腔镜外科治疗[J]. 中国内镜杂志，2004（2）：54-56.

[25] 李运，王俊，隋锡朝，等. 全胸腔镜肺叶切除手术操作流程及技巧的优化：北京大学人民医院经验[J]. 中华胸心血管外科杂志，2010，26（5）：300-306.

[26] 肖鹏. 胸腔镜小切口胸膜纤维板剥脱术治疗结核性脓胸的疗效及对心肺功能的影响[J]. 甘肃医药，2017，36（10）：856-857.

[27] 张建华，郭琪，张毅，等. 结核性脓胸83例胸腔镜手术时机临床研究[J]. 陕西医学杂志，2017，46（11）：1586-1588.

[28] 韦林，米昌生，吴莉. 胸腔镜在结核性脓胸纤维板剥脱术中的应用[J]. 中华胸心血管外科杂志，2014，30（11）：678.

[29] 黄强民，王建龙，张雄文，等. 借助腹腔镜行腰椎结核和腹后壁脓肿的手术治疗[J]. 中国内镜杂志，2003（12）：39-40，43.

[30] 池永龙，徐华梓，林焱，等. 影像胸腔镜下脊柱前路手术[J]. 温州医学院学报，1997（4）：17-19.

[31] 刘相燕，王善政，杨宝岭，等. 肺结核空洞病灶清除折叠缝合术的临床研究[J]. 山东医科大学学报，2002（1）：55-56.

[32] 宋言峥，吴云舒，唐志德. 小切口开胸病灶清除术治疗空洞型肺结核和肺结核球（附18例报告）[J]. 中国微创外科杂志，2003（6）：526-527.

[33] 杨瑞，宋言峥，吴云舒. 18例空洞型肺结核和结核球病灶清除术后影像学分析[J]. 中原医刊，2006（13）：14-15.

[34] 宋言峥，吴云舒，江南，等. 小切口开胸折叠缝合术治疗肺空腔性疾病探讨[J]. 医学研究杂志，2006（6）：79-81.

[35] 姜鹏辉，李前生，王伟，等. 腋下小切口清除空洞型肺结核病灶后空洞重叠缝合手术32例[J]. 中华胸心血管外科杂志，2000（1）：12.

[36] 杨宝岭，金锋，王明训，等. 空洞病灶清除折叠缝合术治疗重症肺结核[J]. 中国防痨杂志，1997（2）：70.

[37] 林钧桢，邵金振，潘旋元. 肺结核病病灶清除术（附11例报告）[J]. 黑龙江医药，1980（6）：7-10.

[38] LEE P，YAP W S，PEK W Y，et al. An Audit of medical thoracoscopy and talc poudrage for pneumothorax prevention in advanced COPD[J]. Chest，2004，125（4）：1190-1192.

[39] MIGLIORE M，GIULIANO R，AZIZ T，et al. Four-step

local anesthesia and sedation for thoracoscopic diagnosis and management of pleural diseases[J]. Chest，2002，121（6）：2032-2035.

[40] ALRAWI S J，RAJU R，ACINAPURA A J，et al. Primary thoracoscopic evaluation of pleural effusion with local anesthesia：an alternative approach[J]. JSLS，2002，6（2）：143-147.

[41] DIACON A H，WYSER C，BOLLIGER C T，et al. Prospective randomized comparison of thoracoscopic talc poudrage under local anesthesia versus bleomycin instillation for pleurodesis in malignant pleural effusions[J]. Am J Respir Crit Care Med，2000，162：1445-1449.

[42] DE LA TORRE BRAVOS M，RIVAS DE ANDRES J J. Treatment of pneumothorax with VATS and bullectomy under local anesthesia. Video assisted thoracic surgery[J]. Ann Thorac Surg，1999，68（6）：2383.

[43] DANBY C A，ADEBONOJO S A，MORITZ D M. Video-assisted talc pleurodesis for malignant pleural effusions utilizing local anesthesia and I.V. sedation[J].

Chest，1998，113（3）：739-742.

[44] KAYE A D，EATON W M，JAHR J S，et al. Local anesthesia infiltration as a cause of intraoperative tension pneumothorax in a young healthy woman undergoing breast augmentation with general anesthesia[J]. J Clin Anesth，1995，7（5）：422-424.

[45] 李简，王晓新，贺刚锋，等. 局麻下经电视胸腔镜肺肿物切除术 [J]. 中国肿瘤临床，2001，28（6）：428-430.

[46] NEZU K，KUSHIBE K，TOJO T，et al. Thoracoscopic wedge resection of blebs under local anesthesia with sedation for treatment of a spontaneous pneumothorax[J]. Chest，1997，111（1）：230-235.

[47] MUKAIDA T，ANDOU A，DATE H，et al. Thoracoscopic operation for secondary pneumothorac under local and epidural anesthesia in high-risk patient[J]. Ann Thoracsurg，1998，65：297-306.

[48] 王生满，管涛，马胡赛. 局麻下经电视胸腔镜包裹性脓胸引流及纤维膜剥脱的研究 [J]. 青海医药杂志，2004，34（10）：4-6.

第八章

胸部结核病手术的麻醉

胸部结核的手术包括胸壁结核手术及胸内结核手术（包括肺部手术及纵隔手术）。这些手术的开展，对麻醉的实施管理提出了更高的要求。随着麻醉学的发展，各种先进监测仪器的使用，为这些手术的顺利进行提供了有利条件，大大提高了手术患者的安全性。

第一节 术前准备及病情评估

由于长期病变的慢性消耗，绝大多数胸部结核手术的患者一般情况都欠佳。然而这些患者所施手术都是较大的，手术创伤比较重，失血量相对较多，给麻醉工作带来了很多困难。因此，麻醉前了解患者的病史及心、肺、肝、肾等生命器官功能状况，保证患者安全度过手术期显得尤为重要。术前除做好一般准备工作外，还应根据病情需要，完善各项检查，做好特殊准备，以增强患者对麻醉和手术的耐受力。术前要采取各种措施，努力改善患者的营养状况，纠正紊乱的生理功能，使患者尽可能处于最佳状态。麻醉前的准备是肺结核患者外科手术治疗中的重要环节，准备充分才能保证手术顺利进行。

一、麻醉前准备

（一）详细询问病史，细致体格检查

麻醉前必须全面了解患者的情况，以准确估计患者的麻醉和手术耐受力。术前探视患者时，要详细询问病史及与麻醉有关的问题，如口咽部是否红肿，有无缺齿、义齿，下颌关节活动情况，有无颈椎病等。注意与麻醉相关的体征，包括年龄、体重（过度肥胖或者体重过轻）、老年与衰弱、营养不良、气管偏移或压迫、心肌缺血与心脏扩大等体征。肺结核患者多为旷日已久的陈疾，常有肺功能的减损；老年人常合并心、肺器质性变化，应

细致体检。应追问有无慢性支气管炎、肺气肿、哮喘、高血压、冠心病、肝硬化、糖尿病及肿瘤病史，还要详细记录吸烟史。增加术后并发症的 4 项因素：①肺功能异常：术后肺部并发症相对发病率最高。②吸烟：碳氧血红蛋白增加，血红蛋白氧合解离曲线左移。③老年（> 60 岁）：第 1 秒肺活量（FEV_1）及 PaO_2 随年龄的增长而减少，FRC 和闭合气量则随年龄的增长而增加，对缺氧和二氧化碳蓄积的反射性反应减弱，术后肺功能的恢复较难、较慢；上呼吸道保护性咳嗽反射较为迟钝，术后对呼吸道分泌物的清除能力减弱。④体重超重（> 20%）：呼吸做功增加，补呼气量减少，甚至可低于闭合气量，致肺泡动脉血氧分压差（$A-DO_2$）增大，PaO_2 偏低。

（二）实验室检查

手术前应常规进行下列检查：血常规、血小板计数及出、凝血时间测定、红细胞沉降率测定；尿、粪常规检查；肝功能、肾功能测定及二氧化碳结合力测定；血清电解质水平检测，对于开胸手术患者还应常规进行动脉血气分析检查。可以利用涂片、集菌、培养、荧光染色等多种方法查找痰、胸腔引流液中的结核分枝杆菌，阳性者应做药物敏感性试验，以指导术前、术后用药。

（三）特殊检查

1. 影像学检查 常用的方法有：①普通 X 线片：术前应比较近 6～8 个月以来的胸部 X 线片，了解肺结核病灶是否稳定，必须有最近 1 个月的正位、侧位胸部 X 线片；②断层摄片：进一步显示肺部结核病灶的内部情况、轮廓、边缘、有无钙化、空洞等；③电视透视：特点为影像清楚、立体感强，可连续观察病灶；④支气管造影：可以确定肺结核是否合并支气管扩张，对支气管内膜结核可显示气管变形、狭窄或梗阻；⑤CT：以横断面显示病变的位置和性质。

2. 心电图检查　术前均应进行心电图检查，以了解心脏情况。如合并心脏病，还应进一步做心功能测定、心向量图、超声心动图等检查。

3. 肺功能检查　对肺功能正常者肺功能检查不一定必要，对有异常者检查则属于必要。肺功能检查的作用：①有助于确定肺功能损害的类型和程度：慢性限制性疾病，如肺间质性、纤维性病变或过度肥胖；慢性阻塞性疾病，如慢性支气管炎、肺气肿等。②有助于了解患者能否适应开胸手术及手术范围。

肺功能检查的主要指标：肺总量（TLC）包括潮气量（VT）、功能余气量（FRC）、余气量（RV）和肺活量（VC）；时间肺活量包括肺活量（FVC）、第1秒时间肺活量（FEV_1）及第2、3秒时间肺活量，FEV_1/FVC比率（正常80%～85%）较单纯时间肺活量有意义。例如COPD患者FEV_1降低，而FVC可正常。呼气中期流速（MMFR）是测定COPD另一个敏感方法，最高呼气流速（PEFR）减低提示气道阻塞性病变，最大自主通气量（MVV）是肺功能储备的敏感指标。有条件的还可以进行分侧肺功能测定。

4. 纤维支气管镜检查　对肺结核患者进行纤维支气管镜检查，可以确定有无支气管内膜结核、支气管狭窄或其他非肺结核性支气管内膜病变；有些患者痰多而黏稠、不易咳出而潴留，术前可行纤维支气管镜吸痰，还可以经纤维支气管镜向病变区域滴注抗结核药物和祛痰剂等。

二、改善全身状况

（一）解除患者顾虑，改善精神状态

结核患者长期服用抗结核药物，容易出现不良反应，如精神恍惚、失眠、焦虑不安等。长期结核病的慢性消耗，给机体带来了很大的痛苦；肺结核手术多比较复杂，患者对手术常有顾虑或恐惧，表现为顾虑重重、精神过度紧张、食欲减退和心慌失眠等，影响抗病能力和对手术的耐受性。术前麻醉医师应和患者交谈手术、麻醉方式，取得患者的信任，争取患者的合作。同时，术前给予适量的镇静药物，保证足够的睡眠，争取手术顺利进行。

（二）全身营养状况的改善

结核患者长期慢性的消耗，多呈慢性病容，体质消瘦。结核性脓胸患者因长期大量咳痰或反复咯血，全身消耗较大，营养状态较差，部分病例可继发贫血和低蛋白血症，机体抵抗力降低。此类患者术后容易引发休克，恢复迟缓，易产生并发症。

尽管有的患者经过长时间的卧床休养，外表丰满，但其循环及呼吸代偿功能欠佳，对手术及麻醉的耐受力明显降低。因此，术前要对症改善患者的营养状况，如纠正水与电解质紊乱、酸碱平衡失调、补充蛋白质、纠正贫血、控制感染等。

（三）胃肠道准备

为防止麻醉过程中患者发生呕吐误吸、窒息的危险，术前至少8小时，最好是12小时禁食、禁饮，保证胃彻底排空。如是急诊手术，来不及禁食水，最好选择清醒气管插管全身麻醉。即使是椎管内麻醉，也应严密监护患者，确保呼吸道通畅。

（四）输血、输液的准备

结核分枝杆菌侵入人体后引起炎症反应，病变可发生渗出、增生和变质，使肺脏和胸壁发生严重粘连，导致术中分离困难，出、渗血较多。如损毁肺患者，术中输血可达1500ml以上。因此，术前要建立良好的输血输液通道，充分估计病变的粘连程度，配备足量的全血。对一些静脉穿刺困难的患者，要行静脉切开术。

（五）呼吸系统准备

肺结核患者病程长，除本身的疾病外，常合并不同程度的肺部感染。大量痰液存留在呼吸道内，是手术后造成肺部感染的重要因素。部分患者长期吸烟影响肺功能。肺通气功能减损与病变范围密切相关，随着病变的发展，呼吸面积逐渐减少，MVV逐渐下降，这是临床肺结核患者的明显特点之一。为使肺功能减退患者能够耐受胸外科大手术，促进术后康复，减少手术并发症，同时使部分无条件行胸外科手术患者变为可手术者，应该进行呼吸系统准备。术前采取预防措施及控制感染，可以提高机体抵抗力，对预防和减少呼吸道并发症有重要意义。

1. 预防术后呼吸道感染　术前应加强口腔卫生，每日多次漱口、刷牙、清洗祛除牙垢，彻底治疗上呼吸道病灶，如扁桃体炎、鼻窦炎或牙槽脓肿等。术前半个月戒烟，以减少呼吸道分泌物。

2. 合理应用抗生素　肺结核及肺脓肿、支气管扩张等患者常伴有肺部感染，多为革兰氏阴性杆菌的混合感染，耐金黄色葡萄球菌及铜绿假单胞菌感染亦不少见。应根据痰培养及药物敏感试验结果，于术前3天开始，给予有效的抗生素；防止感染扩散及改善通气和换气。

3. 呼吸功能锻炼　胸部结核患者病程长，心、

肺功能均有一定程度的减退，特别是长期卧床后，更难以应付手术对心、肺功能的损害。因此，术前2周应鼓励起床做适当运动，如胸部体操、散步等；此外，应有意识地练习健侧肺的呼吸运动，可用手按压患肺相应的胸部，患者自己可控制健肺做相应胸部的呼吸运动。由于增强了存余肺部的呼吸运动，术后因患侧切口和肺切除术后对呼吸功能的影响得到代偿，同时这对手术后有效的咳嗽以清除分泌物有帮助。此外，还应练习腹式呼吸、深咳嗽等，以适应术后早期的需要；同时还应加强膈肌锻炼，即通过最大幅度地吸气使横膈收缩下沉、腹部隆起、胸腔负压增大、进入肺泡的气体排出。加强呼吸功能锻炼主要是提高腹肌张力，增大膈肌上下移动幅度，改善肺通气功能，增加呼吸肌肌力，减轻或缓解呼吸肌功能失调。

4. 尽量减少痰量 鼓励患者积极自行咳痰，指导患者行体位引流，使病变支气管处于最高位，痰液依靠重力作用流出，再经气管咳出。体位引流是结核性空洞、肺结核合并支气管扩张、肺结核合并肺部感染等痰量较多的患者术前必须采取的步骤。体位引流排痰应每天进行2～3次。另外，还应配合药物，如解痉药、祛痰剂及蒸汽或雾化吸入等使痰液易于排出。必要时行纤维支气管镜吸痰及冲洗，有利于提高排痰效果。咯血患者不宜做体位引流术。术前痰量较多的患者，应将痰量控制在每天50ml以下方可手术。

5. 咳痰训练 术前指令患者预习在手按假定手术创面部位的情况下进行咳痰，此举对改善术后通气、减少肺部并发症有利。

6. 氧疗 对低氧血症患者（如合并肺源性心脏病、COPD、肺脓肿、巨大肺大疱等），术前可经鼻腔导管或面罩吸入低浓度氧（2～3L/min）。

（六）麻醉用具及药品的准备

术前对麻醉用具应彻底消毒，以防交叉感染。对麻醉机试运行，检查是否漏气。备好抢救药品。

三、重要脏器的麻醉前评估

（一）肺

肺结核患者多有程度不同的呼吸功能减退，术前经一定时间的治疗和准备，可减少术后并发症的发生。术前应重点掌握病史和各种辅助检查，判断肺功能减退的程度。有下列情况之一者，应慎重：

1. 呼吸系统感染 术前应用敏感的抗生素，控制痰量，体位引流，以防止术中并发症。

2. 咯血 急性大咯血，常有阻塞呼吸道、引起窒息的危险。麻醉诱导、术中管理应注意保持呼吸道通畅，应用双腔支气管插管。

3. 哮喘 哮喘患者多有阻塞性肺功能不全，术前要雾化吸入麻黄碱、氨茶碱、肾上腺素或异丙肾上腺素等支气管扩张药物。

4. 痰多的患者，术前应给予雾化吸入，稀释痰液，有利于咳出。

5. 合并肺源性心脏病的患者，改善心、肺功能是术前治疗的关键。适当应用强心药、利尿药及血管扩张剂。

6. 气管移动或受压 充分估计气管插管的困难程度，为防止诱导时发生窒息，最好选择清醒气管插管。

7. 有吸烟史者，术前要戒烟至少2周，可减少术后肺部并发症。

8. 肺功能估计 估计肺功能的简易方法有：①屏气试验：屏气时间在30秒以上者，说明肺储备功能好，麻醉无危险；屏气时间在30秒以下者，说明肺储备功能低下。②吹火柴试验：嘱患者深吸气，然后张口快速呼气，能将置于15cm远的火柴火吹灭者，提示肺储备功能好，否则提示肺功能低下。③吹气试验：嘱患者深吸气，然后用力快速呼气，能在3秒内全部呼出者，提示肺功能良好。

9. 肺功能检查 通过测定最大通气量（MVV）、肺活量（VC）、第1秒用力呼气量（FEV_1）、肺弥散率（DL），结合检查动脉血气分析，评定肺功能对手术的危险性（表8-1）。

（二）心脏

术前正确判断患者的心功能及循环功能代偿能力，估计患者对麻醉和手术的耐受力，有利于减少术后并发症。有下列情况之一者，麻醉时应慎重：①高血压；②糖尿病；③肥胖；④心动过速；⑤心电图示左心室肥厚。这些因素高度怀疑患者潜在地存在心肌缺血性改变，麻醉诱导过程中存在着发生心肌梗死的危险。

临床上常用一些简易的方法估计心功能：①体力活动试验：根据患者在活动后的表现，可估计心功能。②起立试验：可根据患者平卧、骤起前后血压、脉搏的改变，估计心功能状态。③屏气试验：可据患者屏气时间的长短，估计心功能。若大于30秒，表明心功能正常；若低于20秒，表明心功能低下，麻醉耐受力差。

表 8-1　术前肺功能对手术危险性的评估

肺功能	手术有无危险性
正常的肺功能	手术无危险性
阻塞性通气障碍，MVV>50%，FEV_1>1.5L，动脉血气正常	手术有较小的危险性，必须对症治疗
MVV 35%～50%，FEV_1 1～1.5L，$PaCO_2$ 正常，PaO_2<60mmHg	手术危险增大，手术相对禁忌
MVV<35%，FEV_1<1L，$PaCO_2$ 正常，PaO_2<45mmHg	手术危险性极高，肺切除手术禁忌
限制性通气功能障碍，VC>50%，DL>50%，血气正常	手术危险性小
VC 35%～50%，DL>50%，PaO_2<60mmHg	相对禁忌，广泛肺切除禁忌
VC<35%，DL<50%，PaO_2<45mmHg	手术危险性极高，不考虑肺切除手术

通常按纽约心脏协会的标准，将心功能分为 4 级：①Ⅰ级：体力活动不受限制；②Ⅱ级：较重的体力活动时出现症状，提示心功能轻度低下；③Ⅲ级：轻体力活动即有症状，活动明显受限，提示心功能中度减退；④Ⅳ级：任何活动都有症状，即使在休息状态也有呼吸困难或心绞痛，提示心功能重度减退。

术前心电图有异常者，应结合心功能和病史探讨其对麻醉手术的影响。

1. ST 段轻度压低，T 波平坦或双向，如无明显的心脏症状和严重的心律失常，一般不影响手术。

2. 各导联 ST 段均有明显的压低，T 波倒置，心功能Ⅱ级者，经术前积极准备，在心电监护下可进行手术。

3. ST-T 呈急性心肌缺血型或损伤型改变，尤其伴有心绞痛时，手术禁忌。若肺科手术有绝对指征，也应待心脏急性症状缓解，ST-T 明显改善后 3 个月，再行手术为妥。

4. 心肌坏死型 Q 波，如是陈旧性心肌梗死，可考虑手术，否则不宜手术。

5. 房性期前收缩者，一般可考虑手术。偶发性室性期前收缩者，多数不影响手术。但频发者，除急诊外，应先控制异位心律后再行手术。

6. 阵发性心动过速，发作期不宜手术，控制后再进行。

7. 心房颤动　一般非手术禁忌。对室性心动过速者，应先给洋地黄使心室率控制在 70～80 次/min，这样才可耐受手术。

8. 束支传导阻滞　无明显症状，尤其是恒定的，不影响手术；单纯的，多不增加手术危险性，术时应作心电监护；不恒定的束支传导阻滞，应暂缓手术。

9. 房室传导阻滞　恒定的不完全房室传导阻滞（包括一度和二度），经适当的处理，仍可耐受手术；恒定的房室传导阻滞，应暂缓手术；完全性的除急诊外，不宜手术，须待传导阻滞改善后或预防性安置人工心脏起搏器后，再施手术。

（三）肝脏

麻醉和肝功能密切相关。绝大多数麻醉药及一些常用的镇静药、镇痛药对肝功能造成不同的损害。这种损害有三种类型：①麻醉药或其转化降解产物可直接损害肝细胞，导致中毒性损害；②麻醉药的变态反应（过敏反应），可间接损害肝细胞，称药源性损害；③麻醉过程中附加因素损害肝脏，如手术创伤、大量失血、低血压、缺氧等，使肝血流减少，血氧供应不足，致使原已有的肝损害进一步加重。

此外，几乎所有麻醉药都要在肝脏代谢，肝脏损害后，酶的活性减弱，其代谢、解毒能力减退，使机体中毒。其表现为：①麻醉停药后，长时间不清醒；②过敏反应出现；③肝昏迷的发生，既增加手术并发症，又给患者术后恢复带来麻烦。

结核患者长期服用抗结核药物，对肝脏有不同程度的损害。肝毒害轻时，可只表现为转氨酶升高。据 1976 年 Riska 报道，服用异烟肼前几个月中，有 10%～20% 的患者可见转氨酶升高，但多数能自动恢复。有的结核患者出现白蛋白减少，球蛋白增加，A/G 比值倒置。若 A/G 比值小于 1，提示有慢性肝功能损害。肝脏的损害给手术麻醉带来了一定的困难。因此，术前要全面了解肝功能，对于手术危险性做出充分的估计（表 8-2）。

表 8-2　肝功能损害程度的估计

	轻	中	重
血清白蛋白/g	>35	30～35	<30
腹水	无	易控制	不易控制
神经症状	无	轻度	昏迷前期
营养状况	好	尚可	差、消瘦
危险性	小	中	大

（四）肾脏

麻醉与肾功能关系也很密切。麻醉、手术创伤、失血及麻醉中其他很多因素都不等程度地影响肾功能。肾脏对血流灌注极为敏感，不能耐受缺血。肾小管在血流完全阻断 30 分钟后即发生坏死。正常成年人每分钟肾血流量为 1 200ml，其中 90% 供肾皮质，10% 供肾髓质。当血压波动在 9.3～28.0kPa（70～210mmHg）时，也能自行调节。在麻醉中凡影响肾血流量的各种因素，都将导致肾功能不同程度的损害。

1. 全身麻醉 所有全身麻醉药对肾血流都有不同程度的影响。其程度为乙醚可减少肾血流量 33%～54%；氧化亚氮、肌肉松弛药、镇痛药为 27%。另外，也与麻醉深度有关，当深麻醉时，可降至 300～400ml/min。硫喷妥钠在深麻醉后，肾血流量可降低 61%。

2. 氧和二氧化碳 急性缺氧使血氧饱和度下降时，肾皮质血流量减少。氧分压的过高或过低，均可使肾血流下降。二氧化碳的高低对肾无明显影响。

3. 失血和低血压 失血和低血压对肾血流均有明显的影响，甚至出现肾功能不全。肾血流量下降的程度与动脉压下降程度成正比，而肾皮质血流受害最大。

4. 水和电解质紊乱 腹水使血浆容量减少，肾血流量下降；电解质紊乱，如钾少、钙多，可使肾血流量少。动脉血的酸碱值若超出 7.35～7.45 的范围，肾血流量可降低。

在上述这些因素中，失血、低血压、缺氧对肾功能危害最大，肾功能不全的发生率高，应尽早预防。观察尿量有利于了解肾灌注情况。

结核病和糖尿病常并发，这样的患者易发生肾功能不全，即使术前尿常规无异常，也应做肾功能检查，以估计手术和麻醉的耐受力。临床上常用测定内生肌酐清除率、血尿素氮来判断肾功能损害的程度，从而来采取相应的措施保护肾功能（表 8-3）。

四、特殊病情的麻醉前评估

1. 糖尿病 糖尿病患者易并发感染，尤以并发肺结核者多见。糖尿病并发肺结核占 5%～10%，肺结核合并糖尿病为 1%～3%。这样的患者存在着复杂的代谢紊乱及心血管、肾脏等重要器官的病变以及抗感染力低下等危险因素，麻醉和手术可促使原有病情恶化，增加手术危险性和死亡率。

术前必须明确糖尿病属于胰岛素依赖型还是属于非胰岛素依赖型。胰岛依赖型患者一般病情较重，年纪轻，容易发生酮症酸中毒。而非胰岛素依赖型患者虽不容易发生酮症酸中毒，但由于手术创伤应激，仍可导致严重酮症酸中毒。血糖升高与糖尿病并发症如酮症酸中毒、高渗性昏迷等有密切关系。术前空腹血糖应控制在 8mmol/L 左右（1mmol/L＝18mg/dl），最高不超过 11mmol/L。

对于胰岛素依赖型糖尿病患者，除非急诊手术，必须控制酮症达阴性、血糖在正常范围。术前应检查心电图和胸部 X 线片，充分估计心功能，测定尿素氮和尿蛋白以估计肾功能。进行尿培养，检查尿路感染与否。有的患者血糖虽高达 11～17mmol/L，但外观良好，不影响日常生活，这样的患者在手术应激下易发生酮症酸中毒，可致不可逆性昏迷。因此，术前应常规检查尿糖，阳性者应延迟手术。值得注意的是，当尿酮达"++"或"+++"时，提示已是重型糖尿病，已对心血管系统造成了极大的损害，毛细血管床脆性增高。当有创面时，渗血不止，止血药对此无效。此情况即使尿酮阴性，也不宜手术，尤其年龄偏大者，有可能因创面渗血不止而死于术中失血性休克。作者曾遇到该类患者。

2. 高血压 血压高低是判断手术危险的因素之一，术前需准确测量血压。当排除精神因素或血压计袖带束缚不当的干扰，收缩压持续高于 24.0kPa（180mmHg）或舒张高于 14.7kPa（110mmHg）时，麻醉、手术危险显著增加。高血压患者手术危险性还与高血压是否累及心血管、脑、肾器官的功能有关。

根据 1979 年我国修订标准，高血压可分为三期：①Ⅰ期高血压：临床上无心、脑、肾表现。此期麻醉危险性与一般患者无异。②Ⅱ期高血压：并有下列一项者，包括左心室肥厚、眼底动脉普遍或局

表 8-3　肾功能损害程度的分类

	正常	轻	中	重
内生肌酐清除率 /（ml·min⁻¹）	80～120	40～80	10～40	<10
血清尿素氮 /（g·L⁻¹）	90～200	200～350	350～600	>600

部狭窄、蛋白尿或血浆肌酐浓度轻度增加。此期患者麻醉有一定危险性。③Ⅲ期高血压：并有下列一项者，包括脑出血或高血压脑病；心力衰竭；肾衰竭；眼底出血或渗出，伴或不伴有视乳头水肿。此期患者麻醉危险性较大，应治疗后再行手术。

利尿剂是高血压患者常用的药物，麻醉前必须注意低钾血症。择期手术应先纠正低钾，急诊手术可在心电监护下补钾。利尿剂的应用可致血容量不足，麻醉后易发生血压下降和心肌缺氧，应注意液体的补充。

3. 贫血　应针对贫血的病因进行处理。当患者血红蛋白下降到 80g/L 以下，并有明显缺氧时，除非手术目的是控制出血，可在快速输血情况下急诊手术，否则应属手术禁忌。

4. 白细胞减少　正常外周血白细胞计数为 $(4\sim10)\times10^9$/L，当白细胞数低于 4×10^9/L 时称为白细胞减少症，当中性粒细胞绝对值低于 1.5×10^9/L 时称为粒细胞减少症，对于大手术属于手术禁忌。

五、术前用药的选择

1. 麻醉前用药　应根据患者的年龄、体质、病情及所采用的麻醉方法，确定用药的种类、剂量、用药时间和给药途径。在手术前一天晚上，可视患者的精神状态，给予地西泮 5~10mg 口服，保证患者足够的睡眠休息。呼吸功能减退或年老体弱患者，气管、支气管严重狭窄患者（静息状态下喘鸣）应慎用或不用麻醉性镇痛药。

2. 了解患者术前用药情况，注意药物的相互作用　结核患者长期服用的异烟肼属单胺氧化酶抑制剂，它与麻醉镇痛药哌替啶相互作用，可致低血压和呼吸抑制。因此，术前在选择镇痛药时，可考虑应用吗啡或芬太尼，尽量不用哌替啶。用异烟肼治疗结核患者，再用巴比妥类药物，危险性也增加，应减少巴比妥类药物的用量。

3. 抗胆碱能药　湿肺及呼吸道分泌物较多的患者应在尽量排痰（必要时行体位引流或纤维支气管镜吸痰）后方可使用。我们在临床工作中常采用下列方法：术前 30 分钟肌内注射地西泮 10mg 及阿托品 0.5mg；氟芬合剂半量（氟哌啶 5mg 及芬太尼 0.1mg）；心脏病患者常用吗啡 10mg 及东莨菪碱 0.3mg。心率快、发热患者或年龄 >70 岁术后认知功能障碍高危者应避免使用。

4. 基础麻醉　小儿结核患者一般不能合作，术前应给予基础麻醉，可肌内注射氯胺酮 4~5mg/kg，

或鼻腔滴注右旋美托咪啶 0.3~0.5μg/kg。

5. 特殊患者的术前用药　应视其具体情况给之。例如糖尿患者给予胰岛素，高血压患者给予降压药等。

六、麻醉选择

胸部手术尤其是胸腔内手术，麻醉时常严重干扰呼吸、循环的正常生理，处理稍微不当，极易发生严重意外和并发症。为此，综合分析患者的病情及全身状况，合理选择麻醉方法、用药时机、剂量及组合是麻醉成败的关键。

各种麻醉方法和药品都有其优缺点，但理论上的优缺点还可因具体病情不同、麻醉医师操作熟练程度采用的措施当否出现效果上、程度上甚至性质上的差异。因此，胸部结核手术患者的麻醉选择，应根据病情、手术种类、医疗条件及麻醉实施者的技术能力而定，不可强求一致。

1. 胸壁结核手术的麻醉　应根据病情及手术范围是否涉及胸腔来考虑。患者精神状态好，重要脏器无明显合并症，病灶单纯，手术时间又短，可选用区域神经阻滞或肋间神经阻滞；病变范围较广的手术，可选用连续硬膜外麻醉，但注入局部麻醉药的浓度和量要适宜；对于精神紧张不能自控、肺功能差、手术需要切除多根肋骨、胸壁软化、出现反常呼吸及胸膜可能有破损者，应采用气管内插管麻醉，以便术中呼吸管理。

2. 胸腔内手术的麻醉　胸腔内手术可以在针麻、局部麻醉、硬膜外和全身麻醉下施行，但绝大多数患者采用全身麻醉。全身麻醉的方法可因麻醉医师及患者的具体病情而异。目前多采用全凭静脉全身麻醉、静吸复合全身麻醉。至于全身麻醉药的选用，应以安全和镇痛效果好、对中枢神经和心血管抑制轻、术毕苏醒快、无组胺释放、对气道无刺激、不增加分泌物为理想。

全身麻醉诱导：宜选用对循环和心肌功能影响小的药物，多选用丙泊酚、罗库溴铵或顺式苯磺阿曲库铵、舒芬太尼静脉注射，然后进行快速气管内插管，同时避免气管内插管时血压波动引起的心脏或脑血管意外。对于体质弱、合并大出血休克或估计插管有困难者，可将丙泊酚用量减少或改为依托咪酯，或以依托咪酯配合表面麻醉进行气管内插管。

麻醉维持多选用丙泊酚、瑞芬太尼或异氟醚吸入，同时复合肌肉松弛药等。临床上多选用一

种吸入麻醉药与笑气 - 氧气联合使用，同时配合肌松药和少量镇痛药物维持麻醉，该方法对患者心血管系统影响小，肌肉松弛，操作简单，且术后患者苏醒和恢复快；瑞芬太尼 - 丙泊酚 - 肌松药微量泵静脉注射（TCI 或 TIVA）常用于胸腔内手术的麻醉，该方法具有麻醉效果好、停药后苏醒迅速等特点，是肺结核手术比较安全的麻醉方法。

气管内插管全身麻醉联合连续硬膜外阻滞目前也较广泛用于胸腔内手术的麻醉，因为气管内全身麻醉具有术中呼吸管理可靠、可充分给氧和减少外来不良刺激等优点，硬膜外阻滞完善时则肌肉松弛良好、术野安静，有利于抑制手术应急反应的同时还可用于术后镇痛，两者联合应用可以取长补短。

3. 湿肺的麻醉　对于毁损肺、结核性支气管扩张合并化脓性感染、肺结核合并脓胸、肺结核合并大咯血、支气管胸膜瘘的患者，为防止病侧肺的分泌物流入健侧肺和控制通气分布，麻醉多选用单肺通气。单肺通气有三种方法，即支气管堵塞、支气管导管和双腔气管导管。其中，支气管插管有患侧分泌物引流不畅，加上支气管积存有分泌物吸除不当，有梗阻呼吸道及污染健侧肺的危险，为此，临床上目前多选用双腔支气管导管即罗伯肖（Robertshaw）双腔管。双腔支气管导管可以使两侧肺同时通气，也可做任何一侧肺的选择性通气。手术中可进行患侧分泌物的充分吸引，两侧肺通气可以隔离以避免两肺交叉感染。但单肺通气时通气较两侧肺通气量减少 22%，血氧饱和度减少 1.2%～3.6%，其对呼吸生理最大的影响就是低氧血症。因此，在行单肺通气时维持双肺通气的时间尽量要长，健侧肺要用大潮气量。

4. 特殊患者胸部结核手术的麻醉　对于小儿结核病患者，在术中一般难以合作，适宜一律选用全身麻醉。但麻醉人员必须熟悉与麻醉有关的小儿解剖、生理、药理特点，并选用相应的麻醉方法，使小儿在麻醉和手术期间处于生理内环境的恒定状态，以保安全渡过手术关。

对于老年患者，因其病理上、生理上的变化具有一定的特点，所以在对老年患者施行全身麻醉时，除遵守一般原则外，还应重视药物对循环、呼吸的影响以及药物的后效应问题。一般尽可能选用对生理功能干扰小、安全范围大、便于调节和麻醉效果确切的方法和药物，争取以最小的药量达到最佳麻醉效果。

麻醉方法的选择除以上几点外，还应根据麻醉者的技术和经验来选择，一般结核患者体质较弱，营养状况不良，多有长期卧床病史，因此，心肺代偿功能差，有时还合并糖尿病、高血压、肝肾功能不全，对于这类患者，最好选用熟悉而有把握的麻醉方法，有条件可在上级医师指导下进行。单一的麻醉方法往往难以满足这类患者的手术要求，为此，多采用复合全身麻醉，即同时或先后用一种以上的麻醉药和麻醉方法，麻醉操作管理比较复杂，要求麻醉人员不但要掌握麻醉操作技术，更重要的是具备处理意外及并发症的能力和呼吸管理、心肺复苏的经验。

（张雪松　俞立奇　戴希勇　金　锋）

第二节　胸壁手术（结核）的麻醉

胸壁结核是胸壁组织（包括软组织、肋软骨、肋骨和胸骨）结核感染的总称。

一、病情特点

1. 胸壁结核是全身结核的局部表现，此类患者大多属于长期消耗的患者，体质差，继发化脓感染时常出现反复急性发作。

2. 胸壁结核的病变范围难预测，如脓肿较大，同时组织有广泛破坏者，施行病灶清除术，常累及肋骨、肋软骨，有时还需切除多根肋骨。

二、麻醉前准备

（一）术前访视

1. 重点了解现在史、过去史、以往手术及麻醉史，治疗用药情况。

2. 全面了解患者的心、肝、肾、肺等重要脏器的功能情况，注意各种辅助检查及化验室检查的结果。

3. 了解全身基本状况及手术意图、部位、术中累及范围及时间长短。

（二）体格检查

1. 征询患者对手术、麻醉的要求，观察患者是否紧张和焦虑，估计其合作程度。

2. 重点复查呼吸、循环系统的功能状况，并对其耐受手术和麻醉的能力，做出正确判断。

3. 了解脊柱情况，注意有无病变、畸形、变形，邻近穿刺点有无皮肤感染。

（三）患者准备

1. 手术患者存在生理紊乱和潜在内科疾病，

应进行必要的治疗和纠正。

2. 对于贫血、营养不良的患者，要注意改善其营养状况。

3. 对术前治疗所用药物与麻醉药物存在相互作用时，应根据情况决定继续用药或剂量调整，或停止使用。

三、麻醉选择

（一）硬脊膜外腔阻滞麻醉

1. 麻醉前用药　同一般硬膜外麻醉。常规使用巴比妥类、苯二氮䓬类和颠茄类药物。

2. 穿刺点及阻滞范围　穿刺点的选择原则上在麻醉范围的中点，但麻醉范围的确定须考虑局部麻醉药在硬脊膜外腔的扩散特点及手术要求。上胸壁手术常选用 $T_{2\sim4}$ 棘突间隙，头向置管，阻滞范围 $C_3\sim T_7$；下胸壁选用 $T_{6\sim8}$ 棘突间隙，头向置管，阻滞范围 T_4 。

3. 常用麻醉药物及剂量　硬膜外麻醉用药量取决于要阻滞的神经节段和穿刺部位，不同的神经节段硬膜外腔容积不同，阻滞一个神经节段所需药量也不同。胸段一般为2ml。

4. 麻醉管理

（1）由于胸壁手术阻滞范围广，麻醉后易出现胸闷、重压感，有时患者主诉出气困难。为此在注药后测得平面的同时，除仔细观察患者的呼吸状况外，必要时采用常规鼻导管吸氧。

（2）麻醉药量及浓度要控制，有时平面上界或下界扩散不满意，须避免盲目加大药量，可适当加些局部麻醉或肋间神经阻滞以弥补。手术如需切除多根肋骨，低浓度的局部麻醉药往往难以奏效，可适当配合镇痛、镇静药以强化。

（3）由于胸段脊神经被阻滞，可使内脏神经麻醉，导致胸腔内血管扩张，致使回心血量减少，血压下降；同时副交感神经兴奋，可引起心率减慢，应在注药后10～30分钟内注意这些变化，以便及时处理。

（4）胸壁手术有时可能误伤胸膜，导致气胸，加之有时病变范围广泛，为达麻醉完善的目的，局部麻醉药使用逾量，或大量配伍用镇痛镇静药物强化，均可使循环、呼吸受到不同程度的抑制，为此，从麻醉开始，就必须做好各种急救准备，以便及时取用。

5. 注意事项

（1）熟练掌握高位硬膜外各种入路的穿刺方法，操作轻柔，不可求速。

（2）注意穿刺针不宜过深或偏向一侧，否则可穿破胸膜，造成气胸或纵隔气肿。

（3）预防和警惕硬膜外导管误入血管和蛛网膜下腔，发生局部麻醉药中毒或全脊麻。

（二）全身麻醉

对于胸壁结核病变范围广泛、硬膜外麻醉有禁忌的患者，可根据胸壁手术不需充分肌肉松弛的特点，综合分析患者的情况，选择合适的麻醉方法。

1. 术前用药　同一般全身麻醉，选用镇静、镇痛、神经安定药等。

2. 麻醉方法的选择

（1）氯胺酮麻醉：此方法有诱导迅速、无兴奋期、注射后几乎立即产生深度镇痛的优点，适用于老人、小儿、体质差和低血压的患者，术中呼吸、循环较稳定。但术中呼吸抑制并不少见，多因注药速度过快引起，麻醉期间应加强呼吸管理，维持呼吸道通畅。

由于氯胺酮使用后可出现三高症（血压高、眼压高、颅内压高），故不宜用于高血压、颅内压高及青光眼患者。

（2）普鲁卡因复合全身麻醉：使用此方法安全、经济、呼吸容易管理、麻醉苏醒快，而且有一定的抗心律失常作用。但普鲁卡因毒性反应与单位时间内血液中的普鲁卡因浓度的高低成正比。为此，在麻醉实施中，以有浅麻醉征象而不妨碍手术顺利进行为原则，麻醉转浅可辅以其他全身麻醉药，忌采取加快普鲁卡因低速来加深麻醉。目前随着全身麻醉技术的进步，此方法已经退出临床一线。

（3）静吸复合全身麻醉：静脉滴注与吸入全身麻醉药先后或同时使用的麻醉方法。该方法有充分发挥各自优势、互补不足的优点，避免了吸入麻醉药的不适感，降低了吸入全身麻醉的最低有效肺泡浓度。例如丙泊酚、瑞芬太尼复合吸入异（七）氟醚，芬太尼复合吸入异（七）氟醚等。

（4）吸入复合全身麻醉：2 种以上吸入性全身麻醉药先后或同时复合吸入的方法，如氧气与异氟醚复合等。

以上麻醉方法应根据各院的条件、习惯、实施麻醉者的经验及手术要求、患者的情况，采用不同的复合配方，但务必在麻醉前熟悉各种麻醉药物对机体的影响及相互作用，以求麻醉的安全性。

（张雪松　俞立奇）

第三节 胸内手术(结核)的麻醉

由于麻醉学的发展,使得外科手术的范围大为扩展。胸内手术的普及,是麻醉学的一大进步。这主要是因为科学的发展,新麻醉药(镇静镇痛剂、吸入麻醉剂)、肌肉松弛药的不断问世,先进的多功能麻醉呼吸机及各种机械通气技术、各种先进监测仪器的使用,使控制呼吸能广泛实施并更加完善。静脉滴注及吸入麻醉药复合全身麻醉的良好麻醉效应充分发挥,这就较为有效地克服并阻断了剖胸后给呼吸、循环及整个机体的生理活动带来严重的干扰,即胸膜肺休克乃至恶性循环的形成及发展。这不但消除了对患者的生命威胁,而且能为肺功能障碍的肺疾病者提供一个较安全、安静的手术环境,以便实施肺叶切除或肺全切除。胸内手术的种类很多,对麻醉的实施管理提出了更高的要求。这里仅就胸内手术麻醉的有关问题叙述如下。

一、侧卧位时对呼吸的影响

胸内手术患者多被置于或左或右的侧卧位。清醒患者侧卧位时,健侧肺的膈肌受腹腔内脏压力的影响比患侧大,向胸腔内升得也高,弯度大,吸气时收缩也更有力。因此,健侧肺通气比患侧肺好。而健侧肺的血流由于受重力的影响其灌注量也较大,所以两侧肺的通气(V)/灌注(Q)比值无大改变。但全身麻醉后的侧卧患者无论有否自主呼吸,主要通气由健侧肺转为患侧肺,也就是说,患侧肺通气大于健侧肺。这是由于全身麻醉后两肺的FRC(肺的功能余气量)进一步减少,在控制呼吸的条件下,健侧升高的膈肌不再是通气的有利因素。另外,纵隔的重量也影响健侧肺的扩张(全身麻醉肌松后的惰性重力作用),加之健侧肺受垫子的影响,通气可进一步减少。剖胸后患侧肺不受胸廓限制,通气可进一步增加,其结果是患侧肺通气好而血流差(受重力影响而减少),而健侧肺通气差而血流灌注好。总之,全身麻醉下侧卧时健侧肺的FRC大为减少。

二、剖胸后对呼吸的影响

在正常情况下,肺之所以能保持充气状态,是由于:①大气压作用于肺泡;②胸腔内的负压。左、右两侧胸膜腔内的压力及呼吸时的压力变化是均衡相等的,没有向左、右移动的现象。但胸腔剖开后,空气进入一侧胸腔,负压消失,肺表面及肺泡同样受大气压的影响,随即发生了一系列呼吸与循环的异常变化。

1. 纵隔的移动及扑动 当一侧胸腔剖开被暴露于大气压下时,负压消失而变为大气压力,于是两侧胸膜腔内压失去平衡。大气压作用使肺脏塌陷,同时也作用于纵隔及对侧肺脏,使其体积缩小;纵隔也在大气压力的影响下被压向健侧,即为纵隔移位。这种因两侧胸膜腔压力的不平衡而引起的纵隔移位,会随着呼吸行为的一呼一吸来回摆动,就是纵隔扑动。此外,呼吸行为越强烈,扑动的程度也越严重。

2. 循环障碍 剖胸后纵隔发生严重的扑动,这对包在里面的大血管、心脏产生了极不利的影响:由于纵隔摆动造成上、下腔静脉间断的折曲、梗阻,致静脉回流减少,从而使心排血量也减少。

3. 反常呼吸 一侧胸腔剖开后,空气进入胸腔,负压消失,大气压力的作用使肺大部萎陷。若患者自主呼吸存在,塌陷的肺在吸气时由于两侧肺压力不均,可进一步收缩,呼气时扩张。这种反常呼吸使一部分气体随着每次的呼吸摆动于两肺之间,无助于有效的气体交换,当然就增加了无效腔量。

4. 缺氧和二氧化碳蓄积 由于剖胸侧肺的塌陷,肺泡萎缩,失去了换气功能,使全身近1/2的血继续流经未有气体交换的肺,又流回左心,使动、静脉血混合,出现了所谓肺内分流,这无疑造成缺氧和二氧化碳蓄积。

5. 高级神经系统的作用 剖胸后出现的"胸膜肺休克"恶性循环的另一原因是高级神经系统受到恶性刺激的反应。胸腔是一个内感受器最为丰富复杂的体腔,对于一切机械性的、物理性的、化学性的刺激都具有敏锐的感受能力,如肺门部、主动脉弓部、膈及肋间神经等。①手术操作是一强烈的、长时间的机械性刺激;②胸腔脏器表面手术时因蒸发而干燥,也是一种物理性刺激;③全身血管壁内膜聚集有丰富的内感受器,它对于各种原因引起的使血中的氧浓度下降、二氧化碳浓度升高的改变具有高度的敏感性。以上这些不良刺激可通过大脑皮质而使高级神经系统调节功能发生紊乱。

6. 体热及体液的丧失 剖胸后的体热散失量远较腹腔为强烈,并且多,并伴有大量的体热丢失。

每小时体热散失所带走的水分量为200～300ml。

总之，剖胸后所出现的这些病理改变相互影响，互为因果，产生连续不断的呼吸、循环紊乱及高级神经系统调节功能障碍等形成恶性循环，威胁患者的生命。

三、胸内手术的麻醉原则

1. 使用肌肉松弛剂及呼吸机　采用持续气道正压通气（CPAP）或呼气末正压通气（PEEP）等控制呼吸，以减除纵隔扑动及反常呼吸，阻断胸膜肺休克发病机制的恶性循环，是预防、治疗此病的主要原则。

2. 多种麻醉药（镇静、镇痛药、吸入麻醉药、肌肉松弛剂）的配伍使用　静脉滴注及吸入麻醉药复合全身麻醉，以产生完善的镇静止痛、肌肉松弛作用，从而减轻或消除因剖胸后所发生的各种不良刺激对高级神经系统调节功能的严重扰乱，也是主要原则之一。

3. 加强呼吸管理　充分供氧，保持呼吸道畅通，及时清除呼吸道内的分泌物及血块，使其不能扩散到对侧肺，更不能堵塞呼吸道。另外，还应防止缺氧及二氧化碳积蓄。

4. 加强对循环的管理　消除循环障碍，及时补充血容量、电解质、能量和热量等。

四、麻醉的实施和管理

胸内手术的麻醉管理内容很多，范围较广，要求较高——注意手术步骤，细心观察病情变化，准确予以记录，果断、正确有效地处理异常情况；确保患者术中安全、平稳，使手术顺利完成；术毕，使患者尽快清醒复常，安返病房交班。

（一）胸内手术麻醉方法的选择

主要根据疾病的种类、手术方式、范围、时间长短、患者的全身情况、呼吸与循环系统状况及其他情况而定。首选的是气管内插管的全身麻醉；其次是这种全身麻醉再加上连续硬膜外麻醉。

1. 气管内插管、静脉复合滴注加吸入麻醉剂的全身麻醉法，施以机械或人工控制呼吸，是目前常用的麻醉方法。根据病情、手术要求，采用双腔导管或单腔导管作气管内插管。其方法是先吸纯氧去氮5分钟后，继而以神经安定镇痛药、肌肉松弛剂，依据病情酌量静脉诱导下，气管内插管。接麻醉呼吸机，手法控制或机械控制呼吸。

麻醉维持采用多种麻醉药配伍使用：①神经安定药：硫喷妥钠、地西泮、氟哌啶、γ羟基丁酸钠，这些也叫静脉麻醉药；②麻醉镇痛药：吗啡、哌替啶、芬太尼类；③吸入麻醉药：乙醚、氟烷、安氟醚、异氟醚、七氟醚、笑气；④肌肉松弛剂：琥珀胆碱、万可松（又称维库溴铵、万可罗宁）等；⑤普鲁卡因静脉滴注。

以上这些药物可根据不同临床使用习惯分为：①在一定容量的普鲁卡因液里加入适量的神经安定药、麻醉性镇痛药、肌肉松弛药，控制静脉滴注加吸异（安）氟醚，笑气和氧气维持麻醉于适当的深度；②分别静脉滴注或静脉注射安定类药、麻醉性镇痛药、肌肉松弛剂等，再加吸上述麻醉剂。以上这种麻醉方法其优点是能控制呼吸、气道管理方便，有充分的肌松，完善的镇静止痛，麻醉深度便于调节、逆转性强、苏醒快，对呼吸道刺激小，分泌物少等。

2. 气管内插管下静脉复合全身麻醉与硬膜外麻醉，亦为常用的麻醉方法之一。

方法：①先行 $T_{4～5}$ 高位硬膜外穿刺，经 0.5% 布比卡因与 2% 利多卡因等量混合液体 10ml 左右（可称"等混液"）；②再用地西泮、硫喷妥钠、琥珀酰胆碱或维库溴铵做快速静脉诱导插管，用静脉复合液静脉滴注加吸异（安）氟醚、笑气、氧气，其吸入浓度及比例酌情调整；③术后经硬膜外导管给少量吗啡、等混液 5～8ml 或 0.25% 布比卡因 6ml，可获得较长时间的镇痛效果。优点除有复合全身麻醉优点外，术后有较好的镇痛作用，减轻术后的疼痛刺激。

（二）维持循环平稳

维持循环平稳是胸内手术麻醉管理的重点之一。胸内手术致循环系统紊乱的因素很多：①剖胸后的病理生理改变；②术前已有的心脏病，或有器质性的心电图改变，剖胸手术后加重或再发；③手术时间长，失血多，或短时内大量失血未能及时补足；④严重缺氧和二氧化碳蓄积；⑤麻醉过深，抑制循环；⑥过敏性休克。

针对以上因素，在管理中注意以下几点：①控制呼吸，减除因纵隔扑动给循环带来的严重影响。②对术前有器质性病变的及早治疗，使其改善到较好的程度。③维持通宜的麻醉深度。④充分供氧，消除所有造成缺氧和二氧化碳蓄积的因素。⑤消除产生心律失常的诱因。⑥入手术室后务必开放多条静脉通道，一条专供麻醉用药，另两条供输血、输液。这是患者的生命线。依此静脉通道可以及时补充血容量、电解质、热量、能量，保证畅通无阻。同时，能控制其输入速度、输入量及种类，防止逾量。尤其对有心脏病患者、一侧肺全切者更应小心，警惕发生肺水肿；术前应配足够的血；并记好体液的出入量。⑦有必要作中心静脉压测定，随时了解患者血容量、心功能及血流动力学状况。⑧有条件的应作心电连续监测，随时了解心功能状态。

（三）呼吸系统的管理

呼吸系统的管理仍是胸内手术麻醉管理的重点。

1. 使用肌肉松弛剂，控制呼吸，消除纵隔扑动和反常呼吸，这是首要的。

2. 及时清除气道内的分泌物、血块，确保呼吸道畅通，防止堵塞窒息，致严重缺氧和二氧化碳积蓄。

3. 充分供氧，保持足够的氧分压，供纯氧，提高吸入氧浓度（FiO_2），因其能直接影响氧分压，提高通气及肺泡内氧分压，可以代偿性纠正剖胸后出现的肺分流。

4. 保证足够的通气量。依病情选用不同型的呼吸机及通气方式。

5. 进行单肺通气时，想法克服低氧血症，使肺分流及低氧血症降到最低程度。

五、肺结核手术的麻醉

肺结核手术种类有肺叶局部切除、肺段切除、肺叶切除、全肺切除等。其麻醉处理原则上遵循胸内手术的麻醉处理。同时，也应注意肺结核病理改变的特殊性而突出重点。

1. 肺结核是慢性阻塞性肺疾病（COPD）的典型代表，它具有COPD病变的特点。

（1）肺结核也是一种慢性肺部感染。肺泡由于炎症的刺激，发生渗出改变或增生改变，黏液腺可增大、增多，分泌功能亢进，分泌物增多，故大量痰液是肺结核的症状之一。

（2）肺结核长期咳嗽，细支气管黏膜水肿，气道相对狭窄，分泌物多而被潴留。长期的呼气不畅，肺泡内压力升高，肺泡扩大，肺泡壁变薄，再膨胀而破裂，形成肺气肿或融成一大腔，称肺大疱；或使其支气管扩张，使肺组织及细支气管发生形态学改变，增大了病理性无效腔，无益于通气交换。

（3）在肺实质中，由于结核的浸润、感染，使纤维组织增生并纤维化粘连，致局部肺不张或发生肺组织坏死成干酪样变，使肺的有效的气体交换面积减少，通气量减少。

（4）肺结核可以反复发病，或继发感染，病情加重，病变向周围扩展，直至一侧全肺，肺组织纤维化、粘连，形成支气管胸膜瘘，或成了毁损肺。

（5）肺结核可形成支气管扩张，或大小不等的空洞，出现大咯血不止，继发感染，咳大量脓痰。

2. 肺结核这种典型慢性肺化脓性感染所出现的病理改变，对肺功能及心功能产生以下影响。

（1）通气功能低下：肺结核的这些病变使肺顺应性降低，呼吸阻力增大，尤以呼气阻力增大显著，表现出总肺容量和残气量增加，通气量及时间肺活量降低，肺功能发生以阻塞型为主（或有部分限制型）的通气功能障碍。根据其程度分为轻、中、重度阻塞型（或混合型）肺通气功能障碍。

（2）通气分布不均，使通气（V）/灌注（Q）比值失常：由于肺结核的病变部分及程度不同，又可形成肺空洞、肺气肿、肺大疱、支气管扩张、肺不张、纤维化、干酪样变等。在呼吸时，各肺泡内气体的排出和进入时间不一致，病变部位的气体排出得慢，进得少，形成气流分布不均，而血液灌流并未减少，以致产生肺静脉血混流——肺分流，V/Q比值失常，动脉的血氧饱和度下降，二氧化碳分压增高。

（3）呼吸的代偿能力下降：由于残气量增加，使无效腔量/潮气量比值增大，其通气储备量减少，致呼吸代偿能力减退。当肺通气储备 < 70%时，肺全切除应慎重考虑，因为术后可发生呼吸功能不全。

（4）循环障碍：长期的咳嗽，肺气肿，肺泡内压力不断升高，因缺氧使红细胞代偿性增多，血液黏稠，血液阻力故而增大，肺动脉压上升，使右心负荷不断加重，促使右心衰竭，最终导致肺心病，削弱了心脏的代偿能力，术中易出现循环并发症及意外。

六、特殊患者的麻醉及注意事项

这里所指的特殊患者，包括两类病症的痰患：

（一）"湿肺"

"湿肺"指重症肺结核、结核性支气管扩张并大咯血不止以及结核性肺脓肿、脓胸并支气管胸膜瘘，有大量脓痰，每天咳痰量达数百毫升，患者的特点是：①结核病病程长，反复发作，营养状况差，体质多为虚弱，消瘦、贫血、低蛋白血症；②肺功能有明显的减退；③多数患者长期服用抗结核药，对肝功能有一定的损害,"两对半"阳性率高;④多数患者有其他合并症,如糖尿病、高血压或伴有心律失常;⑤机体的总的抗病能力低下,耐受力差。

如何预防或解除麻醉诱导期及手术期间因大量的脓痰、血液涌入呼吸道造成堵塞窒息、缺氧是麻醉处理成败关键:

1. 施行双腔导管插管是湿肺手术的绝对适应证,或实行单侧支气管插管。采用双腔气管导管行单肺通气优点多:①可避免有强烈刺激性及感染性的脓痰流入健侧肺,引起感染及减少通气量;②可确保健肺通气正常,不致发生气道堵塞;③术中可酌情选择单肺或双肺通气,既便于手术操作,又可避免因长时单肺通气并发低氧血症。

2. 加强呼吸管理,需注意:①快速诱导平稳,快插。②双腔导管插入后反复试听,认定导管就位,以及分离满意后固定。③体位改变后,手术进行时,不断抽吸上侧肺分泌物,实施健侧单肺通气。④肺叶切除后,膨肺试漏前,充分彻底清除分泌物,以免挤入余肺中致肺不张。⑤吸入高浓度氧,上侧肺可每隔5~10分钟开放通气。⑥由于粘连,手术创面大,失血多而快,补血输液应跟上。⑦对因特殊原因而使用单腔管者,更应小心,术中常抽吸,术毕平卧后,轻拍健肺,反复抽吸可能流入健肺的分泌物及血液。听诊呼吸音清晰,呼吸平稳后,加之其他条件许可,予以拔管。⑧拔管后继续供氧,待无缺氧现象后离开手术室,回病房继续供氧。

(二)毁损肺

毁损肺是一侧肺有广泛而不可复原的各慢性病灶,包括肺结核。由于反复感染、恶化,致肺部空洞、支气管扩张、肺不张、肺实质中的干酪样变等各种不同的病变同时存在,肺组织广泛纤维化并与周围组织粘连,使原肺组织的正常结构形态不复存在,失去了弹性,并完全丧失了通气功能,对机体有害无益。毁损肺患者的特点与湿肺患者基本一样。这种患者对麻醉、手术创伤、大量失血、缺氧的耐受性差,常给麻醉处理带来许多麻烦。

七、单侧肺通气

单侧肺通气是现代胸内手术尤其肺部手术麻醉所普遍采用的技术。湿肺和毁损肺手术时,单侧肺通气是其绝对适应证。它有能控制病侧肺的感染性分泌物不致污染对侧肺、保持健侧肺呼吸道通畅并能充分供氧等优点。但其最大的缺点是

由于患侧肺不通气而血流仍然能通过,所以造成肺分流,致氧分压降低,发生低氧血症。其主要影响是:

(一)单侧肺通气对肺通气和血流灌注的影响

单肺通气时较两肺通气量减少22%,血氧饱和度(SpO_2%)减少1.2%~3.6%,对呼吸生理的最大影响是导致低氧血症。其机制为:

1. **非通气侧肺** 通气缺如或减少,而肺血流未相应改变,随着时间的推移,流经无通气肺的血流无氧供吸收,PaO_2下降,未氧合血进入循环,肺内分流(Qs/Qt)增加,致静脉血掺杂增加,V/Q比值<0.8时,肺动脉血的PaO_2降低。肺泡低氧产生缺氧性肺血管收缩(HPV),使非通气侧血流减少转向通气侧而使静脉血掺杂减少,保持通气血流比例尚处于正常范围。

吸入麻醉药、氨茶碱、异丙肾上腺素、肺血管扩张药或硝酸酯类、硝普钠等均有抑制HPV作用,使HPV反应时间延长甚至历时1小时以上,而使肺内分流增加伴低氧。临床上有时发现当全侧肺切除或一侧肺动脉结扎后PaO_2可迅速升高,Qs/Qt比值及$A\text{-}aDO_2$显著改善。HPV是肺脏因急性低氧产生的一种代偿性保护机制,但发生机制尚未完全明确。低氧(主要是肺低氧)直接与间接地作用于肺组织细胞,如血管内皮细胞、肥大细胞、血小板等,其合成与释放多种血管活性物质,引起肺动脉收缩,肺血管阻力增加,这一机制对降低单肺麻醉低氧血症、提高麻醉安全性具有重要意义。

2. **通气部分(健侧肺)的V/Q比值异常** 受重力作用,健肺的血流分布比患肺多;但其通气量因受纵隔所压、膈肌升高、肺顺应性又低于患肺而明显减少,通气量下降,形成通气不足而血流偏多,V/Q < 0.8,通气不足发生肺小叶不张,残气量减少,进一步导致PaO_2下降。

3. **心排血量减少** 由于术侧胸内负压消失、手术操作、低血容量、心律失常、心肌抑制、肺内压过高等均可使心排血量减少,混合静脉血中含氧量降低,PaO_2下降。

为使PaO_2维持在安全阈值以上,有专家认为PaO_2一般应在9.33~10.7kPa(70~80mmHg),或与术前一样,对重症者纯氧下可维持在13.3kPa(100mmHg)。

(二)单侧肺通气对$PaCO_2$的影响

单肺通气时无疑可致二氧化碳蓄积,其浓度可达4.8%~6%,但由于二氧化碳在肺内的弥散率和

血中溶解度比氧大 20～25 倍,只要单侧肺充分通气,即能将蓄积的二氧化碳充分排出。一般仅以中等过度通气,使 $PaCO_2$ 维持在 4.0kPa(30mmHg)即可。

1. 单侧肺通气的适应证

(1)绝对适应证:①重症肺结核大咯血(也包括其他肺病);②肺结核合并感染;③支气管扩张,痰量每天超过 50ml;④结核性肺脓肿,脓液量超过 50ml;⑤支气管胸膜瘘等湿肺和毁损肺;⑥单侧肺大疱或巨大肺囊肿;⑦单侧支气管肺灌洗;⑧肺泡蛋白沉淀症。

(2)相对适应证:为方便手术操作,一般情况的肺结核肺叶切除(也包括其他一般肺病)及肺全切除术。

2. 单侧肺通气注意事项

(1)尽可能地进行双侧肺通气,将单肺通气时间缩短到最小限度。

(2)单肺通气时的潮气量(VT),应维持在 8～10ml/kg。

(3)适当提高吸入氧浓度。

(4)使 $PaCO_2$ 维持在 4.0～5.33kPa(30～40mmHg)。

(5)尽可能对 PaO_2、$PaCO_2$ 进行连续或间断的监测。

(6)若出现低血氧症,可采用:①患侧肺采用 PEEP 0.196～0.294kPa(2～3cmH$_2$O)即可。②不通气的上肺可插入一根 F14 的导管,深度为 7.5～10cm。氧流量为 1L/min 也可改善提高。③间断地上肺通气:可采用 CPAP 0.490～0.981kPa(5～10cmH$_2$O)。这样可使灌流上肺的血有一定的氧合。④可采用短期患肺 CPAP,健肺 PEEP 通气,既可以改善患侧肺血氧合,又可以使患侧肺血流减少,从而减少静脉血掺杂。

(7)维持足够麻醉深度,减低氧耗量。

八、纵隔及心包手术的麻醉

纵隔是左、右胸膜腔的中央间隔部分,前有胸骨,后有胸椎,上接颈部,下至膈肌。纵隔内包有许多重要器官和组织,如气管、食管、胸腺、膈神经、交感神经、迷走神经、心包、心脏、主动脉、大血管、肺门、淋巴结、结缔组织等。纵隔淋巴结分布在下纵隔的前、中、后纵隔中,心包结核处于中纵隔内。由于淋巴结结核发生的具体部位不同、大小不等,对周围的器官、组织所造成的影响也轻重不一。心包结核也因病变的程度不同,给心脏

活动可能造成一定影响。虽纵隔淋巴结结核、心包结核病例不多,需手术治疗的也更少,但必须在剖胸下进行,麻醉处理同样重要。

麻醉处理原则遵循胸内手术的麻醉原则,但也有不同之处:①因没有湿肺的威胁,可以不用双腔管进行单肺通气。②胸部手术的麻醉管理至关重要,保证呼吸道畅通,不能被分泌物堵塞发生窒息的危险;而纵隔手术的麻醉管理关键是怎样使循环系统维持平衡,预防循环系统紊乱及心律失常。

九、肺结核合并大咯血患者的麻醉

大咯血是指 24 小时内咯血达 200ml 以上或 48 小时内咯血 600ml 以上并引起急性呼吸道阻塞或严重低血压的急症病例,为肺结核常见而严重的并发症,死亡率极高。肺结核合并大咯血主要见于空洞性病灶以及少数浸润性病变,前者多见于慢性纤维空洞型肺结核或继发支气管扩张或感染。混合感染可分为特异性或非特异性,其中尤以合并肺曲霉球感染危害最大,是大咯血的常见病因之一。目前对大咯血的治疗,很多主张急诊手术行肺切除术,生存率在 80% 以上,病死率约 23%;内科治疗死亡率在 22%～50%。

(一)病情特点

咯血量有时一次可达 1 000ml 以上,如不及时处理,常因气管、支气管树吸入大量血液而窒息死亡,也可发生低血容量休克而严重威胁患者生命。出血速度是影响预后的最主要因素,出血速度越快,风险越大。肺功能较差者危险性更大,因为吸入血液后可能会导致肺功能进一步恶化,故短时间即使是较少量的出血也可以导致急性呼吸衰竭,甚至死亡。该疾病可能存在低血容量休克、呼吸道堵塞、低氧血症以及出血部位不明确等风险。

(二)麻醉处理

1. 麻醉前的必要准备十分重要 应严格卧床、半卧位,保持呼吸道通畅,充分吸氧。一旦出现一侧肺部发热感、恶心、咳嗽等大咯血的前兆症状,应立即采取俯卧头低位,以防血液大量吸入支气管树而引起窒息;及时输血、输液,维持水、电解质及酸碱平衡;监测血气及凝血功能;使用镇静、镇咳、止血药及抗生素。在抢救大咯血患者过程中,手术时机的选择也十分重要。原则上应在大咯血暂停、血容量基本补足、休克基本纠正、病情相对稳定时进行。

2. 麻醉方式最好选用双腔管插管全身麻醉 大

咯血患者病情危急，应迅速做好紧急插管与供氧准备；要求插管技术熟练、定位必须确切，以确保左、右侧导管通畅及隔绝性能良好；应采用清醒插管，以免抑制咳嗽反射，使患者能随时咳出积血，而不能采用一般的全身麻醉诱导插管，这点对防止窒息十分重要。在进行插管操作时，应遵循边插管边吸引的原则。尽可能清除气管内血液及凝血块，以利术中通气。遇咯血不止而需要紧急手术时，可考虑强行插管，采取边吸引边推进，以免延误抢救时机。

3. 麻醉维持以静脉麻醉为主 反复吸引不至于影响麻醉深度。常规监测心电图、有创动脉压、血氧饱和度、心排出量等指标，动态监测和处理电解质紊乱、麻醉药或缺氧引起的心律失常。放置粗大的中心静脉导管，以便建立最快的静脉通路，及时纠正失血，维持循环稳定和监测中心静脉压。

4. 术后注意事项

（1）患者大多于术毕应保留机械通气并送至ICU密切监测治疗，必要时应用镇静剂、镇痛剂和肌松药；或者通过 PCA 使用镇痛药物，时间在24～48 小时为宜，可减少疼痛、激惹等引起的应激反应，减少氧消耗，从而改善患者的氧平衡，利于患者术后恢复。待血流动力、呼吸、神志、血气、电解质、尿量等稳定后，方可考虑停机拔管。

（2）全身应用适当抗生素，防止胸腔感染。

（3）继续正规、合理、足量应用抗结核药物，以防止结核播散。

（4）密切观察病情变化，随时警惕术后出现呼吸衰竭，并防治 MODS 的发生。

十、拔管指征及拔管后注意事项

手术结束后，将插入的气管导管拔出，称为拔管术。它虽然操作简单，但若处理不当、拔管过早，则有一定危险。应掌握好拔管指征，拔管后还应注意一些事项：

（一）拔管指征

1. 全身麻醉停药后清醒，呼唤能应。

2. 呛咳、咳嗽、吞咽反射较灵活，不能耐受导管。

3. 肌力恢复，握力强，头能抬。

4. 呼吸平稳，潮气量达正常，停止供氧后无缺氧现象。

（二）拔管前准备

1. 反复间断抽吸口腔及气道内分泌物，并间断供氧。

2. 平卧后轻拍健侧肺再反复抽吸。

3. 听呼吸音清晰，无啰音。

4. 患者呛咳的咳嗽反射恢复正常，鼓励患者用力咳嗽。

（三）拔管时的并发症

拔管时患者处于不同程度的清醒状态，也就是说正处于应激状态，可能出现不同的并发症：①拔管时心脏停搏：这可能是迷走神经自身反射的结果，致心律失常，甚至心脏停搏；②拔管时喉水肿、喉痉挛的发生：拔管前已经处于清醒状态或超应激状态，拔管时导管刺激了喉头，即刻发生。

（四）拔管后并发症及处理

1. 咽喉并发症 由于拔管时的损伤、拔管的刺激，在拔管或立即或稍后再现，呼吸困难以吸气为主，有喉鸣音。给予吸氧及雾化吸入。

2. 舌根下坠 使用大量镇静镇痛药者拔管后处于深睡状态，常有舌根下坠，尤其老人为多。置通气道，吸氧。

3. 声嘶 拔管时损伤声带所致，多可自行恢复，无须处理。

4. 拔管清醒后，手术部位的出血可流入气道，若出血量大，再加上刀口痛，咳痰能力受限时，一时咯不出而堵塞呼吸道，发生窒息。应急行插管，抽吸血块，加压给氧人工呼吸。

5. 有呕吐误吸者，尽快吸出呕出物。

6. 气管黏膜溃疡 常是插管时损伤，部位在声门下 2～3cm 气管前壁。可继发感染，形成声门下水肿或声门下假膜形成，出现吸气困难甚至窒息。此时作气管切开已来不及，应用粗针头作气管穿刺，缓解梗阻后再作气管切开。待假膜完全脱落、黏膜愈合后，再拔掉套管封口。作者曾遇到此典型病例。可能因国产导管较硬，两次插入损伤了声门下 2～3cm 处气管黏膜，术后约 40 小时，突然发生呼吸困难、窒息感，先行粗针头穿刺缓解，后作气管切开，气管镜检查在声门下套管上有新生物，后痊愈出院。

（五）拔管后注意事项

1. 将患者头转向一侧，继续抽吸清除口腔，鼻腔分泌物。

2. 仔细观察患者呼吸是否通畅，有无舌根下坠，口唇、甲床色泽是否红润。

3. 继续面罩或鼻管吸氧，观看血氧饱和度是否下降。

4. 拔管后、患者离开手术室前，急救药品及物品不能撤走，以防万一。

5. 患者呼吸平稳、无缺氧、应答正常时，方可送回病房。

（张雪松 俞立奇）

第四节 胸外科（结核）术后镇痛

创伤、手术对人体均可产生急性疼痛，伴随着疼痛人体常有自主神经过度反应，精神及情绪也有较大影响，麻醉医师应遵循系统的检查方法去评估患者，采取有效的方法解除疼痛，使患者免受疼痛折磨。一般随着创伤消除、伤口愈合，疼痛的程度逐渐减弱以至于完全消失。

治疗急性疼痛的药物包括非阿片类镇痛药，如阿司匹林、对乙酰氨基酚；非甾体抗炎药（NSAID），如布洛芬、萘普生、酮咯酸、氟比洛芬酯；阿片类镇痛药，如可待因、羟考酮、吗啡、芬太尼、哌替啶；局部麻醉药，如利多卡因、布比卡因；辅助镇痛药，如苯二氮䓬类、苯妥英钠、卡马西平、吩噻嗪类、咖啡因；非阿片类中枢镇痛药，如曲马多、氟吡汀；阿片类受体激动 - 拮抗药，如地佐辛、喷他佐辛等，很少用。

阿司匹林、对乙酰氨基酚和非甾体抗炎药都可用于疼痛处理。这类药物明显不同于阿片类镇痛药，有封顶效应，无耐受性和躯体依赖性，且有退热效果。阿司匹林和非甾体抗炎药均通过抑制环氧合酶，阻止了各种前列腺素合成（前列腺素能够引发疼痛）。目前对乙酰氨基酚的镇痛机制尚不明了。即使患者疼痛剧烈需要使用阿片类镇痛药，若同时给予非阿片类镇痛药，合并用药也会改善镇痛效果。

一、镇痛药不良反应

阿司匹林常见的不良反应为胃炎和功能性血小板减少，不满 12 岁的儿童患病毒感染时禁用阿司匹林。另外，阿司匹林可引起过敏反应，对阿司匹林过敏者也可能对非甾体抗炎药过敏。对乙酰氨基酚无抗血小板效应，抗炎作用很弱，对胃黏膜刺激较弱，患有肝病者禁用此药，因为通常剂量的药物能导致严重肝衰竭。

非甾体抗炎药对绝大多数急性疼痛均有治疗效果。镇痛作用与阿司匹林等效，但不同患者对药物反应不同，首次用药效果不好时应考虑更换其他药物。该类药物能够可逆性抑制血小板聚集，

但是当血药浓度降低至不能止痛时，抑制血小板的作用消失。口服抗凝药的患者使用非甾体抗炎药后凝血酶原时间延长。服用非甾体抗炎药时应避免饮酒。另外，还有可能引发肾功能不全，机制可能是抑制了前列腺素的合成，而前列腺素能扩张肾血管；使用非甾体抗炎药后肾血流减少，肾素分泌减少，肾小管对钠、水的重吸收作用增强，也是导致肾功能不全的原因之一。

非阿片类中枢性镇痛药曲马多，主要用于术后中度至重度疼痛，可达到与吗啡相似的镇痛效果，而无呼吸抑制作用，尤其适用于老年人、心肺功能较差的患者。不良反应如恶心、呕吐、便秘发生较少。

二、全身应用阿片类药物镇痛

1. 阿片类镇痛药应用原则 阿片类药物一直被用于治疗术后急性疼痛，但给药途径、剂量和方案因人而异，即个体化用药。口服给药是慢性疼痛的最佳给药途径，急性疼痛发作患者可能不合适。肌内注射可引起疼痛、肌肉纤维化以及可能产生无菌性脓肿，静脉注射起效最快，静脉给药包括连续输注和患者自控镇痛（PCA）。芬太尼起效时间为 1～5 分钟。吗啡为 10～15 分钟。

2. 自控镇痛（PCA） 患者自控镇痛最常使用吗啡，它是阿片受体激动剂，少数人不能耐受其不良反应。通常使用 1mg/ml 的剂量。一次需要量为 1ml，锁定时间 6 分钟，睡眠时用药剂量应加以调整。氢吗啡酮是第二个可选药物，一般对吗啡有不良反应者可耐受该药。常规剂量为 0.5mg/ml，每次 0.5～1ml，锁定时间为 10 分钟，睡眠时的基础速度为 0～1ml/h。临床工作中常担心使用阿片类药物可能成瘾，因此镇痛不足。长期服用阿片类药物可能出现一定程度的耐受及躯体依赖，但是通常短期治疗急性疼痛仍很安全。

3. 阿片类药物停药和合并症 阿片类药物停药方法为每天减少 1/3 用量。若出现戒断症状，可以给予可乐定。

三、硬膜外镇痛

硬膜外镇痛同样可用于胸部手术后患者。术后硬膜外镇痛可输注 0.1% 布比卡因和芬太尼 10μg/ml 的混合液。芬太尼脂溶性高，起效快，作用时间居中（1.5～3 小时），可以与脊髓受体结合，不向脑部扩散，也就不会产生危险。但是，对于老

年人和处于临界呼吸状态的患者以及小儿，建议减少芬太尼浓度，改为 3μg/ml。硬膜外的镇痛条件首先应保证手术区域脊柱未被结核病灶波及，方能穿刺置管。为了判断硬膜外导管位置是否合适，可以在 B 超定位下实施置管，并在严密监测条件下给予局部麻醉药试验剂量以确定位置。如无效果，则应重新置管。一般镇痛 4～7 天后拔除导管。

四、肋间神经镇痛

肋间神经传导阻滞可阻滞传到脊髓的传入性痛觉冲动，因此能缓解疼痛。理论上讲，在此部位阻断痛觉通路较硬膜外或全身阿片类镇痛更为优越，肋间镇痛避免了硬膜外镇痛可能发生的运动阻滞和低血压，而且减少对阿片类药物的需要量，减少了不良反应。开胸手术患者使用肋间神经镇痛可以减少近 50% 的吗啡用量。

（张雪松　俞立奇）

参 考 文 献

[1] 孙大金，杭燕南. 实用临床麻醉学 [M]. 北京：中国医药科技出版社，2001.

[2] MILLER R D. 米勒麻醉学 [M]. 邓小明，曾因明. 7 版. 北京：北京大学医学出版社，2012.

[3] 邓小明，姚尚龙，于布为，等. 现代麻醉学 [M]. 4 版. 北京：人民卫生出版社，2014.

[4] 戴体俊，刘功俭，姜虹. 麻醉学基础 [M]. 上海：第二军医大学出版社，2013.

[5] MORGAN G E，MIKHAIL M S，MURRAY M J. 摩根临床麻醉学 [M]. 岳云，吴新民，罗爱伦. 4 版. 北京：人民卫生出版社，2007.

[6] HAGBERG C A. Benumof 气道管理学 [M]. 田鸣，左明章，李天佐，等译. 2 版. 北京：人民卫生出版社，2009.

[7] 盛卓人，王俊科. 实用临床麻醉学 [M]. 4 版. 北京：科学出版社，2009.

[8] 董白山. 瑞芬太尼复合异丙酚靶控输注对脊柱结核手术患者麻醉效果观察 [J]. 中国现代药物应用，2019，13（12）：130-132.

[9] 赵林. 不同麻醉方式对脊柱结核患者围手术期炎性因子及应激因子表达的影响 [J]. 医药论坛杂志，2019，40（5）：87-89.

[10] 赵尧平，于双，郑少强，等. 超声引导下竖脊肌平面阻滞在慢性脓胸患者术中及术后镇痛中的效果 [J]. 临床麻醉学杂志，2019，35（2）：129-132.

[11] 刘小红，石海霞. 瑞芬太尼复合异丙酚靶控输注对脊柱结核手术患者麻醉效果及安全性评价 [J]. 新疆医科大学学报，2017，40（9）：1156-1158，1164.

[12] 时志强，马想明. 儿科脓胸临床诊治与麻醉现状 [J]. 甘肃医药，2016，35（6）：420-421.

[13] 王学宁. 50 例脊柱结核患者应用硬膜外麻醉的效果观察 [J]. 中国医学工程，2014，22（9）：179.

[14] 徐芬兰. 硬膜外麻醉在 260 例脊柱结核病灶清除术中的应用 [J]. 现代临床医学，2014，40（4）：270-272.

[15] 翁燕，赵银洁. 瑞芬复合异丙酚在脊柱结核患者麻醉苏醒期应用效果分析 [J]. 四川医学，2014，35（1）：108-110.

[16] 王德明，陈莹，王燕，等. 羟乙基淀粉急性高容量血液稀释对腰骶脊柱结核手术患者凝血功能及肾功能的影响 [J]. 陕西医学杂志，2009，38（4）：452-454，466.

[17] 吴文林，陈立新，吕晓华. 脊椎结核病例手术的硬膜外麻醉处理（附 121 例报告）[J]. 临床麻醉学杂志，1994（5）：290.

第九章

结核病外科围手术期处理

第一节　胸部结核病的围手术期一般处理

胸部手术创伤较重，对呼吸、循环功能及全身多种重要脏器的功能均有显著的影响。因此，术后必须严密观察患者，发现问题及时、有效地处理，才能减少其对机体的扰乱，防止术后并发症的发生，保证手术取得良好的效果。

一、术前准备

1.患者应做胸部X线、胸部CT及支气管镜检查，进一步了解病变的详细情况（病变的范围、内部结构、与邻近组织和血管的关系以及支气管腔内的变化等），以便决定手术方法和切除范围。这些检查项目距手术的时间尽量不要超过1周，结核病虽是慢性病，但仍然是有活动性的，使检查结果尽可能接近手术时的情况，才能使外科医师的决策不至于有大的失误。

2.心肺功能检查　术前肺功能的评估很重要。常用的肺功能临界参考值：肺活量在1 500ml以下，最大通气量40L/min以下，时间肺活量第1秒在70%以下，通气储量在86%以下，选择肺切除手术时，须慎重考虑切除的范围。有时，须结合临床具体情况综合评估，如患者活动量的大小、爬楼梯的层数、速度以及活动后的呼吸次数、脉搏、动脉血氧饱和度等。准备作一侧全肺切除术的患者，最好能测定分侧肺功能。和其他肺部疾病患者肺切除不同的是，毁损肺肺切除后无效通气减少，可能使肺功能得以改善。对于有高血压者，应控制至理想水平。有心肌梗死者，应待其病情稳定半年以上、无近期心绞痛发生的情况下，才考虑手术治疗。

3.选择有效的抗结核药物和抗生素　不管是对敏感性肺结核还是耐药性肺结核，术前必须使用抗结核药物，这样可保证术后并发症的减少，术后可根据肺病变组织结核分枝杆菌的检测结果再给予方案调整。空洞型肺结核及支气管扩张者，如痰量较多或合并有继发感染，术前应作细菌培养和药物敏感试验，并设法使痰量减少。

4.注意其他脏器疾病的治疗　判断肝、肾功能不全及损害的程度，对手术成败影响很大。对于慢性肝炎引起的肝功能不全或有肾功能不全者，应细致检查及治疗。有糖尿病者，要控制其血糖和尿糖水平接近正常，以免术后发生并发症。

5.术前尽可能将治疗方案同患者、患者家属、内科医师等沟通，以取得信任。同时，制定手术失败后的方案和补救措施。

二、术后的一般处理

1.**搬送**　术后待患者完全清醒后，返回病房。搬送患者时动作要轻缓，对全肺切除术后的患者尤应注意，防止纵隔的突然移位而导致休克或心脏停搏。搬送过程中，胸腔引流管务必夹闭，并防止引流瓶摔碰破碎。

2.**生命体征的监测**　术后最初6~12小时应有专人护理，密切观察呼吸、脉搏、血压，每15~30分钟测量一次，并认真记录。待病情稳定后，可改为1~2小时测量一次。术后24小时以后，可每4~6小时测量一次。

3.**体温**　术后体温，一般每4~6小时测量一次。术后3~5天，多有中度反应性发热，一般不超过38.5℃。如持续高温，应查明原因，及时处理。

4.**体位**　术后如神志未完全清醒，应取平卧位，清醒后血压、脉搏平稳可取半卧位。术后宜经常变换体位，以利于排痰和余肺扩张。全肺切除术后，应取平卧位或术侧卧位以控制反常呼吸，至胸腔引流管拔除为止。

5. 吸氧 胸部结核手术后的患者均有不同程度的缺氧，宜用鼻导管法或鼻塞法吸氧 24～48 小时，流量 4～6L/min。术后须防止长期吸入纯氧，以免导致氧中毒。

6. 止痛 术后疼痛不仅影响休息，更重要的是影响呼吸的深度和咳嗽，因此术后良好的止痛能促使早期康复。术后止痛剂宜选用作用快、不良反应小、抑制呼吸轻和不易成瘾的药物。用长效普鲁卡因行肋间封闭，对伤口的止痛效果满意。

7. 进食 一般胸部结核疾病手术后 6 小时即可进流质饮食，但量不宜过多，以免发生呕吐误吸而造成窒息或吸入性肺炎。术后第 1 天，开始进易消化的流质或半流质饮食，应争取高蛋白、高维生素饮食，以利恢复。

三、胸腔引流的管理

1. 开胸手术后，为了排除胸腔内的积液和积气，使术侧残腔迅速消灭、余肺扩张，并使两侧胸腔压力趋于平衡，避免因纵隔摆动而引起心、肺功能紊乱，均须作胸腔插管闭式引流。同时根据胸腔引流情况，可以推测胸内有无出血、漏气及感染发生。一般开胸手术后，前 24 小时内，胸腔引流液约 500ml，由血性逐渐转变为血清样。应准确记录胸腔引流液的量、颜色和性质的变化。如见大量血性液体，4 小时内超过 1 000ml，或每小时超过 200ml，持续 3 小时以上，则应警惕胸腔内出血，可采取引流液检查血红蛋白含量，如在 50g/L 以上或接近周围血液的含量，并伴有脉快、血压下降等，胸腔内出血的诊断即可确立。应及时采取抢救措施，必要时再次进胸止血。胸腔引流应保持通畅，如果胸腔引流管堵塞不通，应挤压胸管或用无菌生理盐水冲洗，使其通畅。

2. 全肺切除后，应安置胸腔引流但钳闭之，若纵隔向健侧移位，说明患侧胸内积液积气过多开放胸腔引流，排出部分积液积气后，使纵隔恢复正中位，继续钳闭胸管。

3. 拔胸管的指征 ①引流量少，胸腔积液呈血清样，引流压力管波动小，术侧呼吸音恢复，胸透证实术侧余肺扩张、无明显积液，一般常需 48 小时才能达到上述标准；②全肺切除后，如胸腔积液引流不多，呈血清样，24～48 小时就可拔管；③术中污染严重，胸腔引流的时间应适当延长，可于术后 4～5 天拔管，但一般不应超过 1 周。

四、术后呼吸道处理

胸部手术后，由于麻醉药物抑制咳痰、气管内插管刺激，加之因疼痛不能有效地咳嗽，常致有呼吸道分泌物潴留。清除呼吸道分泌物是术后维护通气功能的重要措施，也是促使余肺迅速扩张、消灭残腔的有效方法。

1. 鼓励患者作深呼吸及有效的咳嗽 可用手指轻压胸骨切迹上的气管诱发咳嗽，咳嗽时可用手在术侧胸壁稍加压力，以减轻胸壁震动而引起的疼痛，一般每小时做有效咳嗽 1～2 次，并做深呼吸 3～4 次。

2. 雾化吸入，应用祛痰、解痉药物 若痰液稠厚不易咳出，可用超声雾化吸入或口服祛痰剂。有支气管痉挛者，可用氨茶碱等解痉药物，严重者酌加激素。

3. 鼻导管吸痰 若上述方法不能奏效，应及时采用鼻导管吸痰。患者取坐位或半坐位，抬头面向前方，用 14～18 号连着吸引器的导管经鼻孔置入鼻咽部，嘱其深吸气，当声门开放时，迅速将导管置入气管。如出现呛咳、声音嘶哑，说明导管已通过声门进入气管，即可将导管来回轻柔地旋转或抽动吸痰。若置管困难，可将患者舌头牵出，以抬高声门便于置管。鼻导管吸痰效果良好，但每次吸痰时间不宜过长以防缺氧。

4. 支气管镜吸痰 鼻导管吸痰无效并出现肺不张时，可采用气管镜或纤维光束支气管镜吸痰，效果较好。可在床边进行，患者平卧，咽喉部喷雾局部麻醉后，将支气管镜置入气管，先吸除健侧而后患侧的支气管分泌物，吸痰时要充分供氧。

5. 气管切开 气管切开的目的不仅便于吸痰减少呼吸道阻力，而且可以减少无效腔，增加有效通气量，使呼吸困难迅速得到改善。术后发生以下情况，应及早行气管切开：①发生喉头梗阻，有严重呼吸困难者；②不能有效咳嗽，呼吸道大量黏稠分泌物，经采用各种措施不能祛除者；③缺氧显著且伴有二氧化碳潴留，须用辅助呼吸者。气管切开后，可以随时吸痰和供氧，以改善呼吸困难状况。由于气管直接与外界相通，容易加重呼吸道感染，操作时应保持严格无菌。吸痰导管应经常更换、消毒，并注意气管内插管的消毒，气管造口处覆以双层湿纱布，每次吸痰之后，向气管内滴入数滴抗生素及 α-糜蛋白酶。

6. 辅助呼吸 某些胸部结核疾病的手术如全

肺切除术、胸廓成形术后,早期可有严重的呼吸功能不全,多表现为气急、胸闷、发绀、心悸、脉速,动脉血气分析示血氧饱和度降低、二氧化碳分压增高的呼吸性酸中毒,常需以辅助呼吸。人工辅助呼吸的方法一种是经鼻腔或口腔气管插管,另一种是气管切开插入带有套囊的插管,连接呼吸器。经鼻腔或口腔插管后24~48小时应改作气管切开。使用人工呼吸器均行间歇正压呼吸,使用时应当注意:①根据病情估计和调节潮气量;②保持呼吸道通畅,防止痰液梗阻;③吸入气体的湿化;④感染的防治;⑤应勤作动脉血气分析,以了解呼吸器的效能及通气功能改善的情况。当患者呼吸满意时,暂停使用人工呼吸器0.5~1小时,重复血气分析,结果正常或达到手术前水平时,即可停止辅助呼吸。

五、抗生素的应用

胸部结核疾病术后应常规应用抗生素预防或控制感染,防止并发症的发生。使用原则是联合用药、大剂量、短时间。静脉途径给药3~5天后,当体温接近正常时,血常规化验正常,胸管引流液减少至可拔除胸管时即可停药。如拔管后,胸腔残腔积液未见减少,反而增加、有感染征象时,可再使用抗生素。

六、维持营养、水与电解质平衡

多数胸部手术后常有营养、水与电解质代谢变化。术后维护良好的营养状态、水与电解质平衡,是保证手术成功的重要条件,术中如失血较多,应输注同型血液,补足血容量。如有低营养状态,可间断适量输注血浆及白蛋白,补充水解蛋白或复方氨基酸溶液,可维持良好的营养状态。术后应摄入高蛋白、高维生素饮食。全肺切除术后的患者,尤其是老年人或合并有其他肺部疾病者,术后应严格控制补液的速度和量,不能过速或过量,否则增加心脏负荷,易导致急性肺水肿和心力衰竭。长期不能正常进食、大量输入葡萄糖时,可能出现低血钾状态,如四肢无力、腹胀,甚至心律失常,应及时补钾。

七、术后抗结核药物的应用

胸部结核疾病术后必须继续应用抗结核药物。手术当天可静脉滴注异烟肼、利福平等注射剂,进食后可继续术前原化疗方案。应根据不同肺结核类型(初治、复治、单耐药、多耐药、耐多药等),决定术后用药时间。

(杨 斌 李 畅 宋言峥)

第二节 骨关节结核的围手术期处理

一、概述

骨关节结核是一种慢性消耗性疾病,多数患者的全身情况较差。因此,骨关节结核的治疗是以化疗为主体的综合治疗。但是,部分病例因脓肿大、混合感染、大块死骨形成、截瘫等因素不得不手术治疗。为了保证患者能安全地进行手术,使手术收到好的效果,必须做好充分的术前准备,切忌在准备不足的情况下手术。另外,手术根据病情的变化有多种手术方式,而不同的手术方式有不同的手术适应证、手术时机。常用的手术方式是病灶清除术,其手术条件是:

1. 患者自觉精神状态改善,全身有力,一般情况好转。

2. 体重稳定或稍有增加。

3. 结核中毒症状好转,食欲增加,盗汗减少。

4. 体温正常 多数患者经抗结核药物治疗后,体温很快恢复正常。少数伴有巨大冷脓肿的患者治疗后,中毒症状好转,唯仍有低热,然临床实践证明经病灶清除后,体温能很快下降,恢复正常。对这类患者不必等体温正常后才手术。

5. 多次检查对比红细胞沉降率下降,或红细胞沉降率虽快,但较稳定。

上述各项中以第3、4项为主要。如体温正常、全身中毒症状好转,说明患者抵抗力尚佳,结核分枝杆菌株对抗结核药物敏感,手术不致引起结核播散,比较安全,术后抗结核药物对局部残留病变可以发挥良好的作用,效果会比较满意。

二、术前准备

除一般手术的术前准备以外,骨关节结核尚须做下列术前准备。

1. 取得患者合作 骨关节结核是一种慢性病,疗程较长,治疗后往往有一定程度的功能障碍,因此,多数患者有急躁情绪和思想负担。术前须深入做好解释工作,实事求是地将治疗计划及后果(包括手术次数、外固定及卧床时间、用药时间及可能功能障碍程度等)告诉患者及其家属,以取得合作。

2. 进行必要的检查 术前应仔细体检并进行胸部透视，以便发现体内有无其他结核病灶。对病期长、窦道分泌物多的患者，应检查肝、肾功能。病变局部应做 X 线检查，必要时脊柱结核并发截瘫应做 CT 检查，了解病变情况，以便进行手术设计。

3. 改善全身情况 入院后应立即卧床休息，并进行卧床排便训练，以免术后由于不习惯而造成排便困难。一般来讲，结核患者的食欲较差，术前应设法增进患者食欲，尽可能加强营养，改善全身情况。

4. 药物治疗 抗结核药物的应用是术前准备的重要环节，主要是防止病变的扩散。诊断一经确定，应开始应用抗结核药物。单种药物治疗效果不好，易引起细菌耐药的发生。骨关节结核并有窦道的患者，术前还需用青霉素或其他抗生素，以控制化脓性感染，预防术后切口感染。

5. 局部制动 脊柱结核患者应卧硬板床，四肢结核特别因严重疼痛或肌肉痉挛而致关节畸形者，应做外固定或牵引，以减轻疼痛、痉挛，患者可得充分休息，并可预防病理性脱位或逐渐矫正畸形，减少手术操作困难。

6. 脊柱结核、髋关节结核病灶清除手术创伤较大，应配血备用。

三、术后处理

不同的手术方式有不同的术后处理方法，原则是：①继续按原结核方案抗结核治疗，并根据培养和药物敏感性情况及时更换方案；②术后卧床时间应根据手术方式而定，不宜及早下床活动，以防结核病复发导致手术失败。

（陈其亮 王 军）

第三节 特殊结核病患者的围手术期处理

一、老年结核病的围手术期处理

随着近年来胸外科各项技术的进展及术后监护技术的提高，老年肺结核患者手术量较前明显增加。目前，临床上将年龄组以 60 岁为界，在此以上称为老年，70 岁以上为高龄。儿童肺结核发病后化疗治愈率高，较少需要肺切除手术。

（一）老年患者自身特点

1. 在呼吸系统方面 老年人肺实质发生改变，纤维结缔组织增加，肺弹性减弱、肺泡塌陷，导致肺的顺应性下降、呼吸阻力增加而引起肺通气和换气功能减退，从而增加了手术并发症的发生风险，并降低了老年人对手术的耐受性。同时，呼吸道对刺激的反应迟钝，气管内纤毛活动减弱，呼吸肌张力降低，胸廓活动受限，以致咳嗽无力，不能有效排痰。由于通气与血流灌注量均减少，可有潜在的低氧血症。此外，老年人肺的非呼吸功能如滤过和清除蛋白酶、激素等功能以及酯类的代谢等也均较年轻人为差。

2. 在心血管方面 由于动脉硬化，血管阻力高，易产生高血压；冠状动脉内脂肪增厚，管壁硬化，管腔狭小，使心肌供血明显下降；周围血管退行性变，静脉血管弹性下降，血液淤积，易使器官的功能水平下降。由于心内膜增厚、心外膜脂肪堆积，心肌的营养物质转换成机械能的效率降低，维持心肌收缩酶和 ATP 均下降，心脏收缩力及心排血量均下降。由于心肌的退行性变，导致传导障碍而易出现心律失常。由于心脏代偿功能下降，对血容量不足及缺氧通过心率变化代偿能力不足，易引起组织灌注不足及缺氧。

老年人这些呼吸及循环系统特点决定了肺结核手术的围手术期要特别重视心、肺等脏器功能的检测。

（二）术前准备

1. 老年肺结核患者术前应进行细致的胸部体检、X 线检查及肺功能检查，全面、正确地评估患者的肺功能状况。对于肺功能有异常者，要进行必要的治疗，改善呼吸功能的状态。

肺功能评价的指标包括病史、患者的生理年龄与实际年龄相比较、体格检查、胸部 X 线片、纤维支气管镜检查结果、肺功能的测定结果以及动脉血气分析的结果。通过对以上综合分析，这样可以全面地评价患者的肺功能，同时可以避免由于某一肺功能数据人为地或患者配合不好引起的误差所致的诊断上的失误，而放弃了不应该放弃的手术治疗。具体如下：详细询问病史，包括两个方面。一方面是既往有无慢性阻塞性肺部疾病，如慢性支气管炎、肺气肿、支气管哮喘等，有无限制性通气功能障碍，如肺纤维化、胸膜炎、胸膜纤维化、气胸、肋骨骨折、胸廓畸形等；另一方面是有无吸烟史，有无咳嗽、咳痰、气急、心悸等症状，何种情况下出现呼吸困难，是否过着久坐和少动的生活，以确定患者出现呼吸困难的相应的运动极限，如果患者做负荷较强的运动（如爬楼、上楼梯等）而不出现明显得呼吸困难，则说明其心、肺储备能力是能够耐受手术的，如果这种耐受能力有明显下降，就应引起充分注意。因个体差异、生活水平、习惯等因素不同，生理年龄与实际年龄可以不同，这一点很重要。有些患者实际年龄较高，但生理年龄并未达到多器官系统均严重衰退的程度，完全能够耐受一般成年人所能耐受的手术。而有些生理年龄较大的患者手术耐受力较差，手术后就不能按实际年龄患者的方法进行处理。体格检查包括以下几个方面：

（1）注意患者有无胸廓畸形及畸形的程度。

（2）观察患者在平静呼吸和做肺活量检查动作时，胸廓活动度的程度及对称性，当患者平静呼吸时，估算吸气和呼气时间的比率，正常人如果呼吸 12～15 次 /min 的情况下，吸气和呼气约各占 1/3 的时间，呼气之末的停顿时间占 1/3。

（3）听诊时注意有无水泡音、干啰音，并注意呼气是否有延长。

（4）屏气试验：屏气时间在 20 秒以上，麻醉一般无特殊困难。屏气时间在 10 秒以下，则手术和麻醉往往不能耐受。肺功能测定结果不佳，但一般情况较好时，不排除是做肺功能检查时因配合不好所致的结果偏差，屏气试验可作为此类患者的评定参考。肺功能测定有多项指标，但对胸外科医师来说，评价一位患者测定结果与手术危险性的关系，以第 1 秒用力呼气量、最大通气量、最大呼气中间流速等指标最有参考意义。根据患者的肺功能检查结果，作为制定患者手术方案的参考，可起到估计患者手术后早期肺功能情况是否允许患者渡过手术关及今后肺功能能否胜任患者日常生活的作用。血气分析是评价患者肺功能的另一确切指标。在气道阻塞和气体分布不均致通气不足时，氧分压降低，二氧化碳早期可无变化，后期可升高。肺部实质性病变如肺纤维化、肺不张等，可形成动静脉短路，则氧分压降低，二氧化碳分压正常或降低。如果出现持续性氧分压低于 50mmHg 及二氧化碳分压高于 50mmHg，提示有呼吸功能衰竭。

一旦发现患者手术前各项检查发现肺功能情况较差，即应进行治疗，改善肺功能，力争将较差的肺功能再提高一些，或将原由于肺功能不良而不能手术的患者改善到可以予以手术的程度。手术应在治疗改善肺功能后进行。

2. 呼吸道准备

（1）做好术前教育：老年肺结核患者多有几十年吸烟史，合并有老年慢性支气管炎、肺气肿等，致使呼吸功能有不同程度的损害。吸烟可导致呼吸道纤毛摆动功能紊乱、分泌物增加。试验证实，吸烟者肺部并发症相对危险是未吸烟者的 1.4～4.3 倍。戒烟可使肺部并发症发生率降低 19%，且戒烟时间越长，总并发症的发生率降低越多。戒烟使肺部并发症降低与戒烟时间相关，至少应大于 2 周。为此，耐心说服患者在术前 2 周戒烟。

（2）控制感染：对于急性上呼吸道感染者，择期手术应在治疗好转后施行。伴有大量痰液者应在痰液减少后 2 周再行手术。肺部感染病原微生物包括细菌和病毒，合理应用抗生素治疗是关键，痰或气道分泌物的致病菌培养联合药物敏感试验有助于抗生素的选择。

（3）呼吸锻炼：指导患者进行呼吸锻炼，具体措施包括以下 4 个方面。

1）深呼吸：在围手术期内，每天做至少 400 次深呼吸。

2）深呼吸训练（deep breathing exercise，DBEX）：具体方法为深吸气，屏气 4～6 秒，连续咳嗽 3 次。据统计，该方法可使术后肺部并发症由 35% 下降至 28%。

3）深呼吸训练器的使用：使用简易激励性深呼吸训练器可帮助练习深呼吸，提高肺活量，锻炼呼吸肌，以改善患者的心肺功能。

4）登楼训练：通过登高试验，排除心肺功能手术禁忌者，筛选出合适的手术患者。术前经过一段时间（短期）登楼锻炼后，如一次性（1～2 分钟内）登楼高度 >15m 或高于 3 层楼者，可确定临床心肺功能较好。研究显示，不能登上 2 层楼梯的患者术后死亡率为 50%，而能登上 2 层楼梯以上的患者死亡率只有 10%。而在登高绝对数上，登高 >14m 的患者，只有 6.5% 出现并发症，而登高在 12m 以下，术后并发症发生率为 50%。

（4）支气管扩张剂适量适时的应用：围手术期雾化吸入型抗胆碱药物可有效降低迷走神经张力，缓解反应性高张高阻状态，预防支气管痉挛及其他围手术期肺部并发症，是保障患者"快速康复"的重要措施之一。

（5）对于可自主咳痰的患者，围手术期应用抗胆碱能药物常规联合氨溴索雾化吸入，可在舒张并湿化气道的基础上，溶解和稀释气道内黏痰，利于痰液排出。提倡肺部手术患者在围手术期使用盐酸氨溴索,可以稀化痰液,易于排痰,减轻炎症反应,减少术后并发症的发生。盐酸氨溴索可促进表面活性物质合成,并缩短肺复张时间,从而有利于术后患者动脉血的氧合。

3. 即使无心脏病病史,老年患者往往也存在动脉硬化、冠状动脉供血不足、心肌老化等潜在的不良因素,手术的打击对患者的心功能及其他功能都是一个不利因素,在手术中及手术后都可能对患者产生致命的威胁。要预防这些可能出现的危险,应在手术前做好准备工作。术前要对心功能评价,除依据心电图检查、心电图运动试验及其他各项检查外,对患者日常生活的了解、详细的病史询问、认真的体格检查,均是正确评价患者心功能的必要手段。

对于准备手术的老年肺结核患者,无论是何级心功能状态,均应在术前根据患者的不同状况进行治疗。因为患者在有麻醉影响、手术打击、缺氧状态及水、电解质、酸碱平衡紊乱时,潜在的心脏病往往可诱发出现症状或使原有的症状明显加重。

（三）术后处理

1. 呼吸系统管理

（1）有效止痛:有效减轻术后疼痛是减少并发症的重要环节之一。术后疼痛可引起胸廓运动减少,造成限制性通气障碍。另外,因疼痛不敢咳嗽、咳痰,增加了肺内感染和肺不张的可能性。因此,在术后患者回病房后即给予留置自控式微量止痛泵进行早期止痛。在患者咳嗽时,护士应站在患者患侧,伸开双掌,各指靠拢,双手压住伤口,以减轻患者用力咳嗽时切口疼痛。

（2）活动:全身麻醉清醒后,即可协助患者在床上活动四肢、翻身、叩背、咳嗽及做深呼吸运动。术后 24 小时视病情稳定协助下床活动,使分泌物松脱,利于排痰。

（3）呼吸锻炼:嘱患者采取慢而深的腹式呼吸,以改善通气功能。肺叶切除患者指导其术后 48 小时间歇吹气球,促使残肺复张。

（4）有效咳嗽:耐心地帮助患者进行有效咳嗽。患者取坐位或卧位,用双手固定患者伤口两侧后咳嗽。咳嗽前,可在需引流的肺部拍打 3～5 分钟后,再进行咳嗽。若患者无力咳嗽,可按压天突穴或用鼻导管吸引等方法刺激气管,诱导咳嗽,同时给氧吸入。此外,经常听诊两肺呼吸音,了解肺复张情况。

（5）雾化吸入:术后患者痰液黏稠,不易咳出,常规应用带氧雾化吸入,每天 2～4 次。雾化可用支气管扩张剂配合抗胆碱能药物,雾化后立即协助患者排痰。

（6）纤维支气管镜吸痰:若患者确实无力咳嗽或已发生肺不张,需给予纤维支气管镜吸痰。吸痰过程中严密观察生命体征变化,同时供给充足的氧。

（7）控制输液速度:术后必须严格控制输液速度,输液过多、过快可引起肺水肿,过少引起循环改变、脑供血不足,导致呼吸改变,故宜以 30～40 滴 /min 匀速输入。

2. 老年肺结核患者术后要加强心肌保护 术后加强心电监护。有心律失常出现时,及时纠正。充分给氧与防止低血压,适量应用硝酸甘油、硝普钠,以利于心肌的微循环,并保持电解质在正常范围内。高血压患者术前降压,术后出现高血压时,在排除疼痛、缺氧等因素后,适量给予降压药。

二、儿童结核病的围手术期处理

儿童与成人的解剖生理有差异,大多儿童结核病均能保守治愈,只有少数急症患者和严重患者需要外科处理。

肠系膜淋巴结结核在小儿较多见,可以是原发性,结核分枝杆菌通过血行播散或肠黏膜进入相应的淋巴结,或者是肠壁的原有病变已完全愈合而未留痕迹;也可以是继发于肺结核或肠结核。受累淋巴结数目多少不一、大小不等;呈淡黄色、灰白色或粉红色,且易融合在一起呈团块状,与肠管、腹膜、大网膜粘连,几乎均有干酪样变;有时可坏死液化溃破至腹腔、肠腔,或通过腹壁向外排出。病痊愈后,可见散在或广泛的钙化现象。

患者持续性低热、疲倦不适。脐部或右下腹常有持续性隐痛,有时阵发性加剧,也可表现为急腹痛,类似绞痛,伴恶心、呕吐。可有腹泻或便秘。查体脐周或左上腹、右下腹可触及肿大的淋巴结,有压痛,常疑为急性阑尾炎而施行手术。慢性肠系膜淋巴结结核时,可出现慢性中毒症状和营养不良,表现为长期不规则低热、食欲减退、消瘦、贫血、乏力、腹泻。有时可触及团块状肿大的淋巴结,比较固定,不易推动。肿大的淋巴结可压迫门静脉,使回流受阻,产生腹水及腹壁静脉曲张;压迫下腔静脉,引起下肢水肿;压迫幽门,致幽门梗阻;压迫肠道,致不完全性肠梗阻。

（一）术前准备

1. 实验室检查

（1）红细胞沉降率：多明显加快，可作为评定结核病活动程度的指标之一。

（2）血常规：①白细胞计数正常，淋巴细胞增高；②血红蛋白轻度降低。

（3）血浆蛋白：近20%慢性患者有低蛋白血症。

（4）分泌物或者穿刺液：涂片与培养查结核分枝杆菌，并做药物敏感试验。

2. 影像学检查

（1）腹部X线片：肠系膜尤其是回肠末端外有散在的钙化的阴影。

（2）钡餐造影：若合并肠结核，可见肠运动过速，病变段受刺激收缩，充盈不佳。病变侵及小肠时，钡餐通过可有激惹现象，小肠动力加强，出现狭窄现象。

（3）胸部X线片和胸部CT：可发现肺部结核病灶。

（4）腹部CT和B超：可发现腹部内大小不一或融合成团的淋巴结，中央可有坏死液化区及是否有肠穿孔。

3. 术前鉴别诊断　鉴别诊断要考虑慢性或急性阑尾炎，误诊为阑尾炎者最多，甚至误诊达2~3年之久，其次为肝炎、非特异性肠系膜淋巴结炎、棘球蚴病、蛔虫病等。此外，偶需鉴别者尚有胃及十二指肠溃疡、胆囊炎腹部淋巴结肿块，应与局限性回肠炎、淋巴肉瘤及其他腹部肿瘤相鉴别。

（二）术中诊断及处理

肿大淋巴结压迫腹内脏器产生相应症状，经内科治疗无效时，可考虑外科手术，解除压迫。干酪坏死的淋巴结可将干酪样物剔除。其余未产生压迫症状的淋巴结，一般不予处理。术中可取病变组织及脓液常规行病理诊断及抗酸染色检查，病变固体组织可送检验科行结核分枝杆菌Gene-Xpert快速检测及培养。

（三）术后处理

1. 该疾病以非手术治疗为主，当并发肠梗阻或淋巴结化脓穿破致腹膜炎时，则需手术治疗。有时为了诊断，需要除外恶性淋巴瘤或其他肿瘤时也行剖腹探查。

2. 支持疗法　肠系膜结核术后应继续卧床休息，纠正营养不良，必要时可给以静脉内高营养，输血或输入血浆蛋白。

3. 抗结核药物的选择　术后根据药物敏感试验结果，调整抗结核治疗方案。对结核性肠系膜淋巴炎的处理类似其他部位的结核，但疗程必须在1~1.5年。对初治病例，链霉素、异烟肼、吡嗪酰胺和利福平等一线药物为首选。若产生一定的耐药性，可考虑按耐药方案治疗。

4. 术后常规进行胃肠减压，注意水、电解质及酸碱平衡。

三、结核病合并糖尿病围手术期处理

结核性中毒症状可使隐性糖尿病、边缘性糖尿病、糖耐量损害者发展为临床糖尿病，加重糖尿病或诱发酮症酸中毒等。有些抗结核药物可能干扰糖代谢，曾有报道INH可降低糖耐量，INH、PAS在尿中的代谢产物可使班氏试剂中的硫酸铜还原为硫酸亚铜而呈似阳性反应。RFP为肝酶诱导剂，可加速口服磺脲类降糖药的灭活而影响其降糖效果。治疗结核性脑膜炎、心包炎时，较长期并用糖皮质激素也可诱发应激性糖尿病。有些抗结核药物可加重糖尿病的慢性并发症，如链霉素、阿米卡星、卷曲霉素等对糖尿病肾病有不利影响。氟喹诺酮类药物也偶有引起氮质血症的报道。INH可加重末梢神经炎，EMB可能对糖尿病视网膜病变有不良影响。所以，结核病合并糖尿病患者的围手术期处理一定要慎重。

（一）术前实验室检查

术前根据病变部位不同，分别做必要的专科检查，如胸外科患者做支气管镜，骨科患者做MRI检查等。除此之外，尤其注意：

1. 血糖和尿糖的监测　肺结核合并糖尿病患者应每天监测血糖，定期复查尿糖等，作为调整胰岛素及其他降糖药物的依据。

2. 葡萄糖耐量试验　75g口服葡萄糖耐量试验（OGTT）比空腹血糖（FPG）更敏感，更有特异性，但是重复性差。

3. 血电解质、血气、肝功能、肾功能、血酮体等的检测　定期复查患者血电解质、血气、肝功能、肾功能、血酮体等，早期发现电解质和酸碱平衡的紊乱。

4. 其他检查　糖尿病引起的并发症检查等。

（二）围手术期结核病合并糖尿病的化疗注意事项

1. 化疗原则　与单纯肺结核一样，必须遵循早期、联用、适量、规则和全程的化疗原则。

2. 方案与疗程　采用以INH、RFP、SM、EMB、

PZA 等为主的杀菌药与灭菌药组成的方案治疗，疗程应比单纯肺结核长，一般为 9～12 个月，必要时可延长疗程至 1 年半左右。

3. 抗结核药与降糖药之间的相互影响

（1）INH 可干扰碳水化合物的代谢，并可加重糖尿病患者的末梢神经炎。

（2）RFP 是一种酶诱导剂，可促进肝内微粒体酶对磺脲类药物的代谢灭活，缩短半衰期，降低其降糖作用。

（3）EMB 和糖尿病对眼有双重不良影响，可加重对视神经的损害。

（4）PZA 可使糖尿病难以控制，而糖尿病又可加重部分患者的关节痛。

（5）TH-1314 有降糖作用，与降糖药物并用时，有可能发生低血糖。

（6）氨硫脲与磺脲类药均可引起粒细胞和血小板减少，两者联用时注意观察血常规。

（7）糖尿病肾病时，慎用氨基糖苷类药物，如 SM、AK、CPM 等。

（8）糖皮质激素可使血糖上升及波动，当需要用糖皮质激素辅导助治疗结核病时，注意调整胰岛素剂量，并缩短糖皮质激素疗程。

（三）血糖的控制

轻度糖尿病患者在具有肺结核手术适应证时，无须降糖治疗，可行手术。中、重度糖尿病患者需经降糖治疗，对于已发生过酮症昏迷者，则不宜手术。值得注意的是，有的患者虽然空腹血糖在 11～17mmol/L，但无合并症，这样的患者在手术应激下易发生酮症酸中毒。因此，术前对血糖、尿糖、心功能、肾功能的检查至关重要。尿糖阳性者应延期手术。一般来讲，术前血糖控制标准：尿糖阴性，血糖在 8.0mmol/L 左右，以 5～7.2mmol/L 为宜，术中血糖应维持在较高水平，术后应与术前血糖水平相近。

（四）手术时机及病材的选择

糖尿病合并肺结核需手术治疗时，应慎重选择手术时机。除血糖应控制在适合手术范围外，首先应排除糖尿病合并症，如糖尿病肾病、眼病等。其次，由于此类肺结核病程较长，抗结核效果差，病情复杂，故术前应充分估计到术中及术后可能出现的情况，中、重度糖尿病患者已有显著的心血管系统病变，动脉微血管床硬化，失去舒缩弹性，脆性增加，同时由于肺结核病灶与周围胸壁多粘连严重，术中游离时创面可出现难以控制的广泛渗血，止血药无效，致死率高。因此，术前应充分估计患者体质、肺功能、术中情况等。

（五）手术方式选择

肺结核手术方式常规以肺叶切除为主，如需全肺切除，术前应充分考虑到以下问题：例如糖尿病的控制，结核病的播散及并发症，支气管残端瘘、脓胸、血胸及全身重要脏器的功能，以决定患者能否度过手术危险期。肺结核合并糖尿病需手术治疗时，应严格掌握手术适应证，因为这类患者更易形成肺切除术并发症，如支气管胸膜瘘、脓胸、结核播散等。

（六）术后处理

术后血糖的控制在禁食期间可经静脉滴入胰岛素，流质或者普通饮食后再口服降糖药，血糖控制水平尽量控制正常。降糖方案需经内分泌专家会诊后确定。抗结核药物应用需根据药物敏感试验结果及考虑糖尿病因素后确定。

四、结核病合并肝炎围手术期处理

（一）概述

病毒性肝炎患者尤其是肝硬化患者机体抵抗力较差，容易并发结核感染。结核是一种消耗性疾病，如不进行抗结核治疗，肝炎患者肝功能恢复较困难。而抗结核治疗药物大多数有肝损害作用，抗结核药物使用不当，可加重肝损害，甚至导致肝衰竭。HBV 感染者合并结核病时，应根据肝脏情况，必要时调整药物种类和剂量。

1. 对于有 HBV 感染的老年人，应酌减利福平、吡嗪酰胺等对肝损害较大的药物剂量。

2. ALT 轻度增高的患者，应在全面保肝、密切观察肝功能的基础上试用异烟肼、链霉素、乙胺丁醇等对肝功能影响不太强的化疗方案，可适当延长疗程。

3. 对 HBV 感染致肝硬化及重型肝炎患者，应尽量选用对肝脏无明显毒性的药物，如链霉素、丁胺卡那霉素、乙胺丁醇、左氧氟沙星等，慎用异烟肼，避免用利福平、吡嗪酰胺。

抗结核治疗期间应密切观察，及时检查肝功能，若发现异常，及时加强保肝治疗，必要时减量或停药。密切监控和及时调整治疗方案，HBV 合并 TB 感染的治疗大部分可以取得较好的疗效。如肝炎合并结核病，需要手术清除或切除结核病变时，则更应该注意围手术期的肝功能保护。

（二）术前准备

肝轻度损害不影响手术耐受力；肝功损害较严重或濒于失代偿者，手术耐受力显著削弱，必须经过长时间严格准备，方可施行择期手术；肝功能有严重损害，表现有明显营养不良、腹水、黄疸及凝血功能障碍者，一般不宜施行任何手术。急性肝炎患者，除急症手术外，多不宜施行手术。

（三）术后处理

术后即测肝功能，发现异常即给予降酶、退黄和消炎治疗。术后抗结核治疗根据进食情况决定，如禁食，则仅给予静脉滴注抗结核药物；如为普通饮食，则应为口服抗结核治疗。术后给予高热量饮食（除糖尿病外），应定期复查肝功能。

五、结核病合并艾滋病围手术期处理

（一）概述

结核病是艾滋病患者最容易并发的机会性感染。和结核病一样，合并艾滋病的结核病患者大部分经抗结核治疗可以治愈，少部分需要手术治疗，如结核性脓胸、脊柱结核、淋巴结结核、肠结核合并肠梗阻等。虽然有很多报道艾滋病患者手术的文献，但是结核病合并艾滋病时手术的文献并不多见。这可能与很多因素相关，如手术适应证掌握不足、手术经验缺少等。

（二）术前准备

除了常规的术前准备外，还需注意以下几点：

1. HIV 感染合并结核感染 临床上治疗活动性结核总是优先于治疗 HIV，即享有优先权。对于 $CD4^+$ T 淋巴细胞计数 <100 个 /μl 患者，建议首先开始抗结核治疗，高效抗反转录病毒治疗（highly active anti-retroviral therapy，HARRT）延迟到至少 2 周开始，同时对患者密切监测，可能会有发生免疫重建综合征或药物间不良反应增加的风险；当 $CD4^+$ T 淋巴细胞计数 100～200 个 /μl 的患者发生结核病，必须尽早开始抗结核治疗，并且可以延迟至少 2 个月才开始 HAART，此时维持治疗阶段的抗结核药已减少到 2 种；当 $CD4^+$ T 淋巴细胞计数高于 200 个 /μl 者发生结核病时，通常推荐在完成抗结核治疗后再开始 HAART；对于已经 HAART 的患者发生结核病时，应继续抗病毒治疗，然而应该根据与抗结核药物的配伍调整 HAART 方案。

2. 结核病合并艾滋病 需要手术的患者中，不仅要考虑到结核病的手术适应证，而且要考虑到艾滋病的因素。艾滋病常合并肺外结核，而肺外结核的手术适应证目前国内外没有详尽的标准，不同的部位、不同的体征，手术适应证是不一样的。比较明确的是结核性脓胸、气胸、脊柱结核合并截瘫，或者有明显的神经压迫症状，或者有大的死骨或脓肿存在、全关节结核、自截肾、直径超过 3cm 的淋巴结结核、肠结核合并急性肠梗阻或肠瘘、气胸等。但是在合并艾滋病时，结核病的手术适应证会有所变化，适应证可能会更窄，因为更多患者或患者家属会选择保守治疗，只有那些给患者造成肉体痛苦的结核病病变如影响行走、疼痛、发热、胸闷等才会使患者积极地选择手术治疗。

3. 手术时机的选择 更应该把艾滋病因素考虑进去。综合文献分析，$CD4^+$ T 淋巴细胞计数是评估其免疫功能的主要指标，HIV/AIDS 患者手术需根据 $CD4^+$ 的绝对数来进行，这是 HIV 感染患者免疫系统损害状况最明确的指标。$CD4^+$ T 淋巴细胞减少，特别是 $CD4^+$ T 淋巴细胞计数 <200 个 /μl，术后各种并发症比例明显升高，增加了手术风险，HIV/AIDS 患者术后切口感染率也远高于正常人。一般情况来说，若 $CD4^+$ T 淋巴细胞计数正常，营养情况尚可，无并发症，可以耐受各种大手术的打击，按正常人准备安排手术治疗。对于 $CD4^+$ T 淋巴细胞计数 200～400 个 /μl 者，如体质尚好，也可耐受中大型手术。对于 $CD4^+$ T 淋巴细胞计数 <200 个 /μl 者，手术风险大，感染机会多，易出意外，如营养情况好、无并发症，也可以手术。如果手术是挽救患者生命的唯一办法，此时可不考虑患者 $CD4^+$ T 淋巴细胞计数的高低，应尽快手术，但术前准备要充分，并向患者及家属充分说明手术的风险及预后。

4. 合并艾滋病的结核病的手术方式选择 结核病的外科治疗，手术方式的选择是相当重要的，不同的病变特点有不同的手术方式，手术方式选择不当明显与术后并发症相关。合并艾滋病时，其手术方式的选择则更应以术后并发症减少为原则。

（三）术后处理

术后处理同结核病各部位的处理原则，注意抗结核药物和抗病毒药物的应用。

（蒋良双 郝长城 王 琳 马金山）

第四节 新型冠状病毒肺炎疫情下的结核病急诊手术和有创操作的防护

新型冠状病毒肺炎（COVID-19）是一种新型的急性呼吸道传染病，以肺部病变为主，还可引起肠道、肝脏和神经系统的损害和相应症状。根据《中华人民共和国传染病防治法》，该病已经纳入乙类传染病，并按照甲类传染病管理。

新型冠状病毒肺炎患者的流行病学特点包括：①传染源主要是 COVID-19 确诊患者，但无症状的感染者也可能成为传染源；②经呼吸道飞沫和接触传播是主要的传播途径，气溶胶和消化道等传播途径尚待明确；③人群普遍易感。从目前收治的病例情况看，老年人和有慢性基础疾病者预后较差。

结核病患者往往合并有不同程度的发热、咳嗽症状，在新型冠状病毒肺炎疫情的传播期间，给肺的鉴别诊断和治疗带来了巨大的挑战。其中分几种情况：治疗期间的肺结核合并新型冠状病毒肺炎；初治肺结核并发新型冠状病毒肺炎；结核病合并新型冠状病毒肺炎突发急症需要急诊手术处理，如气胸、大咯血等，需要做胸腔穿刺、开胸修补和介入止血或者手术止血等。我们参考世界卫生组织（World Health Organization，WHO）、国家卫生健康委员会的相关规范，同时也参考了其他专业学会刊出的相关规范，就疫情防控期间肺结核需要急症手术操作的临床工作提出了适时的管理策略。

一、门诊筛查与鉴别诊断

1. 已经诊断明确的肺结核患者，尽量不来医院就诊。建议通过网络医院的形式或者直接联系主管医师来解决治疗中的问题，尽最大努力避免医院内的交叉感染。因为多数肺结核患者的机体免疫力较为低下，尤其是合并糖尿病、高血压等基础性疾病的患者。至于复查肝肾功能的检查，可于就近的医疗机构解决。

2. 怀疑肺结核的门诊患者，建议提前网上预约，避免聚集现象。所有门诊就诊患者必须实名就诊，除登记常规信息外，必须登记身份证号码，居住地必须详细登记到小区 - 楼号 - 单元号 - 房间号。必须详细询问流行病学史，至少包含：①发病前 14 天内有境内重点疫区及高危疫区或其他有病例报告的社区，或境外疫情严重国家或地区的旅行史或居住史；②发病前 14 天内与新型冠状病毒感染者（核酸检测阳性者）有接触史；③发病前 14 天内曾接过来自境内重点疫区及高危疫区或其他有病例报告的社区，或境外疫情严重国家或地区的发热或有呼吸道症状的患者；④聚集性发病；⑤近期内有无发热和 / 或呼吸道症状。根据患者的登记信息核实是否来自疫区、疫点，疫点必须每

天根据所在地卫生健康委员会发布的即时信息进行核对。如果患者有发热等可疑信息，必须先转到发热门诊进行留观甄别，在排除新型冠状病毒感染的可能后，方可在普通门诊就诊。预约患者门诊就诊时，科学间隔每名患者就诊时间，严格执行"一人一室一诊"的规定，预防交叉感染的发生。

3. 合并肺部磨玻璃影或磨玻璃结节（含初治肺结核和经治肺结核患者）　肺部结节及肺部磨玻璃结节（ground glass opacity，GGO）是肺结核患者中是比较常见的，而新型冠状病毒肺炎的肺部早期表现也恰恰以磨玻璃影为主。早期新型冠状病毒肺炎的 CT 表现为单发或多发玻璃样密度结节状、斑片或片状影，病变常位于外 1/3 肺野、胸膜下分布，局限性病变，表现为斑片状、亚段或节段性分布为主。对于首次发现的肺部磨玻璃结节，务必慎重对待，最好先经发热门诊留观或居家医学观察 14 天后，在完全排除新型冠状病毒肺炎后，方可入住普通病房，避免将无症状的新型冠状病毒肺炎误诊为结核而收入普通病房导致交叉感染。如肺结核患者确诊合并新型冠状病毒肺炎，即进行隔离，按照新型冠状病毒肺炎方案流程治疗。

二、住院结核病患者的新型冠状病毒肺炎的发现

住院结核患者如出现发热和咳嗽等症状，应立即请院内专家组会诊，即行胸部 CT 检查。转运期间最好使用负压担架转运，以防感染。同时做咽拭子病毒核酸检测。确诊后，按防控流程进入隔离病房，对密切接触者进行医学观察。所住房间进行严密消毒。

三、合并新型冠状病毒肺炎的肺结核急症发作诊断及处理

肺结核常合并咯血、自发性气胸、慢性肺源性心脏病等三大急症，需要紧急有创操作和手术处理的是咯血和自发性气胸。

（一）合并新型冠状病毒肺炎的肺结核急诊咯血和自发性患者诊断

1. **临床检查**　常规检查的内容包括体温、流行病学史、临床表现特点、肺部 CT 表现以及血常规、C 反应蛋白、降钙素原、呼吸道病毒 13 项核酸检查（甲型流感病毒、腺病毒、博卡病毒、鼻病毒、甲型 H1N1 流感病毒、副流感病毒、偏肺病毒、乙型流感病毒、甲型 H3N2 流感病毒、冠状病毒、

呼吸道合胞病毒、支原体、衣原体），若肺部薄层CT发现有多发斑片影及间质改变，须进一步进行SARS-CoV-2的核酸检测（至少2次，间隔24小时以上）。患者必须戴口罩，不得多人同住。医务人员以及陪护人员必须做好防护。

2. 咯血的治疗 咯血患者在病因治疗、止血药物治疗等治疗失败后，首先可以考虑支气管动脉栓塞等介入手术，特别是对合并新型冠状病毒肺炎的患者。介入手术失败后，即使有手术适应证的患者，可选择再次介入和其他疗法。原因是：①新型冠状病毒肺炎有时单侧发病，有时双侧发病；有时和病变部位在一个肺叶，有时不在一个肺叶，变化很快，但肺结核患者的病变相对固定和稳定。②有肺部活动性炎症时，是肺部手术的禁忌证，无论在同侧还是在对侧，术后可加重感染。对于恢复期的轻症患者或者无症状感染患者，如出现大咯血介入治疗失败且危及生命者，可在咯血间期考虑手术。

3. 自发性气胸 肺结核常合并自发性气胸，按气胸分为交通型气胸、张力型气胸和混合型气胸。张力型气胸需要紧急处理，如紧急胸穿抽气术、胸腔闭式引流术等。如气胸反复发作2次以上或者引流超过2周，则需要内科胸腔镜或者手术介入。

在新型冠状病毒肺炎流行期间，看似简单的手术操作变得不再简单，如果合并新型冠状病毒肺炎患者需要有创操作或者手术操作，无论手术适应证、手术时机还是手术方法，都需要一个规范的流程，以防给患者和周边人群防控造成麻烦。自发性气胸患者尽量采取胸腔闭式引流的方法，这种方法可减少新型冠状病毒肺炎患者的穿刺次数，减少职业暴露，待肺炎治愈后再考虑手术。超过2周的带管新型冠状病毒肺炎患者的气胸仍有闭合的机会。

（二）有创操作、介入治疗和手术前准备

无论是进行有创操作、介入治疗还是手术的确诊或疑似患者，应在隔离病区内完成术前准备。术后建议单人单间管理，最好在负压病房，所用监护等设备专用。对于非一次性使用的器械或物品，必须严格按照相应规范处理。

其他准备同常规手术前准备。由于伴有新型冠状病毒肺炎，患者有创操作和手术的风险明显高于常规手术，须明确告知家属及监护人，即使手术操作成功，也存在因新型冠状病毒肺炎引起的各种严重并发症的风险，必须慎重考虑、谨慎选择。

（三）术中隔离消毒措施与要求

1. 手术室 确诊或疑似患者的手术必须在具有独立层流系统的负压手术室内进行。若没有负压手术室，应选择有独立净化机组的手术间，不可与其他手术间共用一套机组，必须保证与普通手术间无交叉。术后必须按照相关规范做好消毒等处理。

2. 手术人员的防护 所有参与手术的医师、护士（洗手、巡回）、麻醉师等必须严格按照三级防护执行，并尽可能减少手术参与人数（图9-1）。

3. 麻醉医师 麻醉医师在三级防护的基础上，头面部必须加戴正压式头套或全面型防护面罩，以避免在急性气管插管、呼吸道管理时的飞沫喷溅及产生气溶胶。严格禁止清醒气管插管，尽量在采取麻醉措施后，再进行气管插管。尽可能选择电子喉镜。在进行术中吸痰等操作时，要尽可能避免直接面对面。气管插管与呼吸回路之间放置一次性过滤器，尽可能采用密闭吸痰的方式。

4. 手术医师与洗手护士 除常规的无菌操作要求外，手术医师与洗手护士在刷手后，应加穿无菌处理的一次性防护服、一次性手术衣、防护拖鞋及鞋套，佩戴医用防护口罩（N95型口罩）、一次性

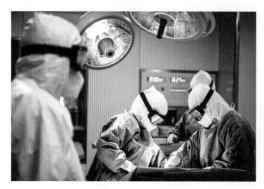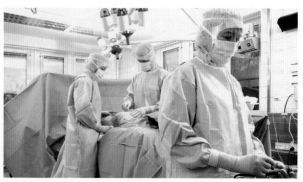

图9-1 参与手术的医师、护士（洗手、巡回）、麻醉师等必须严格按照三级防护执行

帽子、护目镜或防护面屏，至少戴两层无菌手套。兼顾防护与无菌操作，两者缺一不可。

5. 巡回护士　按照三级防护标准执行。手术室人员不得随意出入，整个手术过程尽可能不开启手术间门。术前尽可能准备齐全术中所需物品，以减少外出或内送。所有外勤供应均由手术间外护士负责。

6. 手术患者　手术患者病情允许的情况下佩戴口罩。接送过程中，医护人员要严格防护，佩戴医用防护口罩，并穿防护服、护目镜或防护面屏、手套、鞋套等。

7. 术中管理　手术过程中，所用手术器械、耗材尽可能选用一次性的。严格做好患者血液、尿液、痰液、分泌物、排泄物的处理，除根据需要留取标本外，均按照相关流程和标准处理。另外，还应格外重视气管插管、吸痰操作、使用能量外科设备（如电刀、超声刀、磨钻等）过程中产生的气溶胶。尽管是否存在气溶胶传播尚待明确，但气溶胶不因重力作用而沉降，可长时间悬浮于空气之中，危害较大，可通过呼吸道侵入人体，尤其在手术室这种密闭的环境中，应格外小心。麻醉医师在吸痰管理呼吸道时，除严格做好个人防护外，也要尽可能减少气溶胶的产生。在使用能量工具时，尽可能调节到最小的可以达到目的的能量级别，同时尽快吸走烟雾，减少气溶胶的扩散。手术人员应尽可能避免锐器伤，一旦出现，即按照暴露处理。若出现脓液、血液等喷溅到手术服或面屏上，建议即刻更换。

8. 手术标本处理　手术标本在按照常规要求留置后，用双层密封袋密封并做好标记。使用专用的转运箱，由专人送至相应的检验部门。

9. 手术房间的终末处理　术后对手术房间进行严格的彻底消毒处理，不允许未经彻底消毒处理进行接台手术。

10. 手术器械等处理　使用后的复用手术器械，在手术室就地进行消毒处理，采用1 000mg/L含氯消毒液浸泡30分钟，重度污染采用2 000mg/L含氯消毒液浸泡30分钟。消毒预处理后的器械用双层防渗漏收集袋双层封扎，包外标注"新冠"标识。送消毒供应中心，按照流程清洗、消毒、高压蒸汽灭菌。

术中需要的内固定耗材如椎弓根螺钉等，术前应仔细测量揣酌，尽可能用独立最小无菌包装，避免带入污染手术房间后而未用的可能性。

（四）术后处理

确诊病例手术后，应在隔离病区继续治疗，分别按照肺结核和新型冠状病毒肺炎治疗方案处理。

（五）防护用品的要求

1. 防护服　符合GB 19082—2003《医用一次性防护服技术要求》。

2. 医用防护口罩　符合GB 19083—2003《医用防护口罩技术要求》。

所有防护用品在穿戴前均应检查，特别是符合标准与否和有效期。

目前对新型冠状病毒及新型冠状病毒肺炎的认识还不够透彻，还有很多问题需要在不断认识的过程中改进。除非对肺结核患者生命造成极大威胁，应避免一些有创操作和手术。在新型冠状病毒肺炎疫情防控期间，我们在临床实际工作中要高度戒备、规范操作、科学防控，坚决阻断病毒的传播与扩散，科学防治，精准施策。

（戴希勇　黄朝林　宋言峥）

参 考 文 献

[1] 中华人民共和国国家卫生健康委员会. 国家卫生健康委关于《中华人民共和国传染病防治法》（修订草案征求意见稿）公开征求意见的通知 [EB/OL]. (2020-10-02) [2022-01-25]. http://www.nhc.gov.cn/fzs/s3577/202010/330ecbd72c3940408c3e5a49e8651343.shtml.

[2] 中华人民共和国国家卫生健康委员会, 国家中医药管理局办公室. 关于印发新型冠状病毒感染的肺炎诊疗方案（试行第五版）的通知 [EB/OL]. (2020-02-04)[2022-01-25]. http://www.nhc.gov.cn/yzygj/s7653p/202002/3b09b894ac9b4204a79db5b8912d4440.shtml.

[3] 中国疾病预防控制中心新型冠状病毒肺炎应急响应机制流行病学组. 新型冠状病毒肺炎流行病学特征分析 [J]. 中华流行病学杂志, 2020, 41（2）: 145-151.

[4] 国务院应对新型冠状病毒肺炎疫情联防联控机制综合组. 关于印发医疗机构内新型冠状病毒感染预防与控制技术指南（第三版）的通知 [EB/OL]. (2021-09-08) [2022-01-25]. http://www.nhc.gov.cn/xcs/gzzcwj/202109/c4082ed2db674c6eb369dd0ca58e6d30.shtml.

[5] 中华医学会放射学分会. 新型冠状病毒肺炎的放射学诊断: 中华医学会放射学分会专家推荐意见（第一版）[J]. 中华放射学杂志, 2020, 54（4）: 279-285.

[6] 谢冬, 王思桦, 姜格宁, 等. 新型冠状病毒肺炎疫情下胸外科面临的挑战与对策 [J]. 中国胸心血管外科临床杂志, 2020, 27（4）: 359-364.

[7] 李新营, 王琦, 何跃明, 等. 新型冠状病毒肺炎患者围手术期处理及防护的认识与思考 [J]. 中国普通外科杂

志, 2020, 29（2）: 142-146.

[8] 中华人民共和国国家卫生健康委员会办公厅. 国家卫生健康委办公厅关于加强疫情期间医疗服务管理 满足群众基本就医需求的通知 [EB/OL]. （2020-02-17）[2022-01-25]. http://www.nhc.gov.cn/xcs/zhengcwj/202002/6d5a8556c5ce46368263711698d8237a.shtml.

[9] 中华医学会. 临床诊疗指南·结核病分册 [M]. 北京: 人民卫生出版社, 2005: 86-122.

[10] MILLS E, EYAWO O, LOCKHART I, et al. Smoking cessation reduces postoperative complications: a systematic review and meta-analysis[J]. Am J Med, 2011, 124（2）: 144-154.e8.

[11] AGGARWAL D, MOHAPATRA P R, JANMEJA A K. Treatment of extensively drug-resistant tuberculosis[J].

Lancet, 2009, 373（9657）: 26-27.

[12] 王巍, 崔清法. 糖尿病并发结核病的流行现状与临床 [J]. 临床肺科杂志, 2012（9）: 1672-1674.

[13] 陈效友. 糖尿病合并结核病的治疗 [J]. 中国社区医师, 2012（3）: 4.

[14] 孙焱, 张焱, 张雪冰, 等. 糖尿病与结核病相关探讨 [J]. 中国误诊学杂志, 2011（1）: 118-119.

[15] 张勉之, 朱玉霞. 糖尿病并发结核病流行病学研究进展 [J]. 天津医药, 2007（6）: 474-476.

[16] 魏元古. 老年人糖尿病合并结核病临床分析 [J]. 实用医药杂志, 2006（5）: 563-564.

[17] 朱红, 王建华. 糖尿病并发结核病的发病率及其临床特征 [J]. 国外医学·内分泌学分册, 2005（4）: 270-272.

第十章

结核病心理护理及专科护理

第一节 结核病心理护理

结核病是一种常见的、多发的慢性传染病，已肆虐数千年。时至今日，人们谈到结核病仍心有余悸，许多结核病患者在患病后更是不知所措。作为护士，因经常与患者密切接触，更应了解和掌握结核病患者患病后的心理特征，针对不同年龄、不同文化层次、不同经济收入的患者，对他们所担心的问题给予耐心、细致的解释，使患者对医护人员有信任和依赖感，从而发挥其主观能动性，更好地配合治疗。

一、结核病患者心理特征

1. 焦虑与恐惧

（1）担心经济问题：结核病是一种慢性传染病，过去素有"痨病"之称，治愈时间长，大多劳动能力受限，特别是农村居民，因而不少家庭经济拮据，担心手术治疗费用和后续的相关治疗费用。

（2）对结核病手术缺乏认识和了解，担心手术效果，加上病痛折磨，双重压力使患者越临近手术日期，越会感到焦虑和恐惧。

（3）担心治疗后是否会传染他人或复发。

（4）担心影响今后的学习、工作，甚至个人婚姻。

2. 意志消沉 结核病治愈时间长，加之病情的反复，致使患者丧失信心，久治不愈使患者疲乏不堪、无心再治，耽误疾病的治愈。

3. 多疑多虑，有自卑感和抑郁心理 由于结核病患者属传染病，菌阳性者可通过密切接触、垂直传播或呼吸道传播而传染他人，疾病因素致使患者不能生育、肢体疼痛变形等，严重影响患者的生活、学习和劳动，使其常遭人歧视，产生自卑和压抑的心理。有些患者缺乏结核病保健常识或因经济原因不能坚持服药，擅自停药，造成病情反复而表现出抑郁、伤感，对医务人员的言行非常敏感，情绪不稳定，严重破坏机体内的平衡，对自身健康不利。

二、结核病患者围手术期心理护理

1. 建立良好的护患关系 良好的护患关系是医疗活动顺利开展的必要基础。运用心理学及医学知识对患者进行心理、药物咨询，形成护士、医师、患者三方良性循环，可以帮助患者保持良好的心理状态。由于患者离开家庭、亲人、朋友会感到孤独与失落，护理人员应以热情、关心的态度对患者进行护理，坚持以人为本、服务患者的思想，多与患者交流感情，多了解患者的困难，对因病致贫、生活困难的患者给予关怀和帮助，力所能及地为患者办好事、做实事，使他们得到慰藉，同时通过美好的语言、端庄的举止、亲切的问候、富有感情的交谈，使患者愿意倾吐心里话，寻求护士对他们的理解和帮助。良好的护患关系可造成良好的心理气氛和情绪反应，缩短患者和护理人员之间的距离，增加信赖感。另外，良好的护患关系还能促使患者变被动配合为主动参与，增进治疗效率，从而达到了事半功倍的效果。

入院时，由于病房环境陌生、安静会使患者感到不安，故患者进入病房时，责任护士要积极主动、热情接待，并护送患者到病床，帮助整理所需物品，介绍病房环境、规章制度、管床医师和护士，介绍同病室病友，协助其建立良好的病友关系，消除其陌生感；并从视、听、嗅、触等方面消除不良刺激，使患者在生活起居上消除顾虑，感到满意。同时，向家属了解患者的生活习惯、心理特征、性格、爱好等，为患者入院后的心理护理打好基础，并动员家属多与患者进行情感交流，让他们妥善安排好家庭生活。对于恐惧不安及悲观型患者，有意识地介绍一些生动有力的病例，消除他们的恐惧感，要有极大的同情心，充分理解他们的心理，了解并帮助他们解决困难，使他们看到希望，提高信心，从而安心养病。对于有咯血的患者，因普遍存在过度精神紧张、恐惧不安等压力，从而加重咯血，更要注意稳定患者的情绪。此外，还要注意社会环境、家庭状况对患者的影响。由于抗结核药使用时间较长，经济问题成为产生焦虑、抑郁的主要原因，我们可以根据病情及经济条件尽量使用最基本的抗结核药，减少患者的费用，使患者安心住院，减轻焦虑、抑郁的心理，配合治疗。

2. 满足患者对自身疾病相关知识的需求 患病后，患者最关心的是疾病的转归及预后，可用简单通俗的语言向患者解释结核病的发生、临床特点、治疗及转归情况和所作检查的意义。讲解要因人而异，力求适应他们的心理需求。根据对患者心态的分析，特别是具有消极自卑心理的患者，应向其传授相关的医学科研知识，使其明白疾病的传播途径，知道并掌握当出现咳嗽、咳痰大于2周或有低热乏力等可疑症状后，主动去医疗机构进行检查，做到早发现、早治疗，有效降低结核病的发病率，解除不必要的心理障碍，并耐心讲解化疗方案和相应预防不良反应的方法以及治疗措施，以减轻患者对结核病化疗的畏惧心理，及时告诉患者治疗效果及身体恢复情况，使他们看到疾病治愈的希望，使患者处于积极、乐观、合作的状态，增强了战胜疾病的信心，从而有利于疾病的治疗。

在术前向结核病患者介绍手术治疗相关的知识，用浅显易懂的语言和方式进行解释。向患者介绍手术的目的、手术的过程以及治疗后的效果，同时对手术中可能出现的问题进行介绍，分析异常情况出现的概率以及应对这些意外情况通常会采取的措施，同时也可以结合手术成功患者的现身说法，使患者对疾病有基本的认识，能够正确看待手术的风险，消除疑虑，使患者由被动地接受治疗转变为有足够的勇气、信心和知识战胜疾病。

3. 注重精心的生活护理 结核病是一种慢性消耗性疾病，要向患者讲解休息、饮食与疾病的重要性，应给予高热量、高蛋白（优质蛋白）、高维生素、易消化的饮食，同时补充足够的矿物质来增强抵抗力，补偿疾病所致的高消耗。饮食宜清淡，少食多餐，不要偏食，做到荤素搭配，食物多样化，还要色、香、味俱全，以刺激患者的食欲，增加饮食量，禁止抽烟和喝酒。服药期间的饮食还应注意忌口，服用异烟肼的患者不宜吃海鲜、动物肝脏、

啤酒、扁豆等食物。口服利福平的患者不宜喝酒、茶、牛奶、豆浆等。对因抗结核药物不良反应导致药物肝病患者，则应避免进食过高热量的食物，如煎炸食物、巧克力等，以预防肝脏脂肪变性，妨碍肝细胞的修复。结核活动期卧床休息，减少活动。恢复期在保证充足休息和睡眠的前提下，适当增加户外活动。护士对患者要主动嘘寒问暖，在生活上提供方便，对自理能力差的患者加强生活护理，协助其完成特殊检查和服药，满足其生活所需，对日常生活用品如纸、水杯等放在伸手可及的地方；对能自理的患者，鼓励其适当活动，提高自我护理能力，避免产生依赖心理。

注意环境因素对患者的心理影响。环境是支持生命活动的重要因素，在保证病房清洁、安静的基础上，注意病友间的安排，使他们之间有共同的话题，便于沟通，保持心情愉悦。在病情许可的情况下，组织他们进行适当的活动及信息交流，增强对未来生活的信心。

4. 指导合理用药 要有计划、有目的地向患者及家属逐步介绍有关药物治疗的知识，如借助科普读物帮助患者加深理解。强调早期联合、适量、规律、全程化学治疗的重要性，使患者树立治愈疾病的信心，从而积极配合治疗，督促患者按医嘱服药。在解释药物的不良反应时，重视强调药物的治疗效果，让患者认识到发生不良反应的可能性较小，以激励患者坚持全程化学治疗，防止治疗失败而产生耐药结核分枝杆菌，增加治疗的困难和经济负担，使患者认识到只要积极配合治疗，坚持规律全程用药，结核病是可以治愈的，使患者从悲观失望到充满信心。

5. 术后心理护理 手术结束后，返回病房接受术后治疗，此阶段心理护理的目的是减轻术后疼痛，尽快恢复生理功能，预防并发症的发生。

在患者被告知手术顺利结束后，之前的紧张和焦虑心情会一扫而光。但随着手术麻醉药效的消失，首先要面对术后疼痛的问题。疼痛是手术治疗后最为常见的不适反应。由于患者对疼痛的耐受程度不同，会表现出不同程度的心理烦躁。首先要告知患者这些都是术后不可避免的正常反应，根据患者的心理状态采取适当的方式给予心理支持，使患者安心、坚强地度过疼痛阶段，必要时可给予药物进行止疼。

另外，由于患者害怕切口撕裂，不敢下床活动，有些甚至不敢喝水进食，增加了新的心理负

担。护理人员应详细介绍术后活动的好处以及注意事项，鼓励患者克服心理障碍尽早下床活动。根据具体情况给予术后心理疏导，有助于促进患者的术后康复。

6. 出院后的心理护理 结核病患者化疗时间很长，手术后伤口愈合较慢，出院后家庭成员的督导服药和护理极为重要，部分患者常因药物的不良作用、经济拮据以及其他错误信息而自行停药，使结核病复发而增加治疗难度。因此，要根据患者疾病转归情况和文化层次的不同，针对性地对家属和患者讲解治疗和康复保健知识，向家属交待患者在住院期间的心理活动及护理效果，注意坚持规律服药，进行定期复查。同时，做好家庭的隔离消毒工作，注意预防其他传染病的发生，一旦病情发生变化，随时来医院检查。

总之，在结核病的治疗中，掌握不同患者心理，采用不同的宣教方式，针对性的心理护理显得十分重要。心理护理贯穿着患者住院的整个过程，对患者多一点耐心、细心和关心，使患者和家属更好地配合治疗，让他们以最好的心态接受治疗，提高生活质量，促进家庭与社会的和谐发展。

（奚春妹　霍雪娥　毛敬芹）

第二节　结核病专科护理

一、全肺切除手术治疗肺结核的护理

（一）护理评估

1. 肺结核病史

2. 身体状况

（1）全身症状：患者常有倦怠无力、食欲减退、午后低热、盗汗等典型肺结核的全身中毒症状。有些女性患者还会伴有月经失调、心悸、面颊潮红、易怒等表现。

（2）呼吸系统症状：咳嗽、咳痰、胸痛、呼吸困难、咯血。

3. 辅助检查

（1）痰结核分枝杆菌检查：是确诊肺结核的特异性方法。痰标本采集时，对于无痰和不会咳痰的儿童，可于清晨抽取胃液检查结核分枝杆菌（可咽入胃中）。对于成人，可用雾化诱导或纤维支气管镜采样。

（2）影像学检查：胸部 X 线、CT、磁共振成像（MRI）检查是肺结核诊断的必要手段，对于了解病变部位、范围、性质、发展情况，选择治疗方案和评价治疗效果具有重要的参考意义。

（3）结核菌素试验：结核菌素纯蛋白衍化物（TB-PPD）试验，是诊断结核感染的常用参考指标。在临床上诊断结核性疾病时，它是除结核分枝杆菌检查、影像学检查外最常用的检查手段。

（4）纤维支气管镜检查：经纤维支气管镜对支气管或肺内病灶活检，不仅可提供病理学诊断，而且可同时收集分泌物或冲洗液标本进行病原学诊断，可以提高诊断的敏感性和特异性，对疑难病例具有重要意义。

（5）免疫学诊断和基因诊断：这种诊断技术快速、敏感性高、特异性强，但目前仍处于研究探索阶段。

（6）结核病感染 T 细胞（T-SPOT.TB）检测：目前是全球最权威的结核病感染诊断技术，用于结核病感染的筛查、结核病鉴别诊断及疗效评估等。其灵敏度和特异性均在 95% 以上，其不受环境分枝杆菌感染和卡介苗（BCG）接种的影响，不受机体免疫抑制影响，并且可 24 小时快速报告结果。

（7）肺功能检测：了解肺部的功能性变化，评估手术耐受力及术后发生并发症的可能性。

4. 心理 - 社会状况 结核病为慢性消耗性疾病，病程长，抗结核药应用时间可长达 2 年，用药过程中可出现不良反应，加之患者体质弱，生活自理能力下降甚至丧失，而且有些患者发病前经济状况就不好，发病后更是"雪上加霜"，容易产生悲观厌世情绪。

（二）常见护理问题

1. 术前护理问题

（1）焦虑：与患者对手术的恐惧有关。

（2）营养失调：低于机体需要量，与摄入不足和疾病消耗有关。

（3）睡眠紊乱：与患者术前精神紧张有关。

2. 术后护理问题

（1）有窒息的危险：与清理呼吸道无效有关。

（2）疼痛：与患者术后耐受能力下降有关。

（3）有感染的危险：与免疫力下降及术中污染有关。

（4）有皮肤完整性受损的危险：与患者术后长期卧床有关。

（5）知识缺乏：缺乏功能锻炼及出院后自我保健知识。

（6）潜在的并发症：对侧肺不张、出血、支气管胸膜瘘、心律失常、肺水肿、呼吸衰竭。

（三）护理措施

1. 术前护理

（1）饮食指导：术前必须给予高蛋白、高热量、高维生素的均衡饮食，以提高机体的抵抗力。对于体质虚弱的患者给予静脉营养支持，以利于术后恢复。

（2）心理护理：全肺切除术的患者心理负担较重，护士应加强与患者沟通，及时给予心理疏导。向患者讲解疾病相关知识，消除紧张情绪，轻松接受治疗，顺利度过围手术期。

（3）呼吸道护理：患者都有不同程度的胸闷、憋气，入院后可给予间断低流量吸氧，2 次/d，时间以患者能耐受为宜。对痰液黏稠者可进行超声雾化吸入，稀释痰液，使痰液易于咳出。

（4）用药护理：①大多数抗结核药物对肝脏有一定毒性作用，应定时进行肝功能监测；②若出现指、趾末端疼痛、麻木等症状，系异烟肼引起的周围神经炎，可加以维生素 B_6 加以防治；③若出现耳鸣、耳聋、眩晕症状，为链霉素、卡那霉素对蜗神经的损害，应及时停药；④若出现胃肠道反应影响食欲，为对氨基水杨酸钠引起，可使用碳酸氢钠缓解症状。

（5）术前指导：由于患者术后易发生呼吸系统并发症，故术前呼吸功能的训练和指导尤为重要。

1）戒烟：对有吸烟史患者，术前绝对禁烟 4 周，让患者明白吸烟的危害，了解术前与术后积极控制呼吸道感染、预防呼吸道并发症的重要性。

2）术前 3 天指导患者练习床上大小便，以适应术后的需要。

3）呼吸功能训练：指导患者进行腹式呼吸、缩唇式呼吸等深呼吸训练，讲解呼吸功能锻炼的重要性，从而取得患者的积极配合。

①缩唇呼吸：患者双手交叉置于腋前，用鼻深吸气时感胸廓扩张至最大，屏气 2～3 秒，然后用嘴将气体慢慢呼出，呼气时口唇收拢，作吹口哨样。呼吸按规律进行，每天练习 5～10 次，每次 10 分钟，开始由护士指导，然后让患者独立练习。

②腹式呼吸：患者取平卧位，一手放于胸前，一手放于腹部，胸部尽量保持不动，呼气时稍用力压腹部，腹部尽量回缩，屏气 1～2 秒，呼气时缩唇，像吹口哨一样，缓慢呼气 4～6 秒，吸呼比为 1:2，5～10 次/d，每次 10 分钟，开始由护士指导，直至患者完全掌握后由患者独立练习。

③有效咳嗽训练：有效咳嗽可预防术后肺炎、肺不张等并发症。术前 3 天教患者作深呼吸，吸气末屏气片刻后用力咳嗽，此时腹肌强烈收缩，对抗膈肌在肺内形成压力，对抗关闭的气道，将会厌和声门气体冲出，促使分泌物向上运动，将气管内的痰液排出（即深吸一口气→屏气→咳嗽），应避免只用喉头振动引起的无效咳嗽。

（6）疼痛宣教：术前进行充分的疼痛评估，包括生理和心理疾病、慢性疼痛病史、既往疼痛治疗及效果、用药史、过敏史、认知状态、治疗期望等，充分的术前疼痛宣教有助于患者术后疼痛的控制，减少阿片类药物的使用，加速患者康复。

（四）术后护理

1. 一般护理

（1）休息与卧位：术后取水平仰卧位，全身麻醉完全清醒、生命体征稳定后观察 30 分钟，帮助患者取斜坡卧位（抬高上半身 15°～30°）。此卧位保持 2～3 小时，生命体征稳定后再取半卧位（抬高患者上半身 40°～50°，抬高患者腿部 15°）。半卧位可使膈肌下降在正常位置，增加胸腔容量，减少肺血容量，有利于肺通气。术后约 8 小时帮助患者取 1/4 术侧卧位，背部、臀部和腿部垫软枕。避免过度术侧卧位，以免引起纵隔移位、大血管扭曲，导致呼吸循环异常。同时避免健侧卧位，以免健侧肺受压，使肺部通气功能受限以及术侧胸腔内渗液浸及支气管残端而影响愈合。变换体位应有计划地进行，避免反复多次的不良刺激。术后术侧卧位与半卧位交替进行，以术侧卧位为主，半卧位为辅。

（2）皮肤护理：经常为患者擦浴，按摩受压部位及骨隆凸处；保持床单位清洁、平整；鼓励患者在床上活动肢体，防治压疮的发生。

（3）饮食指导：指导患者术后第 1 天开始进流质饮食，量不宜过多，避免进食太急太快，防止呛咳造成吸入性肺炎，导致肺部严重感染。1 周内禁食牛奶、豆制品类食物，避免引起腹胀。排气后，指导患者进易消化的高蛋白、高营养食物，注意摄取多种维生素和微量元素，以促进伤口愈合。

（4）呼吸道护理：全肺切除术后要保证呼吸道通畅，预防呼吸道感染。因为手术后患者的气体交换和血流全部局限在一侧肺部，导致分泌物增多、肺水肿、支气管痉挛、气道阻塞、缺氧；患者术后抵抗力较低，容易感染。术后给予持续低流量吸氧 3L/min。麻醉清醒后给予呼吸指导，每 2 小时进行深呼吸 10～20 次,直至胸腔引流管拔除为止,以利肺扩张,提高肺顺应性,改善肺通气功能。间断拍背,鼓励患者咳嗽、咳痰,对于疼痛不敢咳者可帮患者轻压伤口,在胸骨上缘处按压气管刺激咳嗽,并给予雾化吸入 2 次 /d,每次 30 分钟。护士可由下向上、由外向内叩击患者背部,还可用示指、中指在吸气末于胸骨上窝稍用力向内压迫气管,刺激气管引起咳嗽反射,使痰液排出。但同时应观察患者病情,咳嗽动作不可过剧过频,以患者能耐受为宜。对咳痰无力、呼吸道分泌物较多者,可采用吸痰管吸痰。对吸痰管吸痰无效,并有肺不张、肺炎者,可行纤维支气管镜吸痰。

(5)疼痛的护理:听取患者疼痛主诉,观察疼痛性质,解释疼痛的原因、机制,通过听音乐、与家人交谈、深呼吸、放松按摩等方法分散注意力,解除情绪紧张,减轻疼痛。同时保持环境安静、整洁,体位舒适、心情愉快,降低疼痛敏感性,必要时遵医嘱使用镇痛药。

(6)活动指导:

1)术后第 1～3 天应绝对卧床,术后 3～4 天,可协助患者进行臂部、躯干和四肢的轻度活动及肩臂的主动运动,以免日后切口附近的胸壁肌肉粘连,影响手臂活动,决不能等到切口不痛以后才开始锻炼,1 周后或拔除胸腔闭式引流管后开始室内床边活动,首次下床活动时间控制在 5 分钟内,并需要有护士陪同,注意观察患者的呼吸及自觉症状。

2)术侧上肢功能锻炼:肩关节为轴心做旋前、旋后圆周活动;患肢手掌越过头顶,尽可能摸到对侧耳朵。试用患肢举物体超过头顶。

3)一侧全肺切除后,由于卧床时间较长血流变慢,易造成下肢深静脉血栓形成。因此,为了促进血液循环,行一侧全肺切除术后的患者,应鼓励患者在床上经常做伸屈腿运动,也可用空气波压力治疗仪来促进血液循环。

2. 病情观察

(1)术后给予心电监护,严密观察体温、脉搏、呼吸、血压的变化,密切观察呼吸频率及呼吸波形、幅度,若浅而快,大多是由于术后疼痛及胸带包扎过紧所致限制性呼吸困难;若呼吸幅度大而快,>35 次 /min,则应注意有无呼吸衰竭的发生;经常复查血气,并给予血氧饱和度监测,氧饱和度应大于 95%。如心率 >100 次 /min,血压 <90/60mmHg,则需注意循环系统的变化,观察有无内出血,如

有异常,及时通知医师给予处理。监测中心静脉压,术后经常测定,以利输血、补液速度及量的控制,使中心静脉压维持在 0.59～1.18kPa（6～12cmH$_2$O）,并准确记录液体出入量。

(2)吸氧:全肺切除后,由于血液重新分布,肺活量减少,患者缺氧症状较为明显,吸氧时间长,一般在术后前 2 天持续吸氧,2～4L/min,待患者自我感觉良好可间断吸氧,1 周后视病情停止吸氧。

(3)循环系统监测:心律失常是全肺切除术后最常见的并发症之一,患者往往会有胸闷、心悸等主诉,心电监护仪上会显示心律不齐。此时需明确诊断,立即对症处理,应用洋地黄类药物（如去乙酰毛花苷等）强心等方法针对病因治疗,并根据心律失常类型给予抗心律失常药物。大多数患者在用药 3 天内,心律（率）即可恢复正常。

(4)输液速度控制:一侧全肺切除术后,健肺内动脉压力升高,液体易渗到肺泡内而引起肺水肿,若输液速度过快,心脏后负荷增加,易诱发左心衰竭。应严格控制输液量和速度。一般 24 小时输液量≤1 500ml,左全肺术后输液速度≤30 滴 /min,右全肺术后≤20 滴 /min,建议输液泵匀速输液。术后肺水肿、心力衰竭比较少见,但后果严重,表现为呼吸急促、困难、咳粉红色泡沫样痰。若出现上述症状,应立即减慢输液速度,通知医师,给予强心、利尿、吸氧等对症处理。

(5)术后引流管处于夹闭状态,是否开放要根据胸腔两侧的压力来决定,但要保持引流管通畅,妥善固定,避免扭曲、脱落、受压、逆流。胸腔闭式引流的患者,应严密观察水柱波动情况,引流瓶应低于切口 60cm,准确记录引流液的颜色、量。如有异常,及时处理。

(6)防止纵隔摆动:全肺切除术后维持纵隔的居中位非常重要,由此来判断两侧胸腔压力的相对平衡。触诊气管位置是简单判断纵隔是否偏移的方法。当出现胸腔积液、积气太多、气管偏向健侧,则应立即开放引流管,适当排出积液、积气,以纠正纵隔移位。但注意不可过多、过快放出胸腔内积液积气,避免纵隔偏移过多影响心功能。如患侧的压力持续增高,应提高警惕,有可能有活动性出血。术后早期过度活动或活动不当都可能引起纵隔摆动,因此,术后常规卧床休息 5～7 天。

(五)并发症预防

1. 坠积性肺炎 鼓励患者深呼吸、有效咳嗽,必要时嘱其吹气球、叩背,促进痰液排出。

2. 术后对侧肺不张 麻醉清醒、生命体征平稳后，即可翻身、拍背，以后每 2 小时翻身 1 次，以防止因重力作用，分泌物沉积在胸背及肺底部，鼓励患者进行有效的咳嗽排痰。嘱患者深呼吸，在呼气的 2/3 时咳嗽，重复数次，因深呼吸可带出少量肺底部分泌物，配合咳嗽可产生痰液移动及加强咳出效果。另外，防止患者术后脱水，避免痰液过于干燥、不易咳出。可给予雾化吸入，以使气道湿化，黏液变稀便于咳出。

3. 术后胸腔内出血 严密观察患者生命体征、意识状态及胸腔引流管的引流量变化，如引流液的颜色由淡红转为鲜红，引流量 >150ml/h，或改变体位后突然有大量血液引出，引流液温度较高，引流管内有雾样水珠或者凝血块，血压下降，引流液鲜红，应立即通知医师予以处理。

4. 支气管胸膜瘘 是全肺切除术后严重并发症之一，多发生于术后 7～14 天。术后控制胸腔液体位于支气管残端以下，并加强疾病治疗。注意观察患者的咳嗽咳痰情况、引流液的性质和量，是否有气体溢出；观察患者的体温，每天测体温 3 次，如出现剧烈咳嗽、咳大量脓痰，引流管内大量气泡和脓液流出，应警惕支气管胸膜瘘的发生。一旦确诊为支气管胸膜瘘，需再次开胸行瘘口修补，术后取半卧位休息，尽量避免用力咳嗽，以腹式呼吸为主，鼓励进食高营养食物。

5. 呼吸衰竭 术后除一般性处理外，要保持呼吸道通畅，鼓励患者将痰液咳出，必要时给予气管内吸痰，及时处理心血管并发症，密切观察胸腔引流量及性质的变化。由于手术切除了一侧肺组织，胸壁固定，膈肌运动受限，咳嗽无力，术后潴留在呼吸道的分泌物增多，以及麻醉药物抑制呼吸作用等，术后早期多有肺泡通气不足，如有呼吸道梗阻，更可促进二氧化碳潴留和缺氧程度的加重，发生急性通气功能不全或呼吸性酸中毒，故要密切观察患者的呼吸情况，监测 PaO_2 和 $PaCO_2$，适当延长吸氧时间和提高氧流量。一旦出现呼吸衰竭的迹象，宜早期做气管切开，加强吸痰和给氧，及时纠正水、电解质的平衡。若通气功能仍未改善，可使用呼吸机进行辅助。

（六）康复指导

1. 戒烟。

2. 加强肺部功能锻炼。

3. 加强营养，给予高热量、高蛋白、高维生素饮食，注意色、香、味，增进食欲。

4. 遵医嘱规范服用抗结核药物，注意观察药物不良反应，定期复查肝肾功能。

5. 定期门诊复查。

二、肺叶切除术治疗肺结核的护理

（一）护理评估

1. 肺结核病史

2. 身体状况

（1）全身症状：患者常有倦怠无力、食欲减退、午后低热、盗汗等典型肺结核的全身中毒症状。有些女性患者还会伴有月经失调、心悸、面颊潮红、易怒等表现。

（2）呼吸系统症状：咳嗽、咳痰、胸痛、呼吸困难、咯血。

3. 辅助检查

（1）痰结核分枝杆菌检查：根据结核分枝杆菌快速培养结果选用敏感药物，便于术后发挥药物的保护作用。

（2）影像学检查：胸部 X 线、CT、磁共振成像（MRI）检查不但可以了解结核病灶的范围和性质，还可以了解对侧肺的情况，对选择治疗方案和评价治疗效果具有重要的参考意义。

（3）结核菌素试验：是诊断结核性疾病时最常用的检查手段。

（4）纤维支气管镜检查：可确定有无支气管狭窄、气管内膜有无病变，同时对支气管或肺内病灶活检做病理学诊断，而且收集分泌物或冲洗液标本进行病原学诊断，可以提高诊断的敏感性和特异性。

（5）结核病感染 T 细胞（T-SPOT.TB）检测：不受环境分枝杆菌感染和卡介苗（BCG）接种的影响，不受机体免疫抑制影响，并且可 24 小时快速报告结果。

（6）肺功能检测：了解肺部的功能性变化，评估手术耐受力及术后发生并发症的可能性。

（7）心电图检查：了解心功能情况，评估手术耐受力及术后发生并发症的可能性。

（8）实验室检查：血常规、血生化、血气分析等。

4. 心理 - 社会状况 肺结核患者由于病程长、具有传染性而与社会隔绝。患者感觉自卑、孤独无助，会产生悲观厌世情绪，不愿意与医护人员合作，但同时又强烈渴望与人交流，希望得到别人的理解和支持。护士应评估患者家庭、经济能力和社会支持状况，以及疾病带来的变化。

（二）常见护理问题

1. 术前护理问题

（1）焦虑：与患者对手术的恐惧有关。

（2）营养失调：低于机体需要量，与摄入不足和疾病消耗有关。

（3）睡眠紊乱：与患者术前精神紧张有关。

2. 术后护理问题

（1）低效性呼吸形态：与肺膨胀不全、呼吸道分泌物潴留、肺换气功能降低等有关。

（2）疼痛：与患者术后耐受能力下降有关。

（3）有感染的危险：与免疫力下降及术中污染有关。

（4）有皮肤完整性受损的危险：与患者术后长期卧床有关。

（5）知识缺乏：缺乏功能锻炼及出院后自我保健知识。

（6）潜在的并发症：肺不张、出血、气胸、支气管胸膜瘘、肺水肿。

（三）护理措施

1. 术前护理

（1）饮食指导：建立良好的进食环境，提供色、香、味齐全的均衡饮食，鼓励患者摄入高热量、高蛋白、富含维生素的食物，增强体质。注意口腔清洁，增进食欲，营养不良者经肠内或肠外途径补充营养。

（2）用药护理：大多数抗结核药物均对肝、肾有毒性，应定期监测肝、肾功能。

（3）心理护理：

1）做好术前宣教：多数患者往往存在不同程度的焦虑、紧张、恐惧心理，担心手术效果，患者情绪波动大，有厌世心理，护理人员要加强与患者沟通，认真、耐心地回答患者所提出的任何问题，减轻其焦虑不安或害怕的程度。向患者及家属介绍相关手术的成功治愈率和术后生活情况，帮助患者树立战胜疾病的信心，使患者保持良好的心理状态接受手术。

2）积极评估患者的心理状态及社会支持情况：密切观察患者的情绪变化，多与患者谈心，关怀体贴患者，并劝导家属多关怀患者，给患者以心理和经济方面的全力支持，使其感到家庭的温暖和责任，唤起战胜疾病、重新生活的勇气。

2. 术前指导

（1）戒烟：对有吸烟史患者，术前绝对禁烟4周，术前戒烟4周以上可减少术后并发症的发生。

让患者明白吸烟的危害，了解术前与术后积极控制呼吸道感染、预防呼吸道并发症的重要性。

（2）呼吸系统训练：向家属和患者讲解呼吸功能的重要性以及可能出现的并发症，从而取得患者的积极配合。①腹式深呼吸；②有效的咳嗽和咳痰训练；③辅助工具，如练习吹气球、呼吸训练器等，均可促进肺复张。

（3）指导患者在床上进行腿部运动练习，避免腓肠肌血栓的形成。进行手术侧手臂和肩膀震动练习，维持关节全范围运动及正常姿势。

3. 术前准备 协助患者及时完成术前相应检查，如胸部CT、胸部X线、B超、心电图、肝功能检查、肾功能检查、交叉配血、药物过敏试验、血常规、血型、电解质、输血前五项等，手术前1天常规手术野备皮，术晨更衣、禁食、禁水。

（四）术后护理

1. 生命体征的观察 由于手术创伤较大，对循环系统、呼吸系统等都有较大打击，术后有发生呼吸骤停、心律失常及胸腔内活动性出血的危险，术后患者安排在重症监护室，实施持续心电监护，血压、脉搏、呼吸、体温每30分钟测量并记录1次。当发现呼吸异常时，心电图出现异常心率时，需要及时处理。如果脉搏超过140次/min，常提示血容量不足，使心脏代偿性加速，必要时调整输液速度；另外，血压的波动结合胸腔引流液的改变，也是观察术后胸腔内是否有活动性出血的重要指征。

2. 术后卧位与给氧 术后去枕平卧，头偏向一侧，保持呼吸道通畅。根据病情，必要时给予氧气吸入，血氧饱和度在93%以上，6小时后改半卧位。

3. 术后呼吸道的护理 术后保持呼吸道通畅，及时排出呼吸道的分泌物，是防止并发症的有效措施。协助排痰方法有：①叩背法：患者取坐位，护理人员站在床边，将手成杯状，以增加共振力量，使痰松动。从患者肺底部开始，在胸部或背部进行有力叩击，应自上而下，从边缘到中间，同时嘱患者咳嗽并用手按压手术侧胸廓，吸气时及时放松，咳嗽时加压，以减轻伤口疼痛。②雾化吸入：术后常规雾化吸入3天左右，每次15～20分钟，烟雾不能过大，以免发生窒息。③气管内吸痰：术后拔除气管导管前，应及时从患者气管内吸出呼吸道分泌物，诱发咳嗽反射，使痰液排出；或用手指在患者胸骨上窝稍用力按压气管或按压天突穴位来刺激气管引起咳嗽反射，使呼吸道分泌物随痰而咳出。当患者咽干口渴而影响了咳嗽时，可酌情含漱或饮少量温开水。

4. 胸腔闭式引流的护理 保持胸腔引流通畅，引流瓶内水平面应低于胸腔引流出口平面不少于 60cm，水封瓶容量在 1 000ml 以上，并作出标记，详细记录引流液的量、色泽，密切观察水柱的波动情况。引流液每小时超过 100ml 应考虑有无出血的可能，及时通知医师并继续密切观察。大量出血手术指征：①术后 3 小时内失血量 300ml/h；②手术 3 小时后出血量 >100ml/h；③手术后 5 小时内胸腔引流量已超过 1 000ml；④胸腔内引流液血红蛋白含量 >6g/100ml。

胸管不通常见原因：①血块堵塞、引流管折叠、扭曲；②胸管位置不当。应由上而下挤压引流管，解除折叠扭曲；并变换胸管位置，以保持引流通畅。

为预防胸腔内感染，水封瓶应 12 小时换 1 次。同时水封瓶安装要严密，以免漏气造成气胸。在给患者预防压疮或做特殊治疗时，必须妥善放置好引流管，避免滑脱。

5. 早期活动，注意休息、止痛 适当给予镇痛，常用的止痛方法有镇痛泵，肌内注射派替啶等，鼓励患者早期活动，术后第 2 天可坐在床边，病情许可亦可稍微站立，3～4 天后可在室内活动。早期活动可促进身体各功能的恢复，增加肺的通气量，有利于痰的排出，亦可使积血、积气、积液通过引流管排出，促进肺复张。

6. 加强基础护理 由于术后疼痛，卧床过久导致血液循环障碍，极易发生压疮，故应每 2 小时翻身更换卧位，保持皮肤清洁干燥，避免压疮的发生。

7. 饮食与输液 根据医嘱，给予静脉补液。由于肺叶切除，肺泡 - 毛细血管床面积减少，应严格掌握输液的量和速度，避免过快、过量，防止负荷过重导致肺水肿的发生。胃肠功能恢复后可给流食，逐渐进清淡、易消化高蛋白饮食。

（五）并发症预防

1. 支气管胸膜瘘 是肺切除术后严重的并发症，文献报道其发生率为 2%～4%，其发生与支气管残端的长度、残端闭合技术及影响残端愈合的全身和局部诸因素有关，因此术后预防支气管胸膜瘘的发生尤其重要。

2. 肺部感染及肺不张 是胸科手术最常见的并发症，如治疗不及时、护理不当，同样会危及生命。患者术后切口应给予胸带固定，以减轻术后切口疼痛，定时翻身叩背，鼓励患者有效咳嗽，做深呼吸运动，同时给予雾化吸入，每天 3～4 次，每次 20～30 分钟，持续 1 周（用药根据医嘱执行），能有效地预防肺不张及肺内感染。

（六）康复指导

1. 戒烟。

2. 加强肺部功能锻炼。

3. 加强营养，给予高热量、高蛋白、高维生素饮食，注意色、香、味，增进食欲。

4. 遵医嘱规范服用抗结核药物，注意观察药物不良反应，定期复查肝肾功能。

5. 定期门诊复查。

三、淋巴结结核手术治疗的护理

（一）护理评估

1. 健康史 患者的年龄、性别，有无发热、食欲减退、乏力、消瘦、疼痛等症状，有无结核病史等。颈部淋巴结结核多见于儿童和青年人。结核分枝杆菌大多经腭扁桃体、龋齿侵入，在侵入部位临床上多无结核病变可见，少数继发于肺或支气管的结核病变。在人体抵抗力低下时，才能引起发病。颈部淋巴结结核发病常为 1～3 个月或更长。呈多颗淋巴结肿大，散在性，可推动。随疾病的发展可融合成团块、固定，不能推动，最后干酪样坏死，形成寒性脓肿，破溃后形成慢性窦道。

2. 身体状况

（1）全身症状：轻者一般可无任何症状，较重者可出现慢性结核中毒症状，如低热、盗汗、乏力、食欲缺乏等。

（2）局部症状与体征：颈部一侧或两侧有多个大小不等的肿大淋巴结，一般位于胸锁乳突肌的前后缘。初期肿大的淋巴结较硬、无痛，可推动。病变继续发展发生淋巴结周围炎，使淋巴结与皮肤和周围组织发生粘连，各个淋巴结也可相互粘连，融合成团形成不易推动的结节性肿块。晚期淋巴结发生干酪样坏死，液化形成寒性脓肿。脓肿破溃后流出豆渣样或稀米汤样脓液，最后形成一经久不愈的窦道或慢性溃疡。溃疡边缘皮肤暗红，肉芽组织苍白、水肿，上述不同阶段的病变可同时出现于同一患者。患者抗病能力增强和经过恰当治疗后，淋巴结的结核病变可停止发展而钙化。

3. 辅助检查

（1）结核菌素试验：结核菌素试验呈强阳性对诊断有重要意义。但伴有免疫功能低下的基础病者结核菌素皮试阴性也不能排除结核。

（2）X 线及 CT 检查：X 线检查如发现淋巴结钙化，同时患有肺部及其他部位结核病，则有助诊断。CT 对颈深部淋巴结结核的发现有帮助。

（3）B 超检查：颈部淋巴结结核的 B 超特征为多发增大、多个圆形或椭圆形淋巴结聚集成团。表现为低回声，后壁回声增强，轮廓清楚。干酪化时轮廓不清楚。冷脓肿则质地不匀，呈现不均匀的低回声暗区。

（4）淋巴结穿刺检查：穿刺检查是诊断淋巴结结核的检查方法之一。淋巴结穿刺内容物或冷脓肿穿刺脓汁，可涂片和培养查结核分枝杆菌，同时可做细胞学检查，采取的小活体标本组织行病理学检查。

（5）淋巴结摘除病理组织学检查：特异性高达 90% 以上。可发现干酪样病变、上皮样细胞和排列不规则的朗格汉斯细胞，而确诊淋巴结结核。

4. 心理 - 社会状况 由于对结核缺乏了解、治疗过程较长、病情反复，患者往往表现急躁、抑郁、失落。颈部淋巴结结核患者溃疡外露，脓水淋漓不尽，使患者自我形象受损，害怕与外界接触。

（二）常见护理问题

1. 疼痛 与颈淋巴结周围炎症、脓肿破溃或手术创伤有关。

2. 营养失调 低于机体需要量，与慢性结核中毒有关。

3. 知识缺乏 缺乏淋巴结结核的相关知识。

4. 焦虑 与病程长、自身形象受损有关。

5. 潜在的并发症 出血、感染、伤口愈合不良。

（三）护理措施

1. 术前护理

（1）心理护理：由于患者担心术后伤口愈合时间长，患者身心痛苦不安、紧张。首先，应与患者及家属建立良好的信任关系，向患者详细介绍手术的方法及疗效，并请病情较重而现在已经明显好转的患者现身说法，以给患者安慰，减轻其恐惧、焦虑的心理。

（2）饮食指导：伤口愈合是一个能量消耗增加的过程。因此，应给予高热量、高蛋白、高维生素的食物，如鸡蛋、牛奶、瘦肉、鱼类、豆制品、新鲜的蔬菜及水果。饮食尽量做到多样化，以保证患者具备良好的营养状态，促进术后早期恢复。

（3）病情观察：密切观察脓肿破溃处脓液及分泌物的性质、颜色、量及气味，如局部渗出较多，应

及时换药。观察记录淋巴结的变化（增大、缩小、出现新结节化脓破溃）。

2. 用药护理

（1）全身化疗：向患者及家属介绍抗结核病药物的治疗方案，强调"早期、联合、适量、规律、全程"抗结核治疗的重要性，逐步介绍有关抗结核药物的知识，让患者了解药物的不良反应及注意事项，督促患者养成按时服药的习惯，鼓励患者坚持全程化学治疗，不要自行停药，防止治疗失败而产生耐药结核病，反而增加治疗难度和经济负担。

（2）局部治疗：可局部用药与局部外科治疗。

3. 做好术前准备 术前介绍手术的方法、麻醉方式及术后注意事项，术前晚上 10 点后禁食、禁饮，保证晚间睡眠，指导患者完成术前常规检查。

4. 术前皮肤准备 脓肿型颈淋巴结结核患者术前防止脓肿破溃，备皮时动作宜轻柔，避免碰破。溃疡瘘管型淋巴结结核备皮时行伤口换药 1 次，术晨皮肤消毒后再行伤口换药；指导患者术前洗澡、更衣，保持皮肤清洁。

（四）术后护理

1. 休息和卧位 术后 6~8 小时去枕平卧位，头偏向一侧，及时清理呼吸道分泌物，保持呼吸道通畅。心电监护，严密观察生命体征变化，一旦出现异常，及时报告医师。

2. 皮肤护理 术后协助患者定时翻身、叩背并按摩受压部位皮肤。病情许可时，协助患者进行早期活动，促进功能恢复，并可减少并发症。

3. 饮食指导

（1）术后仍需要加强营养，为患者提供高蛋白、高热量、富含维生素的饮食。为增加机体抗病能力及修复能力，多食用鱼、瘦肉、蛋、牛奶、豆制品等动植物蛋白，每日摄入一定量的新鲜蔬菜和水果。

（2）增进食欲：增加饮食的品种，采用患者喜欢的烹饪方法，保持进食时心情愉快、细嚼慢咽，促进食物的消化与吸收。

4. 病情观察 密切观察伤口愈合及敷料污染情况，如局部渗出较多，及时换药，换药时严格按照无菌操作规程。

5. 伤口护理

（1）仔细检查伤口敷料是否干燥、固定，若渗液过多，应及时更换。对于脓肿溃疡型淋巴结结核患者，由于术中清除病灶组织较多，伤口水肿、渗液多，术后通常在伤口表面用 500g 重量的沙袋

加压，以挤压出伤口过多的积液，便于伤口早期愈合。

（2）伤口换药，采用每天或隔天用 2.5% 碘伏消毒伤口一次，伤口置引流条或引流管者应经常检查引流是否通畅，观察引流液的颜色及量。通常在 3～5 天内拔除引流条或引流管，伤口 8～10 天拆线，伤口未愈及伤口未缝合者予以异烟肼纱条换药引流，清理残腔内的坏死组织，放置引流条使之不形成无效腔，1～2 个月内形成瘢痕愈合。

6. 心理疏导 护理人员要认真去倾听患者的倾诉，并做好耐心的解释，使他们正确对待疾病，给予心理上的支持，减轻患者精神和心理上的压力，使他们愉快地接受治疗，坚定信心，争取早日康复。

（五）康复指导

1. 保持心情舒畅，建立合理的生活作息制度，保证足够的睡眠时间，做到劳逸结合，注意室内空气新鲜、阳光充足，适当进行户外活动。

2. 重在预防，注意口腔卫生，早期治疗龋齿及切除有病变的扁桃体。

3. 注意合理饮食搭配，增加营养摄入。

4. 定期门诊复查。

四、脊柱结核患者手术治疗的护理

（一）护理评估

1. 健康史 患者的年龄、性别，有无低热、盗汗、脉速、疲乏、食欲缺乏、消瘦、贫血等症状，有无呼吸系统、消化道或淋巴结结核病史等。有无疼痛，疼痛的性质、部位，有无压痛及波动感，有无局部溃疡及窦道。脊髓受压情况：有无四肢感觉、运动减退或消失，肢体麻木或无力。目前有无皮肤局部感染病灶等。脊柱结核好发于儿童和青少年，30 岁以下患者占 80%。其中，椎体结核约占 99%，椎弓结核占 1% 左右。在整个脊柱中，腰椎结核发病率高，胸椎次之，胸腰段占第三位，颈椎和骶尾部较少。

2. 身体状况

（1）全身症状：病起隐渐，发病日期不明确。患者倦怠无力，可有食欲减退、午后低热、盗汗和消瘦等全身中毒症状。偶见少数病情恶化急性发作体温 39℃ 左右，多误诊重感冒或其他急性感染。相反，有病例无上述低热等全身症状，仅感患部钝痛或放射痛，也易误诊为其他疾病。

（2）局部症状与体征：局部疼痛，多为轻微钝痛，劳累、咳嗽、打喷嚏或持重物时可加重。

1）脊柱畸形和腰部活动受限：疼痛导致椎旁肌痉挛，致患者姿势异常，脊柱呈后凸或侧凸畸形，以胸段为明显。腰椎结核患者弯腰动作受限，为拾物实验阳性，即患者拾物需挺腰、屈膝、屈髋、下蹲。

2）寒性脓肿和窦道：部分患者的脓肿破溃至皮肤后，可见窦道及干酪样分泌物。

3）压痛和叩击痛：受累椎体棘突处有压痛、叩击痛。

4）截瘫：脓液、死骨和坏死的椎间盘可压迫脊髓，造成部分或完全截瘫，出现肢体感觉、运动和括约肌障碍。

3. 辅助检查

（1）结核菌素试验：结核菌素试验呈强阳性对诊断有重要意义。但伴有免疫功能低下的基础病者结核菌素皮试阴性也不能排除结核。

（2）X 线片：了解病变大致部位。

（3）CT 片：可清晰显示椎体病灶部位，有无空洞和死骨。

（4）MRI 片：可早期诊断（临床症状出现 3 个月后，X 线片、CT 片均不明显时），了解局部病变性质，有否椎旁脓肿，判断脊髓受压情况及变性与否。

（5）B 超：检查椎旁脓肿和腰大肌脓肿情况。

4. 心理 - 社会状况 由于对结核缺乏了解、治疗过程较长、病情反复，患者往往表现急躁、抑郁、失落。脊柱结核患者病程发展缓慢，局部疼痛在夜间加重，患者对疾病有恐惧感。

（二）常见护理问题

1. 低效性呼吸型态 与颈椎结核及咽后壁寒性脓肿有关。

2. 躯体运动障碍 与石膏固定、手术或截瘫有关。

3. 疼痛 与手术创伤有关。

4. 营养失调 低于机体需要量，与慢性结核中毒有关。

5. 焦虑 与病程长、自身形象受损有关。

6. 知识缺乏 缺乏脊柱结核的相关知识。

7. 潜在的并发症 深静脉血栓、腹胀和便秘、压疮、坠积性肺炎、脑脊液漏。

（三）护理措施

1. 术前护理

（1）心理护理：脊柱手术难度大、风险高，脊柱结核患者病程发展缓慢，局部疼痛在夜间加重，患者对疾病有恐惧感，医护人员应主动关心患者，给患者和家属耐心解释和说明，尽量消除紧张、恐惧心理，解除思想顾虑，增加患者对手术治疗的信心，保持良好的心态，使其积极配合治疗。

（2）饮食指导：患者体质虚弱、营养状况差，常有消瘦、贫血、食欲缺乏，严重影响病变的局限与疗效。应根据患者的饮食习惯、口味，供给患者可口、易消化的高蛋白、高热量、高维生素、高钙质饮食，如牛奶、瘦肉、鸡蛋、鱼虾、豆类、谷类以及新鲜蔬菜、水果等。注意经常调节变化饮食花样，使其色、香、味俱全，以刺激患者食欲。抗结核药物饭后 30 分钟温水服用，以减少胃肠道刺激。食欲缺乏可应用助消化健胃药，以增进患者食欲。必要时静脉补充白蛋白、新鲜全血或血浆，改善患者全身营养状况是治疗本病的基础。

（3）休息与活动：卧硬板床休息，局部制动，以减少体力消耗及局部病变的机械性刺激，促使病变局限，减轻疼痛，改善症状，避免发生病理性骨折、脱位、后突畸形与脊髓损伤。卧床期间帮助患者做好各项生活护理。病情允许、病变稳定时，在支具腰围辅助下下地活动，可适当户外活动，增加日光浴，促进机体代谢及钙质的吸收。保证患者充足睡眠，以修复病变，及早手术。

（4）病情观察：观察脓肿有无穿破皮肤形成瘘管，或穿破内脏器官和组织形成内瘘。观察病灶处有无渗液流出，患者的疼痛程度高热，活动度受限。询问患者肢体活动有无受限，或原来的麻木等感觉有无加重或减轻，大小便时有无困难等，如有异常情况，及时通知医师。

2. 用药护理　抗结核药物治疗坚持早期、足量、联合、规律和全程的原则，脊柱结核一般应连续用药 2 年。向患者及家属宣教时，强调异烟肼和利福平应空腹时口服，同时服用利福平后尿液会变红，不必担心。注意观察链霉素引起的不良反应，如耳鸣、耳聋、口周发麻、头晕；乙胺丁醇引起的视力障碍；异烟肼引起的末梢神经炎等。定时查肝肾功能，一旦发现异常症状，应立即汇报停药及对症处理。术前抗结核药应用至少 2 周，待结核全身症状改善、红细胞沉降率在 40mm/h 以下，以防术后结核分枝杆菌扩散、伤口不愈。

3. 术前指导　为适应术中、术后身体变化而准备的适应性锻炼：指导患者卧床排便训练；术前 3 天指导患者俯卧锻炼；教会患者正确的咳嗽和咳痰方法；术前 4 周应停止吸烟。

4. 术前准备　介绍手术的方法、麻醉方式及术后注意事项，术前晚上 10 点后禁食、禁饮，保证晚间睡眠，指导患者完成术前常规检查。

5. 术前皮肤准备　腰骶段结核可同时有腰大肌脓肿和骶前脓肿，脓肿破溃可引成窦道，并发混合性感染。术前备皮时动作宜轻柔，避免碰破。指导患者术前洗澡、更衣，保持皮肤清洁。

（四）术后护理

1. 休息和卧位　术后 6～8 小时去枕平卧位，头偏向一侧，及时清理呼吸道分泌物，保持呼吸道通畅。心电监护，严密观察生命体征变化，一旦出现异常，及时报告医师。平卧木板床，局部制动，血压平稳后按时协助患者滚动轴式翻身。翻身时要注意保护固定脊柱不得扭曲，尤其行植骨融合者，严防植骨块松动、脱落，压迫脊髓造成截瘫。颈椎结核手术，颈肩部放一薄枕，颈部两侧沙袋制动，持续颌枕带牵引，保持头颈部中立位有效牵引。

2. 皮肤护理　术后协助患者定时翻身、叩背并按摩受压部位皮肤。病情许可时，协助患者进行早期活动，促进功能恢复，并可减少并发症。

3. 饮食指导　术后 6～8 小时，麻醉消失后鼓励患者进食可口、易消化、营养丰富的普通饮食。饮食要多样化，以保证多种营养物质的相互补充，加强全身支持疗法，增加机体抵抗力，促进机体尽快康复。

4. 病情观察　了解术中情况及手术方式，连接心电监护仪，密切观察生命体征。经胸病灶清除者，保持呼吸道通畅，鼓励患者咳嗽、深呼吸，随时听诊了解肺膨胀情况。术前有脊髓受压症状者，密切观察肢体知觉、运动、括约肌功能恢复情况，有无改善或加重，发现异常及时通知医师，采取相应的处理措施。患者体质差、消瘦、多汗、卧床时间长，尤其脊柱结核截瘫患者，身体不能随意翻动，极易发生呼吸道、泌尿系感染和压疮等并发症。保持持续导尿管通畅，注意尿量、尿色变化。胸椎结核经胸手术，常置胸腔闭式引流，以引流胸腔内积血、积液、积气，要保持引流通畅，经常鼓励患者深呼吸、咳嗽，观察水封瓶内玻璃管水柱波动幅度，严防引流管扭曲、受压、堵塞与脱落。每天更换水封瓶底水，要无菌操作夹紧引流管，严防进气。密切观察、记录引流量及其性质，如术后 4～6 小时内，玻璃管水柱无波动，引流量少于 5ml，要及时检查引流管有无受压、扭曲、堵塞。如为血块堵塞，应从上向下挤压管腔，并让患者深呼吸、咳嗽，促使血块排出，效果不好，及时通知医师处理。如术后 1 小时内引流量超过 200ml，应密切观察血压、脉搏、呼吸变化，及时通知医师采取相应处理措施，并做好手术探查止血的准备。

5. 伤口护理 注意刀口渗血，保持刀口敷料清洁干燥，尤其颈椎结核手术刀口靠近口腔，易被食物或呕吐物污染，可用防水巾保护刀口敷料，严防浸湿污染。一旦浸湿或污染，要及时给予更换，以免发生混合感染加重病情。评估伤口疼痛的性质、类型、疼痛持续的时间。

6. 体位护理 术后先平卧 2～4 小时，然后每 2 小时轴线翻身一次，防止脊柱扭曲，腹部侧前方切口尽量选择健侧卧位。术后第 1 天，做被动的直腿抬高练习，预防神经根粘连。每次双下肢交替抬高半分钟，3 次/d，抬腿高度以患者能忍受为宜，同时给双下肢肌肉向心性按摩，指导家属参与完成，指导患者做抬头、扩胸、深呼吸和上肢运动及股四头肌、腓肠肌锻炼、踝泵运动等练习。术后第 2 天，做主动的直腿抬高练习，由患者自己进行，同时做膝、髋关节的伸屈活动练习。截瘫者做关节肌的被活动和按摩，防止关节僵直、肌肉萎缩。术后第 2 周，在医护人员指导下行腰背肌锻炼，有飞燕式、五点支撑法等锻炼方式。术后第 3 周，患者带支具下地不负重行走，活动量以自己能承受为准，量力而行，循序渐进（无支具保护者应卧床 3 个月以上，直到 X 线片证实植骨融合，方可带腰围下床活动），以免脊柱不稳定压迫脊髓引起瘫痪。术后第 4 周，进行负重站立训练，掌握正确的起卧姿势，在床旁进行抬腿及屈髋运动、下蹲运动，注意脊柱保持直立。

7. 心理疏导 患者常因病程长、疗效差，加之躯体的疼痛，甚至畸形、截瘫的发生，情绪低落、焦虑不安、精神压力大，降低了机体抗结核分枝杆菌的能力，增加了结核分枝杆菌的扩散机会，以致影响疾病的疗效与转归。应及时了解患者的心理活动，主动、热情地帮助患者做好一切生活所需，取得患者的信任，并使其了解疾病的有关知识、转归过程、治疗方案以及休息、饮食对疾病转归的重要性，例如如何做好肢体的功能保护、防止畸形与病理性骨折，使患者能正确地对待疾病，消除思想顾虑，缓解紧张情绪，以良好的心理状态积极配合治疗和护理，取得良好的治疗与护理效果。

（五）康复指导

1. 患者出院后在阳光充足、空气新鲜、温度适宜的地方休养。

2. 继续抗结核治疗 12～18 个月，坚持早期、适量、规律、联合、全程的用药原则，不可因症状消失而中断服药，治疗不彻底易复发。

3. 加强营养，增强机体抵抗力，多吃高蛋白、高维生素、高热量的食物。

4. 根据手术情况继续卧床 1～6 个月，同时进行肢体及腰背功能锻炼，坐起、行走时佩戴支具，不可急弯腰或负重。

5. 每月复查一次，及时接受康复指导，直至骨性愈合，完全康复。如有不适，及时就诊。

（奚春妹　霍雪娥　毛敬芹）

参 考 文 献

[1] 王天佑，李单青，崔永，等. 胸外科围手术期肺保护中国专家共识（2019 版）[J]. 中国胸心血管外科临床杂志，2019，26（9）：835-842.

[2] 中华医学会胸心血管外科学分会胸腔镜外科学组，中国医师协会胸外科医师分会微创外科专家委员会. 中国胸外科围手术期疼痛管理专家共识（2018 版）[J]. 中国胸心血管外科临床杂志，2018，25（11）：921-928.

[3] 中华医学会胸心血管外科分会. 胸外科围手术期出血防治专家共识 [J]. 中华胸心血管外科杂志，2018，34（6）：321-330.

[4] 杨建. 综合护理干预在颈淋巴结结核病灶清除术中的应用效果 [J]. 医学理论与实践，2018，31（16）：2499-2501.

[5] 王丽萍. 胸壁结核病灶清除术围手术期的护理干预分析 [J]. 中国继续医学教育，2016，8（36）：172-173.

[6] 王雪梅. 胸腰椎结核病灶清除后路椎弓根螺钉内固定术手术护理 [J]. 当代医学，2016，22（4）：119-120.

[7] 陈林玲. 脊柱结核病灶清除术围手术期的护理 [J]. 海军医学杂志，2011，32（1）：53-54.

第十一章

结核病的多学科管理

第一节　多学科管理的概念

多学科综合治疗（multi-disciplinary team，MDT）是由美国安德森癌症中心于 20 世纪 90 年代最早提出的。这是一种建立在循证医学基础上的肿瘤治疗新型模式，由来自多个相关学科、相对固定的专家组成工作组，针对某一器官或系统疾病，通过定期、定时、定址的会议形式，提出适合患者病情的最适当诊疗方案，继而由相关学科单独执行或多学科联合执行诊疗方案。MDT 模式是以患者为中心的医疗模式，它的优点是缩短了诊断到治疗的时间，在 MDT 模式中，不同专科的医师能够在同一时间看到患者全部的临床资料；经过多学科的会诊和讨论，根据大家共同接受的诊治原则和临床指南，做出适合具体患者的（个体化）最佳的诊治方案。

一、MDT 应成为医院或者行业管理模式

按照现代企业管理模式，MDT 模式使传统的个体式经验性医疗模式转变为现代的小组协作规范化决策模式，由此推动全方位专业化、规范化诊治策略与合理化医疗资源整合配置，最终以质量控制系统来不断提高亚专业水平和进一步推动多学科交叉发展。同时，这种模式的主体应是患者本人，患者本人对疾病的发生、发展和转归有高度的认知和知情权，任何学科的发展不能以牺牲患者的利益为前提。因此，MDT 模式在一定意义上讲又是患者维护自己权益、医患之间建立良好信任的一种高级的沟通模式。在患者充分了解疾病诊治现状的基础上，"由患者决定自己未来"应是 MDT 模式的中心价值。

早期 MDT 的建立多以肿瘤患者的综合治疗为基础，强调的是对肿瘤患者综合的个体化治疗。

在肿瘤患者治疗方面，MDT 模式一直扮演先行者角色，模式体现出横向跨越肿瘤外科、肿瘤内科、放射科、康复科等多学科作联合诊断和治疗方案的制定。新阶段，MDT 模式更扩展到多学科专家组技术支持，借助专家会诊方式，由特定人员（team）对患者治疗过程进行全程指导。MDT 模式的学科领域扩展，逐渐将 MDT 推向更高效率、更便捷、更具人性化的管理性模式。MDT 模式下的治疗阶段更是囊括了手术、围手术期、随访康复及家庭辅导等"一站式"的特色式医疗，使 MDT 超出单纯多学科综合治疗的概念而一跃成为完整的诊治路径。在此基础上，一种以"患者"为中心、符合"生物 - 心理 - 社会"基本医学模式、更为优越的新型肿瘤治疗模式应运而生。"team oncology medicine"模式除了考虑治疗效果外，更多考虑了患者的诉求及生活治疗。

目前，"MDT"理念在国际上非常流行，美国、英国等国家的重要肿瘤治疗中心均建立了 MDT 工作模式。早在 2003 年，英国的相关法律规定：每位癌症患者均应当由一个多学科综合治疗团队（MDT）进行诊治，使患者得到更准确的诊断和分期，获得一个专家小组而非一名医师的治疗建议，得到与当地和全国性指南更一致的治疗，为患者提供更为准确、一致的信息，并且更充分考虑到患者的心理及社会需求。这就是说，接诊了一个恶性肿瘤患者，如果没有经过 MDT 评价，那是违法的。这个法规不是医院或卫生部门的法规，而是国家层面的法律。

国际上许多国家的临床医疗中心已经积累了丰富的经验。在西方发达国家已经开始实施"team oncology"模式时，我们的"MDT"肿瘤治疗模式处于探索阶段。绝大多数医院 MDT 讨论时间、地点不固定，也没有工作的程序，像科室大查房一样，但这不是真正的多学科综合治疗。同时，该治

疗模式在国内许多地方也无法普遍实施。许多主诊医师片面地理解了这种治疗模式，认为通过肿瘤相关科室的会诊，即可达到多学科治疗的目的。其实，这是非常危险的，肿瘤患者的治疗决定权不是掌握在主诊医师手中，而是必须经过 MDT 联合讨论，由专家组制定出最合适的治疗方案。我们面临许多现实的问题，如医疗模式的转变、医疗保险制度、公立医院的改革、医院管理、心理学家培养、患者知情同意等。最早开始尝试这种模式的是四川大学华西医院，从 2006 年开始，对结直肠癌患者实行 MDT 模式。与同期传统治疗模式相比，前者的住院时间、并发症、治疗费用等小于后者，并且随访 2 年后，前组患者的复发率低于后者，而生存率高于后者。四川大学华西医院的有益探索，引起了国内大型肿瘤治疗中心，如北京大学肿瘤医院、天津市肿瘤医院、复旦大学附属肿瘤医院、中山大学肿瘤防治中心的追捧，称为该治疗模式的先行者。

自 20 世纪 70 年代以来，我国结核病的管理已逐渐走向正规。由世界卫生组织与国际防痨和肺病联盟等 5 个非政府组织经过 10 年之久的研究试验，并在包括中国在内的许多国家推广的 DOTS（directly observed treatment，short-course）治疗，国内简称为督导短程化疗，是成功的结核病控制模式。DOTS 策略可以大量、直接发现传染源；几乎可以治愈所有新发现患者；能有效地减少耐药结核病的产生；减少新患者的发生；患者无须住院治疗，治疗费用低。DOTS 策略被世界银行认为是所有卫生干预措施中最符合成本效益的战略。它重点体现在政府对结核病规划的承诺；通过痰涂片镜检发现患者；在正确的管理下，给予标准的短程化疗；建立正规的药物供应系统；建立对规划执行的监督、评价系统。这一策略是国际上公认的最符合成本效益原则的结核病控制策略。但是，DOTS 策略忽略了患者个体化治疗，而患者个体化治疗对 DOTS 的成败起着非常关键的作用。由行业学会（中国防痨协会或中华医学会结核病学分会）向政府推荐采用 MDT 方法治疗结核病患者可能是个方向。

二、区域结核病 MDT 团队的建立

1. 组织实施 中华医学会结核病学分会和中国防痨协会目前是我国两大结核病防治机构。中国防痨协会的组织和学术机构比较健全，可以延伸至县乡村三级基层卫生机构，管理职能比较完善；而中华医学会结核病学分会主要由各医院的专家学者组成，学术氛围比较浓厚。因此，可以采取由中国防痨协会或者中国疾病预防控制中心（CDC）牵头，中华医学会结核病学分会推荐专家的方式进行实施，成立各地的结核病 MDT 专家团队。由于全国大多数省市已建立省级结核病学分会，省级耐多药肺结核 MDT 团队的成立相对容易。对于还没有建立结核病学分会的各地市县，可由当地防痨协会或者 CDC 牵头，组织当地市县医院的结核病内外科、放射科和检验科等专业专家，成立实施结核病 MDT 专家团队。

2. 病种选择 由于结核病涉及胸外科、骨科、泌尿外科、普外科等各个专业，对每一个专业的结核病都实施 MDT 相当困难，所以，选择对社会危害大的、难以治疗的耐多药肺结核为先行先试的病种比较合适。运作方式成熟后，可以选择肺结核、骨关节结核、腹腔结核病等其他病种。

3. 实施方法 每月一次由当地 CDC 或者防痨协会对全省各地确诊的耐多药肺结核患者数据进行监控分析，对治疗效果进行跟踪并上报省级 CDC；省级 CDC 结核所应对全省各地县结防所报告的耐多药肺结核患者的流程严加控制。当地耐多药肺结核的 MDT 团队对于疑难的患者可推荐至省级 MDT 专家组，省级 MDT 专家组和省级结核病医院接诊的耐多药肺结核患者应具有当地 MDT 团队的意见，否则不予接待。准备实施手术的耐多药肺结核患者，应有省级 MDT 专家的意见。

4. 转诊、登记、传报 同肺结核流程。

三、院内结核病 MDT 模式的建立

1. 可以仿效肿瘤的 MDT 模式，外科专业邀请病理科、放射科、呼吸科、介入科等专业定期进行疑难病例会诊，每周一次，提高治愈率。结核外科可以邀请结核科、检验科、病理科、放射科等专科医师进行疑难病例会诊，确定结核病手术时机、化疗方案及手术风险评估等。

2. 结核病外科杂交手术室的建立 结核性毁损肺表现为肺叶破坏性、广泛性改变，如单发或多发干酪性空洞或结核性纤维空洞、局限性支气管扩张、纵隔移位、胸膜粘连增厚，患侧肺组织不可逆性损伤，导致肺功能基本丧失，临床上久治不愈且反复发作。

结核性毁损肺的外科手术治疗是胸外科的难

题之一，因手术难度大、术中出血量大，术后死亡率高、并发症多、致残率高。不论是传统开胸手术或是胸腔镜手术，手术时间及术中风险主要取决于胸腔致密粘连程度及分离粘连时可能产生的大出血，且毁损肺较常见的临床表现为反复发生的感染及咯血，咯血量通常较大，可危及生命。而作为微创手术的经导管动脉栓塞术，术后并发症风险是很低的，对咯血治疗有着非常好的效果，故目前广泛应用于咯血的治疗。即使对于可手术的患者，术前经导管动脉栓塞术栓塞病灶区域动脉后，术中出血量也大幅减少，大大提高手术安全性。通过杂交手术的方式发挥各项手术的优点，可以进一步提高结核性毁损肺切除手术的安全性，降低严重并发症的发生率。

所谓杂交手术，就是多个专业组针对咯血或者粘连严重、术中渗血多的患者，术前及术中采取的一个控制出血的方法，也是 MDT 模式。它的方法是在毁损肺切除术前，通过经导管动脉栓塞术栓塞病灶区域动脉后，再通过胸腔镜或胸腔镜辅助小切口手术切除毁损肺，从而缩短手术时间，减少术中出血，降低并发症。该方法已在临床实践中取得良好效果，杂交手术方式在手术时间、术中出血量、术后渗血及术后住院时间方面明显优于常规手术。该方式的优点：①术前经导管区域动脉栓塞能有效地堵塞病灶附近异常血液供应，尤其对于非支气管性动脉参与的供血。其中，最多见的是肋间动脉、胸廓内动脉、锁骨下动脉、胸廓外动脉、膈下动脉和肩胛下动脉等。这些交通支是毁损肺切除术中出血量大的重要原因。术前经导管区域动脉栓塞可有效减少这些血管对手术的影响，减少术中出血。②毁损肺切除前行经导管区域动脉栓塞术可进一步明确病变的部位，为毁损肺切除术提供了精确的手术导航。患者肺部可能存在不同病灶和异常增生的血管，术前明确这些情况，对手术精细化术式的设计有着重要的作用。对于合并咯血的毁损肺患者，经导管区域动脉栓塞术能有效止血，避免了咯血状态下急诊手术的危急状况，术前准备更充分，临床上可以有时间对患者糖尿病、高血压、贫血、低蛋白血症等合并症进行有效控制，这些都提高了手术的安全性。③该方式使胸腔镜手术成为可能，大大减少了因大出血而中转开胸的概率，缩短了手术时间，降低了术后并发症发生率，提高了患者的生活质量。术前经导管区域动脉栓塞术对于复杂的毁损肺切除术有着更加重要的作用，越复杂的毁损肺切除术，术前经导管区域动脉栓塞术作用越明显。

对于结核性毁损肺需要行毁损肺切除的患者，行杂交手术是一个更加安全、有效的治疗方案。经导管区域动脉栓塞术为行毁损肺切除术提供了较充分的术前准备时间、全面的术前评估、更安全的手术操作过程和良好的预后。

（李　亮　杜　建　宋雪敏）

第二节　结核病患者管理中内外科医师的作用

一、内科医师在筛选手术治疗结核病的作用

耐多药肺结核的治疗基础仍是化疗，结核内科医师对耐多药肺结核的发现、诊断和实施治疗及观察治疗效果起着相当重要的作用。无论县级、市级还是省级结核内科医师，都应依据当地条件，通过种种方法发现耐多药肺结核，重视患者的第一次痰涂片、第一次痰培养结果和第一次化疗方案，一旦确诊为耐多药肺结核患者，即进入 MDT 专家组讨论，或者请省级 MDT 专家组会诊，制定切实可行的治疗方案，然后持续跟进耐多药肺结核的治疗效果。一旦发现效果不理想，应及时调整方案。按照 WHO 的观点，用药 8 个月后，痰菌仍阳性，即证明该方案失败。因此，WHO 认为，对于耐多药肺结核患者，用药超过 4 个月、具有手术指征的患者，可以考虑手术治疗。对于手术指征的掌握，内科医师认为是外科医师的问题，实际上，内科医师在耐多药肺结核 MDT 实施过程中，对这些患者的手术适应证有筛选作用。一个有经验的内科医师可以预测肺结核病变的转归，因为他知道无限期拖延无效果的内科治疗不仅对患者个体无帮助，对周围的健康人群也有传染的危险性。有些内科医师认为，有时内科医师认为可以手术的病变，外科医师却认为不行，而内科医师认为不能手术的患者，外科医师却认为可行；而内外科医师都认为必须手术的病变，患者却不接受等。这就是建立 MDT 团队的原因，沟通已经成为结核病各专业面临的一个严重的、不得不做的课题。改变观点和变化思路，不仅是内科医师，也是外科医师、麻醉科、放射科、检验科等专业学科的功课。

张冉等对耐多药肺结核的手术依从性调查，

发现大多数内科医师（98.08%）及胸外科医师（96.1%）理论上都认为耐多药肺结核需外科手术治疗并且愿意推荐患者手术治疗，仅有 4 名医师认为不需手术治疗且不愿意推荐患者手术，其原因为外科手术风险大和外科手术疗效不确切。实际上，在这 52 名内科医师中，虽然有 41 人（78.85%）曾经推荐患者手术治疗耐多药肺结核，但是受传统观念的影响，接受调查的绝大多数内科住院医师认为让患者采取保守治疗方法病情就能得到控制，只是时间长短的问题。从翻阅病历来看，如果内科医师推荐患者手术治疗，需要外科医师会诊并填写会诊记录表，而 112 份病历中仅有 3 份有记录表，说明内科医师只有少数人推荐过患者外科治疗。因此，内科医师对耐多药肺结核胸科手术治疗的依从性是不好的；仅 53.84% 内科医师认为手术治疗可使耐多药肺结核患者治愈或好转，42.31% 则认为手术治疗的疗效不确切，还有少部分（3.85%）认为疗效不如内科治疗。

虽然大多数内科医师认为耐多药肺结核需外科手术治疗并且愿意推荐患者手术治疗，但他们对手术适应证的知晓率却并不高。单项手术适应证的知晓率仅 3 项高于 80%，另外 3 项为 55.77%、63.46% 和 55.77%，约 40% 的内科医师对这三项手术适应证不知晓；内科医师对耐多药肺结核手术适应证知晓也不全面，仅 26.92% 知道 6 项均为其手术适应证，15.38% 知道其中 5 项，46.15% 知道其中 4 项，11.52% 仅知道其中 1～3 项。因此，在耐多药肺结核 MDT 团队中，结核内科医师应该熟知耐多药肺结核的手术适应证，并对以往手术后的患者进行分析，对适应证、手术时机等提出自己的看法和经验。

二、结核外科医师应是会拿刀的结核内科医师

在耐多药肺结核的治疗中，结核外科医师起着非常关键的作用。毕竟，耐多药肺结核的手术适应证、手术禁忌证、手术时机和手术方式的选择是由外科医师决定的。但是，作为 MDT 团队中的一员，外科医师不仅要对手术能达到的目的和产生的并发症有所了解，而且也需要对耐多药肺结核的方案熟悉和掌握，也就是说，结核外科医师应是一个会拿刀的结核内科医师。

在对 51 名胸外科医师的调查中发现，40 人（78.4%）对手术治疗耐多药肺结核有信心，28 名

（54.9%）胸外科医师认为自己有手术治疗耐多药肺结核的能力，且曾经做过这样的手术。98.04% 的胸外科医师认为胸科手术治疗 MDR-TB 可以治愈或好转，疗效评价明显高于内科医师。

同样，胸外科医师对 MDR-TB 胸外科治疗的手术适应证、并发症和禁忌证的知晓率也不高。单项手术适应证的知晓率在 45.10%～76.47%，仅 17.65% 知道 6 项均为其手术适应证；单项手术并发症的知晓率有 4 项 <35.0%，仅 7.84% 知道 7 项均为其手术并发症；单项手术禁忌证的知晓率有 2 项 <45.0%，仅 13.73% 知道 4 项均为其手术禁忌证。诚然，从近年来出版的有关结核病的专业书籍中发现，不同书籍耐多药结核病手术治疗的适应证不同，到目前为止，国内尚未见到统一的权威性耐多药肺结核手术适应证技术标准，这可能是选择手术适应证不高的原因之一。

因此，对于耐多药肺结核的外科治疗，外科医师不能激进，虽然是耐药肺结核，但是并非无药可治，耐药不等于无效，有的患者运用耐药的抗结核药物也会达到理想的治疗效果。除了检验结果可能存在的误差外，抗结核药物的浓度也是需要考虑的一个因素，有时加大某些药物的浓度如异烟肼、对氨基水杨酸钠，可以使其复敏，进而可以促进病变的吸收。虽然文献表明外科手术增进了耐多药治疗的机会，但是并没有足够的证据表明外科加化疗能使患者获得更多的收益，这主要是术后并发症的影响，耐多药肺结核的术后并发症明显高于一般的肺结核手术。从这个层面上，可以解释为何内科医师认为可以切除的结核病变而外科医师认为风险大，这主要是因为外科医师要考虑到术后并发症的因素。因此，综合判断耐多药肺结核的手术效果，需要外科医师对耐多药肺结核进行综合治疗的整体评价，原则是能保守治疗治愈的，不建议手术治疗；应手术切除病变的，不能延误手术时机。

三、结核病患者的依从性

耐多药肺结核由于治疗时间长、用药种类多、用药不当、不良反应常见，加上患者对结核病尤其是耐多药结核病防治知识的不足，患者在治疗过程中常出现因不良反应或病情好转等中断治疗或不规律用药，导致出现广泛耐药，治疗的难度逐步加大。目前，对耐多药结核病患者的治疗多注重于药物组合方案、中西医结合及合并症的治疗，对

耐多药肺结核患者应当加强的心理护理和健康教育并未引起临床医师的重视。对耐多药肺结核患者进行心理护理和相关健康教育，使患者树立信心、坚持治疗，提高治疗依从性，是患者住院期间的重要内容。医师和护理人员应积极配合，分工合作，做好患者及其家属的思想工作，教会患者保持情绪稳定，不可有悲观情绪，让患者了解耐多药结核病的相关防治知识，树立其战胜疾病的信心。

研究显示，大多数（61.3%）耐多药肺结核患者知道耐多药结核病，但大多患者（66.3%）并不知道耐多药肺结核可以手术治疗，对手术治疗的疗效也不了解，有 69 人（86.3%）不知道耐多药结核病手术治疗与内科治疗哪个效果好，有 3 人（3.7%）认为内科保守治疗比手术治疗所承担的心理压力小，前期首选内科治疗，如果病情转归不理想再选择手术治疗也不迟；8 人（10%）认为外科治疗比内科治疗结核病来得快，但是后续治疗效果如何、是否术后会再次造成病灶扩散，患者心存疑虑；对于耐多药结核病手术治疗与内科治疗的住院费用也是患者必然需要考虑的，90% 的患者不知道哪种治疗花费更少，特别是对选择术后再次治疗的所需费用探底心理准备不足，患得患失；10% 的患者认为内科治疗花费更少，但由于患者对耐多药肺结核手术治疗的相关了解知晓较少，从而失去手术机会的不占少数。本次调查结果显示，若患者符合手术治疗结核病指征，有约一半的患者（52.5%）是愿意手术治疗耐多药肺结核的，若减免手术费用，62.5% 的患者愿意接受手术治疗。分析患者不愿意手术的原因：60.53% 担心手术有风险，39.47% 认为手术花费大。因此，耐多药肺结核患者对手术治疗依从性较差的原因主要是担心手术有风险，部分患者认为手术花费大。

因此，患者及家属需要通过各个层面进行沟通，如患者及家属不能得到沟通或者没有财力上的保证，MDT 方案就不可能得到实施，无异于纸上谈兵。通过对患者进行健康教育，使耐多药结核病患者对耐多药结核病有更进一步的认识，对该病的治疗方案、治疗时间和可能出现的不良反应、传染性、何时随访检查取药、能否治愈、中断治疗的后果、如何减少传播他人都有一定认识；在此基础上，针对患者治疗过程中出现的不同情况，采取相应的心理护理，患者也更容易接受和配合治疗；同时，对患者出院后应该坚持继续治疗的必要性也有了深刻了解，为提高耐多药肺结核患者

的治疗依从性、减少传染源、切断传播途径奠定了基础。

四、外科在结核病治疗中的意义

传统的观点认为，外科治疗是结核病治疗的最后手段。其实，这个观点目前看来有失偏颇，需要辩证来看。在当今以化疗为主体的结核病诊疗和控制的大背景下，伦理上认为，没有经过正规抗结核治疗的结核患者是不能行手术治疗的，除非手术是出于诊断目的而不是治疗目的。

（一）常规方法不能明确诊断的疑似结核患者可以考虑在抗结核药物化疗前实施活检术

1. 疑似结核性胸膜炎的不明原因胸腔积液　可以在电视胸腔镜下行胸膜活检术，术中可对可疑胸膜结节行快速冰冻切片，明确诊断；或者对病变组织匀浆后，做结核分枝杆菌 Gene-Xpert 基因检测，可 2 小时获取结核病诊断和是否利福平耐药。确诊后，当天可给予抗结核治疗，减少诊断时间延误，提高确诊率。

2. 难以明确诊断的肺结节　可以在电视胸腔镜下行肺结节切除术，术中快速冰冻可明确诊断，有条件的医院可做结核分枝杆菌 Gene-Xpert 基因检测。确诊后，即可抗结核病治疗。

3. 疑似关节滑膜结核的关节积液　可在关节镜下行关节滑膜活检，术中即可行病理快速冰冻切片诊断和结核分枝杆菌 Gene-Xpert 基因检测。

值得注意的是，开展这些检查术和治疗技术的单位和医师，必须有很好的结核病监测设备、结核病诊断及会诊意识，术后确诊结核病后即应迅速抗结核治疗，否则容易造成并发症。

（二）正在化疗中的结核病可随时择机进行手术

1. 急症结核病患者

（1）肺结核合并气胸：在胸腔闭式引流术后，肺瘘口仍不能闭合时，可考虑手术。一般是在引流术后 2 周或者反复发作 2 次以上的气胸，可根据肺结核的病变情况，给予肺大疱结扎术、漏口或者瘘口修补术。漏口可以单纯修补治愈，如漏口附近有结核病变或者已经成为瘘口，则需要做瘘口病变扩大清除，带血管蒂肌瓣填塞或者附加胸廓成形术。

（2）肺结核合并咯血：在介入手术治疗失败后，对于局限性肺病变合并大咯血者，可以考虑肺切除手术。

（3）脊柱结核合并截瘫、关节结核病变即将破

入关节腔、椎旁脓肿即将破入肺脏或者胸腔、肾结核脓肿即将破入腰大肌等者，可以术前强化抗结核治疗后，实施抢救性手术。

2. 非急症结核病患者

（1）耐多药肺结核患者的手术时机：化疗至少2个月施术，切除不可逆、难以吸收的病变后，使痰菌转阴，减少传染性，术后继续用药12～18个月。如果等待疗程结束，部分患者病变可能治愈，但未治愈的结核病变仍将需要手术，术后仍将运用12～18个月的化疗药物。同时，痰菌阳性的患者增加了传染其他人的机会，因此，疗程中的耐多药肺结核患者在用药至少2个月后，病情仍未好转者，外科宜及时介入，未必都需要手术，应考虑化疗＋手术这种方案和单纯化疗方案的优劣性。

（2）非耐药肺结核的患者：主要是对于肺部病变吸收的可能性预判。抗结核药物仅能杀死结核分枝杆菌，但是对于病变的吸收不起作用。吸收与宿主的免疫力有关，宿主的免疫力不同，则病变吸收的效果可能不同。对于难以在疗程内完全吸收的肺结核和结核性胸膜炎等，应在疗程中用外科的手段把病变切除或者清除，术后再继续使用化疗药物，完成疗程，这样不仅可缩短疗程，也会降低耐药的发生率。

（3）肺外结核患者：相比肺结核来讲，肺外结核患者如骨结核、淋巴结结核，产生的坏死物质、窦道等病理形态及患者个体的体征等更清晰可见、主观感受强烈。如瘫痪的脊柱结核患者、不能行走的关节结核患者、巨大脓肿和窦道形成的淋巴结结核等，都会使结核科医师和患者产生考虑用外科方法清除病变的意识，而不像有些结核性脓胸和毁损肺，患者甚至没有任何症状，主观症状不严重。这些肺结核患者的病变宿主不能吸收，必须通过手术来清除。术后根据耐药情况，决定治疗方案和疗程。

（三）疗程结束后的结核病手术患者

这些患者就是把外科作为最后治疗手段的患者。疗程结束后，病变不能吸收，痰菌未转阴，调整方案后，再给一个疗程，视为复治耐药患者，如果疗程结束，化疗失败，才考虑手术治疗。另外，还有一些包裹性结核性胸膜炎或者脓胸患者，疗程结束后遗留巨大包裹性病变，但患者没有症状，停药观察，直到患者出现外穿型脓胸，才考虑外科治疗，而此时这类患者的化疗方案如何定？疗程如何定？还有一些结核性支气管扩张和狭窄、毁

损肺的患者，也是在疗程结束后又出现症状，才考虑外科干预。反过来想，如果这些患者及早手术干预，患者的身体条件及经济条件都可以耐受，术后渗血、二次手术、胸廓成形术等致残手术等都可避免，而患者长时间拖延手术时机，把手术作为结核病最后的治疗手段，最终使患者的身心遭受重创。

所以说，外科是结核病的重要辅助治疗手段，绝不是最后的治疗手段。通过外科及早干预，可明显提高结核病的治愈率。

总之，MDT是发现、诊断、治疗、管理耐多药肺结核的重要方法和途径，而良好沟通下的MDT则是耐多药肺结核治愈的基本保障。

（李　亮　杜　建　宋雪敏）

第三节 医院定位与结核外科学科发展

目前，国内的传染病医院和结核病定点专科医院在学科建设上都面临着科室建制不全、人才短缺、综合实力差的共同发展困境。之前很多医院提出"大专科、小综合"或者"转型"等发展思路，使得医院都有所不同的发展。但是，与综合性医院相比，仍有较大差距。

一、传染病专科医院内科的设置和疾病特点

1. 传染病疾病谱广，种类繁杂 疾病损害可涉及人体各脏器，不同疾病与疾病的不同阶段均有可能诱发相应的外科并发症，如肝炎疾病可以合并肝硬化、梗阻性黄疸、腹水、胆石症、肝癌等。结核病更是一种全身性疾病，可发生于除了头发和指甲外全身各个部位，如肺结核、结核性胸膜炎、腹膜炎、脑膜炎、骨结核、关节结核等。艾滋病患者可以合并多个部位相关和不相关的疾病，如肿瘤、结核、炎症等。

2. 可手术的传染患者少 虽然是传染病疾病谱广，但是适合手术的患者并不多，因为这些都是内科可以治愈或者控制的疾病，如肝炎和艾滋病本身不需要外科治疗，只有合并某些合并症或并发症才需要外科处理；结核病本身虽可以外科处理，但是只有3%～5%患者才有手术指征。

3. 内科患者基础状况差 外科救治难度大。综合性医院的外科一般无内科疾病，术后并发症少。但是传染病医院患者基础状况差，围手术期

处理复杂，手术难度操作大，术后并发症明显多。由于此时疾病本身对人体不同器官的损害，造成患者营养状况不良、内环境紊乱、免疫功能低下和重要脏器功能不全等，特别是结核病患者，术后刀口不愈合、多次手术，误诊误治率明显较其他疾病多。外科在传染病救治中的作用主要体现在对不同传染病造成的外科并发症的处理。

二、传染病医院外科的设置和发展困境

1. 传染病医院一般有一个外科，主要治疗感染性疾病，如结核病及合并艾滋病的外科疾病，有的医院肝胆外科很强，这与传染病医院肝胆内科强有很大关系。

2. 传染病内科与外科专业设置不对称　目前的外科分科是按照身体部位的病变来分科的，而传染病是全身性疾病，身体各个部位都可能会发病，这就要求每个外科专业都必须设置。例如，艾滋病合并骨折患者或者是骨结核患者必须到骨科就诊，艾滋病合并脓胸或者耐多药性肺结核必须到胸外科就诊，肝炎合并胆石症患者必须到普外科就诊，艾滋病合并膀胱肿瘤、肾结核患者必须到泌尿外科就诊，艾滋病合并脑膜瘤患者必须要到神经外科会诊等。甚至有些人外伤后或者手术时才发现 HIV 阳性，而转到传染病医院时又没有相对应的科室，如艾滋病合并脑膜瘤、艾滋病合并心脏瓣膜病等。即使在结核病定点医院，有些省级结核病医院科室也不健全，没有胸外科、普外科、耳鼻咽喉科、妇产科等。外科设置与传染病医院很不相称。

3. 外科专科发展极不平衡　传染病专科医院很多是以肝炎科起步，我国较早设置的外科是肝胆外科，如能长期坚持下来，传染病医院的肝胆外科一般都可赖以生存，甚至发展得很好，可以开展肝移植手术等。但是，新起步的肝胆外科发展则困难重重，因为几乎所有综合性医院的肝胆外科或肝胆外科医院的实力已发展得很强。而针对结核病和艾滋病患者开展起来的感染外科患者数量更少，且对医院和外科医师的从业资质要求更严。按照国家卫生健康委和中华医学会的要求，一个医院设置外科必须有副高以上的职称，才可以申请相关执业资质。

4. 传染病病情发展迅速，外科手术时机和手术方法难以把握　一般而言，每种传染性疾病的发展多有自身规律可循，多数情况下可将疾病不同阶段进行人为分期，并根据疾病不同发展时期进行相应治疗，为择期手术。但是一旦传染病合并肿瘤，则为限期手术。如急性起病，如肠结核合并肠梗阻、肺结核合并大咯血、肝破裂出血等，则为急诊手术。传染病的外科治疗和其他疾病不同，其发病、进展和愈合都自己的规律和特色。有时疾病不同时期往往发生重叠，使得病情进展十分迅速，病情判别较为困难，何时需要外科治疗手段介入以提高救治成功率往往连经验丰富的外科医师都难以判断。如果以前无传染病外科诊治经验，往往会出现较多并发症。

5. 传染病外科的定位限制　传染病专科医院外科必须树立传染病大局观，实时监控传染病的流行趋势，并根据传染病的流行特点，做好技术储备，适时转移外科救治重点，以应对不同传染病发生时对外科救治的需求。外科作为传染病综合救治措施中的重要组成部分，也必须根据不同时期与不同地域传染病流行特点，进行相应学科重点的调整，以确保不同传染病发生时外科能够实施及时、有效的救治。

6. 外科专业特色突出，弱化了外科综合实力的提高　传染病专科医院外科在实现专业特色凸显的同时，由于病种单一和手术方式局限，弱化了传染病专科医院外科综合实力的提升。医院综合实力的薄弱，难以实现多学科合作，一直以来，我国传染病专科医院沿用着内科专科性质的学科发展模式，由于传染病专科医院长期科室设置单一、专业分类局限，使得外科救治中多学科合作难以实现，而这一局限性已经成为传染病专科医院外科发展及整体学科水平提升的瓶颈。传染病发病急、病情进展快、疾病损伤复杂及患者基础状况差，这些因素决定了外科救治传染患者时需要有强大的多学科专业合作作为支持，才能有效提高传染病患者的外科救治水平。

三、建设以传染病为特色的综合性医院和建设以传染病为特色的外科专业

1. **传染病医院外科发展需要政府支持**　全国大多传染病患者大多在郊区，地处偏远，交通不便，使众多肝炎、结核甚至艾滋病患者流入了综合性医院或其他结核病定点专科医院，内科患者减少，外科患者也在减少。在传染病医院患者不断减少的情况下，各地卫生健康委应给予支持，特别是传染病外科患者应归口管理，倡议综合性医院

尽量将确诊后的结核病等传染病患者转至定点医院。争取地方政府支持，尽量建立更多外科专业，以适应临床学科发展和疫情防控需要。

2. 以科研为依托，发展传染病外科学科 虽然传染病医院的患者较少，临床能力偏弱，但是国家对传染病学科的支撑提供了众多资金，如"传染病防治"国家科技重大专项、国家高技术研究发展计划、国家重点基础研究发展计划等，传染病医院应该抓住这个机会，大力发展传染病学科。

3. 传染病医院外科应合纵连横 省市级传染病医院外科要加强沟通，传染病医院外科要和当地医院外科加强沟通，参加各种学术会议，探讨各自的特色和能力；助力解决综合性医院难以解决的问题，比如结核病术后切口不愈合问题、结核病围手术期用药问题等。

（李　亮　杜　建　宋雪敏）

参 考 文 献

[1] 宋雪敏. 传染病医院外科现状及发展策略研究 [J]. 中国卫生产业, 2015, 12 (30): 1-4, 125.

[2] 石小举, 郑倩倩, 刘彬, 等. 浅析多学科诊治模式在住院医师规范化培训中的应用 [J]. 高校医学教学研究（电子版）, 2019, 9 (5): 36-39.

[3] 王慧敏, 王润玲, 李素文, 等. 综合性医院多学科诊疗模式的实践与思考 [J]. 中国农村卫生事业管理, 2019, 39 (10): 750-753.

[4] 胡明, 陈劲松, 黄炯强, 等. 多学科诊疗模式对规培医师临床能力的影响 [J]. 中国继续医学教育, 2019, 11 (31): 80-82.

[5] 范艳梅, 陈扬, 王丽娟. 门诊 MDT 诊疗体系的建立 [J]. 中国卫生产业, 2019, 16 (35): 93-95.

[6] 丰达星, 张璐, 吕宛玉, 等. 我国耐多药结核患者治疗依从性影响因素 meta 分析 [J]. 实用预防医学, 2019, 26 (7): 823-826.

[7] 徐旭东, 叶波, 陈达, 等. 经导管动脉栓塞在结核性毁损肺胸膜全肺切除术前中的应用 [J]. 中华急诊医学杂志, 2014, 23 (5): 565-567.

[8] 佩涛, 刘建雄, 薛宗锡, 等. 支气管动脉栓塞联合肺叶切除治疗咯血分析 [J]. 影像诊断与介入放射学, 2019, 28 (3): 209-213.

[9] CHEN G, ZHONG F M, XU X D, et al. Efficacy of regional arterial embolization before pleuropulmonary resection in 32 patients with tuberculosis-destroyed lung[J]. BMC Pulm Med, 2018, 18 (1): 156.

下篇

各　论

第十二章

呼吸系统结核病的外科治疗

第一节 概　述

呼吸系统结核病（respiratory tuberculosis）包括肺结核、结核性胸膜炎、纵隔淋巴结结核、肺门支气管淋巴结结核等。肺结核是呼吸系统结核病的重要组成部分。1993 年,《中华结核和呼吸杂志》召集全国结核病专家召开了肺结核的外科手术适应证研讨会,认为肺结核空洞、肺结核球、毁损肺、结核性气胸、结核性脓胸、纵隔淋巴结结核、支气管胸膜瘘、肺结核合并大咯血仍是呼吸系统结核病重要手术适应证。有专家认为,应适时将有手术适应证的肺结核患者转到外科,拖延无效的内科治疗是没有意义的。肺结核的外科手术方式有多种,可概括为萎陷疗法（压缩性外科手术）与肺切除两类。近 30～40 年来,由于医疗技术条件的改进及深入开展肺功能的研究,萎陷疗法对肺功能的损害严重,而肺切除术由于能直接切除病灶,术后痰菌阴转率很高,患者恢复快,死亡率低,并发症少,已被公认为疗效高、安全性大的首选方法。目前最常用的手术疗法是肺切除术,只有少数患者施以胸廓成形术。

（宋言峥　金　锋）

第二节　呼吸系统结核病外科相关检查技术

结核病是严重危害人民群众健康的呼吸道传染病,呼吸系统结核主要包括肺结核和支气管结核,被列入我国法定重大传染病目录。为了实现早发现、早诊断、早治疗的目标,临床上现已开展了多种针对结核病诊断的相关诊断和检查技术。

一、结核性脓肿穿刺术

结核性脓肿（tuberculous abscess）也称"寒性脓肿""冷脓肿"（cold abscess）（图 12-1,图 12-2）,是与普通化脓性感染形成的脓肿相对而言的。因为一般的脓肿局部皮肤发红,触之皮肤发热,而结核造成的脓肿与一般化脓性感染不同,虽然也有疼痛、肿胀、功能障碍,但常没有红、热等现象,故称"冷脓肿"。寒性脓肿是结核病尤其肺外结核如结核性脓胸、脊柱结核、胸壁结核、腹壁结核、淋巴结结核、关节结核等的一种常见并发症。

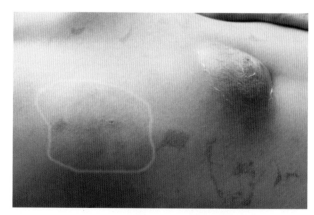

图 12-1　胸壁结核合并寒性脓肿形成

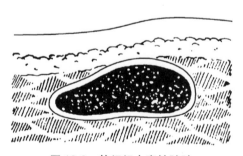

图 12-2　软组织内寒性脓肿

在结核病的冷脓肿中,除了稀薄的、浓稠的脓汁外,还有大量干酪样物质、肉芽组织等,累及骨组织的结核脓肿中还可有死骨和坏死椎间盘等组织。当冷脓肿的脓液量过多、脓肿张力过大时,脓液可沿软组织间隙蔓延到远离病灶的地方，到达身体的其他部位。不同部位的脓肿遵循不同的流向，如颈椎结核可形成咽后壁脓肿，过大时可造成呼吸和吞咽困难。腰椎结核的脓肿常位于腰大肌内，称为腰大肌脓肿，可以沿肌间隙流到大腿内侧，有时甚至会流至膝关节上方；也可流到腰部、骶前，破溃后形成经久不愈的窦道，流脓不止。少数腰大肌脓肿可穿入阑尾、胆囊、结肠、腹腔，脓肿侵及的范围可以很广。胸椎结核脓肿少量时为梭形，可向上、下蔓延，也可向背部突出，或形成脓胸，进而形成肺脓肿、支气管瘘，甚至穿入食管、胸主动脉等。结核性脓胸可穿透胸壁向腰背部流注，形成外穿性脓胸。熟悉脓肿的流向有助于结核的诊断和定位。

（一）手术适应证

1. 诊断性穿刺，明确诊断，做涂片查找结核分枝杆菌、结核分枝杆菌培养和药敏试验。

2. 脓肿较大，影响患者起居活动。

3. 脓肿较大，欲破溃。

4. 脓肿较大，非手术疗法治疗无效。

（二）手术禁忌证

严重凝血功能障碍、昏迷或无自制能力者。

（三）术前风险沟通

1. 此穿刺仅是为了进一步明确诊断，获取标本进行病理检查、相关病原学检查（包括结核分枝杆菌及普通菌的培养＋药敏＋菌种鉴定）及分子生物学检测，但穿刺可能会造成针道的长期溢脓甚至合并感染。

2. 此穿刺的治疗意义不大，但可能会减轻患者的中毒症状。

3. 如已合并其他感染，需同时行切开引流术。

（四）手术方法

1. 确定穿刺部位，消毒皮肤范围距穿刺点 > 15cm。

2. 局部浸润麻醉。

3. 用手于脓肿下方向上挤压脓肿（图 12-3），于脓肿上方斜向（图 12-4～图 12-6）进针，缓缓抽吸，以防干酪块堵塞针头。

4. 当针头被干酪块堵住，可用针芯疏通针头，或用生理盐水注入冲开堵塞的针头。

5. 当注射器满时，可扶好针头，维持原方位不动，拔下注射器，用无菌棉球堵住针头勿使脓液外溢，将脓液慢慢注入无菌试管或其他容器内，将注射器再次接上针头继续抽吸脓液。

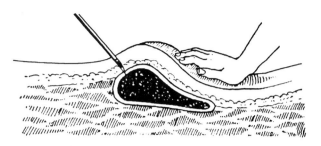

图 12-3　用手挤压脓肿

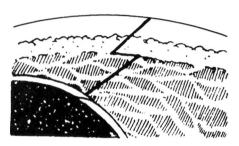

图 12-4　斜向穿刺

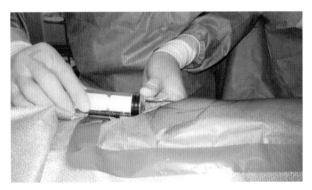

图 12-5　先斜向进针

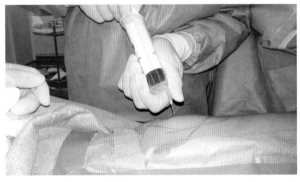

图 12-6　再垂直进针

6. 拔出针头，重新消毒皮肤，覆盖无菌敷料。

7. 脓液及标本送病理检查（细胞学检查等）、相关病原学检查（包括结核分枝杆菌及普通菌的培养＋药敏＋菌种鉴定）及分子生物学检测。

（五）术后处理

1. 术后无菌包扎穿刺点。

2. 注意隔离措施。

（六）注意事项

严格无菌操作。

二、电视胸腔镜检查术

电视胸腔镜检查术（respiratory tuberculosis）是使用现代摄像技术和高科技手术器械装备，在胸壁套管（图 12-7）或微小切口下完成胸内复杂手术的微创胸外科新技术，它改变了胸外科疾病的治疗理念，被誉为 20 世纪胸外科界的重大突破之一。完全胸腔镜手术仅需做 1～3 个 1.5cm 的胸壁小孔。微小的医用摄像头将胸腔内的情况投射到大的显示屏幕，手术视野根据需要可以放大，比肉眼直视下更清晰、更灵活。手术视野的暴露、病变细微结构的显现、手术切除范围的判断及安全性好于普通开胸手术。电视胸腔镜手术可用于胸部结核病手术，但因肺结核粘连严重，必要时需中转开胸。

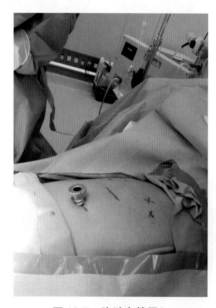

图 12-7　胸壁套管置入

（一）手术适应证

1. 诊断性手术适应证　可应用于多种胸腔疾病包括胸膜、肺部、纵隔、心包疾病以及胸外伤的诊断。可清晰、全面地观察胸腔内情况，可照相和录像，并能获得病理学检查。

2. 治疗性手术适应证

（1）胸膜疾病：自发性气胸、血胸、脓胸、乳糜胸、胸膜肿瘤所致胸腔积液等。

（2）肺部疾病：肺良性肿块切除、肺癌根治、终末肺气肿的肺减容。

（3）食管疾病：食管平滑肌瘤、食管憩室、贲门失弛缓症、食管癌。

（4）纵隔疾病：胸腺及其他部位纵隔肿瘤，纵隔囊肿等。

（5）其他：手汗症、乳糜胸、心肺外伤、胸廓畸形等。

（二）手术禁忌证

电视胸腔镜手术使一些肺功能较差的患者获得了手术治疗的机会，扩大了胸部手术的适用范围。其主要禁忌证是不能耐受单肺通气麻醉及严重心肺功能不全。

（三）术前风险沟通

1. 电视胸腔镜手术具备诊断性和治疗性 2 个目的，术前需告知患者本次手术的意义所在。

2. 电视胸腔镜手术达不到诊断和治疗目的时，可能需要二次手术或标准切口中转开胸手术。

3. 电视胸腔镜手术虽然是微创手术，但同样具有手术风险。

（四）术前准备

1. 麻醉

（1）气管内双腔插管全身麻醉：适用于大部分胸腔镜手术。

（2）气管内单侧插管全身麻醉：适用于一些紧急情况下，可迅速将气管插管直接插入非手术侧的主支气管内，以使手术侧的肺塌陷。

2. 体位　根据病变的部位、性质和手术方式进行体位选择。切口设计原则：①第一切口不可过低以免伤及腹腔内器官；②切口间不可相距太近以免器械互相碰撞；③切口数目根据患者病情及术者手术能力选择，有单孔、单操作孔、多孔等不同选择。若三个切口，呈三角形排列与病灶呈倒三角形。

（1）侧卧位：最常用体位。术中可根据需要进行适当调整。一般做 3 个 1～1.5cm 长的小切口，将放置胸腔镜的切口选在腋中线至腋后线的第 7 或第 8 肋间，待明确病变部位后再确定另外两个切口的位置，切口间距 10～15cm，应呈三角形分布。

（2）半侧卧位：仰卧后将一侧背部垫高 30°～45° 或旋转手术台达到需求的体位。适用于前纵隔、心包、心脏手术。

（3）仰卧位：同胸骨正中切口体位。适用于前纵隔病变手术和双侧胸内病变二期手术的病例。将放置胸腔镜的切口选在腋前线第4或第5肋间，其余切口按上述原则安排。

（五）手术方法

无论是诊断性还是治疗性胸腔镜，电视胸腔镜手术是在胸壁戳1～3个小孔，必要时加做一个4～6cm小切口（图12-8），不切断大块肌肉，不撑开肋骨，经切口置入胸腔镜及手术器械，手术人员注视监视器施行胸外科手术。全身麻醉双腔气管插管，常规开胸手术体位，常规消毒铺巾，根据病变情况及病变部位决定胸壁戳孔位置，然后置入胸腔镜及手术器械施行手术。

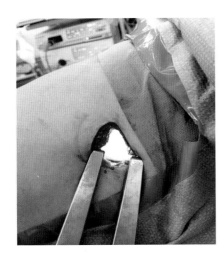

图12-8　4～6cm 小切口

（六）术后处理

1. 术后按常规胸部手术进行护理。

2. 根据患者病情，可及早下床活动。

（七）注意事项

电视胸腔镜手术是微创手术，但不是小手术。

三、经支气管超声内镜穿刺活检术

超声内镜引导下的经支气管针吸活检（EBUS-TBNA）是2002年开始研发的新技术，2007年即已被美国国家综合癌症网络（NCCN）和美国胸科医师学会（ACCP）推荐为肺癌术前淋巴结分期的重要手段，成为肺癌纵隔分期的新标准，且有可能取代外科纵隔镜。超声支气管镜（EBUS）是一种在支气管镜前端安装超声探头的设备，结合专用的吸引活检针，可在实时超声引导下行经支气管针吸活检（TBNA）。同时，搭载的电子凸阵扫描的彩色能量多普勒可帮助确认血管的位置，防止误穿血管。

呼吸系统结核病中纵隔淋巴结结核和气管旁的肺内结核较难明确诊断，通过EBUS-TBNA对肿大淋巴结的细胞学涂片进行抗酸染色，可以找到抗酸杆菌，对获得的组织学标本可以发现干酪样坏死等特征性的结核病理改变。另外，还可以通过对穿刺物进行抗酸杆菌培养和对体外聚合酶链反应（PCR）进行结核病诊断。采用体外药物敏感试验对穿刺物进行检测，可指导耐药结核病的治疗。对确诊后的纵隔淋巴结结核一般不再做EBUS。

（一）手术适应证

术前审查患者是否为EBUS-TBNA适应证：

1. 原发性肺癌的肺门/纵隔淋巴结评估　①术前淋巴结分期；②术后淋巴结转移评估；③化疗后纵隔再分期。

2. 肺部转移性肿瘤的肺门/纵隔淋巴结评估。

3. 原因不明的肺门/纵隔淋巴结肿大的诊断。

4. 纵隔肿瘤的诊断。

5. 肺内肿瘤的诊断。

（二）手术禁忌证

术前审查患者是否有EBUS-TBNA禁忌证：①严重的心肺功能不全；②严重高血压或心律失常；③严重出、凝血机制障碍或活动性大咯血；④主动脉瘤；⑤上腔静脉阻塞。

（三）术前风险沟通

术前向患者及家属告知EBUS-TBNA的检查必要性和检查风险，签署《EBUS-TBNA知情同意书》。

（四）术前准备

1. 术前核查患者各项检查结果，制定穿刺计划。

（1）术前完善血常规、凝血检查，降低因穿刺引起大出血的风险。

（2）术前完善乙肝、丙肝、梅毒、HIV等抗体筛查，避免交叉感染的发生。

（3）术前完善影像学检查，制定详尽的穿刺计划。

（4）术前测量患者血压、心率、氧饱和度，密切监测患者生命体征。

2. 术前器械准备

（1）超声光纤电子支气管镜（CP-EBUS, BF TYPE UC260-OL8）：超声内镜应按照《内镜清洗消毒技术操作要求规范（2004年版）》进行合格的清洗和消毒，整个操作过程中都应注意保护超声附件基板、电子元件接口和超声接头，做好防水及防震工作。

（2）超声主机（EU-C60/EU-C2000）。

（3）专用穿刺针（NA-201SX-4022）：穿刺针应在未进入超声内镜前先检查其操控性，为避免穿刺针对内镜的损伤，应先确认套管调节旋钮及穿刺针安全卡扣处于完全退回状态，确认穿刺针已调至安全位置后，再将穿刺针引入超声内镜的工作孔道。

（4）专用水囊（MAJ-1351）：超声探头在安装水囊时应注意水囊的稳定性，排净水囊内的空气，固定水囊，连接三通活塞和20ml注射器，以便达到自由调控水囊大小的状态。

（5）Vaclok注射器调至负压状态备用，通常采用的是预设5～20ml真空负压。

3. 术前和术中麻醉

（1）术前2%利多卡因鼻黏膜滴入麻醉（1ml/次，共5次）。

（2）术前建立静脉通路，给予咪达唑仑2～3mg静脉注入用以镇静，并进行心率、血压、血氧饱和度的实时监测。

（3）术中可给予50～100μg芬太尼静脉注入用以镇痛。

（4）术中2%利多卡因1～2ml经支气管镜快速注入，可按需多次注入，检查全程2%利多卡因的注入总量控制在15～29ml范围内。

（五）手术方法

1. 超声内镜的置入 超声内镜的直径为6.9mm，选择经口置超声内镜入气管。超声内镜先端部有凸式探头，视野方向呈前上斜35°，因此为获得正前方的视野，进镜时应把镜头稍稍下弯。另外，在水囊没有充盈的状态下内视镜看不到超声探头，要当心内镜的先端部造成意外的气管损伤。

2. 采集支气管内超声图像 向水囊内注入生理盐水使之充盈膨胀，与检查部位尽可能大地接触，以期获得最佳视觉效果。注入0.5ml生理盐水以利观察纵隔淋巴结，注入0.3ml生理盐水以利观察肺门淋巴结。可根据内镜图像来最终确认水囊充盈情况。

调整内镜先端部方位，使淋巴结的最大直径呈现在超声图像的中央位置。超声下观察标志性血管，可用来识别不同部位的淋巴结。超声彩色多普勒模式可用以确认和分辨淋巴结和周围血管的关系，并判断淋巴结内的血流。淋巴结的短径超过1cm，圆形，边缘清楚且淋巴结中央门部结构消失，应怀疑恶性可能，需进行穿刺活检。

3. EBUS-TBNA 在确认穿刺针位于套管内的安全位置后，由助手协助把22G穿刺针套件插入超声内镜的工作孔道，并用扣锁固定。支气管镜先端部不要弯曲，以防止工作孔道被损伤。

再次用超声扫描确定病变位置，同步显示的内镜图像可用于定位及穿刺点选择。穿刺点的选择可根据气管的解剖标志来决定（软骨间的位置）。

松开套管调节旋钮，调节套管的位置，使之稍稍伸出工作孔道并在内镜下可见。禁止镜下未见套管就伸出穿刺针，避免损伤超声内镜的工作孔道。

调整内镜使穿刺针套管靠在软骨环之间，再次显影淋巴结的超声图像，进行镜下可见的实时支气管内超声引导针吸活检术。操作者出针时，由助手协助固定内镜靠近患者口腔的位置，防止穿刺时内镜的位移，或由操作者固定内镜位置，助手协助进行出针。

穿刺后，把预先抽出5mm的导丝完全插入穿刺针，将穿刺针内腔的支气管黏膜完全排出。操作者固定穿刺针的位置，助手协助抽出导丝，并把负压的Vaclok注射器连接到穿刺针上。操作者开始在淋巴结内抽插带着负压的穿刺针（反复10～20次）。当穿刺针仍停留在淋巴结内时取下Vaclok注射器，把穿刺针退回到套管内，听到归位时发出的咔嗒声，调整固定锁使穿刺针在安全位置，退出内镜工作孔道，获得标本，进行快速制片。

为获得最佳检查效果，每个淋巴结最好能穿刺3次，若能获取组织条，穿刺2次即可。

（六）术后处理

1. 术后至少2小时内禁食水，进水无呛咳再进食。

2. 局部麻醉＋镇静患者需留院观察至少2小时。

（七）注意事项

支气管镜下超声引导穿刺活检术是一个相对安全的微创检查，引发严重并发症和肿瘤扩散的危险性极小。常见并发症同支气管镜检查：麻醉过敏；局部出血；喉头水肿；喉、气管、支气管痉挛；呼吸困难、咳嗽及感染；气胸、纵隔气肿及纵隔炎；心脑血管意外等。一旦出现以上症状，应及时给予对症处理。

四、胸腔穿刺术

胸膜腔穿刺术（thoracentesis）简称胸穿（图12-9），是指对有胸腔积液（或气胸）的患者，为了诊断和治疗疾病的需要而通过胸腔穿刺抽取积液或气体的一种技术。一般用于：①取胸腔积液进行一般性状检测、化学检测、显微镜监测和细菌学检测，明确积液的性质，寻找引起积液的病因；②抽出胸膜腔的积液和积气，减轻液体和气体对肺组织的压迫，使肺组织复张，缓解患者的呼吸困难等症状；③抽吸胸膜腔的脓液，进行胸腔冲洗，治疗脓胸；④胸膜腔给药，可胸腔注入抗生素或者抗癌药物。

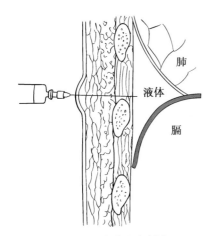

图 12-9　胸膜腔穿刺术

（一）手术适应证

1. 诊断性手术适应证　原因未明的胸腔积液，可作诊断性穿刺，作胸腔积液涂片、培养、细胞学和生化学检查以明确病因，并可检查肺部情况。

2. 治疗性手术适应证　通过抽液、抽气或胸腔减压治疗单侧或双侧胸腔大量积液、积气产生的压迫、呼吸困难等症状；向胸腔内注射药物（抗肿瘤药或促进胸膜粘连药物等）。

（二）手术禁忌证

1. 体质衰弱、病情危重难以耐受穿刺术者。

2. 对麻醉药过敏。

3. 凝血功能障碍，严重出血倾向，患者在未纠正前不宜穿刺。

4. 有精神疾病或不合作者。

5. 疑为胸腔棘球蚴病患者，穿刺可引起感染扩散，不宜穿刺。

6. 穿刺部位或附近有感染。

（三）术前准备

1. 了解、熟悉患者病情。

2. 与患者家属谈话，交代检查目的、大致过程、可能出现的并发症等，并签字。

3. 器械准备胸腔穿刺包、无菌胸腔引流管及引流瓶、皮肤消毒剂、麻醉药、无菌棉球、手套、洞巾、注射器、纱布及胶布。

（四）手术方法

1. 体位　患者取坐位面向背椅，两前臂置于椅背上，前额伏于前臂上。不能起床患者可取半坐位，患者前臂上举抱于枕部。

2. 选择穿刺点　选在胸部叩诊实音最明显部位进行，胸腔积液较多时一般常取肩胛线或腋后线第 7～8 肋间；有时也选腋中线第 6～7 肋间或腋前线第 5 肋间为穿刺点（图 12-10）。包裹性积液可结合 X 线或超声检查确定，穿刺点用蘸甲基紫（龙胆紫）的棉签或其他标记笔在皮肤上标记。B 超引导下定位穿刺可提高穿刺成功率，减少副损伤。

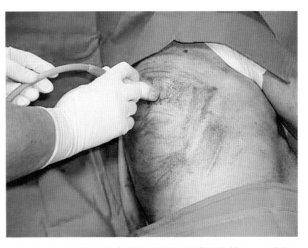

图 12-10　选择穿刺点常取肩胛线或腋后线第 7～8 肋间

3. 操作程序

（1）常规消毒皮肤：以穿刺点为中心进行消毒，直径 15cm 左右，两次。

（2）打开一次性使用胸腔穿刺包，戴无菌手套，覆盖消毒洞巾，检查胸腔穿刺包内物品，注意胸穿针与抽液用注射器连接后检查是否通畅，同时检查是否有漏气情况。

（3）助手协助检查并打开 2% 利多卡因安瓿，术者以 5ml 注射器抽取 2% 利多卡因 2～3ml，在穿刺部位由表皮至胸膜壁层进行局部浸润麻醉。如穿刺点为肩胛线或腋后线，肋间沿下位肋骨上缘进麻醉针，如穿刺点位腋中线或腋前线则取两肋之间进针。

（4）将胸穿针与抽液用注射器连接，并关闭两者之间的开关，保证闭合紧密不漏气。术者以一只手示指与中指固定穿刺部位皮肤，另一只手持穿刺针沿麻醉处缓缓刺入，当针锋抵抗感突然消失时，打开开关使其与胸腔相通，进行抽液。助手用止血钳（或胸穿包的备用钳）协助固定穿刺针，以防刺入过深损伤肺组织。注射器抽满后，关闭开关（有的胸穿包内抽液用注射器前端为单向活瓣设计，也可以不关闭开关，视具体情况而定）排出液体至引流袋内，记数抽液量。

（5）抽液结束拔出穿刺针，局部消毒，覆盖无菌纱布，稍用力压迫片刻，用胶布固定。

（五）术后处理

1. 术后嘱患者卧位或半卧位休息半小时，测血压并观察有无病情变化。

2. 根据临床需要填写检验单，分送标本。

3. 清洁器械及操作场所。

4. 做好穿刺记录。

（六）并发症和处理原则

1. 气胸 胸腔穿刺抽液时气胸发生率为3%～20%。产生原因一种为气体从外界进入，如接头漏气、更换穿刺针或三通活栓使用不当。这种情况一般不需处理，预后良好。另一种为穿刺过程中误伤脏胸膜和肺所致。无症状者应严密观察，摄片随访。如有症状，则需行胸腔闭式引流术。

2. 出血、血胸 穿刺针刺伤可引起肺内、胸腔内或胸壁出血。少量出血多见于胸壁皮下出血，一般无须处理。如损伤肋间动脉可引起较大量出血，形成胸膜腔积血，需立即止血，抽出胸腔内积血。肺损伤可引起咯血，小量咯血可自止，较严重者按咯血常规处理。

3. 膈肌损伤、肝脏等腹腔脏器损伤 穿刺部位过低可引起膈肌损伤、肝脏等腹腔脏器损伤。

4. 胸膜反应 部分患者穿刺过程中出现头昏、面色苍白、出汗、心悸、胸部压迫感或剧痛、昏厥等症状，称为胸膜反应。多见于精神紧张患者，为血管迷走神经反射增强所致。此时应停止穿刺，嘱患者平卧、吸氧，必要时皮下注射肾上腺素0.5mg。

5. 胸腔内感染 是一种严重的并发症，主要见于反复多次胸腔穿刺者。为操作者无菌观念不强，操作过程中引起胸膜腔感染所致。一旦发生应全身使用抗菌药物，并进行胸腔局部处理，形成脓胸者应行胸腔闭式引流术，必要时外科处理。

6. 复张性肺水肿 多见于较长时间胸腔积液者经大量抽液或气胸患者。由于抽气过快，肺组织快速复张引起单侧肺水肿，患者出现不同程度的低氧血症和低血压。大多发生于肺复张后即刻或1小时内，一般不超过24小时。患者表现为剧烈咳嗽、呼吸困难、胸痛、烦躁、心悸等，继而出现咳大量白色或粉红色泡沫痰，有时伴发热、恶心及呕吐，甚至出现休克及昏迷。处理措施包括纠正低氧血症，稳定血流动力学，必要时给予机械通气。

五、经皮肺穿刺活检术

经皮肺穿刺活检术（percutaneous needle biopsy of lung）是胸腔穿刺的深入，针头通胸壁、胸膜腔脏胸膜穿刺入肺（图12-11）。一般是在CT或B超引导下进行，主要是进行肺实质的活组织检查，抽吸空洞或支气管腔内的液体进一步检查，明确诊断，其次通过肺穿刺对某些疾病进行治疗，如对一些引流不畅空洞中的脓液进行抽吸，必要时注入药物达到治疗的目的。

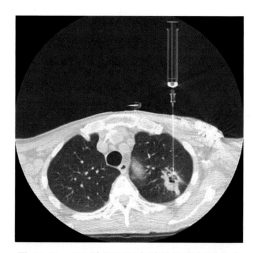

图 12-11　CT引导下经皮肺肿物穿刺活检术

（一）手术适应证

经皮肺穿刺活检的适应证及方法选择有：①肺部结节尤其是痰细胞学检查阴性者：对于直径>2cm的病灶可选用模拟机，它较CT更简单、便宜、方便；对于直径≤2cm的病灶，最好选用CT定位，它较模拟机定位更准确。②管外中央型肺部占位：以CT定位较好，因为CT更能准确定位，特别是对心脏后、脊柱旁、主动脉旁、肺门区等特殊部位的病灶，可选择最佳穿刺点，减少并发症。③密度较低的病灶：以CT定位较好，因为CT分辨率较高，并且可避开坏死区，选择最具有诊断价值的区域取材，提高诊断率。④弥漫型病灶选用模拟机定位就能确诊。

（二）手术禁忌证

不能合作，剧烈咳嗽和躁动；凝血机制障碍；

重度呼吸功能障碍；肺大疱；肺动脉高压、肺心病；肺动静脉畸形穿刺道有重要脏器。

（三）术前风险沟通

1. 告知患者肺穿刺的目的和临床意义及存在风险。

2. 一次肺穿刺可能达不到诊断目的。

3. 必要时手术。

（四）术前准备

常规术前准备，训练患者配合呼吸。先用自制导管栅条定位尺（回形针也可以）贴于拟穿刺部位行 CT 扫描，确定最佳穿刺点，进针角度及达到靶点的深度，在 CT 光标指示下，以记号笔（或者龙胆紫）标记出穿刺点。

（五）手术方法

常规消毒、铺巾，顺穿刺方向用 2% 利多卡因行穿刺点、局部皮下及穿刺道胸壁麻醉，皮下保留麻醉用注射器针头行 CT 扫描，直观地确定进针角度及呼吸对穿刺的影响，顺针头方向，在患者平静呼吸下进行穿刺，当穿刺接近胸膜时，嘱患者平静呼吸后屏气进针穿破胸膜，按预定的进针角度和深度穿刺进针至靶点，行靶层面 CT 扫描，证实针尖位于病灶内或病灶边缘后，即可行扇形抽吸活检或自动活检枪击发取材。抽吸活检时抽吸针保持负压拔出，将内容物推到玻片上，组织针取出有形组织条送入 10% 甲醛溶液内固定。

（六）术后处理

患者术后留观 2～4 小时，常规胸部 CT 扫描，观察有无血气胸等并发症发生。

（七）注意事项

1. 首先要确定好穿刺层面和进针点以及进针深度、角度和呼吸对穿刺的影响。最佳穿刺入路为：①穿刺点到病变距离最短，以垂直方向或水平方向为佳；②组织损伤轻：尽量避开叶间胸膜、肋间神经、肺大疱及 CT 下能显示的粗大血管影或肺纹理等，有胸膜粘连时，选择有粘连处进针，减少气胸发生；③深度达到病变实质区，避开坏死区。

2. 麻醉时不宜穿刺太深，若刺破胸膜，有发生气胸的可能。

3. 在定点定层面和穿刺时，令患者保持相同的呼吸状态，一般以平静呼吸后屏气即可。穿刺前需训练患者，以求良好配合。保留麻醉针头 CT 扫描，是观察呼吸对穿刺影响最直观方法。

4. 穿刺胸膜时，患者应在平静呼吸后屏气状态下进行，动作迅速地刺入靶点，尽量缩短穿刺时间。应避免多次穿破胸膜，如一次未刺中靶目标，穿刺针只应退至胸膜下，调整方向后再穿刺，不可完全拔出后多次穿刺。

5. 正确选择取材部位　较大肿瘤活检，应从肿瘤边缘有强化部位取材，若从肿瘤中心取材，常为坏死区。空洞病变应在内、外边缘活检。炎性病变应从病变内部有强化部位取材并做细菌学检查。胸腔积液、胸膜肥厚伴肺内实变时，选择软组织密度区穿刺。肺癌合并肺不张时，穿刺中心须在肿块区，即强化区。

6. 根据活检的部位、肿块邻近组织结构和病变的特性，正确选择穿刺针的型号。粗口径针和切割针不宜用于多血管病变或可疑血管病变。抽吸针不宜用于硬癌或组织结构致密的病变。

7. 穿刺针进入病变一般应控制在 3～4 次内。粗于 20G 的针穿刺次数宜少，细于 20G 的针则较安全。

六、支气管镜检查术

（一）手术适应证

原则上，菌阳肺结核及肺内病变广泛的菌阴性肺结核均有检查支气管镜检查术（bronchoscopy）的必要（图 12-12）。特别是需要除外支气管内膜结核者，需要除外支气管淋巴瘘者，需要明确咯血部位者及肺内病变尚未确诊者。

（二）手术禁忌证

心肺功能极差，不能耐受检查者。大咯血患者（在外科保护下，需明确出血部位者除外），肺内有严重感染者（如绿脓等具有强烈传染性的致病菌感染时）尽可能在感染控制以后再行检查，如必须进行检查时，给此患者检查之后应对内镜进行彻底消毒，以免引起院内感染。对患有传染性疾病，如乙肝病毒感染、HIV 感染，因为被污染的内镜消毒又较为困难，应使用乙肝感染者或 HIV 感染者专用内镜进行检查。

（三）术前风险沟通

1. 支气管镜是一种经口或鼻置入患者下呼吸道可进行摄影、示教和动态记录的医疗器械，用于做肺叶、段及亚段支气管病变的观察、活检采样、细菌学和细胞学检查等，可作为明确诊断、吸痰和活检、治疗的方法等。

2. 术中可能会出现一些出血、气胸、气管镜不能进入、心律失常等一些并发症，甚至有些并发症可能会造成窒息死亡等。

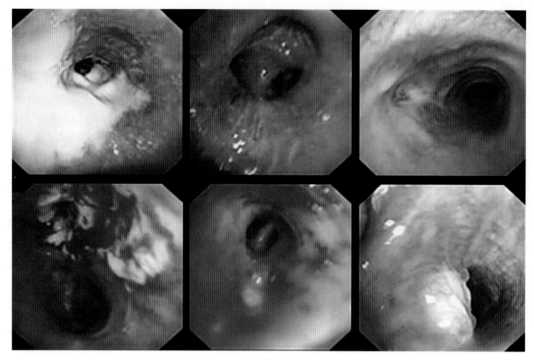

图 12-12 支气管结核镜下表现

3. 这些风险一般都可控,大部分可顺利完成。

（四）术前准备

1. 术前准备及基础麻醉 检查术前 6 小时,患者开始禁食、禁水。术前 15～30 分钟肌内注射镇静药物,如苯巴比妥或唑仑。

2. 麻醉 分为雾化麻醉、喷雾麻醉、环甲膜穿刺麻醉和局部麻醉。地卡因的有效剂量与极量极为接近,需防止麻醉药物过量引起患者死亡。利多卡因虽然表面麻醉效果稍差,但该药的极量很高,还可以防止室颤。可在超声雾化吸入时使用地卡因,其余麻醉均使用利多卡因,而避免麻醉药物中毒。

（五）手术方法

支气管镜下肉眼检查有一定的局限性,可做以下检查:支气管灌洗液检查、支气管内膜刷检、支气管内膜活检、支气管末梢刷检、支气管末梢活检、支气管旁病灶穿刺。

1. 支气管镜下灌洗检查 对检查部位的支气管进行灌洗,将支气管镜对准需要检查的支气管,从吸引孔向支气管内灌入 20～50ml 温生理盐水,然后直接吸引到专用瓶内,以备送检。因为支气管黏膜吸收液体的速度较快,向支气管内灌入液体后如不立即回吸,灌洗液则被支气管黏膜吸收。如果回吸收液体太少或检查项目不同,则需反复灌洗,但患者每次检查最多不得超过 5 次,灌洗液可以进行免疫学检查,离心后的沉渣可进行镜检。

注意体位对灌洗的影响,当需要灌洗的支气管位于患者的前胸侧而患者平卧时,这些支气管的开口均处于较高的位置,由于重力的作用,灌洗液很难灌到进这些管口内,液体会很自然地灌到患者的靠后胸壁的支气管内,遇此种情况,除让患者变换体位之外,尽可能将支气管镜送向末梢,还可以用带气囊的管子将不需灌进液体的支气管口用气囊堵住,再对检查的支气管进行灌洗。

2. 支气管内膜刷检 在支气管镜检查中,对可疑部位可以使用毛刷进行刷检,具体操作是从活检孔将毛刷送到肉眼看到异常的病变部位,用毛刷对此部位反复刷蹭后,将毛刷退缩到距活检孔开口 3～5cm 处,等支气管镜从患者口中取出之后,把毛刷再从活检孔内送出,将毛刷上取到的分泌物涂在写有患者姓名的玻璃片上。

注意事项:不要涂片过厚,如果一次刷检要进行多张涂片检查时,要注意变化毛刷与玻璃片的接触面,保证每片玻璃片上全要涂上标本。为了防止交叉污染,在经济情况允许的条件下可以使用带套的毛刷进行刷检。在进行刷检时把毛刷从套内送出,刷检后回缩到套内,毛刷由于有套的保护,被污染的可能性会明显降低。

3. 支气管镜下取活检　主要用于支气管内膜结核特别是有肉芽增生或淋巴瘘的患者，也是鉴别肿瘤的常用检查。①取活检时应把敷在肉芽组织或溃疡表面的坏死物吸引干净，然后在溃疡的表面或肉芽的基底部取活检；②取活检时一般可取 2～3 块组织，张开钳子后应用力压在要取组织的表面，争取钳子夹下的组织块大些；③活检取出标本应立即放在 95% 酒精或 10% 甲醛溶液中固定，以备检查。

注意事项：活检后的创面出血，一般不需要特殊处理。如果出血较多时，可在局部注射止血药物如维生素 K_1、肾上腺色腙片（安络血）、酚磺乙胺注射液（止血敏）等药物；对出血较多的患者，注意避免剧烈咳嗽，回病房后如仍有出血，应按咯血处理，静脉或肌内注射止血药物。

4. 支气管末梢活检　若病灶不在支气管镜可达部位的范围之内，又必须进行病理学检查时，可以采用支气管末梢活检（TBLB）。支气管末梢活检的具体操作：在准备取活检的肺叶（肺段）开口，把活检钳子沿支气管送到准备活检的部位，若对具体病灶取活检，应在电视透视下监视，患者正位与侧位时活检钳子均在病灶内时才可以活检；若为弥漫性病灶，则将钳子从准备进行检查的支气管送入，直达支气管末梢，此时会感觉到有阻力（此时用力要轻，防止用力过猛），然后向外拔出 2～3cm，张开钳子取活检。此种方法所取标本一般应含有黑色的肺组织在内。

注意事项：检查术后应避免患者剧烈咳嗽；一般出血不会太多，如遇较大量出血则按咯血处理办法进行处理；还应注意观察患者是否有气胸出现，一般情况，因活检口较小，出现漏气的量也不多，不需要特殊处理，均可自行痊愈，对老年患者尤为合并严重肺气肿者，应严密观察，必要时按气胸处理办法进行处理。

5. 支气管旁病变或肺内病灶穿刺　主要针对支气管旁病灶和肺内病灶取活检，气管旁病灶可在透视监视下穿刺，也可以盲穿。①通过支气管镜活检孔，把穿刺针送进并对准穿刺点，针头穿破支气管壁，刺入病灶，如果使用带芯穿刺针则把针芯送到病灶内；②用力吸引 2～3 次，拔出针头，再从支气管镜活检孔取出穿刺针；③把针头（如有针芯，把针芯送出）对准玻璃片然后从穿刺针尾部快速打进气体，把已取到的标本从针头内顶出来，并均匀地涂在玻璃片上。如要穿刺肺内病灶，则必须在透视监视下进行，使穿刺针送到病灶内，并且在透视监视下转动患者体位确定针头确实在病灶内后，反复进行抽吸。其余同气管旁病灶穿刺。

注意事项：透过支气管壁时，一定要确定病灶位置再进针，否则易刺破血管引起大咯血。

6. 支气管内超声检查法（endobroncheal ultra-sonography）　主要用于肺部支气管更深层次的检查，尤其是肺癌中期、结节病及结核病的检查。医师能够通过吸引活检针直接对病变部位进行采样，同时有效防止误穿血管。

检查适应证：①肺门和纵隔肿物或肿大淋巴结有待确诊或进行肺癌分期：发现病灶后可测量其大小，鉴别其性质如实性、囊性或血管性；了解病灶与纵隔结构的关系，决定是否有手术指征；经气道内超声定位后可引导经支气管针吸活检。②气道外压性改变：鉴别外压原因是肿块、淋巴结、胸腔积液还是异常扩大的心血管腔室。③气道黏膜下病变：评估肿瘤在气管支气管壁浸润的深度。在分辨气管支气管壁层次方面，气道内超声优于其他影像学检查方法。普通纤维支气管镜检查常低估黏膜下扩散，气道内超声可弥补这一不足，检查时将探头缓慢向近端大气道、气管隆嵴方向移行，或采用三维超声沿轴向进行自动移行扫描，可了解肿瘤在黏膜下的扩散范围、与气管隆嵴的距离，帮助预测手术切除线，避免手术切除不全的问题。④气管腔内病变：拟行气道内介入治疗患者。

并发症及处理：气道内超声检查的并发症少见，主要是咳嗽、出血及低氧血症，经加强局部麻醉、应用止血药及缩短检查时间、加大吸氧流量等处理均能很快纠正。

气道内超声检查禁忌证：同常规纤维支气管镜检查，主要包括严重心肺功能不全、有出血倾向和不合作者。

（六）术后处理

1. 纤维支气管镜检查完毕，继续让患者平卧休息 10～20 分钟，如无特殊不适可协助患者回病房，或在家属的陪同下回家，并指导患者如出现异常情况应及时就诊。

2. 检查术后 2～3 小时方可进食，因为咽喉部麻醉后患者的吞咽反射减弱，易使食物误入气管造成误吸，并指导患者检查后的第一餐以半流质少辛辣刺激性饮食。

3. 检查完毕后密切观察患者的病情变化，主要是呼吸频率、节律的变化和口唇的颜色,及时发现各种并发症,以便及时处理。

4. 指导患者少说话,并适当地休息,1周内不要做较用力的动作,不可用力咳嗽咳痰,以防引起肺部的出血,并向患者说明术后可能出现鼻腔及咽部的不适、疼痛、声嘶、头晕、吞咽不畅等,休息后可以逐渐好转。

5. 行肺部活检术后出现少量的咯血属正常现象,表现为痰中带血或少量的血痰,其原因是因为检查中支气管黏膜擦伤,活检或细胞刷检查时黏膜损伤,这种情况一般不必特殊处理,1~3天可以自行愈合,如一旦出现大咯血,应立即报告医师,及时治疗抢救,并采取有效的护理措施。

七、电视纵隔镜检查

电视纵隔镜检查(video mediastinoscopy)又称"纵隔镜检查术",是研究纵隔和肺疾病的一种损伤性诊断方法。适用于:①纵隔、肺门、肺疾病的诊断;②估计支气管肺癌手术切除的可能性;③对不能切除的纵隔、胸内病灶或肺功能不允许开胸的病例,用纵隔镜来获得组织学诊断,作为化疗或放疗的组织学根据。纵隔镜检查术在气管内插管全身麻醉下进行,术后并发症有损伤性大出血、气胸、左喉返神经麻痹、创口感染、肿瘤细胞切口种植等。

(一)前纵隔镜检查术

1. 适应证 前纵隔镜对常规经颈纵隔镜无法到达的主肺动脉窗和主动脉弓周围的淋巴结可进行活检(图12-13)。

2. 麻醉与体位 局部麻醉或气管插管全身麻醉均可。患者取仰卧位,术侧垫高15°~20°。

3. 手术步骤

(1)切口及入路:紧靠胸骨旁第2肋间作3~4cm皮肤横切口。逐层切开胸壁皮下组织和肌肉,在第2肋间、第3肋软骨上缘用电刀切开肋间肌,注意避免损伤胸廓内动静脉,必要时可将胸廓内动静脉予以结扎切断,在结扎时应将动脉和静脉分别处理,以避免以后发生动静脉瘘。如选择经肋软骨入路,则在第2肋软骨表面切开并剥离软骨膜后切除一段2cm长的肋软骨,切开骨膜,自胸骨后向纵隔游离。

(2)分离及探查:用示指在胸骨旁向深处钝性分离纵隔胸膜,将胸膜及膈神经推向外侧,进入前纵隔间隙至主肺动脉窗,然后放入纵隔镜进行观察。更简单的方法是切开胸膜,直接进入胸腔,从胸腔内观察纵隔的淋巴结。还能同时行肺活检。

(3)活检:因为此切口比较靠近要活检的部位,可以在纵隔镜下活检,也可放入常规的手术器械在直视下进行分离,必要时可再去除一段肋软骨,进行完整的淋巴结或纵隔肿物切除。

(4)切口缝合:如胸膜未破损,则活检完毕后直接缝合胸壁各层组织。如胸膜破损进入了胸腔,若无肺损伤或未行肺活检,则在缝合切口前将一乳胶管放入胸腔,当切口即将缝闭时,让麻醉师加压通气,同时负压吸引乳胶引流管,待吸净了胸腔内气体后,拔除乳胶管,迅速缝闭胸壁。如有肺破损或同时做了肺活检,则应安放胸腔闭式引流管。

4. 术中注意要点 这项检查很少有并发症发生,即使出血,也可直接压迫止血或通过切口进行钳夹结扎、缝合或修补。如需要更好的暴露,必要时可改为前切口开胸术。要注意膈神经损伤偶可发生,主要发生在经验不足或肺门肿块较大时,经

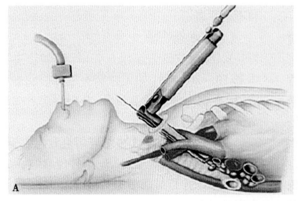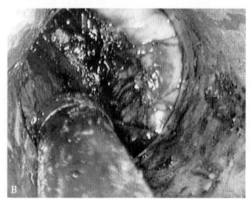

图12-13 **前纵隔镜检查术**
A. 经胸骨后纵隔镜检查示意图;B. 结核患者电视纵隔镜下纵隔淋巴结活检。

胸膜腔入路一般可以避免之。当行右前纵隔镜检查时，有时胸膜会反折到上腔静脉的内侧，因此在分离胸膜时要避免损伤上腔静脉。

（二）颈纵隔镜检查术

主要适应证是检查判断肺癌患者纵隔淋巴结有无转移（图 12-14），如对侧纵隔淋巴结有转移则是手术禁忌证。

1. 诊断适应证

（1）纵隔淋巴结活检。

（2）原发性肺癌。

（3）转移性肿瘤。

（4）食管癌。

（5）头颈部肿瘤。

（6）淋巴瘤。

（7）炎性和肉芽肿性疾病，如结节病、结核病。

（8）肺尘埃沉着症。

（9）纵隔肿瘤、囊肿和异位器官，如胸腺和胸腺瘤、水囊状淋巴管瘤（cystic hygromas）、间皮囊肿和支气管囊肿、畸胎瘤（包括皮样囊肿）、异位颈纵隔器官、胸内甲状旁腺、纵隔内甲状腺肿。

2. 治疗适应证

（1）重症肌无力患者进行胸腺切除。

（2）对异位甲状旁腺瘤患者进行探查。

（3）切除纵隔囊肿。

（4）抽吸或排出纵隔积液：血肿、乳糜液或脓液。

（5）可在纵隔镜指导下放置起搏器导管电极，现已很少采用。纵隔淋巴结活检的主要指征是进行肺癌术前分期，主要针对 TNM 分类的"N"因素，即判断区域性淋巴结是否有转移；同样，亦可用于判断是否存在淋巴管转移以及进行食管癌和某些头颈部肿瘤的分期；纵隔淋巴结活检还有助于一些累及淋巴结疾病的诊断，如霍奇金淋巴瘤、其他炎性和肉芽肿性疾病。标准颈纵隔镜检查能获取的淋巴结是气管旁淋巴结、气管隆嵴下淋巴结，有时可达气管支气管角淋巴结。扩展技术则可达到标准颈纵隔镜的盲点，如主动脉前淋巴结和主动脉窗淋巴结。

对于存在于上纵隔的实质性病变，首先确定其具体部位非常重要，以避免术中施行不必要的探查。位于血管后气管周围的病变（包括淋巴瘤和气管周围囊肿），可采用标准颈纵隔镜检查术。位于血管前胸骨后区域的病变（如胸腺瘤、畸胎瘤），应采用扩展技术进行检查。气管周围囊肿往往位于血管后区域，可通过标准纵隔镜术探查和摘除。胸腺切除术和对异位甲状旁腺瘤的探查应采用扩展技术进行。

3. 特殊情况

（1）上腔静脉综合征（superior vena cava obstruction syndrome）：与过去的认识不同，上腔静脉综合征并非纵隔镜检查的禁忌证。该综合征的最常见

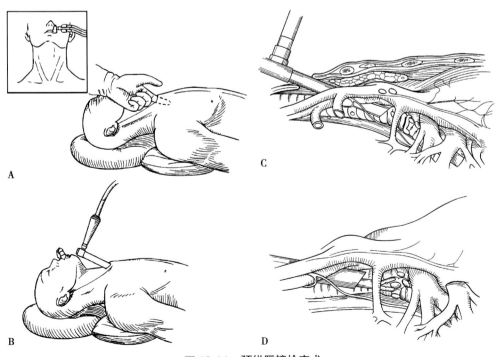

A　**B**　**C**　**D**

图 12-14　**颈纵隔镜检查术**

原因是恶性肿瘤,准确的组织学诊断对于恰当的治疗甚为重要,而不应当首先进行经验性化疗或放疗,后者可影响以后组织学诊断的可靠性。

对于 SVC 患者,行纵隔镜检查应特别小心。术前给予皮质激素有助于减轻颈部的充血、水肿。头部和躯干可稍抬高以减轻重力对于较高的颈静脉压的作用。应采用下肢静脉作静脉通道。作钝性分离时,应确保沿颈正中线进行,避开曲张的静脉。用手指作钝性分离常触及病理性肿块或结节,可立即行活检。肿块本身往往不会大量出血。

在上腔静脉综合征,除非明显涉及颈部淋巴结,应避免行斜方肌脂肪垫活检,因为该手术往往出血量比纵隔镜检查多。在此情况下,肿大的颈部淋巴结可能仅为静脉淤血的后果,而非肿瘤所致。

(2)左肺肺癌:左上叶肿瘤往往转移至主动脉窗淋巴结,此处是标准颈纵隔镜术的盲点。但是,至少有 50% 的患者可转移到左气管支气管角淋巴结和气管旁淋巴结,从而应当首选标准颈纵隔镜术。左下叶肿瘤主要转移至气管隆嵴下淋巴结,然后再转移到右和 / 或左气管周围淋巴结。在此情况下,标准颈纵隔镜术通过中线切口对气管两侧进行检查,可发现交叉性纵隔转移。因此,无论肺癌的原发部位在何处,均应优先考虑标准颈纵隔镜术,"扩展"技术次之。

(3)切除气管周围囊肿:间皮囊肿、"泉水(spring water)"囊肿、囊性淋巴管瘤、水囊瘤常发生在血管后平面,多位于气管右侧,胸部 X 线片常显示为右上纵隔肿块。CT 扫描提示为低密度液体内容。其质地异常松软以致手指钝性分离时可能感觉不到囊肿的存在。囊肿可透光。细针抽吸为浅黄色液体。牵拉和囊肿周围剥离可切除间皮囊肿,并且无出血。支气管囊肿与周围组织粘连明显,壁较厚,有黏液样内容物,常只能夹碎、抽吸或注入硬化剂后切除。

4. 禁忌证 纵隔镜检查的禁忌证主要有:①主动脉瘤;②心、肺功能不全;③严重贫血或出血趋向;④颈椎关节炎,患者颈部不能作适当的后伸,颈部正中切开和插入纵隔镜甚为困难;⑤患者身材太小,如婴幼儿和少儿,其颈部无足够的空间插入纵隔镜;⑥已进行经皮气管造口术的患者。

5. 术前准备

(1)纵隔镜手术是一种微创手术,术前向患者详细介绍手术方法、原理、步骤和特点,使其以良好的心态接受手术。

(2)做好术前查体、实验室检查等;保持口腔清洁,戒烟、酒,以减少呼吸道分泌物。对呼吸功能低下及有吸烟史的患者,指导进行深呼吸练习或爬楼梯进行肺功能锻炼。

(3)术前准备:术前 1 天行手术部位备皮,睡前予 10% 水合氯醛 10ml 口服,保证术前晚充足的睡眠;术前 12 小时禁食、6 小时禁水;术前 30 分钟肌内注射东莨菪碱 0.3mg。术前如有感染并体温升高者,遵医嘱给予抗生素抗感染治疗,待体温恢复正常后方可手术。若局部肿瘤或肿大淋巴结压迫气管出现呼吸困难者,可指导其取半卧位,并给予氧气吸入。

6. 手术方法

(1)标准颈纵隔镜检查术:纵隔镜检查通常在全身麻醉下进行,不宜采用局部麻醉。应进行桡动脉插管或脉氧仪记录右臂的动脉循环,或监测右颈动脉血流。患者取仰卧位,肩胛部位放置一枕头以使颈部伸展,头部取正中位或侧位均可。气管插管开口的方向应指向术者的对侧。前胸部应做好手术准备,以备在紧急情况时行胸骨切开术。

在胸骨切迹正上方 1cm 处作一长 3～4cm 的横向皮肤切口(低于通常的气管切开部位),手指钝性分离颈浅筋膜,从正中分开胸骨舌骨肌、胸骨甲状肌,暴露脂肪组织、胸腺上角,偶尔有小淋巴结,分离这些组织,到达气管前壁。将气管前筋膜横行切开,手指在筋膜下平面钝性分离成一通道进入纵隔。手指首先经过无名动脉后面,然后经过主动脉弓(两者很易触及)到达气管隆嵴水平,气管隆嵴在大部分患者可用手指触及。从切口到达气管隆嵴的距离为 6～6.9cm。

无名动脉常位于胸骨柄下,年轻、消瘦的患者其位置可能较高,尤其在女性。用手指钝性分离无名动脉和气管间的纤维脂肪组织,将气管前和两侧的组织分离开后可触及气管隆嵴。在进行钝性分离过程中,可触及无名动脉从主动脉弓的起始处、主动脉弓、右和左主支气管、结节或肿块。

在手指钝性分离出通道后,插入纵隔镜。常采用型号为 17cm 的纵隔镜,将之作轻微转动从无名动脉后插入。直视下插入到横向的右主肺动脉后方,朝前移动到达气管隆嵴下区域和两侧气管支气管角。除非被淋巴结和脂肪组织覆盖,可见右侧奇静脉或左侧喉返神经。纵隔镜的插入角度应大于 45°(与水平面),严守正中线缓缓插入。未经手指探查的区域,不应插入纵隔镜。若插镜有困难，应先行手指探查分离，建立通道后再行镜检。在术中可采用纱布压迫、钳夹、电灼或放入吸收性明胶海绵止血。检查及活检完毕观察无出血后，即退出纵隔镜，缝合切口。术后很少需要引流。如操作熟练仅需 15～30 分钟，术后注意颈部有无血肿或气肿，头部垫高使手术部位有所压迫。术后次日离床活动或出院。活检是取得组织标本的主要手段，但未观察清楚，绝不能盲目活检。插入纵隔镜之前，对于触及的病理性结节可用手指小心分离剜出。应注意肿块的大小、位置、移动度和质地。95% 以上的患者可区分出淋巴结并进行活检。在气管周围区域，可移动的有炭末沉着的淋巴结根据其颜色较易辨别。病理结节的外观变化较大，可为正常大小颜色发白的肿瘤结节；亦可为体积较大、质地较硬且为粉红发灰的可移动或固定的结节；可为实体、中心坏死液化或有一定程度的钙化的结节。病理性气管隆嵴下淋巴结往往为坚韧的薄膜所覆盖，后者必须去除以利活检。血管结节多种多样，大部分位于气管隆嵴下。

在活检前，除非很容易用手指剥离的移动结节，否则应当进行细针抽吸以排除血管的可能（例如，炭末沉着的淋巴结与奇静脉外观非常近似）或确定肿瘤组织包绕血管的厚度。在大部分肺癌患者，应对气管周围和气管隆嵴下淋巴结进行活检。淋巴结可采用活检钳剜出或活检。肿块可采用类似的方法活检或进行细针抽吸进行细胞学检查。囊肿应抽吸内容物确定其性质，如水样内容物常为单纯浆液间皮囊肿，而黏稠内容物往往提示畸胎瘤、支气管囊肿或坏死的囊性肿瘤。

通过纵隔镜检查获取的组织标本应立即放入装有固定液的瓶中，写明患者的姓名、性别、年龄和取材部位。如果需新鲜未固定组织，应立即装入有生理盐水的小瓶中，封口后写明患者姓名、性别、年龄和取材部位，连瓶装入冰壶，在 1 小时内送出，同时应填写详细的病理送检单一同送检。在安全的前提下，尽量获取较多的组织标本以根据需要进行石蜡切片、特殊染色、标记物研究、组织细胞培养和生化分析。活检未获得标本者罕见（少于 5%）。手术过程中，必须连续监测桡动脉搏动波，以避免在钝性分离和检查过程中手指或纵隔镜过度压迫无名动脉。压迫无名动脉会减少右颈总动脉血供，可导致左侧偏瘫。

（2）扩展颈纵隔镜检查术（图 12-15）：经颈中线切口到达气管表面，从正中分开胸骨甲状肌和

胸骨舌骨肌达气管前壁，可见胸腺的颈角，往下紧贴胸骨柄的内表面，用手指作钝性分离可达左无名静脉和主动脉弓的前面。该血管前平面纤维成分较多，组织结构紧密，钝性分离较血管后气管旁平面困难。插入纵隔镜与水平面的角度较小（小于 45°）。

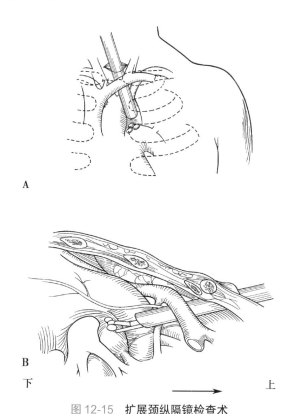

图 12-15　扩展颈纵隔镜检查术

7. 注意事项　注意防治并发症。纵隔镜检查术的死亡率在 0.5% 以下，并发症发生率为 1.5%。纵隔镜检查术的并发症有严重出血、气胸、喉返神经损伤、伤口感染或纵隔炎、气管支气管损伤、食管穿孔、乳糜胸、创口肿瘤植入、膈神经损伤和气体栓塞。

小量出血常与淋巴结的分离和切除有关，尤其是由支气管动脉供血的气管隆嵴下淋巴结。干纱布压迫、放置吸收性明胶海绵、烧灼或钳夹止血均有效。任何模糊纵隔镜视野的出血均较严重。最为严重的是主动脉或无名动脉出血，常发生在钳夹活检肿瘤组织时，有时血液可涌出纵隔镜。盲目通过纵隔镜压迫止血往往无效。最好的办法是立即取出纵隔镜，插入手指压迫出血点。并进行胸骨切开术，开胸修补动脉。静脉出血常为奇静脉损伤，通常发生在钝性分离时，尽管严重和紧迫，但在大部分患者可通过纱布压迫控制出血，严

重时胸骨切开术亦有必要。右肺动脉出血非常罕见。如使用较粗的穿刺针穿刺肺动脉，控制出血需长时间纱布压迫，故应避免使用较粗的穿刺针。

位于左侧气管支气管角的左侧喉返神经常肉眼可见，活检淋巴结时如操作粗暴极易损伤该神经。如肿瘤存在，左侧喉返神经可显示不清，活检时可能会损伤。

气胸可发生在任何一侧，但常出现在右侧。可在术后常规胸部透视发现。肺萎陷在 20% 以下、无呼吸困难者，可绝对卧床休息，少讲话，并密切观察病情变化。如肺压缩程度较重，症状明显，可行胸膜腔穿刺抽气或胸腔闭式引流术。

如肿瘤范围广或纤维化严重，分离和活检可撕裂气管支气管树，将发生大量的气体漏出。如撕裂范围小，吸收性明胶海绵填塞可能有效，否则需要开胸修补。

气管隆嵴下后方的食管极易损伤。气管隆嵴下淋巴结活检过深可产生食管穿透伤，但非常罕见。如程度轻微，多为自限性。一旦出现不明原因的术后发热、脓毒血症、心律失常和其他纵隔炎的症状，应考虑食管穿透伤的可能，并进行手术修复。

8. 术后处理

（1）全身麻醉术后的护理：患者取去枕平卧位，头偏向一侧，口鼻腔有分泌物时及时清除；全身麻醉未醒前，定时呼唤患者。给予鼻导管氧气吸入，氧流量 4～6L/min，血氧饱和度低于 90% 者，改用面罩吸氧；6 小时内促使患者排尿，防止尿潴留。

（2）心电监护：术后 48 小时内监测并记录心率、血压、血氧饱和度的变化，密切观察呼吸频率、呼吸深浅度及呼吸音有无异常，若患者出现憋气、呼吸困难甚至窒息等压迫症状，血氧饱和度下降，应及时进行抢救治疗。

（3）引流管的护理：妥善固定胸腔引流管，低于胸部水平 60cm，保持引流系统的密闭性，同时观察引流液的颜色、性质及量，并记录在体温单上；保持引流管通畅，定期挤压，避免其受压、折叠、扭曲及堵塞；每日更换负压引流瓶；若引流量 >100ml/h，超过 3 小时，且颜色为鲜红色，患者面色苍白，脉搏细弱，血压 <90/60mmHg，考虑患者为失血性休克的征象，须做好抢救准备。

（4）由于患者术后分泌物增多或术中气管、支气管损伤或喉返神经损伤，进食时发生呛咳，食物容易误吸入肺而引起吸入性肺炎。要鼓励并协助

患者咳痰，可给予拍背助咳及超声雾化吸入，2g/d，30min/ 次；若切口位于颈部，禁用刺激环甲膜助咳和气管内吸痰法；若痰液黏稠必须吸痰时，可用鼻导管吸痰。

（5）对于术中无气管损伤者，术后禁食 6 小时后，可试进少量流质饮食，术后第 1 天可进普食；对于肿瘤位于气管周围或转移至气管，术中有可能出现损伤者，术前置胃管，术后禁食。拔除胃管后，试进少量水，观察有无呛咳或吞咽障碍，若无异常，增加进水量，或进流质或半流质，逐渐过渡到普食。

八、内科胸腔镜检查术

内科胸腔镜检查术（medical thoracoscopy）是一项侵入性较小的操作，仅需要在胸壁做一个检查切口，所用装置包括胸壁穿刺器套管（trocar）、胸腔镜或代用纤维支气管镜及其光源和图像系统、活检钳及术后所需胸腔引品（图 12-16）。不同地区根据条件不同所用检查的胸腔镜不同，主要有以下两种：①普通硬质胸腔镜：与外科胸腔镜不同，是将导光束、目镜以及活检孔道全部集于一根金属管中，当操作者在操作时可直接采用硬质活检钳对病灶区域进行活检。通常由于工作孔道较粗，故活检钳也相对较大，活检组织亦较大，病理阳性率较高。②前端可弯曲电子胸腔镜：这是近几年出现的新型设备，它的硬质杆部具有普通硬质胸腔镜的易操作性，而前端可弯曲部分可多方向观察胸腔内改变，且与电子气管镜使用同一光源监视系统，有良好的应用前景。

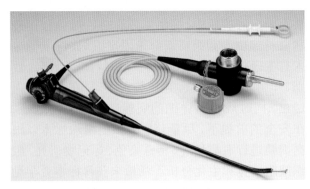

图 12-16　内科胸腔镜器械

（一）手术适应证

内科胸腔镜主要用于诊断，同时也可以进行部分胸腔内治疗。其主要适应证为：①经多种无创方法仍不能明确病因的胸腔积液；②肺癌或胸

膜间皮瘤的分期；③对恶性积液或复发性良性积液患者进行滑石粉胸膜固定治疗；④对于自发性气胸中的Ⅰ期和Ⅱ期，局部治疗也是内科胸腔镜的适应证；⑤其他适应证包括需要在膈肌、纵隔和心包进行活检的病例。

（二）手术禁忌证

内科胸腔镜是一项安全的检查。胸膜腔闭塞是本项检查的绝对禁忌证，因此严重胸膜粘连不宜进行检查。相对禁忌证包括：①出血性疾病，以血小板低于4万为临界值；②低氧血症；③严重心血管疾病；④持续的不能控制的咳嗽；⑤极度虚弱者。

（三）手术方法

1. 选择穿刺点　胸腔镜操作的前提条件是足够的胸膜腔空间，至少6～10cm，通常对没有粘连的胸腔积液患者容易进行操作。如果没有足够胸腔空间，则需要在胸腔镜术前或当时在X线引导下进行人工气胸来制造一个安全的穿刺空间，避免损伤肺。Hersh等报道经胸壁超声选择穿刺点置入trocar既安全、有效，又不需要进行术前的人工气胸，同时超声检查节省时间，因此B超声定位穿刺进针可以替代内科胸腔镜前的人工气胸。通常患者取健侧卧位，切口选择在患侧腋部胸壁第4～8肋间，常用第6～7肋间。

2. 局部麻醉　穿刺点处给予2%利多卡因5～20ml局部麻醉，疼痛明显者可给予肌内注射派替啶或静脉给予咪达唑仑和芬太尼镇静，并进行心、电、血压、血氧饱和度监测，保持患者自主呼吸良好。

3. 切口、置入胸腔镜和观察胸膜腔　在穿刺点行9mm的切口，钝性分离皮下各层至胸膜，置入穿刺套管，将胸腔镜经套管送入胸膜腔，按照内、前、上、后、侧、下的顺序观察脏层、壁层、膈胸膜和切口周围胸膜。可疑病变可进行活检。遇到胸腔粘连，可采用电凝或电切进行粘连带的松解，但需注意出血，由于内科胸腔镜不如VATS止血方便可靠，所以分离时要特别注意，宁慢勿快，比较粗大的粘连带和时间较长的粘连带内容易有小的血管，可首先用去甲肾上腺素局部喷洒，多点分段电凝，慎用电切。遇到恶性胸腔积液或复发性良性积液需行胸膜固定术，常用3～5g消毒的干的滑石粉通过雾化装置均匀喷入胸膜腔。对于气胸患者，2～3g滑石粉即可，术后需要留置胸腔闭式引流进行负压吸引。

4. 术后　操作完成后，经trocar置入胸腔闭式引流管，术后行胸部X线片了解置管位置及胸腔变化。

（四）注意事项

内科胸腔镜手术常见的并发症包括心律失常、轻度高血压或低氧血症，这些并发症多能够通过吸氧完全纠正。活检后出血多数可以自行止血，对于相对微小的持续出血，可以采用电凝来止血。Loddenkemper等进行6 000余例胸腔镜的经验指出，胸腔镜造成的出血多不需要外科进行干预；相对最少见而严重的并发症是血管损伤造成的出血，也是引起死亡的主要原因，需要进行紧急开胸手术止血治疗。活检后气胸、支气管胸膜瘘少见，选择安全的穿刺点和小心地活检可以避免这一并发症。人工气胸造成的最危险的并发症是空气或气体的栓塞，发生率小于0.1%。胸腔积液吸引后复张性肺水肿发生危险很小，即使几千毫升胸腔积液在胸腔镜期间完全吸出，由于胸腔与大气相通，等量的气体很快会从胸壁穿刺套管中进入胸腔，使肺部不能完全复张。我们的经验未发现心律失常和肺水肿。

（五）术后处理

内科胸腔镜在操作前、操作过程中、操作后均可能出现并发症，常见并发症包括皮下气肿、空气栓塞、疼痛、过度镇静、积脓症、伤口感染、出血、需要治疗的低血压、心律失常、胸壁种植转移、复张性肺水肿、呼吸衰竭、ARDS、术后发热等。恰当的术后处理可减少患者术后住院时间，避免或减轻并发症对患者的不利影响。术后处理方法包括引流装置的选择、术后疼痛的处理、皮下气肿及气胸、胸膜瘘的防治、术后感染的防治及其他并发症的防治等。

九、胸腔闭式引流术

胸腔闭式引流术（closed thoracic drainage）又称"胸廓造口术"，是一种较为简单的外科手术。一般用于治疗各种胸腔积水、积液和气胸等。过程是先进行局部麻醉后，在肋骨间放置一根导管作引流管，接入装有生理盐水的水封引流瓶以便排出气体或收集胸腔内的液体，使得肺组织重新张开而恢复功能。术后将以X线检查持续观察，并在确认无碍后夹闭导管观察24小时以上，方可拔除导管，并以消毒凡士林布封闭创口。

（一）手术适应证

1．自发性气胸单纯性气胸经胸腔抽气效果不佳、交通性气胸或张力性气胸患者。

2．创伤性气胸各种原因引起的胸部外伤，包括刀枪伤、挤压伤、医疗操作、手术等引起的气胸、血气胸。

3．继发性气胸由各种疾病引起的气胸，如COPD、肺结核、哮喘、肺癌等，应迅速胸腔抽气，继以行胸腔闭式引流术（图12-17）。

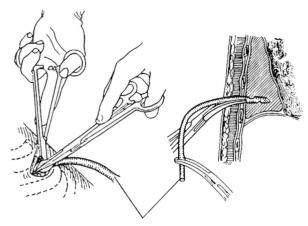

图12-17 胸腔闭式引流操作方法

4．急、慢性脓胸、脓气胸。

5．其他危重疾病合并气胸又需行机械通气的患者。

6．恶性胸腔积液作胸膜腔闭锁术前的引流。

（二）手术禁忌证

1．胸腔积液为漏出液者。

2．一般情况差，心肺功能不全者（但由于大量胸腔积液、气胸、脓气胸、脓胸等疾病所造成的心肺功能不全者，应根据患者具体情况来决定）。

3．结核性胸膜炎及部分结核性脓胸为相对禁忌证。

（三）手术方法

1．准备胸腔闭式引流包及无菌水封瓶1～3个。

2．患者取半卧位，穿刺部位以患者的体征、胸部X线检查或B超检查确定，一般为第2、3前肋间或侧胸部第4、5肋间。

3．常规局部皮肤消毒，术者戴无菌手套，铺无菌洞巾，局部麻醉，并确定进针深度。沿下位肋骨上缘切开一皮肤小口，将胸腔闭式引流套管针插入胸膜腔，退出针芯，插入引流导管至适当深度，或用止血钳将蕈形管送入胸膜腔，将引流导管的另一端与水封瓶上的长玻管上端连接，长玻管下端插入水封瓶水面下2～3cm，观察有无气体或液体流出，并调整引流管深度，然后退出套管，固定引流管，盖上无菌纱布。

4．水封瓶可用1～2个，如需负压吸引，则可用3个。也可用电动负压吸引装置，以调压瓶或压力表调节和控制压力。

（四）注意事项

1．引流套管内径应在6mm以上，否则易被分泌物或纤维蛋白等堵塞。引流导管胸腔内一端开口要大，或有2～3个侧孔。

2．插管后应静卧，观察引流是否通畅。通常闭式引流排气可在几天内排尽气体。当发现瓶中不再出现气泡，胸膜腔压力呈负压，并经X线检查证实无气或余气很少，则可夹管，再观察24～36小时，如气胸量不再增加，即可拔管。拔管后仍应注意有无气胸复发。引流液体的方法与引流气体相同。液体的流出也不宜太快。

3．在整个引流期间，包括做各种检查时，一定要注意水封瓶要保持低于胸腔水平。水封瓶需每天更换消毒。

4．如作负压吸引，应掌握适应证，顽固性气胸或胸腔气体较多，肺压缩较久，胸腔闭式引流效果不佳时，可考虑使用负压吸引。

5．急、慢性脓胸、脓气胸和恶性胸腔积液引流时，第一瓶为集液瓶，第二瓶为水封瓶。

6．胸腔闭式引流术治疗时可出现的并发症，如局部出血、胸膜反应、皮下气肿、纵隔气肿、伤口处或胸腔内的感染、引流管可能会反复堵塞或自行脱出。当脓气胸或脓胸时，可出现长期引流口不愈合而形成窦道等，应给予相应处理。

（五）术后处理

胸腔闭式引流术后常见的问题：①引流管脱出：立即用凡士林纱布及无菌纱布按压创口，如按压后患者迅速出现呼吸困难、气管移位、皮下气肿等症状，应揭开纱布，使气体逸出，并重新置管缝合固定。②引流管阻塞：若水柱不波动，患者有胸闷、气急可能是引流管阻塞，应及时检查引流管有无扭曲受压、有无血凝块堵塞。③复张性肺水肿：立即予吸氧，建立静脉通道，控制输液速度；肺长时间压缩的患者，如7天以上，首次排液量≤1 000ml，抽液在500ml左右，尽可能少量、多次、间断性引流。大量排气、排液或术后，短时间内发生胸闷、气短、心悸、持续或频繁咳嗽，要高度警惕复张性肺水肿的发生。

十、支气管动脉栓塞术

支气管动脉栓塞术（bronchial artery embolization, BAE）的目的：①治疗各种原因引起的支气管动脉损害所造成的咯血；②阻断胸部肿瘤的血供；③治疗胸壁窦道的出血（图 12-18）。

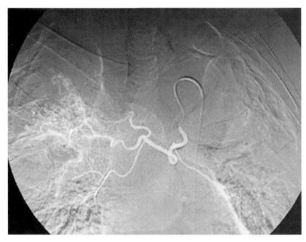

图 12-18　支气管动脉造影显示远端血管扭曲成团、排列紊乱

（一）手术适应证

1. 急性大咯血（>300ml/24h），经内科治疗无效者。

2. 反复大咯血，不适宜手术或拒绝手术者。

3. 经手术治疗又复发咯血者。

4. 各种原因引起的反复中等量咯血者（100～300ml/24h）。

5. 由于肺结核引起的长期反复小量咯血、痰中带血，内科治疗无效而患者坚持要求者，为相对适应证。

6. 隐原性咯血希望明确诊断并作治疗者。

（二）手术禁忌证

1. 有严重出血倾向、感染倾向、重要脏器衰竭、全身一般情况差，以及不能平卧者。

2. 导管不能牢固插入靶血管开口者。

3. 造影剂过敏者。

（三）术前准备

1. 导管室的准备　介入手术在装有血管造影机的相对无菌导管室中进行，房间术前用紫外线灯照射消毒 30～60 分钟，地面用 1:1 000 新洁尔灭溶液或其他消毒液擦净，进入操作间人员要换导管室专用的拖鞋，戴口罩、帽子。

2. 器械用品的准备

（1）用消毒液浸泡穿刺针、刀片、导管、导丝等。

（2）准备敷料及治疗包，送供应室高压消毒。

（3）敷料包：大包皮 1 块，大单 1 块，手术衣 2 件，中单 1 块，手术孔单 1 块，小治疗巾 5 块，手术剪、小弯钳各 1 把，巾钳 4 把。

（4）治疗包：搪瓷方盘 1 个，治疗巾 3 块，弯盘 2 个，注射器若干。

（5）手术中用的药品：麻药、肝素、造影剂、栓塞剂等。

（6）各种急救药品。

（7）必要的大咯血抢救设备。

3. 临床准备

（1）凡有手术适应证的患者由临床医师与放射科联系，确定手术日期。

（2）术前临床医师要与患者家属谈病情，告知手术的情况，讲解手术同意书的内容，征得家属同意并签字。

（3）术前 1 天临床医师开医嘱：①作碘过敏试验；②双侧腹股沟区备皮；③手术当日晨起禁食水；④术前 1 小时肌内注射地西泮 10mg；⑤手术中用药。

（4）手术当日由病区护士将患者送至放射科造影室，护士需随带病历及术中所用的药品等。

（5）如术前 4 小时以内有中等量以上咯血或正在咯血的患者，需有临床医师陪同送往放射科，并对患者进行术中监护。

（四）手术方法

支气管动脉插管的方法同支气管动脉造影，找到支气管动脉分别进行造影，造影拍片发现有异常征象的，证实其为出血病灶的供血动脉，并判断栓塞物不会反流至胸主动脉而造成其他部位的误栓后，可在电视屏幕严密监护下注入栓塞物。

咯血病灶的供血动脉有时有多条，尤其是肺结核患者，往往有多支肋间动脉参与供血，故在栓塞一条主要供血动脉后，还应对其他参与供血的动脉作插管、造影，发现有异常后，分别进行栓塞。

栓塞满意后，拔出导管、导管鞘，穿刺局部压迫止血 10 分钟。然后用一宽 7cm 左右的长胶布，从大腿内下向外上压迫穿刺点上覆盖数块纱布固定在髂前上棘上，局部压上沙袋。

（五）术后处理

1. 术后由病区护士用平车将患者接回病房。

2. 术后卧床 24 小时，穿刺部位压沙袋 6 小时，嘱患者做穿刺的腿不要弯曲，24 小时后更换伤口敷料。

3. 术后观察患者血压、脉搏、体温变化,注意检查双侧足背动脉搏动情况。

4. 术后注意伤口有无出血及血肿,如有出血,应立即局部压迫止血。

5. 术后多数患者有发热(为吸收性明胶海绵异物反应),如体温过高,即应注意有无感染。

6. 术后部分患者有背痛、胸痛、吞咽不适、股动脉穿刺侧下肢活动无力等,这些都是暂时的,一般对症治疗即可。

7. 大咯血患者栓塞术后数日内常有少量淤血咯出,可向患者解释清楚,解除思想负担。

(六)并发症和处理原则

1. 暂时性动脉痉挛 为一种较常见的并发症,主要为多次不成功的穿刺或插管时间过长所致。患者表现为局部疼痛。

2. 动脉切割 常为插管动作粗暴或导丝直接切割所致。

3. 误栓 主要由栓塞时导管插入不牢栓塞剂反流所致。应以预防为主,超选择插管要使导管尖能固定于靶血管开口或插入靶血管内,在注射栓塞剂要注意压力和速度,使之不能反流。

4. 血管内膜损伤和假性动脉瘤 常为器械粗糙、技术低劣和粗暴操作引起。血管内膜损伤发生后,应立即停止血管内操作,如损伤不严重,不需处理,可自行愈合。

5. 动脉粥样硬化斑脱落 导丝和导管在血管内的活动,或高压注射器注入造影剂压力的冲击,均可致粥样斑块脱落。

6. 导丝导管打折或折断 导丝导管不得重复使用检查,操作手法必须轻柔、准确可避免其发生。

7. 脊髓损伤 为严重并发症。认为是脊髓前动脉被误栓所致,或者是由于离子型造影剂的高渗透性和血管、神经毒性作用所造成。因此,使用非离子型造影剂,降低浓度,减少用量,是减少其发生的重要手段。

8. 局部血肿 常见的原因为反复插管,穿刺、操作技术不熟练,术后穿刺点压迫止血位置不当、时间不够,肝素用量过大等。

9. 血栓形成 导管置入时间过长、动脉壁损伤均可导致血栓形成。

十一、纵隔引流术

纵隔引流术(mediastinal drainage)是将引流管置入纵隔脓肿、气肿和纵隔残腔的一种治疗方法(图 12-19),用以减轻纵隔感染和压迫周围器官造成呼吸困难等。

(一)手术适应证

1. 纵隔气肿(气管、支气管损伤后)导致纵隔器官受压,影响心肺功能者。

2. 纵隔感染局限形成纵隔脓肿者。

3. 采用胸骨正中切口的纵隔手术。

(二)手术禁忌证

无明确禁忌证。不是所有的纵隔气肿和脓肿都需要引流。

(三)术前准备

1. 这个类似于胸腔闭式引流术,纵隔气肿引流术前常规与患者及家属谈话交代可能发生的一些并发症,比如因有创操作导致的纵隔感染、损伤重要的血管神经等不良后果。

2. 有条件的术前可以行床边胸部 X 线检查或胸部 CT 检查明确诊断。如果患者情况紧急,应该立即床边切开引流。

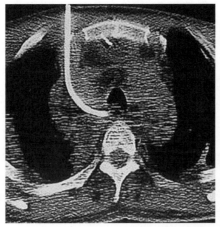
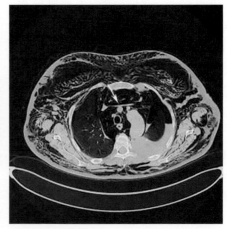

图 12-19 将引流管置入纵隔脓肿

（四）手术方法

1. 麻醉与体位　局部麻醉或气管插管全身麻醉。仰卧位肩部垫高。

2. 手术步骤

（1）切口位于胸骨切迹上 1～2cm，为 3～4cm 横切口，依次切开皮肤、皮下组织、颈阔肌浅层，分开胸骨舌骨肌束，剪开气管前筋膜，用手指在气管前间隙内向下钝性分离，达气管分叉平面，使气体充分逸出减压。引流的关键在于气管前筋膜一定要打开。如有分泌物，要冲洗干净。

（2）置入内径 0.5～0.8cm 的软乳胶管，缝合切口，固定引流管。

（3）如纵隔脓肿在侧方，则患者头偏向健侧，取患侧锁骨上切口，并切断胸锁乳突肌的锁骨头，沿气管侧方用手指钝性分离，穿刺证实分到脓壁后，用长血管钳分破脓肿壁，用手指探查脓腔，进一步扩大引流口，吸除脓液，反复冲洗后，放置引流管 1～3 根。

（4）纵隔肿瘤手术、胸内甲状腺肿切除术等，多采用劈胸骨切口，术毕应在胸骨后置入长而有侧孔的前纵隔引流管，管外端由剑突下上腹壁另戳口引出体外连接于水封瓶。术中如有一侧胸膜破裂，应在该侧另置一常规胸膜腔闭式引流管。

（五）术后处理及注意事项

1. 存在其他胸部外伤　如气肿、血气胸的纵隔气肿，应先行胸腔闭式引流，排出大量气体后纵隔气肿缓解者无须进一步处理。如经胸腔闭式引流后颈胸部气肿仍扩散，要高度怀疑支气管破裂的可能，在经纵隔切开减压引流后，尽早行纤维支气管镜检查，早期手术修补。

2. 如果同时并存气胸、血胸或血气胸，应先进行胸腔闭式引流，胸腔引流彻底后还不能缓解者，再进一步考虑是纵隔气肿的问题，进行纵隔气肿引流。

3. 最严重的不良后果是引流导致的纵隔感染、纵隔炎。一般严格的无菌操作及预防性应用抗生素可避免这一后果的发生。张力性纵隔气肿经引流后，症状大都明显缓解，出院后很少复发。创伤性纵隔气肿在诊断上的不同之处。

十二、胸膜针刺活检术

胸膜针刺活检术（needle biopsy of pleura）是一项简便易行、比较安全的胸膜疾病诊断方法，采用较多的是 Abrams 胸膜活检针（图 12-20）。

（一）手术适应证

1. 原因不明的胸腔积液，反复胸腔积液检查不能确诊者。

2. 病因不明的胸膜增厚或结节。

（二）手术禁忌证

1. 凝血功能障碍、有出血倾向者。

2. 严重肺功能不全，伴有肺大疱或全身情况极差者。

3. 脓胸。

（三）术前准备

Abrams 穿刺针由 3 个部件组成：①外套管；②内切套管；③针芯。内切套管可紧密地插在外套管针内，并可通过开关使两者固定。外套管于近针尖处侧面有一槽孔，进针时互相交错使之封闭，取标本时显露槽孔，采取切割封闭方式获取标本。

（四）手术方法

1. 麻醉与体位　坐位，局部麻醉，穿刺点多选在肩胛后线第 8～9 肋间。

2. 手术步骤　在穿刺部位做 3mm 小的皮肤垂直切口，将穿刺活检针刺入胸膜腔，拔除针芯，安上注射器采集胸腔积液标本。然后转动内切套管显露出外套管的槽孔，转向侧方或下方，轻轻后抽使组织嵌入槽孔，闭合内切套管将组织切取在针内，拔除穿刺针，将切取的组织从内套管中取出送检。如取材不满意可重复操作，以获取足够的标本。

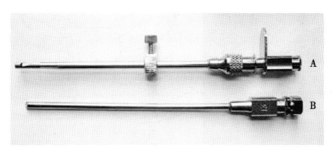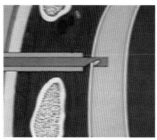

图 12-20　**胸膜针刺活检针和示意图**

（五）术后处理及注意事项

气胸是最常见的并发症，发生率为 6%～8%，穿刺后应密切观察 0.5～1 小时，尤其是呼吸音的变化，必要时可胸部 X 线透视检查，无异常后再让患者离开。

十三、前纵隔切开活检术

纵隔切开活检是在前胸作小切口显露部分前纵隔，直接观察纵隔病变情况和肺门淋巴结是否肿大，切除组织作病理切片检查（图 12-21）。

（一）手术适应证

对常规经颈纵隔镜无法到达的主肺动脉窗和主动脉弓周围的淋巴结进行活检。

（二）手术禁忌证

凝血功能障碍，有出血倾向者。

（三）术前准备

同胸腔闭式引流术，准备肋骨剪、咬骨钳等。

（四）手术方法

1. 麻醉与体位　局部麻醉或气管插管全身麻醉。患者取仰卧位，术侧稍垫高 15°。

2. 手术步骤

（1）切口及入路：紧靠胸骨旁第 2 肋间做 3～4cm 皮肤横切口。逐层切开皮下组织和肌肉，在第 2 肋间、第 3 肋软骨上缘用电刀切开肋间肌，注意避免损伤胸廓内动静脉，必要时可将胸廓内动静脉结扎切断，在结扎时应将动脉和静脉分别处理，以免以后发生动静脉瘘。如选择经肋软骨入路，则是在第 2 肋软骨表面切开并剥离软骨膜后切除 2cm 长的一段肋软骨，切开骨膜，自胸骨后向纵隔游离。

（2）分离及探查：用示指在胸骨旁向深处钝性分离纵隔胸膜，将胸膜及膈神经推向外侧进入前纵隔间隙至主肺动脉窗，然后放入纵隔镜进行观察。更简单的方法是切开胸膜，直接进入胸腔，从胸腔内观察纵隔淋巴结。还能同时行肺活检。

（3）活检：因为此切口比较靠近要活检的部位，可以在纵隔镜下活检，也可通过放入常规的手术器械直视下进行分离，必要时可再去除一段肋软骨，进行完整的淋巴结或纵隔肿物的切除。

（4）切口缝合：如胸膜未破损，则活检完毕后，直接缝合胸壁各层组织。如胸膜破损进入了胸腔，若无肺损伤或未行肺活检，切口即将缝闭时，让麻醉师加压通气，同时负压吸引乳胶引流管，待吸净胸腔内气体后，拔除乳胶管，迅速缝闭胸壁。如有肺破损或同时行肺活检，则须安放胸腔闭式引流管。

（五）术后处理及注意事项

这项检查很少有并发症发生，即使出血，也可直接压迫止血或通过切口进行钳夹结扎、缝合或修补。如需要更好的暴露，必要时可改为前切口开胸术。要注意防止膈神经损伤，此损伤主要发生在经验不足或肺门肿块较大时，经胸膜腔入路一般可以避免。当行右前纵隔镜检查时，有时胸膜会反折到上腔静脉的内侧，在分离胸膜时要避免损伤上腔静脉。局部麻醉不充分时，可改为全身麻醉下施术。

十四、开胸肺活检术

随着影像学诊断技术的提高、经皮细针肺穿刺活检的广泛开展，尤其是近年来电视胸腔镜外科的发展，已经使开胸肺活检（open biopsy of the lung）的手术适应证逐渐减少。有时需要小切口开胸肺活检术。

（一）手术适应证

1. 严重的胸膜腔粘连、胸腔镜无法进入者。
2. 弥漫性肺疾病行肺活检。

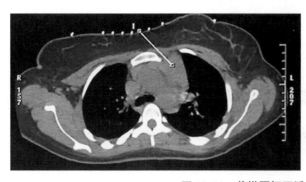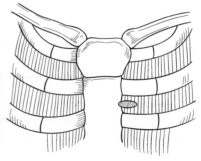

图 12-21　前纵隔切开活检术

3．肺内孤立病灶，计划明确诊断后立即行根治性肺切除术者。

（二）手术禁忌证

1．凝血功能障碍、有出血倾向者。

2．心肺功能太差，不能耐受开胸手术者。

（三）手术方法

1. 麻醉与体位　气管插管全身麻醉，侧卧位（若双侧同时活检，可取仰卧位）。

2. 手术步骤

（1）多为第 6 肋间、腋前线与腋后线之间切口，长约 10cm。逐层切开皮肤、皮下组织、肌层，沿肋骨上缘切开肋间肌进入胸腔。

（2）用小号开胸器稍微牵开肋间 4～5cm，探查并寻找病灶，用两把大弯钳楔形钳夹含病灶的肺组织，用电刀沿大弯钳切下要取材的肺标本送病理检查。

（3）用小针 1-0 号丝线 U 形套叠缝合肺断面，彻底止血，生理盐水冲洗，在第 7～8 肋间安放一根闭式引流管，逐层关胸。

（四）术后处理及注意事项

开胸肺活检术后常规置放胸腔引流管，以观察出血和漏气情况；术后常规拍胸部 X 线片，观察胸腔内情况，必要时做胸部 CT；防治胸腔感染。

十五、表浅淋巴结穿刺术

表浅淋巴结穿刺术（superficial lymph node puncture）主要用于表浅淋巴结的针吸活检诊断及脓液诊断和治疗。

（一）手术适应证

1．用于肿大浅淋巴结的病因诊断与鉴别诊断。

2．肿大淋巴结抽脓及治疗。

（二）手术禁忌证

1．高度怀疑或已确诊的原发性恶性肿瘤。

2．靠近大动脉或神经的相对较小的淋巴结。

（三）手术方法

1．选择肿大明显可疑性较大的淋巴结作为穿刺部位。

2．患者常规局部皮肤消毒，操作者左手示指和拇指消毒。

3．穿刺　左手示指和拇指固定肿大淋巴结，右手持一次性注射器（10ml 或 20ml），自淋巴结顶部将针垂直刺入淋巴结中心，用左手固定注射器，右手将针拴拉成负压，如无内容物吸出，可改变针头在淋巴结内方向，抽出内容物即可，此时左手用

纱布按压针眼，在保持针管负压状态下将注射器连同针头迅速拔出，局部覆盖无菌纱布，胶布固定。

4．涂片　将注射器内抽吸物推于玻片上，均匀涂片，染色进行细菌和细胞学检查，如吸出液量少，则可将针头内液体推出制成涂片。

5．如系淋巴结抽脓给药，要在淋巴结上方高位进针；如系淋巴结结核液化抽脓，则从上方高位的健康皮肤处进针。

（四）注意事项

1．选好可疑性较大的淋巴结进行穿刺。为治疗目的时，应选择波动明显的淋巴结。

2．一次穿刺阴性时可重复穿刺，也可选择其他肿大淋巴结穿刺。

3．穿刺不可刺入太深，以免伤及深部组织，锁骨上淋巴结穿刺时注意勿伤及肺尖。

4．淋巴结穿刺结果阳性有诊断价值，如阴性，也不能排除某些疾病。

5．如系淋巴结抽脓给药，注药量不要太大，要少于吸出的脓液量。

十六、胸腔抽气术

胸腔抽气术（thoracic exsufflation）是自发性气胸的有效治疗手段，是促进肺尽早复张的关键措施。

（一）手术适应证

1．单纯闭合性气胸，肺压缩 20%～30% 者及局限性胸腔积气。

2．张力性气胸及其他危重气胸的临床应急措施。

（二）手术禁忌证

1．存在出血性疾病或正在抗凝治疗者。

2．心、肺功能严重衰竭患者慎用。

3．不合作者暂不宜进行。

（三）手术方法

1. 穿刺体位　患者仰卧位或患侧稍向前倾，双臂抱头。

2. 无菌操作及局部麻醉　详见"四、胸腔穿刺术"。

3. 抽气法

（1）人工气胸器测压抽气：准备人工气胸器，检查通路及开关是否通畅、灵活、有无漏气。在患侧锁骨中线第二前肋间或腋前线第 4～5 肋间或根据胸透确定测压抽气部位。在急需情况下，按叩诊最明显鼓音区穿刺。

左手固定穿刺部位，右手持气胸针沿穿刺部

位的肋间肋骨上缘刺入皮肤并徐徐进针,同时观察测压表,针头进入胸腔内时可有"穿透感",气胸针另一端连气胸器抽气孔,这时可见测压表内液面上下波动,此时再将气胸针推进 3～5mm,观察抽气前胸膜腔内压,旋转开关至"抽气",先少量抽气 200～300ml,若无不适反应,则继续抽气,并随时观察压力变化,停止抽气时应记录抽气后压力,一般气压至"0"左右即可,此时应留针 3～5 分钟,观察压力有无变化,若压力又迅速升高,提示为张力性气胸,应准备改用其他方法排气。

(2)注射器抽气法:选用 50ml 或 100ml 注射器,按人工气胸器测压抽气法要求确定进针位置,然后进行反复抽气,直到患者症状缓解,并记录抽气量。对病情危急的张力性气胸,因临时应急需要,可用粗针头在穿刺部位直接刺入胸腔,达到暂时放气减压目的。

(3)闭式引流抽气法:详见"九、胸腔闭式引流术"。

(四)并发症

1. 麻醉意外患者对麻醉药过敏可出现休克甚至心脏停搏。

2. 复张性肺水肿患者肺复张后出现呼吸困难,两肺大量水泡音,酷似左心衰症状。

3. 损伤性血气胸。

4. 继发感染。

(五)注意事项

1. 严格无菌操作,预防胸腔感染。

2. 穿刺部位应尽量避开胸膜粘连部位,以免发生出血及空气栓塞并发症。

3. 排气量一般不受限,但速度不宜过快,以使胸腔内压降至"0"左右即可。

4. 针头刺入不宜太深,抽气过程中要注意观察患者情况。

5. 气胸常使机体抵抗力下降,应酌情用抗生素,以防感染。

6. 液气胸时,气液应同时抽出,否则易继发感染及胸膜增厚。

十七、胸腔开放引流术

(一)手术适应证

1. **急性脓胸** 经胸腔闭式引流 3～4 周,脏胸膜与壁胸膜粘连,纵隔已固定,引流管中水柱波动消失,但仍有脓液潴留或脓液黏稠、引流不畅,可以将闭式引流改为开放引流。特别是合并有支气管胸膜瘘、食管胃吻合口瘘的慢性脓胸患者,在全身情况不宜进行胸部大手术时,开放引流可以使引流更通畅,进一步减轻中毒症状,改善全身状况,使脓腔进一步缩小,为下一步手术治疗做准备。开放引流后,患者换管容易,行动方便。

2. 结核性脓胸混合感染,经闭式引流,脓液较多或脓液黏稠,脓胸已趋于局限,纵隔已固定。

(二)手术禁忌证

无明确禁忌证。

(三)手术方法

1. **术前准备** 认真了解病史,根据胸部 X 线片、CT 等影像学资料以及超声检查确定脓腔部位、范围及脓腔最低处。术前 1～2 天给予抗生素,结核病患者加用抗结核药物。

2. **麻醉与体位** 局部麻醉或全身麻醉均可,侧卧位。

3. **手术步骤**

(1)于脓腔最低位,沿选定的肋骨走行方向做一长 6～8cm 皮肤切口,切开肌肉、显露肋骨,在肋骨骨膜上做"H"形切口,骨膜下切除 4～5cm 长的肋骨,由肋骨床进胸腔。

(2)探查脓腔的容量、有无异物或支气管胸膜瘘。吸净脓液和块状的纤维脓苔沉着。脓腔大者可用长弯钳协助探查。用温盐水反复冲洗脓腔,但有支气管胸膜瘘者应堵住瘘口。

(3)引流管内径应尽可能大(>1.0cm),剪 1～2 个侧孔,胸内管长 3～4cm,胸壁外管长约 2cm,不要留得过长以免影响敷料包扎,管壁用别针固定,缝合引流管周围的胸壁软组织及皮肤数针。

(四)注意事项

1. 根据分泌物的多少,决定更换敷料的频度。术后初期,脓液较多,每日更换敷料 2～3 次,以免脓液浸渍皮肤,导致皮炎。脓液减少后可每日或隔日 1 次。

2. 引流不畅时,随时调整引流管,冲洗及更换引流管。

3. 脓腔体积小于 10ml 时,可拔除引流管,改用凡士林纱条引流或更换为较细的引流管。

4. 伴有支气管胸膜瘘的患者,须等脓腔相对无菌、肉芽生长、支气管瘘口逐渐缩小、脓腔逐步变小后,再用肌肉及大网膜组织移植填塞或行小型胸廓成形(胸改)术使其愈合(图 12-22～图 12-24)。

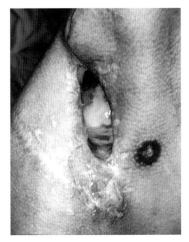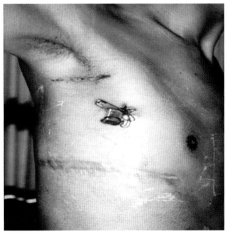

图 12-22　耐多药肺结核肺叶切除术后支气管胸膜瘘形成，开放引流 + 短管开放引流术

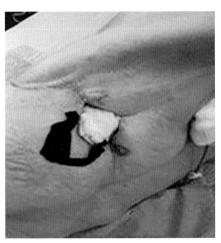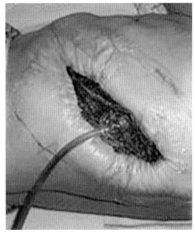

图 12-23　脓胸开放引流术后 VSD 负压吸引

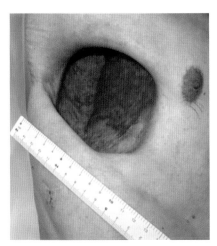

图 12-24　用于纵隔稳定的慢性脓气胸患者，可减轻携带胸腔引流瓶的不便

（金　锋　刘永煜　李建行
解记臣　叶嗣宽　陈　辉）

第三节　肺结核外科治疗基本操作要点

　　肺结核的手术方法多种多样，每一种方法都有其手术适应证，手术方法的选择错误，可能会产生极其严重的并发症，甚至导致患者死亡。肺结核手术以肺叶切除术常见，肺切除的范围要根据病变的性质、部位和累及肺组织的多寡而定，一般可分为全肺、肺叶、肺段、楔形切除等术式。在某些特殊情况下可作扩大切除，如肺叶加肺段、双叶以及胸膜肺切除等。无论哪种肺切除术，基本操作大同小异，总的原则要求是：①病变切除要彻底；②在确保安全的情况下，尽可能多地保留健康的肺组织。

　　胸部结核的外科治疗是用外科方法治疗药物

或其他方法不能治愈的胸部结核病变。随胸部结核病早期诊断及治疗技术的提高，特别是由于化疗药物的进展和合理应用，外科手术指征有了明显缩小。但由于患者对药物的敏感程度不一样和机体免疫力的差异，仍存在着相当数量的复治、耐药等内科不易治愈的病例以及多种原因造成病灶不可逆转和并发症等情况，还有咯血、气胸等急诊患者，使得外科手术在胸部结核的治疗中仍占有重要的地位。有效的药物治疗加上选择性的手术治疗仍是胸部结核治疗的最佳方式。因此，如何掌握好手术适应证，不失时机地施行外科手术治疗，使患者在临床上能及时获得更好的治疗效果，是每一个防痨工作者，尤其是外科工作者必备的。

开放切口下肺结核肺叶切除术基本要领

（一）体位和切口（详见第七章）

结核性病变的各种肺切除术几乎均可采用侧卧位完成，患侧在上，健侧在下。肺结核患者多数胸膜粘连较重，手术难度较大，故多选用后外侧标准剖胸切口。该切口暴露充分，视野宽阔，操作方便，有利于处理复杂病变及排除险情。其缺点是胸背部肌肉肥厚，创伤大，出血或渗血较多。进胸的方法，过去多采用骨膜下切除肋骨，经肋床进胸，目前则多经肋间进胸，这样即节省时间又减少出血。结核患者预计胸内粘连严重分离困难者，仍以经肋床进胸为宜，一般而论，肺上叶切除多切除第5肋骨或经第5肋间剖胸施术，肺下叶和全肺切除则多为切除第6肋骨或第6肋间进胸。单纯上叶或中叶肺切除术，因人而异，也可选择仰卧位，前外侧切口经第4前肋间进胸。该切口显露虽然不及后外侧切口，但由于仰卧位对健肺干扰小，更有利于年事较高、呼吸功能不全的患者以及女性患者，优点是胸部肌肉损伤小、失血少、进胸快。对于肺尖部有粘连者，暴露常显不足，必要时可切断第4肋软骨以增加显露。也有人选择腋下斜切口，不损伤胸大肌和背阔肌。

同时也应注意，不同的手术的方式有不同的切口选择，宜灵活掌握，这也是肺结核手术和其他手术不同之处。例如，全结核性脓胸和粘连广泛的肺结核患者，由于其胸顶和膈肌都存在严重的粘连，需要全部游离，我们可以采用2个切口或者一个切口2个肋间进胸处理。左上肺切除后，需要游离下肺韧带，此时可借助胸腔镜，游离下肺韧带和下肺的粘连，有时可减少1个切口。

（二）剖胸及分离粘连

肺结核患者多数胸腔内均有不同程度的胸膜粘连，严重者可呈封闭式胸腔，这在术前应有充分的估计及准备。按既定剖胸切口依次切开胸壁后，会意麻醉师及器械护士，进一步核查及做好进胸的各种准备工作。然后于壁胸膜上先切一小口，以使患者对突发性气胸状态有一个适应过程，此时，如果肺与壁胸膜无广泛粘连，则可见膨胀的肺组织略显萎陷，即可用剪刀向前后方扩大胸膜切口，妥善安置开胸器。如果切口下有粘连，那么首先应将切口上、下方的粘连分离5cm以上后再缓缓置入开胸器，并注意以盐水纱布垫妥善保护胸壁肌肉。我们常用"羊角开胸器"进胸，游离粘连时不影响手术操作。轻摇手柄逐渐撑开肋骨显露术野。此时动作要轻柔，勿用暴力，更不要企盼一次将切口扩大到位，以免引起切口上下缘肋骨骨折或撕裂粘连的肺组织。这对老年及曾患过胸膜炎的患者尤为重要。正确的操作方法是，一边循序渐进分离粘连，一边逐渐扩大切口。肺结核患者的胸膜粘连，通常有疏松的纤维性膜状粘连、致密性条索或宽带状粘连以及纤维板样胼胝状粘连等，纤维索性粘连多为胸膜炎的后遗表现，质地疏松而且不含血管，可以用手指徒手分离或小纱布球钝性剥离或电刀分离。有时粘连较紧密，也可以剪刀或者电刀作锐性分离，这种粘连的分离易于较快完成，一般并无困难；条索或带状粘连则提示局部有较重的胸膜炎症或位于边缘部位的渗出性肺结核，细小条索或窄薄带状粘连多不含血管，可直接剪断，粗大条索状粘连往往富含血管，应钳夹切断并予以结扎，以防出血，较重的宽带状纤维板样粘连，需用血管钳逐步钳夹切断或者电凝切断，粗大的条索妥善予以缝扎。有时肺与壁胸膜呈坚固的胼胝样粘连，很难分离，常无间隙可入。强行分离往往会撕裂肺组织或进入病灶之中，引起不良后果。遇此情况，则可采用胸膜外进路，即用电刀将粘连远处的壁胸膜切开，从胸内筋膜层将壁胸膜连同肺病灶一并分离，超过粘连处再回到胸膜腔内。此时胸壁创面往往渗血较多，可用热盐水纱布加压止血，也可用电灼止血或缝扎处理，总之，止血要求务必认真、牢靠及彻底，避免术后发生血胸而需要再次进胸，这在临床实践中是有血的教训的（图12-25）。

另外需要注意的是，严重而紧密的纤维板状粘连，常因瘢痕组织收缩导致某些解剖关系异常，

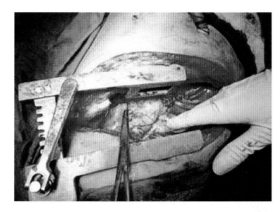

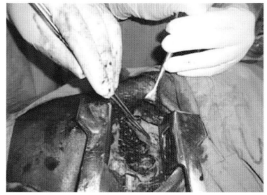

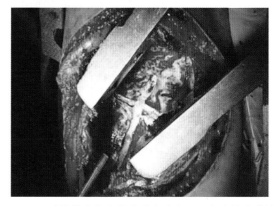

图 12-25　**肺结核患者多数胸腔内均有不同程度的胸膜粘连**

粗暴分离，稍有疏忽则易误伤重要脏器及大血管，引起严重后果。如肺尖部或后胸壁的广泛粘连，就需要格外留心锁骨下血管、臂丛神经、上腔静脉以及奇静脉等重要血管和组织。左剖胸时，还应着重保护主动脉弓、无名静脉以及左颈总、左锁骨下动脉。一般来说，纵隔面及肺门附近粘连较轻，可从这些粘连薄弱处入手，依次向上、下前、后分离。膈胸膜的粘连中多无大血管，但粘连常十分致密而牢固，需逐次钳夹切断并妥善缝扎。整个分离过程置钳不宜过深，以免损伤膈肌。肋膈窦位置深，显露又差，分离常有困难，此时最重要的是要有耐心，切勿急躁，可将肺轻轻向上提起，显露粘连部分，予以钳夹切断并贯穿缝扎加电凝。

（三）胸内探查

胸内粘连充分游离后，才能看清肺以及胸内其他器官或组织的形态及外貌。通过视诊了解整个肺、肺叶以及肺裂的发育和分布情况、肺表面的颜色、病变的特点、弹性状况，并与术前 X 线检查所见进行核实对照。如有胸腔积液，对其数量也要作预测，并注意观察其颜色、浑浊度等。必要时，可取标本样品进一步做检查。对肺部病变须轻柔，仔细进行扪诊，明确病变的部位、性质、活动度、大小以及与同围组织的关系，估计切除的可能性、范围及术式。对肺内病变的性质确难肯定时，也可术中取活检做快速冰冻切片检查。需要强调的是，探查切勿用暴力牵拉及挤压，严防结核扩散，或病变部位的肺组织撕裂、出血及漏气。通过系统探查，主要解决三个问题：一是核对术前诊断，二是决定手术方式，三是寻找胸腔内器官及组织还有无其他潜在性病灶。

（四）不全肺裂的处理

叶间裂发育良好，则肺叶多呈游离状态，肺叶、肺段切除术可沿肺裂顺利进行。由于炎症粘连或先天性发育不全等因素，不完全游离的肺裂并不少见。肺叶融合而不游离，完全或部分缺乏肺裂者，称不全肺裂。还有些肺裂虽然发育很完全，但是由于胸膜腔渗出、积液等原因导致肺裂之间、肺门等严重粘连，这些患者欲完成肺叶、肺段切除术，必须用手术方法予以分离。操作时一般是先易后难，从便于分开的部分开始，对于疏松的炎性粘连，可以小纱布球（俗称"花生米"）钝性剥离，辅以剪刀或者电刀锐性解剖，并应与主要病灶保持一定距离。先天不全肺裂的切开，要以大钳夹住肺裂部位两侧，以剪刀或者电刀从中间剪开，并以大圆针 7 号线于钳下作数针相互重叠的褥式缝合。助手分别抽紧缝线，再缓缓去除止血钳，然后再依次分别打结。为了确保安全，可在创缘之上再以细丝线增加一层结节缝合，以防出血及末梢支气管断面漏气。有时也可以用直线缝切器。在分离切断肺裂近肺门部时，应仔细辨认肺动、静脉及其分支以及支气管组织，小心解剖，避免损伤。遇到十分难以分离的肺裂，也可先解剖肺门部，将有关支气管游离钳夹之后，让麻醉师加压鼓肺，则有关肺叶呈现不张而与相邻正常肺叶显示明确的分界，然后再钳夹切断，完成既定肺叶或肺段切除术（图 12-26）。

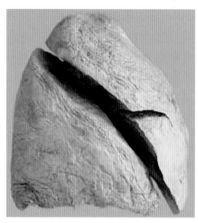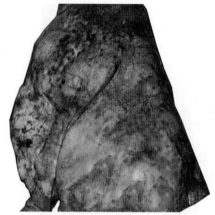

图 12-26　肺叶融合而不游离，完全或部分缺乏肺裂

（五）肺血管的处理

肺血管的处理是肺切除手术的核心基本操作之一，处理的好坏直接关系到手术的成败和患者的安危，必须慎重从事，妥善处理，万万不可掉以轻心，严防术中或术后大出血。肺结核患者多半胸腔内有不同程度的粘连，给血管的分离带来困难，遇此情况则需谨慎操作，细心解剖，竭力避免损伤及意外出血。肺血管包括肺动脉、肺静脉及支气管动脉，一般程序是先处理肺动脉，而后处理肺静脉，支气管动脉通常无须特殊处理。

1. 肺动脉的处理　肺动脉的分离、结扎、缝扎与剪断是处理肺血管的基本操作，也是各种肺切除术的必由之路。可首先用小纱布球将肺动脉剥离显露，然后小心将肺动脉外层的纤维膜（亦称血管鞘）轻轻提起，并用剪刀剪开，沿血管长轴分别向近、远端扩大切口，直至显露出光滑、柔韧、灰白色的肺动脉壁，逐渐以小纱布球或者吸引器钝性剥离肺动脉的前壁及两侧壁，使之与血管鞘完全分离，进而游离血管的后壁。最后以血管游离钳或小直角钳打通肺动脉后壁间隙，并小心分离、扩大肺动脉的游离长度，一般要求至少在 1.5cm 之上才较稳妥。对于较粗的肺动脉主干，可用手指协助进行钝性剥离。如有可能，应将肺动脉的分支也予以游离。血管游离后，在其近心侧及远心侧分别以小直角钳引导带过一条粗丝线（大血管用 7 号或 10 号线，较小的动脉用 7 号或 4 号线）结扎血管游离段的两端。远端若解剖得好，则分别结扎其分支更好。继而在近侧结扎线的稍远侧，一般要求不少于 0.5cm，用 7 号或 4 号线作贯穿缝扎。然后分别在缝扎线和远端结扎线的稍内侧，各上一把胸腔止血钳，于两钳之间但偏向远侧剪

断血管，再用 7 号线将近、远端分别重新单纯结扎一道，这样近心侧血管残端共结扎及缝扎了三道。一般第一道结扎线不要太紧，防止切割血管，第二道缝扎和第三道结扎线则要求绝对可靠及牢固。现在肺血管的切断多用缝切器直接切断吻合。对于较细小的动脉支，可在其游离段置两把血管钳，在两钳之间切断，再分别用中号线结扎，细丝线缝扎或者用血管夹闭合。肺动脉口径粗，压力高，管壁柔韧而富有弹性，必须予以妥善处理，否则，切割、撕破或断端线结滑脱都会引起难以控制的大出血。万一出现此种险情，千万不能慌张，随即快速用手指或纱布垫压住出血处，以吸引器吸除积血，查明出血部位，看准后重新予以钳夹止血，如为血管撕裂伤，则需使用无损伤血管钳暂时阻断血流，使用"3-0"至"5-0"无损伤缝合线予以修补；如为保留的肺动脉出血，切勿盲目乱夹，否则将会造成更大的血管撕裂伤，出血更甚，导致严重后果。

2. 肺静脉的处理　肺静脉血管壁薄弱而口径粗大，内压高，变异多，易于损伤，必须谨慎处理。游离、结扎、切断肺静脉的方法大体与肺动脉相同，如果肺静脉壁与其外层纤维膜粘连而不易分离，不可勉强为之，可将肺静脉连同外层血管鞘一起处理。分离操作需更加小心，动作须十分轻柔。对细小的叶间静脉，可用两把止血钳钳夹，从中切断，并予以结扎或血管夹处理。上、下肺静脉主干粗而短，并与左心房相连，通常为增加切断处理的安全度，一般不在主干进行，多在其属支平面处理。遇到肺门粘连严重，在该处分离肺静脉有潜在性危险时，也可切开心包，在心包内处理肺静脉相对较为安全。

3. 支气管动脉的处理　支气管动脉来自主动

脉或肋间动脉，沿支气管两侧走行。支气管动脉一般不作专门处理。当支气管切断后，如遇到支气管动脉活动性出血，可予以钳夹并以 4 号线结扎之。如无明显出血，则在缝合支气管残端时常能一并缝扎或者缝切。

4. 支气管的处理 处理支气管一般为肺切除术的最后操作步骤，但却极为重要，倘若处理不当，可引起局部愈合不良，导致支气管残端瘘、胸腔感染等严重并发症。支气管残端的正确处理是肺切除手术的基本操作技术之一，应着重注意以下几个环节。

支气管的游离和切断：支气管周围有结缔组织包绕，具有丰富的淋巴组织和营养血管。肺部结核病变一般不存在淋巴结清扫问题，因此，对支气管的解剖不可将其周围组织剥离过多或太光，以免影响其血运而妨碍残端的愈合。支气管动脉一般分为前、后两支，紧贴支气管前、后壁走行，通常不作单独处理。切断支气管后，如有活动性出血，可以细丝线单独钳夹结扎。支气管充分游离后，切断平面的选择以距分叉处 0.5cm 为宜。因为残端保留过短，易引起存留支气管腔狭窄，保留过长，支气管残端形成盲袋，易导致感染。为了防止支气管切断后分泌物外溢污染胸腔以及胸腔内积血流入支气管引起窒息和术后感染，通常在支气管预切线的近端两侧各缝一牵引线，再于远端置大直角钳钳闭支气管腔，并请麻醉师加压鼓肺，予以验证。然后用纱布垫保护周围组织，再次检查并避开肺血管，于支气管预切线处一次性切断支气管。要求切缘规范、整齐，避免多次重复切割，支气管残端处应防止钳夹或压榨，以免影响残端愈合。也可用开放切口下的不带刀 L 型切割吻合器切割，和腔镜下支气管吻合器不同的是，L 型吻合器切断支气管后，断端残缘尚有 3mm 左右的长度，可以用作包埋残端缝合用，贴合紧密，不至于留腔隙，以免造成感染。

5. 支气管的缝合

（1）开放全层丝线间断缝合法：支气管切断后，助手提起牵引线，严防胸内积液流入支气管残端，同时以吸引器吸净残端管腔的分泌物，术者在支气管断端中点，距切缘 0.3cm 用细丝线全层间断缝合 1 针，再在中点线与支气管断端牵引线之间缝合 2~3 针，针距 0.2cm，妥善闭合支气管残端。采用此法需要注意几点：一是缝线应选择细丝线，最大限度减轻术后组织反应；二是针距不宜过密，以

防残端缺血坏死；三是缝线打结不可过紧，避免支气管残端组织切割。术毕常规注水试验，要求水面必须超出支气管残端，嘱麻醉师加压鼓肺，观察残端有无漏气现象。如有个别地方漏气，则需加缝 1~2 针，直至确无气泡逸出为止。此法的优点是显露良好，视野清晰，缝合准确，切缘整齐，操作方便，效果可靠。缺点为支气管残端开放，分泌物可能逸出而污染胸腔，操作时助手应及时吸净支气管腔内的分泌物。另外，少数患者术后残端发生肉芽肿，引起咳痰、咯血，或不时发现有线头咳出，引起心理障碍。

（2）开放全层肠线连续缝合法：用"2-0"或"3-0"铬肠线连续缝合支气管残端，自其一端开始，缝至另一端，原线再折回复加一层，至原起点打结，缝针间距也为 0.2cm，两次缝线形成连续的"8"字形缝合，另用少数细丝线予以加固。此法缝合严密、可靠，效果良好，且因缝合材料选用可吸收性铬肠线，克服了丝线缝合术后残端易形成肉芽肿的弊端。

（3）开放黏膜外丝线间断缝合法：进针经支气管残端一侧的较浅部而在其黏膜边的浅侧出针，对侧相反，即从黏膜边浅面进针，经残端壁浅部出针，收紧缝线打结后黏膜边对合整齐，但缝线不暴露于支气管腔内。采用此法，由于缝线不穿过黏膜层，故形成污染及支气管残端瘘的机会减少，同时因线结刺激而产生的残端肉芽肿或残端炎的发病率也明显降低。北京结核病控制研究所采用此种缝法，在 500 例切除术中无一例气管瘘发生，值得推广。

（4）支气管结扎法：以直角钳夹持支气管近侧残端，用 10 号粗丝线环形结扎一道，再于该结扎线的远端以 7 号线贯穿缝扎一道，支气管残端的闭合即告完成。此法操作简便，闭合牢固，也可减少术野污染及残端瘘并发症。但支气管残端血运可能会受影响，结扎较粗的叶支气管时有闭合不良之虞。全肺切除时，主支气管残端不宜采用结扎法处理。

（5）支气管残端机械缝合法：目前临床使用的支气管缝合器，是利用订书机原理制造的可同时钉出双排金属钉的缝合机器。将钉座置入缝合器后，在支气管预切断面处，夹住支气管。猛力合住把柄，即可将钉针穿透支气管组织，使成夹子状。使用此法，操作简便，切缘整齐，钉合牢固，省时省力，又因使用的不是缝线而是金属钉（铝合金或不

锈钢钉),所以组织反应亦小,而且不易污染术野。

(6)闭合丝线间断缝合法:这是过去常用的传统缝合方法,因为切断与缝合操作同时交叉进行,故也称为边切边缝法。用大直角钳在预切线以远夹闭支气管,预切线近端两侧缘全层穿入缝线并扎牢,以作提线;以 7 号尖刀在支气管预切线处切断,0.3~0.5cm,全层缝合一针,扎牢闭合;再依同法逐步边切边缝,直至支气管完全切断缝毕。此法安全、可靠,无分泌物污染胸腔之虞,缺点是病肺在术野内影响支气管显露,操作甚是不便。同时,支气管因多次分段切割,断面常参差不齐,呈锯齿状,有损于支气管残端组织的愈合,现已很少应用。

6. 支气管残端减张及支气管残端包埋 部分病例主支气管较粗大,行全肺切除,主支气管残端闭合后,张力较大。为安全起见,应加做支气管残端减张缝合。方法:用 7 号丝线于残端缝线侧约 0.5cm 处做一道贯穿管腔的平行褥式缝合。缝线需斜跨支气管软骨环。结扎缝线后可使支气管残端管腔由圆形变为扁形,从而减少气流对支气管残端的冲击,起到减张目的,亦为防止支气管残端瘘的重要措施。由于支气管组织本身愈合能力较差,所以残端缝合的最终愈合尚有赖于其周围组织粘连的支持。因此,不管采用什么缝合方法,最后都要用邻近的组织如纵隔胸膜、纤维结缔组织、肺组织等来加固。如无适当组织,可采用翻转胸膜片包埋。包埋时,应使胸膜等覆盖物与支气管残端紧密接触,不留潜在性腔隙,以促进其粘连愈合,这也是预防术后支气管残端瘘发生的重要措施之一(图12-27)。

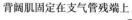

背阔肌固定在支气管残端上

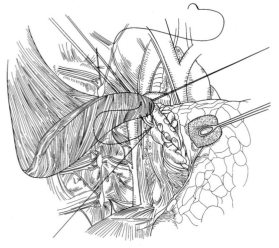

图12-27 **支气管残端减张及支气管残端包埋**

7. 术后残腔的处理 各型肺切除术后,胸内总会遗留一定的残腔。楔形切除或肺段切除术后,残腔较小,通过余肺代偿性膨胀予以充填。肺叶或全肺切除术后,胸内遗留较大的残腔,常需依赖同侧膈肌的上升、纵隔相对移位、肋间隙收缩、胸廓塌陷、余肺代偿性膨胀、胸腔积液机化形成纤维胸等而逐渐达到基本消失。机体这种自我调节、自我适应性变化,需时较久,有时可造成残腔闭合困难,导致感染,形成术后脓胸。为了尽快消灭术后残腔,避免因余肺过度膨胀而使残存的结核病灶复发或扩散,防止术后脓胸形成,应采用相应措施积极处理。如肺上叶切除后,常切断下肺韧带,将肺下叶松解上提并固定于侧胸壁,以减小或消灭残腔。若肺上叶切除后,同侧余肺或对侧肺上叶有不稳定的浸润性结核病灶,可考虑加做术侧上部局限性胸廓成形术,防止同侧余肺以及纵隔过度移位,对侧肺过度膨胀而激活其病灶,肺下叶或全肺切除术后的残腔,一般不予特殊处理,也可采用膈神经压榨术,通过膈肌升高而缩小之,但对老年患者则禁忌使用或慎用。

8. 胸腔引流 各型肺切除术后,胸腔开放,术后常有不同程度的积气积液,均需常规安置胸腔引流管。引流管要选择质韧而不硬的、内径不小于 1cm 的橡皮管或硅胶管。其近内端处有 1 个或 2 个侧孔,胸腔内长度留置 5cm,使之位于横膈之上,管头向后但不能触及心包或大血管。通常从腋后线第 8、9 肋间戳创引出,引流管外部用丝线固定于戳口皮缘。

肺上叶切除术后,除上所述,尚需在胸顶部再增加一条有 2~3 个侧孔的软橡皮或硅胶引流管,该管可稍细些,内径为 0.5cm 左右,质地较软,可从下位胸腔引流管的上一个肋间戳创引出,外口处也需缝线固定。如此有助于排出胸顶部残腔的积液和积气,有利于余肺的复张。该引流管较长,质地较软,拔管时如压迫力量过大,有可能造成引流管断裂;压迫较轻,偶可导致气胸,需加注意。

全肺切除术后,是否置放胸腔引流目前尚有争议。我们的做法是常规留置胸腔引流,但术后 8 小时以内予以夹闭。经临床密切观察,若胸腔内积液过多,气管向健侧移位,可开放引流管,放出适量胸腔积液,一般一次不要超过 300ml。通过调节胸膜腔内压使纵隔复位。如果气管居中,则提示患侧渗出不多,两侧胸腔压力处于平衡状态,则不宜开放引流管。个别情况,术后气管向患侧移位,也可通过引流管向胸内注入适量无菌盐水,使纵隔维持于中间位。少数病例术后持续胸腔内出血,需采取紧急措施予以处理,总之,全肺切除术后的胸腔引流起着调节胸膜腔内压、维持纵隔位置及观察胸内情况的作用,一般可于术后 4～5 天拔除。

9. 关胸 手术接近尾声,应当善始善终,关胸须仔细检查整个手术野是否存在着活动性出血点,特别是肺血管结扎是否牢固,胸壁胼胝性粘连处是否还有渗血,肋间血管的缝扎是否妥帖,应当使用电凝或缝扎的办法彻底止血,然后用温热生理盐水冲洗胸腔,认真清点器械、纱布、物品无误,置入抗结核药物,方能关闭胸腔。

关胸的方法视开胸方式的不同而有所区别,在切除肋骨经肋骨床切口,用肋骨合拢器将切口上下两肋拉拢,但不要太紧,用 7 号丝线间断一层缝合切口上下的胸膜、肋骨骨膜和肋间肌,使之对合整齐,在剪断肋骨经肋间切口,常需用"绕肋缝合",即用 3 根双 10 号粗丝线,分别均匀穿过切口上下肋骨予以预置,然后使用合拢器将切口上下肋骨拉拢固定,再将 3 根预置线分别拉紧打结,去除合拢器,切口上、下的胸膜,肋间肌则自然对合,无须再追加缝合。关胸时要特别注意切口的两端,缝合要严密。尤其是背侧,因剪断部分肋骨的缘故,往往遗留三角形缺损区,需用胸壁肌肉覆盖缝合封闭之。胸腔关闭后,将引流管连接于台下的水封瓶上,请麻醉师加压鼓肺,排出胸内积气,使余肺逐步膨胀。然后用 10 号粗丝线间断缝合胸壁肌肉层,缝合前要妥善止血,对合须整齐,缝合时要严密,针距不可过大,以免术后形成血肿,影响切口愈合。然后用细丝线间断缝合皮下组织及皮肤。术毕,切口覆盖酒精纱布,无菌敷料,加压包扎。

(李遂莹 宋言峥 何 苡 江 南 崔 超)

第四节 肺结核手术方式的适应证

和其他肺疾病肺切除术不同的是,肺结核不同的手术方式有不同的适应证,过宽、过窄都会影响患者术后的康复。

一、肺叶切除术(pulmonary lobectomy)

1. 适应证 如果肺结核病变局限于肺叶内但已超过一个肺段,下列情况需要行肺叶切除术:①结核性空洞经规范化疗 12～18 个月,空洞病变无明显吸收或增大者;痰菌阳性者,特别是耐药的结核病例;合并咯血,反复发作,继发感染者;不能排除癌性空洞者。②结核球直径大于 3cm,规则化疗无变化或增大者,不能除外肿瘤者。③大块干酪病灶经规则化疗 12 个月,痰菌仍阳性、咯血。④叶支气管结核性狭窄,造成肺不张、肺实变。⑤双侧病变,但主要病变集中于一叶,可分期分次切除。⑥非典型抗酸杆菌引起的肺内局限性病变,因无有效的药物且易于发展和再活动,应予手术。

2. 手术禁忌证 现代外科手术的目的是消除病变,挽救生命,延年益寿及提高生存质量。从一个患者的整体考虑,如果存在有悖于上述目的的因素,那么,即使局部病变适合于手术治疗,也不能付诸实施,这些因素即所谓手术禁忌证。手术禁忌证是相对的,不是绝对的。现在是手术禁忌证,将来可能不是手术禁忌证;对于这种手术方式是禁忌证,而对于另一种手术方式就可能不是禁忌证;此时为手术禁忌证,经过治疗和准备可以不为手术禁忌证。对于胸部结核手术来说,大部分为择期手术,同时,大部分为开胸手术,手术风险较大,手术禁忌证亦相对较多,主要存在于以下几个方面:结核病自身情况;全身重要脏器功能。

二、全肺切除术(pneumonectomy)

如果一侧肺有广泛而不可修复的病灶,如狭窄性支气管内膜结核、支气管扩张症、肺不张、有或无明显空洞等不同期的病灶同时存在,使肺完全无功能,并且经过初治或治疗不规则的病例在正规抗结核治疗 6 个月后,痰菌仍持续阳性者,则考虑全肺切除术。禁忌证同肺叶切除术。

三、肺段切除术(pulmonary segmentectomy)

由于肺结核肺段切除的并发症较高,基本上已经废弃,但是下叶背段、左上叶尖后段、前段及左上叶舌段局限的残余空洞、纤维干酪病变、肺结核球和局限于肺段的结核性支气管扩张,可以行肺段切除术。但是,如果其周边有活动的卫星灶,禁忌行肺段切除术。余禁忌证同肺叶切除术。

四、支气管瘘修补术

支气管瘘修补术多指支气管胸膜瘘修补术。支气管瘘分为支气管胸膜瘘和支气管淋巴瘘。支气管淋巴瘘常并发于支气管周围淋巴结结核,支气管胸膜瘘则并发于肺切除术后，以肺部感染性疾病特别是肺结核术后最为多见。支气管淋巴瘘经纤维支气管镜穿刺注入抗结核药物多可治愈。但是对于瘘修补术，应该掌握严格的手术适应证，如果患者一般状况可，不伴有严重的感染，或者若合并严重的胸腔内感染，则应在感染得到有效控制、胸腔内闭式引流充分后（引流量＜10ml/d）进行，多于肺切除术后 3～6 个月行手术治疗。如果患者一般状况差，胸腔内感染严重；患者心肺功能较差，无法耐受再次手术治疗；胸腔内积脓引流不彻底，每日引流量＞30ml，则视为手术禁忌。如支气管胸膜瘘在肺叶切除术后形成，常需附加胸廓成形术。

五、胸膜纤维板剥脱术（denudation of pleural fibreboard）

胸膜纤维板剥脱术是剥除胸膜壁层及脏层增厚的纤维层（板），达到既消除胸膜腔内的病变组织，又使肺组织解脱纤维板的束缚而复张的一种手术。此手术不仅使肺功能得到了最大的恢复，而且保持胸廓正常形态，是治疗慢性脓胸的理想术式。如果胸膜炎治疗半年以上，已成为慢性脓胸且已经得到基本控制，每天脓液量在 50ml 以内，但脓腔依然存在，脓液持续不断；肺内无广泛病变，无纤维化改变，无空洞，无支气管扩张及狭窄，无大的支气管膜瘘的慢性脓胸，均可行胸膜纤维板剥脱术。但是，结核性脓胸并有活动性肺结核或伴有支气管胸膜瘘者一般不宜此手术。

六、胸膜全肺切除术（pleuropulmonary resection）

胸膜全肺切除术主要用于治疗胸膜和肺同时存在广泛病变，是通过完整切除病侧壁胸膜及全肺达到彻底切除病灶而采取的一种手术方式。它适用于：①结核性脓胸合并支气管胸膜瘘，同时肺内有空洞及广泛结核病变者；②结核性脓胸伴全肺有严重支气管扩张者；③毁损肺伴胸膜广泛粘连浸润且无法分离者；④患者一般情况尚可，对侧肺无病变或病变轻微，且病灶稳定，患者心肺功能良好，能耐受手术。但是对侧肺有活动性病变者或者患者体质差，不能耐受全肺切除者不宜行此手术。

肺结核合并慢性脓胸或并存支气管胸膜瘘时，胸膜多被肺部病变所累，纤维结缔组织增生，

形成较厚的纤维板，与胸廓及肺粘连紧密，严重地限制及束缚了肺组织的膨胀和胸廓的运动。手术难度较大，可采用胸膜外剥离而使患肺游离。剥离切除壁层及脏层纤维板时，往往渗血严重，需用 1:1 000 肾上腺素热盐水纱布垫压迫止血或将出血点逐一电灼，必要时尚可缝扎止血。术中应注意及时补足失血量，防止低血容量休克，当壁层纤维板剥脱后，将脏层纤维板连同病肺一并切除，术后遗留感染的胸内残腔，可先行引流，然后再择期进行局部胸廓成形术。胸膜肺切除可增加渗血及感染机会，除应严格控制手术指征外，在强化抗结核药物治疗的同时加用有效的广谱抗生素并补充凝血剂。如全身情况欠佳或心肺功能低下，多难耐受此种手术，应格外慎重。

七、胸廓成形术（thoracoplasty）

胸廓成形术是一种萎陷手术疗法，该手术在 20 世纪 30—50 年代曾经占据着肺结核外科治疗的主导地位。近 30 年来，随着有效抗结核药物的不断问世和现代胸外科技术的发展，以肺切除术为主的肺结核外科治疗迅速崛起，使萎陷疗法的临床应用范围大为缩减。目前主要用于慢性局限性结核性脓胸或并发支气管胸膜瘘以及慢性脓胸合并同侧肺内活动性结核病灶不宜行胸膜剥脱术的患者。胸廓成形术的适应证选择得当，仍不失为一种有效的手术疗法。胸廓成形术是通过手术切除部分肋骨，使患侧胸壁塌陷，压缩病肺或压闭残腔，减弱呼吸强度，从而促使病变好转的压缩疗法。胸廓成形术分两种：一种不进胸腔，保留壁胸膜的胸膜外胸廓成形术；另一种进入胸腔，切开或切除壁胸膜的胸膜内胸廓成形术。

1. 手术适应证 ①慢性纤维空洞型肺结核，病变位于一侧或双侧上部，不适合切除者；②广泛的一侧肺结核，主要为纤维病变，但有胸膜增厚及纵隔移位，不能耐受全肺切除者；③肺切除术后遗留残腔，为防止感染或纵隔移位，可行胸廓成形术以压闭残腔；④全身情况不佳，病变适合行肺切除，但切除有困难或有较大危险者；⑤单纯结核性脓胸合并活动性肺结核；⑥慢性特异性脓胸或混合型脓胸，长期保守治疗无效者；⑦慢性结核性脓胸合并支气管胸膜瘘者。

2. 手术禁忌证 ①渗出性或干酪性病变占主要成分者；②张力性空洞：形成原因是空洞的引流支气管发生活瓣样阻塞，阻塞物是干酪样物或坏

死组织，或因为支气管内膜结核病变引起的狭窄性阻塞，空气只进不出，造成空洞逐渐增大；③对侧或同侧活动性肺结核；④支气管内膜结核并明显狭窄，支气管扩张者；⑤局限上叶结核性支气管扩张可考虑手术；⑥呼吸或循环功能不全，尤其伴早期肺源性心脏病者；⑦胸椎或其他部位有活动性结核者。

八、支气管手术适应证

详见第十二章第十节。

九、肺楔形切除术（pulmonary wedge resection）适应证

将适当大小的病灶连同周围少量肺组织直接从肺实质中切除下来的手术方法称为肺楔形切除术。不是解剖性的肺切除，一般适用于良性病变，例如结核。施行楔形肺切除术要求病灶直径 <3.0cm，位置靠近肺表面，体积过大和位置过深的病灶不适宜作楔形切除。对于肺内怀疑肺结核的孤立结节或者已明确为结核病灶，单一病灶邻近胸膜，周围无卫星病灶，直径在 3.0cm 以下可施行肺楔形切除术。

十、结核病灶定点清除术（targeted removal of tuberculous lesions）

1. 适应证　①患者肺功能差，不能耐受肺切除手术的单侧同肺叶的局限耐多药空洞型肺结核患者；②分布于单侧不同肺叶的单发或多发耐多药空洞型肺结核患者；③分布于双侧的局限型单发或多发耐多药肺结核空洞患者；④手术仅为通过清除部分病变，达到痰菌转阴或咯血停止的目的；⑤患者接受可能因手术失败而再次手术。

2. 禁忌证　①空洞不局限，周边有卫星灶；②患者不接受本手术方式的失败；③不能耐受手术。

3. 手术方法　空洞病灶清除术＋带血管蒂肋间肌瓣填塞折叠缝合术。

气管双腔插管，静脉复合麻醉。腋下斜形小切口，长度为 8～15cm。沿胸大肌后缘与背阔肌前缘之间切开筋膜，暴露前锯肌。视病灶位置于相应部位顺肌纤维方向分开而不切断前锯肌，沿相应肋间入胸。用两把肺叶钳于最靠近病灶处将肺提起，沿空洞长径切开（电刀）脏胸膜及空洞外周肺组织，打开空洞，即见大量干酪样结核肉芽组织或脓液，用刮匙彻底刮除病灶及完整切除包裹病灶的纤维组织包膜，碘酒、酒精消毒，用 5% 碳酸氢钠冲洗。此时注意液体勿倒流至对侧肺。分离引流支气管，缝扎后将游离的带血管蒂肋间肌瓣置入空洞，间断重叠缝合，关闭残腔，最后一层用带有脏胸膜的肺组织缝合，再用生物蛋白胶封闭之。伴咯血者需先结扎相应肺段动脉支，再行空洞清除。彻底止血，置放胸管，关闭胸腔。

4. 注意事项　①本手术方法有严格的限制，局限的无卫星病灶的痰菌阳性的周边空洞型耐多药肺结核患者是极好的手术选择；②患者必须清楚这种手术方式是一种不完全切除的手术；③对于空洞靠近肺门的患者应谨慎选择该术式；④术中可能会对胸腔造成污染；⑤应严密缝合切开的肺组织。

（宋言峥　杨　斌　张双林　曾晓刚）

第五节　肺结核手术需要考虑的特殊问题

一、结核病的自身情况

1. 患者年龄　年龄本身对于手术治疗没有决定性意义。但结核病是一种慢性疾病，一般不会迅速危及患者生命安全，对于未成年的儿童和老年患者，倘若手术指征不强，就不必急于手术。而对于年轻患者，结核病经过长期内科治疗，一般都能获得痊愈；效果差者及早手术。而老年患者首先要考虑手术是否可延长其寿命，改善生活质量。如果预计手术成功并不能明显延长生命，手术风险较大，则可不行手术治疗。

2. 术前抗结核治疗　结核病是结核分枝杆菌侵入人体所致的一种慢性疾病，虽然病灶往往出现在局部，但它是一种全身性疾病。在局部行手术治疗前，为使病灶局限、稳定及防止术后身体其他部位病灶或潜伏的结核分枝杆菌活动、恶化、播散，敏感性肺结核患者尽可能完成 6 个月的疗程后再评估是否手术的问题，除非患者病史长、病灶巨大、预计难以吸收的或者合并结核病急症气胸和咯血的患者，也可以考虑疗程内手术。耐多药肺结核患者，则至少按耐药方案治疗 2 个月后进行评估施术。如无化疗史，应视为手术禁忌，除非用于诊断。手术的患者术前可用静脉给药强化治疗。

3. 结核病全身毒性表现情况　胸部结核手术一般是在病情比较稳定、患者有较好的代偿时进

行,这样手术就更为顺利,术后恢复也可较快。相反,如结核正在进展或特别活跃时,表现为全身症状重和大量排菌,体温、脉搏、红细胞沉降率、体重等基本指标均不正常,在这种情况下进行手术则并发症多,术后恢复健康反会延缓。这种情况应属胸部结核手术禁忌证,需积极进行术前准备和治疗。

4. 手术部位以外结核病情况 除手术部位外,身体其他部位结核病灶不稳定甚至威胁生命者,属手术禁忌。如胸壁结核适应手术治疗,但肺结核尚处于进展期,手术打击后,肺结核易于恶化或广泛播散,造成更大危害。再如肺结核局部病变适合手术治疗,但同时合并有结核性脑膜炎,病情不稳定,手术创伤可能使结脑恶化,危及生命。此外,行肺叶或全肺切除时,余肺或对侧肺结核病灶至少需稳定 3 个月以上,即处于稳定期,否则余肺病灶易活动或播散,如少于 3 个月,一般应视为手术禁忌。

二、全身重要脏器的功能情况

(一)心肺功能

胸部结核外科手术大部分为开胸手术,对呼吸循环干扰较严重,如患者心肺功能不佳,术后容易出现呼吸循环衰竭,甚至术中心脏停搏,造成严重后果。因此,心肺功能情况对于胸部结核外科手术的取舍来说,起着决定性的作用。

对于患有心功能不全的患者,如能从事日常工作而无明显症状,其手术危险性与无心脏病者相仿;如心功能较差,心脏明显扩大,心肌损害或心肌供血不足较明显,手术危险性较大。以下几种情况常为手术禁忌证:

1. 全心衰竭伴心脏明显扩大,心力衰竭体征明显,心功能Ⅳ级者。

2. 近 3~6 个月内发生急性心肌梗死者。

3. 不稳定型心绞痛(即初发劳力性心绞痛、恶化型心绞痛及自发性心绞痛)。

4. 严重心律失常伴有或不伴有症状。

5. 风湿性心脏病伴有风湿活动者。

6. 此外,急性感染性心内膜炎、急性心肌炎及严重的肺源性心脏病亦常为手术禁忌证。

因常涉及肺切除问题,肺对于胸部结核外科手术来说处于主要的位置。通常肺的代偿能力大,通气储备量高,如切除范围不大,肺功能可以不受影响,反之,切除范围较大,并超过其代偿功能时,肺功能损害即明显,术后有可能出现呼吸衰竭,致

患者死亡,因此术前须常规做肺功能检查,以设计手术及估计手术可行性。

一般临床上常用的肺功能检查为通气功能测定,如肺活量、第一秒呼气量(FEV_1)或其与肺活量的比值、最大呼气中期流率和流量、残气和肺总量的比值及最大通气量等;动脉血气分析,如动脉血氧饱和度、血氧分压、血二氧化碳分压、血酸碱度和碱储备。据上海市胸科医院统计资料,最大通气量和肺活量大于预计值的 70% 者属正常;凡最大通气量和肺活量低于预计值的 50%、时间肺活量第一秒小于 40%、残总百分比大于 50% 及运动后血氧饱和度低于 90% 时,应属手术禁忌证。此外,哮喘及重度肺气肿常是手术禁忌证,急性呼吸道感染属手术禁忌。

需要指出,不能单凭肺功能来选择手术及其切除范围。有些疾病,虽然肺功能损害较重,似乎不能耐受手术,但在人工通气支持下切除病变并度过术后的数日危险时期,肺功能反而会比术前得到改善。属于这类疾病的胸部结核有肺大疱、一侧毁损肺、张力性空洞及可以切除或剥脱的胸膜增厚和胸膜粘连等。术前肺功能虽重要,但更重要的是估计术后余肺的功能。另有一些疾病,对患者的威胁大,手术指征也应放宽,如大咯血危及患者生命时,只要能在人工通气支持下渡过手术难关,就要力争手术。在选择手术病例时,应全面考虑,具体问题具体分析,不能形而上学、教条主义。临床上有许多病例,刚入院时肺功能较差,但经过治疗及呼吸锻炼,达到了手术条件,圆满地完成了手术治疗。

此外,肺功能检查虽然对于胸外科手术病例的选择有极其重要的意义,但它毕竟是机械性的,不可能全面、真实地反映所有人的实际健康状况,特别对于一些配合不力者和老年人,因此,临床外科医师在估计患者手术耐受力时,应紧密结合临床,综合分析,厘清实质,既不能盲目扩大手术适应证,也不能使患者痛失手术治疗的机会。

(二)肝功能

肝脏是人体最大的实质脏器,具有十分重要的功能。它是人体代谢中心,尚有解毒、分泌和排泄等功能。肝脏患者尤其是肝功能不全的患者,机体应变能力较差,肝脏储备能力低下,手术耐受性显著减弱,严重影响了术后生存率。对于需要外科手术治疗而合并有肝脏疾病尤其是慢性肝功能不全的患者,没有一定的认识和处理能力,有可

能术中术后发生严重的后果。根据经验，肝脏患者手术耐受能力主要与下列因素有关：

1. 血浆蛋白水平　白蛋白由肝细胞产生，能较精确地反映肝实质的变化。白蛋白固定于25～30g/L以下，通常预示不宜进行的手术。

2. 凝血酶原时间测定　凝血酶原只能由肝实质细胞产生，其半衰期（2天）较血清白蛋白（20天）为短，故在反映急性肝细胞损害时优于出凝血时间和血小板计数等指标。有人报道如凝血酶原时间超过正常对照范围1.5秒又难以纠正，术后死亡率增至63%，对于胸部手术来说，属手术禁忌。

3. 肝硬化　多数人仍主张用Child分级预测手术的可行性。肝功能处在Child分级C级时属手术禁忌。肝硬化处于活动期也不宜手术。

4. HBsAg　可长期存在，目前又无特效的药物使其较快地转阴，故单纯HBsAg阳性者并非手术禁忌。对于HBsAg阳性、转氨酶增高的乙型肝炎患者，在急性期除不可避免的急诊手术以外，原则上不应进行外科手术，需转氨酶恢复正常后再进行手术，否则有引起肝衰竭的可能。

5. 肝炎　凡疑有急性肝炎或药物性肝炎者，均应暂缓手术，需待病情控制后，再考虑手术。如肝功能指标持续增高，提示肝细胞有严重损害者，应属手术禁忌。慢性肝炎、肝功能轻度改变而无明显肝大及压痛等症状者，非手术绝对禁忌。

（三）肾功能

在肾功能不全时，可引起体内代谢产物蓄积，使氮质滞留，出现酸中毒及水、电解质平衡失调，此时施行胸外科手术常可诱发血非蛋白氮及酸性物质增加，甚至肾衰竭致患者死亡。因此，在胸部手术前，除做常规尿液检查外，尚需做血尿素氮、血非蛋白氮及肌酐等测定，以预测手术耐受力。

慢性肾功能不全代偿期，患者肾血流量及肾小球滤过率有降低，但对内环境稳定的调节力尚好，一般能耐受平稳的开胸手术治疗。在慢性肾功能不全失代偿期，肾血流量及肾小球滤过率已明显降低，肾小管功能也有一定程度的损害，因此，肾脏对水、电解质平衡及酸碱平衡和内环境稳定的调节能力较差，仅能耐受创伤不大的小手术治疗，大手术或剖胸术除个别情况外，属手术禁忌。至于慢性肾衰竭早期及衰竭末期均属手术禁忌。此外，临床上有肾脏急性病变时，亦不宜手术治疗。对于老年人，如果夜尿较多，夜间尿量为日间尿量二倍以上者，属手术禁忌。

三、合并其他特殊疾病

1. 糖尿病　糖尿病患者易患结核病，是导致难治性结核病的重要因素之一。而难治性结核病常需要外科治疗，加之糖尿病自身的特点，致使糖尿病与胸部结核外科有着密切的联系。此种代谢性内分泌疾病在胸部结核手术时除可导致电解质紊乱及酸碱平衡失调外，还易致化脓性感染、支气管胸膜瘘及结核播散等严重并发症。但糖尿病并不是胸部结核手术的绝对禁忌证。应根据其轻重程度来判断手术取舍。

（1）轻度糖尿病：临床上无症状或伴有轻度症状，空腹血糖低于8.34mmol/L（150mg/dl），饮食治疗可耐受200g/d以上的糖类，不需用药物治疗。可考虑手术。

（2）中度糖尿病：空腹血糖在8.34～13.90mmol/L（150～250mg/dl），必须经饮食或药物控制症状后，再考虑手术。

（3）重度糖尿病：一般情况差，有消瘦症状，空腹血糖在13.90mmol/L（250mg/dl）以上，饮食治疗不能控制，宜用胰岛素类药物治疗，在病情稳定、一般情况改善后再慎重考虑手术。

2. 甲状腺功能亢进症　甲状腺功能亢进症简称甲亢，是多种原因造成甲状腺激素（T_3、T_4）合成或分泌过多，引起以分解代谢占优势的高代谢综合征。甲亢患者合并外科情况时，如忽略甲亢的治疗或手术时机掌握不当，有可能促使甲亢加重或并发严重感染和甲亢危象，危及患者生命安全。甲亢患者常继发甲亢性心脏病和糖尿病，术前心功能检查及空腹血糖监测尤为必要，如有上述并发症，属手术禁忌。此外，甲亢和结核病同为消耗性疾病，患者往往一般情况较差，除急诊危重情况以外，术前均需应用抗甲状腺药物控制甲亢，待甲状腺功能基本正常，临床症状基本消失，并维持1～2个月后，再施行手术为宜。如药物治疗效果不佳，甲亢症状明显，则宜手术治疗甲亢，待甲亢病情好转、稳定后，再考虑胸部结核手术。

3. 高血压　手术对高血压患者的影响较大，若认识不足或处理不当，可产生严重的甚至是致命的并发症，如脑血管意外、心力衰竭等。因此，外科医师对高血压患者的手术问题不可轻视。至于手术前血压应控制在何种水平较为安全，这是一个重要问题。一般认为，血压控制在23.9/13.3kPa（180/100mmHg）以下时，手术危险性就较小。如果血压超过 23.9/14.6kPa（180/110mmg）应视为手术禁忌，有人报道术前收缩压高于 23.9kPa（180mmHg）者的脑出血发生率较正常人高 3.4 倍；舒张压高者手术危险性更大。

4. 贫血 贫血是一种症状，在治疗前必须先找出病因，然后对病因进行处理。当患者血红蛋白量下降到 80g/L 以下并有明显缺氧时，除手术目的是控制出血、可在快速输血情况下急诊手术外，应属手术禁忌。

5. 白细胞减少 正常外周血白细胞数为 $4×10^9$ 个 /L，称为白细胞减少症；当中性细胞绝对计数低于 $1.5×10^9$ 个 /L 时，称为粒细胞减少症，对于胸部大手术属手术禁忌。

6. 凝血机制不良 凝血机制不良对于胸部大手术来说属胸部外科绝对禁忌证。造血少、血友病及凝血因子缺乏、临床上血小板低于 $90×10^9$ 个 /L、出凝血时间异常、凝血酶原时间延长及血友病等均属手术禁忌证。因凝血因子的缺陷，血小板计数正常而功能异常也会发生异常出血，血友病患者可迟至成年发病容易误诊，因此，术前还应仔细询问患者及家族有无出血倾向的疾病或出血史，以排除凝血障碍的可能，避免手术意外的发生。

7. 合并其他严重疾病者，这种疾病较胸部结核更威胁患者生命安全，如肿瘤、脑血管意外等，属手术禁忌。

8. 因各种慢性消耗性疾病造成恶病质者，属手术禁忌。

9. 低蛋白血症 总蛋白、白蛋白、球蛋白分别在 50g/L、30g/L、20g/L 以下时，暂缓手术。

10. 合并艾滋病 合并艾滋病时，应及时做好风险评估和手术时间的选择包括：①患者基本情况；②手术复杂程度；③手术伤口种类；④患者免疫功能状况；⑤是否合并机会性感染；⑥是否合并其他疾病。目前推荐根据 HIV/AIDS 患者 CD4+ T 淋巴细胞计数作为免疫功能评估的主要指标，当患者 CD4+ T 淋巴细胞≥350 个 /μl 时，围手术期处理同其他正常患者；当 200 个 /μl≤CD4+ T 淋巴细胞 <350 个 /μl 时，需缩小手术范围，减少手术创伤，如同时合并其他并发症，则须在控制并发症基础上制定手术方案。多项研究指出，在围手术期规范化治疗前提下，CD4+ T 淋巴细胞 <200 个 /μl 与手术并发症无显著相关性，低 CD4+ T 淋巴细胞并非手术绝对禁忌证，但大部分来自发展中国家的研究仍显示 CD4+ T 淋巴细胞 <200 个 /μl 时，患者术后出现感染等并发症的概率显著增加。故推荐：若患者 CD4+ T 淋巴细胞 <200 个 /μl 时手术要高度谨慎，行择期手术的 HIV 感染者，建议将患者 CD4+ T 淋巴细胞水平提升后再进行手术，限期手术或者急诊手术应充分向患者及家属交代危险性，降低病毒载量再决定是否手术。参考 2017 年 4 月 HIV 合并结核分枝杆菌感染诊治专家共识，合并结核病的 HIV 感染者均推荐接受抗病毒治疗。CD4+ T 淋巴细胞计数 <50 个 /μl 患者，建议抗结核治疗 2 周内开始抗病毒治疗，CD4+ T 淋巴细胞计数≥50 个 /μl 患者，建议抗结核 8 周内开始抗病毒治疗。关于术前快速降低 HIV 载量药物方案的选择原则，对行持续抗病毒药物治疗的患者，若不存在耐药性，术前检测病毒载量控制良好，可继续应用既往抗病毒药物治疗方案。如患者术前病毒控制不佳或依从性无法保证，为尽快获得稳定的病毒学抑制并提高免疫功能，可在原有抗病毒治疗方案基础上，增加不同作用机制的抗病毒药物进行强化治疗，如蛋白酶抑制剂洛匹那韦 / 利托那韦（lopinavir/ritonavir，LPV/r）、整合酶抑制剂拉替拉韦（raltegravir，RAL）、多替拉韦（dolutegravir，DTG）或长效融合抑制剂艾博韦泰（albuvirtide，ABT）。

11. 合并梅毒 早期梅毒（包括一期、二期及病期在 2 年以内的隐性梅毒）的治疗方案：普鲁卡因青霉素 G 80 万 U/d，肌内注射，连续 15 天；或苄星青霉素 240 万 U，分为两侧臀部肌内注射，每周 1 次，共 2 次。对青霉素过敏者，多西环素 100mg，2 次 /d，连服 15 天；或盐酸四环素 500mg，4 次 /d，连服 15 天（肝、肾功能不全者禁用），不用红霉素等大环内酯类药物。

晚期梅毒（三期皮肤、黏膜、骨骼梅毒，晚期隐性梅毒或不能确定病期的隐性梅毒）及二期复发梅毒的治疗方案：普鲁卡因青霉素 G 80 万 U/d，肌内注射，连续 20 天为一个疗程，也可考虑给第二疗程，疗程间停药 2 周；或苄星青霉素 240 万 U，分为两侧臀部肌内注射，每周 1 次，共 3 次；对青霉素过敏者，多西环素 100mg，2 次 /d，连服 30 天；或盐酸四环素 500mg、4 次 /d，连服 30 天（肝、肾功能不全者禁用），不用红霉素等大环内酯类药物。

12. 合并新型冠状病毒肺炎 结核病择期手术患者合并新型冠状病毒肺炎是手术禁忌证，结核病急诊手术患者合并新型冠状病毒肺炎时尽可能避免做大的手术，先以解决应急问题和分期手术为宜。如结核性气胸患者和结核性脓胸合并感染者，先行闭式引流术，缓解呼吸困难和控制感染；合并咯血患者可先行介入手术止血，挽救生命为先，然后再考虑切除病变问题。术中需做好各个环节防护。

（戴希勇　高欣悦　梁子坤　矫文捷）

第六节　开放切口下肺结核肺切除手术程序

一、右肺上叶切除术

1. 显露切断右肺上叶动脉　向后方牵开右肺上叶，于膈神经后方、奇静脉弓下缘，向下纵行剪开肺根前面的纵隔胸膜，以小纱布球钝行剥离其下的疏松结缔组织，显露肺根部最前面的右肺上静脉及其后上方的右肺动脉。沿右肺动脉的浅面向肺侧剥离，显露右肺动脉上干及其两个分支（尖段及前段动脉），在少数情况下，这两个分支还可以分别发自右肺动脉。继而游离、缝合结扎及切断右肺动脉上干。在游离动脉的过程中，有的右肺上静脉的尖段、前段分支恰好遮盖右肺上叶的前段动脉，遇此情况，在处理前段动脉时必须首先结扎和切断尖、前段静脉。为了处理右肺上叶后段动脉，应牵开横裂并剪开横裂根部的胸膜，钝性游离出右肺动脉下干（叶间动脉），沿动脉干再向上剥离少许，即可发现一支向后上走行的小动脉——右肺上叶后段动脉，将其缝合结扎、剪断。在处理右肺上叶后段动脉时，如果叶间裂有炎性粘连，可用小纱布球钝性分离或剪刀锐行剪开。当叶间裂分开后，再处理后段动脉。如叶间裂粘

连严重、分离困难，也可暂时不剥离叶间裂。可在切断右肺上叶的尖、前段动脉和右肺上叶静脉后，牵开右肺上叶的尖、前段，沿右肺动脉上干的近心侧残端，则易于找到右肺动脉下干，再紧贴右肺动脉下干的前壁向其远心侧剥离，以显露后段动脉；或者进一步在切断右肺上叶支气管之后，提起上叶支气管的远心侧断端，向后下方牵开右肺上叶，沿右肺动脉下干剥离，显露后段动脉，当缝扎、切断后段动脉以后，再边牵拉右肺上叶支气管的远心侧断端，边剪开粘连的肺裂，以完成右肺上叶的切除。

2. 显露切断右肺上叶静脉　右肺上静脉位于右肺根的最前方和右肺动脉的前下方，向后牵开右肺上叶，以小纱布球钝性剥离右肺根前面的胸膜下结缔组织，即可显露右肺上静脉总干及其分支——右肺上叶尖段、前段静脉和右肺上叶前段下方的下静脉。将这三条静脉缝扎剪断后，方可看见右肺上叶的后段静脉由深层汇入右肺上静脉。后段静脉较短，需向肺侧将其再分离出一段，然后予以缝扎、切断。在处理右肺上叶静脉时，千万注意不能损伤汇入右肺上静脉最下方的中叶静脉。

3. 显露切断支气管　右肺上叶支气管位于右肺上叶动脉（右肺动脉上干）的后方。向后牵开右肺上叶，从肺根前面找到右肺上叶支气管，并剥开其周围的纤维结缔组织。然后，剪开右肺上叶上方及后方的脏胸膜及胸膜下的结缔组织，进一步暴露右肺上叶支气管，在右肺上叶支气管与其肺段支气管相交处夹以气管钳，于钳的内侧切断，缝合右肺上叶支气管。为使余下的中、下肺叶上移、膨胀，以充填上叶切除后遗留的残腔，尚需切断并游离肺下韧带（图12-28）。

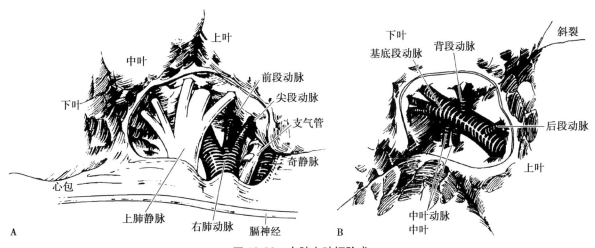

图 12-28　右肺上叶切除术

二、右肺中叶切除术

1. 显露切断中叶动脉 首先分离叶间粘连，使右肺中叶松解，并将其牵向前上方，向后下方牵开右肺下叶，于上、中、下三叶相交处，也即斜裂与水平裂的交汇点，剪开斜裂底部的胸膜。以小纱球钝性剥离胸膜下结缔组织，以暴露右肺动脉下干，纵行剪开动脉鞘，在鞘内剥离鞘与动脉壁间的疏松组织。在剥离过程中，可发现右肺动脉下干向前发出的一支或两支中叶动脉和向后发出的右肺下叶背段动脉。将中叶动脉游离，缝扎切断。

2. 显露切断右肺中叶静脉 向后牵开右肺，切开右肺根前下方的胸膜，钝性剥离，显露右肺上静脉。中叶静脉为右肺上静脉最下方的一个分支，辨认清楚后，予以游离并缝扎切断。

3. 显露切断右肺中叶支气管 中叶支气管位于中叶静脉的深面和中叶动脉的下内侧。切断中叶动、静脉以后，用手提起中叶，在中叶根部摸到中叶支气管时，再钝性剥离中叶支气管周围的结缔组织。于中叶支气管的根部夹以气管钳，于近心侧切断支气管，并缝合其断端（图12-29）。

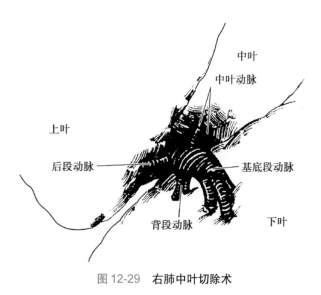

上叶

后段动脉

中叶

中叶动脉

基底段动脉

背段动脉

下叶

图 12-29　右肺中叶切除术

三、右肺下叶切除术

1. 显露切断右肺下叶动脉 在右肺斜裂发育完全的情况下，右肺下叶动脉位于斜裂底部。牵开斜裂，剪开斜裂底部的胸膜，钳夹提起胸膜边缘，以小纱布球钝性剥离胸膜下组织，显露右肺下叶动脉，剪开动脉鞘，于鞘内进行剥离。随后即可看到发自右肺动脉组织，显露右肺下叶动脉。剪

开动脉鞘，于鞘内进行剥离。随后，即可看到发自右肺动脉下干前缘的中叶动脉以及与中叶动脉在同一平面而呈相反方向走行的右肺下叶背段动脉。再沿右肺动脉下干继续向远心侧剥离，进一步暴露右肺下叶基底段动脉。在不损伤右肺中叶动脉的前提下，分别缝扎、切断右肺下叶背段动脉及基底段动脉。

2. 显露切断中肺下静脉 将右肺下叶向前上方拉开，以显露肺根下部的肺下韧带。用两把长止血钳夹住肺下韧带，于两钳间剪断并予以结扎。自此剪断处，向上钝性或锐性剥离肺下韧带，直至右肺下静脉的下缘为止。然后，在肺根前面用手指或止血钳游离右肺下静脉干及其两个分支（下叶背段静脉和基底段静脉）。以 7 号线先结扎右肺下静脉的分支，后结扎静脉主干。另外，在距主干结扎线的远心侧 3mm 处，还需用细圆针 4 号线贯穿缝扎。最后用长止血钳紧靠肺侧分别钳夹右肺下静脉的两个分支，紧靠止血钳或结扎线，于近心侧剪断下肺静脉，并注意缝扎肺侧的静脉断端。

3. 显露切断右肺下叶支气管 在游离、切断右肺下叶动脉时，就曾看到位于动脉后面的右肺下叶支气管。故当牵开斜裂后，易于找到右肺下叶支气管。剥离支气管的两侧及后面，再游离出由其分出的背段支气管。为了保护中叶支气管免受损伤，尚需剥离出部分中叶支气管，在中叶支气管起始部下方 0.5～1cm 处，即在右下叶背段支气管与基底段支气管的相交处，夹以气管钳。如右肺下叶背段支气管与中叶支气管同高，为了不损伤中叶支气管，则须分别夹住右肺下叶背段支气管与基底段支气管。然后，请麻醉师加压鼓肺，经证实右肺上、中两叶膨胀良好时，再于近心侧切断支气管并缝合其断端。在右肺斜裂发育不全或斜裂粘连闭锁的情况下，可将右肺拉向前方，在肺根后面切开脏胸膜，沿右肺上叶支气管下方的中间支气管向下剥离，以显露右肺下叶背段支气管，如背段支气管被背段静脉遮盖时，则应先缝扎、切断背段静脉或进一步缝扎、切断右肺下静脉，然后处理支气管。由于右肺下叶支气管位于右肺下叶动脉的后内方，为了便于游离支气管和防止损伤右肺下叶动脉，应先游离出右肺下叶背段支气管，并夹以两把直角钳，于两钳间切断。然后，再借背段支气管近心侧的直角钳提起右肺下叶支气管，在下叶支气管与右肺下叶动脉之间进行剥离，直至完全游离出下叶支气管并显露中叶支气管为止。

在中叶支气管下方夹以气管钳，切断右肺下叶基底段支气管，缝合其近心侧断端，然后再处理右肺下叶背段支气管的近心侧断端。继而游离、缝扎并切断右肺下叶动脉。剪开肺下韧带后提起夹在右肺下叶支气管远心侧断端的气管钳，边牵拉边撕脱边剪开不全肺裂的粘连），直至切除右肺下叶（图12-30）。

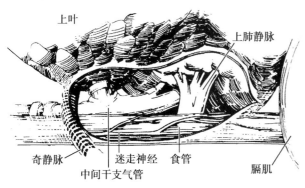

图12-30　右肺下叶切除术

四、左肺上叶切除术

1. 显露切断左肺上叶动脉　一般由左肺动脉向左肺上叶发出4～6支动脉，其分支情况与右肺上叶相比，变异较多，因此行左肺上叶切除时，应将左肺动脉向左上叶发出的所有分支，都予以缝扎、切断。将左肺上叶向下、后牵开，以剪刀剪开左肺根前、上部的纵隔胸膜。钝性剥离胸膜切缘下的结缔组织，显露出左肺动脉干及其前下方的左肺上静脉和左肺上静脉最上方的分支。沿左肺动脉干向肺侧做钝性剥离，并向下方推开左肺上静脉的尖后段静脉，此时，可见由左肺动脉前面发出的前段动脉，前段动脉斜向前外方且在尖后段静脉的深面走行，缝扎并切断前段动脉。然后将肺上叶尖部向前、下方牵开，沿左肺动脉干向后剥离，此时可见尖后段动脉由其上缘发出，再进一步向肺侧分离尖后段动脉后即进入斜裂，须将左肺上叶向前牵开，左肺下叶向后方牵开，剪开左肺根后上部及斜裂底部的脏胸膜，剥离并显露左肺动脉干。常可看到由左肺动脉干后缘发出的下叶背段动脉，以及由左肺动脉前缘发出的与背段动脉同高或稍高（或稍低些）的1支或2支舌段动脉。此外，于舌段动脉上方还可见一支后段动脉升支或一支前段动脉升支自左肺动脉的前缘发出。总之，对所有的由左肺动脉向上叶发出的分支，均应一一缝合结扎，然后切断。

2. 显露切断左肺上静脉　向后方牵开左肺上叶，将先前已切开的左肺根前面的纵隔胸膜切口向下稍作延长，以小纱布球钝性分离胸膜下疏松的结缔组织，即可显露左肺上静脉，游离左肺上静脉及其各分支，分别以4号线缝扎后，予以切断。

3. 显露切断左肺上叶支气管　左肺上叶的动、静脉处理以后，仅余左肺上叶支气管与肺根相连。将左肺上叶向前方牵开，从肺根后面稍向后推移左肺动脉干，即可显露左肺上叶支气管，剥离其周围的结缔组织后，再将左肺上叶向后方牵开，从肺根前面剥离左肺上叶支气管周围的结缔组织。最后，确认位于支气管后上方的肺动脉干被推开时，在左肺上叶支气管起始部夹以气管钳。同时加压膨胀肺叶，经证实左肺下叶支气管畅通无阻时，切断左肺上叶支气管，并妥善缝合其断端。切除左肺上叶以后，为使左肺下叶上移，以利填充术后残腔，常规切断左肺下韧带。另外，胸顶部需再增加一个引流管闭式引流（图12-31）。

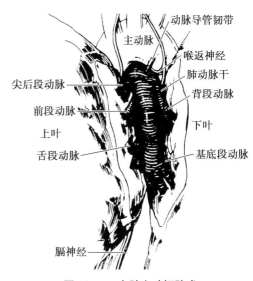

图12-31　左肺上叶切除术

五、左肺下叶切除术

1. 显露切断左肺下叶动脉　在左肺斜裂发育完全的情况下，左肺下叶动脉即位于斜裂底部。将左肺上叶压向前内方，将左肺下叶牵向后方，充分暴露斜裂间隙。在斜裂中、外1/3交点处，以小纱球向肺根方向剥离，逐渐分离出左肺动脉叶间段。剪开其纤维鞘膜，于鞘内进行分离，随后即可看到自肺动脉前缘发出的左肺上叶舌段动脉，以及与舌段动脉同高或稍高并呈相反方向发出的肺下叶背段动脉。再沿左肺下叶动脉继续向远心侧剥离，进一步显露并游离左肺下叶基底段动脉，在保护舌段动脉不受损伤的情况下，分别缝扎、切断左肺上叶背段及基底段动脉。

2. 显露切断左肺下叶静脉 将左肺下叶牵向上方，分离切断左下肺韧带，解剖游离左下肺静脉，予以常规结扎、切断，近心端加做贯穿缝扎，以策安全。具体方法同右下肺静脉的处理。

3. 显露切断左肺下叶支气管 在显露、切断左肺下叶动脉的同时，会看到位于动脉后内侧的左肺下叶支气管。牵开斜裂，于左肺下叶支气管前面游离其周围的纤维结缔组织，并游离出由左肺下叶支气管向后分出的背段支气管，接着，将肺下叶向前外牵开，剪开肺根后面的脏胸膜，再从后面游离左肺下叶支气管及其背段支气管，再牵开斜裂，沿下叶支气管继续向上游离，直到左肺上叶支气管的起始部，在左肺上叶支气管起始部的下方，用气管钳夹住左肺下叶支气管。请麻醉师加压鼓肺，经证实左肺上叶膨胀良好后，于气管钳近心侧切断支气管并缝合近心侧断端。在左肺斜裂发育不全或粘连闭锁的情况下，同于切除右肺下叶的具体方法，可参照右肺下叶切除术的原则进行。

六、全肺切除术

（一）右全肺切除术

1. 肺门解剖 全肺切除一般取后外侧标准剖胸切口，切除第 5 肋骨经肋床或经第 5 肋间进胸。进入胸腔后，首先剥离胸膜粘连，检查病变的大小、性质、部位、范围以及肺根的活动度，并明确病变与周围邻近器官的关系。向后方牵开右肺，于右膈神经后 0.5～1cm 处，自奇静脉稍下方开始，直至肺根下部，纵行剪开右肺根前面的纵隔胸膜，用小纱布球向内、外两侧剥离胸膜及其下方的纤维结缔组织，此时则可看到肺根部最前面的右肺上静脉及其后上方的右肺动脉。

2. 显露切断右肺动脉 为了显露右肺动脉，应先游离右肺上静脉及其最上方的分支（尖前段静脉），在游离右肺上静脉干的后面时，注意勿损伤位于其深面的右肺动脉下干，向下方牵开右肺上静脉，结扎加缝扎，切断右肺上静脉的尖段及前段静脉，然后沿右肺动脉以小纱布球向内剥离至上腔静脉的外缘，向外剥离其邻近的肺组织，以便充分显露右肺动脉主干及其上、下干的前面。然后小心剪开血管鞘，在血管鞘与动脉壁之间剥离动脉的上、下壁及后壁。当后壁基本游离时，可用小直角

钳与动脉血管的纵轴平行，并轻轻地做试探性剥离，以免损伤后壁。当直角钳顺利穿过血管后壁的疏松组织时，可适当扩大分离范围达 1～1.5cm，然后照"五重结扎法"妥善处理并切断右肺动脉。

3. 显露切断肺上、下静脉 将右肺上、中叶组织牵向后方，在处理右肺动脉时，右肺上静脉即已基本显露。于右肺动脉的下方，很容易找到宽而扁的右肺上静脉主干。将主干及其分支充分游离，常规结扎处理，为防止结扎线滑脱造成大出血，距近心端结扎线的远侧 0.3～0.5cm，必须常规用 4 号线贯穿缝扎，然后于两结扎线之间钳夹切断右肺上静脉。为了安全起见，两断端再分别以 7 号线单纯结扎一道。为了处理肺下静脉，需将肺下叶组织翻向前方，显露肺根背侧组织，分离切断右下肺韧带，直至肺下静脉下缘为止。在右肺下叶气管下缘的淋巴与肺下静脉下淋巴结之间，游离出肺下静脉主干及其肺侧的两个分支一段与基底段静脉支，按常规方法结扎加缝扎，尔后切断右肺下静脉。

4. 显露切断支气管 在结扎、切断肺根部血管后，再向前下方牵开右肺上叶，即可在肺根后面显露右肺主支气管，在奇静脉弓与肺根间剪开胸膜，沿主支气管剥离其后面及上、下两侧的结缔组织。然后向后方牵开肺上叶，剥离主支气管前面的结缔组织，于主支气管预切线的近心端两侧各缝一针牵引线，在预切线的远端靠近肺组织以大直角钳夹闭，然后切断主支气管，移去右肺。如有支气管动脉出血，可缝扎止血。主支气管断端以细丝线间断缝合，并于该层缝线的近侧作减张缝合。经水试验不漏气后，用邻近的纵隔胸膜片包埋右主支气管残端。温热盐水冲洗胸腔后，注入抗结核药物链霉素 2.0g、异烟肼 0.3g 以及适量抗生素，于腋后线第 8 或第 9 肋间置胸腔引流（暂夹闭），然后逐层关胸（图 12-32）。

（二）左全肺切除术

1. 肺门解剖 左全肺切除与右全肺切除一样，一般取后外侧标准剖胸切口，切除第 5 肋骨经肋床或经第 5 肋间进胸。进入胸腔后，首先剥离胸膜粘连，检查并核实病变的性质、大小、部位、范围和肺根的活动度以及与周围组织的关系。然后将左肺上叶尖部向下方牵开，于主动脉弓下方，左肺根的顶部及其前上方，在膈神经的后方切开纵隔胸膜，以小纱布球小心剥离胸膜切口及其下方的结缔组织，此时，则可看到左肺动脉干及其前下方的左肺上静脉的一部分（尖后段静脉）。

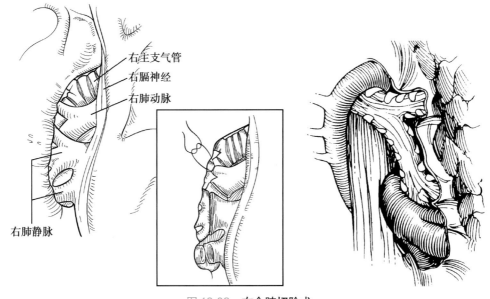

右主支气管
右膈神经
右肺动脉
右肺静脉

图 12-32　右全肺切除术

2. 显露切断左肺动脉　按照血管鞘下剥离动脉血管的原则，剪开左肺动脉血管鞘，以小纱布球细心游离左肺动脉干并于其近心侧绕以 10 号线。为了使切断后的左肺动脉干在其结扎线的远心侧留有一个较长的残端，尚应向左肺动脉的远心侧游离，显露其第一分支，结扎第一分支的远心侧，再用"五重结扎法"结扎加缝扎，尔后切断左肺动脉干。

3. 显露切断左肺上、下静脉　向后方牵开左肺上叶，向下延长左肺根前面已切开的纵隔胸膜切口。稍加剥离已剪开的胸膜下结缔组织，即可显露左肺上静脉。游离其主干及诸分支，按照"三重结扎法"两端结扎加近心侧缝扎，而后切断左肺上静脉。然后，将左肺下叶向前方牵开，于肺根后面显露，结扎加缝扎，而后切断左肺下静脉。关于其具体操作方法，可参看右全肺切除术中肺下静脉的处理。

4. 显露切断左主支气管　当游离、切断左肺动脉时，动脉后下方的左主支气管常可被部分显露出来。向前下方拉开左肺上叶，即可在肺根后面看见位于胸膜下的左主支气管。于主动脉和肺根之间剪开胸膜，沿左主支气管剥离其后面及上、下两侧的结缔组织，继之将肺上叶向后方牵开，锐性剥离左主支气管的前面，然后在主动脉弓下缘继续向左主支气管的近心侧剥离，注意不能损伤由迷走神经发出的喉返神经，尽量在靠近左主支气管的起始部，夹以大直角钳并切断之，移去左肺。关于切断左主支气管的具体操作，可参看右全肺切除术。

（三）心包内处理肺血管全肺切除术

少数肺结核患者肺内病变广泛而严重，如慢性纤维空洞型肺结核，肺根部严重粘连，解剖关系不清或变异较大，如盲目强行分离，可能导致致命性大出血。遇此情况，可经心包内处理肺血管。如此，一是游离肺血管比较容易，可延长肺血管的游离长度，增加安全系数；二是可提高切除率。具体方法：在膈神经前方 1cm 处纵行切开心包，于心包内游离，结扎加缝扎有关血管，如肺动脉干或肺上、下静脉，同时将大血管根部附近的心包组织连同病肺一并切除，然后疏松缝合心包，如果缺损较大，亦可不予缝合。总之，需要强调的是，缝合不可过紧，以免引起心脏受压（图 12-33）。

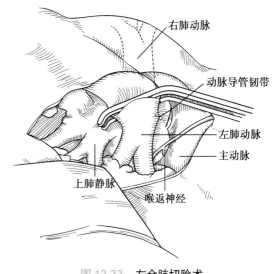

右肺动脉
动脉导管韧带
左肺动脉
主动脉
上肺静脉
喉返神经

图 12-33　左全肺切除术

七、肺段切除术及楔形切除术

1. 背段切除术 右、左下叶背段切除术类似，仅以右下叶背段切除为例叙述。

在斜裂和水平裂交界处剪开叶间胸膜及肺动脉鞘膜，解剖出右下叶背段动脉，结扎、切断。将下叶肺拉向前方，剪开下叶肺门后面的纵隔胸膜，显露下肺静脉，其最上一支为背段静脉，将其结扎、切断。在已切断的背段动脉后下方，解剖出背段支气管，先以直角钳夹住，请麻醉师轻轻胀肺，钳夹正确时，则见背段肺组织不张，其余肺段膨胀良好。若加压时间长，用力大，背段肺组织可因侧支呼吸而膨胀，但停止胀肺后，其他肺段即见萎陷，而背段肺组织因支气管已钳夹，气体不能排出，故仍呈膨胀状态。确认无误后，将背段支气管切断、缝合。提起下叶背段，用切割缝合器沿背段与基底段的界面将肺组织分离，移出下叶背段。钳夹背段支气管远端，将背段肺组织向上牵扯，有助于背段与基底段界面的辨认（图 12-34）。

2. 舌段切除术 在斜裂内剪开叶间胸膜及肺动脉鞘，显露舌段动脉，分别游离、切断。肺门前方解剖出上肺静脉，其最下支为舌段静脉，予以游离、切断。舌段支气管位于舌段动脉的后下方，将其游离、钳夹，胀肺证明无误后切断、缝合。牵拉舌段支气管的远端，辨认舌段与尖后段、前段之间的界面，用切割缝合器将两者分离，移出左肺上叶的舌段（图 12-35）。

3. 肺楔形切除术 肺楔形切除即切除包括病变在内的成三角形肺组织。探查确定病变部位后，在病变两侧 1～2cm 处，从周边向肺中心斜行，夹上两把长血管钳，两钳尖部相遇。切除两钳之间的楔形肺组织，在两血管钳的近侧，贯穿全层肺组织作褥式间断缝合。另一种方法是采用缝合器行 U 字形或 V 字形切除，U 字形切除可保证病变的近侧缘被彻底切除。新型的缝合器缝合与切割同时完成，效果极好。

4. 肺局部切除术 用钳子牵引起病变，以其为中心剪断周围肺组织，予以切除。出血处钳夹结扎止血。亦可用电刀或激光的方法，肺断面一般不出血、不漏气。

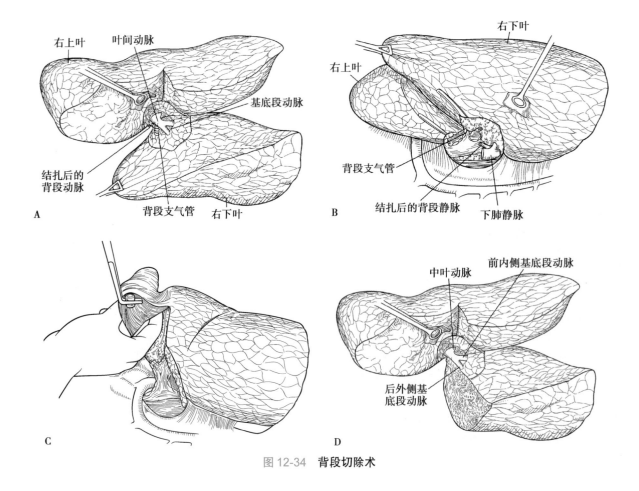

图 12-34 背段切除术

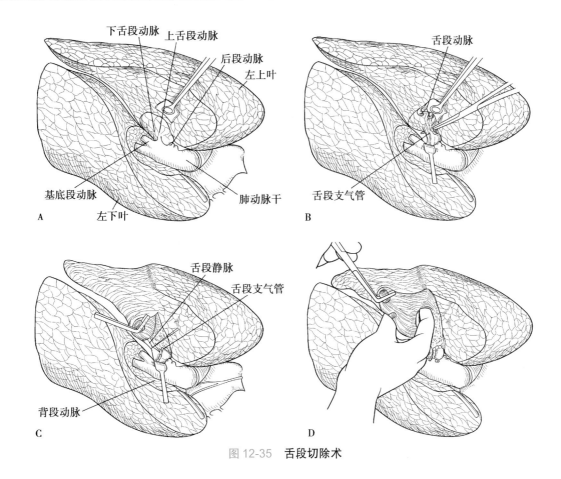

图 12-35 舌段切除术

八、支气管瘘修补术

1. 麻醉 首选双腔管气管内插管静脉复合麻醉。

2. 体位与切口 取侧卧位，患侧在上，行后外侧标准剖胸切口经肋床入路。

3. 手术步骤 切除第 5 或第 6 肋骨，循肋床入路进胸。麻醉师手控鼓肺，找到瘘口后，环形切开瘘口周围的纤维结缔组织，小心游离支气管，剪除残端，用无创伤 1-0 线间断缝合支气管。加压鼓肺无漏气后，以带蒂肌肉片再仔细包埋残端。彻底冲洗胸腔，认真止血，核对器械物品无误，置多孔导管做胸腔持续引流，关胸并依次缝合切口。

九、胸膜纤维板剥脱术

1. 麻醉 气管插管静脉复合全身麻醉。

2. 体位与切口 取侧卧位，患侧在上，行后外侧剖胸切口经肋床入路。

3. 手术步骤 切除第 5 或第 6 肋骨，有时因胸廓塌陷、肋间隙过窄，需同时切除第 5 和第 6 两根肋骨，经肋床进入胸膜外间隙。用手指沿胸内筋膜的内面钝性剥离增厚的胸膜壁层纤维板，也

就是脓腔的壁层。遇到粘连可改用锐性剥离，当切口上下剥离到一定范围后，安放自动肋骨牵开器以扩大显露，再继续逐次剥离，上达肺尖部及纵隔胸膜毗邻处时，纤维板较厚，须仔细辨认，小心剥离，以免损伤锁骨下血管。然后，越过胸膜返折区，达胸膜脏层的纤维层，即脓腔内壁时，应使用"花生米"（纱布拭子）或手指细心地钝性剥离。有时粘连不太紧密，偶可完整剥除纤维包束，这最为理想，即不污染胸膜腔又能得到彻底治疗。多数情况常因粘连而分破脓腔或需切开囊壁进行剥离。进入开放性脓腔后，需先吸净脓液，彻底刮除脓腔内壁的结核肉芽组织、干酪样坏死物质等，再继续进行剥离，遇到分界不清、增厚的纤维层与脏胸膜紧密粘连者，多表示系原发病灶所在处，可予以切除。也可将脏胸膜表面增厚的纤维层做十字形切开，直达脏胸膜。将切开的纤维板边缘，用组织钳提起，再用钝性或锐性方法分离，一定要找到分离平面，用蚕食法耐心地渐进性剪除脏层纤维板。胸膜剥脱的范围应做得广泛而彻底，包括叶间裂、膈面、纵隔及肺门等处的增厚纤维板或纤维性条索，使肺能充分复张。由于剥离面广泛，渗血通常较严重，可以大纱垫浸蘸含肾上腺素的温热盐水

热敷压迫，多可奏效。对于明显的活动性出血，常用电凝或缝扎止血。剥离如有小的漏气，同样可以大纱垫压迫扼制，但对于肺组织明显的撕裂伤，则需要认真缝合修补，术毕反复冲洗胸腔，揩净后再次检查有无出血处，如有则须认真止血，同时核对器械物品无误，胸内置入适量抗生素及抗结核药物后，放上、下两条多孔橡皮引流管，常规行胸腔闭式引流。继之关闭胸腔，依次缝合胸壁肌层、皮下组织及皮肤。

十、胸膜全肺切除术

1．全肺尤其是胸膜全肺切除术创伤大，渗血多，必须从严掌握手术适应证，不宜轻率应用。

2．术前必须认真进行全面检查，心脏功能要求正常，对侧肺要有足够的代偿能力，其他重要脏器如肝、肾等无明显器质性病变。

3．右全肺切除术较左侧更应严格。

4．术中对肺门解剖必须清楚，对大血管如术侧肺动脉干及上、下肺静脉的处理，应倍加小心，结扎加缝扎务必牢靠，以免发生致命性大出血。

5．主支气管残端必须妥善缝合，并用带蒂胸膜片严密包盖，以防发生支气管残端瘘。

6．全肺切除术后巨大残腔的处理至关重要恰当地应用胸腔引流可以调节纵隔的位置，膈神经压榨术或胸廓成形术对消灭术后残腔行之有效，但应区别不同情况采取相应措施。

7．常规应用有效广谱抗生素，以防胸腔内感染。

十一、胸廓成形术

经典的胸廓成形术是将与脓胸相应的肋骨以及增厚的胸壁组织切除，使胸壁肌肉及皮肤等软组织下陷，充填脓腔并达到最终消灭脓腔的目的，此手术即所谓薛德（Schede）手术。该手术创伤大，组织损伤严重，出血多，术后易造成胸廓塌陷畸形，脊柱侧弯，永久性胸壁软化和胸腹壁麻木感觉，这是其严重的缺点。为此，国内外学者又创造了多种改良式胸廓成形术的新术式，目前临床应用较广的是只切除脓胸表面相应肋骨及增厚的壁胸膜组织，保留肋骨骨膜、肋间肌、肋间血管及神经，3 个月后可有新生的肋骨产生，既能保证胸壁塌陷，消灭脓腔，又可避免永久性胸壁软化及肋间神经切断后的胸腹壁麻木感，容易被众多的结核性脓胸患者所接受。胸廓成形术可分为两种：保留增厚的壁胸膜纤维层者，称为胸膜外胸廓成形

术；切除增厚的壁胸膜纤维层者，称为胸膜内胸廓成形术。

1．胸膜外胸廓成形术 过去主要用于肺上叶结核性空洞，即通过切除上位几根肋骨但仍保留肋间组织使胸廓塌陷，促使病肺萎缩、肺内空洞闭合，加速病变的治愈。有时在肺切除后，为了避免余肺过度膨胀和纵隔移位，尽快消灭残腔并防止支气管残端瘘形成，需加做这一辅助性手术，目前更多的应用于慢性脓胸患者。病期较久、经保守治疗无效、合并活动性肺结核单纯结核性脓胸，最适合做胸膜外胸廓成形术。

手术步骤：患者取侧卧位，病侧在上，取后外侧标准切口入路。切开皮肤，皮下脂肪组织及肌层，显露脓腔中部表面的肋骨，一般先切除第5、第6肋骨。自胸膜外间隙逐渐剥离粘连及胸壁肌肉的附着点，使预切除的肋骨段充分暴露。遵循自上而下的原则，逐条切除上位六根肋骨，包括上位三根肋骨的软骨部以及部分胸椎横突。切除第1肋骨时，须在第2肋骨切除之后增加显露，且需格外谨慎小心，避免第1肋骨上面锁骨下血管及臂丛神经的损伤。一般先从第1肋的外下缘处起始剥离肋骨骨膜，右手握紧骨膜剥离器，左手示指在前方引导，防止用力过猛及滑脱，辨认清楚后，锐性剪断前斜角肌腱膜在第1肋骨中段内缘的附着点，仔细保护锁骨下血管等组织，将第1肋骨完全剥离，直视下予以切除。如此，对于保证胸顶部的完全塌陷，松解肺尖胸膜至关重要。上六肋切除后，视患者情况是否良好、能否耐受决定下部第7～10肋是同期切除还是分两期完成手术。由于该手术创伤大、出血多，一般以分期完成较稳妥。二期手术的时间一般以一期手术后3周施行为宜，间歇时间过长，则上部肋骨床可能硬化，影响塌陷效果。仍从原切口进入，并可酌情向下延长，切除顺序自上而下。

总之，切除肋骨的数目应根据脓腔的大小或病变的部位而定。一般要求须达脓腔下缘以下1～2肋，肋骨切除的长度，即前缘也应超过脓腔边缘2cm。后部多需切除脊椎横突，前端在上三肋应包括肋软骨，以下则须逐渐缩短，使之成"梯形"，以免引起严重的呼吸、循环障碍。一期手术若将第6肋骨切除，可将第7肋骨后半或肩胛骨下角切除一部以免肩胛角撞击第7肋骨。如病灶范围不大、患者能耐受，亦可一期完成手术，如前所述完成下部肋骨的切除。然后，将软化的胸壁软组

织层压向脓腔深处，置胸壁引流，逐层严密缝合切口。术毕需加压包扎胸壁3周，以使胸廓萎陷，消灭脓腔。胸膜外胸廓成形术对压缩肺和降低患者的死亡率较为满意，但有缺点，如需分期手术、术后畸形、肺功能损失较重等。

2. 胸膜内胸廓成形术　慢性结核性脓胸久治不愈，或合并支气管胸膜瘘存在，纵隔已固定，壁胸膜增厚变硬并有纤维板形成者，需行胸膜内胸廓成形术。

手术步骤：取侧卧位，循标准后外侧切口入路，切开皮肤、皮下组织、胸壁肌层，游离并切除第5、第6肋骨。经肋床试行胸穿证实脓腔后，即切开增厚的胸膜壁层进入脓腔，先吸尽脓液，彻底刮除脓腔内壁上的结核肉芽组织和干酪样物质。如有支气管胸膜瘘存在或血液倒流。仔细探查脓腔的大小和范围，决定需要切除肋骨的数目，按前述的要求及原则依次将诸肋骨一一切除。经探查如果第1肋骨已超出脓腔顶的范围，可予保留而不切除，如此可避免锁骨下血管及臂丛神经的损伤，反之，需切除而未予切除时，可因支架和牵拉作用影响塌陷效果。同样道理，后部有时需切除脊椎横突以便消灭脊柱旁沟的间隙，保证压陷的胸壁肌肉组织与脓腔内壁密切相贴，不得遗留"屋檐状"间隙，以防发生术后残腔，导致复发。然后，沿肋床逐个切开，在胸骨端切断并翻转肋间肌，切除壁层纤维板及结核肉芽组织，保留肋间肌，将脓腔底部肺表面的肉芽组织及脏层纤维板也尽量刮除或切除。如果脏层纤维板和肺表面粘连紧密，也不必过于勉强剥离，以免撕破肺组织，可以多个十字形切开增厚的脏胸膜，以使肺得以膨胀。脓腔清理后以温盐水反复冲洗，揩净，按顺序将肋间肌排列填塞于脓腔底部，缝合固定。放置抗生素及抗结核药物，安放烟卷引流或带有多数侧孔的细乳胶引流管，缝合胸壁肌肉及切口，加压包扎胸部4～6周。如患者情况不佳或全侧脓胸，最好手术分期进行，左侧全胸廓成形术应注意保护心脏，即前部肋软骨尽可能多予保留，防止受压过剧而影响心脏功能。

十二、肺楔形切除术

1. 切口　麻醉一般采用常规插双腔管、单肺通气并置于健侧卧位。肺楔形切除术没有标准切口，选择哪种切口取决于病灶的部位、大小、数目和手术目的。以剖胸活检为目的，可能中转为肺叶切除术的病灶一般取后外侧标准切口；体积较大、位于上叶后段和外基底段的病灶，也以后外侧切口为宜；位于上叶尖前段、舌段、右肺中叶和前内基底段的病灶可采用前外侧切口；直径<2.0cm、单发性的小病灶也可运用局部肋间小切口完成手术。

2. 手术方式　进胸后先对全肺进行探查，通过扣诊确定病灶部位和深度，用手指将病灶固定并将肺表面轻轻提起，将正常肺组织向四周对抗推离，使病灶向肺表面微微隆起，切割缘距病灶有1～1.5cm的间距。传统切割方法使用血管钳直接钳夹肺实质，于钳子内侧切下病灶，V形切除往往不能保证病灶最大横径处有足够切缘，健肺组织可能损失较多，以U形切除更为合理。较大的病灶需要多次钳夹，肺断面采用褥式交锁缝合，针距1.0cm左右。楔形切除还可采用专用的肺裂切割器，直接将病灶楔形切下，不仅操作快捷，止血止漏效果亦更加可靠（图12-36）。

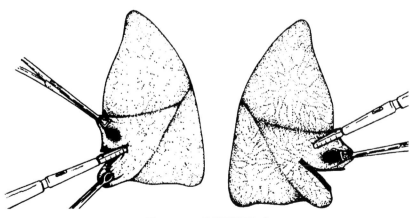

图12-36　肺楔形切除术

（宋言峥　刘建雄　薛宗锡　韦　鸣　廖　勇　冯剑雄）

第七节 常见类型肺结核的外科治疗

结核分枝杆菌属于放线菌目，分枝杆菌科的分枝杆菌属，为有致病力的耐酸菌。主要分为人、牛、鸟、鼠等型。对人有致病性者主要是人型菌，牛型菌少有感染。结核分枝杆菌对药物的耐药性，可由菌群中先天耐药菌发展而形成，也可由于在人体中单独使用一种抗结核药而较快产生对该药的耐药性，即获得耐药菌。耐药菌可造成治疗上的困难，影响疗效。

药物治疗的主要作用在于缩短传染期、降低死亡率、感染率及患病率，对于每个具体患者，则为达到临床及生物学治愈的主要措施。合理化治疗是指对活动性结核病坚持早期、联合、适量、规律和全程使用敏感药物的原则。①早期治疗：一旦发现和确诊后，立即给药治疗；②联合：根据病情及抗结核药的作用特点，联合 2 种以上药物，以增强与确保疗效；③适量：根据不同病情及不同个体规定不同给药剂量；④规律：患者必须严格按照治疗方案规定的用药方法，有规律地坚持治疗，不可随意更改方案或无故随意停药，亦不可随意间断用药；⑤全程：指患者必须按照方案所定的疗程坚持治满疗程，短程通常为 6～9 个月。一般而言，初治患者按照上述原则规范治疗，疗效高达 98%，复发率低于 2%。

外科手术已较少应用于肺结核治疗。对大于 3cm 的结核球与肺癌难以鉴别时，复治的单侧纤维厚壁空洞、长期内科治疗未能使痰菌转阴者，或单侧的毁损肺伴支气管扩张、已丧失功能并有反复咯血或继发感染者，可作肺叶或全肺切除。结核性脓胸和 / 或支气管胸膜瘘经内科治疗无效且伴同侧活动性肺结核时，宜作肺叶 - 胸膜切除术。手术治疗禁忌证：支气管黏膜活动性结核病变而又不在切除范围内者；全身情况差或有明显心、肺、肝、肾功能不全。只有药物治疗失败无效时，才考虑手术。手术前后患者无例外也要应用抗结核药。1993 年，我国胸外科在肺结核、肺癌外科手术适应证学术研讨会上，提出肺结核手术适应证：①空洞性肺结核：经抗结核药物初治和复治规则治疗（约 18 个月），空洞无明显变化或增大，痰菌阳性者，尤其是结核分枝杆菌耐药的病例；如反复咯血、继发感染（包括真菌感染）等，药物治疗无效者；不能排除癌性空洞者；非典型分枝杆菌，肺空洞化疗效果

不佳或高度者。②结核球：结核球经规则抗结核治疗 18 个月，痰菌阳性，咯血者；结核球不能除外肺癌者；结核球直径 >3cm，规则化疗下无变化，为相对手术适应证。③毁损肺：经规则抗结核治疗仍有排菌、咯血及继发感染者。④肺门纵隔淋巴结结核：经规则抗结核治疗，病灶扩大者；病灶压迫气管、支气管引起严重呼吸困难者；病灶穿破气管、支气管引起肺不张、干酪性肺炎，内科治疗无效者；不能排除纵隔肿瘤者。⑤大咯血急诊：24 小时咯血量 >600ml，经内科治疗无效者；出血部位明确；心肺功能和全身情况许可；反复大咯血，曾出现过窒息、窒息先兆或低血压、休克者。⑥自发性气胸：气胸多次发作（2～3 次以上）者；胸腔闭式引流 2 周以上仍继续漏气者；液气胸有早期感染迹象者；血气胸经胸腔闭式引流后肺未复张者；气胸侧合并明显肺大疱者；一侧及对侧有气胸史者应及早手术。

一、干酪性肺炎的外科治疗

（一）概述

干酪性肺炎（caseous pneumonia）是一种最严重类型的肺结核，发展迅猛，干酪性肺炎患者起病急骤，发展迅猛，以往有"奔马痨"之称，在结核病的化疗时代以前为"不治之症"，但现今已罕见。

（二）发病机制

干酪性肺炎（图 12-37）是浸润型肺结核的一种特殊类型，其主要发病原因是内源性病灶复发，外源性重感染较少。初染后遗留下来已静止的原发病灶内，或原发感染后经淋巴—血行播散和支气管播散所遗留下来的静止病灶内，都可有活的结核分枝杆菌存在。由于疼痛、过度疲劳、营养不良、妊娠和分娩等因素，使机体免疫力减低，静止病灶内的结核分枝杆菌再度活动，开始生长、繁殖，导致病灶复发。

浸润型肺结核的病变多位于肺上叶或下叶背段，开始呈炎性浸润，中心有干酪坏死，有渗出性的病灶周围炎。依机体的免疫力和变态反应、细菌数量和毒力的不同，所致病变范围和病理生理改变及病变表现和发展结局也各有不同。病变可通过吸收、消散、纤维化、钙化而愈合；也可因病灶融合扩大、干酪坏死、空洞形成和支气管播散而恶化。

只有当机体抵抗力特别低下、变态反应增高的情况下，或感染菌量特别多、机体对菌特别敏感

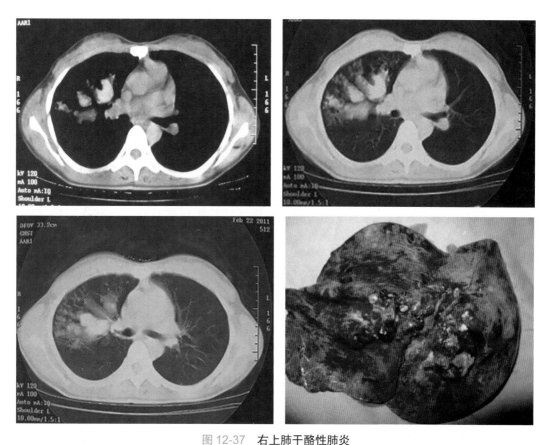

图 12-37　右上肺干酪性肺炎

可见右上肺野点状、块状、条索状密度不均、大小不等的阴影，纵隔窗显示有些已钙化，有些呈浸润性表现。

的情况下，带有大量结核分枝杆菌的干酪物质进入肺内才会发生干酪性肺炎。其形成原因为支气管、纵隔淋巴结结核穿破溃入气管或支气管，带有大量结核分枝杆菌的干酪物质被吸入肺内；空洞排出带有大量结核分枝杆菌的干酪物质，造成支气管播散；肺内渗出病变迅速发生干酪坏死，坏死灶相互融合，形成大叶或小叶干酪性肺炎。后者常是前者的支气管播散灶，开始时为渗出性病变，但很快发生干酪性坏死，形成空洞。

（三）临床表现

1. 症状和体征　病者有严重的结核中毒症状，发热显著，可出现寒热，体温达 39～40℃，可呈稽留热或弛张热。体温下降时伴有大量出汗，其他全身及局部症状表现亦更严重，可有咳嗽、咳痰、胸痛、呼吸困难、痰中带血等，如干酪病变呈大叶范围或并发肺不张，查体时可见患者呼吸困难、发绀和鼻翼扇动，胸部可有肺实变的体征，胸部叩诊浊音或实音，听诊可闻及支气管呼吸音及湿啰音。

2. X 线表现　为大叶分布的密度不均的阴影，其中有单个或多个不规则的透明区，呈所谓"无壁空洞"。最常发生的部位是右肺上叶。同侧或对侧肺下部常有小叶分布、高密度、絮团状阴影，即小叶干酪性肺炎。

3. 实验室检查和结核菌素试验　干酪性肺炎患者特别是合并感染者，白细胞总数和中性粒细胞都有明显增加，病变进展时，红细胞沉降率明显加快；病灶吸收好转时，红细胞沉降率又可正常。干酪性肺炎患者在痰内易查到结核分枝杆菌，结核菌素试验一般为强阳性或阳性。

（四）诊断及鉴别诊断

依据临床表现、X 线特征及痰结核分枝杆菌结果，干酪性肺炎的诊断一般不困难，但临床上也常遇到需与干酪性肺炎鉴别的疾病。

干酪性肺炎与一般肺炎的鉴别：

1. 大叶分布的干酪性肺炎须与可形成空洞的坏死性肺炎如金黄色葡萄球菌肺炎和克雷伯菌肺炎相鉴别；在空洞出现之前须与肺炎链球菌肺炎鉴别。金黄色葡萄球菌肺炎常见于婴幼儿，也见于成人，患者突然发生寒战、高热、咳嗽、咳脓性或血性痰、进行性呼吸困难、发绀和胸痛，X 线表现为一个节段或一个肺叶的实变，有时可为小叶样浸润。浸润中带有一个或多个透明区，在成人多为脓肿，也可形成气囊。痰培养 24 小时有大量或纯培养的金黄色葡萄球菌生长，白细胞计数可正常或明显增高。抗感染治疗有效。干酪性肺炎与一般细菌性肺炎相比，病势更为凶猛，一般抗菌治疗无效，痰中容易找到结核分枝杆菌。

2．小叶性干酪性肺炎须与一般支气管肺炎相鉴别　支气管肺炎多发于幼儿及老年人，病理改变为肺的小叶性炎症。病变由支气管开始，延及肺泡及肺间质。患者发病较急，有发热、咳嗽、吐泡沫痰或黏液性脓性痰、胸痛、气短等症状。双肺下部可闻及湿啰音，白细胞总数明显增高伴核左移。X 线表现为沿肺纹理分布的小片状或点状阴影，边缘模糊，中心密度较高，可融合成大片状阴影，多分布于两肺中、下野，以内中带多见，痰中可找到肺炎双球菌、葡萄球菌等致病菌。抗生素及磺胺药治疗有效。

3．干酪性肺炎合并肺不张与肺癌并发肺不张的鉴别

（1）肺结核病变先侵犯肺部，逐渐累及支气管内膜，引起内膜慢性炎症，致管腔变窄，通气不良加上肺部结核性纤维组织收缩而引起肺不张。肺癌是原发于支气管或细支气管上皮的癌变浸润管壁，向管腔内外生长，引起支气管狭窄和阻塞，肺内气体吸收而发生肺不张。

（2）肺结核并发肺不张的病程较长，一般在 1 年以上，甚至超过 10 年。肺结核引起肺不张的 X 线特点：①病变可累及双侧肺，常见多叶多段性肺不张，全肺不张很少见。②气管明显移位，肺门上提，肋间隙明显缩窄，膈肌上升均多见，因为肺结核引起肺不张除支气管狭窄、通气障碍致肺泡萎陷外，更兼有肺纤维化病变和胸膜粘连的牵引。③肺不张的密度常不均匀，肺不张下缘常不清晰。由于肺部常先有空洞病变，病灶播散渐累及引流支气管，引起肺不张，故其肺不张中常有空洞。纤维支气管镜检查发现肺不张所在的支气管腔有不同程度的黏膜肥厚、狭窄，呈慢性炎症改变。痰结核分枝杆菌检查可能阳性，结核菌素试验多呈强阳性或阳性。

（3）肺癌引起的肺不张多在 50 岁以上，并发肺不张的病程短，多发生于起病后 2～4 个月，很少超过 1 年。肺癌引起肺不张的 X 线特点是：①病变多位于一侧肺，双侧少见，肺不张也多为单处，很少引起多肺叶多肺段不张，但引起主支气管阻塞导致全肺不张者较多。②纵隔向不张侧移位，同侧肺门上提，肋间隙明显缩窄，横膈上升等征象均少见。③肺不张的密度较均匀，边缘清晰，少有空洞，外周无播散病灶。靠近肺门的肿块和并发的肿大淋巴结阴影较浓，随病程延长，肿块逐渐增大，上缘不清，并有短毛刺。右上叶不张者，下缘呈倒 S 征；左上叶不张者，下缘可呈 S 征。④有大量胸腔积液：如果纵隔向该侧移位，或移位不明显，说明该侧有肺不张存在，往往是肺癌的指征。纤维支气管镜检查可见气管、主支气管，叶段支气管被结节状或菜花样结节状新生物堵塞，触之易出血，有的可见管腔变形、狭窄。通过纤维支气管镜作细胞学检查或活检多可以确诊。

4．治疗　自从结核病有了特殊抗菌疗法，干酪性肺炎的预后已大有改善，抗结核药物疗法成为干酪性肺炎主要治疗方法，外科手术为辅助疗法。

（1）内科治疗：干酪性肺炎一经确诊，即应给予抗结核药物治疗。根据 1991 年卫生部卫生防疫司审定、颁布的肺结核统一化疗方案（详见第八章），可选用链霉素、异烟肼、利福平、吡嗪酰胺、乙胺丁醇等 4～5 种进行强化治疗。抗结核药物的应用应遵循"早期、联合、全程、规律、适量"的原则。干酪性肺炎患者如能坚持全程合理的抗结核药物治疗，绝大多数能临床治愈。

干酪性肺炎患者由于中毒症状严重，可考虑配合适量肾上腺皮质激素治疗，肾上腺皮质激素不能加速痰结核分枝杆菌的阴转和空洞的闭合，但可以减轻中毒性症状，改善患者的全身情况，促进病情好转，减少后遗症。使用肾上腺皮质激素时应注意：①必须在有效抗结核药物的治疗下方可应用；②使用期限不宜过长，一般可用 3 周，第 4 周逐渐递减剂量；③合并高血压、糖尿病、消化性溃疡及肿瘤患者不宜使用；④注意不良反应和水、电解质平衡紊乱，防止低血钾和继发细菌感染。

干酪性肺炎患者由于病情进展快，病情严重，常迅速呈现恶病质状态，此时配合全身支持疗法和对症治疗也显得相当重要。因病变广泛，呼吸面积显著减少，严重缺氧，患者易发生心肺功能衰竭。出现心肺功能衰竭时，应按具体情况采取相应措施。

（2）外科手术治疗：

1）适应证：干酪性肺炎患者少数病例经过抗结核药物化疗控制后，如病变局限，可考虑手术切除治疗。具体包括：①大块的干酪性病变：因干酪性肺炎的病变成分主要是干酪性的，抗菌疗法仅

对其中可逆部分有效，大块的干酪性病变是不能吸收或被肉芽组织包围而纤维化的；②干酪性肺炎并发肺不张。手术治疗多选择肺叶切除手术。

2）禁忌证：①患者心肺或肝肾功能不全或伴有其他严重疾病者；②对侧肺有较广泛病变，术后可引起肺功能不全者。

二、结核性毁损肺的外科治疗

（一）概述

结核性毁损肺（destroyed lung）是指由于结核的反复感染引起一侧肺广泛性破坏性病变（纤维空洞或干酪空洞）、大量纤维干酪病灶、广泛性支气管扩张和/或支气管狭窄所致的肺不张、肺纤维化、病肺功能丧失，恢复的可能性很小，它是慢性纤维性空洞型肺结核的一种临床表现类型。对侧肺往往也有不同程度的播散灶，对肺功能影响较大，大部分患者的最大通气量和肺活量都低于预计值的 60%，属于重症肺结核。单靠抗结核治疗往往不能获得痊愈，多需要借助于外科手术治疗。

（二）发病机制及病理改变

结核性毁损肺（图 12-38）的形成与病程迁延、诊疗延误、机体免疫力低下、细菌毒力强、反复的支气管播散等因素有密切的关系。不规则地频繁更换药物，细菌产生耐药性。另外，因纤维干酪病灶局部血液供应差，且病灶中产生的化学反应及某些酶不利于药物对结核分枝杆菌的作用，所以干酪病灶中菌量多而又具耐药性，病灶对药物作用的选择性差，细菌繁殖活跃，肺内原有病灶扩大、加重，出现反复的支气管播散，使肺内其他部位又出现新的病灶。这些均是发生结核性毁损肺的主要原因。孕妇血中绒毛膜促性腺激素可促使黄体形成及加速结核灶的渗出扩展，并可影响组织的渗透性。这可能是结核性毁损肺女性多于男性的原因所在。肺结核的免疫反应是以细胞免疫为主的，重症肺结核由于 T 淋巴细胞增殖区功能受抑制或淋巴细胞功能不足，导致迟发性变态反应受抑制。但是，免疫功能低下是发生在毁损肺之前，还是由毁损肺引起的继发性免疫功能低下，有待于进一步的临床研究。左侧支气管细长，是多于右侧的原因。由于上述诸多原因的综合影响，肺内的结核病变不能有效地得到控制，发生干酪坏死，空洞形成；支气管内膜结核的发生，引起支气管狭窄或肺不张；炎性分泌物的潴留和纤维瘢痕的牵拉，从而破坏了细支气管的弹力纤维和软骨，发生支气管扩张；往往经常发生混合感染，引起肺纤维化，使病肺实变、体积缩小，呼吸功能丧

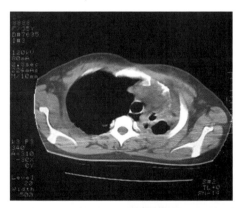

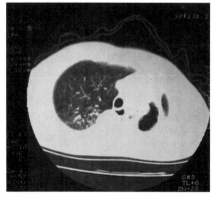

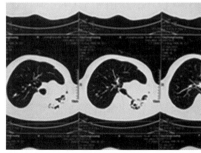

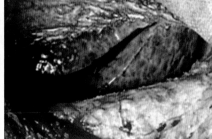

术中见肺组织质硬、实变，大量色素沉着　　从切除的肺支气管残端溢出白色的脓液

图 12-38　左侧毁损肺及切除标本术中表现

左侧全肺肺纹理消失，可见囊状条索状高密度阴影，肺组织破坏；术中发现左肺质地坚硬，颜色呈酱紫色，表面可见大小不等的结核结节；切下的标本可见白色脓液从残端溢出。

失。长期的反复感染，病灶又多位于肺的表面，波及壁胸膜形成瘢痕性粘连和胸膜肥厚，使气管和纵隔移向患侧，肋间隙变窄和胸廓下陷。由于结核性毁损肺病程较长，往往有多次支气管播散的发生，对侧肺可有稳定灶、渗出灶、空洞、干酪灶等不同类型和不同范围的病灶存在。

（三）临床表现

结核性毁损肺多发生在 22～64 岁，女性多于男性，左侧多于右侧。多有结核中毒症状如低热、乏力、消瘦、盗汗、贫血等。病史较长，往往有不规则的抗结核病史，或有过痰结核分枝杆菌阳性史，持续性咳嗽，有时会出现剧烈的刺激性咳嗽、咳痰，因病程中反复并感染，故可出现不同性质的痰液，痰液可呈黏液性、黏液脓性或黄色脓痰，咯血多为痰中带血或血痰，也可出现大咯血，并且有些患者仅以反复持续的咯血为症状，胸闷，气急，活动后明显加重，患侧胸痛多为慢性隐痛。

由于结核性毁损肺肺叶萎缩及实变，再加上胸膜的增厚收缩作用，可见病侧胸廓下陷，肋间隙变窄，呼吸运动缩小，气管向患侧偏移，肩及上肢可向病侧内倾。语颤增强，部分因较大支气管阻塞而出现语颤减弱，叩诊呈浊音，听诊患侧肺泡呼吸音消失或明显减低，可闻及管状呼吸音及干、湿啰音。大部分患者由于长期的慢性缺氧而出现杵状指（趾）。

（四）X 线表现

系列的胸部正侧位片可以发现病肺有不同类型的病灶存在，并且病灶逐渐增大，肺体积逐渐缩小，密度逐渐增高，纵隔逐渐移向患侧，同侧膈肌逐渐上提，对侧肺也可有不同类型的播散灶。晚期可见病侧胸廓变小，肋间隙变窄，胸膜肥厚；病肺体积明显缩小，密度增高，可见厚壁空洞，肺实变，钙化灶，肺尖部往往有大小不一的肺大疱影像；纵隔及气管向病灶侧移位，患侧膈肌抬高并有粘连，对侧肺可有新旧不同的播散灶或代偿性肺气肿的表现。在这里需要特别指出的是，系列的胸部正侧位片对诊断和治疗的选择具有重要的意义，对于对侧肺的病灶情况，X 线片不能充分显示者可行病灶断层及 CT 检查，往往能得到帮助。

（五）诊断及鉴别诊断

根据患者较长的肺结核病史，结合临床表现的咳嗽、咳痰、咯血、胸部体征及典型的 X 线表现、痰结核分枝杆菌阳性或者既往痰结核分枝杆菌阳性，均可确立诊断，在做出结核性毁损肺诊断的同时要注意与下述两种疾病鉴别，以便术前准备性治疗，这对减少和预防术后并发症及术中处理具有重要的意义。

1. 先天性多囊肺 只要注意询问病史和仔细阅读 X 线片不难鉴别，先天性多囊肺患者在婴幼儿时期往往有反复发作的肺部感染史或慢性支气管炎的症状。若不合并肺部感染一般无明显的症状，但发生肺部感染后，往往比一般患者为重，X 线表现为患肺为多数薄壁环形透光区。如为无数大小不等的薄壁环形透光区相互重叠，占据整侧肺，如蜂窝状，一般为肺囊肿，少数囊内可有较小的气液平面，胸廓变化及肋间隙变窄不明显。对侧肺正常，系列的胸部 X 线检查无变化，痰结核分枝杆菌多次检查阴性，PPD 试验多为阴性可资鉴别。

2. 支气管异物 支气管异物引起的肺广泛纤维化的 X 线表现酷似结核性毁损肺。但患者有明显的异物误吸史，并且误吸后有急性的呼吸困难、咯血或肺部感染的表现；对侧肺正常，异物阻塞主支气管的机会较少，只要注意询问病史不难鉴别。

（六）治疗

结核性毁损肺患者多有长期不规则的用药史，服用药物的种类较多，时间长短不一，往往有数种耐药的发生，再加上病侧肺失去功能，支气管阻塞，肺纤维化，引流不畅，血供不佳，有效的药物浓度不能到达病灶中，故保守治疗效果较差。并且，慢性消耗较重，长期病灶的存在有引起对侧肺反复播散的潜在危险性和混合感染的发生，从而加重病情；为了缩短疗程和获得治愈，往往需要行全肺切除术。

全肺切除术治疗结核性毁损肺的适应证：①孤立于一侧肺部的病变；②对侧有病灶但已稳定或钙化；③通气功能不低于 40%；④无明显的心肌损害或慢性肺心病、冠心病表现，肝肾功能基本正常；⑤年龄在 55 岁以下；⑥由于肺内出血或支气管阻塞，痰菌阴性不等于肺内病灶稳定，故无论痰结核分枝杆菌阴、阳，均是手术适应证，对于年龄较大、体质较弱、有心脏疾病和肺心病表现者，尽量避免手术。对于对侧肺有活动病灶存在者，要积极、正规、有效地抗结核治疗，待病灶消失或稳定后再考虑手术治疗。

1. 术前准备应充分 结核性毁损肺由于病程长，慢性消耗重，肺功能差，局部粘连重，手术创伤大，出血量多及术前往往有营养不良症和贫血的存在，再加上毁损肺常合并有混合性感染，术前准备的充分与否直接影响到手术效果及并发症的发生。故应着重处理好以下几个问题：①抗结核药物的应用：对于结核性毁损肺患者一定要做痰结核分枝杆菌培养和药物敏感试验，结合系列胸部 X 线片及胸部 CT、药疗情况、临床症状、体征和纤维支气管镜结果（包括活检针吸、肺泡灌洗等）作出病变活动与否的判断，并且合理配伍有效的新的化疗方案。对于单侧毁损肺，对侧肺无结核病变者，接受新的化疗方案治疗 1 个月，体温正常，红细胞沉降率稳定者即可选择手术治疗；对于合并有对侧病灶，但 3～4 个月的系列胸部 X 线片显示为稳定性病灶，可观察治疗 2 个月。②全身情况的改善：加强营养，必要时可多次少量输入新鲜血液和人体白蛋白、血浆制品等，提高机体的抵抗力也是不可忽视的。③抗生素的应用：由于结核性毁损肺多合并有混合性感染，为了减轻炎症反应及减少术后脓胸的发生率，术前 1 周可选择有效的抗生素静脉滴入和雾化吸入。这样会使患者术前痰量明显减少，肺的炎性充血、水肿减轻，有利于术中操作和减少出血量，对预防术后支气管胸膜瘘也有积极的作用。④肺功能和血气分析是必查项目，NLVV% 和 VC% 应在 40% 以上，$PaO_2 \geq 8.00kPa$（60mmHg），$PaCO_2 \leq 5.33kPa$（40mmHg）。⑤结核性毁损肺行全肺切除时，由于粘连重、分离困难及剥离面大、出血量多，故术前要有充分的思想准备，备好充足的血源，一般输血量在 1 500～2 400ml，最好选用新鲜血液，避免输入库存时间较长的血液。这样不会因输入大量的库存血引起凝血功能障碍而出现剥离面渗血不止或由于多发性多脏器的微小栓塞而引起多器官功能损害，甚至出现衰竭。近来，我们采用库存血的光量子充氧，使血液含量增加，降低血液的黏滞度，并且有扩容和抗休克作用，从而避免了库存血的缺点。经过大量的临床实践证明是行之有效的方法。⑥结核性毁损肺肺切除术后，心律失常并发症的发生率较高，原因不十分清楚，术前 3 天开始给以洋地黄化，一般用地高辛，对于预防心律失常的发生有较好的效果。

2. 手术操作要谨慎且有技巧 结核性毁损肺的肺底与横膈、肺尖与胸顶和上下叶间隙的纤维瘢痕粘连极紧，由于反复的混合感染发生引起胸膜肥厚，尤其在合并脓胸的情况下，胸膜极度肥厚，胸膜腔处于完全封闭状态，肺动脉分支和肺静脉因血管周围炎以及淋巴结钙化硬结，致使肺

门粘连也甚紧密，再加上由于纤维粘连牵拉致血管等器官解剖位置变异，给结核性毁损肺全肺切除术增添了分离难、出血多、手术时间长等诸多困难。另外，由于结核病变长时间对血管壁的侵蚀影响，分离血管时常使脆弱变薄的肺动、静脉损伤引起大出血的发生，均增加了毁损肺切除术的难度和危险性。然而，肺与纵隔胸膜粘连及肺动脉鞘膜与血管壁的粘连较疏松，可为纵隔胸膜外剥离具备分界线清楚的有利条件。手术中用纱带贯串提吊的立体式方法进行游离较安全、迅速，并且可以避免脓胸、空洞或病灶破裂而严重污染胸腔，防止损伤胸膜外的血管神经和食管，减少出血和便于止血以及缩短手术时间，具体操作步骤详述如下：

（1）肺静脉下贯串提吊法：此法用于分离肺底部与横膈、肋膈角和心膈角的粘连。进胸后，首先分离肺纵隔面的粘连，此处一般粘连较为疏松，若合并有脓胸粘连紧密不易分离时，可经纵隔胸膜外向下分离，越过心包膈神经，然后，在切口下向后侧胸壁和胸椎体作胸膜内或胸膜外剥离，若为左侧由于结核性毁损肺与降主动脉的粘连也比较疏松，可以越过胸膜进入胸膜腔，显露降主动脉，在保护好降主动脉的同时做向下的钝性分离，在肺下静脉下水平前后汇合贯串以纱带提吊，这样就比较清楚地显露出心包、肺下静脉和降主动脉的边缘。加以保护下沿肺的边缘即可迅速分离肺底与横膈心膈角和肋膈角的粘连。若为右侧，注意避免损伤食管及下腔静脉。

（2）主动脉弓上或奇静脉弓上贯串提吊法：此法吊以分离肺尖部与胸顶部的粘连。在切口以上沿后胸壁作胸膜外剥离达胸椎体。左侧手术时，利用已分离暴露的肺下静脉和降主动脉，沿降主动脉鞘膜外，以左手拇指保护主动脉，向上分离椎体、胸壁及后侧纵隔胸膜的纤维瘢痕粘连达主动脉弓部水平；再以右手中指在主动脉弓上向前方分离，左手沿纵隔面用示指和中指在主动脉弓上向后分离，两指相遇后即以纱条贯串提吊上叶，这样就清楚地显露出主动脉和肺动脉，沿肺缘迅速分离肺尖部的粘连。注意避免损伤胸廓内动脉及左无名静脉。右侧手术时，沿奇静脉弓用左手中指向上分离达奇静脉弓，右手中指在纵隔面在上腔静脉上分离，左、右中指汇合后以纱条贯串提吊上叶，肺尖部遂可被分离，特别适用于左肺动脉和总支气管的处理。

（3）肺血管手指分离法：由于结核性毁损肺的实变使肺的弹性丧失，再加上血管比较脆弱，不能用力牵拉肺，使肺门暴露较差，用此法可以避免血管的损伤造成大出血。在完全分离肺的粘连后，将肺门部纵隔胸膜切开，可在肺血管的鞘膜内于肺动脉、肺静脉在心包腔的水平，以手指掏出血管，特别适用于左肺动脉和总支气管的处理。

3. 其他术中注意事项 由于结核性毁损肺粘连严重、剥离面大、出血量多及手术时间长、创伤反应重，再加上术前慢性消耗重、体质差，心肺储备功能差，除按上述操作外，术中还应注意如下几个问题：①结核性毁损肺患者要等量输血，也就是估计失血多少，补充全血多少，避免过快或过多的晶体液输入来维持血容量。始终保持血压、心率在一个比较恒定的正常范围，切记不能让患者血压、心率大幅度的波动和长时间处于低血压状态，特别是年龄较大者，一旦发生，纠正相当困难，需要多输入一定量的液体才能使血压回升，这样使体内水分增多，有引起术后循环、呼吸及肾衰竭的危险。②在分离过程中动作要轻柔，显露要完全，止血要彻底牢固，剥离面要及时用热盐水纱垫填塞，尽量减少失血量。③切勿强调保存肺功能而勉强保留有病灶的部分肺段，以使术后发生脓胸和支气管胸膜瘘，这是有教训可鉴的。④支气管残端在间断缝合的或者吻合器切除的同时，一定要用胸膜或周围组织缝合覆盖残端，这对防止支气管胸膜瘘的发生是非常重要的。⑤结核性毁损肺的肺血管多较脆、薄，结扎时力量要适中，既不能脱，又不能用力过大使肺血管切割造成大出血。⑥结核性毁损肺粘连牵拉使胸内器官的解剖变异，对侧肺可以疝入，分离时要注意辨认，避免毗邻器官的损伤。⑦在分离时尽可能保证胸膜的完整性。⑧避免胸壁上残留粘连的肺组织，由于粘连处侧支循环非常丰富，并且是体循环，血管压力较高，无论是缝扎还是电凝止血都不可靠，关胸后，当胸腔恢复负压时，有造成术后胸腔内出血的可能性，也是一种污染源的存在。⑨术毕拔管前一定要抽吸干净呼吸道的分泌物，并且适当鼓肺，以避免术后对侧肺不张、肺部感染的发生，这对预防结核性毁损肺切除术后呼吸衰竭的发生具有积极的作用。

4. 术后处理 术后除一般性处理外，要保持呼吸道通畅，鼓励患者将痰液咳出，必要时可以气管内吸痰，及时处理心血管并发症，密切观察胸腔引流量及性质的变化。由于手术中剥离面较大，术后常有大量渗血，故一定要定时监测血红蛋白和红细胞压积、血压、脉搏和尿量的变化，若术后引流量多，并有休克征象出现者，应及时适量输血以保持一定的循环血容量，应用抗血纤维蛋白溶解作用的药物等予以防止急性循环衰竭的发生甚为重要。由于手术切除了一定量的肺组织，胸壁固定，膈肌运动受限，咳嗽无力，术后潴留在呼吸道的分泌物增多，以及麻醉药物抑制呼吸作用等原因，术后早期多有肺泡通气不足，如有呼吸道梗阻，更可促进二氧化碳潴留和缺氧程度的加重，发生急性通气功能不全或呼吸性酸中毒，故要密切观察患者的呼吸情况，监测 PaO_2 和 $PaCO_2$ 适当延长吸氧时间和提高氧流量，一旦出现呼吸衰竭的迹象，宜早期做气管切开，加强吸痰和给氧，及时纠正水、电解质的平衡，若通气功能仍未改善，可使用呼吸机进行辅助。术后必须坚持原有的化疗方案正规抗结核治疗，保持一定量的胸膜腔内压，这对避免对侧肺过度膨胀而引起肺心病或病灶的复活都是具有重要意义的。

三、肺结核球（tuberculoma）的外科治疗

（一）概述

临床上肺结核可分为原发性和继发性两大类。结核分枝杆菌初次感染，细菌被吞噬细胞带至肺门淋巴结，这时若正值免疫力低下，可以发展为原发性进行性结核病；若感染轻微，或机体有相当的免疫力，细菌可潜伏在体内而不发病，这些细菌大多数逐渐死亡。只有当人体抵抗力低下时，原潜伏在病灶内的结核分枝杆菌才有机会重新繁殖，引起继发性感染；另有一种外源性再感染学说，认为继发性肺结核的发病是由外界重新感染所致，与原发性肺结核无任何关系。继发性肺结核以引起渗出和细胞浸润为主，伴有不同程度的干酪样病灶者称为浸润型肺结核。浸润型肺结核的病灶中，具有临床重要意义的是干酪样结节和空洞性病变，干酪样结节在愈合过程中形成纤维包膜，直径大于 1.5～2cm 者称为结核球。

（二）发病机制

结核病有 3 种基本病理变化，即渗出、增生和变质。

1. 以渗出为主的病变 表现为充血、水肿和细胞浸润，渗出性病变往往出现在结核性炎症的早期或病变发生恶化时，有时亦可见于浆膜结核，病变好转时可以完全吸收消散。

2. 以增生为主的病变 当菌量较少、毒力较低或人体免疫反应较强时，则发生以增生为主的变化，形成具有一定诊断特征的结核结节。典型结核结节的中央常见干酪样坏死，周围绕以类上皮细胞和朗汉斯巨细胞，外围有多少不等的淋巴细胞和纤维母细胞。

3. 以变质为主的病变 当结核分枝杆菌数量多、毒力强、机体抵抗力低或变态反应强烈时，在渗出或增生性病变的基础上，连同原有的组织结构一起坏死，由于坏死组织含脂质很多而呈淡黄色，均匀细腻，质地较实，状似奶酪，故称为干酪样坏死。

以上三种变化往往同时存在而以某一种改变为主，而且可以相互转化，结核球为上述基本病变相互转变过程中所形成的一种特殊病理改变，概括其形成机制，不外乎以下 4 种：①渗出性病变在治疗中可形成局限性纤维包裹干酪肺炎，即干酪肺炎型结核球；②多个小结节灶互相融合，发生干酪样坏死，或单个纤维干酪病灶扩大而呈同心圆样结构，即肉芽肿型结核球；③纤维空洞的引流支气管发生阻塞，空洞被干酪样物质充填，即阻塞空洞型肺结核球；④较大支气管发生结核性扩张，其内充有干酪物质，就是支气管型结核球，结核球多为 1 个，有时多个，在抗结核药物广泛应用后，结核球有明显增多趋势。

（三）临床表现和 X 线特征

1. 临床表现 结核球（图 12-39）患者多数无明显症状和体征，X 线球形病灶阴影可保持长期不变或发生部分机化和钙化而趋向愈合，少数患者可由于干酪病变液化排出，结核球缩小或消失。另有部分患者，干酪病变排出后形成干酪空洞，或是造成支气管播散，或发生干酪性肺炎，可表现为高热持续不退、高度毒性症状以及乏力、食欲缺乏和咳嗽、咳痰等呼吸道症状。有时，硬结钙化的结核球机械性损伤血管或因为纤维牵拉引起结核性支气管扩张而咯血。如果结核球位于肺外周涉及壁胸膜，相应胸壁可有刺痛，但一般并不剧烈。

2. X 线特征 结核球多发生在双肺上叶尖段和后段，其次为两下叶背段，大小以直径 1.5～4cm 者为多。大于 4cm 者也有报道，但较少见。多数为单发，多发者少见，尤其是双肺多发者更为少见。形状多呈圆形或椭圆形，密度较均匀，轮廓清晰、整齐，少数呈分叶状或模糊，在愈合过程中，结核球可发生钙化，表现为成层状的环形钙化影或在较均匀背影上显示更致密的斑点状钙化影，特别有诊断价值的是球形病灶的边缘有刺状突和舌状突，呈三角形，尖向四周方向。刺状突和舌状突常是结核球包膜和肺组织间有结缔组织和肉芽组织相互连接，或结核病灶向周围组织延伸，或包膜外有小叶性肺不张所形成，引流支气管多见于阻塞空洞型结核球，自结核球引向肺门。结核球溶解区多在靠近引流支气管处，呈不规则裂隙状或新月状，若液化不排出，则形成干酪空洞，结核球周围多可见到散在的增生性或纤维性病灶，即所谓的"卫星病灶"，此点对结核球诊断有十分重要的意义；此外，在结核球和肺门之间有时可见增粗纹理和条索状阴影，无淋巴结肿大，这对与肺癌鉴别有一定参考价值。

3. 鉴别诊断 对于有结核病家族史或有与结核患者接触史者，如果具备上述典型的临床表现和 X 线具有特征性改变者，诊断多可确立，但绝大多数结核球患者无明显症状和体征，而且很多肺科疾病在胸部 X 线片上均为球形灶，如肺腺瘤、肺平滑肌瘤、肺错构瘤、周围型肺癌、单发性肺转移瘤、肺炎性假瘤、球形肺炎、肺脓肿、肺棘球蚴病、肺动脉瘤等，这给结核球的诊断带来很大困难。必须根据病史、结合临床和 X 线特点以及必要的

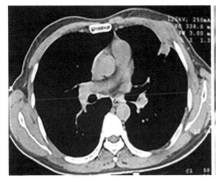
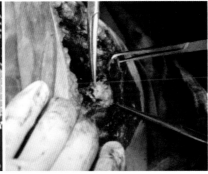
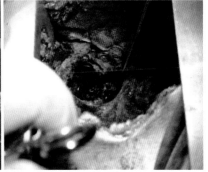

图 12-39 左上肺结核球贴近胸壁切开后可见脓液及干酪样组织浸及肺，无明显包膜

化验检查进行鉴别，有时还需要手术和病理检查证实。以下就较常见的几种肺部疾病与结核球进行鉴别。

(1) 肺结核球与肺癌的鉴别：肺部球形病灶以结核球和原发性肺癌多见，两者的鉴别是临床上经常遇到的问题，尤其是结核球与周围型肺癌的鉴别显得特别重要。其鉴别要点可概括如下：①结核球多见于 40 岁以下患者，肺癌多见于 40 岁以上患者。②结核球病程较长，肺癌的病程多较短。③咳嗽、血痰、胸痛等症状，肺癌比结核球明显，而咳痰、大咯血、盗汗、乏力等症状，结核球比肺癌突出。④肺外体征如杵状指与慢性骨关节病，肺癌比结核球多见。⑤肺癌痰细胞学检查有一定的阳性率，结核球痰结核分枝杆菌有时为阳性，然而两者阳性率都不太高。⑥肺癌好发于上叶前段、舌段及中叶，结核球好发于上叶尖后段。⑦结核球病灶多在 4cm 以下，可长期稳定不变，而肺癌病灶生长迅速，倍增时间多在 37～465 天。其直径一般较结核球为大，超过 5cm 者，以肺癌可能性大。⑧肺癌有分叶与毛刺者远比结核球多见。⑨病灶周围卫星灶结核球较肺癌多见。⑩病灶溶解以结核球多见，绝大部分为近端偏心溶解，其中半月形的近端偏心溶解为结核球所特有；而肺癌以远端偏心溶解多见。⑪断层片上病灶密度均匀者结核球较少见，肺癌较多见，胸部 X 线片上病灶密度淡者肺癌较结核球多见。⑫胸膜皱缩影肺癌较结核球多见，对肺癌诊断有一定意义。除以上几点外，纤维支气管镜检查以及经皮肺穿刺活检等有助于鉴别诊断，当然也要考虑到肺结核与肺癌并存的可能，近年来这方面的报道增多，需引起注意。

(2) 肺结核球与其他肺部良性肿瘤的鉴别：肺内除错构瘤外，其他良性肿瘤如平滑肌瘤、纤维瘤、脂肪瘤等均较少见，确诊也很困难，往往须剖胸探查。错构瘤好发于上叶前段、中叶及舌段，多发生在肺表面或肺裂表面，X 线检查为边缘清楚的圆形阴影，可呈分叶状或卵圆形，密度较高。周围肺野正常而无炎症、肺气肿及肺不张征，无引流支气管及无空洞形成，多为单发且发展甚慢。断层摄影常见"爆米花"样钙化点为其典型表现，但不少错构瘤却没有这种典型特征。单凭 X 线表现很难鉴别，必须结合临床综合分析，必要时手术探查病检确诊。

(3) 肺结核球与肺内转移瘤的鉴别：肺内转移瘤多来自乳腺癌、对侧肺癌、胃癌等癌症。一般是多发的，以双肺中下野为重，偶也有单发的，常须与结核球相鉴别。肺部转移瘤的球形病灶一般小于 2cm，多为圆形，边缘较光整，密度较淡，呈"棉花团"状，无明显毛刺及分叶特征，增长迅速，2～3 个月内可成倍增长。此外，肺内转移瘤患者多有原发肿瘤的症状和体征，或者通过系统详细的体检及必要的辅助检查常可找到原发肿瘤，这样更有助于鉴别。

(4) 肺结核球与肺内炎性球形影的鉴别：

1) 与炎性假瘤的鉴别：炎性假瘤是一种非特异性炎症所致的肺部球形病变，有呼吸道感染史和间歇性轻微咳嗽，吐白色泡沫样痰或少量脓痰等呼吸道症状或全无症状，X 线表现为圆形，椭圆形密度均匀、边界清楚光滑的阴影，多无钙化点及卫星灶，但鉴别往往须经过手术后病理检查。

2) 与肺脓肿的鉴别：肺脓肿有明显的急性炎症表现，高热、咳嗽、咳痰等症状明显。X 线表现为球形病灶，边缘不清，若出现空洞多有气液平面。痰中无结核分枝杆菌，白细胞总数及中性粒细胞增多，经抗菌治疗及体位引流效果较好。

3) 与肺曲霉球感染的鉴别：根据病史、临床表现，以及肺曲霉球的典型 X 线表现，即菌球呈圆形或类圆形，在原有的空洞或囊腔内出现一球形影，以及具有新月形透光区，小球形体可随体位改变而活动等多作出鉴别。

4) 肺结核球与肺棘球蚴病的鉴别：肺棘球蚴病多发生在我国西北的青海省、西藏自治区等牧区。球形病灶可为单个或多个，多位于肺下部，密度浅而均匀，边缘清楚，深呼吸及体位变化时可改变囊肿大小和形状。囊肿与支气管相通时，内囊和外囊之间有空气，可出现新月形透亮区，称为镰刀征。若内、外囊均发生破裂，内容物部分排出，气体进入内囊与外囊，则囊内可见气液平面，在其上方有两层弧形透亮带，若内外囊破裂，而内囊塌陷并浮于气液平面上，可呈水上浮莲征。当囊肿破裂或有继发感染时，患者咳嗽加重并吐脓性痰，痰中可有囊壁碎片，多有发热及过敏反应（荨麻疹、皮肤瘙痒等）。化验检查嗜酸性粒细胞增多，棘球蚴抗原皮内试验和血清补体结合试验阳性，痰检查可发现肺棘球蚴的头节或小钩，据此多可鉴别。

(5) 肺结核球与肺动静脉瘘鉴别：肺动静脉瘘较多发生于肺的中部或下部，如位置相当表浅时，可在患处胸壁听到收缩期血管杂音。肺动静脉瘘患者其肺内阴影与症状不相称，通常病灶范围较小，但可出现发绀和杵状指。X 线特征是在圆形阴影和肺门之间可见条索状影，为扩大的血管影像，透视下可见圆形阴影有搏动现象，作瓦沙瓦氏操作法（Valsalva 法），即紧闭声门作持续而用力的呼气，由于胸膜腔内压升高，流入胸腔的血液减少，可见圆形影缩小。血管造影检查可确诊。

（6）肺结核球与肺囊肿的鉴别：肺囊肿按 X 线形态可分为气囊肿和液囊肿，后者易误诊为肺结核球。肺囊肿病程较结核球更长，往往可追溯到幼年，青年即有反复发热、咳嗽、咳脓痰、咯血等病史，经抗菌治疗很快减轻或消失，虽反复咯血亦无明显支气管播散灶。X 线表现肺囊肿阴影较结核球边缘更整齐而锐利，密度较淡薄而均匀，周围无卫星灶。此外，肺囊肿一般为多发性，X 线断层摄影及支气管造影可资鉴别。

（四）外科治疗

肺结核球患者多数无明显症状。干酪坏死组织或结核肉芽组织周围绕以纤维组织，一般同支气管没有交通，这种病灶临床上来说基本上是不活动的。对结核球的治疗意见有很大分歧。有人认为，只要痰菌持续阴性，不一定作手术治疗，小的结核球一般经长期药物治疗，可逐渐吸收或纤维化、钙化，不必急于手术，但应定期检查。较大的结核球（直径大于 3cm 者），有时会溶解液化形成空洞，如将切下的病灶作显微镜检查，即使术前某个阶段痰菌阴性，也有 89% 标本中含有抗酸杆菌。较大结核球周围有纤维包膜，坏死组织内又无血管，药物难以渗入病灶，如并发咯血、痰菌涂阳时，说明病灶在活动或破溃，应考虑手术治疗；另外，对于肺部球形病灶，化疗效果不好，且患者年龄大，不能排除癌变者，应尽早手术探查，以防误诊。

1. 手术方式的选择 对肺结核球患者手术方式的选择必须有整体观念，根据患者的年龄、一般情况（包括抵抗力、耐受力、免疫力等）、心肺代偿功能、结核病变的性质、范围以及对侧肺的情况，选择最恰当的手术方式。原则上是切除主要病变，保留健康肺组织。对于肺结核球，我们通常采取的术式有病灶剔除术、楔形切除术、肺段切除术、肺叶切除术或肺叶加肺段切除术，很少作全肺切除术。

（1）病灶剔除术：如结核球靠近肺表面，可用此术式，国内杨玉理报道 30 例肺结核球患者经前外侧剖胸切口或后外侧剖胸切口进入胸腔后，选择病灶距肺表面最浅的位置，在肺表面做一与病灶等长、深度刚达病灶的切口，然后用一个弯血管钳（弯面与球体一致），沿病灶边缘四周作一张一合的分离，并用另一手从切口对侧将病灶向肺外轻轻推动、摘除病灶。标本做冰冻切片检查为结核球时，向肺创腔内放入 1.0g 链霉素，将肺创面内创底到创缘以 1 号丝线给予 3～4 针严密缝合，只摘除病灶，不切除肺组织，方法简便、易掌握，损伤小，并发症少，恢复快，值得推广，但要掌握适应证。

（2）楔形切除术：病灶较局限且近肺表面者，可采用楔形切除术，切除病灶及其周围部分正常肺组织，效果较好，但笔者认为可用病灶剔除术取代之。

（3）肺段切除术：如结核球局限于肺段或病灶虽不大，但位于肺段深部，同时，其他肺段无病变时可作肺段切除术。将患病的肺段切除，而将同叶的其他健康肺段留下，由于肺段切除时段面分离的技术操作远较肺叶切除复杂而困难，术后常易发生断面出血和 / 或漏气，因此术后并发症常多于肺叶切除术，而且手术后因胸膜粘连形成等因素，留下的肺段已没有多少肺功能，故近年来已很少采用。肺段切除最常做的是左肺上叶尖后段及下叶背段切除，右上叶结核考虑肺段切除时要特别慎重，因右上叶只有三段，如切除其一、二段，则余段不张的可能性较大，如发生并发症，则结果反不如作右肺上叶切除术。

（4）肺叶切除术：这是目前肺外科治疗中应用最广泛的手术，结核球病变超过一个肺段或限于一个肺叶者，以作肺叶切除最为适宜，并发症少，后果也较好。

2. 手术要点

（1）手术入路选择：如肺结核球或大块干酪样肺结核与胸壁、纵隔、心包等粘连不严重，可考虑在电视胸腔镜下手术，或者小切口电视胸腔镜辅助。如粘连严重，可采用标准剖胸切口。初学者，建议用标准剖胸切口。

（2）有时大块的病变如同肿瘤，术中切忌其对心脏的压迫。

（3）支气管残端缝合后，常规包埋。

四、慢性纤维空洞型肺结核（chronic fibrous cavity pulmonary tuberculosis）的外科治疗

（一）概述

空洞型肺结核（图 12-40）是肺结核的一种常

见类型，由于治疗效果和机体免疫力的高低，病灶有吸收修补、恶化进展等交替发生，长期不愈空洞壁渐变厚，而成慢性纤维空洞型肺结核。其病程迁延，症状起伏，痰菌阳性，是结核病主要传播来源。

（二）临床表现及体征

既往有结核病史，治疗效果不佳。有或无结核中毒症状。咳嗽、咳痰，有时是黄痰，有时有胸闷、气喘症状。肺部有啰音。病变局限于一个或多个肺叶内。合并反复感染或咯血。持续排菌。

（三）影像学特点

X线显示一侧或两侧单个或多个厚壁空洞，多伴有支气管播散病灶及明显的胸膜增厚。因肺组织纤维收缩，肺门被牵拉向上，肺纹呈垂柳状阴影，纵隔牵向病侧。邻近或对侧肺组织常有代偿性肺气肿，常并发慢性支气管炎、支气管扩张、继发感染或慢性肺源性心脏病。肺组织广泛破坏，纤维组织增生，进一步导致肺叶或全肺收缩（"毁损肺"）。此类改变均可视为继发性肺结核的后遗表现。此外，还具有以下特点：①结核空洞部位多发生于上叶尖后段、下叶背段和后基底段。②结核性空洞以干酪为主者呈厚壁空洞，壁的密度不高。③结核性空洞壁有厚壁空洞、薄壁空洞、张力空洞等，洞壁可有钙化。④结核性空洞除有感染外，一般不会有气液平面，而炎性空洞由于炎性组织坏死、液化常有气液平面。⑤结核空洞周围常见多形态、多性质病变，如云絮状浸润阴影、纤维条索、结节、钙化阴影、空洞相邻的胸膜常见粘连肥厚，常见同侧、对侧的支气管播散灶。⑥结核空洞大小改变比较缓慢。⑦结核空洞一般超过6cm少见。⑧结核性空洞者常有支气管播散灶；继发感染时可有气液平面。⑨结核空洞常随有效的抗结核治疗而缩小，随抗结核治疗无效而扩大。⑩肺不张中的空洞多为结核性空洞；肺结核引起肺不张常由于肺纤维化收缩，同时伴有支气管慢性炎症或支气管内膜结核，致管腔狭窄所致，并未完全堵塞气管或支气管。

（四）手术适应证

1. 一般空洞性病变 经抗结核药物全程正规治疗，空洞未闭，继续排菌；或空洞未闭，痰菌阴转，但不能坚持随访者或体力劳动者或合并经常咯血及反复感染者。

2. 特殊空洞性病变

（1）巨大空洞：巨大空洞是病变广泛、肺组织破坏多和周围纤维化及胸膜粘着固定的结果，自行愈合机会少。

（2）张力空洞：张力空洞多因其引流支气管有

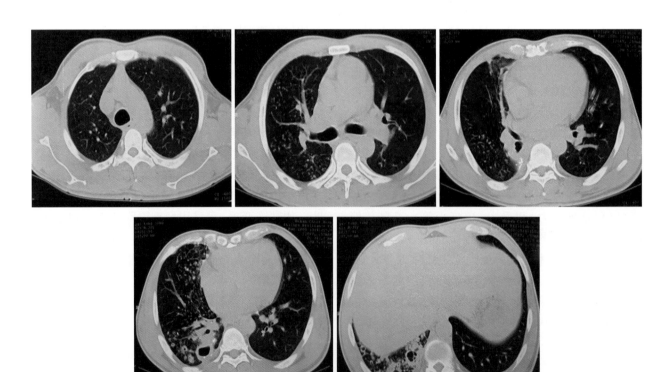

图 12-40　慢性纤维空洞性肺结核

右上、中、下肺可见多个大小不等、密度不均的薄厚壁空洞及散在的点状、条索状密度不均的阴影，左肺未见异常。

部分阻塞，或支气管本身已有结核病变，自愈机会亦少。

（3）厚壁空洞：厚壁空洞一般是指壁厚大于0.3cm者。这种肺空洞，由于内层有较厚的结核肉芽，外层有坚韧的纤维组织，不易自行闭合，而以肺切除术疗效较好。

（4）下叶空洞：位于肺下叶的空洞，因支气管引流不畅，空洞难于闭合。

（5）肺部多个空洞或纤维坚壁空洞：均因周围肺组织纤维化重、肺弹性差而难于闭合。

（6）肺周边部空洞：因与胸壁粘连固定，难于闭合，且易出现严重并发症，如破溃形成脓胸及支气管胸膜瘘等，故宜早期手术切除。

（7）肺门部空洞：肺门部大支气管，血管较多，形成支架，空洞不易闭合，且易侵破支气管或血管，造成播散或致命大咯血，应早期切除。

以上几种特殊空洞，更宜多考虑手术切除。此外，开放性愈合空洞及阻塞性空洞亦应考虑手术切除。

3. 结核空洞继发霉菌感染　因常形成曲菌球，临床上往往反复咯血，抗霉菌治疗只能暂时止血，远期疗效不肯定，需手术切除。

（五）手术时机选择要点

1. 准备手术时患者的心肺功能储备必须满足要求，否则术后靠呼吸机替代将带来极大的风险。

2. 准备手术时患者的病变必须是局限、稳定的，这需要对术前至少3个月内的病变进行仔细的对比观察。

3. 准备手术要明白本次手术主要解决什么问题，如解决咯血的问题？痰菌阳性的问题？或者兼而有之？

4. 准备手术时必须有应对术后并发症的一套措施。

5. 准备手术时患者及家属是否有二次手术的思想准备？二次手术能否解决问题？

6. 准备手术时患者的一般情况良好，特别是精神状态要好。

7. 准备手术时患者是否有至少2种以上的敏感抗结核药物？是否还有足够的抗生素可供选择？

8. 麻醉科的双腔管插管技术是否够精熟？和麻醉师沟通了没有？效果如何？

9. 血库的备用血是否充足？

10. 呼吸机是否调试好？

11. 你是否有信心完成手术？如出意外，你是

否能控制？你的助手甚至你的科里的同事是否像你一样熟悉整个手术过程？

12. 再次想想，围手术期你还缺少什么以保证患者的安全？

13. 如是大咯血急诊手术，除了上面需要做的，还需要什么准备？

（六）手术要点

1. 游离粘连的肺组织时，尽量减少渗血。

2. 大血管搏动处是比较容易游离的部位，虽然此处的游离风险较大。

3. 因肺结核病变的影响，肺血管扭曲、变形甚至变异，一定要确定清楚是什么血管再结扎。

4. 慢性纤维空洞型肺结核患者肺分裂不全或者分裂间粘连严重，仔细处理好肺组织的切缘，以防术后肺组织渗血、感染甚至形成支气管胸膜瘘等。

5. 支气管残端的处理尤为重要，应常规包埋。

6. 残腔的处理很关键，必要时可附加局限性胸廓成形术，置双胸腔引流管引流。

7. 手术结束后应彻底止血，生物胶和止血纱布或者海绵联合使用可减少术后的渗血。

（七）术后注意事项及处理

1. 严密观察术后胸腔引流量，每小时渗出超过200ml、连续超过3小时，就应考虑二次进胸止血，不能等到血压下降以致休克时再进胸止血。

2. 术后第一天拍床边胸部X线片，观察肺膨胀情况。

3. 鼓励患者咳嗽、咳痰，以增加肺的潮气量，促进肺膨胀。

4. 有效止痛，减少术后因疼痛而不敢咳嗽引起的肺部感染和肺不张。

5. 根据术前药敏结果，选择敏感抗结核药物和抗感染药物，如有真菌感染，还应选择合理的制霉菌药物。

（金　锋　徐　侃　王子彤
徐　宁　叶　波　沈晓咏）

第八节　耐多药肺结核和耐利福平肺结核的外科治疗

肺结核的外科治疗历史悠久，早于MTB的发现。在引入有效抗结核药物之前的近两个世纪，外科手术一直是结核病的主要治疗方法之一。随着1952年现代抗结核化疗的引入，在澳大利亚、欧洲、日本和北美洲等工业化国家外科手术基本

上被放弃了，因此手术数量大幅减少，特别是在欧美等发达国家。而在发展中国家，外科手术仍然是治疗肺结核的比较普遍的选择。我国在20世纪70—80年代实行规范化疗和短程化疗后，大量结核患者经过内科治疗获得治愈，需要外科手术治疗的病例也在逐年减少。但耐多药和广泛耐药肺结核在全球的出现、传播及治疗困难，危及患者的生命，成为全球结核病控制面临的挑战。全球的耐多药肺结核治愈率在50%左右，外科干预后其治愈率可明显提高。文献报道，在某些情况下肺切除联合抗结核化疗治疗耐多药肺结核，治愈率可达88%～92%，主要是针对治疗失败的病例。有手术适应证的耐多药肺结核患者经多学科会诊并获得患者的知情同意后，做好术前评估和术后并发症的预测，才能实施手术方案，达到不仅使患者个体受益，而且起到控制结核病传染源的作用。

一、临床症状和体征

和敏感肺结核症状和体征相似。

1. 发热　表现为午后低热，多在下午4:00—8:00体温升高，一般为37～38℃，这时患者常伴有全身乏力或消瘦，夜间盗汗，女性可导致月经不调或停经。

2. 咳嗽、咳痰　是肺结核最常见的早期症状，但也最易使患者或医师误以为是"感冒"或"气管炎"而导致误诊。

3. 痰中带血　痰内带血丝或小血块，大多数痰内带血是由结核引起的。

二、耐药肺结核的特点

病程长，病情重，耐药率高，并发症多，疗效差，预后不佳。给患者和家属带来巨大的精神压力和经济压力。其特点如下：

1. 诊断复杂　一位普通肺结核患者，诊断仅需留3个痰标本，至多再需要一张胸部X线片，一般2～3天即可作出诊断；而耐多药肺结核诊断完全依赖实验室。要判断一位结核患者是否是耐多药肺结核，痰涂片后需要继续做痰培养，痰培养阳性后还需要做药物敏感试验。总时间需要2～3个月。且培养和药物敏感试验均需特殊的设备。

2. 治疗周期长　一位普通结核患者，治疗周期一般为6个月。耐多药结核患者治疗周期18～24个月，甚至36个月，是普通结核患者的3～6倍。作为最重要的二线药物之一，注射剂（如卡那霉素、卷曲霉素等）使用时间需6个月以上。

3. 治疗药物多，不良反应发生率高　治疗普通结核患者的一线药物为4～5种，不良反应率不高；而耐多药肺结核患者治疗药物至少5～6种，且是不良反应率较高的二线抗结核药物，如卷曲霉素、环丝氨酸、丙硫异烟胺等。

4. 治愈率低　普通结核患者治愈率多在85%以上，我国已超过90%。而耐多药结核患者最高的治愈率只有50%～60%。也就是说，现有的条件下将有一半的耐多药结核患者无法得到治愈。

5. 药品费用昂贵　据估计，我国一名普通结核患者6个月治疗药品总费用在150元左右，而一名耐多药结核患者24个月治疗药品总费用接近2万元，是普通结核患者的130倍！若加上各项检查、培训等费用，则将超过200倍。

6. 威胁还在不断增加　尽管对耐多药肺结核的诊断治疗如此重视，然而，耐多药肺结核造成的威胁仍不断增加。

三、耐多药结核病的外科治疗

（一）概述

1992年，美国CDC将耐药结核病分为耐多药肺结核、多耐药肺结核、广泛耐药肺结核等，使得治疗更为规范化。目前，耐多药结核病（multidrug-resistant tuberculosis，MDR-TB）仍然是全球结核病控制工作所面临的严峻问题。据世界卫生组织（World Health Organization，WHO）估算，2017年全球RR-TB新发病例55.8万例，其中MDR-TB 46万例，而其治疗成功率仅为54%，病死率达16%。我国也是MDR-TB和RR-TB高负担国家之一，MDR-TB和RR-TB的疫情非常严重。不同年龄组结核分枝杆菌耐药性不同，唐神结报道，不同年龄组无论原发耐药还是获得性耐药均有所不同；他将1948例肺结核患者分为青年组（18～39岁）、中年组（40～59岁）和老年组（≥60岁）；采用绝对浓度法进行抗结核药物耐药性测定，结果表明，青年组、中年组和老年组原发耐药率分别为36.11%、46.18%和40.12%，各组间差异无显著性（$P > 0.05$）；青年组、中年组和老年组获得性耐药率分别为81.13%、70.11%和62.11%，青年组和老年组差异有显著性（$P = 0.0196$）。获得性耐多药率青年组最高达55.12%，显著高于中年组（$P = 0.0319$）和老年组（$P < 0.001$）；而且在各年龄组中青年组发生耐药的速度最快，这可能意味着

年轻人接受手术的概率较高。当下的年轻人压力较大、工作重、流动性大,在对其患肺结核后的严格督导和全程管理化疗始终存在很多问题,大量患者还不能保证及时发现、合理化疗和严格管理,或者因为各种原因延误诊断、延误治疗,丧失了初治的机会,使初治可以痊愈的患者转入复治和难治甚至更为严重的肺结核。这些患者的内科化疗效果较差,长期久治不愈,成为严重的结核病传染源,以致产生更多的原发耐药患者。

Iseman 于 1990 年报道的 29 例患者中,术前均接受多次化疗,平均用抗结核药 5.8 种,疗程为 2~12 个月,平均为 5 个月;结核分枝杆菌对异烟肼、利福平、链霉素、吡嗪酰胺或乙胺丁醇敏感度平均为 0.8;29 例中病变主要集中于切除侧肺,29 例中 27 例双侧肺有病变;肺切除 15 例,肺叶切除 14 例,另外,附加胸肌肌蒂移植于支气管残端 13 例,胸廓部分成形术 2 例;25 例术后为 6~69 个月,平均为 39 个月痰培阴性,术后长期存活的 27 例中,25 例痰菌阴性,其中大多数对侧肺有明显病变,这可能是外科切除有大量结核分枝杆菌的主要侧肺病变,增进患者免疫力,促使剩余病变控制,但术后应继续化疗 18~24 个月;外科手术切除与历史资料对照,对于广泛耐药和病变集中于侧肺或叶肺的患者,外科切除可获得较好的疗效。他认为,外科切除指征:①对结核药广泛耐药,预计治疗失败可能性大或可复发;②胸部 X 线片显示主要病变相当局限,易于切除,术后尚有足够的心肺功能;③有足够的药物使结核分枝杆菌量减少,有可能使支气管残端愈合。国内傅瑜、肖和平等在外科治疗耐多药肺结核综合治疗中的作用中认为,有外科参与的耐多药肺结核综合治疗模式可大大提高其治愈率。Xu 在 4996 篇肺结核文献中分析了 15 篇耐多药肺结核外科手术文献,发现外科手术的参与可使肺结核的治愈率升高至 84%,远高于耐多药肺结核平均 50% 的治愈率。

因此,在当今耐多药疫情重、手段少的情况下,外科又成为治疗耐药肺结核的重要手段之一。我国很早就用外科方法治疗肺结核,1993 年由《中华结核和呼吸杂志》编委会起草了肺结核外科手术适应证标准。2001 年中华医学会结核病学分会制定了《肺结核诊断和治疗指南》,其中明确了耐多药肺结核的定义和治疗原则。对至少包括 INH 和 RFP 两种或两种以上药物产生耐药的结核病为 MDR-TB,所以耐多药肺结核必须要有痰结核分枝杆菌药敏试验结果才能确诊。对病变范围较局限、化疗 4 个月痰菌不阴转或只对 2~3 种效果较差药物敏感,对其他抗结核药均已耐药,有手术适应证者可进行外科治疗。在肺结核外科手术适应证中,也强调了空洞性肺结核痰菌阳性者尤其耐药的病例需要手术治疗,因为无意义的延长内科药物治疗有加剧病变播散的风险。

WHO 重新评估了全球耐药结核病的严峻疫情,并于 2006 年制定了《耐药结核病规划管理指南》,把外科治疗结核病作为重要的治疗方法之一,是控制结核病传染源积极的、相对独立的治疗手段。对于治疗有手术指征的 MDR-TB,之后的 2008 年版、2016 年版 WHO 耐药结核病规划管理指南都将外科作为一种积极的治疗手段,而不是作为最后的治疗手段。

国内 2005 年出版的《临床技术操作规范·结核病分册》又对肺结核手术适应证标准进行了细化。但迄今为止,国内尚无一系统的、全面的外科治疗耐多药肺结核的共识或者指南出台。

(二)耐多药肺结核的手术适应证

实际上,除了肺结核急症如伴有咯血、气胸外,外科手术并不被认为是治疗药物敏感结核病的首选方案,其外科适应证仅限于严重并发症或病灶修复不充分、病灶内仍残留活菌、将来复发可能性较大的肺结核(包括大咯血、支气管扩张、支气管狭窄、支气管胸膜瘘和曲霉菌病等)的治疗,大多数情况下,主要是治疗失败的病例。值得注意的是,还有一些治疗后痰涂片阴性的 M/XDR-TB、RR-TB 患者,影像学提示持续性纤维空洞或毁损肺存在,因为他们的复发率高,仍然具有手术指征;许多术前痰培养阴性的患者中,术后在切除的肺组织培养中有 27% 阳性率。WHO 指南中建议耐多药肺结核的手术适应证:痰菌阳性,多耐药或耐多药,局限的病变。根据 WHO 耐多药管理指南、我国 2019 年版耐多药肺结核治疗专家共识以及对文献研究的回顾,结合国内临床具体情况,依据国内 1993 年版肺结核手术适应证试行方案,目前 M/XDR-TB、RR-TB 外科治疗的适应证可分为以下三种情况:

1. 急诊情况下 急诊指征(即如果不进行手术,死亡是刻不容缓且不可避免的):①耐多药肺结核合并大量肺出血;②耐多药肺结核自发性张力性气胸。

2. 亚急症情况下 适应证:①耐多药肺结核

尽管有足够的抗结核化疗，但不可逆转的肺结核进展；②耐多药肺结核其他治疗方法无效的反复咯血者。

3. 普通情况下 尽管没有足够的证据来鉴别肺结核化疗失败和复发的高概率空洞和其他不可逆变化的 M/XDR-TB、RR-TB 患者的特征，但基于临床经验，下面是可作择期手术的适应证：①经过 4～6 个月的有效督导抗结核化疗后，通过细菌学检查和 DST 证实结核分枝杆菌持续阳性的局限性空洞型病灶；②抗结核化疗失败的 M/XDR-TB、RR-TB；③耐多药肺结核病程中的并发症或后遗症，包括自发性气胸和脓气胸、脓胸伴或不伴支气管胸膜瘘、肺曲霉球、毁损肺、气管和支气管结核性狭窄、慢性支气管扩张。

（三）耐多药肺结核手术禁忌证

在大多数情况下，结核病患者手术治疗的禁忌证取决于病变进程的广泛性、患者心肺功能和一般状态的评估。应该强调的是，当一位患者正在考虑手术时必须采取多学科的方法，内科医师、外科医师、麻醉师和其他专家必须共同做出决定。

1. 有严重结核病中毒症状，如低热、盗汗、乏力、体重逐渐减轻等，即使局部病变适于手术，全身情况不许可者。

2. 两肺广泛的空洞病变。

3. 肺功能减退 即计划肺叶切除术的患者 1 秒用力呼气量小于 1.5L，全肺切除术小于 2L。

4. 没有经过有效耐多药肺结核方案治疗者。

5. 活动性支气管结核。

6. 合并有哮喘及重度肺气肿等呼吸功能不全的患者。

7. 合并有其他重要脏器严重病变者，如慢性肝炎肝功损害严重、肝硬化、严重肾功能不全、严重心血管疾病、甲亢、糖尿病等，如未控制，则手术治疗应慎重考虑或列为手术禁忌。

8. 合并进展期或者已转移的肿瘤者。

9. 合并其他非结核病急症者。

10. 合并免疫缺陷综合征时，手术宜慎重。

（四）耐多药肺结核手术的条件和时机

在一个有丰富的耐药结核病诊断、治疗及管理经验的结核病定点医疗机构中，建立一个由结核科、胸外科、检验科、病理科等专业组成的耐多药肺结核术前多学科会诊团队，是非常必要的。

适当的患者选择和手术时机对于避免复发和提高手术的治愈率是至关重要的。内科医师和胸外科医师之间的良好合作，以及患者对术前和术后干预化疗的依从性，可以提高 M/XDR-TB、RR-TB 手术治疗的成功率。

对于需要考虑手术的普通患者，需要满足三个主要标准：①患者必须具有可切除的局限性病变和足够的呼吸储备；②患者必须具有广泛的耐药性，导致治疗失败或复发的可能性极高；③必须有足够数量的二线药物以确保手术后的治愈。有作者采用"LTB-S"方法判断手术时机可以减少手术的并发症，基本要点是对于不同的病变，根据其术前抗结核治疗情况和身体情况而采取不同的手术方式。对于双侧肺结核病变的患者，应在有较大病变（主病变）的一侧进行切除。对于合并支气管结核的患者，术前应认真评估预切除残端的局部支气管情况，以防支气管残端瘘的发生。

手术时机特别重要。Iseman 建议术前至少行 3 个月以上药物治疗，Goble 甚至提出大部分患者经过 1～8 个月药物治疗后能达到痰菌转阴的效果。Sung 认为，建议在药物治疗的早期进行外科治疗。很多作者建议，在药物治疗后的 3～6 个月实施外科手术。这个概念基于 Goble 的报道，他认为痰菌转阴可在药物治疗 1～8 个月后实现，而平均值是 2 个月。统计分析表明，在 2 个月内未转阴的患者治疗效果很差。

国内对耐多药肺结核的手术时机争议较大，多半出于专家个人经验。外科专家认为耐药的形成主要是在治疗过程中产生，早期手术疗效和治疗失败后再手术没有差别，内科专家则认为围手术期一定要有敏感药物保护，否则术后并发症发生率高。同时认为，强化期 6 个月痰菌阴转大部分能治愈，但 2～3 个月病灶吸收较差或进展者应进行科学评估。

综合国内国际领域专家意见，《中国耐多药和利福平耐药结核病治疗专家共识（2019 年版）》建议耐多药肺结核的术前有效化疗时间应在 2～8 个月，以避免病变迅速蔓延至对侧肺而错过手术时机，尤其是对广泛耐药（耐药数达 4 种以上）的患者。

（五）耐多药肺结核的手术方式

不同的手术方式有不同的手术适应证。主要手术方式是在双腔气管插管全身麻醉下的肺叶切除术，这对医疗机构的设备和人员条件有一定要求，包括感染控制。在适合的外科条件下，肺切除安全、有效。手术方法以选择性部分肺切除术（如肺叶切除或肺楔形切除术）为主，即使肺功能允许，单侧全肺切除术仍需谨慎。值得一提的是，胸廓成形术有时仍被使用，特别是术后并发支气管胸膜瘘形成或者残腔过大时。

综上所论，外科治疗可提高耐多药肺结核治愈率，但外科治疗不能作为最后的治疗手段。对有手术适应证的耐多药肺结核患者应早期进行外科干预，一旦失去手术时机，导致结核病播散，随后的化疗效果也不会理想。一旦考虑外科干预，即应严格掌握手术适应证、手术时机及手术方法。有条件的单位最好建立多学科讨论机制；肺结核患者的病情复杂，病变形态不一，不同的病变、不同的患者，应采用不同的手术方法。术前的精准化疗、耐药监测等是外科手术成功的基础和预后的保证。术后的手术标本检测及培养、药敏试验可为术后患者提供更好的个体化治疗方案，不排除外科治疗方案在内的耐多药肺结核综合治疗，才是结核病治愈的可靠方案。

（宋言峥　王　琳　唐神结）

第九节　肺结核合并症的外科治疗

一、肺结核合并大咯血的外科治疗

（一）概述

在肺结核诸多严重的并发症中，咯血、自发性气胸、继发感染、呼吸衰竭等均属于急性并发症，而肺结核并发大咯血是肺结核并发症的急症，死亡率极高。肺结核合并大咯血来势凶猛，文献报道在因肺结核而直接死亡的患者中，咯血居死亡原因第 2 位。对于危及生命大咯血的定义，至今尚无统一意见，一般认为，一次咯血量 200ml 以上或 24 小时内咯血量在 600ml 以上者均属于大咯血。咯血危及生命与较多因素有关，不一定与一次咯血量以及咯血持续时间成正比。机体的全身状况包括年龄、体质、神志状态、大咯血前的生命体征、咳嗽反射的强弱、肺功能状况及有无严重并发症等因素都影响其预后。

（二）病因与发病机制

肺结核合并大咯血的原因和机制很复杂，有一定的季节差异。咯血并非一定是肺结核的恶化，病情好转甚至稳定的患者仍可以发生大咯血，大咯血的主要原因是不同性质的结核病变侵犯相应部位的血管，造成血管壁破裂而出血，经肺、支气管、气管排出体外。多见于以下病变：①慢性纤维空洞型肺结核的空洞性结核病灶及浸润性病变；②肺结核合并感染，特别是合并曲霉菌感染；③肺结核合并支气管内膜结核、支气管扩张；④患者自身凝血机制缺陷；⑤支气管、肺空洞内的游离钙石多呈棱角状，刺破支气管壁或空洞壁血管。

（三）死亡原因

相当一部分的大咯血患者可危及生命，文献报道导致死亡的大咯血多发生于夜间和清晨，可以无明显先兆症状，无特定规律可循，多系骤然发生，咯血量一次可达 1 000ml 以上。如处理不及时，往往造成患者死亡。出血速度是影响预后的最主要因素，出血越快越危险。主要的死亡原因有：①气管、支气管内大量血液积存，产生窒息；②大量咯血，产生低血容量性休克；③咯血使原有肺内病变广泛播散；④原肺功能低下，血液被吸入支气管树，使得肺功能进一步恶化，导致急性呼吸衰竭。

（四）鉴别诊断要点

1. 咯血是否肺内原发病所致。
2. 鉴别咯血与呕血。
3. 单位时间内的咯血量。
4. 患者凝血机制。
5. 明确出血部位除外肺结核以外病因所致咯血。
6. 有无再咯血及早期窒息表现，是否可能发生心肺危象，是否急需外科手术治疗。

（五）治疗

对大咯血的治疗，之前多主张急诊外科治疗，行肺切除术，生存率在 80% 以上，但随着介入技术的发展，有条件的医院可以先行介入治疗止血，然后再择期施术。

1. 内科治疗　采取紧急措施，解除呼吸道梗阻，必要时行体位引流，吸出呼吸道内积血，或行气管切开，绝对卧床，输血输液扩充血容量，使用止血药物，请外科会诊。

2. 经纤维支气管镜气囊堵塞法　经纤维支气管镜在出血侧支气管内放入气囊导管，气囊充气或气囊内注入生理盐水，使出血侧支气管阻塞，使出血局限于一个肺叶或一侧全肺内，防止出血误吸，同时可以达到止血的目的，为手术做好准备。

3. 肺结核咯血的经血管内栓塞术　咯血为肺结核常见症状，而大咯血为临床重症，需进行及时的处理。目前，血管内栓塞治疗是内科治疗效果不佳或无外科手术指征咯血患者的一种重要治方法。咯血程度的界定国内外尚无统一标准，一般认为少量咯血为每日咯血量在100ml以内，中量咯血为每日咯血量在100～300ml，大量咯血每日咯血量在300ml以上或1次咯血量大于100ml。我国目前仍为肺结核高发地区，并发大咯血为肺结核患者主要致死原因之一。

咯血的SA栓塞术通常被国外称为支气管动脉栓塞术（bronchial artery embolizaton，BAE），而国内学者往往误把BAE视为只是栓塞BA。除BA外，其他SA（如肋间动脉、胸廓内动脉和膈下动脉等）可参与咯血的供血，这些SA被统称为非支气管性体动脉（nonbronchial systemic artery，NBSA）。因此，肺结核咯血的血管内栓塞术包括BAE（包括BA和NBSA）和肺动脉栓塞术（pulmonary artery embolization，PAE）。

（1）适应证：①急性大咯血，危及生命，暂时无外科手术条件者；②反复大咯血，内科治疗无效，且无外科手术条件者或拒绝手术者；③经手术治疗又复发大咯血者；④反复少中等量咯血者，内科治疗反复，且无外科手术条件者或拒绝手术者；⑤隐源性咯血希望明确诊断并作治疗者。

（2）禁忌证：①血管插管禁忌者，如严重心肾功能不全、严重凝血功能不全者或无法平卧者；②导管不能牢固插入靶血管开口者；③造影剂过敏者。

（3）操作方法和程序：

1）导管室的准备：介入手术在装有血管造影机的相对无菌导管室中进行，房间术前用紫外线灯照射消毒30～60分钟，地面用1∶1 000新洁尔灭溶液或其他消毒液擦净，进入操作间人员要换导管室专用的拖鞋，戴口罩、帽子。

2）器械用品的准备：①插管用穿刺针、血管鞘、导丝、导管、栓塞材料和刀片等；②准备敷料及治疗包；③敷料包：大包皮1块，大单1块，手术衣2件，中单1块，手术孔单1块，小治疗巾5块，手术剪、小弯钳各1把，巾钳4把；④治疗包：搪瓷方盘1个，治疗巾3块，弯盘2个，注射器若干；⑤手术中用的药品：麻药、肝素等，造影剂，栓塞剂；⑥各种急救药品；⑦必要的大咯血抢救设备。

3）临床准备：①术前完善各种实验室检查：如血常规、肝肾功能、血电解质和出凝血时间；②术前尽量完善各种影像学检查，特别是MDCTA；③术前仔细分析咯血的可能原因和部位，行MDCTA者应用各种重建技术对病理性血管进行观察；④向患者及家属告知手术目的、过程和可能发生的并发症，并签署知情同意书；⑤临床医师开医嘱：作碘过敏试验（用离子型碘造影剂），双侧腹股沟区备皮，手术当日起禁食水，术中用药；⑥手术当日由病区医师和护士将患者送至介入手术室，交接需随带病历及术中所用的药品等。

4）操作方法：①血管穿刺技术：常规股动脉穿刺并置入合适的血管鞘，如股动脉穿刺插管失败者（穿刺部位感染、血管扭曲严重和血管闭塞等）可经左侧桡动脉入路（穿刺前行左手的爱伦试验）。MDCTA或体动脉造影显示肺动脉异常者和体动脉栓塞术后无效者穿刺相应静脉并置入合适的血管鞘（股静脉、肘静脉和颈静脉）。②血管造影技术：术前未行MDCTA者，常规用猪尾导管行胸主动脉和肠系膜上动脉平面的腹主动脉血管造影，用各型导管行选择性双侧锁骨下动脉造影，根据以上血管图像对发现的各病理性血管行选择性插管造影，其中支气管动脉和食管固有动脉仍需根据解剖学部位进行插管造影（大血管造影不一定能发现以上病理性血管）；体动脉栓塞术失败者对病变部位的肺段动脉行超选择性插管造影。术前行MDCTA者，用各型导管行选择性双侧锁骨下动脉造影（因锁骨、肋骨和充盈对比剂的静脉的高密度影像干扰，部分病理性血管在MDCTA上显示不清），根据血管造影和MDCTA的图像，对显示的各病理性血管行选择性插管造影，病理性的肺段动脉仍需行超选择性插管造影。③造影图像观察：病理性体动脉造影主要表现为血管主干增粗、扭曲，分支增生、紊乱，体动脉和肺循环瘘，假性肺动脉瘤，对比剂外溢。病理性肺动脉造影主要表现为肺动脉瘤、肺动静脉瘘和对比剂外溢。④血管栓塞术：对病理性体动脉行选择和/或超选择性可行双重栓塞术（末梢＋主干栓塞）。末梢性栓塞剂有吸收性明胶海绵（GS）颗粒、聚乙烯醇（PVA）颗粒、真丝线段和海藻酸钠颗粒（KMG）。主干性栓塞剂有自制GS条和弹簧圈。无明显的体动脉和肺循环瘘的患者也可应用正丁基-2-氰丙烯酸（NBCA）进行超选择性插管栓塞。但此种栓塞剂的应用需进行相关技术的专业培训。对病理性肺动脉可用弹簧圈和/或NBCA进行栓塞。肺动脉瘤和肺动静脉畸形及肺动脉破溃，可用弹簧圈行供血血管的超选择性栓塞，弹簧圈尽量接近靶血管远端。肺动脉瘤者可用结合NBCA和弹簧圈行瘤体和供血动脉的栓塞。栓塞后复造影证实。

5）术后处理：①术后由病区护士用平车将患者接回病房；②术后卧床 24 小时，穿刺部位压沙袋 6 小时，嘱患者做穿刺的腿不要弯曲，24 小时后更换伤口敷料；③术后观察患者血压、脉搏、体温变化，注意检查双侧足背动脉搏动情况；④术后注意伤口有无出血及血肿，如有出血，应立即局部压迫止血；⑤术后多数患者有发热（为吸收性明胶海绵异物反应），如体温过高，即应注意有无感染；⑥术后部分患者有背痛、胸痛、吞咽不适，股动脉穿刺侧下肢活动无力等，这些都是暂时的，一般对症治疗即可；⑦大咯血患者栓塞术后数日内常有少量淤血咯出，可向患者解释清楚，解除思想负担。

6）注意事项：①患者如有肾功能不全者（肌酐超过 150μmol/L），避免术前 MDCTA 和术中大剂量大血管造影。②为避免误栓脊髓动脉，对支肋共干支气管动脉必须行超选择性栓塞术并保留正常的肋间后动脉，对肋间后动脉、肋颈干和膈下动脉必须行超选择性栓塞术。③PVA 的规格不小于 300μm，以避免支气管壁坏死；食管固有动脉栓塞选用 GS，避免食管坏死。④应用 NBCA 进行血管栓塞，需进行相关技术的专业培训。⑤有严重呼吸衰竭者尽量避免同时栓塞同侧支气管动脉、胸廓内动脉和膈下动脉，以避免呼吸肌损伤而加重呼吸衰竭。⑥对锁骨下动脉分支进行栓塞时，应保持插管用导管内无栓塞剂和血栓，以避免颅内血管的误栓。⑦因病损部位的肺动脉有着灌注不良现象，肺动脉造影需进行超选择性插管造影，且注射对比剂的流速和流量需增加 1.5 倍。⑧经肺动脉操作动作轻柔，避免导管、长鞘和导丝刺激右心室导致严重的心律失常。⑨术后必须密切观察止血情况及四肢感觉和运动功能等。

4. 外科治疗

（1）手术适应证：①持续或反复大咯血内科保守治疗无效；②有发生窒息或休克的可能；③一叶或一侧肺内有纤维空洞、结核性支气管扩张、结核性支气管胸膜瘘，且对侧肺健康者。

（2）手术禁忌证：①双侧肺出血；②有全身出血倾向；③全身情况差，心肺功能代偿不全；④经内镜检查仍不能明确出血部位；⑤患者和家属拒绝手术治疗。

（3）手术时机的选择：在抢救大咯血患者过程中手术时机的选择十分重要，原则上应在大咯血暂停、血容量补足、休克纠正、病情相对稳定时进行。手术过早患者咯血刚止，一般情况差、搬动、备皮、插管等均可诱发再次大咯血，过晚则随时有危险发生。因此，应抓紧时间，采取行之有效的抢救措施，为尽快手术积极创造条件。

（4）手术方式：

1）肺动脉结扎加局限性胸廓成形术：适用于纤维空洞型肺结核、病变严重而广泛、胸膜粘连较重、手术分离十分困难且病情危急、难以承受全肺切除者，可以采取肺动脉结扎术及局限性胸廓成形术。

2）局限性胸廓成形术：对于不适合肺切除的重症肺结核并大咯血者（如慢性纤维空洞型肺结核、毁损肺等），可应用本术式，即局限性胸廓成形术，同样可以获得较好的治疗效果。

3）肺切除术：适用于出血部位确定，心肺功能可以承受肺切除术，全身情况许可的肺结核合并大咯血者，尤其是当患者曾经出现过窒息、窒息先兆或低血压、休克时更应抓紧手术时机，尽早手术。

4）其他手术方式：如慢性纤维空洞型肺结核、毁损肺合并大咯血，病情危急，心肺功能低下，难以承受肺切除术及胸廓成形术或无条件行肺切除术者，可行胸膜外胸廓成形术等。

（5）手术治疗肺结核大咯血时应注意的问题：

1）准确判定出血的部位是手术急救成败的关键：肺结核史、症状体征、X 线检查、支气管碘油造影、支气管动脉或肺动脉造影、纤维支气管镜或硬质气管镜检查，可对出血部位的判定有极为重要的帮助。若仍不能判定出血部位，患者情况危急确需开胸探查，在做好充分准备的前提下，于手术室内行双腔支气管麻醉插管分别吸引加以鉴定出血的情况，而后再行开胸手术。

2）麻醉应以双腔管插管，静脉复合麻醉，技术熟练、固定确切、左右侧导管通畅、隔绝性能良好。

3）选择合理的手术方式：手术时间不宜过长，切除范围宜小不宜大，以肺叶切除为主，不断吸尽肺内积血保证余肺复张，精细操作严防胸腔感染。

4）防止术后并发症及降低死亡率：全身使用抗生素，正规、合理、足量应用抗结核药物，密切观察病情变化，警惕呼吸衰竭的发生。全肺切除患者，为消灭残腔，必要时可追加胸廓成形术。

总之，在肺结核诸多严重的并发症中，咯血、自发性气胸、继发感染、呼吸衰竭等均属于急性并发症，而肺结核并发大咯血（图 12-41）是肺结核并发症的急症，死亡率极高。肺结核合并大咯血来势凶猛，文献报道在因肺结核而直接死亡的患者

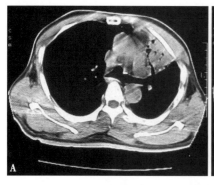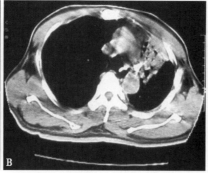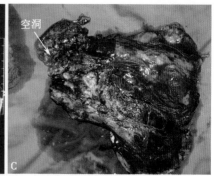

图 12-41　肺结核合并大咯血

左上叶毁损肺可见肺纹理消失,可见多发囊状阴影及钙化点。

中,咯血居死亡原因第 2 位。对于危及生命大咯血的定义,至今尚无统一意见,一般认为,一次咯血量在 200ml 以上,或 24 小时内咯血量在 600ml 以上者,均属于大咯血。咯血危及生命与较多因素有关,不一定与一次咯血量以及咯血持续时间成正比。机体的全身状况包括年龄、体质、神志状态、大咯血前的生命体征、咳嗽反射的强弱、肺功能状况及有无严重并发症等因素都影响其预后。

二、肺结核合并曲菌球(aspergilloma)

(一)概述

自然界存在各种真菌有 350 多种,其中以曲霉菌对人体的感染率最高,它广泛分布在土壤、腐朽植物和家禽的皮毛以及粪便之中。一般情况下,曲霉菌并不致病,但在组织损伤或发炎、机体抵抗力因慢性病(如支气管哮喘、慢性支气管炎、支气管扩张、肺癌、肺炎、肺结核、白血病及淋巴瘤等)或长期应用肾上腺皮质激素、免疫抑制剂等而减弱的条件下即较易感染致病。结核病治疗中长期应用利福平、卡那霉素,可引起患者体内菌群失调致曲霉菌感染,曲霉菌病的病原绝大部分是烟熏色曲霉菌,少数为黑色曲霉菌、白色曲霉菌和小巢形曲霉菌等。其致病方式除直接进入皮肤、黏膜外,也常由呼吸道进入鼻窦、支气管和肺,或侵入血循环后播散至其他组织。肺曲霉菌病临床上分类尚不统一,可归纳为三种类型,即变态反应性肺曲霉菌病、支气管肺炎型肺曲霉菌病和肺曲霉球。本部分重点讨论结核性空洞合并曲菌球感染。肺曲霉球为肺霉菌病的一种特殊形态,是一种极为常见的类型,病变局限于基础病变的空洞内,如陈旧性肺结核空洞、支气管扩张的囊腔、肺囊肿液化排空后残留的囊腔及肺切除术后支气管残端的空腔等。有报道在慢性结核性空洞中可高达 11%,也有报道在肺结核的净化空洞中,25%~30% 可有曲霉菌继发入侵形成菌球。

结核病治疗中可因长期应用利福平、卡那霉素使机体菌群失调而致曲霉菌感染。结核空洞壁和周围的肺组织破坏,肺泡内出血,大量慢性炎症细胞浸润和许多增生的小动、静脉呈瘤样扩张,菌丝在破坏组织中繁殖、储积,菌丝、孢子与纤维素、黏液分泌物、退变的血液细胞和上皮细胞等腔内渗出物凝集成棕色球形团块,较松脆,切面有色素沉着,含有成堆的有分隔的分枝菌丝体,夹杂大量嗜酸性无定形物质和红细胞。多位于肺上叶,可单发,也可多发。

(二)临床表现及体征

临床上可有低热、慢性咳嗽、咳痰、胸痛、反复咯血、消瘦等,亦可无明显全身症状,仅有反复咯血和咳嗽,有时咯血量较大,甚至可发生致命性大咯血。因咯血与体位改变关系密切而有别于一般肺结核患者。关于咯血机制主要有两种说法:①机械作用:Viuar 认为,曲菌球在空洞内活动摩擦具有丰富血管网的洞壁而致血管网破裂出血;②毒素作用:曲霉菌产生的内毒素和溶蛋白酶(类胰蛋白酶),可引起组织的溶解坏死,侵蚀毛细血管壁引起咯血,也可能为两种因素共同作用所致。

(三)辅助检查

肺曲霉球(图 12-42)往往可由胸部 X 线片发现,典型的 X 线表现为肺上叶的空洞性病变,空腔内有球形阴影,球周有新月形透亮区,并可随体位变化而活动。有的患者表现肺野内囊状透亮区;或有球形影而无典型的新月形透亮区。对于 X 线片空洞不清晰者,可行断层摄影,有时支气管造影可以显示造影剂在曲菌球周围呈环形充盈。曲菌

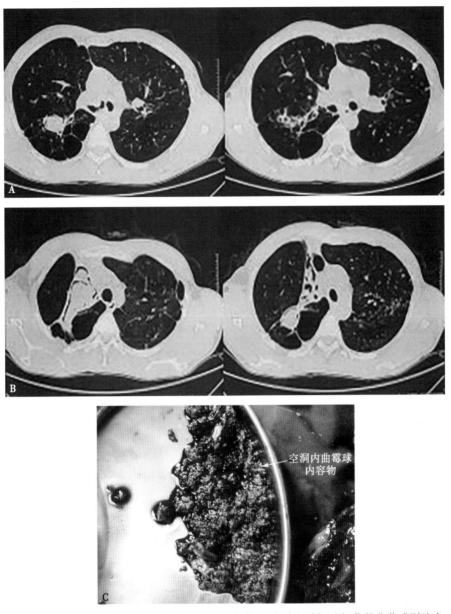

图 12-42　右上肺曲霉球及右肺下叶背段曲菌球,行右肺上叶切除加背段曲菌球剔除术

球可以是单发,也可以是多发,可位于一侧肺,也可以双侧肺均有,在典型的 X 线片上有时可以显示成串的球形阴影,周围有新月形的透亮区。当然也有呈不典型的块状影,曲菌球直径一般在1.5～2cm,也有小于 1.5cm 或大于 2cm 者。

（四）治疗原则

肺结核患者继发真菌感染后,痰菌多阴转。文献提到结核分枝杆菌与真菌两者互相拮抗,有学者证明真菌内毒素可影响结核分枝杆菌的生长,可使结核分枝杆菌的抗酸染色部分消失,形态改变,生活力减弱。实验室见到结核分枝杆菌培养基一旦被真菌污染,结核分枝杆菌即不能生长。故此诊断依据有:①经过正规治疗的肺结核患者如果痰菌阴性,而症状无好转,或治疗中病情反而恶化,且病灶长期无变化时应怀疑曲霉菌感染;②经过正规治疗的肺结核患者,长期反复发生与体位变化关系密切的大咯血,如同时发现典型 X 线新月形空洞,或 X 线片空洞不清晰,断层后发现空洞内有团块阴影,动态观察长期无变化者有诊断意义。另外,可于透视下定位行纤维支气管镜活检,对曲菌球有确诊价值。当然如果有曲菌球的临床征象、痰培养曲霉菌阳性,也是确诊的依据。

具有典型临床表现及 X 线特征者自然容易确诊,但不少病例并无特征性表现,必须与下列疾病相鉴别。

1. 结核球溶解　结核球偏心溶解时,亦可出现月牙形透光区,但往往发生在结核球的近肺门侧,而不是在其上方;而且空洞多不规则,可见到空洞与引流支气管相连的阴影,不随体位的改变而变化,周周有纤维化。曲菌球空腔为细条多孔状,断层摄片可显示菌块,很少纤维化。

2. 肺脓肿　肺脓肿的空洞内如有陈旧性血块或坏死组织形成团块游离于脓腔中,可随体位变化而移动,并形成半月形透亮区,酷似肺曲霉球。但肺脓肿发病急骤,周围肺组织有炎症浸润,空洞内团块过一段时间后可被咳出或血块因机化而缩小,曲菌球形态不易发生变化。肺脓肿的后遗症如肺纤维化及支气管扩张也较显著。

3. 肺癌空洞　肺癌空洞可发生于任何部位,壁厚,内壁不规则,有偏心空洞,因空洞形成是因局部病灶供血不足引起组织坏死所致,所以透亮区不规则,而曲菌球透亮区往往在菌球的上端。

4. 肺棘球蚴囊肿　肺棘球蚴病多见于我国西北及内蒙古自治区,肺棘球蚴囊皆呈圆形或卵圆形,略呈分叶状的阴影,均匀,境界清晰,囊肿形态可随呼吸而变形,如空气进入内囊与外囊之间,则呈一半月形透亮区,与肺曲霉球很相似。须根据病史,棘球蚴抗原皮内试验及补体结合试验等加以鉴别。

（五）手术适应证

一旦确诊为肺曲霉球感染,是否应常规手术切除现在意见尚不一致。多数意见认为,由于曲菌球的药物治疗不能令人满意,咯血发生率高,有大咯血的可能,如无禁忌证,确诊后则主张积极手术治疗。而 Jewkes 等指出,手术切除仅适用于已发生严重咯血的肺曲霉球患者,并认为因为血管重度粘连、出血较多,肺切除有危险性。另外,对于不能排除肺癌或其他需手术治疗的病变,应积极手术治疗。有手术禁忌证者可经气管腔内滴注,亦有作空洞切开外置术和冲洗术。

（六）手术方式

肺结核空洞合并曲霉菌感染的手术方式与肺结核空洞手术方式大致相同,临床上主要施行肺叶切除术。术前术后可给予口服及雾化吸入抗真菌药物,如酮康唑等。由于合并曲霉菌感染后结核分枝杆菌生长受抑制,故不必常规给予抗结核治疗。手术切除病变所在的肺叶后,效果较好,并发症少。一般不主张作肺段切除,因为术后渗血等并发症较多,除非其他肺叶也合并有严重疾病而对侧肺无病变者,一般也不考虑作全肺切除术。

如果肺曲霉球在肺的周边,也有作者采用局部病灶清除＋带血管蒂肋间肌瓣填塞的方法处理。

三、肺结核合并支气管胸膜瘘（broncho-pleural fistula）

（一）概述

是支气管与胸膜间形成的异常通道。可由多种原因引起,如结核性脓胸、大叶性肺炎、肺脓肿及术后感染等。其形成是由于慢性脓胸的脓液腐蚀邻近肺组织后穿破支气管,或因肺内病灶直接侵袭胸腔或破溃至胸膜腔形成瘘管,也有因胸腔穿刺或手术切除脓腔感染造成。脓液可从支气管咳出,严重时大量脓液被吸进支气管,可使患者窒息而死。现代医学治疗该病时,在各并发症得到有效控制后,采用经纤维支气管镜瘘管注胶技术,填补瘘管,以达治疗目的。但缺点是短期易复发需补注,而且不宜多次补注。因此,治疗该病主要以手术为主。

（二）临床表现

支气管胸膜瘘(图 12-43)的临床表现主要是胸膜腔脓液经支气管瘘口进入呼吸道,引起频发性咳嗽、咳脓性痰,其程度除了与瘘口的大小和胸膜腔脓液量的多寡有关外,体位改变常影响症状的轻重。凡促使脓液经瘘口流入支气管的体位,均使咳嗽及咳脓性痰的症状加重。然而由于脓液外排,使发热等全身性感染症状会相应减轻。

（三）手术适应证

1. 一期胸膜肺切除术（胸膜外肺切除术）　结核性脓胸合并支气管胸膜瘘,同时肺内有空洞及广泛结核病变,单纯瘘口修补、消灭脓腔无法彻底解决肺内存在的严重病灶。一期胸膜肺切除术包括一期胸膜外全肺切除术和肺叶切除术。两者无本质上的区别,只是病变程度上的差异,后者较前者为轻。结核性脓胸较局限,范围小,同时合并有支气管胸膜瘘存在,肺内病变虽重,但局限于一叶,不像前者肺内病变那样广泛。

2. 胸膜纤维板剥脱＋瘘口修补术　适用于慢性局限性结核性脓胸合并支气管胸膜瘘,经长时间胸腔闭式引流瘘口经久不愈,肺内原发结核病变不重或经正规抗结核治疗后肺内病灶基本稳定。

3. 纤维板剥脱＋瘘口修复＋胸膜内胸膜成形术　结核性毁损肺或任何因结核性病变所做的肺切除术后并发支气管胸膜瘘,或原发性肺结核并发慢性脓胸和支气管胸膜瘘,肺内病变广泛而且

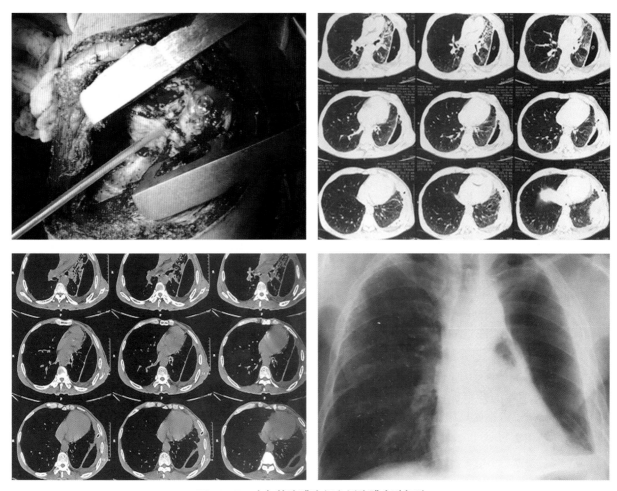

图 12-43　**支气管胸膜瘘行左侧胸膜全肺切除**
术中可见瘘口,通气时可见气泡溢出。

严重,但患者年事已高,或病期较长,自身体质较差,难以承受一期胸膜肺切除术者。

(四)手术方式

支气管胸膜瘘的手术方式有多种,应根据不同的适应证妥善选择术式,现扼要分别介绍如下。

1. 麻醉　首选双腔管气管内插管静脉复合麻醉。

2. 体位与切口　取侧卧位,患侧在上,行后外侧标准剖胸切口经肋床入路。

(1)全肺切除及并发支气管残端瘘:循原剖胸切口进胸,吸净脓液,探查脓腔大小,由下向上逐次切除肋骨,同时分离及剥除壁层增厚的纤维板,安放自动肋骨牵开器以扩大显露,依骨膜下顺序切除第 6 肋至第 2 肋,如果脓腔顶部已达第 1 肋平面,则还需要将第 1 肋一并切除。然后移去肋骨牵开器,下切除第 7～9 肋或第 7～10 肋。切除肋骨根数及长度应超过脓腔上下及左右的范围。重新安放肋骨牵开器,暴露脓腔,用刮匙彻底清除结核肉芽组织、纤维索以及干酪样坏死物质,暴露主支气管瘘口,并通过鼓肺予以证实。在瘘口后侧沿气管切开纤维性纵隔胸膜,暴露气管。如为右侧,则需钳夹、切断、结扎奇静脉,以增加显露。在气管与主支气管之间,沿气管自上而下钝性加锐性分离出支气管残端,整个分离过程应紧贴支气管壁,注意勿损伤肺动脉,左侧尚须注意左肺上静脉,剪除不健康的残端组织,重新用 4 号丝线高位间断缝合。倒入生理盐水,加压鼓肺,检查是否漏气,如有则需加缝 1～2 针。如无,为加强残端愈合,可用翻转的肋间肌,也可游离胸大肌或肩胛肌,以带蒂肌肉瓣覆盖修补后的主支气管残端。残端四周应与转移肌瓣严密缝合,注意勿留空隙或无效腔。胸内留置多孔橡皮管作持续闭式引流,严密缝合切口并注意加压包扎。

(2)肺上叶切除后并发支气管残端瘘:切除第 4 肋或第 6 肋进入胸腔(第 5 肋已切除)。吸净脓液,彻底刮除肺表面的结核肉芽组织和干酪样坏死物质以及纤维素等。寻找瘘口，并加压鼓肺予以验证。在瘘口周围作环形切口至肺的脏胸膜，仔细将瘘口周围的纤维板切除，以组织钳钳夹支气管瘘口，小心剥离支气管，切勿损伤肺动脉。将残端不健康组织重新予以切除，以4号丝线作间断缝合。倒入生理盐水，加压鼓肺证实不漏气后，以带蒂胸膜片或转移肌瓣加固包埋。然后彻底切除余肺表面增厚的纤维板。继之加压鼓肺，观察余肺膨胀情况及残腔大小。余肺表面如有漏气，应认真予以缝合。最后根据残腔大小切除第7肋或第8肋，冲洗胸腔，认真电凝或缝扎止血，胸内留置多孔橡皮管作持续闭式引流，肋床浅面留置烟卷引流，以促进支气管胸膜瘘的愈合及脓胸的闭合。切口逐层缝合并加压包扎3周。

（3）上叶尖后段切除后并发支气管胸膜瘘：切除第6肋进胸，吸净脓液，小心分离纤维性粘连，按肺上叶切除程序完成上叶余肺段切除，仔细缝合肺上叶支气管。脓腔清除干净，并彻底切除下叶或中叶脏胸膜表面增厚的纤维板，以使余肺复张。然后根据残腔大小，常规做局限性胸廓成形术，一般切除第5肋至第2肋即可，其他操作同前述。

（4）下叶切除后并发支气管残端瘘：切除第7肋进胸，诸如清理脓腔、瘘口修复、纤维板剥脱等操作原则及要领与全肺或上叶切除者相同。唯加做局限性胸膜内胸廓成形术时，一般是从上至下切除第8～10肋。其余操作此不赘述。

四、肺结核合并气胸（pneumothorax）

（一）概述

胸膜腔是由壁胸膜和脏胸膜所围成的一个封闭潜在性的狭窄腔隙，正常时，胸膜腔的压力较大气压低，呈负压。负压的作用使肺被牵引而膨胀。空气进入胸膜腔，负压消失或成为大气压，肺失去负压牵引而萎缩或被压缩。胸内负压的生理作用除保持肺膨胀外，还吸引静脉血返回心脏。胸膜腔内负压为 $-0.393\sim0.981\text{kPa}$。

（二）临床表现及体征

自发性气胸（图12-44）（以下简称气胸）系指在无外伤或人为因素的情况下肺组织、支气管及脏胸膜自发破裂，空气进入胸膜腔而引起的疾病。气胸的产生主要是胸膜下疱（bulla）、肺大疱、肺气肿、空洞破裂和胸膜粘连带撕裂等。先天性胸膜

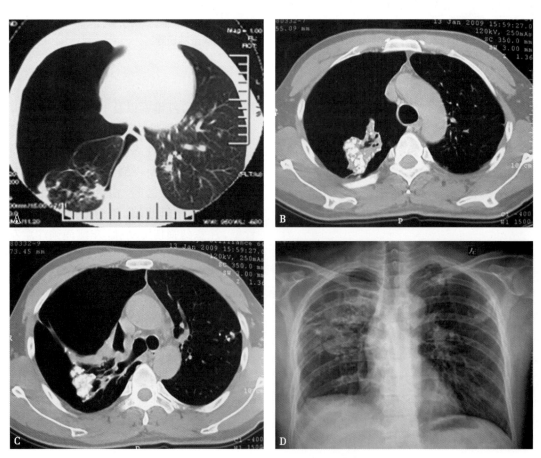

图 12-44 右肺结核合并右侧气胸（结核性气胸）

缺损或先天性肺囊肿破裂、食管穿孔、胸膜下子宫内膜异位症、人工呼吸机使用不当等有时也是形成气胸的病因。气胸的诱发因素常与体力劳动、排便、咳嗽、打喷嚏等用力动作使气道压力突然增高有关。无明显肺部疾病的患者产生的气胸称为"特发性气胸"。

气胸的分类方法有多种，根据一定的特性将气胸进行分类。常用的分类方法为闭合性气胸、开放性气胸、张力性气胸。也可根据肺内有无病变，将气胸分为特发性气胸（X 线检查肺内未发现明显病灶）和继发性气胸（在肺内有原发病灶的基叶间气胸、局限性气胸和多房性气胸）；按气胸并发积液的性质，分为水气胸、血气胸和脓气胸；气胸 3 个月以上者称为慢性气胸。根据临床的需要可以采取不同的分类方法。

1. 闭合性气胸　闭合性气胸（又称单纯性气胸）的气体多来自肺组织的破裂口，且破裂口较小，空气进入胸膜腔后，破裂口迅速闭合，空气不再继续进入胸膜腔。胸腔压力测量可为正或负压，胸腔抽气后胸腔内即可维持负压，肺组织复张。北京结核病控制研究所统计资料显示，闭合性气胸发生率占所有气胸总数的 64.3%。

2. 开放性气胸　开放性气胸（又称交通性气胸）的肺、支气管或脏胸膜的破裂口较大，胸膜腔与之相通，空气随呼吸自由进出胸膜腔。胸腔压力测量在"0"点上下波动，胸腔抽气后压力不变化，此型气胸严重影响呼吸循环功能。北京结核病控制研究所统计资料显示，开放性气胸发生率占所有气胸总数的 18.6%。

3. 张力性气胸　张力性气胸（又称高压性气胸或活瓣性气胸）的破裂口与胸膜腔呈活瓣状相通，即吸气时空气进入胸膜腔，呼气时，活瓣闭合，空气不能排出，使胸腔压力不断增高，形成张力性气胸。胸腔内压力为正压，抽气至负压后短时间内又变为正压，由于胸腔处于高压状态，严重影响呼吸循环功能，处理不及时则容易造成死亡。北京结核病控制研究所统计资料显示，张力性气胸发生率占所有气胸总数的 14.3%。

气胸准确的发病机制还不清楚，但与之相关的发病因素较多，如肺结核并发肺大疱致使肺大疱破裂产生气胸是常见的原因之一；粟粒型肺结核所致间质气肿大疱破裂、肺结核空洞或干酪病灶破溃进入胸膜腔、肺尖小气肿大疱破裂等均是引起气胸的原因。

自发性气胸是肺结核的严重并发症之一，国内外报道自发性气胸占肺结核住院患者总数的 1.2%～1.8%，占肺科住院患者的 0.7%～2.5%。人群发病率为（5～47）/10 万。上海交通大学医学院附属瑞金医院 1980 年报道 531 例气胸中，肺结核引起者 226 例（42.6%），国内仍以肺结核引起者多见。

气胸常以剧烈胸痛、呼吸困难、咳嗽、咯血为主要临床表现，根据气胸的不同类型、范围、进展速度而产生不同程度的临床症状，张力性气胸常伴有发绀、脉搏细而快、血压下降、皮肤湿冷等休克症状，或伴有纵隔气肿、皮下气肿等。体格检查见患侧胸廓饱满，呼吸运动减弱，语颤减弱或消失，气管向健侧移位，伴有皮下气肿者可触及皮下握雪感，有胸腔积液者叩诊为实音，听诊呼吸音减弱或消失。辅助检查以胸部 X 线检查最为有效，可见气胸部位透亮度增加，肺纹理消失，肺组织向肺门部收缩，边缘可见发线状脏胸膜影，如并发胸腔积液，可见气液平面。

典型的自发性气胸根据临床症状、体征、辅助检查而不难做出诊断。但应高度注意本病的症状、体征特点，以免发生误诊和漏诊。诊断自发性气胸时需与巨大肺大疱、严重的慢性肺阻塞性疾病、肺心病并发气胸、哮喘并发气胸、心肌梗死并发气胸等疾病相鉴别。

（三）治疗

1. 内科治疗

（1）保守治疗：适用于小范围气胸、肺组织被压缩小于 30%、临床无明显呼吸困难的气胸患者，卧床休息、限制体力劳动、对症处理、适当使用抗生素，气体可以自行吸收。

（2）胸腔穿刺抽气：适用于肺组织被压缩 30%～50%、临床无明显呼吸困难者，使用注射器或气胸箱在 X 线定位下，选择适当部位进针，抽出胸腔内积气。胸腔穿刺抽气也是张力性气胸及其他危重气胸处理时的应急措施。抽气速度不易过快，一次抽气量应小于 2 000ml，以免发生复张性肺水肿。

（3）胸腔闭式引流：适用于肺组织被压缩 50% 以上、张力性气胸或伴有肺功能不全的开放性气胸，双侧气胸、多房气胸等应当首选胸腔闭式引流排气。

（4）其他方法：单纯胸腔闭式引流效果不佳时，可以同时并用持续负压吸引帮助气体和液体的排出。对于难治性气胸或双侧气胸及明确有肺大疱且有肺功能低下者，可使用胸膜黏着的方法，以加快气体的吸收、肺组织复张和减少气胸的复发。

2. 外科治疗 自发性气胸外科治疗应以尽量避免行肺切除术，保存肺功能，使被压缩的肺组织膨胀为原则。

（1）手术适应证：①单纯性气胸经胸穿抽气或胸腔闭式引流2~4周仍漏气者，或经黏着治疗无效者；②气胸2次以上复发者；③进行性血气胸；④久治不愈的张力性气胸和开放性气胸；⑤气胸继发于肺内病变，且肺内病变亦需手术者；⑥慢性气胸和多房性气胸，胸腔引流不畅者；⑦双侧气胸经保守治疗无效者；⑧肺破裂口已闭但肺组织仍不复张者；⑨气胸伴有支气管胸膜瘘并发胸腔感染者。

（2）手术方式：

1）肺大疱缝扎术：适用于肺大疱直径<5cm、多发肺大疱，行连底贯穿缝合，细小支气管瘘口可以不用单独处理。

2）肺大疱切除缝扎术：适用于肺大疱直径>5cm、细小支气管漏口较大，行肺大疱切除连底贯穿缝合，细小支气管瘘口应单独处理。

3）肺破裂口修补术：适用于肺表面多发细小肺大疱，肺功能差不允许行肺切除术者，行肺表面破口修补术。

4）肺切除术：在外科治疗自发性气胸时，应尽可能避免行肺切除术。①肺段切除术：肿大疱大，局限在肺叶内的某一肺段，余肺段内无病变，支气管瘘口较大，行肺大疱切除后，支气管瘘口修补困难或不理想；②肺叶切除术：气胸来源于固定肺叶，除肺大疱外肺内存在其他病变；③全肺切除术：一侧肺内或肺表面多发肺大疱，气胸反复发作，全肺内存在其他病变，肺功能基本丧失，在健侧肺功能条件允许的情况下，行一侧全肺切除术。

（3）手术切口的选择：应根据原发病变的部位，选择创伤小、显露清楚、易于手术操作的手术切口。

常用的手术切口有：①前外侧切口：适用于位于肺上叶或纵隔面的肺大疱破裂所致的自发性气胸；②腋窝下切口：肺外带肺大疱，不需行肺切除术者；③标准开胸切口：对于肺大疱部位不清，可能行肺切除术的自发性气胸患者。

（4）经胸腔镜治疗自发性气胸：经胸腔镜手术治疗自发性气胸是近年来发展的一项新技术，其创伤小，术后患者恢复快，治疗效果满意，特别是对于肺大疱破裂引起的自发性气胸，胸腔镜不但可以行肺大疱缝扎术、肺大疱切除缝扎术，同时可

以行肺切除术。对于自发性气胸的治疗是较好的适应证。

（5）预防气胸复发的措施：在行不同术式治疗气胸的同时，应考虑到自发性气胸的术后复发，采取积极、主动的措施预防术后复发，手术同时行壁胸膜剥脱术是预防术后复发的主要方法，造成术后胸膜紧密粘连，效果肯定。壁胸膜化学烧灼术，即3%碘酒涂擦壁胸膜表面，产生术后化学性胸膜粘连，预防术后气胸复发。胸腔内喷洒滑石粉同样可以促进胸膜粘连，预防气胸复发。应根据病患具体情况及手术中情况，决定采取任何一种预防措施。北京结核病控制研究所胸外科对1989年前经外科手术治疗的71例自发性气胸进行总结，手术均采取以上相应措施，其术后复发率仅为1.4%。

（6）术后指导：治疗及预防上呼吸道感染、肺结核引起的自发性气胸，术后应服用抗结核药物3个月；肺内如有结核病或因为肺内结核病引起的自发性气胸，术后应加强抗结核治疗1年以上。适当使用支气管解痉药和抗生素，减少和防止气胸的复发。

五、肺结核合并支气管扩张（bronchiectasis）

（一）概述

支气管扩张症（图12-45）是呼吸系统慢性感染性疾病，由支气管及其周围组织反复感染、慢性炎症和阻塞、损坏管壁，造成不可逆转的变形所致，其主要症状有慢性咳嗽、咳脓痰和反复咯血。肺结核是引起支气管扩张的常见原因之一，据文献报道，肺结核肺切除标本中，42%有支气管扩张症。肺结核合并支气管扩张症在病因、病理、临床

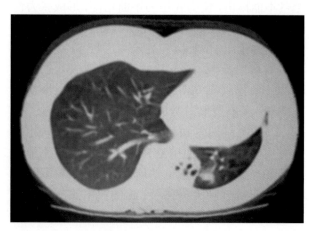

图12-45 左肺结核合并囊状支气管扩张行下肺切除术

表现及治疗上都有一定的特点，因此，应引起临床医师的重视。

肺结核并发支气管扩张症是由于肺内的结核病变波及各级支气管或直接由支气管内膜结核影响支气管的通畅引流，继发性混合感染，感染加重阻塞，阻塞又加重感染，反复发作，持续日久，再加上远端的细小支气管又缺乏软骨和弹力纤维的支架作用，支气管壁因组织破坏或者肺内结核病变纤维化及胸膜炎性收缩牵拉支气管而形成扩张。肺结核引起支气管扩张的常见原因如下：

1. 支气管内膜结核　由于黏膜水肿，结核肉芽的增生，瘢痕狭窄、分泌物滞留都可发生支气管阻塞，再加上结核病变可以破坏支气管结构及引起继发性的混合感染，从而导致支气管扩张，这是成人肺结核合并支气管扩张症的原因之一。

2. 支气管淋巴结结核　儿童的支气管壁很薄弱，支气管淋巴结因结核感染（多为原发综合征）引起淋巴结肿大，或钙化，压迫支气管不通畅或者浸透支气管壁形成支气管淋巴瘘，致使局部瘢痕形成，发生狭窄，分泌物阻塞，使远端支气管分泌物增多或继发混合感染，破坏了支气管的弹力纤维组织形成支气管扩张，这是儿童肺结核合并支气管扩张的原因之一。

3. 肺结核　在支气管周围肺组织发生结核病时，浸润进展期往往使支气管受波及，结构上发生改变。有空洞形成时，空洞与支气管相沟通，在排出坏死物和分泌物中含有大量结核分枝杆菌，使支气管发生结核性炎症，如果周围肺组织由于结核病灶发生纤维化，对支气管有牵拉作用，这也是成人肺结核合并支气管扩张的重要原因之一，因此，肺结核合并支气管扩张症其好发部位同肺结核发生部位一致。这也是与原发性支气管扩张症的主要不同点。

4. 胸膜炎　儿童时期结核性胸膜炎，由于胸膜肥厚和纤维收缩，从而影响肺的发育，造成支气管扭曲，继而形成支气管扩张。故对儿童期的结核性胸膜炎要积极处理，防止粘连和胸膜肥厚的发生具有积极的作用。

由儿童时期患胸膜炎引起的支气管扩张症，支气管病变可呈屈曲、柱状、囊状或囊柱状改变，管腔内可潴留炎性分泌物，扩张的支气管周围可因受炎症影响而发生纤维性变，但很少见到结核病灶。肺结核引起的支气管扩张症，多数扩张支气管呈柱状，少数呈囊状改变，扩张支气管周围有

结核性纤维增生和纤维干酪性病灶，扩张支气管远端肺多有播散性结核灶，有的与结核空洞和液化性病灶相交通，有时可见扩张和狭窄并存，支气管常被周围纤维化牵扯和瘢痕影响屈曲和牵拉变位、变形。

（二）临床表现及体征

肺结核合并支气管扩张症临床症状比先天性和继发于非结核性疾病的支气管扩张少，特别是很少咳大量脓痰。其原因可能与支气管扩张发生部位和程度有关。这种支气管扩张症多发生在两肺上部，该部位支气管引流较好。另外，支气管扩张程度较轻，柱状多，囊状少，这可能成为症状少的原因之一。

肺结核合并支气管扩张症的主要症状为咳嗽、咳痰、咯血、肺部感染及全身中毒症状。

1. 咳嗽　早期为轻咳，感染严重时咳嗽可加重，并发支气管内膜结核时，咳嗽为刺激性剧咳。当肺部结核病变经抗结核治疗明显吸收或稳定静止后，咳嗽并无改善时应想到合并支扩的存在。

2. 咳痰　早期可无痰，或痰量少，仅咳少量白色黏液痰。如有继发性炎症，则可咳脓痰，量也增多，呈囊状扩张者常咳脓痰。

3. 咯血　是肺结核合并支气管扩张症的常见及主要症状之一。肺结核合并支气管扩张症，原结核病变可以吸收、钙化或稳定，但造成的支气管扩张是不可逆的，故患者无结核中毒症状，而常因咯血就诊。可反复小量咯血，或仅为痰中带血，有小血管损伤时，可有中等量咯血，甚至有大量咯血者（多于300ml）。大出血后，由于血容量降低，血压下降，血管收缩，出血可以自止。咯血多可暂时稳定，但难保不再复发。咯血后多有疲惫无力、贫血及消瘦表现。

4. 肺部感染及中毒症状　肺结核合并支气管扩张症常合并继发性感染，则可出现发热、咳脓痰，痰中带血，咳嗽加重。

查体时，在扩张部位有时可听到局限性水泡音，有继发性炎症时，水泡音增多。有的病例结核病已治愈，甚至X线片亦见不到明显异常，但在原患结核部位常能听到水泡音，有的患者因慢性缺氧而产生杵状指（趾），如合并肺不张等，可出现相应的表现。

（三）治疗原则

肺结核合并支气管扩张症如仍有排菌或低热、盗汗等结核中毒症状要继续抗结核治疗，要达到

足够疗程。如痰菌阴转迟缓或仍未阴转,可适当延长疗程或选择更有效的化疗方案,有时扩张的支气管周围结缔组织中常隐匿休眠状态的结核分枝杆菌,抗结核药物作用效果差,给治疗带来困难,这种病例容易使化疗失败。但如估计到确有这种可能性时,适当延长疗程可降低复发率。

肺结核合并支气管扩张症以综合疗法的效果为佳。对于大多数肺结核并发支气管扩张症,其结核已治愈,主要是对症治疗,效果不显著,可行手术治疗,疗效较高。

1. 正规抗结核治疗 应用现代化疗的标准方案——6个月短程化疗方案,直至肺结核痊愈。

2. 有效的痰液引流 适当应用止咳祛痰剂,如喷托维林、溴己新、祛痰止咳颗粒等药物,可收到一定的效果。最重要的排痰方式是体位引流。依据病变部位,采用不同的体位,如将病变肺叶置于高位,让痰液自患叶支气管引流到主支气管,再沿气管将痰液咳出。超声波雾化吸入排痰,效果亦佳。此外,应用纤维支气管镜吸痰可奏显效,还可自纤维支气管镜向病灶区滴入收剑剂及抗生素,如麻黄素、肾上腺素等,以消除支气管黏膜炎症、水肿,将有利于排痰。

3. 使用抗生素 应用大剂量有效抗生素是对轻症支气管扩张及急性炎症期有效的治疗措施,抗生素的选择应根据痰菌培养及药物敏感试验结果而定。常用的抗生素有青霉素、链霉素、庆大霉素、螺旋霉素、氨苄西林、头孢菌素等。如配合气管内滴入抗生素,可提高病变部位的药物浓度,效果更佳。

4. 中草药物的应用 初期并急性感染阶段,可应用麻杏石甘汤或射干麻黄汤加减,对中期患者,应肃降肺气,宣肺化痰,可用宁肺桔梗汤加减。慢性广泛性支气管扩张,可用于金苇茎汤加减,以达清肺除热,逐水排脓,破淤化结的目的。咯血患者可给凉血、止血药物,常用茜草、槐花、侧柏叶、仙鹤草、藕节灰等。气喘痰饮可加用旋复花、葶苈子等。应用中草药的同时,还可使用穴位封闭,全身注射抗生素等方法。

5. 支持疗法 长期咳脓痰者,可致机体消耗,需给以高蛋白饮食。大量咯血可致低色素性贫血,宜输给全血,复方氨基酸及要素膳的应用,可纠正低营养状态。急性炎变期,高热,可试用退热剂及适量地塞米松等。肺结核合并支气管扩张症如经保守疗法效果欠佳,可行术前准备,改善机体条件,考虑外科手术治疗。切除病肺不仅可以根除感染灶和控制出血,且能减少呼吸无效腔,降低肺动脉高压,预防心力衰竭。

(四)手术适应证

1. 由于肺结核合并支气管扩张症好发部位在两上肺,引流较好,一般仅需抗结核治疗即可。但对于结核病变稳定、反复发生大咯血者,往往保守治疗效果欠佳,在大咯血的间歇期限期行肺叶切除术。

2. 由于支气管旁淋巴结肿大、钙化或支气管淋巴瘘所致的支气管扩张症屡发咯血者。

3. 双下肺结核合并的支气管扩张症由于引流不好,结核病变控制后支气管扩张的症状改变也不明显,仍会反复发生感染和咳嗽,咳脓痰,故适宜手术治疗。

4. 支气管内膜结核引起的支气管扩张症术前需做纤维支气管镜检查,如有活跃的支气管结核应先用药物治疗,待支气管本身的结核活动控制后再手术。

(五)手术禁忌证

1. 患者一般情况差,合并心肝肾功能不全、不能耐受手术者。

2. 双侧广泛支气管扩张,心肺功能均有明显损害者。

3. 合并肺气肿、哮喘或有肺源性心脏病的老年人。

4. 肺结核合并支扩合并急性感染,未得到有效控制者。

(六)手术方式

肺结核合并支气管扩张的手术方式一般多选择肺叶切除术,必要时行袖状肺叶切除术。袖状肺叶切除仅适用于上叶支气管内膜结核的上叶支气管扩张而下肺正常者,尽量避免全肺切除术,手术应在气管插管加静脉复合麻醉下施术,宜使用双腔卡仑氏气管插管,以便吸引积痰,防止脓痰污染健侧或引起窒息。

六、肺结核合并支气管狭窄(bronchos-tenosis)

结核性支气管狭窄是支气管结核一种不可逆的病理改变。其症状以呼吸道症状为主,X线表现多为肺不张、毁损肺、阻塞性肺炎。断层及CT可见支气管狭窄,偶伴肺门淋巴结肿大(图12-46),详见本章第十节。

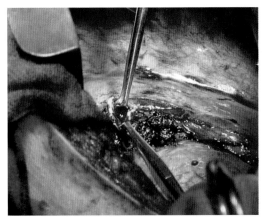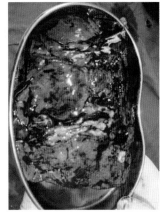

图 12-46　左肺结核合并支气管内膜结核支气管狭窄患者经抗结核治疗半年出现全肺不张
行全肺切除，术中见支气管环状狭窄、残端瘢痕化、无弹性。

（一）诊断

支气管结核很常见，尤其以女性多见。其支气管阻塞症状酷似肺癌及支气管哮喘，极易误诊。对有反复咳嗽、气促、胸痛和血痰症状，胸部 X 线或 CT 检查显示肺不张或肺叶含气不全者应及早作纤维支气管镜检查。纤维支气管镜检查对鉴别支气管结核和支气管肺癌有独特价值。尽管反复痰涂片及培养抗酸杆菌阴性，但经纤维支气管镜抽吸、刷检和灌洗等手段检查，阳性率可高达94%。另有人提出，尽管纤维支气管镜下取活组织检查报告为慢性炎症改变，经抗炎治疗 2～3 周，支气管内膜病变无好转而改用抗结核治疗后有好转者，应及早考虑支气管结核的可能。没有及时、正规的抗结核治疗，支气管结核势必迁延发展，最后产生支气管内膜瘢痕狭窄，这是不可逆性转变，非手术治疗难以改善气道通气。

（二）治疗

化疗和介入治疗目前是支气管结核的主要疗法，大多数支气管结核可通过这些疗法治愈。支气管结核早期为炎症渗出期，此时常在正规抗结核治疗下好转或治愈。如病情未能控制，即进入溃疡肉芽肿期。在此期使用纤维支气管镜作肉芽肿组织钳夹取出，或镜下电凝烧灼肉芽肿组织，可使气道通气有所改善。有不少患者经上述治疗，病情时好时坏，最终走向瘢痕狭窄期。其支气管弹性组织严重破坏，纤维组织增生，管腔狭窄和阻塞，最后产生了肺不张，或出现局限性肺气肿、肺含气不全。反复出现阻塞性肺炎，继而肺内出现小脓疡，张力性空洞和支气管扩张症逐渐形成。因此，对于瘢痕狭窄期支气管结核，只要排除了机体内有活动性结核病变，应及早作手术治疗。但是，结核病变虽可治愈，但造成的瘢痕狭窄是不可逆的。有些肺结核合并有支气管结核，支气管狭窄后，不利于肺结核的治疗，进而导致肺的毁损。虽然痰菌转阴，但是遗留在肺内的病变则极易造成混合感染。一旦支气管狭窄改善后，又极易造成痰菌的阳性。病变局限的患者需要手术治疗，除非肺叶无病变或者完全不张。

（三）手术适应证

1. 绝对适应证　结核性支气管狭窄是支气管结核治愈后而形成的，轻度狭窄不引起临床症状。如管腔狭窄到原有直径 2/3 以上或呈裂隙状、闭锁状时，远端肺组织可产生阻塞性炎症，反复发作致肺纤维化、支气管扩张、肺不张等不可逆病理性改变。因此，一旦支气管形成瘢痕性狭窄，且肺内病变未治愈，则是手术的绝对适应证。

2. 相对适应证　虽经过正规、合理的化疗，仍有顽固性咳嗽、咳痰、喘鸣及呼吸困难者，亦可行外科手术治疗。

（四）手术方法

1. 肺叶切除术　支气管狭窄的手术方式需依据狭窄的部位、长度以及狭窄远端肺组织的情况来决定切除范围。通常采用瘢痕及肺切除术。这是因为肺结核病程长，一旦支气管管腔发生狭窄，则其原远端肺组织常并发肺炎和肺不张，反复发作致远端肺组织纤维化、支气管扩张等肺内不可逆性病变。手术时，常需连同狭窄部位远端的肺组织一并切除。

2. 肺切除及支气管成形术　详见本章第十节。

（蒋良双　朱益军　戴希勇　林铿强）

第十节 气管、支气管结核的外科治疗

一、概述

支气管结核（bronchial tuberculosis）病变可以引起支气管部分、全部狭窄或支气管阻塞。支气管的结构由内向外由三层组成，即黏膜层、黏膜下层、外膜层。通常所说的支气管内膜是指黏膜和黏膜下层，支气管结核是发生于气管和支气管黏膜或黏膜下层的结核病，故又称为支气管内膜结核（图12-47），是由结核分枝杆菌侵及气管、支气管的黏膜或黏膜下层而引起的。支气管内膜结核大多数继发于肺结核，少数继发于支气管淋巴结结核，临床表现除有一般结核病的症状外，支气管部分、全部狭窄或阻塞的表现是其主要临床特点。

支气管结核发病率的高低与检查方法、病理改变、肺结核的病情严重情况等密切相关。文献报道，支气管内膜结核发病率农村高于城郊，城郊高于城市。不同的检查方法显示支气管内膜结核的发病率：纤维支气管镜检查为10%～60%；尸检为10%～70%；肺切除标本检查发现，纤维空洞型肺结核和结核球引起的支气管内膜结核发病率分别为63.2%和45.6%。关于发病部位，多数认为左侧主支气管较右侧主支气管为多见。各年龄组均可发病。继发于肺结核者以20～29岁年龄组占多数，而继发于支气管淋巴结结核者以儿童和青年较多见。近年来，肺结核患病趋向老年化，使得老年支气管内膜结核发病有增加的趋势，女性多于男性。支气管内膜结核均为继发性病变，大多数为肺结核的并发症，但亦可以单独存在。

二、感染途径

1. 直接侵入 是最常见的感染途径，肺结核灶或肺结核空洞内的结核分枝杆菌经支气管引流直接植入支气管黏膜或经黏液腺管口侵入支气管壁。

2. 邻近病灶蔓延 肺内病灶中的结核分枝杆菌直接侵入附近的支气管或因支气管旁肿大的淋巴结压迫、腐蚀、穿透邻近的支气管壁，蔓延至支气管管腔内。

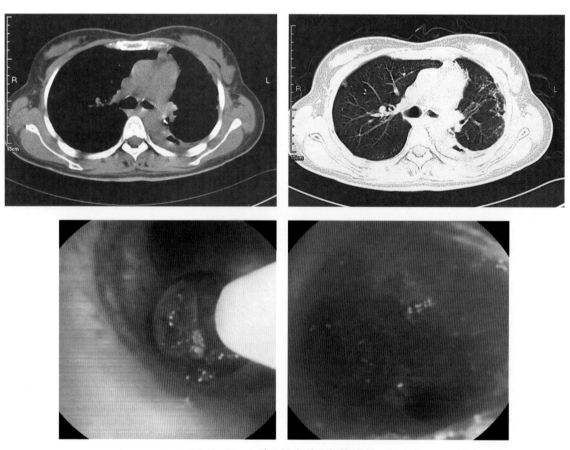

图12-47 左肺结核合并支气管狭窄

3. 淋巴、血行感染　结核分枝杆菌沿支气管周围的淋巴管、血管侵入支气管，病变首先发生在黏膜下层，然后累及黏膜层。此种方式较为少见。

支气管内膜结核的病理改变与一般非特异性炎症相同，结核分枝杆菌侵入支气管黏膜或黏膜下层，早期为黏膜表面充血、水肿、分泌物增多，黏膜下形成结核结节和淋巴细胞浸润，此时如给予合理的抗结核治疗，病变可以痊愈。否则，病变区结核结节增大、黏膜溃疡、干酪坏死、肉芽组织形成，使支气管管腔狭窄、变形或阻塞，形成不可逆性病理改变，进而发生局限性肺气肿、肺不张、支扩或张力性空洞。此种病理改变则难以治愈，成为间断排菌、咯血和支气管播散的根源。

根据支气管结核的感染途径分类：①单纯性支气管结核由结核分枝杆菌直接感染；②淋巴性支气管结核继发于支气管淋巴结结核，如有穿孔，则称为淋巴结支气管瘘；③结核性支气管炎由邻近组织的结核病变继发而成。

根据支气管镜检查病理所见分类：①充血水肿型；②增殖型；③溃疡肉芽肿型；④瘢痕狭窄型。

三、临床表现及体征

支气管结核具有肺结核同样的全身症状，如乏力、盗汗、午后低热、食欲缺乏、体重下降等。病变早期可无明显症状，当病变较广泛时则出现局部症状，其与病变范围、支气管狭窄、溃疡的程度有关。典型的局部症状为刺激性咳嗽、咳痰、咯血、支气管哮喘、呼吸困难和胸痛等。支气管阻塞后产生的肺内阻塞性感染可伴有发热。

四、辅助检查

1. 实验室检查　血液指标化验，反复查痰约50%的患者可呈痰菌阳性。

2. 纤维支气管镜检查　可以提高痰菌阳性率，也可行病理检查。

3. TB-PCR检查

4. 影像检查　①支气管内膜结核早期，病变局限于气管、支气管未造成管腔狭窄者，无明显 X 线改变，但痰菌可阳性；②气道有狭窄或阻塞时，断层片可见支气管狭窄或阻塞征象，可同时伴有肺不张、阻塞性肺炎或肺气肿的 X 线表现，也可产生张力性空洞和管壁增厚的引流支气管征象；③ CT 检查、支气管造影均可显示支气管狭窄、阻塞、中断和变形等。

5. 支气管镜检查　可以确诊支气管内膜结核，可进行病理分型。

五、治疗原则

1. 抗结核药物治疗　抗结核药物的选择及组合与肺结核的治疗相同，绝大部分病例在化疗 3 个月后痰菌培养阴转，疗程要适当延长，以 12～18 个月为宜。

2. 激素治疗　对结核分枝杆菌感染呈超敏状态者和儿童纵隔淋巴结结核引起的气管、支气管结核，可酌情给予激素治疗。

3. 局部治疗

（1）雾化吸入：链霉素 0.5g（或其他氨基糖苷类药）加异烟肼 0.2g（根据病情还可加入激素）溶于 20～30ml 生理盐水或蒸馏水中雾化吸入，每日 2 次，1～2 个月为一个疗程，一般用 2～3 个疗程。

（2）导管滴入：链霉素 0.5g 加异烟肼 0.2g 经鼻导管滴入或由环甲膜穿刺滴入，每日 1 次，1～2 个月为一个疗程，此法现已少用。

4. 纤维支气管镜下治疗

（1）经纤维支气管镜药物灌注：先将分泌物吸尽，生理盐水冲洗吸出后，注入异烟肼 0.3g、氧氟沙星 0.2g、阿米卡星 0.2g、生理盐水 5ml（根据病情还可加入激素），每周 1 次。

（2）对充血水肿、增殖结节型病变的支气管黏膜定点注药，主要用异烟肼 0.2～0.3g、阿米卡星 0.2g 或链霉素 1.0g，每周 1 次。

（3）其他气管内治疗：包括激光治疗、高频电刀治疗、冷冻治疗、微波治疗和管腔内安置支撑架及球囊扩张治疗气管、支气管狭窄等。

六、外科治疗

（一）手术适应证

1. 绝对适应证　支气管结核因延误诊断、治疗不当或病变重，虽经化疗仍造成支气管器质性狭窄、阻塞或同时伴有远端的肺不张、张力性空洞、反复发作的阻塞性肺炎、肺实变、支气管扩张、毁损肺等，均应手术治疗。

2. 相对适应证　虽经正规合理化疗，仍持续不断有顽固性咳嗽、咳痰、喘鸣、呼吸困难者亦可考虑。

（二）手术时机

手术时机在外科治疗支气管结核时极为重要，其决定治疗的预后和减少肺组织的不必要损失。

如诊断明确,特别是经病理诊断后为不可逆的增殖型、溃疡肉芽型和瘢痕狭窄型,经正规化疗 6 个月以上者,应及时行手术治疗。

(三) 手术适应证

手术方法应根据病变的具体情况选择,主张术后应继续抗结核治疗 9～12 个月,防止复发和再狭窄。

肺结核外科涉及支气管手术的适应证最常见的是支气管内膜结核引起支气管管腔狭窄,呈瘢痕性闭锁,同时肺内又有严重病变,需行支气管袖状肺叶切除术。特别是对于心肺功能不全或不能耐受全肺切除的高龄患者,采用支气管成形术,尽量保留健康的肺组织,也能收到良好的治疗效果。支气管成形术的麻醉首选双腔管支气管插管,以便术中采用单侧通气。如果术中使用高频通气呼吸机,则通过单腔气管插管也能有效地实施单侧肺通气,顺利完成支气管成形术。

1. 支气管楔形切除术适应证 肺上叶结核病灶合并支气管内膜结核导致上叶开口处狭窄,单纯肺上叶切除恐残端遗留结核病变,术后引起支气管残端瘘。

(1)由于肺上叶存在着结核病灶,病变同时累及上叶开口,故首先需行上叶切除术,一般仍选用后外侧标准剖胸切口,经第 5 肋床或肋间进胸。然后再做支气管楔形切除。

(2)楔形切除要注意两点:一是楔形切除的基底部要尽量窄一些,因为楔形的基底部越宽,主支气管缝合之后成角就越大,畸形也就越严重,容易导致气道梗阻;二是楔形尖端的位置要恰当,前面要在软骨环的中线,后面要在膜部的中线,否则缝合之后会造成支气管对侧壁弯曲,导致气道梗阻。假如缝合之后,认为有可能造成气道梗阻,应立即改为袖状切除术。楔形切除后,用 3-0 无损伤缝线间断缝合,先从楔形顶角开始。缝合完毕,必须松解肺下韧带,以减低缝合处的张力。

2. 支气管袖状切除术适应证 支气管袖状切除术是支气管成形术中最常用的一种,同时需要做肺叶切除术。

(1)袖状左肺上叶切除术适应证:左上肺叶结核病灶合并叶支气管内膜结核并累及左上叶支气管开口或导致管腔狭窄。

(2)袖状左肺下叶切除术适应证:左下肺叶结核病灶合并叶支气管内膜结核,管腔狭窄累及下叶支气管开口并接近左上叶支气管开口。

(3)袖状右肺上叶切除术适应证:右肺上叶结核病灶合并支气管内膜结核,管腔狭窄波及右肺上叶支气管开口处。

(4)袖状右肺上、中叶切除术适应证:右肺上、中叶结核病灶合并支气管内膜结核,管腔狭窄同时累及右肺上、中支气管开口处。

(5)袖状右肺中下叶切除术适应证:右肺下叶结核病灶合并支气管内膜结核,病变累及右肺中叶支气管开口处。

(四) 手术方式

1. 袖状左肺上叶切除术 应行左肺上叶连同其支气管袖状切除,再将左下叶支气管与左主支气管残端端 - 端吻合。由于有主动脉弓挡住左主支气管,故这种手术难度较大。

(1)体位与切口:右侧卧位,经第 5 肋间行左胸后外侧切口。

(2)手术步骤:

1)分离肺的粘连:切断肺下韧带,向上游离直到肺下静脉,以求松解。按常规处理左肺上叶血管。显露左主支气管和左上叶支气管,并用橡皮条分别牵引。迷走神经和支气管动脉从主支气管膜部分离出来,用粗线牵引。缝扎支气管动脉。在预计支气管切线的头端和尾端,各缝好 2 条牵引线,于预切线的后方置放纱布块,以保护术野,避免污染。

2)切除左肺上叶:左肺暂停通气,在软骨环之间切断左主支气管,在背段支气管近侧 2～3mm 处切断左下叶支气管。切开支气管的软骨部分,剪开膜部,切除有病变的左肺上叶及一段左主支气管。若左主支气管与左下叶支气管断端口径不一致,可以将左下叶支气管断端剪成斜面。

3)左主支气管与左下叶支气管端 - 端吻合:第一针从内侧角的软骨部与膜部交界处开始,逐一缝合,先缝后壁,行间断全层缝合,但黏膜要少缝一些。缝合之后立即结扎,打 6 个结,结打在主支气管腔的外面。缝前壁之前,要先提好减张线,然后做针距约 3mm 的缝合。整个吻合口需缝合 12～15 针。

4)温盐水漏气试验:支气管吻合之后,左肺恢复通气。向胸内注入温盐水,并请麻醉师从气管内加压 5.3～6.6kPa(40～50mmHg),试验支气管吻合口和肺有无漏气。如无漏气,用带蒂胸膜片包绕覆盖支气管吻合口。

5)胸腔顶部和底部各留置 1 根引流管,关胸。

2. 袖状左肺下叶切除术　先行左肺下叶及袖状左主支气管切除，然后将左上叶支气管向下翻转与左主支气管在高位行端 - 端吻合。

（1）体位与切口：右侧卧位，经左第 6 肋床后外侧切口进胸。

（2）手术步骤：

1）分离肺的粘连，游离主动脉弓，从心包内松解肺血管，按常规处理左肺下叶血管。暴露左主支气管和左上叶支气管，并用橡皮条牵引。

2）切除左肺下叶：左肺暂停通气，高位切断左支气管，然后在近左下叶开口处切断左肺上叶气管，将左肺下叶及一段左主支气管一并切除，若左主支气管断端和左肺上叶支气管的断端的口径不一致，可在左主支气管断端软骨部向上方做一个楔形切口，然后单纯缝合该切口，以缩小左主气管断端的口径，使之适合与左上叶支气管断端吻合。

3）左主支气管与左肺上叶支气管行端 - 端吻合：将左上叶支气管与左肺上叶一起向下翻转 90°，并与左主支气管断端行端 - 端吻合，吻合方法同袖状左肺上叶切除术。

4）注水试验证明无漏气后，以胸膜片包绕覆盖支气管吻合口。胸腔上、下方各放置 1 根引流管，关胸。

3. 袖状右肺上叶切除术　行右肺上叶切除，将右中间支气管与右主支气管吻合。

（1）体位与切口：左侧卧位，经右第 6 肋床后外侧切口进胸。

（2）手术步骤：

1）分离肺的粘连，切断右肺下韧带，向上游离右肺下叶直到肺下静脉，以求松解。切断和缝扎奇静脉。按常规处理右肺上叶血管。从气管隆嵴开始，暴露右主支气管和右中间支气管，分别用橡皮条牵引。支气管切线的上、下方均须缝好牵引线。

2）切除右肺上叶：右肺暂停通气。向前牵引肺血管，按预计切线切断支气管，把右肺上叶及一段右主支气管一并切除。修剪右主支气管和右中间支气管残端，使两者口径大小一致。

3）右主支气管与右中间支气管端 - 端吻合。

4）常规注水试验，如未漏气，外层包盖胸膜片，胸腔顶部和底部各放 1 根引流管，关胸。

4. 袖状右肺上、中叶切除术　行右肺上、中叶切除，并将右下叶支气管与右主支气管端 - 端吻合。

（1）体位与切口：左侧卧位，经右胸第 6 肋间，

后外侧切口进胸。

（2）手术步骤：基本方法与袖状右肺上叶切除术类似。

（3）注意事项：①必须在心包内游离，松解肺血管，以减低支气管吻合口的张力；②右下叶支气管及右肺下叶需要向上翻转，方能与右主支气管吻合。

5. 袖状右肺中、下叶切除术　右肺下叶结核病灶合并支气管内膜结核，病变累及右肺中叶支气管开口处。行右肺中、下叶切除。将右上叶支气管与右主支气管端 - 端吻合，手术难度很大，主要是因为右肺上叶的血管太短，所以必须游离肺下韧带，并在心包内游离肺血管。

（金　锋　宋言峥　刘志东）

第十一节　结核性胸膜炎的外科治疗

一、慢性包裹性胸膜炎及结核性脓胸的外科治疗

（一）概述

结核性脓胸是由结核分枝杆菌或干酪样物质进入胸膜腔引起的特异性化脓性炎症，属于重症结核，单纯抗结核治疗的疗效不佳，部分患者经手术治疗后疗效满意。结核性脓胸可分为全脓胸和局限性脓胸。

（二）临床表现及体征

结核性脓胸以男性发病为主，总体男女比例为 2∶1，结核性脓胸一般起病缓慢，呈良性过程，由于多继发于肺结核，故常有低热、乏力、盗汗等结核病的中毒症状。如胸腔积液量少或为包裹性脓胸，则症状较轻，仅有轻度咳嗽、胸闷或胸痛；如积液量大，则可产生压迫性症状，出现心慌、胸闷、呼吸困难等症状。当肺结核空洞突然破溃，大量干酪样物质进入胸腔，则起病急骤，全身中毒症状明显，出现高热、胸闷、剧烈胸痛、呼吸困难。由于常合并液气胸和继发细菌感染，若不采取积极、有效的治疗措施，病情迅速恶化。

（三）辅助检查

通过 X 线、CT、B 超、胸腔穿刺检查，通过检测胸腔积液中 ADA 水平和 T-SPOT 检查等结核性脓胸可确诊，随着影像技术的进步，正电子发射断层扫描（PET/CT）是一种综合的解剖和代谢成像技术，在结核病的研究中越来越受到重视。

（四）治疗原则

结核性脓胸的治疗包括全身治疗、局部治疗和手术治疗。

1. 全身治疗

（1）化疗：结核性脓胸常继发于肺结核，多数患者有长期服用抗结核药物史或不规则抗结核化疗史，故耐药的可能性较大，一般需要根据药敏试验结果制定化疗方案，在结果未明确或无条件做药敏的情况下，尽量选择 3 种以上患者未曾使用过的抗结核药物联合使用。有报道指出，在有症状的结核性胸腔积液患者中，除抗结核药物外，注入纤维蛋白溶解液可加速胸腔积液的溶解，减少残留胸膜增厚的发生率。

（2）综合支持治疗：脓胸患者伴有高热、中毒症状及混合感染，适当选用抗生素及补液，注意维持水、电解质平衡，加强膳食中的蛋白质含量，必要时给予免疫支持治疗。

2. 局部治疗

（1）胸腔穿刺抽脓：是消灭脓腔的有效手段之一，急性期及早采用此法治愈率较高，可避免转化为慢性脓胸。研究指出，完全清除胸腔积液，采用有效的抗结核方案，并不能显著地减少残留胸膜增厚和其他临床症状的发生率。

操作时应注意：①严格无菌操作，绝对不可认为是脓胸而已，发生混合感染将加重病情；②脓腔液体尽量一次抽净，以利于压缩的肺早期复张，防止粘连、分隔：如为全脓胸且积液量较大，一般首次抽液不大于 1 000ml，以后每次不大于 1 500ml，每隔 1～2 天抽液 1 次，短期内尽快抽尽。

（2）胸腔引流术：分为两种，一种为胸腔闭式引流术，另一种为胸腔开放式引流术。

1）胸腔闭式引流术：又可分为肋间胸腔闭式引流术及肋床胸腔闭式引流术。结核性脓胸患者发生纤维瘢痕收缩、肋间隙变窄、肋间插管困难时，可采用肋床胸腔闭式引流术。

胸腔闭式引流术主要适用于：①经反复胸穿不能控制的脓腔或因干酪样物质及黏稠脓液不易抽出时；②张力性液气胸；③脓腔压迫纵隔移位或结核中毒症状不能缓解时；④并发支气管胸膜瘘时；⑤结核性脓胸合并混合感染。

行肋床胸腔闭式引流术时应注意：①引流部位要合适，既要接近脓腔底部，又不能过低；②引流管内径要粗大，一般应为 1～1.5cm、质地柔软的胶管，其前端应多剪几个侧孔，以减少干酪样物质或黏稠脓液的阻塞；③引流管应用缝合线固定于皮肤，不宜使用胶布固定；④注意观察引流液的量、颜色、性质及液柱波动情况。慢性脓胸后期，若纵隔已固定、脓液量少时，可将引流管剪短，改为胸腔开放式引流术，有利于脓液排出。

2）胸腔开放式引流术：包括切除部分肋骨开放粗管引流、皮瓣开放引流、局限性脓胸廓清术，主要适用于多房性或复杂性慢性脓胸、患者一般情况难以耐受根治手术。

（3）胸腔冲洗术：对脓胸的治疗亦有一定疗效，适用于无支气管胸膜瘘的脓胸患者。通过胸腔闭式引流管经胸穿向脓腔内注入冲洗液，以溶解纤维板和净化脓腔，提高治疗效果。冲洗液留置胸腔内 6～8 小时，每日 1 次，冲洗液内可加入胰蛋白酶、链激酶、透明质酸酶、肾上腺素和异烟肼、链霉素。合并细菌感染者可加入甲硝唑等抗生素。留置液量应根据腔的大小而定，一般不大于 500ml。有学者报道，采用冲洗和双管引流冲洗术亦取得较好的效果。

3. 外科治疗 外科治疗方法因脓胸的形态、大小及脓液形状而决定，有的行单纯脓胸廓清术即可，局限性包裹性脓胸和胸膜结核球则可完整切除；全脓胸及大范围胸腔包裹性积液则需要胸膜纤维板剥脱术，合并肺部病变时还需要肺切除术，不能做肺切除者还需要做胸廓成形术。入路的方式也不同，有的脓胸从胸膜外行病灶清除即可，有的需要进入脓腔，行病灶清除后，再行胸膜纤维板剥脱，有的病例则需要从胸膜外入路行胸膜纤维板剥脱术。局限的脓胸可以在胸腔镜下完成，而大范围的脓胸则需要大切口、多切口才能切除病变。因此，脓胸的手术方式不能一以论之。

（1）脓胸病灶＋胸膜纤维板剥脱术：胸膜剥脱术是慢性脓胸（图 12-48～图 12-52）外科治疗的首选方法和最佳术式，也可作为所有慢性脓胸手术的先行术式。剥除胸膜壁层及脏层增厚的纤维层，能达到清除病灶的目的，同时又可使受压的肺组织复张，使胸廓呼吸运动得到改善，使肺功能得到恢复。

目前认为胸膜纤维板形成 3 个因素：①胸膜受感染刺激构成纤维弹性纤维板包裹肺；②脏胸膜尚属正常，增厚纤维板尚未侵入之际；③纤维板剥除后，肺能扩张，从而消灭残腔者。

1）手术适应证：肺内无活动性结核，无广泛肺纤维性变的单纯结核性脓胸或混合感染，支气管

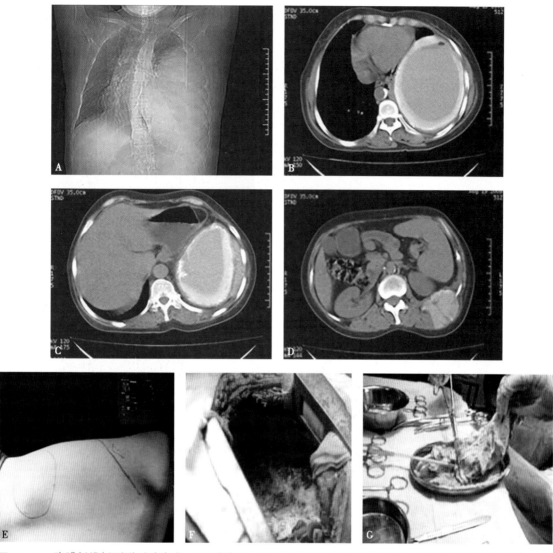

图 12-48　胸膜纤维板剥脱后肺膨胀，已充满胸腔，左侧结核性脓胸向腰背部流注，术中可能稠厚的白色坏死物质，肺组织严重被压缩，仅实施脓胸病灶清除术，择期行二期胸廓成形术

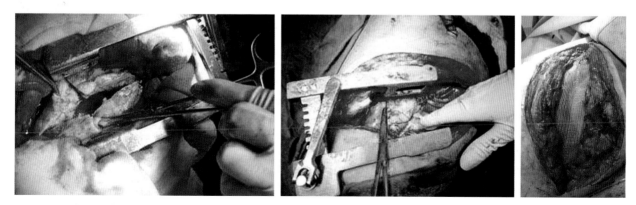

图 12-49　由于脓胸的肋间隙窄，肋骨切除后，造成关胸时合拢困难，也可以考虑使用补片修补。补片外常规放置 1 根引流管，以免切口下方积液

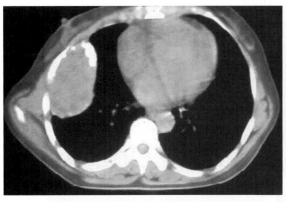
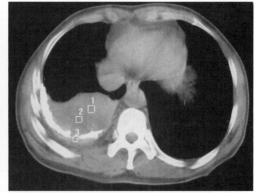

图 12-50　对于包裹性脓胸需注意合并肿瘤或者本身是胸膜肿瘤（肉瘤多见）的问题，术中宜彻底切除肿物，并行快速冰冻检查，必要时行胸壁整块切除

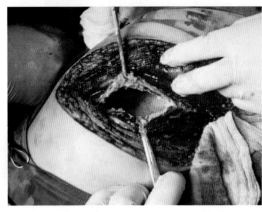
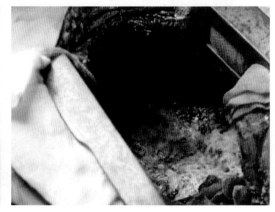

图 12-51　肺严重被压缩，犹如饼状，粘连严重，如彻底切除病变，需要切除全肺，而肺与心脏大血管、纵隔面粘连，不宜分离，只行壁胸膜纤维板剥脱术和脓胸清除术，术后带管时间较长，但保证了患者的生活质量

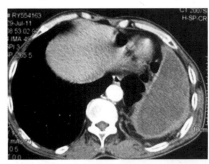
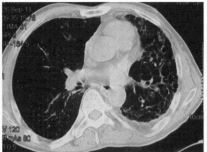
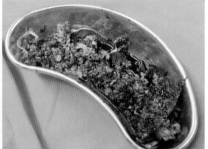

图 12-52　老年肺气肿合并左侧脓胸患者，如把脏胸膜纤维板剥除，会造成严重的漏气甚至支气管胸膜瘘和呼吸衰竭，仅行壁胸膜纤维板剥脱术和脓胸病灶清除术，术后胸管 2 个月后拔出

内膜结核及支气管狭窄，无支气管胸膜瘘，肺弹性好，估计术后肺能满意复张者；胸腔引流后，肺被压缩 1/3 以上仍留有较大的残腔。

扩大的适应证：①结核性胸膜炎致包裹积脓，伴有胸膜肥厚肺受压者；②肺结核并脓气胸，行胸腔引流后肺不能复张，脓腔仍存在，伴有或不伴有支气管瘘者；③对病史长，单纯胸壁层纤维板粘连牢固和钙化者；④肺结核并脓气胸，肺内伴有单个浸润型空洞，只要结核分枝杆菌对抗结核药物敏感，针对某些患者仍可作为选择对象；⑤脓胸伴肺内结核活动灶，1 个月内复查胸部 X 线片病灶略有吸收或者药敏试验无耐药现象者。

2）手术禁忌证：伴有结核性毁损肺，纤维厚壁与张力空洞型肺结核、严重肺纤维化、支气管扩张与狭窄，不可逆性肺不张，肺内病灶多，患者体质差，也应暂作为禁忌证。

3）手术方法：胸膜纤维板剥脱的基本手术原则是控制原发或继发性感染，排净脓液并消灭脓腔，促进肺复张，恢复肺功能。结核性脓胸外科治疗应选择手术时机及进行充分的术前准备。一般认为，经过6个月的抗结核药物治疗，大部分可逆性病变可被吸收或治愈，此时是最适宜的手术治疗时间。近年来，改良胸膜剥脱术得到广泛应用，经胸腔后外侧切口，显露脓腔表面所有肋骨，在脓腔表面中央经肋床直接切开壁层纤维板，进入脓腔，用刮匙刮除脓腔壁层上的干酪样物质、肉芽组织及钙化组织，使壁层纤维板露出灰白色新鲜创面伴有微量渗血，用过氧化氢、异胭肼、甲硝唑冲洗脓腔，增厚脏胸膜纤维板作"井"字形或者"十"字形切开，或脓腔壁反折线将脏层、壁层纤维板切断，尽量剥除脏胸膜，达到肺膨胀的目的。

手术在双腔插管全身麻醉下进行。采取后外侧切口，切除第5或第6肋，切开肋床，沿胸膜外间隙用钝器剥离胸膜壁层纤维板，切口上、下剥离达到一定程度后用牵开器牵开切口，扩大剥离范围，直到将全部胸膜纤维板剥除。少数病例可以剥除完整的纤维包囊，这是最理想的既不污染胸膜腔又能得到彻底的治疗。许多情况下须切开囊壁（脏、壁两层胸膜纤维反折部位不易辨认），将脓液及纤维素等清除，再仔细将脏层纤维板剥除，肺表面的剥离较为困难。必要时可做大部分纤维板切除，剩下少许脏层包膜不能剥离时，用刀划出"井"字形小切口，以利于肺膨胀。手术中应仔细止血并缝合较大的漏气部位。术后放置2根较粗的引流管，一上一下，保持引流通畅。

特殊患者宜采取特殊方法，在彻底切除病变和可能出现严重并发症之间权衡。部分壁胸膜纤维板剥脱术，打破胸膜包裹，使其不再形成闭环包裹，也不失为一种姑息治疗的方法。

4）手术时机：手术时机应在系统抗结核化疗3个月以上，术前体温平稳1个月，结核病中毒症状基本缓解后施术。

5）注意事项：最好能完整剥除脓胸纤维包囊，不能完整剥除者应力求彻底，或对无法切除的纤维板用电刀作"井"字形切开，以减轻纤维板对胸壁的牵拉；分离松解膈面、纵隔面、脊椎旁沟处的粘连，肋膈角区的纤维板剥离尤为重要，应力争彻底剥除以改善膈肌运动，有利于肺膨胀、恢复呼吸

功能。如果术中行胸膜剥离后，肺内有局限性结核病或纤维化，肺膨胀不全，或膨胀后估计结核病变又有活动可能者，则考虑并行胸廓成形术或肺叶切除术。术后较长时间留置胸腔引流管，大部分病肺可复张膨满胸腔。为了确保脓胸术后治愈与防止复发，原则上术后应坚持1年时间的抗结核治疗。

①手术要在准确的解剖层次下进行，剥离壁层纤维板应在壁胸膜外层剥离；剥离脏层纤维板应在脏层纤维板与脏胸膜之间剥离；②手术失败的主要原因是血胸和肺严重漏气：术中要彻底止血，可采用电烙止血或干纱布、热盐水纱布压迫止血；用可吸收缝线缝合漏气的肺表面，以利于肺的膨胀；③术后必须加强护理，保证引流管通畅：经常观察引流瓶中水柱波动，如有血块堵塞或引流不畅，要立即调整、挤压引流管以恢复通畅，必要时加负压吸引。

（2）胸廓成形术：该术式治疗结核性脓胸，仍不失为一种较好的方法。目前常用的为改良的Heller胸廓成形术，该手术依据术中探查脓腔的范围，充分切除脓腔外的肋骨，保留骨膜及肋间肌组织，各肋间肌之间作梯形切开，彻底刮除腔壁坏死、无活力、干酪及骨化钙化的组织，切除增厚的壁层脓腔壁，特别是在脓腔顶及反折处切除必须彻底，以求完全消灭脓腔。胸廓成形术是一期还是分期完成，主要依患者的全身状况、脓腔大小、引流量及术中出血而定。由于胸廓成形术的破坏性大、创伤重、出血多，永久性的胸廓畸形造成永久性肺功能减低，所以在结核性脓胸的外科治疗中，对胸廓成形术的选择应慎重，除肺切除后和/或支气管胸膜瘘和其他手术失败者之外尽量不用。

注意事项：术中根据脓腔范围充分切除脓腔的肋骨，所切除的肋端一定超过脓腔边缘，使胸腔彻底塌陷，达到消灭脓腔的目的，同时彻底清除脓腔中的脓液、干酪样坏死组织，保留肋间肌和壁层增厚的纤维板，充分填塞脓腔；在胸廓成形术同期修补瘘十分关键。对肺表面糜烂性漏气，用附近健康的、血运好的肋间肌组织覆盖，而明显的细小支气管瘘口在局部清除松解、缝合、关闭瘘口后用肋间肌或带蒂胸壁游离肌瓣填塞。叶主支气管残端瘘口的处理是较为困难的，由于手术及术后炎症，肺门局部支气管、血管的界限已完全不清，且组织充血、变脆，故寻找及游离残端瘘口技术要求极高，术前纤维支气管镜检查了解瘘口部位，术中

在纤维支气管镜辅助下，经气管插管置入细尼龙管或亚甲蓝着色均为寻找瘘口提供方便，近年来采用带蒂网膜充填及覆盖均是较成功及简便补瘘的方法（图12-53，图12-54）。

对于老年人的结核性胸膜炎合并外穿型脓胸，手术方式的选择较为困难。大多数外穿型结核性脓胸其胸壁脓肿与胸腔相通，比较合适的术式应该是脓胸病灶清除＋纤维板剥脱＋胸壁脓肿清除＋局限胸廓成形术。但考虑到创伤对老年人的打击较重，这种术式选择应慎重。而单纯胸壁结核病灶清除术势必会造成术后切口不愈合，需要长期换药。因此，宜因人而异，选择手术方式。

对于双侧结核性脓胸，可以分期施术。

（3）胸膜肺切除术：重症难治性肺结核患者由于长期反复感染，导致肺内纤维空洞形成、支气管扩张或狭窄、肺组织干酪样坏死等病变，甚至肺叶或全肺毁损。病变危及胸膜或破溃至胸腔可引起脓胸、支气管胸膜瘘，并可能有严重混合感染、大

咯血等症状，危及患者生命。结核性脓胸而肺部有明显的结核性病变，如空洞、支气管高度狭窄或支气管扩张、术前反复咯血、肺不张，反复排菌、咯血、咳脓痰，胸廓成形术胸壁萎陷压迫无效者，其他手术均不能根治，如心肺功能情况尚好，可以考虑胸膜肺切除术（图12-55）。

注意事项：术前准备要充分，有大量脓液及明显中毒症状者应先作胸腔闭式引流术，加强支持治疗，改善患者一般情况。采用全身麻醉双腔插管，减少术中脓液流向对侧肺导致播散。术中操作要仔细，由于胸内粘连紧密、胸膜增厚、纵隔移位和解剖关系的改变，要注意避免误伤邻近器官，如膈肌、食管、大血管等，必要时需切开心包膜，处理肺门大血管。对于手术中剥离广泛的胸膜粘连，术中、术后常有大量渗血，在出现低血压时必须查明或排除其他原因。术中严密止血，应用止血药物，术后要注意观察胸管引流量。术后如有胸腔感染者，应考虑作胸廓成形术消灭残腔。由于胸

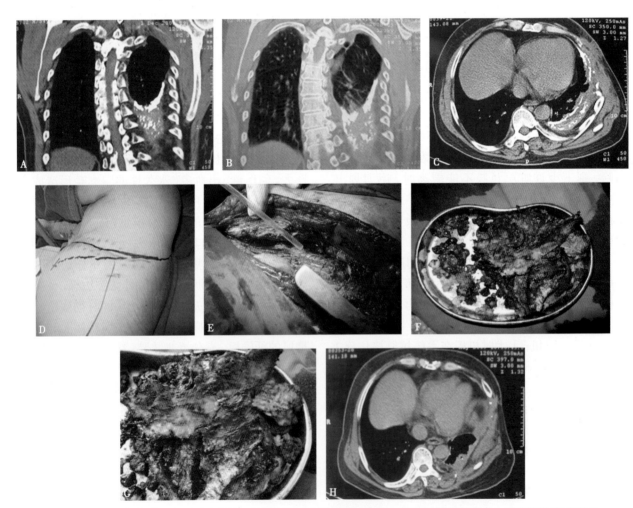

图12-53　结核性脓胸三次手术，最后一次手术行脓胸结核病灶清除＋硬化的纤维板剥脱＋局限性胸廓成形术

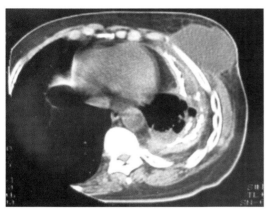
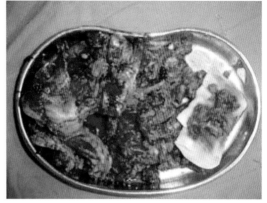

图 12-54　结核性胸膜炎合并外穿型脓胸

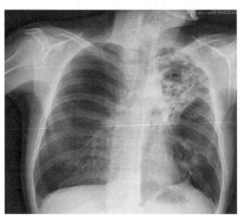
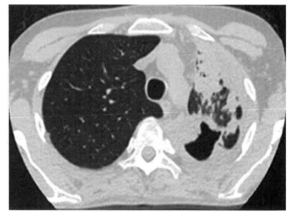

图 12-55　结核性脓胸，而肺部有明显的结核性病变

壁固定，膈肌运动受限，术后呼吸道分泌物增多，以及麻醉药物抑制呼吸作用等，可出现呼吸困难。术后加强祛痰、扩张支气管与给氧，观察动脉血氧饱和度及纠正水与电解质、酸碱平衡。如通气功能仍未改善，可使用呼吸机进行辅助，应用抗生素预防和控制伤口感染。术后 2～3 天让患者下床活动，以便更快地恢复。体弱者给予支持疗法，术后 3～4 种化疗药物联合应用，连续用药 9～12 个月并定期复查，观察肺内情况。

（4）带血管蒂大网膜胸内移植术：大网膜可用来包盖支气管胸膜瘘的支气管残端。术后 48 小时，盖在支气管残端的大网膜即有新生血管形成，用大网膜堵塞支气管胸膜瘘易获得成功，大网膜可经皮下隧道或经膈肌的腹侧造孔进入胸腔。解剖分离大网膜时要特别注意预防腹腔感染、胃扭转、胃穿孔、膈疝和大网膜血管蒂受挤压、扭曲引起坏死等并发症。除非有难以处理的支气管胸膜瘘或单用胸壁肌肉难以填满的残腔，一般不动用大网膜。

带血管蒂大网膜胸内移植术治疗慢性结核性脓胸优点是大网膜血运丰富，再生能力强，又有很强的抗感染及吸收炎性渗出物的能力，适用于：①不能行胸膜剥脱的各部位和各类型的慢性脓胸患者；②胸廓成形术、胸膜剥脱术失败者；③年老体弱、心肺功能差，不能耐受胸廓成形术或肺切除术者；④肌瓣填充脓腔不足，用网膜移植加强消灭残腔的补充材料之用；⑤无腹腔疾病史（包括结核性腹膜炎），无上腹部手术史者（图 12-56）。

注意事项：术中应特别注意将脓腔隔离，更换手术器械和手套，在行腹部操作时，要防止腹腔污染。如有多处肺泡瘘或支气管残端瘘，则可以大网膜覆盖，并缝合几针固定。由于大网膜受体表面积、性别、营养状况等因素影响，只能充填 75～95ml 脓腔，若其不能达到脓腔 1/3～1/2 时，则应附加局限性胸廓成形术。

（5）肌瓣填塞胸腔术：通过转移带血管蒂的胸壁肌瓣和 / 或大网膜进入胸腔，填充感染的胸膜间隙，治疗伴有或不伴有支气管胸膜瘘的脓胸，不但

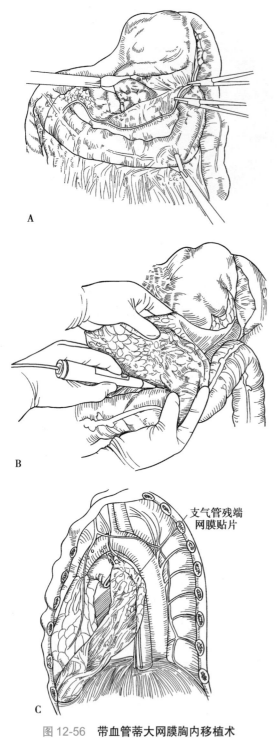

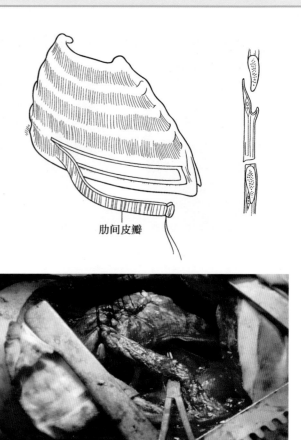

肋间皮瓣

图 12-57 肌瓣填塞胸腔术

支气管残端
网膜贴片

图 12-56 带血管蒂大网膜胸内移植术
A. 腹腔镜下大网膜游离；B. 开放切口下大网膜游离；C. 穿透膈肌，植入瘘口部位。

减轻了患者因胸廓成形术造成的术后畸形，而且可以一期完成手术。肌瓣可以单独用来治疗慢性脓胸，也可以与胸廓成形术和胸膜剥脱术联合应用（图 12-57）。

经常用以填塞脓腔的是背阔肌、前锯肌、胸大肌、大网膜和腹直肌。

正常成年人全肺切除术后用胸壁肌肉填充整个胸腔，根据手术和尸体材料测量各肌瓣的大小，背阔肌充分游离后可充填单侧胸腔的 30%～40%，前锯肌为 10%～15%，胸大肌为 20%～30%，胸小肌为 0～2%，大网膜为 5%～15%，腹直肌为 5%～15%。背阔肌的血液供应主要来自胸背动脉，胸大肌来自胸肩峰动脉和乳内动脉的肋间动脉分支，腹直肌由腹壁上动脉供血。用来填充脓腔的肌肉，必须保护好血管蒂。

与胸廓成形术的手术适应证相似，更适用于治疗手术后伴有支气管胸膜瘘和全肺切除术后的慢性脓胸。用于治疗术后脓胸时，良性疾病术后 3 个月施行，恶性疾病手术后需 6～12 个月，证明全身无转移、局部无复发之后方可进行手术。禁忌证：①有急性感染灶存在；②身体虚弱，全身情况差，难以耐受大手术。

1）术前准备：①加强营养，纠正贫血和低蛋白血症；②已做过胸腔引流的慢性脓胸，如果患者仍有发热、食欲缺乏等中毒症状，应改善引流或做开窗引流，待症状控制后再行手术治疗；③术前应检查心、肺功能，做脓液培养及药敏试验，对结核性脓胸合并感染者,术前选用有效抗结核药物和广谱抗生素,抗结核治疗需 2～4 周,使红细胞沉降率接近正常;④根据脓腔造影、CT 扫描和 MRI 检查的结果判断脓腔的大小及部位,认真设计填充脓腔所需肌瓣。

2)麻醉与体位:气管插管,静脉复合麻醉。根据脓腔的部位选用不同体位,一般采用侧卧位或平卧,患侧垫高 45° 体位。

3)手术步骤:①手术后脓胸患者,可由原切口进胸。进胸后清除不健康的肉芽组织,然后温盐水湿敷,电凝止血。②以左下肺切除后脓胸为例,用前锯肌和背阔肌填充脓腔。如果左下叶切除后脓胸伴有支气管胸膜瘘,应仔细分离并重新修剪支气管瘘口的残端,使之呈现出新鲜创面,然后重新缝合,并用带蒂的肋间肌瓣覆盖,再用前锯肌和背阔肌充填脓腔。③右上肺切除后脓胸从腋窝前面进胸,在保留胸大肌血液供应的前提下,充分解剖分离胸大肌,并从胸大肌的起点离断胸大肌,切除第 1 肋和第 2 肋 7cm,将胸大肌全部转移到胸腔内,封闭右上叶支气管残端瘘口和填满右上胸部的脓腔。在用胸大肌充填脓腔之前,脓腔彻底清创和修剪、缝补支气管残端瘘口是必不可少的。④右肺上叶切除术后并发支气管胸膜瘘,也可取后外侧切口,充分解剖、分离前锯肌和背阔肌。因为前锯肌和背阔肌的血液供应都来自胸背动脉,但由于开胸手术经常采用后外侧切口而将背阔肌切断,因此影响了背阔肌瓣的使用,但对前锯肌影响较小。为了防止对肌瓣血管蒂的挤压、扭曲,切除第 2 肋骨 7cm 一段作为肌瓣进胸的入口。脓腔彻底清创,支气管残端修剪缝合后,用转移入胸的前锯肌瓣封闭盖住支气管残端,背阔肌也可同时入胸充填脓腔。⑤全肺切除后,胸大肌、背阔肌、前锯肌和腹直肌经不同入口填入胸腔。⑥需要大网膜入胸填充脓腔和封闭支气管残端时,应更换手术衣和手套,重新消毒腹部皮肤,然后才可开腹解剖、游离大网膜。也可由胸腹两组手术人员来完成。⑦局限性脓肿的脓腔小,切除脓腔外面的肋骨和增厚的壁胸膜,刮除肉芽组织,彻底清创止血后,用脓腔附近的前锯肌、背阔肌和骶棘肌等填充,然后加压包扎。

4)注意事项:①后外侧切口开胸手术后的患者,因背阔肌已被切断,切口远端的背阔肌血液供应已不是原来的胸背动脉分支,不能分离整块背阔肌用作充填肌瓣。同样,肋缘下斜切口开腹手术后的患者,腹直肌已被切断,切口下面的肌肉已不由腹壁上动脉供血,不能用作翻转肌瓣来充填下胸部脓腔。②胸壁肌肉向胸腔内转移的径路应根据肌肉血供来确定,必须保证血管蒂绝对无张力,不受挤压,无扭曲。通过胸壁时常须切除 1～2 根 7cm 长的一段肋骨,以使肌瓣进入胸腔。③脓腔填充之前必须做彻底清创、止血,尽量少用不吸收的丝线结扎,不用粗丝线做结扎、缝扎,脓腔中不留异物或少留异物。肌瓣填充要填满脓腔,并用可吸收缝线将肌瓣固定在适当位置上。如果肌瓣不能填满脓腔,可切除第 5 肋骨以下多根肋骨,切除的部位一般以腋中线为中心,切除长度为 7.5～10cm。胸壁下陷,胸腔缩小,对患者的外观影响较小。④胸腔和脓腔放置引流管,接负压吸引装置,术后持续负压吸引 7～10 天,保证充分引流,不存积血,不留无效腔。⑤应用有效的抗生素预防感染。

(6)胸腔开放式引流术:详见检查第十二章第二节。

二、胸膜结核球的外科治疗

(一)概述

胸膜结核球(tuberculoma of pleura,图 12-58)是指发生于胸膜结核性病变中逐渐出现纤维结缔组织增生、胸膜粘连以及干酪样坏死灶,最后局部病变吸收浓缩成为纤维组织包裹的干酪性团块。胸膜结核球多发生于结核性胸膜炎之后,主要表现为局限于胸膜下的网形或类圆形。

(二)病因与发病机制

结核性胸膜瘤是结核性胸膜炎的一个重要的临床和病理学特征之一,也是结核性胸膜炎发生、发展、转归的重要过程。胸膜结核球的发病机制不完全清楚,以下几种机制参与了胸膜结核球的发病过程:①结核性胸膜炎在吸收过程中,过敏性渗出性病变在治疗或在机体免疫防御机制作用下逐渐吸收,而含有 MTB 增殖或干酪性病变在未经规范治疗的情况下逐渐增大,形成纤维包裹的干酪样坏死团块。经观察,结核性胸膜炎患者在胸腔积液完全或大部分吸收后一段时间才逐渐出现胸膜结核球的改变,提示这可能是胸膜结核球发生的主要机制。② MTB 经血行播散或经淋巴系统接种到胸膜的脏层或壁层,形成结核性肉芽组织,进而发生干酪样坏死,被纤维组织包绕而成结核球。③肺浅表部分结核病灶外侵至胸膜而形成结核球。

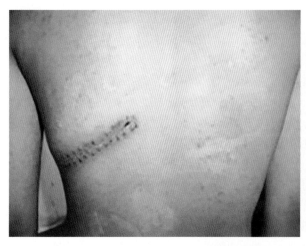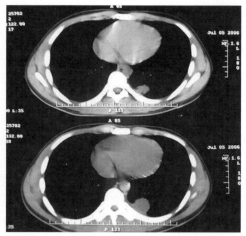

图 12-58　左侧胸膜结核球切除术后，术前 CT 定位

（三）病理变化

结核球位于脏胸膜或壁胸膜，呈孤立的球形或结节形病变，直径为 1～5cm，表面有包膜，切面可见大量干酪坏死，周围为厚薄不一的纤维包裹层。镜下可见肉芽肿性炎、凝固性坏死或干酪样坏死、淋巴细胞、类上皮细胞、朗汉斯巨细胞、炎症细胞、脓细胞、组织细胞以及瘢痕组织等，最外层为增厚的玻璃样纤维组织。

（四）临床表现

1．发病年龄多见于青壮年。

2．绝大多数患者有明确的结核性胸膜炎病史，部分伴发肺结核，胸膜结核球大多在患结核性胸膜炎半年内发生。

3．发热、咳嗽、胸痛、胸闷为常见症状，但临床症状并不典型，且无明显特异性；体征以触觉语颤异常、叩诊浊音、局部呼吸音减低为主，若结核球较小，则无明显体征。

4．大多数患者的免疫功能较好，这对明确诊断具有较高价值。

（五）影像学表现

本病的胸部 X 线片与胸部 CT 表现基本相同，CT 能更清楚地显示病灶位置、数目、大小和内部结构，且对肺部情况予以全面的评价，CT 对胸膜结核球的诊断效果优于胸部 X 线片。胸膜结核球以右下胸腔为主，双上胸腔少见；单个为主，多发少见。胸部 X 线片可见紧贴胸膜的类圆形、圆形、圆结节影、条形、梭形以及不规则形，基底部朝向胸膜，密度不高且均匀，其中可见钙化影，边缘多较光整，可伴肋膈角圆钝、模糊及胸膜增厚等。胸部 CT 显示胸膜结核球的形态多样性，表明其形成原因不同及处于不同的病理时期。病灶边界与肺组织界限清楚，边缘光滑，CT 上表现为类圆形、D 字形或椭圆形结节，基底与胸膜相连，病灶形态呈类圆形、圆形、肿块状，病灶与胸壁交角大多呈钝角，病灶密度大多均匀，胸部 CT 增强扫描显示病灶中央密度较低，边缘强化，这也是胸膜结核球的最具特征性的影像学表现。胸膜结核球多见于右下胸腔，可能与胸膜炎多发生在右侧、膈下紧邻、肝对右下胸膜腔呼吸运动有一定影响及重力作用等因素有关。

（六）诊断与鉴别诊断

1．诊断　多见于青年患者，起病较缓，多数患者有结核性胸膜炎或肺结核病史，可有发热、乏力、盗汗、消瘦等全身中毒症状，亦可有干咳、胸痛、胸闷等症状。查体可无异常发现，合并胸膜肥厚者患侧呼吸音低。

在 X 线透视下多轴位观察，清楚地显示胸膜结核球的形态与位置，在深呼吸时可观察到肿块与肋骨同步运动，与胸壁的活动相一致。病灶与侧胸壁的外夹角多呈钝角，胸部 CT 扫描更有助于诊断。侧位胸部 X 线片伴有不同程度的胸膜增厚、钙化及肋膈角改变，提示胸膜结核球大多以胸膜改变为基础。X 线影像特点：胸壁及肋膈窦型，大多为椭圆形或 D 形向肺野突出，基底紧贴胸壁；叶间呈球形或橄榄形，内侧边缘多清晰，可有轻度的分叶或钙化，膈上型呈覃伞状。胸膜结核球可合并肺内钙化灶，常有胸膜粘连、肋膈角变圆钝及胸膜钙化等。

胸膜结核球的病灶由于紧贴胸膜，CT 引导下经皮肺穿刺或活检的细菌学和病理学检查对确诊具有重要价值，是胸膜结核球患者无创、简单、有效的最佳诊断方法。当然，胸腔镜手术切除病理检查也具有创伤性小、安全、有效等优点，在经皮穿刺活检不能获得确诊时建议行胸腔镜手术切除。

2. 鉴别诊断

（1）肺结核球：可有咳嗽、咳痰、咯血等症状。X线检查示肺内结核球多见于上叶的尖后段、下叶的背段，即肺结核的好发部位，常引起局限性胸膜增厚、纤维化，无胸膜牵曳征，其境界清楚，轮廓规则，密度较高，可见钙化，或有边缘性空洞，病灶周围见有卫星病灶，一般呈斑点状或小结节状，主要反映其腺泡结节性病变的特点。肺结核球与胸膜呈锐角，而胸膜结核球多与胸膜呈钝角。

（2）周围型肺癌：多见于老年患者，可有咳嗽、咳血痰，血清癌胚抗原高，痰找癌细胞及肺穿刺病理检查有助于诊断。周围型肺癌X线检查示发病部位不定，多为轮廓清楚、深分叶、锯齿状及细短毛刺，病变周围的胸膜多为局限性胸膜增厚，呈胸膜凹陷征，常伴邻近肋骨破坏，胸部增强CT示病灶明显强化。而胸膜结核球则表现为CT增强时病灶中央密度较低，边缘强化。

（3）胸膜间皮瘤：此类患者常有剧烈的胸痛，病情进展快，有石棉、粉尘接触史患者发病率高，影像学表现为肿瘤呈现宽基底贴于胸壁，肿块常与胸壁相交呈钝角，有胸腔积液或不规则的胸膜增厚，多为血性胸腔积液且增长迅速，胸腔积液内可找到肿瘤细胞。对有肺结核病史的患者，如胸膜肿块病灶密度较高或有钙化，或肿块附近胸膜有粗线样增厚，且增强CT扫描时胸膜病灶不增强或仅有环形强化，应首先考虑胸膜结核球。如果胸膜肿块病灶的活动度较大或肿块密度较低，伴有广泛胸膜不规则或结节状增厚，且有大量胸腔积液及肋骨破坏时应考虑间皮瘤的可能。由于胸膜结核球在其影像表现上与胸膜间皮瘤有许多相似之处，想要鉴别缺少特异性，所以必须紧密结合临床表现，可进行胸膜活检或胸腔镜检查，以及在CT引导下经皮穿刺活检，以明确诊断。

（4）局限性胸膜纤维瘤：好发于40～70岁，患者常无症状，多数瘤体较大，可表现为一侧胸腔或大半胸腔肿块，较大的肿瘤内可发生囊变，CT表现为界限光滑清楚、常呈分叶状的软组织密度肿块，典型者呈"地图样"强化。邻近肺组织受压移位，可伴不张，胸腔积液少见。

（5）胸膜转移瘤：包裹性胸腔积液及胸膜结节

或结节状胸膜增厚，增强扫描胸膜软组织灶呈中等度以上强化，并其他胸内转移征象，原发灶以肺癌最常见。

（七）治疗

大多数胸膜结核球患者可维持原有抗结核治疗方案进行治疗，少部分患者需更改治疗方案，经治疗后大多数患者的病灶吸收，少部分患者因病灶进一步增大而需要行胸腔镜手术治疗。在治疗结核性胸膜炎的过程中，如出现胸膜结核球一般不需更改抗结核治疗方案，但疗程可适当延长，有学者建议在原有抗结核药物治疗的基础上，给予B超引导下病灶穿刺注药，可提高局部药物浓度，加快杀灭结核分枝杆菌，疗效确切，而且操作简便、创伤小、安全、费用低，可作为全身抗结核治疗的有效补充手段。若治疗半年后胸膜结核球继续增大，可考虑更改抗结核治疗方案。对于病灶继续增大、迁延不愈或诊断不明确者，建议及时进行常规手术或胸腔镜手术治疗，术后继续抗结核治疗6～9个月（图12-59）。

（八）预后

胸膜结核球经过规范的内科抗结核治疗大多预后良好，少部分患者需要外科手术治疗，极少数患者可累及胸壁形成胸壁结核，此时往往也需要手术治疗。

三、欧洲心胸外科学会（EACTS）脓胸外科治疗专家共识解析

胸膜腔感染是一个常见的临床疾病，在英国和美国每年约有8万例患者，其中20%的患者需要外科干预和进一步治疗，从而降低住院费用、并发症发生率和死亡率。目前，临床关于脓胸的治疗已取得很大进展。近日，*European Journal of Cardio-Thoracic Surgery* 刊发了关于脓胸外科治疗的欧洲心胸外科学会（EACTS）专家共识。

2010年，英国胸外科协会（BTS）胸膜疾病指南工作组颁布了胸膜腔感染的治疗指南。其目的是纳入所有与脓胸治疗相关的外科治疗方法，EACTS共识基于此进一步发展，并主要关注成人和儿童脓胸的外科治疗以及肺叶切除术后脓胸（PPE）的外科治疗。

共识要点：①Ⅰ期脓胸：需要及时放置胸管引流。对于可手术的Ⅱ期或Ⅱ期脓胸患者，现已证实胸腔镜辅助胸外科手术（VATS）可完成清创或纤维板剥离术，与单纯胸管引流相比，VATS可缩短住

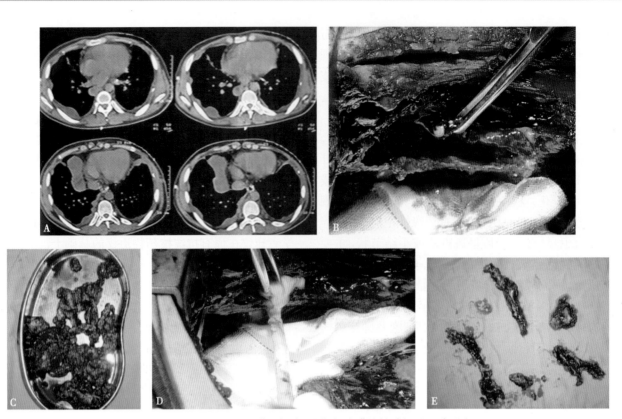

图 12-59 双侧多发胸膜结核球，分期行胸膜结核球切除＋清除术

院时间。②儿童患者早期手术是一个有效的治疗策略，可降低死亡率和缩短胸管停留时间，减少抗生素的使用，降低再次干预的比率和缩短住院时间。胸腔内溶解纤维蛋白是替代早期手术的治疗方法。简单的无支气管胸膜瘘者（PPE）可通过微创技术进行有效处理，包括开窗术和胸膜腔冲洗以及 VATS 清创术。③PPE 相关性支气管胸膜瘘能通过个体化开胸手术进行有效治疗，包括直接修补、肌瓣成形术和胸廓成形术。胸膜腔真空辅助闭合技术（VSD）是标准治疗的附加手段。目前，文献显示外科医师的个人喜好决定了 VATS 在脓胸治疗中的作用及其术式的选择。

（一）方法

首先，根据脓胸的诊断分为成人脓胸的外科处理、儿童脓胸的外科治疗、PPE 的外科治疗等进行阐述。研究者检索 Medline、Pubmed、Embase、Cochrane Library 进行系统性文献收集。对初次检索的文献进行解读后纳入。综合所有参与成员的建议进行修订，然后递交 EACTS 胸外科学组和胸膜疾病工作组进一步编写。作者对最终版本进行最后的修订后，在 2014 年意大利米兰的年会上递交 EACTS 胸外科学组进行最后确认，并递交临床指南协会进行正式评估和最终递交 *European*

Journal of Cardio-Thoracic Surgery 进行。该指南阐述目前关于脓胸治疗的方法和依据，肺炎旁积液和脓胸的定义与肺炎相关的脓胸是一个渐进性的过程，分成三个阶段：①肺炎旁积液期（1 期）：渗出液自由流动，其特点是白细胞计数低，胸腔积液中的乳酸脱氢酶（LDH）水平低于血清的 1/2。pH 和葡萄糖水平正常，无病原微生物。②脓性纤维蛋白期（2 期）：细菌通过受损的肺表面侵入胸膜，触发免疫反应，引起纤维蛋白沉积并将胸腔积液分隔成多个小腔，其特点为胸腔积液的 pH < 7.20，葡萄糖小于 2.2mmol/L，LDH > 1 000IU/L。无脓液，则称为复杂性肺炎旁积液，若合并有脓液，则称为脓胸。③慢性机化期（3 期）：形成瘢痕组织（胸膜皮层）。晚期，坚硬的胸膜纤维板开始形成，可嵌入肺中，并妨碍肺复张，损害肺功能，并形成一个可能持续感染的胸膜腔。辅助检查分期的评估主要基于症状的开始时间，然而某些患者并不明确。联合胸部 X 线、超声和 CT 扫描成像，有助于观察胸腔积液的主要特点。最近 10 年，临床医师倾向于通过床边胸部超声评估胸腔积液，特别是在合并胸膜腔感染的情况下：

1. 胸部超声 胸部超声快速、安全，能及时发现胸膜腔积液并可评估体积量，区分胸腔积液和胸膜增厚,协助胸腔积液穿刺定位和实时干预治疗。训练有素的操作者使用实时胸部超声可提高胸腔穿刺抽液的安全性,减少医源性气胸。在大的医学中心已列为常规诊断方法。超声能敏锐地识别 CT 无法发现的少量积液和分房分隔。

2. CT 胸部增强　CT 扫描常能发现并存的肺炎,不但能评估胸膜腔情况,还能评估胸管放置的位置。它同时能发现是否存在分房分隔,是否存在肺实质的改变和支气管病灶,并有助于区分脓胸和肺脓肿。CT 扫描用于评估胸膜增厚(结节状纵隔胸膜和周围胸膜增厚提示恶性可能),可发现增厚的脏胸膜和壁胸膜(超过 1cm)。CT 扫描是脓胸(形成纤维板的晚期脓胸或分隔成多个小腔的早期脓胸)分级制订治疗策略的基础。但是 CT 无法预测 VATS 纤维板剥离术的成功率。

3. 支气管镜检查　目前尚无支气管镜检查在脓胸患者中使用情况的研究,它常于外科手术过程中进行。少部分有阻塞性病变的患者(如肿瘤或吸入外源性物质)可发展为脓胸,推荐支气管镜检查用于影像学表现存在肿块或肺不张的患者。此外,在纤维板剥离前进行吸痰有助于肺复张。

(二)治疗

1. 成人脓胸的外科治疗

(1)胸膜腔穿刺术:胸部 X 线片发现的积液可能演变成胸膜腔感染,胸部 X 线片不能区分需要胸管引流的复杂性肺炎旁积液,也无法识别仅通过抗生素就能治愈的简单积液。因此,所有与败血症或肺炎相关的胸腔积液患者都需要快速获得胸腔积液的样本进行诊断。目前,关于反复胸膜腔穿刺术能否替代胸管引流、早期 VATS 手术能否防止复杂性肺炎旁积液以及穿刺术能否防止早期脓胸继续进展中的作用还不清楚。一项研究显示,治疗性胸膜腔穿刺术和单用抗生素是可行的,但是在随机对照实验中胸腔穿刺术还是不能取代胸管引流,目前证据显示胸膜腔穿刺只能作为术前的关键性诊断手段,不影响外科治疗。

(2)胸管引流:一直以来,早期脓胸采用胸管引流进行处理,而晚期脓胸则需开胸手术进行纤维板剥离术。BTS 指南推荐胸管引流和抗生素联合治疗早期脓胸,当初始治疗失败后,胸膜持续增厚,则应考虑外科手术。VATS 已作为一种新的方法加入脓胸治疗方案中,许多外科医师喜欢采用这一方法治疗脓胸。但是,外科治疗能否作为一线治疗目前尚无定论。

小结:一期脓胸的治疗,本共识赞成 BTS 指南的推荐,即白色脓液或浑浊的胸腔积液应尽快进行胸腔闭式引流术。通过肺复张和症状的消退程度来评估引流是否有效。就治疗成功率和减少住院时间而言,手术清创或经开胸剥离纤维板治疗 2 期、3 期脓胸的治疗者获益更多。

(3)胸膜腔内纤维蛋白溶解:经胸腔闭式引流管进行胸膜腔内纤维蛋白溶解治疗引起了胸外科协会的兴趣。纤维蛋白药物注入胸腔内,能溶解纤维分隔和改善脓液的引流。尽管许多研究报道纤维蛋白溶解能够改善引流,但一个大型的多中心研究(MIST1 实验)显示胸腔内纤维蛋白溶解(使用链激酶)并无获益,而这一发现也被荟萃分析进一步证实。然而,MIST2 实验发现联合使用组织纤溶酶原激活剂(t-PA)和脱氧核糖核酸酶能改善引流和减少外科手术的概率以及缩短住院时间。对于 VATS 治疗脓性纤维脓胸的疗效仍然存在争议。一项随机实验比较了胸管引流联合链激酶和 VATS 治疗的效果,结果发现,初始使用 VATS 治疗获得治愈机会更高(94% *vs.* 44%),胸管停留的时间也更短(5.8 天 *vs.* 9.8 天),并且能缩短住院时间(8.7 天 *vs.* 12.8 天)。

小结:目前,胸膜腔内纤维蛋白溶解的特殊作用还未被认可,然而,由于 VATS 可喜的治疗效果,可以推荐用于那些能够耐受单肺通气患者的外科治疗。

(4)电视辅助胸腔镜手术(VATS):手术治疗脓胸的目的,一是对胸膜腔进行清创术,二是达到肺复张。胸膜腔清创术包括引流所有的液体,消除所有形成的纤维分隔小腔,清除所有有渗出的胸膜。纤维板剥离术必须清除限制肺的纤维板和脏胸膜下的感染组织,从而使肺复张。目前,为达到上述目的的治疗方法仍然具有争议,当一些外科医师倡导 VATS 时,其他一些外科医师则更喜欢开胸手术。一些研究报道 2/3 期脓胸患者的结果,进行 VATS 和开胸手术治疗脓胸的效果相仿。

作者报道,微创的方法好处包括减少手术时间、术后疼痛、胸管引流时间、住院天数。其他一些可能的优势包括术后伤口外观满意度更高和更早的返回工作岗位。开放手术可能在技术上更具挑战性,因此,在非随机研究中可能产生选择性偏见。VATS 术中转为开胸手术与脓胸起始发病的时间和分期有关;此外,男性患者肺炎后脓胸和革兰氏阴性菌感染的中转开胸率高。Lardinois 等的研究显示，在从发病开始到手术时间间隔 12 天和 16 天的患者中，VATS 中转开胸的比例分别为 22% 和 86%。在 3 期脓胸的处理中，VATS 已被证实在大部分病例中与开胸清创手术同等有效，且微创手术患者获益更多。VATS 有着较高的中转开胸机会，有研究报道中转率可高达 40%，VATS 进行 3 期脓胸纤维板剥离术需要一个长期的学习曲线和丰富的手术经验。

有趣的是，Kho 等已发表的一项研究比较了清创术和纤维板剥离术的效果，结果发现其中 16 例患者使用小切口开胸手术进行清创术，9 例患者通过大开胸手术。2 组胸腔容积均减少 30%，随访 45 天的疗效结果相仿。在那些适合手术的 2 期和 3 期脓胸患者中，一开始就使用 VATS 是一个合理的选择。早期成功开展 VATS 和外科干预治疗已被证实能影响脓胸分期进展。一些研究人员的结果显示，干预治疗开始的时间是影响 VATS 中转开胸最常见和独立的危险因素。一项研究证实开胸术在起始发病 10 天内的中转率为 28%，而延迟到 30～40 天再进行外科手术治疗的中转开胸率高达 81%。

小结：目前的文献强调 VATS 在治疗脓胸中的作用，但各研究之间存在显著的异质性，虽然对于纤维板剥离术/清创术的定义、脓胸的分期和病因存在偏差，所有的研究都证实 VATS 是成功的治疗方法。许多报道认为，其比开胸手术、联用或不联用纤维蛋白溶解药物的胸管引流术更为有利。

此外，外科治疗的选择取决于外科医师个人观点，许多提倡开放手术行纤维板剥离术的医师认为完整剥离纤维板是他们的目的。总之，在所有的患者中尝试进行 VATS 是没什么损失的，如果没有达到足够的肺复张和脓胸清除，那就开放手术治疗。

（5）开胸术：术前计划好开放手术选择的切口位置，尤其针对那些纤维分隔成小腔的脓胸患者。开放手术应该清除所有脓性物质，完整地剥离增厚的壁胸膜和脏胸膜，并且将膈肌从肺上完整地分离。需要注意直接、完全地摘除感染的脓腔，即脓肿清除术。

通过胸膜外剥离是最常见的，也是一种安全和省时的办法。脓肿清除术很难通过 VATS 完成；虽然如此，目前文献报道的大部分工作都认为微创技术能够作为治疗脓胸的选择。

结核（TB）性脓胸仍然是无 A 类证据指导治疗；推荐的手术指征包括癌、毁损肺、咯血、多药耐药性 TB、胸膜疾病和曲霉菌球。近年来，一项较大样本的研究显示（1 297 例手术患者，开胸切除术后的早期和晚期死亡率分别为 1.37% 和 2.83%），这为外科治疗加入指南和推荐提供了较有力的证据。

小结：总之，目前文献支持 VATS 作为首选方法，至少可以作为一种清除胸腔内除坏死组织的方法（清创术）。脏胸膜剥离术和脓肿清除术要求一定的手术技术，目前一项研究发现 VATS 的成功率很高（68%～93%），但需要注意的是，在那些初发症状到手术的时间超过 5 周者（定义为 3 期）中，VATS 治疗存在局限性。

2. 儿童脓胸的外科治疗 在儿童脓胸的处理中，最佳的一线治疗方法仍然存在争议。一项研究探讨了 VATS 的纤维板剥离术是否比开胸进行纤维板剥离术或简单的胸管造口引流术更佳，结果发现，外科手术并不比传统的胸管引流更具优势。在已报道的研究基础上，我们总结出早期 VATS（或不能行 VATS 而实行开胸术者）住院时间短。在发展中国家，链球菌肺炎仍然是一种最常见的脓胸的致病菌，这在儿童尤其突出。BTS 颁布的治疗指南显示，当充分的抗生素治疗后仍出现并发症或败血症相关的肺部病变时，外科干预可作为抗生素治疗的补充治疗手段。目前，还没有明确的依据表明可根据病原菌的表现而开展早期外科治疗。

（1）早期外科治疗的争论：一个系统性综述总结了 44 项回顾性研究，共纳入 1 369 例患者，相比于胸管造口引流术或联合纤维蛋白溶解治疗，早期 VATS 或开胸术者的住院时间、术后发热期较短。一项综合 67 个研究的荟萃分析支持初始进行手术治疗是获益的，与非手术治疗相比，进行外科治疗者的住院死亡率、需再次治疗率、住院时间、胸管引流时间和抗生素治疗时间较短。

随后，大量的回顾性研究进一步发现初始外科治疗的优势。应该注意到在儿童，胸管造口引流需要镇静甚至麻醉。因此，如果患者适合的话，还是应该考虑 VATS。

（2）早期非手术治疗的争论：有文献综述认为脓胸治疗的主要步骤是胸管引流联合纤维蛋白溶解药物治疗，VATS 是初期非手术治疗失败的补充。3 项随机对照研究比较了 VATS 和胸管引流联用纤维蛋白溶解的作用，其中 2 项研究中显示出无显著差异。

Sonnappa 等和 St Peter 等使用小（8～12F）胸管进行引流，常规注入纤维蛋白溶解药物，而 Kurt 等则在影像和引流的基础上使用较大的胸管引流（12～24F）和注入纤维蛋白溶解药物作为补救治疗。Kurt 等的研究早期便中断了，其原因是 VATS 在平均住院时间中已观察到显著获益［(5.8±2.8) 天 vs.(13.2±7.2)天，$P < 0.01$］。

在其他两项研究中，结果显示，VATS 与胸管引流联合纤维蛋白溶解治疗两组间的住院天数是相同的［St Peter：(6.9±3.7)天 vs.(6.8±2.9)天；Sonnappa：6 天 vs. 6 天］。St Peter 报道其成功开展了纤维蛋白溶解方案一线治疗儿童脓胸；结果显示，102 例患者中仅有 16 例需要进一步的 VATS 治疗。VATS 的支持者认为，相对于传统的外科治疗方案，VATS 也许可以减少细胞因子反应。

小结：目前证据显示，使用 VATS 早期治疗儿童脓胸是一个安全和有效的方法；然而，使用胸管引流和纤维蛋白溶解术的非手术治疗已被证实在一部分人中取得相同的效果。

VATS 作为早期的外科治疗，在一线治疗儿童脓胸的患者中的作用仍不清楚。一些针对儿童的随机试验并未发现外科治疗相对于胸管引流更有优势。为了取得合适的切口植入引流管和胸膜腔内药物注射治疗，在大部分儿童患者中，胸管引流需要镇静甚至全身麻醉。

由于这一点，VATS 似乎是一个理想的替代者，患者在纤维蛋白溶解药物治疗后进行 VATS 治疗容易失败，其原因就是尿激酶能引起胸膜腔内小腔分隔形成从而变得更加粘连，进而增加后续 VATS 手术治疗的难度。

3. 肺叶切除术后脓胸　有研究探讨了治疗 PPE 的最佳方法，结果显示，开放的外科手术治疗具有较高的成功率、较短的住院天数和较低的再次干预的概率。尽管它在一些情况下还存在具有争议的地方，这说明开胸手术治疗 PPE 也许较微创方法更加有效。

PPE 手术治疗包括微创外科技术如 VATS 清创术以及扩大的胸部开放手术如肌瓣成形术和胸廓成形技术。手术方法主要是根据是否出现支气管胸膜瘘（bronchopleural fistula，BPF）来决定。

超过 80% 的 BPF 患者，外科手术原则为充分引流，清创或带血管蒂的肌瓣闭合 BPF 消除空腔控制胸膜腔感染，多种不同的技术可以控制胸膜腔感染如胸腔灌洗、开胸清除坏死组织、胸部加压

包扎。清除脓胸后的脓腔予以抗生素液体进行胸膜腔的灌洗或肌肉填塞。许多机构回顾了根据局部情况使用的一系列干预措施。也有文献详细比较了干预治疗存在的问题和面临的挑战。

（1）胸廓造口术和开放的清创术：基于先前 Eloesser、Clagett 和 Geraci 描述的技术，1979 年 Goldstraw 报道了开窗术治疗 PPE，开窗术在全身麻醉下进行，在原胸部伤口的中 1/3 切开，取出 6～8cm 的肋骨，向上到邻近的 3 根肋骨；皮肤边缘缝合到壁胸膜，形成一个皮肤窗口线。早期报道，开窗术可使 77% 的 PPE 患者获得成功治疗。

后来的报道称该方法的成功率高达 81%；尽管如此，他们有着较高的并发症发生率（55%）和手术相关死亡率（7.1%），这证实早期干预治疗是获益的。Goldstraw 及其同事后来报道，对于简单的 PPE 实行肋骨切除术、胸管造口引流术和冲洗也具有好的成功率。

（2）VATS 清创术：在过去的 20 年间，新的技术已经用于治疗 PPE，这些技术以减少相关的并发症发生率和死亡率为目的。VATS 清创术已被证实能有效处理 PPE（无支气管胸膜瘘者或很小的瘘），成功率高，并发症少和死亡率低。

（3）真空辅助闭合技术：一项研究评估了真空辅助闭合技术（VAC）是否能够加速患者的康复。这一回顾性研究在 ICVTS 中有记载，包含了 69 例经胸腔内 VAC 治疗的患者。该技术涉及胸腔内的填塞聚氨基甲酸酯类泡沫（纵隔和支气管予以聚乙烯化合物乙醇泡沫覆盖），根据纵隔牵引力信号的有无进行调整，常采用的负压为 -75～-25mmHg。压力可逐渐降到 -125mmHg，每 2～5 天更换 VAC。

研究显示，在开窗术的患者中使用 VAC 的恢复时间［(39±17)天］明显短于没用 VAC 的患者［(933±1422)天］。另一项研究报道，VAC 治疗的平均恢复时间是 22 天（范围为 6～66 天）。Groetzner 等报道，在有 BPF 的患者中，使用胸腔内肌瓣包埋支气管残端再使用 VAC 是安全的。越来越多的证据显示，VAC 作为一个标准的治疗方法，可降低术后并发症发生率和脓胸患者的住院时间。

（4）直接修复支气管胸膜瘘：Gharagozloo 等报道了直接修复和胸腔冲洗治疗，予以抗生素液体消除空腔治疗 PPE 和 BPF，可获得 100% 的成功率，平均住院时间为 12.9 天，随访 1 年脓胸无复发。带蒂大网膜或带蒂的膈肌瓣能够用于加固支气管残端。

（5）植入肌肉：肌肉成形术具有双重作用，不仅能直接闭合 BPF，也是消除胸膜腔的后续步骤。合并瘘的病例需要复杂的个体化手术。有 2 项研究证实，肌成形术和胸廓成形术治疗的成功率更高。大部分研究喜欢使用胸腔外肌瓣来覆盖瘘的部位（背阔肌或部分背阔肌、胸大肌、前锯肌、斜方肌和菱形肌，这取决于需要闭塞的瘘局部具体情况）。普遍认为肌成形术应该在一个洁净的环境进行，在污染严重时进行手术的失败率高达 25%。

（6）快速康复方案：2008 年 Schneite 等报道了在 75 例患者中开展快速康复计划，开胸后进行积极的清创术，然后予以碘伏纱布包扎，每 2 天重复一次，每一个 BPF 都予以直接闭合和 / 或肌瓣 / 网膜片加固。成功率为 86.7%，死亡率为 1.3%。患者需重返手术室的次数为 3 次。94.6% 的患者胸部伤口在 8 天内闭合。

除了再次手术和全身麻醉的缺点外，作者报道该方案有以下优点：没有像病房内包扎伤口的疼痛；（由于胸部是闭合的、湿润的和密闭的）呼吸机制没有受损；患者也仍然可以活动并从物理治疗中获益；这些操作极大改善了患者的躯体卫生状态和避免了患者携带一个开放性胸部伤口的负担。在这些病例中，也许可以通过较少的外科干预而成功康复。

小结：PPE 的治疗很大程度取决于有无合并支气管胸膜瘘。在简单的无相关瘘的 PPE 中，微创方法有 VATS 清创术，通过大口径胸管引流进行胸膜腔冲洗或开窗术可以取得较高的成功率。复杂的合并瘘的脓胸需要多种个体化外科治疗策略，这取决于每个患者的特点和局部情况的不同。

（三）总结

本指南就成人和儿童脓胸以及外科手术治疗后脓胸的治疗给出了较为全面的论述，具有重要的临床指导价值。

（陈其亮 朱昌生 田怀宇
高欣悦 周逸鸣 李洪伟）

第十二节 纵隔淋巴结结核的外科治疗

一、概述

纵隔淋巴结结核（mediastinal tuberculosis）既往统计常见于儿童和初次感染结核分枝杆菌者，近年来成人纵隔淋巴结结核有增多趋势，据统计有 25%～35.7% 的发病率，纵隔淋巴结结核（图 12-60）是纵隔内多个淋巴结受结核分枝杆菌感染的一种慢性病变，好发于后上纵隔淋巴结、气管旁、气管隆嵴及支气管旁淋巴结，多继发于肺内病变，或为原发的淋巴结结核病变。肺内原发病变中的结

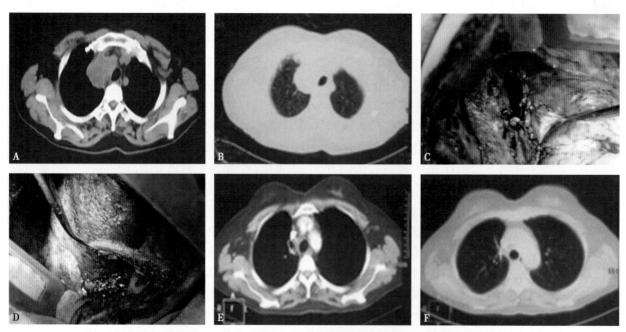

图 12-60　术前右上纵隔淋巴结结核液化、坏死、脓肿形成，支气管镜显示穿透气管壁形成支气管淋巴瘘，痰菌（＋），行纵隔淋巴结结核病灶清除术＋肋间肌瓣填塞折叠缝合术

核分枝杆菌引流入肺门淋巴结及纵隔淋巴结，造成多个或多组淋巴结产生结核病病变，淋巴结可以坏死、干酪样变、结核性脓肿或增殖性改变，肿大的淋巴结压迫和侵蚀周围的器官和组织而产生相应的临床表现。既往统计，纵隔淋巴结结核常见于儿童和初次感染结核分枝杆菌者，近年来成人纵隔淋巴结结核有增多趋势，据统计有 25%～35.7% 的发病率。

二、临床表现及体征

1. 结核中毒症状　纵隔淋巴结结核同样具有全身结核中毒症状，如午后低热、乏力、盗汗、精神萎靡等。在急性起病时酷似流行性感冒，出现高热、头痛、发冷、全身酸痛、不适等症状，抗病毒治疗效果不佳，其病程发展往往无自限性。

2. 压迫症状　气管及支气管旁淋巴结肿大压迫气管或主支气管引起呼吸困难，尤其是儿童，患者表现为急性呼吸困难和发绀。如气管支气管长期受压，气管黏膜充血水肿、管腔狭窄，严重时气管发生软化及缺血坏死形成气管、支气管淋巴瘘。瘘口较小产生刺激性咳嗽，咳出干酪样坏死物。瘘口较大时大量干酪性物质破溃入气管和支气管而引起吸入性肺炎乃至窒息。食管旁淋巴结肿大压迫食管可以引起吞咽困难，淋巴结脓肿压迫喉返神经可造成声音嘶哑，压迫膈神经产生恶心、呃逆、消化不良，压迫纵隔内大血管表现上腔静脉综合征。

3. 体征　纵隔淋巴结结核病变范围较小时，局部多无明显体征，只有当肿大淋巴结或脓肿压迫邻近重要器官时产生相应症状，例如三凹征、Horner 综合征、上腔静脉综合征等。淋巴结向颈部蔓延出现颈淋巴结肿大，脓肿穿破纵隔胸膜形成脓胸，穿破胸壁形成窦道等。

三、辅助检查

1. X 线检查　胸部正侧位片、体层片及 CT 是诊断纵隔淋巴结结核的主要检查方法，主要特点：①中纵隔肿块影，单侧好发，右侧多见；②肿块影呈结节状或分叶状；③肿块影内可见钙化；④肺内可见结核病变，纵隔阴影增宽，气管、支气管旁淋巴结肿大。

2. 纤维支气管镜检查　气管、支气管受压迫后，支气管镜可见气管、支气管变形，管腔狭窄，有淋巴结气管支气管瘘时可以看到有干酪样坏死物

覆盖。有研究指出，经支气管针吸活检术（transbronchial needle aspiration，TBNA）是应用一种特制的带有可弯曲导管的穿刺针，通过支气管镜活检孔道送入气道内，穿透气道壁，对气管、支气管腔外病变获取细胞或组织标本进行细胞病理学、组织学、细菌学诊断的一种新技术，主要是对肿大的肺门纵隔淋巴结进行诊断，是支气管镜检查延伸的新领域，是一项特异性很高、临床价值极大的微创技术。对于纵隔淋巴结结核的诊治，是一种简单、安全、可靠和可重复的方法。

3. 纵隔镜检查　可以获得病理学诊断。

4. 外科手术适应证

（1）增殖性纵隔淋巴结结核压迫气管支气管引起重度呼吸困难或压迫其他器官症状严重。

（2）脓肿穿透气管或支气管形成气管支气管淋巴瘘或破溃形成纵隔及其他部位脓肿。

（3）肺不张、干酪肺炎经内科治疗无效。

（4）淋巴结肿大、病灶内无钙化经过内科治疗效果不佳。

（5）淋巴结肿大穿破纵隔形成脓胸。

（6）肿大淋巴结穿破皮肤形成窦道。

（7）不能除外纵隔肿瘤。

5. 手术方式　纵隔淋巴结结核的手术应以开胸病灶清除术为主，包括单纯淋巴结摘除术、脓肿清除术、淋巴结摘除加肺叶切除术等。如果淋巴结侵及气管和支气管，则应该行相应的成形和重建手术。

6. 注意事项

（1）肿大淋巴结未与肺及纵隔器官牢固粘连，应完整摘除。

（2）淋巴结内坏死明显且与周围器官明显粘连，行病灶清除术为宜。

（3）病变侵犯肺组织，在摘除淋巴结同时应行肺切除术；支气管已经产生不可逆病变时，应做肺叶切除。

（4）支气管淋巴瘘以修补为主，瘘口较大可行肺切除或气管支气管成形重建术。

纵隔淋巴结结核手术后仍应强化抗结核治疗，时间应在 1 年以上，以巩固疗效，减少纵隔淋巴结结核的术后复发。

（金　锋　车　勇　常　炜）

第十三节 肺门及支气管淋巴结结核的外科治疗

一、概述

肺门及支气管淋巴结结核（hilar and bronchus-lymphoid tuberculosis，图 12-61）是由结核分枝杆菌侵入肺门、支气管淋巴结所引起的感染，多为原发性结核病，常见于儿童，成人肺门及支气管淋巴结结核多为继发性结核病，但现有资料显示，成人原发性结核病也有增多的趋势，以显著的肺门、支气管淋巴结肿大为主，肺部常无典型的结核病灶。

二、临床表现及体征

1. 肺门及支气管淋巴结结核临床症状大多较轻，尤其是年长儿及成年人。较重者起病缓慢，表现为不同程度的结核中毒症状，如长期不规则低热、食欲缺乏、消瘦、盗汗、疲乏等。幼儿的症状则常较严重，可表现为急性发热，体温达 39℃ 左右，持续 2~3 周后转为低热，迁延不愈，常被误诊为感冒或伤寒。淋巴结明显肿大时可出现压迫症状，压迫支气管或支气管穿孔时，可引起哮喘、呼吸困难，有时产生肺气肿或肺不张。若大量干酪样物质突然溃破入支气管，可引起阵咳、哮鸣音、吸气性呼吸困难甚至窒息。肺部体征大多不明显，少数可闻及少许干、湿啰音，并发肺不张者，相应胸壁叩诊呈浊音，听诊呼吸音减低或有管状呼吸音。

2. 肺门及支气管淋巴结明显肿大时可出现压迫症状 ①压迫气管、支气管可出现高音调金属音样双音性咳嗽、哮喘，严重时出现肺不张、呼吸困难、发绀甚至窒息；②压迫迷走神经，可出现类似百日咳样，阵发性痉挛性双音性咳嗽；③压迫喉返神经，可致声音嘶哑；④压迫交感神经时，出现霍纳综合征；⑤压迫膈神经时，可引起恶心、呕吐及呃逆等；⑥压迫食管时，可引起吞咽困难；⑦压迫大血管时，可出现胸壁静脉曲张、面部水肿、颈静脉怒张等。

三、辅助检查

1. 常规行胸部正、侧位片及胸部 CT 检查，必要时行增强 CT 检查。

2. X 线检查 典型者常可见肺门淋巴结呈团块状阴影，肺部原发灶和肺门、支气管淋巴结形成哑铃状双极影。CT 强化扫描呈环形强化，中央密度减低区，可以伴有钙化。

3. 纤维支气管镜检查可以直接采集痰标本、刷检和灌洗液进行病原学检查（抗酸杆菌涂片检查及结核分枝杆菌培养）。

（1）肺门、支气管淋巴结结核侵及支气管，形成支气管结核，穿孔形成淋巴结支气管瘘，应用纤维支气管镜刷片或支气管附着物活检可以找到结核病的证据。

（2）TBNA 在肺门、支气管周围肿大的淋巴结造成支气管外压部位，在超声引导下经纤维支气管镜行淋巴结穿刺活检，对明确诊断有重要价值。

4. 实验室检查

（1）周围血检查：可发现轻度贫血、白细胞数及中性粒细胞均可增加，活动期红细胞沉降率增快。

（2）抗结核抗体检测：血清抗结核抗体为结核病的快速辅助诊断手段，但其敏感性或特异性不高，需进一步研究提高。

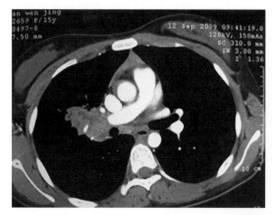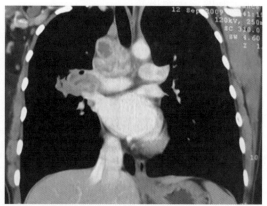

图 12-61 右侧肺门淋巴结结核合并纵隔淋巴结结核
肺门淋巴结结核液化、坏死，脓肿形成，术中从叶间斜裂清除病灶。

四、治疗原则

1. 肺门及支气管淋巴结结核为全身结核的一部分，应注意全身治疗，如合理的营养、适当的休息仍然是治疗的基础。

2. 抗结核化学治疗及方案 抗结核化学治疗是肺门及支气管淋巴结结核最根本的治疗方法。化疗原则为早期、规律、全程、适量、联合五项原则。推荐化疗方案为 3HREZ/9～15HR 方案，在坏死的干酪环境中可以发挥极强的杀菌作用，对耐药结核分枝杆菌也具有杀菌活性，必要时可以将强化期延至 6 个月；如果化疗 2～3 个月后淋巴结继续肿大或液化坏死范围扩大，可以改为静脉强化治疗，药物包括 INH、AM、PAS 及喹诺酮类药物等。

五、手术适应证

1. 严重的气道压迫症 显著肿大的淋巴结压迫主支气管或叶支气管，造成呼吸困难或肺不张（如中叶综合征等），经过内科正规抗结核治疗 2～3 个月无效者，应考虑手术治疗。

对形成支气管淋巴瘘后，有发生窒息危险者，应急诊手术。

2. 对压迫迷走神经、喉返神经、交感神经、膈神经、食管及胸内大血管引起相应症状者，经过内科正规抗结核治疗 2～3 个月无效者，应考虑手术治疗。

3. 肺门及支气管淋巴结结核形成冷脓肿穿破胸膜形成脓胸，或穿破皮肤形成窦道者，在内科正规抗结核治疗基础上，经过引流或换药处理不愈者，应考虑手术治疗。

六、手术禁忌证

1. 肺内病灶尚不稳定者。
2. 化疗不规则、用药不足疗程者。
3. 中、重度心肺功能不全及全身情况差不能耐受手术者。
4. 合并其他疾病，如糖尿病、甲状腺功能亢进未能有效控制者。

七、手术方式

1. 对肺门及支气管淋巴结显著肿大出现严重压迫症状者，手术应采取开胸肿大淋巴结摘除处理（此处淋巴结结核病变常质地坚硬，其周围粘连致密，微创方式较困难），术中一定要注意保护好受压迫的组织器官，警惕手术副损伤，引起支气管胸膜瘘及神经损伤等；如果淋巴结已经液化、坏死、形成脓肿，可行扩清引流处理，注意保护好术区以外的部位不受污染，术毕手术区域要用过氧化氢及生理盐水反复冲洗，并用碳酸氢钠注射液浸泡。

2. 对支气管淋巴瘘者，通常采取瘘口切除，支气管成形或吻合处理。手术中要注意局部病灶清除要彻底，周围组织游离适当，以免成形或吻合后张力过大，造成术后吻合口不愈合或瘢痕狭窄等，导致手术失败。

3. 肺门及支气管淋巴结结核形成冷脓肿穿破胸膜形成脓胸者，在内科正规抗结核治疗基础上，经过引流无效或效果不佳的应行脓胸清除＋胸膜剥脱术。手术目的消除脓腔，解除肺的束缚，恢复胸廓的弹性，手术中应尽可能地剥除增厚的纤维板，特别是膈面的纤维板，使肺功能得到最大限度的恢复，塌陷的胸廓得到改善。

4. 对穿破皮肤形成窦道者，在内科正规抗结核治疗基础上，经过换药处理不愈者，应考虑手术清除病灶（图 12-62）。手术要求彻底清除病变组织，消灭残腔，必要时就近取肌肉或肌皮瓣填充处理。

八、手术时机

1. 肺内有病灶者，系列胸部 X 线片提示 3 个月内病灶稳定。
2. 已正规抗结核治疗 3 个月。
3. 患者心肺功能好，能承受全身麻醉。
4. 合并其他疾病如糖尿病、高血压、心肌梗死、甲状腺功能亢进、艾滋病等已经有效控制者。

九、注意事项

1. 术后严密观察胸管引流情况。
2. 术后 6 小时即可以饮水及易消化的流质饮食，及早下床活动，加强呼吸功能锻炼，促进肺膨胀；对肺功能欠佳及老年患者需要延缓术后下床活动时间。

3. 术后应继续原方案抗结核治疗，如果有结果，则根据药敏制定有效的抗结核方案。术后应按肺外结核来处理抗结核疗程，一般不能少于 12 个月，多耐药结核全疗程不少于 18 个月，耐多药肺结核全疗程不能少于 24 个月。

4. 开胸患者应于术后 1 个月、3 个月、6 个月

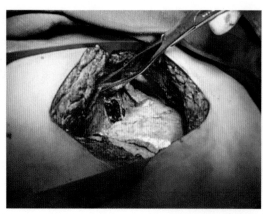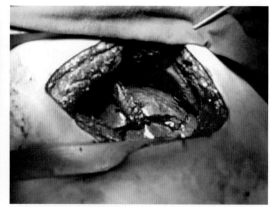

图 12-62 叶间淋巴结结核病灶清除后肌瓣填塞

门诊随访，进行拍片或 CT 等，如发现残腔积液等，应及时处理。

（戴希勇　朱益军　杜瑞亭）

第十四节 胸壁结核的外科治疗

一、概述

胸壁结核（chest wall tuberculosis）是继发于肺或胸膜结核感染的肋骨、胸骨、胸壁软组织结核病变。胸壁结核可见于各年龄段，但以青少年和中年人为多见。近年来，随着肺结核发病率的提高，胸壁结核也有增加的趋势。胸壁结核多继发于肺结核和胸膜结核，可与原发病灶同时存在，多数发现胸壁病变时，原发病灶已愈。结核分枝杆菌沿淋巴管引流至胸壁，胸壁肋骨、肋软骨和胸骨等骨骼和胸壁软组织可被结核分枝杆菌感染形成脓肿，或溃破皮肤后形成窦道。患者多因无痛性胸壁肿块就诊，或因肺结核或胸膜结核就诊时发现。

二、临床表现及体征

胸壁结核的临床症状多不明显，部分患者可有低热、盗汗、乏力、食欲缺乏、消瘦等结核病中毒症状。多数患者除有局部不红、不热、无痛的脓肿外，几乎没有任何症状，称为寒性脓肿或冷脓肿，脓肿穿破皮肤，常排出浑浊脓液，无臭，伴有干酪样物质，经久不愈，形成溃疡或窦道。胸壁结核脓肿穿透肋间肌到达胸壁浅层，往往在肋间肌的内外各形成一个脓腔，中间有一窦道相通呈哑铃形；有的脓腔经数条不规则的窦道通向各方。寒性脓肿继发细菌感染时可出现红肿热痛等急性炎症症状。

三、辅助检查

通过 X 线检查、CT、B 超、脓肿穿刺涂片及培养检查、病理活检等可确诊（图 12-63）。

四、治疗原则

胸壁结核一旦明确诊断，经抗结核治疗及脓肿穿刺给药等处理后效果欠佳，即应考虑手术治疗。

五、手术适应证

1. 胸壁结核脓肿较大者。
2. 胸壁脓肿中等大小，结核化疗下脓肿无明显变化或继续增大。
3. 胸壁脓肿较小，经结核化疗及局部穿刺注药治疗不能治愈者。
4. 移动性脓肿，说明脓肿流动病变不局限，其他疗法难以根治，应跟随窦道找到原发部位，行彻底病灶清除术。
5. 哑铃型脓肿，不切除相应肋骨病灶难以愈合，其他疗法无效，应行病灶清除。
6. X 线或 CT 发现脓肿相应部位或周围有肋骨破坏者，应手术切除破坏的肋骨，并清除病灶。
7. 脓肿破溃窦道形成者，往往合并混合性感染，待感染控制后行病灶清除术。

六、手术方式

手术治疗原则彻底清除病灶，包括受侵的肋骨、淋巴结和有病变的胸膜，切开所有的窦道、彻底刮除坏死组织、干酪样物质和结核性肉芽组织，消灭残腔，术后加压包扎。加压包扎有利于新鲜创面的紧密贴合，防止创面渗血。

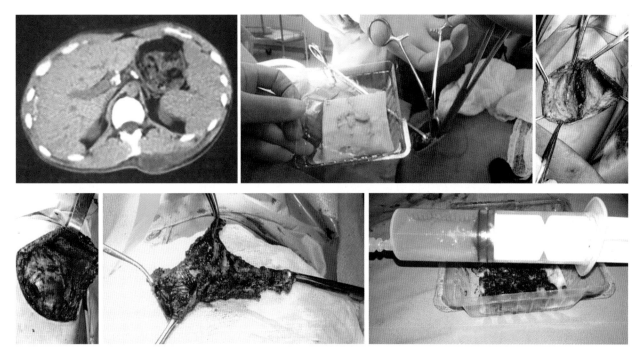

图 12-63 胸壁结核病灶清除加脓肿壁切除术，术后游离肌瓣折叠缝合充填残腔

（一）术前处理

1. 根据具体情况选用合理的抗结核药物，坚持早期、足量、联合、规律、全程的治疗原则，联合化疗首选杀菌药，配用抑菌药。异烟肼（INH）、利福平（RFP）、链霉素（SM）、吡嗪酰胺（PZA）为杀菌剂，抑菌药物为对氨基水杨酸钠（PAS）、乙胺丁醇（EMB）、卡那霉素（KM）等。治疗胸壁结核强化阶段多主张 2～3 个月，总疗程为 1 年左右。强化阶段至少用 3 种杀菌药，巩固治疗至少用 2 种以上杀菌药。检查红细胞沉降率稳定后，进行手术。

2. 术前要进行全面的体格和辅助检查，确定肺内有无结核病变、有无肋骨破坏、有无胸壁肿物突向胸腔内及胸壁结核侵犯的范围，以此估计手术的范围。因此术前行胸部 CT 检查是非常必要的。

（二）手术操作

1. **麻醉选择** 胸壁结核手术是不定型的手术，需要根据术中探查情况决定具体手术方式：对于病变比较局限，无肋骨、胸骨侵犯，脓肿未侵透壁胸膜者，估计无须开胸的病例，可选择局部麻醉或静脉复合麻醉，否则宜选取气管插管、静脉复合麻醉。

2. **术式选择** 胸壁结核具有多部位、多途径、范围广的特点，给手术造成很多复杂性，因此，胸壁结核的手术方式是不定型的。

病灶清除术是主要的治疗方法，胸壁结核常见的术式有：①单纯的胸壁软组织结核病灶清除术：本术式适用于病变比较局限，无肋骨、胸骨侵犯的病例。彻底清除病灶后，严密止血，必要时放置引流，以胸带加压包扎。②对于有肋骨、胸骨破坏的病例：可选择肋骨、胸骨切除加肌瓣填塞或局部胸廓成形。③对于同时合并有包裹性脓胸的病例：则选择胸壁结核病灶清除加胸膜纤维板剥脱术。④此外，对于一些侵犯了壁胸膜但尚未穿入胸腔的病例，则考虑选取胸膜外病灶清除术及壁胸膜剥脱术。具体采用何种手术方式应根据术前检查及术中探查情况综合考虑，灵活地采取不同的手术方式，合理地运用手术技巧，既能够以最短的距离接近原发灶，又能减少肌、肋间神经及血管等胸壁组织的损伤，减少患者创伤和痛苦。

3. **手术要点**

（1）术中彻底清除病变坏死组织：特别注意胸壁结核多来源于肋骨后淋巴组织，多呈哑铃型，可有多个窦道使肋间肌内外脓肿相通，而肋骨没有破坏，手术中应查找到所有窦道口，并追踪至盲端，凡是锁骨下、胸大肌外缘、胸骨旁、脊柱旁的脓肿，均应探查病灶是否来自锁骨、腋窝、胸骨后、脊柱旁淋巴结或横突，以便彻底清除。有人建议向窦道内注射亚甲蓝，沿蓝染组织寻找病灶。

（2）残腔需彻底止血：对脓腔较大、胸壁软组织切除后的残腔，需要用周边的肌组织填塞或带蒂的肌瓣填塞，可改善局部血液循环，提高创面愈合能力，否则局部将形成血肿导致继发感染，影响愈合。局部再用与残腔大小一致的棉垫加压包扎，可以提高止血效果。

（3）病灶彻底切除，止血严密，残腔填充满意，局部无渗血，可以不必放置引流；止血效果不佳，局部有渗血，应放置引流，待无渗出后，尽早拔除。

（4）切口设计原则：便于清除胸壁的所有病灶，切口有利于充分暴露手术视野。胸壁结核脓肿多为哑铃状，其原发病灶常位于肋骨床或肋间肌层下方，在其侵蚀、破溃出肋间后，才能逐渐形成可视性脓肿，脓腔内窦道口一般位于脓肿偏上位置，且脓肿实际范围比体表可视范围要大，因此切口常选在脓肿中心，一般脓肿可以沿肋间走行方向切口，有慢性窦道者应选择梭形切口切除窦道口坏死皮肤，对多发性复杂胸壁结核形成的脓肿，通常串通呈老鼠洞样，为充分清除病灶，切口不宜过小。

（5）切除范围：术时应彻底清除病灶内的脓液、干酪组织、肉芽组织和被破坏的肋骨。对于覆盖在深部脓肿表面的肋骨，应视脓肿范围的大小决定切除肋骨数。脓肿窦道梭形切除一部分表皮，切除范围使皮肤无张力下能够对合为宜，对已被结核分枝杆菌侵犯皮下组织的胸壁结核，虽然局部表皮正常，但是其皮下毛细血管网已被破坏，表皮层营养差，应予以切除。

（6）彻底清除病灶：术中要充分暴露脓腔，清除脓腔内脓液及坏死组织，特别注意胸壁结核多来源于肋骨后淋巴组织，多呈哑铃型，可有多个窦道使肋间肌内外脓肿相通，而肋骨没有破坏、手术中要逐个窦道仔细探查并追踪至盲端，彻底切除窦道，以免遗漏而致术后复发。术中要切除所有受侵的肋骨，长度应超过病灶 2cm。

（7）消灭残腔：根据胸壁病灶清除后的残腔大小，需要用周围的肌组织填塞或带蒂的肌瓣填塞，应于残腔底部固定数针，使两者充分贴合，可改善局部血液循环，提高创面愈合能力。还可以使局部胸壁高度接近正常，不至于明显塌陷而影响美观，使增加患者生活的自信心。局部再用与残腔大小一致的棉垫加压包扎，可以提高止血效果，还可以预防复发。

4. 引流的应用 术毕手术野要彻底止血。根据手术野渗液区及残腔填塞情况决定是否要放置引流。如止血效果不佳，局部有渗出，应放置引流；否则不予放置引流。

（三）术后处理

1. 术后常规加压包扎，以达到创面紧密贴合、消灭残腔，是防止术后渗液、保证切口一期愈合、预防复发的重要环节，此乃手术成功的关键之一。局部加压包扎需要经常予以调整，以免创口压迫过紧造成坏死。引流条一般在 24～48 小时后拔除，换药时注意缩短时间，换药后立即给以加压包扎。

2. 术后继续抗结核治疗，可以减少术后复发，提高一次手术的成功率。

七、注意事项

1. 术前进行正规的抗结核治疗是防止术后复发的一个重要措施。

2. 彻底清除病灶 胸壁结核脓肿常呈哑铃形，可有多个窦道使肋间肌内外脓肿相通，而肋骨没有破坏。手术中要逐个窦道仔细探查并追踪至盲端，彻底切除窦道。

3. 胸壁结核经正规全身抗结核治疗中毒症状明显减轻或消失，一般情况改善，是手术治疗的基本条件。脓肿破溃，急性炎症未控制，术后创面不易愈合，并且容易复发。因此术前用化疗药及脓液细菌培养后用敏感抗生素，以避免术后复发。

4. 密切观察术后加压包扎的松紧度或引流是否通畅。

总之，术前术后充分规则的抗结核治疗、手术彻底清除胸壁病变、充分引流及术后加压包扎，是外科治疗胸壁结核成功的关键。

（杨 斌 潘道刚 何彦清）

第十五节 菌阴结核病的外科治疗问题

一、概述

菌阴肺结核是指痰涂片、培养阴性，痰分子生物学 TB-DNA 检测阳性的结核患者。不同于涂阴肺结核，痰菌涂阴性肺结核是指在涂片中未检出结核分枝杆菌的存在，但经非细菌学手段确认为肺结核的患者。相对于后者，涂阴结核病的诊断和治疗更为困难。菌阴肺结核占全部肺结核的 40%～60%，在我国的现症肺结核患者总数中占 56.5%。菌阴肺结核依然有传染性，其接触者被感染的概率在 7.3%～21.0%。如果不给予治疗，超过一半的菌阴肺结核患者将发展为痰菌阳性肺结核，成为新的传染源。

从是否需要化疗上看结核病分类，主要是菌阳结核病、菌阴结核病、残留病变、陈旧性结核病。陈旧性肺结核、肺结核治愈后肺曲霉球等其实已经不是结核病了，而残留病变则需要分类对待，包括陈旧性肺结核和已经停止化疗的肺结核。陈旧性肺结核属于病灶钙化、已经完全治愈的肺结核，基本上无复发性，如果伴随有需要手术的病变，不需要用化疗保护手术的安全。而停止化疗后遗留的残留病变则还需要观察，这些病变有可能复发，但不一定是转为菌阳，有可能需要手术切除病灶，并需要化疗保护。因此，对于肺结核治疗后转为菌阴结核病的外科治疗一定要结合治疗史，确定需要手术的病变是不需要化疗的残留病变还是未治愈的结核病变。

需要外科处理的菌阴结核病大多是经过抗结核治疗后的残留病灶。其中相当一部分原先是菌阳患者治疗后转阴，需要注意的是阴转并不完全等于治愈，有报道发现27%～35%的阴转患者术后标本结核分枝杆菌培养阳性。

二、诊断依据

（一）菌阴肺结核的诊断和定义仍有局限性

1. 病理状况的局限

（1）结核病变性质：增殖性病变菌量少，干酪性病变菌量多。

（2）病变少或轻的菌量少，病变多或重的菌量多。

（3）病变是封闭或开放。

（4）病变排出的菌量及排出的间歇时间。

2. 结核分枝杆菌状态的局限

（1）代谢及繁殖旺盛、半休眠或休眠状态。

（2）细菌形态多样性，单细胞悬滴培养的结核分枝杆菌可出现球形、短杆状、杆状甚至丝状；在病变中更为多样形态，有胞壁缺隔、莫赫颗粒及滤过型。

（3）涂片检查是以典型的杆状形态为阳性依据。结核分枝杆菌呈其他形态，检查为阴性结果。

3. 现有细菌学检查方法均无法避免检出结果阴性

（1）涂片检查的敏感性低，每毫升 1×10^4 条的菌液仅50%的阳性率，而 1×10^5 条菌液的阳性率可提高至95%。因此，在排出相当数量细菌时，也存在阴性结果可能。

（2）培养法具有较高的敏感度，但是离析痰时采用酸碱前处理，损伤标本中50%～80%的细菌活性。不同的培养基将获得不同的"菌阴"结果。在菌液中获取的细菌及细菌营养代谢存在差异性。

（二）临床诊断

1. 症状大多轻微，有些无症状。不少是体检发现。部分患者全身仅有疲倦、乏力、食欲缺乏、消瘦；发热、盗汗不多见。呼吸道症状咳嗽、咳痰、咯血及呼吸困难较少见，少部分有胸痛、胸闷。有些患者易感冒，血行播散肺结核则中毒症状及呼吸困难明显。

2. 体征　可出现呼吸频率增快、呼吸音减低或粗糙、肺部湿啰音等。轻者可无体征。

3. 影像学检查　显示活动性肺结核病变特征。

（1）各型肺结核均可见菌阴肺结核。

（2）病变轻微、边缘清晰、密度较高、范围局限、常分布在上肺野。

（3）原发性肺结核少有原发病灶、无原发空洞及淋巴结支气管瘘。

（4）血行播散性肺结核少有病灶融合。

（5）无病灶溶解征及空洞，无气道播散病灶。少有支气管结核征及肺不张。

4. 细菌学检查　痰涂片及痰培养阴性。

5. 血清学检测　结核芯片检测、结核抗体检测可以呈阳性。

6. 酶学检查　腺苷脱氨酶可增加。

7. 细胞因子检测　可溶性白细胞介素2（IL-2）受体及膜 IL-2 受体等检测可增加。

8. 支气管镜检查是菌阴肺结核重要的诊断方法，可从病原学及病理组织学、细胞学得以确诊。

9. 抗结核治疗有效。

10. 临床可排除其他非结核性肺部疾病。

11. 痰结核分枝杆菌分子生物学检测阳性。

12. 结核菌素（PPD 5IU）皮肤试验强阳性或γ-干扰素释放试验阳性或血清抗结核抗体阳性。

13. 肺外组织病理检查证实结核病变。

14. 支气管或肺部组织病理检查证实结核性改变。

15. BALF（支气管肺泡灌洗液）检出抗酸杆菌。

既往未经抗结核治疗或抗结核治疗时间少于1个月、肺内有病变且痰抗酸杆菌涂片镜检或分枝杆菌培养阴性同时具备1～9项中3项或10～11项中任何一项可诊断为初治菌阴肺结核。

由此可见，菌阴结核病的诊断和治疗仍具有挑战性和不确定性。

三、菌阴结核病的传染性

1. 菌阴肺结核患者中，相当一部分痰培养结核分枝杆菌会出现阳性。Behr 等报道，菌阴肺结核患者中培养阳性率达 17%。

2. 近年来业已证明接触菌阴肺结核者有相当部分被感染，其概率在 7.3%～21%。

3. 菌阴肺结核的传染性是肯定的，但在传染的强度上低于仅培养阳性的肺结核，更低于涂片阳性的肺结核，它在结核分枝杆菌的传播方面约占 1/3。

4. 2000 年我国结核病统行病学调查有活动性肺结核 460 万例，其中涂阴患者占 2/3。涂阴患者接触者远超过涂阳患者，被感染的绝对人数可能更多。

5. 痰涂片阳性或者培养阳性肺结核患者经治疗后阴转并不完全等于治愈，Yuji Shiraishi 报道，27% 术前痰菌阴性患者病变中仍然隐匿着活的菌株；国内有报道，正规抗结核化疗后手术组织中结核分枝杆菌培养阳性率可达 35%。

四、菌阴结核病病灶活动性判断

因痰菌阴性，菌阴结核病的活动性判断常依赖于：①结核病的中毒症状。② PPD 强阳性。③红细胞沉降率快。④血清学检查阳性。⑤腺苷脱氨酶水平增高。⑥胸部 X 线：病灶边缘模糊或部分模糊，密度不高的点状、斑点、斑状、片状病灶密度不均的病灶，动态观察病灶吸收或恶化。⑦胸部 CT 影像学：2～4mm 腺泡结节病灶，5～8mm 小叶病灶，磨玻璃样病变、斑片状、片状病变；树芽征指病灶在中间窗显示密度不均等，病灶在肺窗与纵隔窗之间显示大部分消隐，残留的病灶无钙化灶。

五、治疗

20 世纪 70 年代认为，胸部 X 线检查有异常阴影而细菌学阴性列为疑似肺结核观察，有细菌学证据才给予抗结核治疗。

20 世纪 80 年代，对菌阴肺结核给予超短程化疗。2 个月或 3 个月的 SHRZ 方案治疗近期疗效好，但复发率高，未证实有良好疗效。4 个月的 HRZ、SHRZ 方案疗效好，被广泛用于治疗菌阴肺

结核。原发耐药患者不断增加，在严重原发耐药形势下，菌阴肺结核放弃了超短程化疗。

关于现代菌阴活动性肺结核的治疗，2003 年美国胸科学会 / 疾病控制中心 / 美国感染性疾病学会的方案 2HRZE/4HR。2003 年 WHO 出版的结核病指南推荐方案为 2HRZE/4HR 或 2HRZE/6HE。2005 年我国的初治涂阴活动性肺结核免费治疗管理指南方案 2H2R2Z2E2/4H2R2。美国胸腔协会方案：除 H、R、Z 外，加用 E、一种氟喹诺类药物或一种氨基糖苷类药物，疗程也应适当延长。我国的方案：2H2R2Z2E2S2/6H2R2E2，总之，对菌阴活动性肺结核应积极治疗。

（一）药物治疗

1. 推荐治疗方案　2HRZE/4HR 或 2H3R3Z3E3/4H3R3（H：异烟肼，R：利福平，Z：吡嗪酰胺，E：乙胺丁醇）。强化期使用 HRZE 方案治疗 2 个月，继续期使用 HR 方案治疗 4 个月。

2. 疗程一般 6 个月。对于病情严重或存在影响预后的合并症的患者，可适当延长疗程。

3. 特殊患者（如儿童、老年人、孕妇、使用免疫抑制剂以及发生药物不良反应等）可以在上述方案基础上调整药物剂量或药物。

4. 根据患者存在的并发症或合并症进行对症治疗。

（二）外科治疗

1. 外科治疗原则

（1）切除传染源：虽然其传染性强弱未定论。但是传染性还是存在的。切除结核病传染源是外科主要目的之一。

（2）局限稳定的病变：对于各型菌阴结核病，手术的病变必须是局限的。

（3）菌阴结核病外科干预对象：①初治的菌阴结核病：治疗中的结核病，如局限的结核球、空洞性肺结核、干酪性肺炎等，都可能是初治菌阴结核病。如伴有巨大病变，治疗后吸收不明显，评估后难以吸收者，可考虑手术切除，如伴有气胸、咯血等症、保守治疗效果不好者，也可以外科切除。②菌阳转菌阴结核病：完成疗程但未治愈的结核病，存在大块病变或支气管灌洗液仍为阳性者，评估病变不能吸收或者再复发者，可考虑手术切除。③停药后的"菌阴结核病"（残留病变）：已完成疗程，达到治愈标准，但是仍遗留大块病变者。④疑似肺癌者。⑤耐药菌阴结核病。

2. 菌阴结核病外科分型　①肺结核球；②空

洞型肺结核；③毁损肺；④大块干酪性肺炎；⑤支气管扩张或狭窄；⑥合并急症如气胸、咯血等；⑦合并肺曲霉球。

3. 手术方法 同其他肺结核手术。术前常规性纤维支气管镜检查，了解支气管结核情况，对手术方式选择非常重要。值得注意的是，菌阴结核病的围手术期处理应谨慎，由于细菌检测的困难，容易与菌阳结核病、耐药结核病和非结核分枝杆菌等病混淆，术中对残端的处理慎重，建议常规包埋残端。叶间裂分裂不全或者有卫星灶者，切缘处理也要慎重。术中注意留好病原学检测用标本，再次确认菌种和耐药性，为后继化疗指明方向。

（宋言峥 夏 凡 唐神结 王 琳）

参 考 文 献

[1] SHIRAISHI Y，NAKAJIMA Y，KATSURAGI N，et al. Resectional surgery combined with chemotherapy remains the treatment of choice for multidrug-resistant tuberculosis[J]. J Thorac Cardiovasc Surg，2004，128（4）：523-528.

[2] 宋言峥，王旭，卢水华，等. "LTB-S"分类法与耐多药肺结核手术适应证探讨[J]. 中国防痨杂志，2012，34（4）：245-247.

[3] MAN M A，NICOLAU D. Surgical treatment to increase the success rate of multidrug-resistant tuberculosis[J]. Eur J Cardiothorac Surg，2012，42（1）：e9-e12.

[4] IDDRISS A，PADAYATCHI N，REDDY D，et al. Pulmonary resection for extensively drug resistant tuberculosis in Kwazulu-Natal，South Africa[J]. Ann Thorac Surg，2012，94（2）：381-386.

[5] PAPIASHVILI M，BARMD I，SASSON L，et al. Pulmonary resection for multidrug-resistant tuberculosis：the Israeli experience（1998-2011）[J]. Isr Med Assoc J，2012，14（12）：733-736.

[6] POMERANTZ B J，CLEVELAND J C Jr，OLSON H K，et al. Pulmonary resection for multi-drug resistant tuberculosis[J]. J Thorac Cardiovasc Surg，2001，121（3）：448-453.

[7] 于大平，傅瑜. 耐多药肺结核133例外科治疗效果探讨[J]. 中华结核和呼吸杂志，2009，32（6）：450-453.

[8] 唐神结，高文. 临床结核病学[M]. 北京：人民卫生出版社，2011.

[9] BERZOSA M，TSUKAYAMA D T，DAVIES S F，et al. Endoscopic ultrasound-guided fine-needle aspiration for the diagnosis of extra-pulmonary tuberculosis[J]. Int J Tuberc Lung Dis，2010，14（5）：578-584.

[10] PIRINA P，SPADA V，SANTORU L，et al. Chest tuberculosis with mediastinal asymptomatic lymphadenitis without lung involvement in an immunocompetent patient[J]. J Infect Dev Ctries，2013，7（3）：280-285.

[11] 中华医学会. 临床治疗指南结核病分册[M]. 北京：人民卫生出版社，2005.

[12] SONG Y Z，MOSHAL K S，KRASNA M J. Using technique of Video-Assistant Thoracic Surgery（VATS）and small incision for diagnosis and treatment of pleurapulmonary diseases under local anesthesia[J]. Life Science Journal，2009，6（2）：83-87.

[13] 马玙，朱莉贞，潘毓萱. 结核病[M]. 北京：人民卫生出版社，2006.

[14] SONG Y Z，MOSHAL K S，WU Y，et al. Focus cleaning using mini-thoracotomy for cavitary pulmonary tuberculosis or pulmonary tuberculoma：case study of 18 human subjects[J]. Eur Surg，2005，37：169-172.

[15] 唐神结. 结核病缩短疗程的研究：过去、现在和未来[J]. 结核病与肺部健康杂志，2016（1）：19-22.

[16] 肖和平. 菌阴肺结核在结核病控制中的重要性[J]. 中华结核和呼吸杂志，2005（10）：5-6.

[17] CAMPOS L C，ROCHA M V，WILLERS D M，et al. Characteristics of Patients with Smear-Negative Pulmonary Tuberculosis（TB）in a Region with High TB and HIV Prevalence[J]. PLoS One，2016，11（1）：e0147933.

[18] CHAVALERTSAKUL K，BOONSARNGSUK V，SAENGSRI S，et al. TB-PCR and drug resistance pattern in BALF in smear-negative active pulmonary TB[J]. Int J Tuberc Lung Dis，2017，21（12）：1294-1299.

[19] 王成勇，李翠萍. 三种检测方法在菌阴结核病诊断中的价值[J]. 临床肺科杂志，2007（9）：933-934.

[20] 胡汶斌，张六伢，张康，等. 肺结核空洞伴曲霉菌感染并咯血的外科治疗[J]. 中国内镜杂志，2019，25（1）：6-9.

[21] 许军利，陈其亮，李军孝，等. 肺结核合并支气管内膜结核22例手术治疗体会[J]. 中国医刊，2018，53（11）：1291-1293.

[22] 徐少华，朱金陵，周晓，等. 耐多药肺结核外科手术治疗的疗效分析[J]. 中国社区医师，2018，34（22）：66-67.

[23] 杨丹，夏勇，赵攀，等. 耐多药肺结核外科治疗术后短期化疗效果分析[J]. 重庆医学，2018，47（18）：2424-2427，2431.

[24] 张建华，郭琪，张毅，等. 胸外科手术治疗低肺功能肺结核的临床疗效观察[J]. 中国热带医学，2018，18（6）：628-630.

[25] 宋言峥. 重视肺结核的外科治疗[J]. 中国肺癌杂志，2018，21（4）：323-326.

[26] 雷世鹏. 早期外科手术与单纯药物治疗耐多药肺结核的临床效果比较探析[J]. 中国医药指南，2017，15（31）：121-122.

[27] 李军孝，陈其亮，许军利，等. 低肺功能肺结核外科
治疗的临床疗效探讨 [J]. 中国医刊，2017，52（11）：
48-50.

[28] 宋言峥，唐神结，FOX G J，等. 外科手术可以作为辅助
手段治疗耐多药肺结核 [J]. 结核病与肺部健康杂志，
2016（3）：171.

[29] 李云松，韩毅，刘志东. 全胸腔镜肺叶切除术治疗肺结
核 [J]. 中国医刊，2014，49（1）：73-75.

[30] 王海江，宋言峥，夏照华，等. 肺结核咯血的外科治疗
及疗效观察 [J]. 结核病与肺部健康杂志，2013（3）：
172-174.

[31] 陈存存，王刚，周旭东. 早期外科手术与单纯药物治疗
耐多药肺结核的临床疗效对比分析 [J]. 临床合理用药
杂志，2013，6（26）：103.

[32] 叶嗣宽，赵攀，杨传利，等. 耐多药肺结核早期外科治疗
的临床效果分析 [J]. 第三军医大学学报，2013，35（7）：
685-687.

[33] 韦鸣，廖勇，许建荣，等. 一个单中心 10 年的肺结核
外科临床实践 [J]. 广西医科大学学报，2012，29（6）：
910-912.

[34] 丁嘉安，谢冬. 肺结核外科治疗新进展 [J]. 结核病与
肺部健康杂志，2012（1）：55-59.

[35] 王科平. 肺结核合并大咯血急诊外科的手术治疗 [J].
临床肺科杂志，2012，17（4）：772.

[36] 范兴龙，刘玉霞，梁效民. 电视胸腔镜辅助小切口在肺结
核外科治疗中的价值 [J]. 中国微创外科杂志，2007（12）：
1211-1212.

[37] 李文涛，姜格宁，高文，等. 耐多药肺结核 188 例的外
科治疗 [J]. 中华结核和呼吸杂志，2006（8）：524-526.

[38] 魏立，朱长庚，王国斌. 老年肺结核外科治疗的临床分
析 [J]. 中国防痨杂志，2004（3）：20-22.

[39] 薛宗锡，区瑞贵，赵秉航. 多耐药性肺结核的外科治
疗 [J]. 广东医学，2002（11）：1177-1178.

[40] 李保东，俞星火，李宝林. 胸膜结核球的诊断和外科治
疗 [J]. 中国综合临床，2002（3）：63.

[41] 陈跃军，肖高明，周石林，等. 70 例肺结核瘤的诊断与
外科治疗 [J]. 湖南医学，2001（6）：441-442.

[42] 张爱平，许建荣，韦鸣，等. 102 例肺结核空洞的外科
治疗 [J]. 广西医科大学学报，2001（5）：750.

[43] 胡汶斌，袁顺达，朱锦龙，等. 单操作孔胸腔镜下胸膜
纤维板剥脱术治疗慢性结核性脓胸的可行性分析 [J].
中国内镜杂志，2017，23（4）：91-94.

[44] 蒋良双，吴邦贵，岳冀，等. 外科手术治疗慢性结核
性脓胸的疗效分析 [J]. 中国胸心血管外科临床杂志，
2013，20（6）：731-734.

[45] 窦学军，王亮，路伟强，等. 78 例结核性脓胸的外科治
疗 [J]. 中国防痨杂志，2013，35（9）：738-740.

[46] 叶波，胡坚. 结核性脓胸的外科治疗及临床分析 [J].
浙江中西医结合杂志，2013，23（7）：583-584.

[47] 金琼，杜海鹏，尹杰，等. 大网膜移植治疗结核性脓胸
疗效观察 [J]. 中国误诊学杂志，2010，10（27）：6588.

[48] 龚昌帆，白连启，闫东杰，等. 112 例结核性脓胸的外
科治疗分析 [J]. 中国防痨杂志，2010，32（3）：144-146.

[49] 李伟，周凤，高志刚. 21 例胸膜结核瘤的外科治疗 [J].
临床肺科杂志，2002（2）：21-22.

[50] 李保东，俞星火，李宝林. 胸膜结核球的诊断和外科治
疗 [J]. 中国综合临床，2002（3）：63.

[51] YABLONSKII P K，KUDRIASHOV G G，AVETISYAN
A O. Surgical Resection in the Treatment of Pulmonary
Tuberculosis[J]. Thorac Surg Clin，2019，29（1）：37-46.

[52] 林铿强，许德新，代祖建，等. 空洞型肺结核的胸腔镜
手术治疗 [J]. 中国现代药物应用，2019，13（3）：13-15.

[53] ALEXANDER G，PERUMAL R. Do specialist pulmo-
nologists appropriately utilise thoracic surgery for
drug-resistant pulmonary tuberculosis? A survey[J].
Afr J Thorac Crit Care Med，2018，24（3）：10.

[54] CHEN C Y. The Role Of Surgery For The Treatment Of
Incidental Pulmonary Tuberculosis Finding In A Tubercu-
losis-Endemic Country[J]. Respirology，2018.

[55] SALAMI M A，SANUSI A A，ADEGBOYE V O.
Current Indications and Outcome of Pulmonary Resec-
tions for Tuberculosis Complications in Ibadan，
Nigeria[J]. Med Princ Pract，2018，27（1）：80-85.

[56] 钱鼎烽，尚军，韩琼，等. 单操作孔电视胸腔镜手术
治疗肺结核合并支气管扩张 [J]. 中国微创外科杂志，
2018，18（6）：541-544.

[57] MARFINA G Y，VLADIMIROV K B，AVETISIAN
A O，et al. Bilateral cavitary multidrug- or extensively
drug-resistant tuberculosis：role of surgery[J]. Eur J
Cardiothorac Surg，2018，53（3）：618-624.

[58] YABLONSKII P，KUDRIASHOV G，VASILEV I，et
al. Robot-assisted surgery in complex treatment of the
pulmonary tuberculosis[J]. J Vis Surg，2017，3：18.

[59] YUSUF N，RAUF C P，YUSUF N. Surgery in
pleuro-pulmonary tuberculosis：On the comeback trail[J].
Astrocyte，2017，4（2）：111-124.

[60] VASHAKIDZE S，DESPUIG A，GOGISHVILI S，et al.
Retrospective study of clinical and lesion characteristics
of patients undergoing surgical treatment for Pulmonary
Tuberculosis in Georgia[J]. Int J Infect Dis，2017，56：
200-207.

[61] SUBOTIC D，YABLONSKIY P，SULIS G，et al. Surgery
and pleuro-pulmonary tuberculosis：a scientific literature
review[J]. J Thorac Dis，2016，8（7）：E474-E485.

[62] DEWAN R K，PEZZELLA A T. Surgical aspects of
pulmonary tuberculosis：an update[J]. Asian Cardiovasc
Thorac Ann，2016，24（8）：835-846.

[63] MOHAPATRA B，SIVAKUMAR P，BHATTACHARYA

S，et al. Surgical treatment of pulmonary aspergillosis：A single center experience[J]. Lung India, 2016, 33（1）：9-13.

[64] OPANASENKO N S, KSHANOVSKIY A E, TERESH-KOVICH A V, et al. Video-assisted pulmonary resection application for pulmonary tuberculosis[J]. Klin Khir, 2016（8）：40-43.

[65] 李辉，黄文峰，李明珠，等. 单操作孔电视胸腔镜肺叶切除术治疗肺结核的临床疗效研究 [J]. 解放军医药杂志，2016，28（6）：58-61.

[66] HAN Y, ZHEN D, LIU Z, et al. Surgical treatment for pulmonary tuberculosis：is video-assisted thoracic surgery "better" than thoracotomy?[J]. J Thorac Dis, 2015, 7（8）：1452-1458.

[67] KLOTZ L V, LINDNER M, HATZ R A. Pulmonary Tuberculosis -- Is Surgery still Necessary?[J]. Zentralbl Chir, 2015, 140 Suppl 1：S36-S42.

[68] HAN Y I, ZHAO Q, YU D, et al. Treatment of chest wall tuberculosis with transdermal ultrasound-mediated drug delivery[J]. Exp Ther Med, 2015, 9（4）：1433-1437.

[69] MADANSEIN R, PARIDA S, PADAYATCHI N, et al. Surgical treatment of complications of pulmonary tuberculosis, including drug-resistant tuberculosis[J]. Int J Infect Dis, 2015, 32：61-67.

[70] DAS S. Changing Trend of Surgery in Pulmonary Tuberculosis[J]. J Pulm Respir Med, 2015, 5：1.

[71] ZHANG Y, CHEN C, JIANG G N. Surgery of massive hemoptysis in pulmonary tuberculosis：immediate and long-term outcomes[J]. J Thorac Cardiovasc Surg, 2014, 148（2）：651-656.

[72] ODELL J A. The History of Surgery for Pulmonary Tuberculosis[J]. Thorac Surg Clin, 2012, 22（3）：257-269.

第十三章

运动系统结核病的外科治疗

第一节　概　述

骨关节结核是最常见的肺外结核之一，多继发于肺或肠结核。结核分枝杆菌由原发病灶经血液侵入关节或骨骼，当机体抵抗力较强时，病菌被控制或消灭；机体抵抗力降低时，可繁殖形成病灶，并出现临床症状。一般病程缓慢，偶有急性发作。骨关节结核作为全身性疾病的局部表现，检查时应注意有无呼吸系统、消化系统及淋巴结等结核，治疗上必须注意全身与局部两方面兼顾。

骨关节结核在儿童与青少年发病率最高，但成人也可发生。发生在脊柱的约占50%，负重关节如髋关节、膝关节、踝关节较多，上肢如肩、肘和腕关节较少。

一、病理特点

骨关节结核的病理和其他结核一样，可分为三期：第一期为渗出期，第二期为增生期，第三期为干酪样变性期。以后出现三种情况：①病灶纤维化、钙化或骨化而愈；②病灶被纤维组织包围，长期静止状态；③病灶发展扩大。

根据病变部位和发展情况可分为单纯性骨结核、单纯性滑膜结核和全关节结核。当病变仅局限于骨组织或滑膜组织时，关节软骨尚无损害，如能在此阶段治愈，关节多能保存。单纯性骨或滑膜结核进一步发展，均可破坏关节软骨，最终使关节的三个组成部分（骨、滑膜、软骨）同时受累，即为全关节结核。

1. 单纯性骨结核　单纯性骨结核（bone tuberculosis）是结核病灶局限于骨组织，多见于脊柱、骨盆、腕骨、跗骨和管状骨两端的松质骨。坚质骨如管状的骨干则很少见。发生在松质骨中心部位时，病变特点是骨组织的浸润和坏死，坏死骨质与活骨分离后形成死骨，吸收后形成空洞。椎体破坏常开始于终板松质骨，发生在松质骨边缘时仅形成局限性骨质缺损。坚质骨结核多自髓腔开始，以局限性溶骨性破坏为主，一般不形成大块死骨。儿童与青少年的骨干结核可有大量的骨膜新骨形成，成人则新生骨很少，而老年人仅见溶骨性改变。

2. 单纯性滑膜结核　单纯性滑膜结核（tuberculous synovitis）多发生于滑膜较多的关节，如膝、髋、踝、肘等关节，病灶在关节滑膜开始，进展缓慢。滑膜感染结核后，其表层充血、水肿，浆液渗出和单核细胞浸润，关节液增多，常呈浑浊。以后滑膜由浅红色变为暗红色，表面粗糙，晚期则纤维组织增生而肥厚变硬。如病变逐渐扩散，关节软骨及骨质均受破坏，形成全关节结核。

3. 全关节结核（total joint tuberculosis）　单纯骨或滑膜结核进一步发展，除骨与滑膜病变外，关节软骨也发生破坏或剥离，发展为全关节结核。关节软骨再生能力很差，一旦破坏，即使病变停止，缺损处也只能被纤维组织修复，失去其原有的光滑面，使关节发生纤维性或骨性强直，从而丧失关节功能。发展成全关节结核后，全身或局部症状均较显著，可有寒性脓肿形成，经组织间隙向他处扩散，有的自行穿破或误被切开，引起继发性感染，窦道经久不愈（图13-1）。

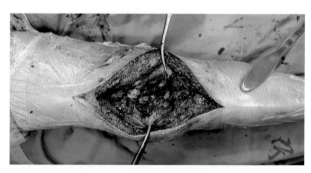

图 13-1　全关节结核的术中所见

骨关节结核的破坏与扩散一般较为缓慢，少有新骨增生。骨关节结核也有其修复过程，即结核性肉芽组织逐渐变为成熟的结缔组织，有的发生骨化，出现关节纤维强直，少有骨性强直。

在单纯性骨结核，如病变在未侵入关节前即予以制止，可防止全关节结核的发生。在单纯滑膜型结核，如早期去除滑膜病灶可防止其发展为全关节结核，并保持关节的一定功能。在全关节结核，尽早病灶清除和关节融合术可使得该关节结核病治愈，保持肢体的一定功能。因此，及时适当的治疗对病理过程常有决定性的影响。

二、临床特点

（一）症状

1. 全身症状 轻重不一，一般为慢性发病过程，多为低热、消瘦等症状，如合并感染，可有高热、伤口流脓等。红细胞沉降率多增高。

2. 局部症状 发展缓慢，早期多为偶然的关节疼痛，逐渐加重并转为经常疼痛，活动时疼痛加重，有压痛，疼痛可放射至其他部位，如髋关节结核疼痛常放射至膝关节，因此，患者主诉膝关节疼痛时应注意检查髋关节。因活动时疼痛而有肌痉挛，致使关节的主动和被动活动受限，持久性肌痉挛可引起关节挛缩或变形，患肢因失用而肌肉萎缩。在晚期，因骨质破坏或骨骺生长影响，形成关节畸形、病理脱臼或肢体短缩等。在脊柱结核，因骨质破坏椎体塌陷、脓肿及肉芽组织形成，可使脊髓受压发生截瘫。脊柱结核和其他关节结核常有寒性脓肿，如穿破可合并感染使症状加重，形成窦道伤口长期不愈（图13-2）。

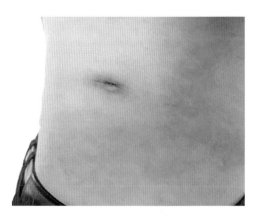

图13-2 **腰椎结核有窦道的外观照**

（二）诊断

1. 临床 根据病史、结核接触史及上述全身和局部症状进行诊断。因病程缓慢，应注意早期确诊。

2. 影像 早期 X 光照片可无明显改变，以后有骨质疏松、关节间隙变窄以及骨质破坏和寒性脓肿，但少有新骨形成，必要时应与对侧关节对比。

3. 实验室检查 红细胞沉降率多增高。在儿童有可疑时可作结核菌素试验，如 48 小时内对 1:1 000 结核菌素皮内试验为阴性，可排除结核感染；如临床诊断明确则可不做，以免皮肤反应过强。结核感染 T-SPOT 检查敏感性和特异性均在 90% 以上。有关节积液时可作穿刺化验，涂片查抗酸杆菌；可作结核分枝杆菌培养及动物接种，但阳性率不高，必要时做活体组织检查。

（三）鉴别诊断

注意与化脓性关节炎、类风湿关节炎等相区别。化脓性关节炎全身症状严重，常有败血症现象，发病急剧，高热，白细胞数增高；局部有急性炎症表现；关节抽液有脓液，显微镜下有脓球、细菌，培养有化脓细菌。类风湿关节炎为多数关节受累，时好时坏，无脓肿形成；关节抽液多为草黄色，无细菌。

（四）治疗

1. 全身治疗 主要为全身支持疗法及全身抗结核药物疗法。支持疗法包括增进营养、新鲜空气、适当阳光和患者的精神安慰等。药物治疗是早期、联合、足量、全程、敏感地使用抗结核药物，如异烟肼、利福平、吡嗪酰胺、乙胺丁醇等一线药物。

2. 局部治疗 局部制动，包括应用牵引（主要在髋、膝关节）与固定，预防与矫正患肢畸形，保持关节在功能位，约需 3 个月。如病变主要在滑膜部分，骨质受累较少，应注意争取保留关节的活动功能，用牵引法保持其关节面分开，以防止其粘连甚至融合。

（李 亮 宋言峥）

第二节 运动系统结核病外科相关检查技术

一、关节镜检查

（一）概述

关节镜（arthroscopy）是应用于关节腔内部检查的一种内镜，借助它可以直接观察滑膜、软骨、半月板与韧带，特别是通过关节镜技术获得滑膜标本，更为诊断各种关节炎提供了病理依据。关节镜在各种滑膜炎的诊断、治疗及科研工作中起着其他手段不能代替的作用，不只为关节病提供直观的信息，同时可在非开放性手术条件下进行关节内病变组织的切除和修复，具有痛苦少、恢复快、减少术后并发症和手术费用等优点。

（二）手术适应证

1. 诊断不明的炎性与非炎性关节病。

2. 已诊断的炎性关节病的症状与临床表现不符，治疗无效者。

3. 临床表现提示急性化脓性关节炎而培养阴性，或采用合理的抗生素治疗及重复闭式引流无效者。

4. 关节结核性滑膜炎或滑膜结核。

（三）手术禁忌证

1. 绝对禁忌证 ①败血症；②关节活动明显受限，严重的关节僵直，关节腔狭窄，不能配合检查；③凝血机制异常者；④手术野皮肤有感染。

2. 相对禁忌证 ①滑膜增生性炎症，关节极度肿胀而浮髌试验阴性，提示增生滑膜已填充关节腔，此时不易注水膨胀，无法观察关节内结构，强行施关节镜检查可能造成关节内出血；②病毒性肝炎。

（四）术前风险沟通

1. 需向患者解释做关节镜手术的目的、方法及风险。

2. 关节镜手术对结核性滑膜炎未必能一次获得诊断。

（五）手术方法

持续硬膜外麻醉或局部麻醉下，置患肢于手术台上，用硬膜外穿刺针于髌上囊做关节穿刺，将渗出液抽出，向关节内注入生理盐水使关节腔扩张（盐水瓶悬挂高度一般为高于膝关节 1m 左右）。穿刺点选在髌腱外侧缘，股骨外踝前缘，胫骨上缘形成的三角形中心上。先在皮肤切一个 0.5cm 左右的小切口，然后用和关节镜直径配套的套管针穿刺，拔去锐性闭塞器，换以钝性闭塞器，将关节镜插入关节腔内，观察顺序如下：髌上滑膜皱襞—髌股关节—内侧隐窝（内侧的内壁、髌内侧滑膜皱襞、内踝的隐窝面）—内侧的胫股关节（内侧半月板、股骨内踝前下面及相对的胫骨关节面）—再至髌上囊—外侧胫股关节（外侧半月板、股骨外踝前下面及相对的腔骨关书面）—外侧隐窝（外侧的内壁、股骨外髁的隐窝面、肌腱）。以上所见可以照相，最后可做活体组织检查，洗净后排尽充盈的液体，拔出套管针，缝合皮肤切口（图 13-3）。

（六）术后处理

1. 感染 如不注意无菌操作，可以引起感染，故应与一般膝关节手术无菌操作方法同样对待。

2. 软骨和关节囊的损伤 为了避免此种损伤，关节腔内应先注入盐水，使关节腔充盈后，再用配套的关节镜套管针进行穿刺，而且应先用锐性闭塞器穿透肌膜至关节囊及滑膜后，改用钝性闭塞器继续进行穿刺，则较安全。

3. 关节内出血和外伤性关节炎 关节镜检查后 12～24 小时内，有沉重感和轻度疼痛，以后消失。一些患者有反应性积液，2～7 日内消失，这或与原有的病变有关。有的患者经检查后膝关节积液完全消失，有松快感，这是由于手术中盐水灌洗和洗净的结果。若活体组织检查范围广，可以引起出血，如镜视下手术超过 2 小时，则可产生类似外伤性关节炎的症状。但短时间内可消失。镜检后 24 小时内要避免剧烈活动。

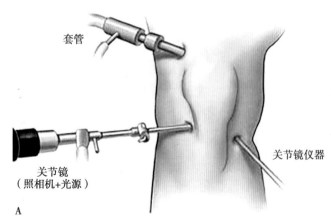
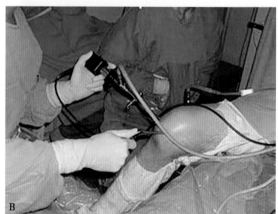

图 13-3 关节镜检查
A. 示意图；B. 外科操作

（七）注意事项

1. 定方位 在关节镜检查时，由于仅能窥见关节的一小部分，因此在开始检查时往往不容易判断关节内图像究竟属于哪一部分，髌上囊和髌上隐窝之间的髌上滑膜皱襞是一个很好的标志，容易定位。

2. 滑膜充血现象 关节镜检查时，由于物理刺激会对视野产生影响，而且液温、液压也可影响血流，因此，关节镜插入后 10 分钟滑膜充血应视为正常现象。

3. 年龄因素 随年龄的不同，关节内的图像有区别，小儿的软骨面光滑有弹性，髌上囊滑膜平坦，绒毛少，成年后特别是老年人的关节软骨面发黄，粗糙羽毛状物较多，半月板也如此，内缘呈肉刺状，滑膜皱襞多，绒毛增生，关节囊伸展性差。

4. 内部结构个体差异 正常滑膜皱襞主要有 3 种类型，即髌上滑膜皱襞、髌内侧滑膜皱襞、髌下滑膜皱襞，均为滑膜在发育过程中的残存部分，滑膜皱襞有人有，有人无。

二、关节腔穿刺

（一）概述

关节腔穿刺（arthroparacentesis）指在无菌技术操作下，用注射器刺入关节腔内抽取积液，了解积液性质，为临床诊断提供依据，并可向关节内注射药物以治疗关节疾病。

（二）手术适应证

1. 感染性关节炎关节肿胀积液。
2. 关节创伤所致关节积液、积血。
3. 骨性关节炎、滑膜炎所致关节积液。
4. 关节腔内药物注射治疗或向关节腔内注射造影剂行关节造影检查。
5. 不明原因的关节积液行滑液检查。

（三）手术禁忌证

1. 穿刺部位皮肤有损伤、破溃、严重皮疹或感染。
2. 凝血机制障碍、出血性疾病等。
3. 严重的糖尿病、血糖控制不好。
4. 非关节感染患者，但体温升高，伴有其他部位的感染病灶者。

（四）术前风险沟通

1. 告知患者关节穿刺的目的和临床意义及存在风险。
2. 一次关节穿刺可能达不到诊断和治疗目的。
3. 必要时手术探查。

（五）手术方法

1. 关节穿刺点的选择原则

（1）选择避开血管、神经、肌腱等重要结构，并易于进入关节腔的部位。

（2）通过活动关节找到关节间隙确定穿刺点后做标记。

2. 常用的穿刺部位

（1）掌指关节或近端指间关节：关节屈曲位约 45°，从关节的背外侧进入（掌指关节在握拳时掌骨头最高点远端约 1cm 处）。

（2）第一腕掌关节：拇指屈曲朝向小指，从鼻咽窝远端边缘的第一掌骨基底部，朝向第 4 掌骨近端进针。

（3）颞下颌关节：以颧弓下和耳屏前 1～2cm 的凹陷处为进针点，轻度向后上穿刺。

（4）腕关节：关节中性位，从腕背部的桡骨茎突远侧向尺侧刺入，或在桡骨、月状骨和舟状骨形成的"T"型小窝处，以朝向头侧成 60°角刺入关节。

（5）肘关节：肘关节屈曲 90°，从肘外侧肱桡关节垂直进针，寻找肱桡关节间隙，可通过被动旋转患者前臂，触摸患者肘部后外侧而确立。或从后侧肱尺关节（通过屈伸肘关节确立）垂直进入。

（6）肩关节（坐位，肩关节外旋位）：①前侧穿刺：在喙突外下约 1.5cm 处向外侧倾斜约 30°刺入；②外侧穿刺：由肩峰与肩胛冈交界处侧向内刺入。

（7）踝关节（仰卧位，关节功能位）：①前侧穿刺：于踝关节前，避开伸趾肌腱及足背动脉之外的任何关节间隙均可穿刺；②外侧穿刺：在外踝与趾长伸腱之间刺入关节腔。

（8）膝关节（仰卧位）：①关节伸直位，从髌骨上极外上方或内上方，斜向髌股关节中心进入关节腔；②关节微屈位，从髌骨下方的髌韧带内侧或外侧关节间隙穿刺；③如果滑液量多，可在突出的髌上囊穿刺。

（9）髋关节：①前入路：常用，平卧位，下肢伸直和外旋位，于腹股韧带与股动脉交点之外下方 2.5～4cm 垂直向后穿刺；或自髂前上棘下 2～3cm、股动脉搏动外侧 2～3cm，与皮肤成 60°角，向后内侧方向针。②外侧入路：平卧位，髋关节内旋，自股骨大粗隆前下方（与股骨约 45°夹角）向内上方（正好指向腹股沟韧带中部偏下一点）沿股骨颈进入关节腔。

（六）操作方法及注意事项

1．穿刺人员应严格无菌操作，戴口罩、帽子、无菌手套。

2．患者局部皮肤准备，穿刺点标记，碘酊和酒精消毒，范围为以穿刺点为中心的 5cm 半径或全关节表面，然后常规铺巾。

3．穿刺点局部皮肤及皮下组织麻醉（1%～2% 利多卡因），麻药不要打入关节腔，以免影响滑液检查结果。

4．穿刺时，一手指可指向穿刺点旁 1～2cm 处皮肤，并使皮肤稍微绷紧，以便支持及固定穿刺针筒，利于准确进针和进入关节腔。穿刺针进入皮肤速度要快，轻轻抽取同时将针向前推进，直到出现滑液。

5．可用 7 号针头注射麻醉药和穿刺及抽液、注射药物，抽液较多或积液黏稠时换 12 号针头。

6．穿刺顺利时可感觉到关节囊的突破感，如不顺利或有骨性阻挡时，可以改变方向或穿刺点。切忌在深部大幅度改变方向或反复穿刺，以免损伤关节。尽量避免反复穿刺。

7．关节液停止流出时，可能为针头阻塞或被关节腔内容物阻塞，可推进关节液少许或略改变针头位置继续抽吸观察。如仍抽不出，且又无大量积液的明显体征则可能关节液不多。单纯诊断性穿刺，取样 1～5ml 即可送检。若为感染性或化脓性关节炎宜尽量抽尽，同时做灌洗等治疗。

8．注射药物前应把关节液抽净，关节液应做仔细的肉眼观察，并留 1～2 管做化验。拔针后局部再消毒，1～2 天减少运动，必要时，可在关节附近加用冰块和应用弹性绷带加压包扎。

9．怀疑关节结核时，慎用皮质激素。

（七）并发症处理

1．**关节感染** 是关节穿刺最严重的一种并发症。如严格掌握适应证及无菌操作技术，则很少发生，即使发生其发生率多低于 1/10 000。关节穿刺后应以无菌敷料包扎，并连续观察局部情况。

2．**穿刺部位血肿或关节积血** 严格按照穿刺部位进行穿刺，并且尽量避免反复穿刺，则很少发生关节出血。如患者患有凝血机制障碍等血液病，纠正凝血障碍后再做关节穿刺。术后应制动 1～2 天或在关节部冰敷应用弹性绷带加压包扎。

3．**关节软骨面损伤** 很少发生，如穿刺针头不光滑或残缺，操作粗暴或未按正确要求进行操作，则可能损伤关节软骨。

4．**断针** 穿刺针本身折断或质量低劣于操作时易断损。在穿刺前应仔细检查各项穿刺物品，并按操作要求进行及手术要轻巧。

三、CT引导下脊柱结核椎旁脓肿穿刺术

（一）概述

CT 引导下脊柱结核椎旁脓肿穿刺术（paravertebral abscess puncture）是在 CT 协助下，对椎旁脓肿进行穿刺而取得标本。适用于脊椎结核诊断不明确又无表浅脓肿者。昏迷或无自制能力者视为禁忌（图 13-4）。

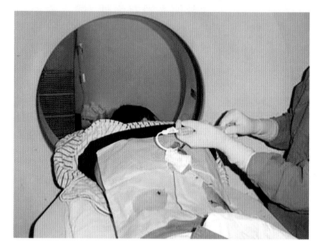

图 13-4 CT引导下脊柱结核椎旁脓肿穿刺术

（二）准备

1．**体位与麻醉** 侧卧位患侧朝上，或俯卧位。局部麻醉。

2．**确定穿刺部位** CT 确定脊椎旁软组织肿胀阴影或椎体 CT 值异常部位，避开重要血管脏器，确定穿刺角度与深度。

（三）方法

1．**穿刺方法** 局部麻醉成功后，用尖刀将皮肤切一小切口，将带针芯的活检长针头沿 CT 引导的进针点与方向进针（图 13-5）。通常为棘突正中连线旁开 3～4cm，胸椎于肋骨颈上缘，腰椎于横突旁斜向内进针。开始进针深度应比预计的浅 1/2，再次 CT 扫描确定进针方向与深度无误时，方可继续进针至所需深度。此时针尖应位于被穿刺的椎旁软组织中心，不可过深。

拔除针芯，接上注射器开始抽吸，吸出脓液、血及其他液体后，固定针头，拔下注射器。并用针芯将针头堵上。将注射器内的脓或液体注入无菌培养管内，并将少量脓或液体滴在载玻片上做涂片检查。

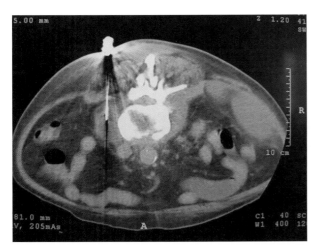

图 13-5　CT 引导下脊柱结核穿刺术

拔出针芯，接上注射器，边抽吸，边旋转拔出针头。

用 75% 乙醇棉球消毒针眼，覆盖无菌纱布。

2. 标本送检　将针头内吸出物注入固定液中，并用针芯将针头内残余吸出物推入固定液中，再用少量盐水将针头内残余物刷净一并放入固定液中送病理检查。

（四）注意事项

严格无菌操作，严格控制进针部位、方向与深度。

（李　亮　戴希勇　施建党）

第三节　运动系统结核病的基本手术——病灶清除术

在全身支持疗法和抗结核药物的基础上，对有手术指征的骨关节结核患者进行及时、彻底地手术治疗，可以缩短疗程，预防或矫正畸形，减少残疾和复发。针对这些患者，应严格把握手术适应证和手术时机，患病早期应该采用非手术法治疗，尤其在儿童，采用严格控制负重活动、抗结核治疗、支持疗法等，往往能取得较好效果。当保守治疗无效或病情加重时可行手术治疗，当然手术对患儿负担大，四肢关节手术还要注意影响骨骺的生长。

对于运动系统的结核病的手术治疗，其中最基本的手术就是结核病灶的清创手术 - 结核病灶清除术。此手术是直接进入病灶，完全或近乎完全将病灶内的变性坏死的组织清除干净，为机体局部的修复重建创造稳定良好的环境。实践证明，病灶清除术可达到缩短疗程，加快修复、重建愈合，最终提高骨关节结核的治愈率。

一、病灶清除术的适应证及手术时机

1. 手术适应证　①病灶内有较大或较多死骨，不易自行吸收；②病灶内或其周围有较大脓肿；③有经久不愈的窦道；④单纯滑膜结核经非手术治疗无效；⑤单纯骨结核有向关节内突破可能时；⑥脊椎结核出现脊柱不稳定、脊柱畸形或合并脊髓压迫症状时。

2. 手术时机　骨关节结核病灶清除术必须根据患者全身和局部情况决定手术时机。手术时机的确定需要考虑：①患者全身状况能够耐受手术，无心、肺、肝、肾重要器官功能的严重损害；②局部无急性混合感染；③经过一定时间的抗结核药物准备，最好在经过 2～4 周抗结核药物治疗，全身症状好转后，红细胞沉降率稳定时进行手术。

二、病灶清除术要点及注意事项

1. 手术要点　单纯性滑膜结核经手术切除病变，术后牵引和固定一段时间，多能获得治愈并保全一定的关节功能。如病灶局限在骨内，可只作骨病灶清除，去除死骨、干酪样坏死物、结核肉芽组织和脓液等。在全关节结核，切除病变的滑膜、软骨及骨组织，消除死骨、结核性肉芽组织及脓汁等，有合并感染的还需要切除窦道及邻近瘢痕组织（图 13-6）。

2. 注意事项

（1）术前充分的影像学检查：对术中病灶清除有十分重要的指导作用。不论是四肢骨关节结核还是脊柱结核，术前都必须完成正侧位 X 片、CT 重建及增强磁共振成像。在术前就能够充分地知晓脓肿、死骨和空洞的位置、大小、数量，累及骨关节及椎体的数量及轻重。在目前先进的影像学检查帮助下，"探查手术"变得越来越罕见了。在术前做到胸有成竹的前提下进行手术。手术的过程中，根据病变部位的实际情况，仍然要反复阅读影像资料，做到彻底清除病灶，切除必须切除的病变失活组织，保留能够保留的有血运的组织。

（2）合并肺、肾、脑膜、胸膜、腹膜、肠等活动性结核病的病例，首先应先采用非手术疗法积极治疗，待相应脏器结核病稳定后，再作椎体病灶清除术。

（3）全身状况不佳的患者应暂缓手术，因患者耐受力差难以耐受手术，并且术后可能加重病情、愈合能力低，出现创口裂开、反复渗液等并发症。

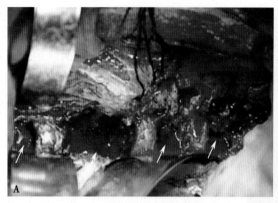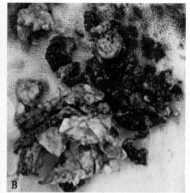

图 13-6 病灶清除术
A.脊柱结核病灶清除术后椎体骨缺损区；B.清除的死骨、空洞、肉芽组织。

（4）有严重高血压或其他肺、心、肝、肾疾病的患者选择病灶清除术时应慎重。

（5）小儿、老年及多发结核病变患者选择病灶清除术时应更加慎重。

（6）后凸畸形严重、心肺功能不好的选择病灶清除术时应慎重。

三、手术侧别的选择

对于四肢骨关节结核，常是单侧肢体发病，针对患病肢体手术即可。对于具有两侧病变的胸椎、腰椎及腰骶椎病例，从哪一侧进行手术需要仔细斟酌。近年来，随着手术技术的提高、暴露方法的改进和前路植骨技术的采用，大多数脊柱结核病例都能一次手术解决问题。颈椎、胸椎和腰椎病例都可一次手术解决问题，仅腰骶病例常需要两次手术解决两侧病灶。既然在多数情况下一次手术可以同时解决两侧病变，究竟由哪一侧显露最好？大致可根据下列条件决定：

1.观察哪一侧脓肿较大，由脓肿大的一侧进入，手术操作时可以更方便地搔刮脓肿壁，方便地清除死骨，并且也容易清除干净。

2.观察椎体哪一侧破坏较多，应由破坏较多的一侧进入。因死骨和空洞及脓肿常位于椎体骨质破坏较多的一侧。

3.腰椎结核一侧有脓肿另一侧有窦道，应从有脓肿的一侧进入，因该侧常粘连少，暴露容易，而且创口其他杂菌污染少。

4.腰骶椎结核须由大血管分叉部下方进入时，应尽量由右侧进入。因椎体右侧被大血管覆盖较少，而且可摸到右髂总动脉的搏动，手术比较安全。

5.经胸腔手术时，除应考虑前两项条件外，还应考虑以下几个问题：①胸膜粘连程度：应由胸膜无粘连或粘连少的一侧进入。若为胸膜外手术，则应由粘连较重的一侧进入。②如椎旁脓肿已与一侧肺相通，则应由该侧进入，以便同时解决肺脓肿。③如一侧肺功能不好，应由该侧进入，以免术中因对侧肺萎陷而出现呼吸危机。

6.胸椎结核一侧肋骨头有破坏，应由该侧进入，以便同时切除被破坏的肋骨头。

7.低位颈椎结核，为了避免损伤胸导管，应尽量从右侧进入。

四、其他病灶处理方法

1.脓肿切开引流术 合并窦道的患者长期发热，经用抗结核药和抗生素治疗体温不下降的，应仔细检查有无蓄脓之处。如病变在腰椎，一侧有窦道，则应检查对侧有无脓肿存在。因脓肿位置很深，虽有混合感染，体表也无急性炎症现象。如对侧有脓肿存在，则应在最接近脓肿处作小切口，并放引流管。术后患者体温多可迅速下降。待急性炎症消退、患者体力恢复后，再进行病灶清除术。

2.脓肿刮除术 单纯刮除寒性脓肿，而不清除病变轻微的椎体病灶，对全身状况的改善和椎体病变的治愈有一定的促进作用。但因椎体病灶仍然存在，术后形成复发的较多。

以上两种手术虽然不彻底，在一定条件下也可适当采用，对长期发热、身体状况差的患者，可先采用这种手术，作为病灶清除术的准备和铺垫。

3.寒性脓肿的处理 针对四肢骨关节结核形成的寒性脓肿，可采用反复抽吸的方法，即在局部浸润麻醉下，用较粗针头在较高位置穿入，经过一段正常组织，再穿入脓腔尽量抽吸脓汁，封盖伤口，防止因穿刺而引起的窦道形成。但较大寒性脓肿形成时，需手术切开脓肿吸尽脓液，沿脓腔至骨关节病灶，清除死骨、肉芽组织、脓肿壁等。

4. 矫形 如关节结核预后骨性强硬，有严重畸形，应考虑截骨术纠正畸形。

5. 截肢 如患部骨关节广泛病变并且合并混合感染，患部完全失去功能时，经慎重考虑后施行。例如足部跟骨、距骨、舟骨等广泛结核破坏合并感染，足部严重畸形，使足完全失去功能，可考虑小腿截肢，穿戴假肢。在上肢者极少考虑截肢。

（宋言峥 施建党 李 亮）

第四节 脊柱结核病的外科治疗

一、概述

（一）脊柱结核外科治疗的历史

脊柱结核病（spinal tuberculous）是最常见的骨关节结核。抗结核药物问世之前，虽有医师试图用外科手术尝试治疗脊柱结核，但因术后患者死亡率极高，从而认为"打开了结核的病灶无异于打开了死亡之门"。当时通用的治疗方法是营养支持、石膏床绝对制动、辅助性药物治疗等，疗程长，死亡率高。

在抗结核药发明后，上述传统治疗方法加上抗结核药的应用，使脊柱结核的疗效大幅度提高。但随着结核分枝杆菌的耐药率的增多，脊柱结核的复发率及死亡率的下降仍不够理想。因此，无论在国内或国外，对于脊柱结核的治疗都趋向寻求更加积极、更加彻底的治疗方法，这样病灶清创的方法即病灶清除术便应运而生，自从1963年以后，病灶清除术的技术有了进一步的发展，脊柱结核的治愈率逐步提高。

20世纪50年代，我国天津医院方先之率先在全身化疗的基础上成功开展了脊柱结核的清创手术治疗，提出了"彻底病灶清除术"的概念，同时主张对脊柱结核病例采用植骨稳定病椎。1956年，Hodgson等发现在抗结核药物治疗的同时行前路根治性病灶清除并植骨，与仅手术清除病灶或仅用药物治疗组相比，发生脊柱畸形的概率降低，同时可以早期融合，此手术方式在手术治疗脊柱结核史上具有划时代意义。20世纪90年代后，随着脊柱内固定技术及内固定材料的不断创新，为脊

柱结核外科治疗水平的提高奠定了基础。前路病灶清除、椎体间植骨融合及器械内固定手术，因较高的治愈率和可靠的重复性而被广泛接受。

（二）手术治疗的目的

脊柱结核的治疗目的包括4个方面，即治愈结核、稳定脊柱、稳定脊髓、早日康复。四者各自独立，互为因果。抗结核药物治疗是整个治疗的基础，手术治疗为四大目的提高了保障。

1. 治愈病灶 治愈结核病变的方法有两种，一为化疗药物，二为手术彻底、有效地进行病灶处理。化疗药物可以杀灭全身及局部组织中的结核分枝杆菌，从而阻止局部骨病变的发展，局部组织靠自身的修复作用使病灶停止发展。从单纯治愈结核病变这个角度讲，手术可以清除已被结核分枝杆菌破坏所引起的局部病变组织，破坏了细菌赖以生存的环境，为治愈结核病变与重建脊柱和脊髓的稳定性、促使患者早日康复创造有利条件。

2. 稳定脊柱 达此目的的方法是矫形、植骨、内固定。脊柱结核对椎体及附件引起的破坏、手术进行病灶处理后所遗留的缺损、后凸畸形等，严重破坏了脊柱的稳定性。在治愈病灶的基础上，这种被破坏了的脊柱的稳定性必须依靠矫形、植骨、内固定方法来重建，因此在治疗中使用内固定矫形、植骨是必需的。矫形、植骨、内固定，缺少任何一种方法，势必影响到脊柱稳定性的重建（图13-7）。

3. 稳定神经 稳定神经是指保持和恢复脊髓、马尾神经、神经根的功能。达此目的的直接手术方法是矫形与减压，间接手术方法则包括了植骨融合与内固定。脊柱破坏所引起的脊柱不稳，对脊髓有潜在的威胁；坏死椎间盘、死骨、脓液、结核肉芽组织、后凸畸形的骨嵴等，均可对脊髓、马尾神经或神经根产生压迫，使其发生功能障碍（图13-8）。所有这些潜在危险因素与既成压迫因素，必须通过矫形、减压植骨以及内固定的手术方法来解决。

4. 早日康复 脊柱结核治疗以治愈病灶、稳定脊柱与神经三大目的所采用的治疗方法结合起来，最终可达到缩短疗程，减少卧床时间，提高病灶治愈率，加快植骨愈合，尽早恢复神经功能，从而使脊柱结核病患者在术后1个月左右下地行走，4~5个月重新恢复正常工作与生活。

（三）脊柱结核的手术适应证

脊柱结核手术适应证的选择，完全根据脊柱结核手术治疗的目的而定。脊柱结核的手术治疗目的从过去单纯病灶清除发展到现代的尽快治愈

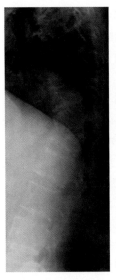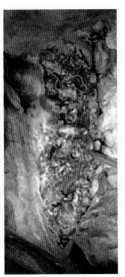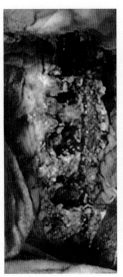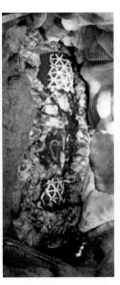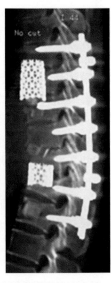

图 13-7 彻底病灶清除术后,骨缺损区行钛网及髂骨植骨,椎弓根钉固定矫正脊柱后突畸形及维持术后脊柱稳定性

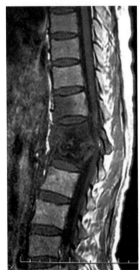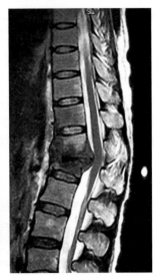

图 13-8 $T_{12} \sim L_1$ 结核致脊髓压迫

病变、重建脊柱神经的稳定性、早日康复,手术适应证亦随之不断完善。目前对脊柱结核病手术治疗目的要求更多、更系统、更全面,手术方式、手术技术更臻完善,脊柱结核的手术适应证不单针对病灶治愈,而是针对脊柱结核手术治疗的四大目的。综合许多作者的研究结果及观点,并结合作者的临床经验,作者认为目前手术治疗脊柱结核的适应证如下:①存在较大的寒性脓肿、死骨、洞及经久不愈的窦道;②出现神经受损的表现;③脊柱不稳定或较为严重的畸形;④顽固或严重的腰背痛者;⑤耐药及耐多药结核病。这一适应证较传统适应证更全面、更准确。结合了现代结核病与脊柱外科的新理论、新观念、新方法,使脊柱结核的手术治疗更加规范。

（四）手术时机的选择

手术时机的选择应主要考虑结核病患者全身一般状况、脊柱结核局部情况、其他脏器功能等问题。

1. 患者全身情况

（1）全身状况好转:手术时机的选择原则是通过全身支持疗法与抗结核治疗,患者全身状况好转,能够耐受麻醉和手术,手术可以有效地切除病灶,重建脊柱稳定性,并且不会使结核病灶扩散。全身情况的表现是患者一般状况好转、食欲好、体温正常或低热、疼痛等局部症状有明显改善。

（2）全身重要脏器疾病得到控制或无手术禁忌:此种情况在目前来讲,比上述的全身情况好转重要得多,故要加倍小心。对合并心、肝、肺、肾等重要脏器其他疾病者,术前均要细致检查、精心治疗。

（3）术前抗结核时间:术前抗结核的作用在于控制结核病灶,增加手术安全性,减少术后并发症,扩大手术范围,提高治愈率。有学者提出应用抗结核药物4～6周以上,才能基本上抑制和控制体内结核分枝杆菌的活动,使骨病变趋于静止或相对静止,且机体体质有所恢复,有利于手术治疗的实施和病变的治愈。根据我们的经验,术前抗结核时间以2～4周为宜,但主要视患者全身情况如何而定。

（4）红细胞沉降率（ESR）与C反应蛋白（CRP）变化:脊柱结核患者病史较长,体质较差,形成的脓腔很大;而且抗结核药物也很难进入至硬化空洞与脓腔内,致使ESR不降;结核患者往往有贫血及低蛋白血症,也是ESR增快的一个原因。ESR、

CRP 并不能作为选择手术时机的指标，只可作为评价结核转归的指标。

2. 局部病变的情况

（1）病灶稳定问题：由于有硬化壁的存在，抗结核药物很难进入空洞、无效腔以及附近的骨质内，严重影响抗结核治疗的效果。巨大脓肿、大的病灶持续存在，使得抗结核治疗变得十分困难，并且抗结核治疗并不能减轻病灶以及脓肿对周围组织的压迫。故通过术前抗结核治疗使局部病灶稳定很难做到，亦无指标可进行观察。

（2）脓肿破溃问题：争取在脓肿破溃之前行手术治疗，否则，在脓肿破溃后，病灶与外界相交通，极易导致混合感染，为后续治疗会带来极大的困难。因此，在抗结核时间不够时，可以行潜行穿刺抽脓或脓肿暂时清除以防混合感染（图 13-9）。

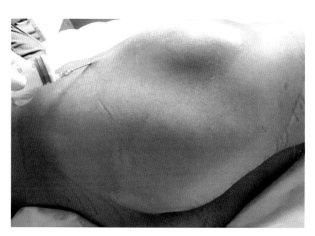

图 13-9 **潜行穿刺抽脓，以防脓肿破溃**

（3）截瘫：发生急性脊髓损伤，导致截瘫。这类患者往往需急诊手术，及早手术解除脊髓压迫。其他情况下，出现缓慢发展的截瘫，则不必急于手术。

3. 合并肺、肾、腹腔等其他脏器结核者 经抗结核治疗好转后可手术，但术前抗结核时间要长，最长者可达数月。某些严重的病例，重要脏器功能受损较重，不能耐受手术者，则不宜手术治疗。合并肾结核有手术适应证者，可同时手术治疗。

二、脊柱结核病灶的处理

（一）准确识别与辨别病灶

术中确定病灶有两条途径：一是影像学，特别是 CT 与 MRI；二是肉眼观察。病灶应包括以下四个方面：

1. 结核物质 包括寒性脓肿、脓苔、干酪样坏死物质、死骨、坏死的椎间盘和／或病变侵及的椎间盘及结核肉芽组织，这是以往公认的结核病灶。

2. 病灶壁 根据我们研究发现，脊柱结核中硬化型占 70% 以上，非硬化型占 30% 以下。病灶壁的组织病理学表现分两种类型：

（1）硬化壁：在硬化型脊柱结核病灶中，大多形成单发或多发的硬化空洞，其表面包绕一层硬化壁。硬化壁厚 2～8mm，表面坚硬、无血运，似板层骨结构。但无皮质骨结构的哈弗系统。

（2）纤维膜：在非硬化型脊柱结核病灶中结核物质的外围通常仅有一层纤维结缔组织包膜，边缘骨小梁断裂、稀少、无硬化。通常在脓肿清除之后可见到与病椎相通的骨瘘孔。

3. 骨桥 骨桥多发生在椎间盘破坏形成病灶的部位。第一种骨桥为病变性骨桥，外表面有骨瘘孔；内表面包裹着大量结核物质，表面散在着多个骨病灶，凹凸不平；整个骨桥骨质硬而脆，血运差，对脊柱无多少支撑作用，应当视为"病灶"。第二种为非病变性骨桥，较厚实，与椎体完全融合，血运略好，骨质密度与正常椎体相似或相同，其中亦有病灶分布，仅行病灶清除即可，骨桥可保留。两者不可混为一谈（图 13-10，图 13-11）。

4. 多发硬化空洞 多发硬化空洞大小不一、纵横交错、范围较大，较单发空洞更为严重，处理更为棘手（图 13-12）。

（二）彻底病灶清除术

1. 基本方法 针对上述"结核物质"，采取反复搔刮、冲洗或擦拭等技术操作，全部、干净清除比较容易，这是病灶清除术的基本技术和最起码的要求。对以溶骨破坏为主的非硬化型脊柱结核，经此处理，大多病例可达到彻底清除的要求。

2. "彻底"清除病灶的方法 对硬化型脊柱结核的硬化壁、多发空洞病灶或视为"病变性"骨桥进行清除。环绕硬化空洞壁四周表面的 2.5～4.0mm 的硬化骨应该切除。清除成功的标志是切除表面为均匀的细沙粒样表现，血运丰富，无肉眼病灶。总之，"彻底"病灶清除术首先必须做到：①切除坚硬致密的硬化壁边缘，以利化疗药物进入、植骨成活、病灶剔除；②硬化壁中的肉眼可见病灶应结合影像学资料全部切除；③多发空洞应切除、打通，绝不能忽视；④病变性骨桥不宜保留；⑤病椎四周表面的硬化壁也应表面剔除或刮除。

3. 正确处理"彻底"病灶清除与保留骨质的关系 为追求病灶清除"彻底"而采用过多切除正常

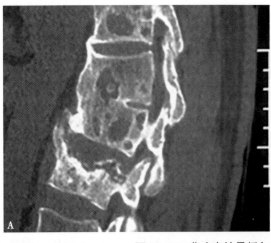
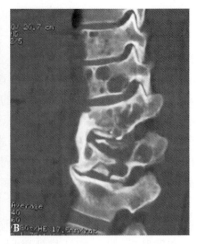

图 13-10 非病变性骨桥与病变性骨桥

A. 非病变性骨桥与椎体密度相同,上、下之间融合;B. 病变性骨桥密度高,内面大部分区域未与椎体融合。

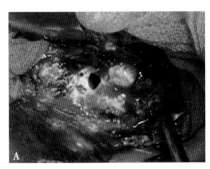
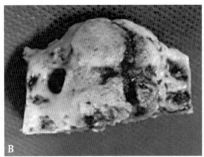
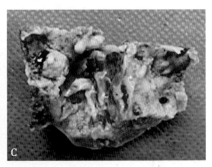

图 13-11 脊柱结核病变性骨桥

术中(A)、外表面(B)、内表面观(C)可见骨桥表面的骨瘘孔,骨破坏形成的缺损,其内包裹的病灶组织。

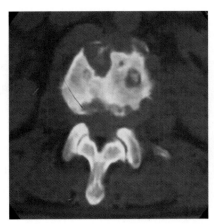
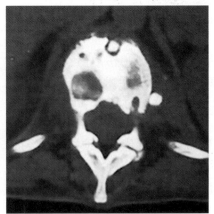

图 13-12 椎体结核多发硬化空洞

骨质、反应骨和正常椎间盘的方法虽不可取,但为保留骨质而遗留"病灶"骨质更为可怕,后患无穷。应该在"彻底"清除病灶与方便植骨的前提下,尽量保留正常骨、反应骨及正常椎间盘,为脊柱稳定性的重建创造有利条件。

三、内固定术在脊柱结核外科治疗中应用

(一)脊柱结核手术内固定的作用

脊柱结核的手术方式经历了四次里程碑式的跨越发展:单纯病灶清除术,病灶清除 + 植骨术,经前路病灶清除 + 植骨 + 内固定术,病灶清除植骨

融合内固定术。脊柱结核行病灶清除后，稳定性重建是结核愈合、植骨融合和功能恢复的关键，也是防止病变复发的重要因素。其优越性在于可以直接有效地维持脊柱稳定性，防止植骨块骨折、滑脱、塌陷和吸收，使骨融合率提高，并大大缩短了骨融合时间；由于术后脊柱能够即刻稳定，患者配戴简单支具即可早期下床行走，减轻患者承受的痛苦；坚强内固定使脊柱后凸畸形得到矫正，矫正效果明显。

（二）内固定与细菌

结核分枝杆菌对金属的黏附力远低于其他化脓性细菌，在结核病灶部位植入金属内植物，结核分枝杆菌在内植物上黏附的数量相对较少，不影响药物对结核病菌的杀灭。大量的结果证明，钛合金有着较好的生物相容性，而结核分枝杆菌相对于其他微生物而言，只能生成很小且纤薄的生物膜，很难黏附在其表面，这些都是在结核病灶中使用内固定安全的有力证据。

（三）脊柱结核手术内固定方式

1. 单纯前路清创植骨侧方钢板内固定 由于脊柱结核的病灶大多位于椎体，前路手术可以直接到达病变部位，较彻底地清除病灶，植骨融合和病灶清除一次完成手术。当前路椎间隙结核较局限的，清创植骨后在上下椎间隙上下椎体直接固定，效果较好。但对椎间隙上、下椎体破坏较多的，内固定稳定性差、多节段受累和/或严重的后凸畸形患者，单纯前路不合适。

2. 单纯后路清创植骨内固定 后路椎弓根螺钉具有三柱固定、强度大且可复位矫形等优点，畸形的矫正力量大。随着手术技术及椎弓根螺钉内固定技术的发展，后方入路在脊柱结核的治疗中取得了良好的效果。

3. 前路清创植骨后路内固定 大部分医师采用前路病灶清除植骨、后路固定融合术，临床疗效满意。脊柱结核先行后路椎弓根螺钉内固定，然后仰卧位，可在一侧或两侧倒八字入路清理腰大肌脓肿，或侧卧行椎病灶清除椎间植骨融合手术。前后路手术结合了后路及前路手术的各自优点。不足之处是两个切口，增加了损伤。在椎间植骨融合时，髂骨植骨是"金标准"。

总之，脊柱结核一期病灶清除植骨内固定术是安全、有效的，手术策略的制定和内固定的选择应根据病变节段、脓肿大小、范围等综合判断。

四、脊柱结核术后并发症及处理

有效的手术治疗对控制脊柱结核病灶、防止和治疗瘫痪、预防和纠正脊柱畸形都起着积极的作用，但同时也产生了一些相关的并发症，如内植物松动、断裂及感染等，甚至有的需再次或多次手术治疗。本文通过分析脊柱内固定手术失败的原因探讨避免内固定失败的对策。

（一）术中操作引起的并发症

1. 神经功能障碍 常见的神经损伤有喉返神经、肋间神经、腰神经根交感链、股神经、生殖股神经，甚至脊髓损伤等。主要表现为术后声音嘶哑、饮水呛咳、术侧肋间或腹部呈带状疼痛、感觉减退、股前部疼痛、突发上下肢感觉、运动功能障碍等。可能原因有病灶侵犯、病情自身发展演变，造成解剖不清晰、不熟悉、操作视野不清晰，操作粗暴及助手配合不当等。

处理对策：清晰的视野、准确的置钉、仔细地剥离、轻柔地操作等有利于避免上述并发症发生。

2. 血管损伤 常见血管损伤有髂外静脉、大动脉等。主要表现为术中出血量多，术后切口引流量多，血压低甚至发生低血容量性休克。其原因是炎症的侵犯，血管脆性增加；同时局部解剖结构不清，粘连、炎症严重，操作时视野不清晰、操作暴力及不细致。

处理对策：良好的麻醉，术中仔细分离并保护重要的血管，靠近重要的血管组织时，做到适可而止，仅仅清除脓液和死骨，对于怀疑有包裹性脓液的手术部位，可用相对尖锐的带钩神经剥离子探查分离。一旦损伤，手指压迫，或者使用纱球压迫，压迫止血失败可以考虑缝合。

3. 胸腹膜损伤 脊柱结核手术另一种较为常见的并发症是胸腹膜损伤，主要表现为气胸、血气胸、气腹、胸腹腔积液。

处理对策：术前明确胸膜、腹膜病变或肺结核病史，加强抗结核治疗，控制结核炎症反应，促进胸膜腹膜组织增厚，减少术后损伤可能。患者需练习咳嗽与深呼吸。术中操作轻柔，发现有胸腹膜破损应积极修补，防止裂口进一步扩大。

4. 脑脊液漏 脊柱手术后脑脊液漏的发生率为5%左右，脊柱结核手术脑脊液发生率约为10%。

处理对策：术中良好的照明、仔细分离粘连组织、彻底止血有利于防止硬膜囊撕裂。局部硬膜缺损时加压缝合，对于脊髓前硬脊膜破损无法修补时,术后放置引流管,术后密切观察引流及敷料渗出情况。

(二)术后并发症

1. 呼吸困难 呼吸困难是颈椎结核手术最严重的并发症状之一。

处理对策:缝合前仔细检查切口有无渗血。术后定时观察伤口颜色渗出情况,警惕切口引流突然减少或突然增多。注意观察呼吸状况,备气管切开包于床旁,必要时行气管切开,行二次手术。

2. 应激性并发症 常见的有应激性溃疡及应激性精神障碍等。应激性溃疡主要表现为黑便、呕血及腹部疼痛等上消化道出血的症状。应激性精神障碍术后胡言乱语、语音不清、意识正常或异常。

处理对策:术前心理辅导,加强营养,停止饮酒吸烟,术中把握好麻醉深度、手术时间、激素及护胃药的运用。术后常规予以保护胃黏膜及抗酸药药物等,进行心理疏导。

3. 感染 常见感染有肺部感染、尿路感染、伤口感染,甚至伤口深部真菌感染等。

处理对策:术前治疗基础病,锻炼肺功能及在床上训练大小便。术中保证操作器械消毒合格及严格无菌操作。术后合理调整抗生素,及时换药及拔出导尿管等,定时协助患者翻身、拍背、扣背等。如出现深部感染在对位冲洗等保守治疗后不能治愈时,并且患者身体条件许可下宜尽早再次手术。

4. 内固定松动、断裂,固定处移位

处理对策:术中选择合适的内固定器械,对于成人胸椎均可选择直径 5.5mm 以上的螺钉,仔细操作。有结构性植骨,术后规范抗结核治疗、佩戴支具时间足够长、卧床时间充分、避免过早负重。一旦发生内固定松动断裂、松动,尽早行二次内固定手术。

5. 结核播散流注 是结核分枝杆菌进入血液循环或直接流注到身体的其他部位产生相应的病理生理学改变。颈胸椎旁脓肿可流注到纵隔两侧。胸腰椎的椎旁脓肿易因重力沿脊柱向下流注。腰大肌流注到下腹部或小粗隆附近,也可沿腰大肌流注髂腰肌滑囊处。

6. 结核性脊髓炎 此类型并发症并不多见,是由脊柱结核分枝杆菌经血液循环,或脊柱结核直接浸润而形成的脊髓损害,多同时累及脊膜,故称为结核性脊膜脊髓炎。

处理对策:主要是术前抗结核治疗,术中清除

脓肿,防止硬脊膜破损。一旦发生硬脊膜破损,应严格缝合。

五、脊柱不同部位的外科治疗

(一)颈椎结核的外科治疗

1. 概述 颈椎结核(cervical vertebra tuberculosis)较为少见,仅占脊柱结核的 2.2%~6.3%,以颈 6 最为多见。颈椎结核的病灶绝大多数位于椎体,主要由于椎体易劳损,椎体上肌肉附着少,椎体内松质骨成分多,椎体营养动脉多为终末动脉。颈椎结核可引起脊髓压迫而导致高位截瘫,所造成的病残十分严重,故对本病的早期诊断、治疗及预防应引起重视。脊柱结核发病年龄基本趋势是儿童及青少年多见,年龄越高,发病越少。一般认为结核发病与机体免疫力有关。

2. 非手术治疗 血运丰富的颈椎不但发病率低,而且病变吸收快,修复能力强。因此,不少病例可以通过非手术疗法获得治愈。非手术治疗主要包括一般治疗和局部制动。

3. 寰枢椎结核的外科治疗

(1)手术适应证:①有较大的寒性脓肿;②影像学显示病灶内死骨及空洞形成者;③有脊髓压迫症状者;④窦道经久不愈者;⑤局部病灶稳定,患者全身状况允许。

(2)手术禁忌证:①身体其他部位有活动性结核病灶,如浸润型肺结核、结核性脑膜炎等。但经治疗痊愈或稳定者,仍可考虑手术治疗;②经抗结核药物治疗后,全身中毒症状无改善者;③全身情况不佳或婴幼儿、老年人、难以耐受手术者。

(3)手术方法:

1)经口寰椎前弓和枢椎齿状突结核病灶清除疗法:寰枢椎结核病灶多位于寰椎前弓和枢椎齿状突。手术一般采用经口咽入路。术前 2 天开始清洁口腔,并用广谱抗生素咽部喷雾。手术时患者仰卧,颈部过伸位,先在局部麻醉下行气管切开插管给全身麻醉,用开口器将口张大,口腔及咽后壁用硫柳汞液消毒,腭垂用丝线缝合在软腭上,用压舌器将舌根向下压。在切开黏膜前先用长纱条将食管及气管入口堵住,防止脓液和血液流入。在咽后壁正中脓肿最隆起处纵行切开,切口长约 4cm,一般出血不多,切开脓肿壁后立即将脓汁吸走。经此切口伸入小刮匙,将干酪样坏死物质,死骨和肉芽等刮净。向两侧刮除病灶时须注意避免损伤椎动静脉。病灶清除完毕后冲洗,注入抗结

核药物,最后分层缝合切口。

2）经颈咽后入路病灶清除前路减压疗法:该入路是寰枢椎结核病灶清除的另一种有效方法,可充分显露寰枢关节前方,有利于病灶清除,同时可避免口腔和咽喉潜在的结核分枝杆菌污染,尤其是在硬膜损伤、脑脊液漏和脊膜炎时。颈咽后入路病灶清除前路减压在气管插管、全身麻醉下进行。患者仰卧位,肩下垫枕,颈轻度后伸,下颏转向入路的对侧30%,术前应做该试验,明确有无脊髓受压症状和体征加重,以便术中摆体位,左、右入路均可,右侧入路多见。沿胸锁乳突肌前缘切口,上端斜向乳突,切开颈阔肌及颈深筋膜浅层,显露胸锁乳突肌前缘,显露颈动脉鞘,将胸锁乳突肌及颈动脉鞘拉向前外侧,显露并结扎甲状腺上动脉及舌动静脉,注意避免喉上神经损伤,于切口上部钝性分离显露面动脉,显露该动脉有助于显露毗邻二腹肌的舌下神经,避免损伤该神经,剥离颈长肌即可显露寰枢椎前方病灶,切开清除病灶完毕后冲洗,注入抗结核药物,逐层闭合切口（图13-13）。

3）前路病灶清除后路融合术:适用于寰枢椎结核合并脊髓损伤及明显寰枢椎脱位或枕颈不稳定者,前路病灶清除方法同上述。依固定方式的不同,寰枢椎后路融合的式可分为两大类:第一类为寰枢椎后路融合外固定,包括石膏背心和 Halo-vest 外固定,其优点是相对简单,无内固定的风险,主要缺点是难以处理复杂的寰枢椎不稳定问题;第二类为寰枢椎后路融合内固定,包括 Gaillie 技术、Brooks 技术、Halifax 固定技术及 Margle 技术等。值得注意的是,对寰椎后弓骨缺损,严重骨质疏松以及寰枕不稳定者应选择枕颈融合术（图13-14）。

（4）术后处理:术前有脱位但已复位的术后继续用牵引悬吊4~6周,术后3周可将颅骨牵引改为布带牵引。术前没有脱位,但估计颈椎不够稳定的术后也可用布带3~4周。术后须加强护理并用鼻饲,气管切开导管可在术后10天拔除。

4. 下颈椎结核的外科治疗

（1）手术适应证:①有较大的寒性脓肿;②影像学显示病灶内死骨及空洞形成者;③有脊髓压迫症状者;④窦道经久不愈者;⑤局部病灶稳定,患者全身状况允许。

（2）手术禁忌证:①身体其他部位有活动性结核病灶,如浸润型肺结核、结核性脑膜炎等。但经治疗痊愈或稳定者,仍可考虑手术治疗;②经抗结核药物治疗后,全身中毒症状无改善者;③全身情况不佳或婴幼儿、老年人、难以耐受手术者。

（3）手术方法:颈椎结核的手术治疗主要为结核病灶清除术。根据不同病情可行病灶清除植骨术、病灶清除椎管探查术、枕颈融合术等。

1）前路病灶清除术:前外侧入路,有后凸畸形的,病椎前缘常互相靠拢在一起,对这样的病例,术前最好用颅骨牵引（小儿可用布带牵引）矫正后凸畸形,以便于手术时暴露和清除病灶及前路植骨。目前多选择气管插管全身麻醉,患者仰卧,颈部过伸位,肩下垫一薄枕,面转向对侧,将头部用

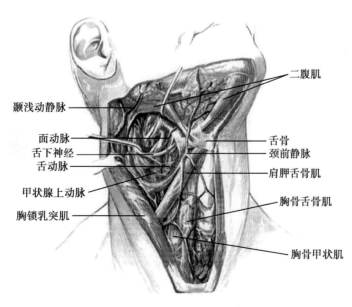

图 13-13　经颈咽后入路

颞浅动静脉 —

面动脉 —
舌下神经 —
舌动脉 —

甲状腺上动脉 —

胸锁乳突肌 —

— 二腹肌

— 舌骨
— 颈前静脉
— 肩胛舌骨肌

— 胸骨舌骨肌

— 胸骨甲状肌

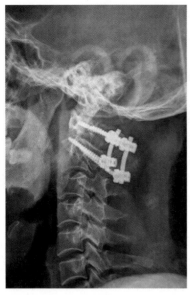

图 13-14 Margle 技术寰枢椎后路固定

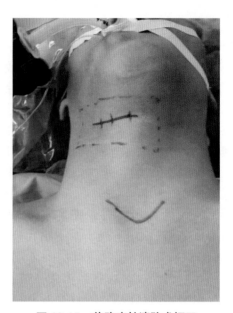

图 13-15 前路病灶清除术切口

绷带固定在手术台上。选用颈前横切口或胸锁乳突肌前缘切口,颈外侧区的寒性脓肿可采用锁骨上切口。按颈前路途径显露脓肿后,保护好皮肤和正常组织,用手指触摸椎前软组织,确定脓肿的部位和范围,在脓肿正中切开,吸净脓液,将死骨、坏死椎间盘、干酪样物质及肉芽组织等彻底清除,脓肿壁应尽量切除干净,椎体病变应清除彻底,直至周围出血的健康骨质为止(图 13-15),冲洗病灶后,放入抗结核药物,必要时植入自体髂骨。放置橡皮管引流后,按层缝合切口。

2)前路病灶清除、植骨及内固定术:病灶清除同上述术式。颈椎结核单纯的前路病灶清除,植骨

不能很好地矫正颈椎的后凸畸形和即时恢复脊柱稳定性,而脊柱不稳定、植骨不能骨性融合是脊柱结核术后不愈的主要原因之一。脊柱结核术中内固定的应用经临床已证明在结核病灶是安全、可行的,是解决脊柱结核病灶清除术后脊柱不稳定有效办法。前路内固定手术能有效地矫正后凸畸形,促进椎体间植骨融合,防止矫正角度的丢失,达到稳定脊柱和防止结核不愈的目的(图 13-16)。对于准备采用内固定的病例,术前应强化抗结核和抗感染的药物治疗,控制结核和混合感染;术前应常规行 MRI 检查,明确病变范围及受累椎体,确定固定的范围。

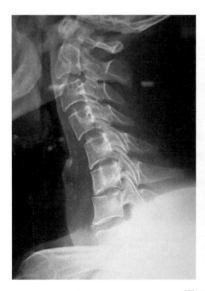
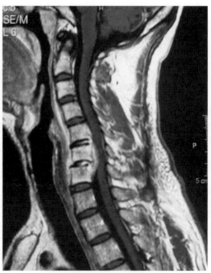
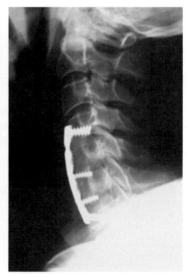

图 13-16 前路病灶清除术内固定的术前与术后

5. 围手术期处理及康复　强化抗结核药物治疗意识：并非所有的骨结核病患者都需要手术，单纯抗结核治疗同样可以治愈骨结核病，而单纯手术是不能治愈结核病的。也就是抗结核治疗才是结核病治愈的最基本治疗，必须强化这种意识，才能减少术后并发症的形成。术后早期、联合、敏感、全程、适量的抗结核药物治疗是必须坚持执行的。

内固定术后3周在颈托固定下下地活动。下地活动时需要颈托或支架保护，一般要维持保护10～16周。加强营养和全身支持治疗。每3个月复查肝肾功能、红细胞沉降率和X线片以了解病灶愈合和病变稳定情况。鼓励患者树立战胜疾病的信心，加强功能锻炼。

（二）胸椎结核的外科治疗

1. 概述　胸椎结核（thoracic vertebra tuberculosis）发病率高，受累椎体多，且多见跳跃型病灶（即两组或两组以上椎体病灶之间，隔有未受病变侵犯的正常椎体）。局部症状主要为疼痛、脓肿、畸形和神经功能障碍四大症状。

2. 非手术治疗　胸椎结核患者在全身药物治疗前提下，为减轻病变椎体的重力压迫，避免病变进展造成截瘫，宜减少活动量多卧床休息为好，对于已有神经压迫症状者，起床活动时应穿戴支架为好，对于病变破坏严重、椎体不稳或有脊髓压迫症状者应限制过度活动，无自制力的儿童如有必要可使其卧石膏床以限制活动；截瘫者，应一律绝对卧床休养，准备条件进行手术治疗。

3. 手术治疗　由于胸椎及腰椎结核均可经脊柱前路或后路进行手术，故将其与脊柱结核的相应手术入路相结合，逐步形成了目前临床通用的前路手术、后路手术、后前路联合手术等三种术式。绝大多数脊柱结核的病灶位于脊柱的前、中柱，因而，前后路联合手术方式集合了两种入路的优点，从前路进行病灶清除、椎管减压、植骨融合；从后路进行畸形矫正、器械内固定，已成为胸腰椎脊柱结核手术中最符合病理生理、疗效较好的选择。

（1）手术适应证：①影像学显示有较大的寒性脓肿者、病灶内死骨及空洞者；②有神经压迫出现症状者；③窦道经久不愈者；④存在脊柱不稳定或有明显畸形出现症状者。

（2）手术禁忌证：①身体其他部位有活动性结核病灶，如浸润型肺结核、结核性脑膜炎等。②经抗结核药物治疗后，全身中毒症状无改善者；③全身情况不佳难以耐受手术者。

（3）手术方法：

1）肋骨横突切除病灶清除术：以病椎为中心，距棘突中心旁5～6cm处做一弧形切口，沿切口方向切开浅筋膜（图13-17）。剥离内侧皮瓣，沿脊柱缘纵行切开斜方肌、菱形肌附着处，并将之牵向外侧。在距棘突5cm骶棘肌较薄处纵行切开，将该肌分别向内、外牵开，显露出肋骨。切开将要切除的肋骨骨膜7～8cm，并进行骨膜下剥离，距肋骨颈3～4cm处剪断肋骨，用科赫钳夹住肋骨的近侧端向外牵拉，切断肋椎关节，用峨眉凿撬开肋骨头、颈，注意勿损伤胸膜，将整个肋骨头和颈取出，这时即可见椎旁脓液溢出。吸尽脓液后，找出肋间动静脉予以结扎，尽可能保留肋间神经，特别是支配中下腹壁的神经，以免术后发生腹壁疝。同法切除病灶中心上、下肋骨各一段，以扩大病灶清除的手术野。但是为了脊柱稳定性，在不影响显露病灶的原则下，尽可能保留肋骨头和横突。用骨膜剥离器或手指将椎旁软组织和纵隔胸膜，沿脊柱外侧逐渐向椎体前侧钝性剥离以显露病灶。病灶彻底清除后，冲洗局部，当椎旁脓腔大或术中渗血较多者，术毕于脓腔内置硅胶管引流。用7号丝线逐层缝合。

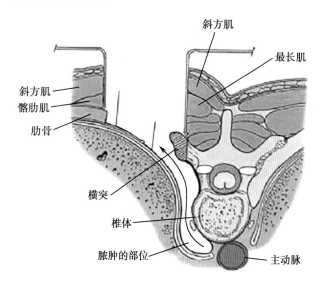

图13-17　**肋骨横突切除病灶清除术手术入路**

2）经胸腔胸椎结核病灶清除术：以T$_5$为例，切口自肩胛骨内侧和棘突间、第2肋骨平面开始，略呈弧形，绕过肩胛下角2～3cm，止于胸侧壁腋前线。根据胸椎病灶的水平，切口可上下移动。切开深筋膜后，找出肩胛听三角区，前下方为背阔肌，后上方为斜方肌与大菱肌；切开听三角的筋膜，将左手示指、中指向切口伸入，在肌肉深面与胸壁之间的疏松组织中做钝性分离，向三角区后上切断斜方肌和大菱形肌，将肌肉向两侧牵引，显露肋骨。将手伸入肩胛下间隙，由第 2 肋骨向下数，根据病灶水平确定需要切除的肋骨。切开肋骨骨膜，行骨膜下剥离，切除肋骨，后起肋骨角，前止腋中线。切除肋骨后，切开肋骨床，切开壁胸膜，小纱球脏胸膜及壁胸膜之间钝性分离，内侧应达脊柱中线（图 13-18），用撑开器牵开胸壁显露脓肿，穿刺脓肿定位。在脓肿周围用盐水纱布保护好，纵行切开脓肿壁，病灶处理的步骤和方法与胸膜外肋骨横突切除病灶清除相同，不再赘述。冲洗病灶，缝合脓肿壁，放置闭式引流管 1 根，有利于肺膨胀和防止胸膜外腔积液和感染，分层缝合胸壁切口。

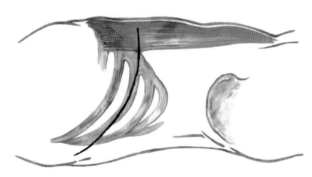

图 13-18　经胸腔胸椎结核病灶清除手术入路切口

4. 围手术期处理及康复　可参考"颈椎结核"部分。

（三）胸腰段脊柱结核的外科治疗

1. 概述　胸腰段是脊柱解剖移行段，结构复杂，因负重和活动关系，胸腰椎结核的发病率很高，临床表现兼具胸椎结核和腰椎结核的特点，诊断一般不困难，但外科治疗上有其特点。

2. 手术治疗　胸腰段结核的手术方式也包括单纯后路病灶清除植骨内固定、前后联合入路病灶清除植骨内固定及单纯前路病灶清除、植骨内固定手术。入路包括侧前方入路、后方入路和前后联合入路。为达到手术治疗脊柱结核的目的，需根据病变在椎体的具体部位、累及范围以及患者全身情况选择合适的手术方式。各个手术方式各有其优缺点，需要针对具体的病例选择合适的方式。

（1）手术适应证：①有较大的寒性脓肿者；②影像学显示病灶内死骨及空洞形成者；③有脊髓压迫症状和体征者；④窦道经久不愈者；⑤有明显畸形，脊柱不稳定者。

（2）手术禁忌证：①身体其他部位有活动性结核病灶，如浸润型肺结核、结核性脑膜炎等；②经抗结核药物治疗后，全身中毒症状无改善者；③全身状况差难以耐受手术者。

（3）手术方式：

1）胸腰段前路手术：经胸腹联合切口的前路手术，此入路最早由 Fey 报道，用于肾上极的手术以及肾上腺的手术，后被 Hodgson 采用，并且扩大暴露，应用于胸腰段脊柱的手术。

手术多需切除第 9 或第 10 肋骨，经胸后再切开膈肌，在腹膜后暴露胸腰段。患者侧卧于有腰桥的手术台上，可根据需要于术中来调整体位。要选受压严重或脓肿破坏侧为术侧。一般多选右侧卧位，左侧入路，以避开右侧的腔静脉，因为腔静脉容易破裂导致大出血；通常选择第 10 肋切口行胸腹联合切口的前路手术，也可根据需要选择第 11 肋、第 11 肋间、第 12 肋切口行胸腹联合显露。切口高低大多选择比病变节段高 1～2 序数的肋间隙入路，主要参考依据是包括肋骨的正位胸部 X 线片，选择手术涉及的最高椎体水平延长线与最外侧相交点的肋骨序数进入。

切开皮肤、皮下脂肪、深筋膜、背阔肌、下后锯肌、腰背筋膜后层，向内牵开骶棘肌外侧缘，向后拉开腰方肌，在骶棘肌边缘做骨膜下肋骨切除。电刀切开肋骨骨膜并剥离显露肋骨，保护肋间神经血管束，剪断肋骨近肋横突接合部及肋软骨处并移除。如果从第 12 肋进入，则保留肋骨角近端，以第 12 肋下神经为引导，在其上或下沿其切开。小纱布球分离推开膈脚及第 12 肋或第 12 肋小头肋角处胸膜再去除肋骨头残端。切开胸膜，显露胸段脊柱。

沿胸段切口向下，做腰段显露。从中间劈开肋骨末端的肋软骨，两侧缝线标记，切开肋骨末端的腹肌附着点。劈开的肋软骨后方即为膈肌，于肋软骨末端切开腹肌即进入腹膜外。腰段的显露中侧腹壁的肌肉是前外侧入路遇到的主要肌肉，腹外斜肌腱膜和纤维常平行于切口，腹内斜肌纤维几乎和腹外斜肌纤维垂直，腹横肌位于腹横筋膜浅层。沿切口方向，在上部分开腹外斜肌肌纤维，在下方剪开腹外斜肌腱膜。在切口中部用刀切开腹内斜肌和腹横肌，至腹膜外脂肪膨出来为止。沿切口切开三层腹肌以后，用盐水纱布将腹膜及其内容物向中线推开，将输尿管等推向中线，直至露出腰大肌内缘、椎体前外缘、腹主动脉或下腔静脉为止。粘连多者可用骨膜起子将上述组织推向中线。从膈下把腹膜后壁及其前方的腹腔脏器轻推至腹前侧，直视下切开膈肌肋缘。为关闭膈肌时准确对合，可在切开前缝线标志，用自动牵开器撑开胸廓。作为分隔结构的膈肌，它与壁胸膜壁贴得很紧，在切开胸膜时，肺缘可突入到刀下的间隙中。在进腹腔时要注意，由于腹横筋膜和腹膜在前侧是连在一起的，分离时要小心，辨认膈肌两侧的胸腹腔。为达到胸腹腔汇合，距止点2.5cm处切开膈肌，用缝线牵开，术毕准确缝合。

仔细辨认横过椎体中部的节段动、静脉。在欲显露的椎体中部小心游离、电凝并切断节段动静脉。胸腰段病灶的处理与其他部位病灶处理相同。完成病灶的处理后，局部反复冲洗，测量椎体骨缺损的高度，切取合适的自体髂骨、肋骨嵌入椎体骨缺损处，进行植骨。植骨材料以采用大块髂骨植骨最好，骨块三面带皮质骨，两端为松质骨截骨面，撑开后植入两椎体间，呈嵌插状植入。三面带皮质骨的大块髂骨可抵抗较强的压缩力，增加局部的稳定性。植骨完成后，用器械的加压作用使植骨牢固嵌入椎体间。前路多采用钢板及椎体螺钉完成钢板固定。仔细止血，用生理盐水冲洗伤口。完成脊柱操作后，往切口内注入生理盐水并使肺膨胀，检查脏胸膜是否有漏气。若有需要在鼓肺时将胸膜裂口缝合。放置胸腔闭式引流管后，逐层关闭切口（图13-19）。

2）胸腰段结核后路手术：指单纯通过后路手术，完成椎体结核的病灶清除、植骨融合、畸形矫正、椎管减压、器械内固定。

气管插管全身麻醉，患者俯卧位，取胸腰段后正中入路，C臂透视确定需固定椎体，显露两侧的椎弓根置钉点并置入合适长度的椎弓根螺钉。

切除病变相邻椎体的棘突、一侧关节突关节、部分椎板，显露硬膜囊，在硬膜囊前方可以看到病变椎体间的椎间盘，常此处已经形成脓肿，切开椎间盘，清除坏死椎间盘、死骨、无效腔，清除椎体前方的脓肿，将相邻上下椎体形成渗血骨创面，完成病灶清除。碘伏稀释液反复冲洗伤口。于髂后上棘处，切取含1～3面皮质骨的髂骨，进行支撑植骨。安装预弯成适当弧度的连接棒，固定完毕后，另一侧关节突关节、椎板去除外层皮质骨，脊椎后外侧植骨融合。椎间留置负压引流，逐层缝合（图13-20）。

3）胸腰段结核前后联合手术：通过后方入路进行病椎矫形、后外侧植骨及椎弓根系统内固定，前方入路完成病变椎体的病灶清除、椎管减压、椎间支撑植骨手术。前后联合手术方式结合了后路完美的矫形及强有力内固定及前路充分的直视下病灶清除术及支撑植骨的优点，是胸腰段脊柱结核最优先选择的手术方式。不足之处是手术需要两种体位、两次消毒铺单，前后两个切口，增加患者的创伤及恢复时间。

气管插管全身麻醉，患者首先取俯卧位，取胸腰段后正中入路，完成后方手术。然后取侧卧位，一般右侧卧位，左侧入路，完成前方的手术操作。关闭切口时留置胸腔闭式引流管。

（4）术后处理：术后常规取平卧位，后根据具体情况变更体位。术后2～3天，拔除引流管。术

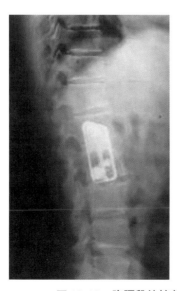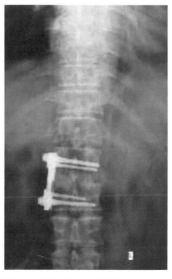

图13-19 胸腰段结核前路病灶清除植骨内固定

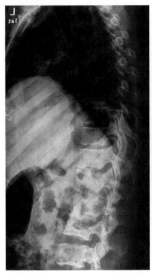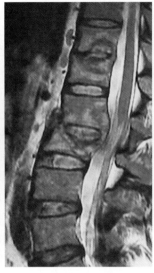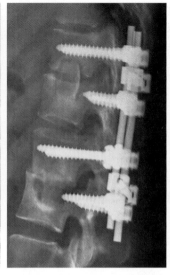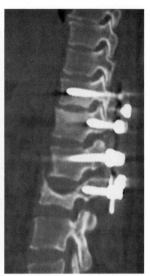

图 13-20　胸腰段结核后路病灶清除植骨内固定术前与术后对比

后第 2 天拔除尿管，如果合并截瘫不能自行排尿者，可保留尿管，定期开放，并且每天行膀胱冲洗。

术后的早期锻炼：术后疼痛缓解即可平衡翻身，四肢进行肌肉主动活动，预防下肢深静脉血栓形成。

术后的中后期锻炼：无截瘫者，卧床 1~2 周后，佩戴支具下床活动，支具佩戴 2~4 个月；合并截瘫者，根据截瘫恢复情况早期活动。

3. 围手术期处理及康复　可参考"颈椎结核"部分。

（四）腰椎结核的外科治疗

1. 概述　腰椎结核（lumbar vertebra tuberculosis）在脊柱结核中发生率最高。腰椎是脊柱结核的好发部位，腰椎结核病变椎体多为 2~3 个，较少为单个椎体。腰椎结核一般不会产生像胸椎结核那样的后突畸形，而局限性角状后突则多见，大多数病例仅有神经根刺激症状，极少发生截瘫：腰椎结核的脓肿常于不同部位形成流注脓肿，如腰大肌脓肿、髂窝脓肿、腹股沟部脓肿等，甚至可下行至下肢，形成大腿内侧股三角脓肿和大腿外侧脓肿。

2. 非手术治疗　腰椎结核的非手术治疗可有卧硬板床休息、用腰围以限制腰部的过度活动；对于病变早期，病变不甚严重不拟手术的保守治疗病例，可采取定期脓肿穿刺抽脓、注药的方法；对于手术时机尚不成熟者，脓肿较大、脓液不易抽出者，可考虑作脓肿闭式引流；对于经久不愈的窦道，配合病灶清除行窦道切除，术前必须行窦道造影了解窦道的长短、走行及与病灶的关系，通过对窦道分泌物细菌培养和治疗，为手术治疗做准备。

3. 手术治疗

（1）适应证：腰椎结核保守治疗效果不满意；骨病灶内有明显的骨质破坏、死骨、空洞及较大脓肿和窦道；合并截瘫等神经症状者；脊柱不稳及畸形者。

（2）手术禁忌证：①身体其他部位有活动性结核病灶，如浸润型肺结核、结核性脑膜炎等，应视为手术禁忌。但经治疗痊愈或稳定者，仍可考虑手术治疗。②经抗结核药物治疗后，全身中毒症状无改善者。③全身情况不佳难以耐受手术者，应暂缓手术，换用他法治疗。

（3）手术方法：

1）后路结核病灶清除、椎间植骨、内固定术：采用全身静吸复合麻醉，俯卧位。以病椎为中心做后正中切口，显露椎板、小关节及横突。将椎弓根钉经椎弓根置入上，撑开椎弓根钉系统，矫正脊柱畸形，切除病变相邻椎体的棘突、一侧关节突关节、部分椎板，显露硬膜囊，在硬膜囊前方可以看到病变椎体间的椎间盘，常此处已经形成脓肿，切开椎间盘，直视下清除坏死椎间盘、死骨、无效腔，清除椎体前方的脓肿，将相邻上、下椎体形成渗血骨创面，完成病灶清除。碘伏稀释液反复冲洗伤口。于髂后上棘处，切取含 1~3 面皮质骨的髂骨，进行支撑植骨。安装预弯成适当弧度的连接棒，固定完毕后，另一侧关节突关节、椎板去除外层皮质骨，脊椎后外侧植骨融合。椎间留置负压引流，逐层缝合（图 13-21）。

2）前路腰椎结核病灶清除、椎间植骨、椎弓根钉内固定术：最初被 Hodgson 采用并且扩大暴露，

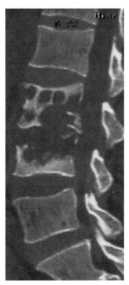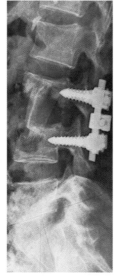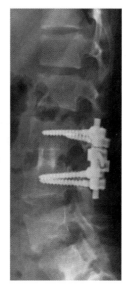

图 13-21 腰椎结核后路病灶清除植骨内固定术前与术后对比

应用于腰段脊柱的手术。患者侧卧于有腰桥的手术台上，可根据需要于术中来调整体位。要选受压严重或脓肿破坏侧为术侧。一般多选右侧卧位，左侧入路，以避开右侧的腔静脉，因为腔静脉容易破裂导致大出血。

切开皮肤，皮下脂肪、腹外斜肌腱膜和纤维常平行于切口，腹内斜肌纤维几乎和腹外斜肌纤维垂直，腹横肌位于腹横筋膜浅层。沿切口方向，在上部分开腹外斜肌肌纤维，在下方剪开腹外斜肌腱膜。在切口中部用刀切开腹内斜肌和腹横肌，至腹膜外脂肪膨出来为止。沿切口切开三层腹肌以后，用盐水纱布将腹膜及其内容物向中线推开，将输尿管等推向中线，直至露出腰大肌内缘、椎体前外缘、腹主动脉或下腔静脉为止。用自动牵开器撑开切口，仔细辨认横过椎体中部的节段动、静脉。在欲显露的椎体中部小心游离、电凝并切断节段动静脉。腰椎结核病灶的处理与其他部位病灶处理相同。完成病灶的处理后，局部反复冲洗，测量椎体骨缺损的高度，切取合适的自体髂骨嵌入椎体骨缺损处进行植骨。植骨材料以采用大块髂骨植骨最好，骨块三面带皮质骨撑开后植入两椎体间。三面带皮质骨的大块髂骨可抵抗较强的压缩力，增加局部的稳定性。植骨完成后，用器械的加压作用使植骨牢固嵌入椎体间。前路多采用钢板及椎体螺钉完成钢板固定。仔细止血，用生理盐水冲洗伤口。放置引流管后逐层关闭切口。

3）前后路联合入路腰椎结核病灶清除、椎间植骨、椎弓根钉内固定术：通过后方入路进行腰椎结核畸形矫正、后外侧植骨及椎弓根系统内固定，前方入路完成病变椎体的病灶清除、椎管减压、椎间支撑植骨手术。前后联合手术方式结合了后路完美的矫形及强有力内固定及前路直视下充分的病灶清除术及支撑植骨的优点，是腰椎结核最优先选择的手术方式。不足之处是手术需要两种体位、两次消毒铺单，前后两个切口增加患者的创伤及恢复时间。

气管插管全身麻醉，患者首先取俯卧位，取腰椎后路方，完成后路手术（同腰椎后路手术）中的矫形矫正、后外侧植骨及内固定。然后取侧卧位，一般右侧卧位，左侧入路（同前方手术入路），完成前方的彻底病灶清除、椎管减压、椎间支撑植骨手术操作。

4）腰椎前路小切口单纯脓肿清除术：切开脓肿行脓肿清除，并用刮匙搔刮脓腔，刮除脓腔内所有的脓液、干酪样物质及肉芽组织；脓腔与病变椎体相通者同时给予搔刮病灶，刮除死骨及坏死椎间盘。清除干净后用大量生理盐水（1 500～2 500ml）冲洗脓肿腔，用 3mm 或 5mm 的一根硅胶管在脓腔低位点放置引流，一期缝合切口，并在脓肿腔处用棉垫进行加压包扎，脓肿腔引流管保留3～18 天。

（4）术后处理：

1）术后的早期锻炼：术后疼痛缓解即可平衡翻身，四肢进行肌肉主动活动，预防下肢深静脉血栓形成。手术后 2～3 天引流量<50ml，拔除引流管。术后 2 周，拆除切口。术后抗结核治疗按照规

范的化疗方案进行。

2）术后的中后期锻炼：无截瘫者，卧床1～2周后，佩戴支具下床活动，支具佩戴2～4个月。合并截瘫者，根据截瘫恢复情况早期活动。总之，内固定的坚定程度决定术后运动的限制情况。术后3周内每周复查红细胞沉降率和肝肾检测指标，以后每3个月复查一次。定期复查X线片、CT及MRI。每2个月拍摄X线片，直到植骨愈合，通常需要4～6个月。达到完全的骨性融合，有时需要1年或更长时间。术后随访3～5年。视具体情况，可考虑行内固定取出术。

4. 围手术期处理及康复 可参考"颈椎结核"部分。

（五）腰骶椎结核的外科治疗

1. 概述 腰骶段结核（lumbosacral vertebra tuberculosis）是比较少见的，占所有脊柱结核的3%～9%。由于腰骶段解剖和生物力学的特殊性，以及腰骶椎结核脓肿易在腰大肌和髂窝处流注聚集，手术操作在腹膜外显露L以下腰骶椎结构，实际操作比较困难和复杂。因此，在手术入路、病灶处理、植骨融合和内固定方式选择上均有其特别之处。

2. 手术治疗

（1）手术适应证：腰骶椎结核合并较大脓肿和死骨，经非手术治疗无效者。

（2）手术禁忌证：①活动性肺结核、结核性脑膜炎未治愈者；②高龄体弱，合并有心脏病、糖尿病、肝肾等其他严重疾病者。

（3）手术方法：

1）单纯后路腰骶椎结核病灶清除、椎间植骨、椎弓根钉内固定术：采用静吸复合麻醉，俯卧位。以病椎为中心做后正中切口，显露椎板、小关节及横突。将椎弓根钉经椎弓根置入病椎（或相邻上、下正常椎体）上，撑开椎弓根钉系统，矫正脊柱畸形，切除病变相邻椎体的棘突、一侧关节突关节、部分椎板，显露硬膜囊，在硬膜囊前方可以看到病变椎体间的椎间盘，常此处已经形成脓肿，切开椎间盘，直视下清除坏死椎间盘、死骨、无效腔，清除椎体前方的脓肿，将相邻上、下椎体形成渗血骨创面，完成病灶清除。碘伏稀释液反复冲洗伤口。于髂后上棘处，切取含1～3面皮质骨的髂骨，进行支撑植骨。安装预弯成适当弧度的连接棒，固定完毕后，另一侧关节突关节、椎板去除外层皮质骨，脊椎后外侧植骨融合。椎间留置负压引流，逐层缝合（图13-22）。

2）前路腰骶椎结核病灶清除、椎间植骨、前路钢板内固定术：有腹膜外入路和腹膜内入路。由于腹膜内入路污染腹膜腔，产生更为棘手的包括肠粘连、肠梗阻并发症，临床上已经摒弃不用，这里不再赘述（图13-23）。

静吸复合麻醉，仰卧位，切开皮肤，皮下脂肪、腹外斜肌腱膜和纤维常平行于切口，腹内斜肌纤维几乎和腹外斜肌纤维垂直，腹横肌位于腹横筋膜浅层。沿切口方向，在上部分开腹外斜肌肌纤维，在下方剪开腹外斜肌腱膜。在切口中部用刀切开腹内斜肌和腹横肌，至腹膜外脂肪膨出来为止。沿切口切开三层腹肌以后，用盐水纱布将腹膜及其内容物向中线推开，将输尿管等推向中线，仔细显露输尿管和髂总动静脉、髂内外动静脉。脓肿较大者于椎体侧方避开髂血管及其分支，由

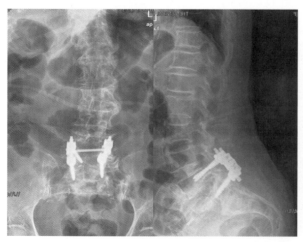
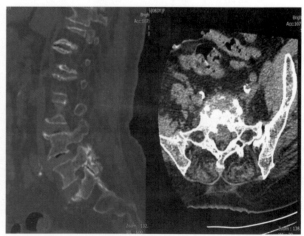

图13-22 腰骶椎结核后路病灶清除植骨内固定的术前与术后对比

血管间隙穿刺抽出脓液。于脓肿欲切开处连续穿刺，用以点连线法确定一条避开血管的切开线，切开脓肿。于脓肿内侧寻找进入骨病灶的窦道口，进入骨病灶。或者将腹膜及肠管等脏器推向对侧，

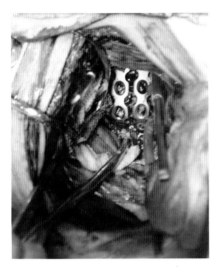

图 13-23 腰骶椎结核前路病灶清除手术

显露第 5 腰椎和第 1 骶椎前方，于腹主动脉、下腔静脉分出左右髂总动、静脉在骶骨岬的分叉处，保护好髂总动、静脉，结扎骶中动、静脉。仍用以点连线法确定能前切开线，切开前纵韧带及骨膜，进入第 5 腰椎和第 1 骶椎病灶。病灶的处理与其他部位病灶处理相同。完成病灶的处理后，局部反复冲洗，测量椎体骨缺损的高度，切取合适的自体髂骨嵌入椎体骨缺损处进行植骨。植骨材料以采用大块髂骨植骨最好。植骨完成后，采用特制前路钢板及椎体螺钉完成钢板固定。仔细止血，用生理盐水冲洗伤口。放置引流管后逐层关闭切口（图 13-24）。

3）前后路联合入路腰骶椎结核病灶清除、椎间植骨、椎弓根钉内固定术：通过后方入路进行腰骶椎结核畸形矫正、后外侧植骨及椎弓根系统内固定，前方入路完成病变椎体的病灶清除、椎管减压、椎间支撑植骨手术。前后联合手术方式结合了后路充分的矫形及强力的内固定及前路直视下

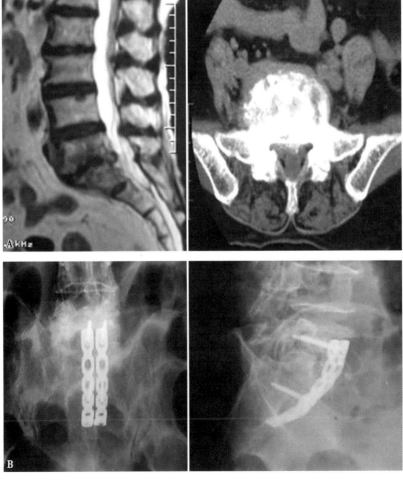

图 13-24 腰骶椎结核前路手术的术前与术后影像

A. 术前可见 $L_5 \sim S_1$ 椎体结核；B. 前路病灶清除、植骨、内固定术后。

病灶清除术及支撑植骨的优点，是腰骶椎结核最优先选择的手术方式。不足之处是手术需要两种体位、两次消毒铺单，前后两个切口增加患者的创伤及恢复时间。

气管插管全身麻醉，患者首先取俯卧位，取腰骶椎后方路，完成后路手术（同腰骶椎后路手术）中的畸形矫正、后外侧植骨及内固定。然后取仰卧位，一般右侧入路（同前方手术入路），完成前方的彻底病灶清除、椎管减压、椎间支撑植骨手术操作。

（4）术后处理：术后卧硬板床休息。经腹膜外病灶清除者，术后2~3d，病灶引流管无引流液后，拔除病灶引流管。

3. 围手术期处理及康复　可参考"颈椎结核"部分。

（施建党　郑建平　王自立　王　军）

第五节　脊柱结核合并截瘫的外科治疗

一、概述

脊柱结核合并截瘫（Pott's disease）分为早发型和迟发型，目前最常用的分型是 Hodgson 分型，包括骨病活动型和骨病治愈型，两型又各分两个亚型。

1. 骨病活动型（A 型）　指脊柱结核处于活动期，以结核渗出及肉芽组织造成脊髓压迫为主，大部分预后较好。A 型又分为髓外压迫型（A1 型）和硬膜穿透型（A2）型。A1 型瘫痪手术减压疗效较好。A2 型较为少见，结核性物质穿破硬脊膜后继续生长，压迫脊髓前动脉，严重时合并动脉炎，形成脊髓前动脉栓塞而致脊髓缺血性改变，预后差。

2. 骨病治愈型（B 型）　指脊柱结核病灶已愈，由于严重的后凸畸形或是椎管内残留纤维增生等原因，造成脊髓卡压引起的瘫痪，大部分属于迟发型瘫痪。B 型又分为骨嵴横断性压迫型（B1 型）和肉芽组织包绕压迫型（B2 型）。骨病治愈型截瘫的预后较活动型截瘫差，截瘫恢复时间亦偏长。

二、脊柱结核合并截瘫的外科治疗

脊柱结核合并截瘫的治疗至今存在不同观点。尽管在治疗方法（保守或手术）、手术指征、手术时机等方面存在不同意见，但脊柱结核合并截瘫治疗的基本目标是一致的。治疗目标主要是在病灶清除的基础上脊髓神经功能的恢复及保持、脊柱稳定性的重建及保持、早期康复重返正常生活及对致病原因的确定诊断。

国际多项研究结果显示，对仅合并轻度神经损害（下肢无力但无明确截瘫平面）的脊柱结核，药物治疗可达到良好效果，因此，对于脊柱结核合并轻度神经损害的患者以及在患者某方面条件不适合手术或当地治疗条件难以实施外科手术时，以药物治疗为主的保守治疗方法仍然是可取的治疗方案。

（一）脊柱结核合并截瘫的外科手术治疗原则

近年来，脊柱外科手术的进步及影像学技术的进展，提高了脊柱结核合并截瘫的诊断及手术治疗水平。最近的临床研究报告显示，对伴有中度和重度神经损害的脊柱结核患者，早期手术减压及脊柱结构重建可达到更好的治疗效果。对照研究显示，早期手术组神经功能恢复率为 94%，非手术治疗组则为 79%。1995 年，Nussbaum 指出，伴有神经损伤的患者非手术疗法难以达到神经功能恢复和稳定脊柱的目标。脊柱结核合并截瘫的外科手术治疗，包括应用各种内固定器重建脊柱稳定性，已得到更加广泛的应用。脊柱结核合并截瘫的外科手术治疗应注意下述基本原则，以提高手术效果。

1. 彻底的病灶清除，有效的椎管减压，促进神经功能恢复　由于脊柱结核发生截瘫的主要因素是病灶物质压迫，只有彻底清除病灶才能达到有效解除对脊髓神经的压迫，促进功能恢复。同时，尽管结核病本身主要依靠药物治疗，但彻底清除病灶也利于脊柱结核本身的治疗，这对于耐药结核分枝杆菌感染的脊柱结核有更重要意义，因为残留病灶物质可导致病灶复发。脊柱结核合并截瘫手术要求彻底显露压迫部位的硬膜囊，这样才能确保有效减压，利于神经功能恢复。大多数脊柱结核合并截瘫是椎体病灶引起，因此各种侧前方减压病灶清除入路更多应用，后路椎板减压术只适合于非典型脊柱结核。对于有严重且僵硬的后凸畸形的胸腰段脊柱结核的患者，经胸及腹膜入路手术减压难以显露后凸顶点处的硬膜囊，而肋骨横突切除术则可在切除肋骨小头后经椎间孔处咬除相应弓根而显露后凸顶点部位相应的硬膜囊侧方及其前方的压迫物。在后凸或病灶压迫硬膜囊处，应仔细观察硬膜囊外有无纤维结缔组织索带压迫或肉芽组织压迫，如存在应解除压迫，使硬膜囊膨起，达到有效减压的目的。

2. 可靠的植骨融合，减少畸形，重建脊柱稳定性　脊柱结核病灶部位多有后凸畸形，这是由于脊柱结核造成的椎体破坏前部更重，且人体重力线又位于脊柱前方，可在重力矩作用下造成脊柱后凸畸形。Konstam 等的临床研究结果显示，在单纯抗结核药物治疗的可步行的脊柱结核患者中 75% 达到了 X 线影像证实的骨性融合，其中 49% 残留 $0°\sim10°$ 的后凸畸形，18% 残留超过 $30°$ 的后凸畸形，其余 33% 为 $10°\sim30°$ 后凸畸形。研究结果显示，多椎体结核、青少年脊柱结核及未能良好骨性融合的患者发生晚发畸形加重或晚发性截瘫的可能性更大。脊柱结核造成对脊柱骨及韧带结构的破坏，可造成脊柱不稳定。长期卧床制动可通过控制脊柱负荷，减少或避免脊柱不稳定造成的各种并发症，但可产生长期卧床并发症，影响患者早期康复。临床研究结果显示，单独应用外固定支具对控制脊柱结核后凸畸形效果不明显。因此，在病灶清除基础上，矫正畸形，可靠的植骨以达到骨性融合，对促进神经功能恢复、防止晚发畸形和晚发性截瘫是非常重要的。根据 MRC 指导原则，前路病灶清除，椎间植骨融合及脊柱结构重建是脊柱结核外科治疗的最佳选择。Hodgson 等所创的脊柱结核手术仍在广泛应用，其特点为广泛的病灶清除（切除至健康的渗血骨质），彻底的椎管减压（至硬膜囊水平）及坚固可靠的植骨融合。MRC 长期对照研究显示，该手术前路骨融合率明显高于单纯病灶清除术或单纯药物治疗患者，且残留后凸畸形明显减少。为达到好的植骨融合，对植骨要求有良好的支撑和良好的融合能力。自体肋骨包括带血管蒂的肋骨，其融合率（62%）低于自体髂骨（94.5%）。但对多节段脊柱结核，难以取得足够长度髂骨时，可应用腓骨或钛网内置自体骨进行植骨融合。

3. 合理应用内固定器，矫正畸形利于早期康复　临床及基础研究证实，钛制脊柱内固定器可应用于脊柱结核的外科手术治疗。对于脊柱结核合并截瘫的患者，结核病灶对脊柱的破坏导致脊柱机械性不稳定，可同时存在神经性不稳定，彻底的病灶切除及椎管减压可能加重术后的急性不稳定，而残存的后凸畸形可能使部分患者存在慢性不稳定。脊柱后凸进一步加重可导致晚发性截瘫。这种畸形加重难以用支具控制。10 余年来，脊柱

外科技术特别是脊柱内固定器的进步，使脊柱结核合并截瘫的外科手术治疗取得新的进展。临床及基础研究显示，钛合金脊柱内固定器可应用于脊柱结核的外科手术治疗。1993 年，Oga 对脊柱内固定器应用于脊柱结核的手术治疗的安全性进行了评估。1994 年，Güven 等报道了联合应用后路内固定治疗脊柱结核计后凸畸形的结果。近 10 年来，国内外脊柱内固定技术已经应用于脊柱结核的外科治疗。正确合理的应用脊柱内固定器有利于脊柱结核后凸畸形的矫正及预防后凸加重，有利于早期重建脊柱的稳定性及促进神经功能恢复，有利于提高植骨融合率及开展早期康复。

（二）脊柱结核合并截瘫的手术方式选择

1. 前路手术　对于骨病活动型脊柱结核合并截瘫患者来说，由于绝大多数患者均是前方椎体病灶破坏而致前方对脊髓的压迫，所以前路或前外侧病灶清除、植骨及前路内固定被广泛应用。

（1）前路病灶清除、融合及内固定的优点：①利于充分有效的脊髓减压；②利于适当矫正畸形维持脊柱力线；③可在术中即刻提供坚强的前路内固定，患者术后无须外固定即可早期康复；④坚强的前路内固定提高前路骨性融合率，减少了植骨相关的并发症；⑤避免了再次后路手术内固定的并发症。

（2）前路手术减压植骨内固定的适应证：主要适用于颈段及 T_4 以下胸腰段椎体结核合并截瘫。在上胸段（$T_{1\sim4}$）很难从前路经胸显露脊髓，而肋横突入路可达到较好的效果。同时，对存在有严重后凸畸形的患者特别是合并有晚发截瘫的患者，前路手术存在相当的困难。因为对于合并截瘫的患者，减压需达到后纵韧带后方的硬膜囊（如无神经损害，则应保存后纵韧带完整），对于有严重后凸畸形的晚发性截瘫，硬膜囊位于后凸顶角处的后方，同时多伴有肋骨重叠或胸廓畸形，因此经胸入路是困难的。对于下颈椎结核合并截瘫的患者，前路病灶清除植骨融合内固定可达到良好复位减压及固定效果。术中应充分利用椎间撑开器，通过调整撑开棒的角度及撑开作用，恢复残椎高度及颈椎生理弧度显露病灶后方，利于病灶彻底清除有效椎管减压及植入适当大小的骨块而恢复颈椎结构完整及重建稳定性。对腰骶椎结核合并截瘫须经前路腹膜后入路行病灶清除椎管减压及植骨融合术，但前方难以实施内固定手术。由于脊柱结核合并截瘫主要是胸椎结核合并截瘫，现将

手术要点予以介绍。

（3）前路手术的手术方法：

1）手术入路选择：T_4 以下胸椎结核合并截瘫经胸入路需切除相应的肋骨。确定切除肋骨的具体位置可采用下述方法，即在正位胸部 X 线片上以结核病灶为中心（脊髓受压处）划一水平线，在胸部 X 线片腋中线处与该水平线相交的肋骨为需切除肋骨。一般情况下为病灶中心节段以上 1 个或 2 个节段的肋骨，切除范围自腋前线至肋骨角。手术侧别的选择应参考病灶位置及病椎破坏情况，一般选择病灶破坏严重或椎旁脓肿较大的一侧，如无特别情况也可选择右侧入路避开胸主动脉对术野暴露的影响。对有一侧胸膜炎病史或明显胸膜粘连肥厚者应选择对侧。麻醉最好应用双腔插管。

2）外显露：手术时患者侧卧，术侧在上，背部与手术平面成 90°。根据病变平面，一般应切除病变平面以上的一根肋骨，皮肤切口一般可沿预定切除的肋骨走行，前端起自腋前线，后端止于骶棘肌外缘，要切除第 5～6 肋的，皮肤切口可绕过肩胛骨下角走行，一般成人切口长 20～25cm。沿切口方向切开浅、深筋膜。第一层切开背阔肌，高位者同时切开部分斜方肌和菱形肌；第二层切开前锯肌，腹外斜肌止点及骶棘肌外缘，用电凝切开肋骨骨膜，再用骨膜剥离器剥离肋骨外面上，下缘及肋骨内面的骨膜。注意肋骨骨膜分离时按"上顺下逆"的方向推剥。切除肋骨后，将肋骨床骨膜和壁胸膜切开一口，使空气徐徐进入胸腔。如胸腔内无粘连，术侧肺则完全萎陷。但不少病例都有轻度粘连。可用手指或盐水纱布球将覆盖椎旁脓肿的肺组织逐渐推开，至充分暴露椎旁脓肿为止。

3）内显露：显露脓肿或病灶侧方后，用手指沿肋骨触摸至肋骨头的顶点。病灶节段上下相邻肋骨头顶点连线的前方即准备纵行切开椎旁脓肿或病灶的切线。在切开脓肿壁以前，应将手术野以外的胸腔都用盐水纱布垫保护好，以避免脓汁污染。脓肿的腰部因受肋间动、静脉的约束而呈竹节样外观，竹节的狭窄处恰好是肋间动、静脉的所在。脓肿小的波动不明显，竹节样外观也不明显，有可疑时可用空针做试验穿刺。在病灶的前外侧，距奇静脉或胸主动脉 1～2cm 处纵行切开壁胸膜，先小切口，吸出脓液后，自小切口处上、下延长切口，先用 2 把直角弯钳纵行全层夹住脓肿壁，在中间切断，并用 7 号丝线缝合结扎血管断端。将血管一一处理完毕后，椎旁脓肿的侧壁就打开了。

如果暴露不够宽敞，可在中部或两端再横行向外切开 3～4cm，使外侧脓肿壁形成 T 或"门"形的瓣状。这样，就可以将病椎清楚地显露出来。如椎旁脓肿已破入胸腔或肺内，在穿破处可见明显粘连。沿后胸壁小心剥开粘连后，就有脓汁流出。肺组织的侵犯一般都比较表浅，仅用刮匙搔刮就能解决问题。确定胸膜粘连分开后，安置开胸器及拉钩。

4）病灶清除：经胸直视下清除病灶比较彻底。切开脓肿或病灶侧方壁胸膜及结缔组织，用刮勺刮除所有病灶组织。用干纱布填充脓腔空间或病灶区域后于骨膜下向对侧分离，充分显露椎体对侧的脓肿或病灶组织。观察残椎的情况，结合 X 线或 CT 所见确定切除范围。切除全部病变骨质，如残椎仅剩 3mm 以下的终板，则可考虑切除相邻间盘以为下一步植骨及内固定提供必要的准备。

5）椎管减压：用刮勺向后刮除椎管前方病灶残余组织，直至显露后纵韧带。如有残椎骨质影响后纵韧带显露，则可刮除或凿除。显露后纵韧带后，可见韧带上有暗红色肉芽组织或干酪。用神经剥离探子探查，以确定病灶相应节段椎管前方后纵韧带是否已充分显露，特别注意切口对侧椎管前方有无残留压迫。如椎管前方后纵韧带已充分显露，则应用细尖牙镊提起后纵韧带，用尖锐的神经剥离探子自边缘分离后纵韧带，分离后可见后纵韧带后方的硬膜囊（如椎管内有结核性肉芽肿或干酪物质也可显露），用尖刀或组织剪横行切断已与硬膜囊分离的后纵韧带，并向其头、尾两侧分离剪除。则可显露椎管内后纵韧带后方的硬膜囊膨起。同时，如果见到硬膜囊前方存在结核性物质，则应仔细分离去除，达到硬膜囊充分减压。如果见到硬膜囊表面有环形纤维条索，则应挑起剪断使硬膜囊膨起。

6）椎间植骨及前路内固定：充分减压后冲洗伤口，用椎间撑开器撑开后测量植骨长度，取自体髂骨植入椎间后应用前路内固定器坚强内固定。再次冲洗伤口后关闭壁胸膜切口，并将内固定器置于切口胸膜的下方。于腋中线第 7～8 肋间置入胸腔闭式引流管一根后，逐层关闭胸腔。术后胸腔引流管连接闭式引流器，并注意引流通畅情况。

2. 侧前方手术（肋骨横突切除术） 自 1920 年 Capener 和 Menard 首先应用侧方入路治疗脊柱结核以后，该术式广泛应用于胸腰段结核合并截瘫的治疗。

（1）侧前方入路的优缺点：该术式的优点是在肋骨横突切除后可直视下经椎间孔咬除弓根显露相应节段的椎管侧方及前方的椎体后部，而该区域正是脊柱结核病灶压迫脊髓的部位，易于有效地进行椎管减压。但该手术的缺点是对多节段椎体结核可能要切断1条以上的肋间束；椎体前方及对侧的椎体病灶清除较困难，临床研究表明其椎间植骨融合率为78%，低于前路椎间植骨融合率（95%）。但对于伴有严重后凸畸形或晚发性截瘫患者，特别是中上胸段脊柱结核的患者，肋骨横突切除术可以更好显露受压的硬膜囊的前方及侧方，并可依据病情需要适当向上或向下延伸切口，显露足够长度的硬膜囊。此入路的缺点是前方植骨及前方内固定空间受到一定限制，部分患者需先行后路内固定后再从侧方减压植骨融合。

（2）侧前方入路病灶清除术的手术方法：

1）手术入路选择：手术时患者侧卧，术侧在上，手术侧别的选择和定位方法见前述。背部与手术台成90°。以患椎为中心，在距棘突两横指处做纵切口或向术侧凸出的弧形口。切口的上、下端应各包括健康椎1个。

2）外显露：切开皮肤及浅、深筋膜后，沿切口方向第一层切断斜方肌，第二层切断大、小菱形肌或背阔肌和后下锯肌，露出骶棘肌和横突远端。将骶棘肌纤维在横突远端的部位纵行分开，并向两侧牵开，即可露出横突远端及肋骨后段，一般应暴露4个横突、2个肋骨。再切断肋骨横突关节的关节囊和韧带，然后用骨膜剥离器在骨膜下游离横突，并用大咬骨钳将大部横突咬掉。供应背部肌肉和皮肤的肋间动、静脉的后支都由横突间隙通过。肋骨外面的骨膜可用电凝割开，再用骨膜剥离器将肋骨外面的骨膜剥离干净。剥离肋骨上缘时应由肋骨后端开始，剥离肋骨下缘时应由肋骨前方向后端剥离。剥离肋骨内面的骨膜时要严格遵守骨膜下剥离的操作方法，以防剥破胸膜。肋骨头的剥离比较困难。剪断肋骨后，肋骨的近端必须用血管钳夹住固定，才便于剥离肋骨头。剥离肋骨头时，更要严格执行骨膜下的操作方法，以免损伤胸膜或肋间血管。须用较宽的骨膜剥离器沿肋骨外面插入到肋骨头和胸椎椎体侧面之间，剥离肋椎关节囊和韧带后将肋骨头游离。如该关节已被结核病变破坏，则剥离其易；如该关节已发生纤维性或骨性强直，则剥离更为困难。肋骨近端拔除后，应检查肋骨头或其骨骺是否已被同时

取出。如肋骨头尚残留在体内，有骨性强直的可用骨刀将强直部分凿除，将肋骨头取出。如肋骨头骨骺残留，可用小尖刀切开肋椎关节囊后将其取出。

3）内显露：椎旁脓肿较大的病例，取出肋骨头后即有脓汁流出。如未流出脓汁，可用骨膜剥离器将椎体的骨膜及前纵韧带向前方推开，即可进入病灶。可将示指尖端伸入病灶内，探索椎体破坏情况及骨病灶的准确位置，以便决定向上或向下方再切除一段横突和肋骨。一般切除2～3个横突和2～3段肋骨即可。横突和肋骨切完以后，再游离剪断并结扎切除肋骨之间的肋间神经和肋间动静脉的分支。大部分病例的椎旁脓肿均为单房性，椎体骨膜已被脓肿推开，病椎已裸露在手术野中。少数病例因椎旁脓肿为多房性，椎体周围还有许多纤维性间隔，必须用骨膜剥离器在骨膜下进行剥离。

4）病灶清除：椎旁脓肿较大的可先刮除脓肿及病灶组织，注意刮除脓肿的上端、下端和对侧。刮对侧脓肿时，可用弯度较大的刮匙和侧向刮匙。脓肿壁刮除完毕以后，在脓肿的上端和下端各放一块纱布，以压迫止血。为了便于清除对侧脓肿和椎体病灶，可将病椎凿掉一部分，这样做可以较好地暴露对侧脓肿和椎体病变，并准备好植骨空间。

5）椎间减压：将神经根近端的软组织剥去，沿神经根向中线走行，即可达到椎间孔。将尖嘴咬骨钳伸入椎间孔内，咬掉椎间孔后壁的骨质，再逐步咬除病椎及其上、下各一个健康椎体的术侧部分椎板、部分关节突和椎弓根，至露出脊髓的侧面为止。为了使脊柱在术后仍保留两个椎弓支点，不可切除棘突，术侧椎板也不应切除过多。在向上、下切除椎弓根时，应注意勿将神经根撕伤。硬膜外面常包围着一层比较厚的、被肉芽组织浸润的硬膜外脂肪组织，必须将其剥离并剪掉才能露出硬膜。脊髓侧面的硬膜显露以后，应注意观察硬膜的颜色、厚度、有无搏动以及有无向后凸出。用硬膜剥离器将硬膜与前方的压迫物质分离后，即可将硬膜前方的一切病变组织用剥离器或窄的骨膜剥离器推向前方，使其离开脊髓再将其清除。椎管内肉芽组织蔓延较广泛的，必要时可向上、下再切除一些半椎板和椎管侧壁，以便清除这些肉芽组织。减压及病灶清除完毕后，应检查硬膜搏动情况。

6）椎间植骨：需做前路植骨的可在上、下椎体

凿槽，利用切除的肋骨和椎弓碎骨块做前路植骨。或取髂骨植骨，一般不应用椎体前方内固定（图13-25）。

3. 后路手术 19世纪末至20世纪初期，曾广泛单独应用后路椎板切除术治疗脊柱结核合并截瘫，其效果极差。1911年，Hibbs应用后路植骨融合术治疗脊柱结核，由于当时无内固定器而不能预防脊柱畸形及截瘫。Guven和Oga报道了后路植骨融合和内固定在脊柱结核外科治疗的应用，显示必须合并行前路病灶清除、减压及植骨融合才能达到理想治疗效果，否则不仅病灶难以治愈，神经功能难以恢复，而且后路内固定也会断裂失败。

单纯后路手术治疗脊柱结核合并截瘫的主要适应证是非典型脊柱结核或单纯椎弓结核合并神经受压，其神经功能恢复率可达60%～90%。椎弓或神经弓环绕硬膜囊，其结核病灶很容易压迫或累及硬膜造成神经功能受损，国内文献报道椎弓结核约占脊柱结核的1%，而国外资料报道为2%～10%。Narlawar报道33例椎弓结核，以胸椎为最多（48.5%），颈椎最少（4%），累及部位以椎板多见，其次为椎弓根及关节突，横突结核少见。非典型脊柱结核临床易延误诊断，X线片早期显示不清，多在出现神经受累时引起注意，而CT及MRI可为早期诊断提供可靠的证据。椎弓结核合并神经损伤的手术治疗应包括：清除CT或MRI显示的全部结核病灶，剥离硬膜外包绕的纤维肉芽组织。部分学者认为同时应考虑行后路内固定融合术，以防止进行性后凸畸形加重及晚发性截瘫（图13-26）。

4. 前后路联合手术 由于结核病灶及致瘫因素主要是由脊柱前中柱的破坏所引起，所以在颈椎、中下胸椎及腰椎的脊柱结核应采用前路手术。一次性的前路手术可达到彻底病灶清除、有效椎管减压、前路椎间植骨手术及前路内固定重建脊柱稳定性的治疗目标。国内外大量临床应用结果显示，前路器械固定未引起结核感染的加重或迁延不愈。相反，前路坚强的内固定可以给椎间融合提供一个稳定的力学环境。术中通过前路器械撑开作用可直观地矫正后凸畸形，更好地显露硬膜囊前方的病灶压迫。植入适当长度的自体髂骨后坚强内固定可以防止植骨的滑脱移位或骨折，促进了病灶愈合和骨性融合，降低了结核复发率，促进了截瘫恢复。前路手术一次完成相关治疗目标，可明显缩短截瘫治疗时间。

（1）前后路联合手术的适应证：

1）儿童或青少年脊柱结核合并截瘫：在前路病灶清除减压植骨融合术后，无论是否应用前路内固定，其后凸畸形均会逐渐加重，甚至成年后可能发展成为严重后凸畸形。这是因为在前路椎间植骨融合后，尤其是应用内固定后，该相应融合节段（2个或2个以上）脊柱椎体生长相对停止，而脊柱后柱仍会持续生长，造成进行性后凸畸形加重。因此，对青少年脊柱结核患者，无论是否发生截瘫，无论是否应用前路内固定器，均应考虑适时联合行后路相应节段的融合术。

2）多节段（2个节段以上）脊柱结核合并截瘫：2个节段以上节段脊柱结核合并截瘫患者，特别是合并有明显后凸畸形者，应考虑前后路联合手术

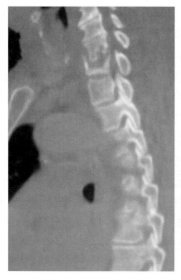
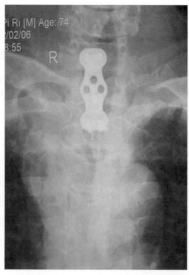
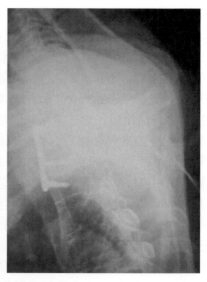

图13-25 肋横突入路病灶清除植骨内固定的影像术前与术后对比

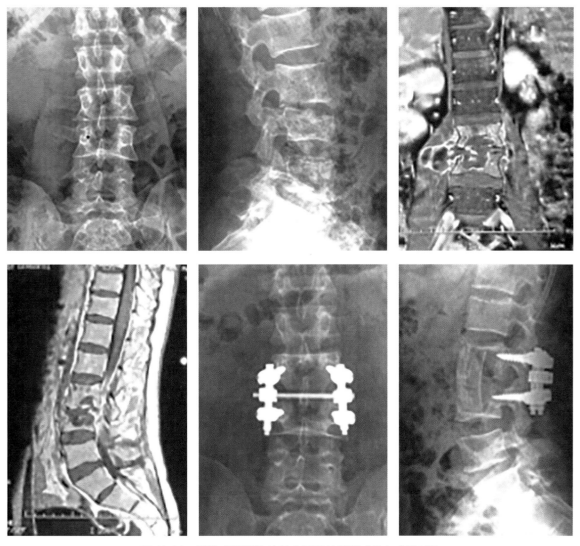

图 13-26 后路病灶清除植骨内固定的影像术前与术后对比

或分两次手术完成治疗。这不仅是因为后路内固定器有良好的矫正畸形的作用，而且对椎体因结核破坏较多、残椎无法安置前路内固定器的患者，应用后路钩棒系统或钉棒系统固定于未受累的脊柱后柱可缩短固定节段，多保留1～2个脊柱运动单元，这对多节段的胸腰椎或腰椎结核合并截瘫患者术后功能的恢复与康复有重要的意义。

（2）前后路手术的顺序的确定：选择前后路手术，其先后顺序可根据患者的实际情况确定，原则上先行后路内固定手术可使脊柱畸形矫正，重建脊柱稳定性，并为再次前路病灶清除、椎管减压及选择适当的植骨长度提供有利条件。Moon等报道了首先应用哈氏系统行后路内固定治疗多节段脊柱结核取得良好的结果，其远期随访畸形矫正丢失小于前后路联合手术。后路内固定的选择与脊柱创伤治疗有所不同。从理论上讲，椎弓根固定系统（钉棒或钉板）可达到短节段三维坚强内固定，已在脊柱骨折脊髓损伤外科治疗中广泛应用。但在脊柱结核合并截瘫患者手术治疗中，由于病灶破坏了脊柱的前中柱，故即使病椎弓根完整，也难以应用椎弓根定系统，否则椎弓根钉前部进入病灶，影响病灶清除、椎管减压及安放植骨。此种情况下，选用椎弓根系统则需向上、向下延伸内固定范围。

前后路联合手术中，在前路病灶清除椎管减压后，应选择适当的植骨材料，多节段脊柱结核患者需要的植骨较长，可应用肋骨或腓骨，也可应用钛网内植入剪碎的肋骨。Ozdemir等报道应用异体腓骨植骨，3年随访融合率达96%；此外，晚发性截瘫患者多需前后路联合手术。

（施建党 郑建平 王自立）

第六节 关 节 结 核

一、概述

关节结核（joint tuberculosis）是一种特异性慢性炎性病变，绝大多数是继发结核。结核分枝杆菌通过血行或淋巴系统传播至骨关节，该病好发于血供丰富和负重大的骨质或活动较多的滑膜关节，常发病于体质虚弱及免疫低下者。关节结核在骨关节结核中的发病率仅次于脊柱，以膝关节、髋关节与肘关节最多见，好发部位都是一些负重大、活动多、易于发生创伤的部位。

传统认为，关节结核好发于儿童与青少年，随着人口平均寿命的延长，老年人患关节结核的概率亦有大幅提升。关节结核可以出现在原发性结核的活动期，但大多发生于原发病灶已经静止甚至痊愈多年以后。在原发病灶活动期，结核分枝杆菌经血液循环到达关节部位不一定立刻发病，它在关节内可潜伏多年，待机体抵抗力下降时，加上外伤、营养不良、过度劳累、糖尿病、大手术等诱发因素，都可促使潜伏的结核分枝杆菌活跃起来而出现临床症状。

（一）病因

结核分枝杆菌一般不能直接侵袭关节部位，大部分关节结核病变都是继发性的，绝大多数是继发于肺结核，结核分枝杆菌通过淋巴结进入血液，再扩散到全身。因外伤、营养不良、过劳等诱因，使机体内原有结核病灶内的结核分枝杆菌增殖活跃，经血液播散侵入关节，当机体抵抗力降低时，可繁殖形成病灶并出现临床症状。

（二）病理

关节结核的最初病理变化是渗出性炎症改变，之后会出现增生性或坏死性病变。关节结核可分为单纯性滑膜结核、单纯性骨结核及全关节结核，以单纯性滑膜结核多见。

关节结核在发病的最初阶段，病灶均局限于骨滑膜组织，关节面软骨完好无损，关节功能多无明显障碍。如果早期结核病变被很好地控制，则关节功能不受影响。如果病变进一步发展，结核病灶会穿破关节面，进入关节腔，使关节软骨面受到不同程度损害，称为全关节结核。全关节结核必定会导致不同程度的关节功能障碍。全关节结核不能被控制，便会出现继发感染，甚至破溃产生瘘管或窦道，此时关节已完全毁损。

（三）临床表现

1. 典型的结核中毒症状 患者起病缓慢，有低热、乏力、盗汗、消瘦、食欲缺乏及贫血等结核中毒症状；也有起病急骤者，有高热及毒血症状，一般多见于儿童及免疫力差的患者。小儿常出现某种激动状态，易哭、睡眠不良，行为变得不太活泼，容易疲劳。滑膜性结合或者结核性滑膜炎可能并无中毒症状，主要表现为关节疼痛和积液。

2. 疼痛 病变部位有疼痛，初期不甚严重，每于活动后加剧。儿童患者常有"夜啼"。部分患者因病灶快速造成骨质破坏及形成脓肿，致使骨关节腔内压力升高和产生炎症刺激的急性症状，此时疼痛剧烈。髋关节与膝关节的关节神经支配有重叠现象，髋关节结核患儿可以指认膝关节部位有疼痛。肩关节结核可能会与冻结肩混淆。

3. 局部肿胀或积液 浅表关节可以查出有肿胀与积液，并有压痛，关节常处于半屈状态以缓解疼痛；至后期，肌肉萎缩，关节呈梭形肿胀。髋关节结核因髋部肌肉肥厚，不易被察觉。如果髋部出现较为明显的肿胀时，则证明结核性炎症的变化显著增加。单纯滑膜结核可见关节呈普遍肿胀，但因是结核性肿胀，无化脓性炎症的红、热表现，故有"白肿"之称。当关节内渗液多时可查出浮髌试验为阳性，但后期的滑膜结核以肥厚增生为主，这时检查膝关节时手下可有揉面感，浮髌试验可呈假阳性。

4. 窦道或瘘管形成 关节结核继续发展，会在病灶部位积聚大量脓液、结核性肉芽组织、死骨和干酪样坏死物质。脓肿可经过组织间隙流动，向体表溃破形成窦道。脓肿也可以与空腔内脏器官沟通成为瘘管。腕关节结核脓肿常位于腕背侧或掌侧，脓肿破溃后形成窦道，最初窦道是一个，当发生混合感染后，窦道可变为多个，窦道闭合可形成瘢痕。

5. 病理性骨折与脱位 结核病病灶会导致骨与关节的病理性骨折与脱位。破坏严重的肘关节全关节结核可发生病理性脱位。

6. 其他表现

（1）肌肉萎缩：患侧肢体肌肉萎缩是髋关节结核的另一种特征。由于肌肉营养不良和失用性萎缩，使髋关节周围及该侧肢体肌肉的张力减低，逐渐转为肌肉的体积缩小。早期通过测量可以发现，较晚的病例肉眼也能看出整个肢体消瘦，尤其是股四头肌。这时臀肌的萎缩也较明显，患侧臀部消瘦，臀沟展平和下垂。患肢皮下组织增厚，皮肤皱纹增厚的症状，也具有一定的意义。髋关节结核后期，下肢各部位大腿、小腿及踝关节均发生显著的肌萎缩和营养障碍。

（2）跛行：早期髋关节结核患病小儿常绊倒。疲劳之后即开始跛行，尤其在傍晚。经短时间休息后或在第二天晨起后可以消失。这时往往被误认为"扭伤"而不被重视。单纯膝关节滑膜结核患者可有轻度的跛行，膝关节伸直受限，其功能障碍程度与病变严重程度有关。膝关节全关节结核患者膝关节功能明显受限，常不能行走，需扶双拐活动或卧床不起。膝关节骨质破坏及肌肉萎缩和保护性痉挛等，常造成膝关节病理性半脱位，故病情治愈后也遗留跛行和畸形。

（3）畸形：膝关节单纯滑膜结核和单纯骨结核引起的膝关节畸形常不明显，主要是轻度的屈曲畸形，膝关节过伸受限，一般关节功能受限不甚严重，随着病变的治愈其引发的功能性畸形是可纠正的。而全膝关节结核患者因关节骨质的破坏严重，加之肌肉萎缩、肌肉痉挛及韧带的松弛，可产生膝关节的内外翻畸形和半脱位。当严重时关节畸形位强直，造成患肢髋关节亦不能伸直和跟腱挛缩，患肢呈现屈髋屈膝足下垂畸形，只能用足尖着地。腕关节结核常见前臂旋前、腕下垂和手向尺偏或桡偏斜畸形。

（四）体格检查

髋关节结核：

（1）髋关节"4"字试验：本试验包含髋关节屈曲、外展或外旋三种运动，髋关节结核者本试验应为阳性。

患者平卧于检查桌上，蜷曲患肢，将外踝搁在健侧肢髌骨上方，检查者用手下压其患侧膝部，若患髋出现疼痛而使膝部不能接触桌面即为阳性（图13-27）。

（2）髋关节过伸试验：可用来检查儿童早期髋关节结核。

患儿取俯卧位，检查者一手按住骨盆，另一手握住踝部，把下肢提起，直到骨盆开始桌面升起为止。同样试验对侧髋关节，两侧对比，可以发现患侧髋关节在后伸时有抗拒感觉，因而后伸的范围不如正常侧大，正常侧可以有10°后伸。

（3）髋关节屈曲畸形试验（Thomas征）：用来检查髋关节有无屈曲畸形。

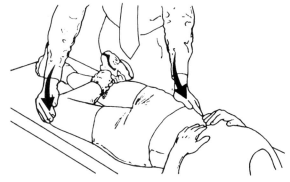

图13-27　髋关节"4"字试验

患者平卧于硬桌上，检查者将其健侧髋骨、膝关节完全屈曲，使膝部粘住或尽可能贴近前胸，此时腰椎前凸完全消失而腰背平贴于床面，若患髋存在屈曲畸形，即能一目了然，根据大腿与桌面所成的角度，断定屈曲畸形程度（图13-28）。

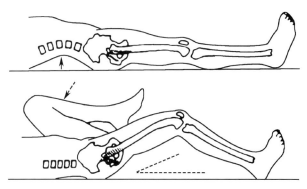

图13-28　髋关节屈曲畸形试验（Thomas征）

（五）影像学特征

1. 骨质破坏　骨质破坏一旦形成，须仔细观察，有骨小梁模糊似磨砂玻璃样的感觉，继之发展，呈现出骨质缺损。其缺损区为局限性，边缘相对清晰，发展到一定程度可有硬化，是为局限性结核病灶的特点，再继续以弥散性破坏加剧，易向髓腔拓展而形成结核性骨髓炎。骨质破坏易发生于骨骺及干骺，可在骨质中央部分亦可在边缘部分，形成缺损，往往骨骺及干骺同时破坏，形成不受骺板限制的统一破坏区。

关节骨质破坏从两侧边缘开始、中央的关节板面较轻是结核的特点。但因紧密相接的软骨较少，膝关节、肩关节中央部分亦可破坏。关节骨质破坏上下相对应的关节板面同时受累。但这种接触面骨质破坏不一定是为结核所独有。

边缘性局限性破坏在有些部位具有典型的特异性，例如肩关节结核的肱骨头呈现类圆形穿凿样改变,膝关节结核在胫骨上端关节板面两侧呈现小的穿凿样改变。

死骨的形成一般较多见的为细小的沙砾样死骨,常在松骨破坏区发现,如骨骺内、干骺内。有时在上下相对应的关节面都有死骨,常称为接触性死骨。在膝关节内时有发生。如继发其他菌感染时,形成的较大死骨不是结核本身的体现,这在临床上具有一定的治疗意义。

2. 关节改变 关节软骨被破坏,可使关节间隙狭窄,软骨破坏后不会再生,狭窄发生后会长期存在。

上述表现通过 X 线、CT 及 MRI 来进行详细评估。

（六）关节镜检查

如果上述检查仍然不能明确诊断,必要时行关节镜检查。关节镜检查不但可以观察关节内部的情况,取得细菌培养的样本及病例标本,还可以对单纯的滑膜结核进行滑膜切除手术（详见本章第一节）。

（七）诊断要点

1. 有结核病接触史,或有结核病原发病灶。

2. 髋、膝关节结核可见跛行,间歇性腿痛或关节肿胀,活动受限。

3. 起病缓慢,可先有低热、乏力、厌食、全身不适等结核中毒症状。

4. 贫血,中性分叶粒细胞上升,血白细胞总数正常,红细胞沉降率加快。PPD 或 T-SPOT 试验阳性。

5. 脓肿液或关节腔穿刺液涂片、培养,PPD-IgG、PCR-TB-DNA 阳性有助于诊断。

6. X 线和 CT 检查可见关节间隙变窄以及骨质疏松、破坏等病变。

7. 关节腔穿刺涂片发现结核分枝杆菌,或Gene-Xpert 阳性。

（八）治疗

关键是早期诊断和早期治疗。治疗的目的是要求增加全身抵抗力,消除局部病灶,缩短疗程,减少残疾,防止并发症,争取早日康复。在方法上,要求全身疗法与局部疗法相结合,非手术疗法与手术疗法相结合。全身治疗和局部治疗同样重要。

1. 全身疗法 包括休息营养疗法及抗结核药物。充足的营养是增加抵抗力的基础,合宜的营养在于良好的食欲及膳食的调配得当,最好选择多种食品,注意烹调,多换花样,以增加食欲。如

无明确诊断依据时,可以进行试验性抗结核治疗。

2. 局部治疗 包括局部制动、脓肿穿刺、局部注射药物、病灶清除术、关节融合术、截骨术及关节成形术等。

3. 外科治疗 分为切开排脓、病灶清除术、其他手术治疗三类。

（1）切开排脓:冷脓肿有混合感染、体温高、中毒症状明显者,因全身状况不好,不能耐受病灶清除术,可以作冷脓肿切开排脓。

（2）病灶清除术:采用合适的手术切口途径,直接进入骨关节结核病灶部位,将脓液、死骨、结核性肉芽组织与干酪样坏死物质彻底清除掉,称为病灶清除术。在全身性抗结核药物治疗下行病灶清除术可以取得疗效好、疗程短的效果。

1）适应证:骨关节结核有明显的死骨及大脓肿形成;窦道经久不愈者;单纯性骨结核髓腔内积脓压力过高者;单纯性滑膜结核经药物治疗效果不佳,即将发展为全关节结核者。

2）禁忌证:合并严重的结核性脑膜炎或血行播散性肺结核危及生命者;有混合性感染、中毒症状明显且经综合评估不能耐受手术者;患者合并有其他重要疾病难以耐受手术者。

3）手术时机的选择:为提高手术的安全性,术前应用抗结核药物4～6周,至少3周。

（3）其他手术治疗:关节融合术主要用于全关节结核、关节不稳定者;截骨术主要用以畸形矫正;关节成形术主要用以改善关节功能;关节置换术多用于静止期全关节结核。

二、不同部位关节结核的外科治疗

（一）髋关节结核

1. 概述 髋关节结核（hip joint tuberculosis）在全身骨关节结核中约占 7.20%,仅次于脊椎结核而居第二位。多见于儿童和青壮年,男性多于女性。7%～10% 病例可见同时患骶髂关节结核或下腰椎结核。单侧性的居多。

2. 非手术治疗 抗结核药物治疗一般维持1～1.5年。有屈曲畸形者应行皮肤牵引,畸形矫正后髋人形石膏固定 3 个月。

单纯滑膜结核可以在关节腔内注射抗结核药物。但是因为滑膜结核的确诊较为困难,髋关节注射操作难度较其他关节大,关节内药物注射临床实施较为困难。如果髋关节内液体较多,为保全股骨头,有指征则进行髋关节滑膜切除术。

有寒性脓肿形成时宜作彻底的病灶清除术，术后髋人形石膏固定 3 周，以利于病灶愈合；然后开始髋关节功能锻炼。

有慢性窦道形成者亦需手术，术前后还需加用抗生素以治疗混合性感染。

部分患者病变已静止，髋关节出现纤维性强直，但微小活动便会诱发疼痛，对该类患者适宜作髋关节融合术。该类患者在抗结核药物控制下，也可作全髋关节置换术。关节置换术后会诱发结核病灶活动，需要长期随访观察，并辅以必要的术前、术后抗结核治疗。

对髋关节有明显屈曲、内收或外展畸形者，可作转子下矫形截骨术。

3. 手术治疗

（1）髋关节结核病灶清除术：

1）适应证：髋关节单纯滑膜结核、骨结核、早期全关节结核非手术治疗效果不满意者，骨病灶内有明显的骨质破坏、死骨、空洞以及较大脓肿和窦道者。

2）手术方法与要点：全身麻醉，通常多采用髋关节前方入路，体位为平卧位。患臀部用沙袋垫高与手术床成 30°，患肢消毒后用无菌单包裹便于术中移动。

采用前路 S-P 切口，沿切口切开皮肤、皮下组织及浅筋膜，在髂前上棘内下方找到股外侧皮神经，将其保护。切开阔筋膜显露其下方的阔筋膜张肌和缝匠肌，用骨膜剥离器垫着纱布于髂骨外板作骨膜下剥离，直至髂前下棘和髋臼上缘及髋臼盂后唇。在髂前下棘处将股直肌直头和附着在髋臼上缘的反折头切断。翻开切断的腹直肌，剥离其下方脂肪层显露膨隆的前方关节囊。将肥厚的关节囊作十字切开进入关节内。吸净脓液，切除前外侧增厚、充血的滑膜，再尽量外旋和内旋患肢，将内、外侧滑膜切除。搔刮清除干酪、肉芽、死骨及病变骨质，剔除已坏死漂浮的关节软骨面至正常组织。同时注意检查软骨面下方有病变存在，如有应一并清除。术中应尽可能保留尚完好的健康关节软骨面，最大限度地保存关节功能。

对于病变广泛难以彻底清除者，可考虑剪断圆韧带，将患髋屈曲、内收、外旋脱出股骨头，彻底清除关节内病变。

3）术后处理：术后外展内旋位牵引（儿童可单腿石膏固定）4～6 周后去牵引床上活动，6～8 周后下床架拐下地活动，3 个月后拍片复查病变稳定、

股骨头无变性坏死后可离拐自由行走，否则仍需架拐行走直至股骨头血运恢复。

（2）髋关节结核关节融合术：

1）适应证：晚期全关节结核关节破坏严重，疼痛影响正常行走，或因关节畸形、强直需进一步治疗者。

2）手术方法与要点：在病灶清除的基础上行关节融合术。在彻底清除病灶后，将纤维强直或骨性强直部分剔除，凿开股骨头与髋臼之间粘连，凿开大、小粗隆上臀大、小肌及髂腰肌止点，将股骨头脱位，彻底刮净头、颈部病变，并修整使两者密切接触，于头臼之间开槽植骨或碎屑植骨。将髋关节固定融合在屈曲 20°～30°，外展 10°～15°，外旋 5°～15°。术毕，留置引流管，逐层缝合关闭伤口（图 13-29）。

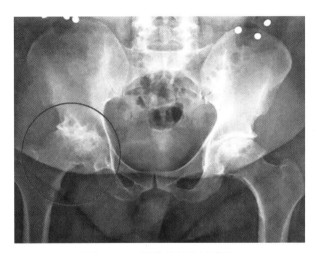

图 13-29　髋关节结核 X 线片

3）术后处理：术后行髋人字石膏固定，3 个月后摄片复查，骨性愈合后方可拆除石膏下地活动。如未达骨性愈合应拆去膝关节以下部分，解脱膝关节。锻炼膝关节功能以免造成膝关节强直。继续 4～6 个月或更长时间的髋关节石膏固定，直至髋关节骨性融合。髋人字石膏外固定固定时间长，患者生活起居甚为不便，也可考虑采用髋关节外固定替代髋人字石膏外固定。目前也有采用钢板内固定进行制动的报道，这样更为方便患者的日常活动。

4）特殊处理：对 15 岁以下儿童髋关节全关节结核不作髋关节融合术；对某些病变静止、关节破坏不甚严重的晚期髋关节结核，非站立行走的成年人，应患者的要求可考虑不做关节融合术，而做关节成形术，保持一个有一定活动度的髋关节。

对于髋关节结核的全髋关节置换手术，多数学者认为，应于病变治愈5年后实施为宜。

（二）膝关节结核

1. 概述 膝关节结核（knee joint tuberculosis）与其他骨关节结核一样，是一种继发性病变，绝大多数由肺结核转变而来。膝关节结核以10岁以下儿童多发，性别上无明显差别，儿童膝关节结核由于病程长，易累及骨骺，故常引起患肢的发育生长畸形。膝关节结核一般单侧发生，双侧同时患结核的病例罕见。通常分为单纯滑膜结核、单纯骨结核和全关节结核。膝关节是表浅关节，容易早期发现病变。单纯性滑膜结核患者如果能够在早期确诊，绝大部分是可以治愈的，还可以保留全部或大部分关节功能。

2. 非手术治疗 根据患者的具体情况，可采用卧床休息、架拐行走或用石膏托固定患肢牵引等方法。限制患者活动范围与活动量，减轻膝关节负担，以利其修复。待疼痛消失，关节消肿，即可停止制动。

（1）关节穿刺抽液：对于关节肿胀可采取关节穿刺抽液，降低关节压力，改善血运以利于炎症消散；同时关节内注药提高病变部位抗结核药物浓度，以利于关节内结核病变的控制和治疗。采用非手术疗法，应严密观察治疗效果，如效果不佳或反致病情加重者，应停止非手术疗法，而尽早采用手术疗法，以抢救关节功能。

（2）关节腔抗结核药物注射：先进行抽吸关节积液，再将抗结核药物直接注入关节腔内。成人可注入异烟肼每次200mg，儿童根据体质量用量酌减。每周注射1~2次，3个月为一个疗程。如果滑膜肿胀厉害，抽不到液体，也可于穿刺部位注入药物。

因为抗结核药物足以控制病情，故不主张对早期膝关节结核患者施行滑膜切除术。经过局部药物治疗后，如果积液减少，色泽转清时可以继续治疗；如果不见好转，滑膜肿胀肥厚，再考虑施行滑膜切除术。

3. 手术治疗

（1）滑膜切除术：手术时往往会发现病变实际情况比术前估计的要重些，此时要及时更改手术方法。滑膜结核患者应尽早行滑膜切除术，术后切除滑膜可以再生，但再生滑膜含较多纤维组织，其生理性能、免疫物质活性明显降低，较少侵蚀关节软骨面，因而这种术式可以保持原有关节活动度，甚至可以较术前关节活动度有所增加。

（2）膝关节结核病灶清除术：病灶清除术后的患者关节活动度虽较术前有所减少，但也基本保持了术前的关节活动范围。此类患者的关节软骨一般都有小部分破坏，因而术后关节活动度受到一定影响。

1）适应证：膝关节单纯滑膜结核、骨结核、早期全关节结核非手术治疗效果不满意者，骨病灶内有明显的骨质破坏、死骨、空洞以及较大脓肿和窦道者。

2）手术方法：硬膜外麻醉，平卧位。大腿上部扎以气囊止血带，压力加至400mmHg左右，儿童减半，术中维持。每1小时必要时松开10分钟，以后可再次加压。

多采用前内侧切口，切开皮肤、皮下、阔筋膜，在髌韧带内缘切开内侧肌腱和股四头肌扩张部，纵行切开髌下脂肪垫、关节囊，即暴露前方滑膜。将髌骨向外侧翻转牵开，屈曲膝关节即可完全暴露前方及内、外侧的滑膜。切除全部前方及内外侧滑膜组织，包括髌上囊及髌骨两侧滑膜。仔细搔刮股骨踝间及股骨胫骨与内外侧副韧带之间的滑膜组织，同时清除关节内干酪样坏死肉芽组织及脓液。关节后方滑膜组织不易清除，可用刮匙小心搔刮清除，注意勿伤及后方腘窝血管。彻底清除骨病灶和其他病变组织，注意尽量减少对关节软骨面的损伤，对已剥离的软骨面应彻底清除。骨病灶清除后如骨骨质缺损较多者，可用髂骨海绵质骨填充植骨。

术毕松止血带，同时用数块热盐水纱布压敷创面10分钟后，电凝严密止血，以免术后关节内积血，用生理盐水彻底冲洗创口后，并于髌骨外侧放置引流管作关节腔闭式引流。关节外敷以厚棉垫，加压包扎。

3）术后处理：术后3~5天引流液逐渐减少消失后拔除引流管，练习四头肌收缩，2周后拆线，3~4周后为了减少和消除关节粘连，改善关节活动度，避免关节僵硬、肌萎缩、退行性变和创伤性关节炎的发生，同时促进关节软骨再生和修复，可将患肢置于关节持续被动活动装置上进行被动屈伸功能锻炼，6周后逐下地练习行走。

（3）膝关节加压融合术：

1）适应证：膝关节晚期全关节结核，关节破坏严重，疼痛影响正常行走，或因关节畸形、强直需进一步治疗者。

2）手术方法：在彻底清除病灶基础上，屈曲膝关节切断交叉韧带和内、外侧副韧带，彻底清除关节内外所有结核性病变物质。注意勿损伤外侧腓总神经和腘窝后方神经血管。于股骨下端及胫骨上端近横行截骨，后方和外侧多去些。保持膝关节有5°～15°的屈曲度。儿童因骺板尚未闭合，在日后生长过程中仍可能继发屈曲畸形，因此可融合在180°伸直位。有时内外关节面骨质破坏程度相差很大，难以做水平截骨，则可考虑采用阶梯式或V形截骨，以保证两截骨面对合良好，股骨和胫骨截骨面的对合应符合3个条件，其一股骨与胫骨轴线对直，并通过患足第1、2趾间；其二膝关节微屈5°～15°；其三股骨与胫骨截骨面对合应平整无间隙。股骨与胫骨截骨应尽量少切，尽可能保留肢体长度，但病灶必须切除干净。如骨质缺损较多可考虑取髂骨松质骨植入，对手术前长期屈曲畸形者，在伸膝对合截骨面时，应注意腘窝部不可太紧张，同时应触摸足背动脉，避免因伸膝造成血管神经损伤；如足背动脉搏动减弱或消失，则应增加截骨长度或增加角度。

关于髌骨摘除术应视情形而定，如髌骨无骨质破坏或仅有轻度破坏，在不影响膝关节融合和融合角度时，以保留髌骨维持原膝关节外观为好；如截骨后因骨质缺损大，融合面不理想，将髌骨软骨面铲除，向后嵌压植于股骨与胫骨之间；如全关节结核髌骨破坏严重而不得不摘除时，方可将髌骨摘除并修复髌韧带。

截骨后开始关节加压固定。膝关节加压融合可使截骨创面紧密接触，并使其位置保持不变，加压可刺激骨生长愈合，加速关节融合，术中股骨内侧向外横穿一骨网针；由胫骨外侧向内横穿出一骨圆针，两针与骨干长轴垂直，并互相平行于关节两侧安装加压器（亦称关节夹），加压后试抬患肢，截骨而无分离现象即可。

3）术后处理：术后长腿前后石膏托固定，2周后拆线，4～6周后拔除骨圆针，改长腿石膏管型固定6周。一般术后3个月X线摄片，骨融合良好，拆除石膏开始练习行走。少数病例3个月后X线显示骨融合仍不满意，可不拆除石膏，带石膏练习下地站立，以期挤压刺激骨愈合。这样处理1～2个月后，大多可以拆除石膏开始行走（图13-30，图13-31）。

（4）人工膝关节置换术：人工膝关节置换在治疗无菌性关节疾病中已普遍应用，并被公认为是一种补救关节功能的好方法。但是，能否用于骨关节结核的治疗，过去一直视为禁忌。有学者对结核分枝杆菌和其他细菌对内固定的黏附性方面进行了深入研究，认为结核分枝杆菌在内固定物上黏附和形成膜样物较少。结核分枝杆菌与葡萄球菌相比，对不锈钢和钛质等材料的黏附能力明显减弱，其在金属表面形成的保护性多糖膜比其他细菌少得多，并不影响抗结核药物和机体正常免疫对其杀灭作用。越来越多的临床研究也证实，在胸腰椎结核手术治疗中使用内固定是安全、有效的，这为骨关节结核一期人工关节置换术提供了可靠的理论依据。

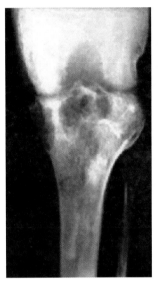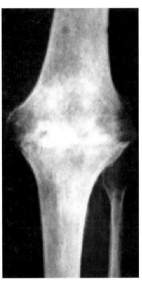

图13-30 膝关节结核强直融合

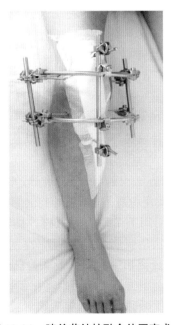

图13-31 膝关节结核融合外固定术后

（三）肩关节结核

1. 概述 肩关节结核(shoulder joint tuberculosis, 图 13-32)是由结核分枝杆菌所引起的肩关节慢性炎症，也可分为单纯骨结核、单纯滑膜结核和全关节结核三种。肩关节结核发病较少，男性略多于女性，左右侧无明显差异，但双侧同时发病者十分少见。发病多为成年人，尤以青壮年最为多见。肩关节结核发病率低，与上肢负重较轻、肩关节周围有较多肌肉覆盖血液供应丰富有关。

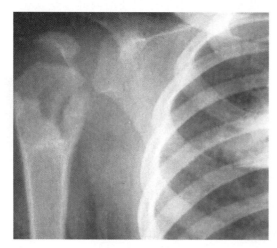

图 13-32 **肩关节结核 X 线片**

2. 非手术治疗 多数肩关节结核无须手术，只需通过非手术治疗即可获得治愈，特别是儿童和单纯滑膜结核。非手术治疗通常可用三角巾作前臂悬吊制动，或将患肢用外展支架或胸肱石膏将患肩关节固定在外展功能位。亦可采用关节穿刺抽液局部注射抗结核药物来达到治疗目的。对于保守治疗效果不佳者，可考虑手术治疗。

3. 手术治疗

（1）肩关节结核病灶清除术：

1）适应证：肩关节单纯滑膜结核、骨结核、早期全关节结核非手术治疗效果不满意者，骨病灶内有明显的骨质破坏、死骨、空洞以及较大脓肿和窦道者。

2）手术方法：臂丛或全身麻醉，平卧位，患侧肩胛下垫枕，使患肩抬起，头转向健侧。手术入路较多，多采用肩关节前内侧入路。切开皮肤及皮下组织，于三角肌胸大肌间隙中找到头静脉，将三角肌前缘分离出的肌纤维及头静脉一起牵向内侧。于肩峰前下方横形切断附着在锁骨上三角肌，并将其前外侧掀开，显露喙突尖和附着其上的喙肱肌、肱二头肌短头及肩关节前方关节囊。将上臂外旋，并将喙肱肌及肱二头肌短头向内牵开，便可于关节囊前方看到横行的肩胛下肌和下缘的 3 条横行的血管即旋肱前动、静脉，注意保护。如肩胛下肌显露不满意，可于喙突下方 1cm 处将喙肱肌、肱二头肌短头联合腱止点切断，并作缝线标记以便术毕时缝合。将切断的联合腱向下翻转，注意勿损伤喙突下进入喙肱肌和二头肌的肌皮神经。此时即清楚显示横行附着于肱骨小结节上的肩胛下肌。在距肱骨小结节附着处 1cm 处分离、切断肩胛下肌，并将其牵向内侧，注意勿损伤肩胛下肌下缘的旋肱前动、静脉。此时肿胀的肩关节前方得以充分显露，弧形切开前方关节囊，进入关节内。为使肱骨充分外旋，便于肱骨头向前脱位，必要时可将抵止于结节间沟外唇的胸大肌腱和抵止于内唇的背阔肌腱的近端切断，结扎并剪断旋肱前动脉。

进入关节吸净脓液，刮除或剪除充血、增厚的病变滑膜，注意保留关节囊纤维层，仔细检查肱骨头和肩胛盂关节软骨面，将破坏的软骨面、腐蚀骨质及死骨刮除，保留健康的软骨面，清除大小结节间沟及关节内脓、干酪、肉芽组织和死骨，注意勿损伤尚健康的关节软骨。术毕彻底止血、冲洗，放置引流，严密缝合关节囊以免出现脱位。

3）术后处理：术后用三角吊带悬吊患肢，3 周后开始练习肩关节活动。术后用绷带将上臂及前臂固定于胸壁，以免发生脱位，2 周后拆线再改用三角巾悬吊，3 周后逐渐开始练习关节活动。

（2）肩关节结核病灶清除关节融合术：

1）适应证：肩关节晚期全关节结核；关节破坏严重，疼痛影响正常生活，或因关节畸形、强直需进一步治疗者。

2）手术方法：麻醉、体位、切口、病灶显露及病灶清除等操作同病灶清除术。病灶彻底清除后将肩关节固定融合在功能位上。肩关节融合要求达到融合确实、可靠。融合角度适度，即可以得到最大功能效果，同时对肩胛周围肌群劳损最小的结果。肩关节融合的最佳角度通常认为外展 30°～60°，旋前 20°～30°，外旋 25°，屈肘 90°。融合时将肱骨头与肩胛盂修整成紧密接触的粗糙面，并在肱骨头与肩胛盂之间各开一槽，用条形骨嵌插植骨，并在周围及肱骨大结节与肩峰之间用骨条及碎骨填充植骨；为有助于将肩关节固定在肩关节最佳融合角度上，肩峰向肱骨头、肩胛盂打入骨圆针，再经肩关节外侧向肱骨头及肩胛盂打入 2 根不同角度骨圆针固定肩关节。

术毕，将患肢固定在外展固定架上。3周后拔除骨圆针，换肩人字石膏固定3～4个月，直至融合。

对于晚期全关节结核肱骨头破坏严重的老年体弱者，病灶清除后于肱骨解剖颈或外科颈处切除肱骨头，手术简单，术后外展支架固定4～6周，不需长时间固定。缺点是患肢力量弱，主动活动范围小。

（四）肘关节结核

1. 概述　肘关节结核（elbow joint tuberculosis，图13-33）较为常见。肘关节结核多见于青壮年，儿童较少。左右侧发病率大致相同，双侧同时发病者罕见，此亦常被用作临床鉴别诊断。无明显性别差异，多数患者合并其他器官结核，值得注意。单纯滑膜结核较少见，骨结核多见于尺骨鹰嘴，次为肱骨外髁。破坏严重的全关节结核可发生病理性脱位。

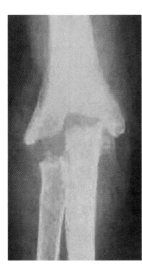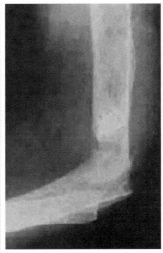

图13-33　全肘关节结核X线片

2. 非手术治疗　肘关节结核一部分较轻者，关节功能轻度受限，疼痛及肿胀不甚严重者，可先考虑非手术治疗即关节功能位制动，用三角巾或布兜悬吊或石膏托固定肘关节于屈肘90°位，同时可作关节穿刺注药。如效果不佳则应考虑手术治疗。

3. 手术治疗

（1）肘关节结核病灶清除术：臂丛麻醉，上臂上止血带。采用肘关节后方S形或纵形直切口，切开皮肤、皮下，向左右两侧分离皮瓣，显露肱三头肌腱膜及肱骨内、外上髁。先行游离内上髁旁尺神经沟内的尺神经5～6cm，用橡皮条将其牵开保护。于肱骨节下段后方将肱三头肌腱作倒U形切开，向下掀开肌瓣，切开肱骨下端骨膜及关节囊，

即有脓液流出，将其吸净，并将骨鹰嘴向下向后使之脱位，显露整个关节，切除关节后方全部水肿、肥厚滑膜组织，并切除围绕在桡骨头及上尺桡关节的病变滑膜组织及软骨面的血管翳，彻底清除关节内的干酪、肉芽、脓液、死骨等坏死组织，仔细搔刮关节病损软骨及软骨下隐匿病变，切除坏死关节软骨，注意勿损伤正常软骨面。术毕，将尺神经从尺神经沟内移至关节前内侧皮下脂肪组织内，再将脱位关节复位，以免尺神经在尺神经沟内被骨质或瘢痕组织挤压，为稳定肘关节，可用2枚克氏针自鹰嘴向肋肱骨下端交叉钻入固定。术后创腔内留置引流管，肘关节前后石膏托固定肘关节于屈曲90°前臂中立位。术后3周去石膏托，开始肘关节活动。

（2）肘关节结核病灶清除关节融合术：

1）适应证：静止的肘关节全关节结核、晚期全关节结核，因关节无力不稳，又必须参加体力劳动或因关节强直位位置不佳者。

2）手术方法：臂丛麻醉，平卧，上臂上止血带。切口、病灶清除方法同上文。彻底清除病灶，切除桡骨小头，切除残存的关节面，将肱骨尺骨直角对正，将骨骼下端后方凿去薄层皮质，显露其下方的松质骨，如肱骨、尺骨接触紧密则无须植入骨片，否则应取髂骨植入，稳定者可不加内固定，不稳定者可用克氏针、钢板和螺钉作内固定。术毕长臂屈功能位石膏托固定，3周后拔除克氏针，钢板、螺丝钉则不取出。3个月后拍片复查，植骨融合后拆石膏开始练习肘关节活动。

对于老年人肘关节融合的3个月间期，应注意督促患者作肩关节、腕关节活动，以免老年患者肘关节固定期间肩、腕关节长时间不活动，造成拆除肘关节石膏固定时。肩关节和腕关节早已纤维强直了（图13-34）。

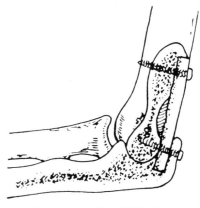

图13-34　肘关节结核融合术

国内尚有报道在关节结核静止期施行"肘关节置换术",亦值得进一步推广研究。

（五）腕关节结核

1. 概述 腕关节结核（wrist joint tuberculosis，图 13-35）约占全身骨关节结核患者的 0.43%，与其他肢体关节一样，患者同时多合并其他部位的结核病灶。腕关节结核因腕骨骨化中心出现较晚，故儿童远不如成年人多见。腕关节结核多为全关节结核，病变进展快，常波及 8 块腕骨，病变涉及骨头多，复杂不易吸收，常破溃形成多个窦道。病变晚期常发生关节畸形、强直，儿童若桡骨下端骺板破坏，日后可发生明显的桡骨缩短畸形。

2. 非手术治疗 主要适用于腕关节结核的早期即单纯骨或滑膜结核以及不适于手术的老弱患者。治疗主要是制动，通常是采用包括前臂、腕及掌指关节在内的管型石膏或前后石膏托，将腕关节固定于背伸 20°～30°、旋前、旋后中间位及拇指向上的腕关节功能位上。有窦道者则可于石膏上开窗以利换药。对于腕关节结核非手术治疗疗效差、顽固性窦道、病变广泛、死骨较多者，应考虑手术治疗。

3. 手术治疗

（1）腕关节结核病灶清除术：

1）适应证：腕关节单纯滑膜结核，单纯骨结核及早期全关节结核。

2）手术方法：臂丛麻醉，平卧，上臂上止血带。

切口多采用腕背侧 S 形切口，切口第 2 或第 3 掌骨基底远侧开始，向腕上作一个长 6～8cm 的 S 形切口。切开皮肤、皮下，在拇长伸肌腱、桡侧腕长、短伸肌腱与伸指总肌腱、示指固有伸肌腱之间纵行切开桡骨旁膜及腕关节囊，作骨膜下剥离显露桡骨背侧桡腕关节。吸净脓液，彻底切除水肿病变滑膜组织，注意要同时切除桡骨远端掌侧和尺骨茎突及尺骨桡侧的滑膜，勿使遗漏。仔细检查桡骨远端和尺骨型、茎突以及腕骨软骨面，用小刮匙仔细搔刮桡骨、尺骨及腕骨的软骨面，将已失去光泽变薄变软飘浮的变性坏死的关节软骨面清除，保留健康软骨。用刮匙搔刮桡腕关节及各腕骨间小关节的内干酪、死骨、结核性肉芽、坏死组织及其下方潜在的骨病灶，彻底清除，严密止血，放置引流逐层缝合。

3）术后处理：术毕，作前臂腕掌石膏固定，腕关节置于背伸 20° 功能位，3～4 周后拆石膏练习活动。

（2）腕关节结核病灶清除关节融合术：

1）适应证：晚期腕关节结核，静止的腕关节全关节结核，关节畸形或假关节活动无力者。

2）手术方法：臂丛麻醉，平卧，上臂上止血带。病灶清除同前述。

病灶彻底清除干净后，于桡骨下端开一个长约 3cm 的骨槽，将所取髂骨修整后上端嵌入桡骨下端骨槽内，下端插入第 3 掌骨基底骨髓腔内。术毕外加前臂腕掌石膏托固定腕关节于背伸 30° 功能位，植骨欠稳定者可用克氏针穿过桡骨下端及腕掌骨加固，3 个月后摄片示植骨融合后，拆石膏练习活动。

对于病变已静止的腕关节骨性或纤维强直呈有明显手下垂及尺偏畸形者可将桡骨下端作楔形切除矫正尺偏，并用交叉克氏针固定，同时将尺骨

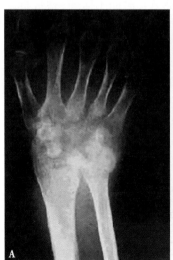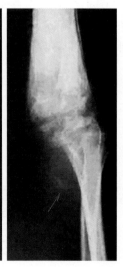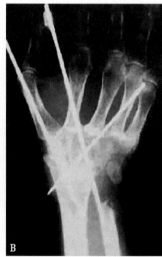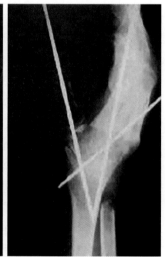

图 13-35 腕关节结核融合术前（A）、后（B）X 线片

头切除,术毕石膏托外固定6周。单纯前臂旋转障碍者可仅作尺骨头切除即可,无须外固定。

如果彻底清除病灶后骨质缺损太大(如全部腕骨缺损)难以作融合术,可行腕骨或腕关节切除术,日后腕关节尚能保持一定的活动功能。

(六)踝关节结核

1. 概述 踝关节结核(ankle joint tuberculosis)少见,占全身骨结核的3.4%,在下肢三大关节中发病率最低。踝关节结核患病率次于髋、膝、肘关节。各年龄段均可发病,男性略多于女性。左右侧发病大致相等。由于踝关节周围软组织较少,踝部脓肿极易穿破皮肤,形成窦道,长期发生混合感染,窦道可以多发,以前侧和外侧最多。晚期可见足下垂和内翻畸形。由于踝关节和距下关节相通,故踝关节结核常并发距骨下关节结核。踝关节滑膜结核较多见,比骨结核更易转变为全关节结核,尤其是距骨结核和胫骨下端结核。

2. 非手术治疗 早期病变不十分严重,可考虑用非手术疗法进行治疗,全身药物治疗病辅以矫形制动疗法。主要是小腿踝关节的制动,减少负重和不负重,使踝关节得以休息和修复,对于关节肿痛较著者可考虑小腿石膏托或管型制动,将踝关节固定在背屈90°~95°位。有脓肿及窦道者予以穿刺和窦道换药。非手术治疗2~3个月疗效不满意者,应考虑行手术治疗。

3. 手术治疗

(1)踝关节结核病灶清除术:

1)适应证:踝关节单纯滑膜结核、骨结核、早期全关节结核非手术治疗效果不满意者,骨病灶内有明显的骨质破坏、死骨、空洞以及较大脓肿和窦道者。

2)手术方法与要点:硬膜外麻醉,平卧位。采用踝关节外侧弧形切口,外踝上方三横指,跟腱外侧缘起向前下方延伸,于外踝下方一横指转向前内侧,止于舟骨侧方,切开皮肤、皮下,保护好小隐静脉及腓肠神经,切开腓骨长短、肌腱鞘,将二肌用纱布条向后牵开。在外踝前下方1cm处切断外侧副韧带,将伸趾总肌腱牵向内侧,显露踝关节囊的前、外及后侧,切开关节囊。逐渐内翻患足使距骨脱位,充分显露胫骨下端和距骨关节面及关节前后方滑膜。切除肥厚、水肿的病变滑膜,清理软骨面上病变,肉芽组织及骨病灶内空洞、干酪、肉芽及死骨等病变物质。注意尽量保留健康软骨面。病灶清除后空洞较大者,可用松质骨填充,如有混合感染者,可用周围小肌瓣填充或敞开部分切口换药,使其纤维瘢痕填充渐渐自行愈合。

3)术后处理:术毕,将距骨复位,缝合腓骨长短肌腱。将踝关节用小腿石膏托固定在背屈90°~95°位,3周后去石膏开始踝关节活动,6周后下地练习行走。

(2)踝关节结核病灶清除加压融合术:

1)适应证:踝关节晚期全关节结核;关节破坏严重,疼痛影响正常行走,或因关节畸形、强直需进一步治疗者。

2)手术方法:手术入路及病灶清除方法同上文,清理并修整踝关节胫距关节面,使之对合严密。胫腓骨、胫骨距骨、腓骨胫骨用螺丝钉固定(图13-36)。然后安装加压器,进行加外固定架加

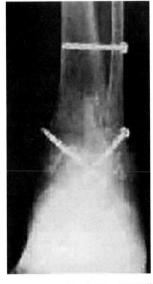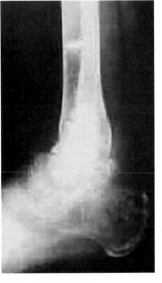

图 13-36 踝关节结核融合术后X线片

压固定,将患足置于背屈 90°～95° 位置。加压的压力不可过大,以免发生下方穿针骨坏死(图 13-37)。

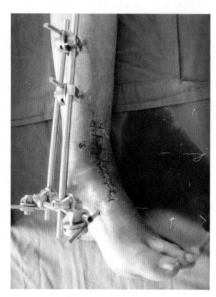

图 13-37　踝关节结核融合外固定

3)术后处理:术后石膏固定,4～6 周后拔除骨圆针,继续石膏固定 2 个月后摄片复查,融合后下地行走。

(3)小腿截肢术:踝关节处于肢体的末端,相对于其他部位血循环较差,加以结核分枝杆菌的耐药性增加,踝关节结核即便经手术治疗也可能经久不愈,严重影响患者的生活质量。如果患者局部症状严重,而全身情况不允许持久的抗结核药物治疗,可考虑采用小腿截肢术。

（七）骶髂关节结核

1. 概述　骶髂关节结核(sacroiliac joint tuberculosis)在临床上并不少见,占全身骨、关节结核的 1%～4%。骶髂关节结核多见于青壮年,10 岁以下儿童少见。

2. 非手术治疗　本病常合并身体其他部位结核,系统化治疗更不可忽视。患者一般情况差,特别年纪大患者术前应给内科支持疗法。合并窦道继发感染者,术前应给予敏感的抗生素治疗。

3. 手术治疗

(1)适应证:骶髂关节结核保守治疗效果不满意;骨病灶内有明显的骨质破坏、死骨、空洞以及较大脓肿和窦道者。

(2)手术方法:骶髂关节结核病灶清除术有前、后两种途径,通常多采用后路途径。对少数病灶及脓肿局限于骶前者,可采用前方途径。

(3)骶髂关节结核后路病灶清除术:体位为患侧朝上侧卧位,并略向前倾,双下肢屈髋屈膝;皮肤切口起自臀部髂嵴中部,沿髂嵴向后经髂后下棘向下,至第 2 骶椎棘突水平弧形向外,指向股骨大粗隆方向,至两者连线的中点,长约 20cm。

沿切口切开皮肤、皮下浅深筋膜,将皮瓣牵向外方,显露臀大肌内上部分、髂嵴后部及部分骶棘肌。将臀大肌从骶棘肌腱膜附着处剥离下来。沿髂嵴将臀大肌内上部及臀中肌后部在髂骨上的腱膜附着切开直达骨膜。填塞纱布做骨膜下剥离,达坐骨大切迹上方止。将骨膜臀大肌、臀中肌瓣掀向下方,显露髂骨外板后部及坐骨大切迹,以上操作剥离至坐骨大结节附近时应仔细,一定要保持骨膜下剥离并不可越过坐骨大切迹,以免损伤臀上动静脉,因该血管一旦损伤极易回缩至骨盆腔内,造成难以控制的出血。臀大肌掀开后深层如有脓肿,脓液即可流出。清除脓肿后,常可发现髂骨后方有穿破通前方骶髂关节病灶,此时可按碟形(外大内小)坡形凿开骨质扩大洞口,清理病灶。如髂骨后方无穿破口,则需在髂骨后方开窗寻觅病灶。开窗方法较多,通常多采用自髂前上棘向后至髂后上下棘各引一线,沿此二线由髂骨后方向前凿骨,长 4～5cm,在前方将二凿骨线连接起来成一梯形骨瓣,掀起骨瓣即可显露病灶,清除病灶内肉芽、死骨、干酪及脓、坏死组织等。如骶前髂窝处有脓肿,挤压腹部使前方脓液流出。清理完毕后,用生理盐水冲洗,并修整关节面,骨缺损取附近髂骨松质骨屑填入植骨,再将掀起骨瓣翻转嵌回原位。术后卧床 2～3 个月,未植骨者卧床 6～8 周后下床活动(图 13-38)。

(4)骶髂关节结核前路病灶清除术:体位与切口与腰骶椎前路手术相同,当腹膜及腹膜外脂肪和输尿管被推向对侧后,髂总和髂内外动静脉和脓肿被充分显露。骶髂关节前方脓肿常位于髂肌内或髂肌与腰大肌之间,有时髂肌与腰大肌内都有。如为髂肌内脓肿,纵向切开脓肿即可进入病灶;如为髂腰肌之间脓肿或腰大肌内脓肿,切开脓肿之前应先将其内下方的股神经显露,并向内牵开,牵开脓肿及骶髂关节前方韧带进入病灶,即可清除病灶(图 13-39)。骶髂关节下方边缘搔刮时应注意不可超出关节外至坐骨大孔,以免损伤臀上动静脉。病灶清除干净后,骨质缺损较大者,可于骶髂关节间取髂骨嵌入植骨。术后处理同后方入路。

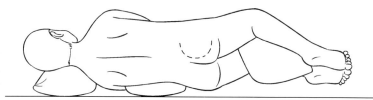

图 13-38　**骶髂关节结核后路病灶清除术**

A. 体位及切口；B. 将臀大肌由髂骨翼后部和骶棘肌交界处分开；C. 用骨刀开窗；D. 翻转骨瓣，显露病灶；E. 病灶清除术后行植骨。

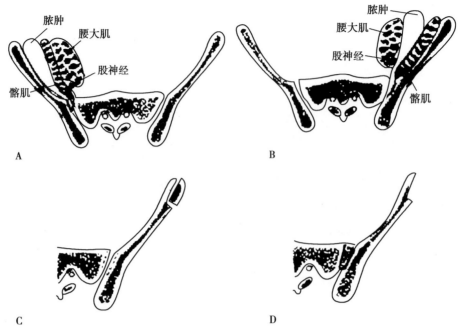

图 13-39　骶髂关节结核前方病灶清除术

A. 髂窝脓肿位于髂肌下；B. 髂窝脓肿位于腰大肌与髂肌之间；C. 在骶髂关节前方清除骶骨外侧盖在髂骨内侧的一条骨质；D. 髂骨块植于骶髂关节内。

（施建党　郑建平　王　骞　金　锋）

第七节　其他骨结核及软组织结核病的外科治疗

一、骨干结核

1. 概述　骨干结核（skeleton tuberculosis）较少见，临床上多见于儿童。骨干由坚硬骨密质构成，周围有丰富的血运和肌肉覆盖，骨干结核有长骨骨干结核和短骨骨干结核之分，短骨骨干结核又称"骨气臌"，较长骨骨干结核多见。

2. 临床表现　疼痛多不甚严重，或仅有局部酸痛，随病情进展骨干可有纺锤状增粗以及周围软组织肿胀，晚期则可有局部脓肿破溃窦道形成。

3. 诊断要点　病史；骨干梭形增粗，周围软组织肿胀，疼痛不明显，X 线可见长骨干骨膜下新生骨生长，骨膜增生，有时可呈葱皮样或花边样改变；骨皮质变薄，骨干髓腔增粗扩大，中心可有一个或数个椭圆形骨破坏区，较少有死骨形成；短骨骨干明显膨胀，髓腔增粗，皮质骨变薄或消失，代之以骨膜下新生骨骨壳或皮质骨缺损，骨干中心呈溶骨性破坏，其中可有大块死骨，并可有病理性骨折；脓肿及窦道。必要时进行穿刺活检。长骨

骨干结核应与化脓性骨髓炎、尤文肉瘤、嗜酸性肉芽肿相鉴别。短骨骨干结核应与内生软骨瘤、化脓性骨髓炎、纤维异样增殖、痛风相鉴别。

4. 治疗方案及原则　包括全身治疗及局部治疗。全身治疗：同运动系统其他部位结核病。局部治疗采用石膏固定，非手术治疗无效、有大块死骨、窦道可采用病灶清除手术。

二、股骨大粗隆结核

1. 概述　股骨大粗隆结核（greater trochanter tuberculosis）较为常见，占全身骨关节结核 1.59%，多见于 20～40 岁青壮年，10 岁以下极为少见。

2. 临床及检查特点　全身和局部症状多较轻微，局部疼痛通常在行走与被动内收肢体时加重，患者不能卧于患侧，行走时有轻度跛行，患肢处于轻度外展和外旋位，髋关节常同时有 30°～40° 屈曲。患侧髋关节活动通常无障碍，叩击足跟也不引起髋部疼痛。局部常见肿胀、脓肿或窦道。X 线摄片：骨中心型结核可见死骨，死骨吸收后形成洞，边缘型结核以溶骨性破坏为主（图 13-40）。滑囊型结核仅见软组织肿胀和局部骨质脱钙。

3. 诊断及鉴别诊断　本病早期症状轻微，局部体征不明显。若患者有结核病史，局部疼痛，而

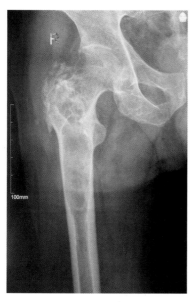

图13-40　股骨大粗隆结核X线片

髋关节活动正常，应积极行影像学检查，必要时行局部穿刺或活体组织检查以证实。对不典型患者如能行CT检查，将会更早明确诊断。此病应与以下几种疾病鉴别：①流注脓肿：注意检查胸椎、腰骶部和骶髂关节等处有无结核病变，在大粗隆处脓肿或滑囊病变应排除上述病变的流注脓肿；②非特异性滑囊炎：穿刺多为浅黄色液体，普通培养细菌阴性。

4. 治疗

（1）非手术治疗：患者年龄较大、脓肿小者可非手术治疗。合理的全身抗结核治疗、局部穿刺抽脓和注药可以治愈。

（2）手术治疗：病灶死骨多合并有窦道久治不愈者，可施行手术清除病灶。病灶刮除，填充植骨。

三、椎弓结核

1. 概述　椎弓结核（vertebral arch tuberculosis）可继发于椎体结核或与椎体结核同时存在，上述两种椎弓结核都比较容易诊断。"孤立的"椎弓结核诊断比较困难。本章所介绍的主要是关于"孤立的"椎弓结核。在脊柱结核中，孤立的椎弓结核很少见，仅占全部脊柱结核的1%。不合并截瘫或他处结核的预后很好，病变治愈后不易复发，而且脊柱无畸形，脊柱功能也很好。

2. 临床及诊断要点　通过局部疼痛病史、影像学X线片判断。由于椎弓所含松质骨甚少，又有椎体和大量软组织阴影重叠，容易被忽略，必须仔细阅读X线片才能避免遗漏。因此，最好有CT检查，发现棘突、横突均为溶骨性破坏，死骨，常超越关节小面破坏，使小关节边缘模糊，呈磨砂玻璃样，关节间隙加宽。有中心型与边缘型两种，而以前者较多，破坏灶周围有硬化带者少见。

3. 治疗　因椎弓血运丰富，周围肌肉很多，死骨又甚细小，骨病变易于吸收。如无截瘫或严重的神经刺激症状，可采用非手术疗法。

（1）手术指征：有截瘫及神经根压迫的；有明显脓肿或窦道的；非手术疗法无效的。

（2）手术方法：根据病变及脓肿部位，采用不同入路，例如棘突、椎板和关节突病变可采用和后路植骨术相同的后方入路，椎弓根病变可作旁正中入路。

（宋言峥　施建党　郑建平）

第八节　耐药骨结核病

随着耐药结核病的增多，耐药骨结核病（drug resistant bone tuberculosis）也在逐年增多。21世纪以来，结核病耐药问题严重影响着骨关节结核患者预后，并大大增加外科手术失败风险，耐药骨结核病作为运动系统结核病治疗的难题，越来越受到临床的关注。

一、耐药骨结核病的病因及诊断

1. 病因　耐药性脊柱结核病产生原因很多，相对比较肯定的有：①不规律用药：此类患者大多病史久，反复发作，经济困难，免疫力低下，病灶难以吸收，结核分枝杆菌长期存活；②医源性耐药：医务人员或患者本人用药不适当，用药剂量不足等；③药物不良反应、心理因素等，迫使化疗方案中断或更改；④其他原因：如频繁更换就医地点，自行购买一些药物，不能继续正规治疗，致使病情迁延不愈没能系统治疗；⑤原发耐药（耐药肺结核继发）。

骨结核耐药患者产生耐药的最根本的原因仍然是不能遵循严格的抗结核治疗及规范督导所致。总体上看，"耐药"是自觉或不自觉的人为因素所致。耐药、耐多药或严重耐多药骨结核病的根本原因是抗结核治疗不规范。

2. 诊断　对合适的病灶标本进行细菌培养及药物敏感性试验，是耐药结核病诊断的唯一方法。目前主要是借助于手术获取的脓液、干酪以及病变组织或窦道坏死组织进行培养。但更多的外科手术治疗失败病例，经过多次培养亦不能发现耐药证据，无从获得药敏结果，这部分患者只能借助于临床经验，或按照耐药或耐多药来调整治疗方案，或冒极大风险开展再次手术。对于来自耐药疫情严重地区的患者，规律抗结核治疗 3 个月失败的患者，不规律用药 1 个月以上者均应考虑有耐药存在；对于复治患者，若手术治疗失败，术后出现切口窦道，脓肿复发，应按耐药结核处理。应重视对结核家族史的追询，亦不应遗漏与长期未愈结核患者的接触史。根据北京胸科医院秦世炳等建议，以下情况可拟诊为疑似耐多药骨结核：①经历 2 次以上失败病灶清除者：术前均按标准抗结核化疗方案 3～4 周；②骨结核复发：按要求完成 12～18 个月的抗结核化疗方案后已经停药者；③慢性窦道者：接受不规则抗结核治疗，窦道持续 2 年以上的骨结核患者。符合以上三项中任何一项，均考虑为可疑 MDR-TB。

遵循可疑耐多药结核病化疗方案的制定原则的同时，推荐以下手术时机及手术方案：①详细了解病史及既往用药史、患者的手术过程等；②术前抗结核治疗 3 个月，体温正常；③手术方案应做到彻底清除病灶，充分脓肿引流，通过恰当的内固定或外固定保持病变部位处于稳定状态。

二、耐药骨结核病的抗结核治疗

根据药敏结果选择抗结核药物，对于低耐药的抗结核药物，并且应该连续用药 12～18 个月，停用 3 个月后还可以应用；耐多药脊柱结核的化疗方案也主张以药敏结果选择性用药为主，疗程要延长至 24 个月为宜。根据 WHO 推荐一线和二线抗结核药物可以混合用于治疗 MDR-TB，一线药物中仍可根据药敏情况选用；二线抗结核药物是耐多药脊柱结核治疗的主药。

临床上部分缺乏药敏试验结果但临床考虑为耐多药结核，药物治疗效果差，亦可使用 MDR-TB 的化疗方案给予治疗，巩固期在一、二线药物增减的基础上联合用药，强化期至少需 6～9 个月，巩固期至少在 12 个月以上，总疗程应该在 18 个月以上，保证敏感药物在 3 种以上。

三、耐药骨结核病的外科治疗

（一）手术适应证与手术禁忌证

1. 手术适应证　骨结核的传统手术适应证：①有较大的寒性脓肿、经久不愈的窦道、较大的死骨、较大空洞特别是空洞壁硬化者；②脊髓或马尾、神经根受压者；③脊柱畸形及不稳定者。耐药骨结核的适应证应适当放宽，对于经过 1～3 个月以上保守治疗效果不佳的骨质破坏病变、增大较快的脓肿、关节功能受限进行性加重均应积极行手术治疗。手术可以直接切除受侵病灶，减少结核分枝杆菌的体内播散，达到治愈结核的目的，这在耐多药脊柱结核患者中意义尤为重大。另外，通过内固定技术及植骨融合技术，可以重建脊柱稳定性，改善畸形，有助于病变的控制。但对于耐多药脊柱结核，应尽量避开病灶安放内固定可能是一个比较安全的选择。内固定节段的选择需根据病变椎体的范围以及后凸畸形的程度综合判断。植骨融合材料以选择自体髂骨或肋骨为宜，对于缺损巨大的患者，可以选择填充自体骨的钛网。虽然目前手术治疗得到较满意的疗效，但对于骨关节结核的手术方法、内固定及植骨等的选择目前仍缺乏统一的量化标准。

2. 手术禁忌证　骨关节结核的手术禁忌证：①合并严重的结核性脑膜炎或血行播散型肺结核危及生命者；②有混合性感染、中毒症状明显且经综合评估不能耐受手术者；③患者合并有其他重要疾病难以耐受手术者；④患者对所有的抗结核药物均产生耐药，手术后没有任何有效的抗结核药物进行巩固治疗。

相对禁忌证：①患者有其他脏器结核性病变尚处于活动期，但如果经过一段时间非手术治疗及准备工作，全身情况好转时，仍可接受手术；②有混合性感染、体温高但不超过 38.5℃，病灶清除术后有可能帮助患者改善一般状况，有利于控制结核病情者，如急性血行播散性肺结核、结核性脑膜炎及脑炎等；③药敏试验提示对所有结核药物耐药但骨结核严重影响运动功能或出现截瘫，经综合评估能够耐受手术者。

（二）手术方法

1. 切开排脓　冷脓肿有混合感染、体温高、中毒症状明显者，因全身状况不好，不能耐受病灶清除术，可以作冷脓肿切开排脓。

2. 病灶清除术　采用合适的手术切口途径，直接进入骨关节结核病灶部位，将脓液、死骨、结核性肉芽组织与干酪样坏死物质彻底清除掉，称为病灶清除术。在全身性抗结核药物治疗下行病灶清除术，可以取得疗效好、缩短疗程的效果。

3. 其他手术治疗　①关节融合术：用于全关

节结核、关节不稳定者；②截骨术：用以矫正畸形；③关节成形术：用以改善关节功能；④关节置换术：用于静止期全关节结核；⑤脊柱内固定：用于维持、增强脊柱稳定性。

脊柱结核因为可以累及脊柱任意节段，多累及椎体，因此选择前路手术理论上是最佳之选。胸腰段、腰椎及胸椎为好发部位，这些部位前路手术应用相对广泛，且被广大脊柱外科医师掌握，得到较多开展。颈胸段、腰骶椎、上胸椎毗邻复杂，给前路手术带来挑战，又因病例较少给经验积累带来困难，但近年来也出现不少针对这些少见部位的后路手术成功病例报道。如张宏其等报道14例单纯后路病灶清除植骨治疗上胸段脊柱结核取得满意效果，但作者亦承认此术式适应证相对较窄，对于并发较大流注脓肿、破坏的椎体节段较多的脊柱结核，相对于前路手术而言，术中显露的视野不够，难以达到满意的病灶清除及理想的植骨效果。

对于最终选择单纯前路、单纯后路还是前后路联合以及分期手术，Cui等通过对181例脊柱结核的不同手术入路对比后发现，前路或后路均可以达到病灶清除、植骨、矫形的目的，但后路手术较之前路手术在畸形矫正方面更有优势。Garg等比较了70例脊柱结核的前、后路固定的效果后认为，后路固定较之前路固定并发症少且矫形效果确切，但病灶清除均采用前入路。Zhang等对37例腰椎结核采用一期单纯后路病灶清除、植骨内固定取得满意疗效并认为取得了较前后路联合手术更好的效果。

在内固定节段问题上，Wang等认为单节段固定在严格把握适应证后，在提供重建维持脊柱稳定性的同时，还可以保持正常节段的运动度。

综合评估患者病情，及早取得病变部位标本，做结核分枝杆菌药敏试验，设计恰当的化疗方案。在脊柱结核，根据病变及脓肿部位灵活选择前路、后路或联合入路手术方案，及时处理术后并发症，加之选择正确的手术时机和正确的手术方法，是治愈耐药脊柱结核关键。

（三）术后并发症及康复

1. 术后常见并发症　耐药骨结核在获得药敏试验以前，初次手术失败率高，常见术后并发症包括切口窦道形成、出现新骨质破坏灶、脓肿再次形成、疼痛症状不缓解。及时发现并处理上述并发症，在获得药敏试验之前及时调整抗结核治疗方案，将有助于并发症的控制。但对于较严重的骨质破坏及较大的脓肿，可能需要进行数次的病灶清除术，方有获得治愈的希望。

2. 术后营养支持及康复

（1）术后一般状况的恢复：耐药骨结核由于结核药物效能下降，故对于整个身体功能维持在较好状态有了更高的要求。术后提供必要的能量，避免体内蛋白质的过度消耗，给予免疫增强剂以改善抵抗力都是必要的举措。

（2）康复锻炼的及时有效实施：外科手术为骨结核患者提供了一个较好的恢复平台，尤其对于截瘫及关节结核患者术后仍然需要大量康复锻炼来进行功能的重建与恢复，以早日开始新的生活及回归社会。国内结核病诊疗机构普遍缺乏专业的康复指导科室，因此在这一方面亟待加强，以提升术后患者恢复的质量和缩短康复时间。

总之，骨结核标本的结核分枝杆菌培养阳性率偏低，仅少数患者可以获得药敏试验支持。诊断仍然困难。术前无法获知是否耐药，手术失败风险加大，可能需经数次病灶清除才能获得治愈，手术一再失败挑战外科医师心理承受力，每次手术都会给外科医师带来巨大心理压力，医师常面临"手术很成功，效果很糟糕"困难局面，这也导致许多医师面对耐药脊柱结核治疗时如履薄冰。再者，患者可能面临多次复发，同一部位因组织粘连，导致手术难度成倍增加，如何再做手术，如何功能重建，发人深思。

（施建党　马远征　蒋韶宁）

第九节　骨关节结核的治愈、未愈、复发及预后

骨关节结核是结核分枝杆菌全身感染的局部表现，经过局部与全身的综合治后，患者病变的病理状况发生改变，全身与局部症状出现变化，其中有的患者治愈了，有的未治愈，有的病例治愈后又出现复发。如何客观准确地对患者的病情及疗效做一个判定，决定着治疗的进程的判定及治疗结束时间的确定，这对于骨关节结核患者来说是一个极其关键的问题，本节就针对此进行论述。

一、骨关节结核的治愈

（一）概述

随着近十几年来骨关节结核的治疗观念和方

法不断进步，骨关节结核的治疗效果大为提高。骨关节结核是结核分枝杆菌全身感染的局部表现，骨关节结核患者应该在全身的对症支持治疗下，首先进行正规的抗结核药物治疗，根据病情需要，必要时采用手术治疗。对骨关节结核患者采取的治疗方案是系统与局部兼顾的综合治疗。尽管外科治疗有了很大的进步，但药物化疗仍然是最基本的、起决定性的治疗，绝非手术治疗可以充分替代，手术治疗是治疗某一阶段上的有力的治疗辅助。全身支持治疗包括增强营养治疗等增加机体的疾病抵抗力，在全身对症支持下的药物治疗，其疗效优于单独抗结核药物治疗。

对于有手术指征的患者进行病灶清除术不但可提高了治愈率，缩短了治疗的时间，而且还制止了骨关节结核病变的进一步发展。早期的骨关节结核病例，在病灶清除疗法的治疗下，可使局部炎症或破坏即时停止，转向愈合，关节的活动功能可望得以保存。单纯脊柱结核的治愈率达到86.11%，平均治愈期已缩短到8.9个月。合并截瘫脊柱结核的治愈率已达到61.1%，平均治愈期已缩短到11.6个月，也是保守疗法远不能达到的。但与髋关节或其他部位骨关节结核用同样的病灶清除疗法所获得的结果相比，还有相当距离。达到更满意疗效的原因很多，但主要问题在于手术时尚有操作方面的困难。随着外科技术的提高及手术器械的改建，脊柱结核在化疗及全身支持等综合治疗的基础上应用病灶清除法的治愈率可达到95%，只有5%病变复发。

经抗结核药物治疗和手术治疗后，大部分患者的全身症状与局部症状逐渐减轻乃至消失，患者的病变趋于愈合。判断骨关节结核是否治愈，应从患者的临床表现、实验室检查、影像学表现及远期随访进行综合判断。

（二）骨关节结核治愈的标准

关于骨关节结核的治愈标准众说纷纭，莫衷一是，到目前尚没有达成一个统一的观点。国外医学界对骨关节结核的治愈标准也没有明确的界定。尽管如此，我们认为对于这一较为复杂疾病的治愈标准，应该和骨折的愈合标准一样，需要包括全身表现、局部表现、影像学表现及随诊情况。

1974年天津医院骨科的《临床骨科学2结核》中所阐述的治愈标准，被我国骨科界采用直到现在，该治愈标准为：①全身方面：一般健康状况较好，食欲尚佳，体温不高，红细胞沉降率正常或接近正常；②局部方面：局部不痛或基本上不痛，不肿、无脓肿、无窦道；③X线所见：软组织不肿，脓肿消失或钙化，死骨已被取、吸收或代替；④起床活动1年后，或参加工作半年后仍能保持以上3个条件者。

上述治愈标准较为全面、系统地对骨关节结核的疗效评价标准进行了表述，但因学科发展的历史限制，在现今临床的使用中仍觉不够完善。虽然目前尚无新的公认的疗效评价标准，但疗效评价应该由以下几个方面进行：①症状：包括全身结核中毒症状、营养状况等，局部肿胀、疼痛及畸形等。②体征：活动情况，脓肿、窦道及畸形情况等。③化验检查：如红细胞沉降率、血红蛋白等。④影像学评价：影像学评价是骨关节结核疗效评价体系中最重要的部分，在当时的情况下，仅能使用X线片来评价，而无CT、MRI的详尽观察。不同方位显示的重建CT，可清晰显示结核病变骨质破坏的类型（硬化抑或溶骨）、大小、范围，骨病灶愈合情况，是否有新的骨病灶形成；同时可以观察植骨的形态、位置（是否出现歪斜、塌陷、吸收）、骨面融合情况以及内固定物植入的方位。MRI可以显示结核病灶所致的椎体炎症反应的范围、病灶破坏情况、椎间盘破坏的情况，周围软组织的反应及是否被病灶侵蚀。增强MRI可清晰显示寒性脓肿的位置、大小、流注路径等。⑤随诊观察的情况：随诊观察疗效应该是疗效评价的一个方面，但起床活动被纳入治愈标准在现今已无意义。当初起床活动被纳入治愈标准是因当时条件所限，无可靠的内固定方法用于骨关节结核的治疗，故以卧床来完成制动的作用，在目前可靠内固定使用于骨关节结核治疗的情况下，大多数脊柱结核患者术后1个月左右即可下地活动，下地活动对疗效并无影响，因而在疗效评估体系中纳入起床活动并无多大意义。

总之，脊柱结核的治愈标准的尚无统一标准，笔者认为，客观的评价骨关节结核是否治愈，应根据患者症状和体征、实验室检查、影像学检查及远期随访进行综合判定。在没有统一治愈标准前，目前仍然暂时采用天津医院骨科的骨关节结核治愈的标准。

二、骨关节结核的术后未治愈

（一）术后未治愈的概念

骨关节结核手术治疗后，病灶一直处于活动

状态称为术后未治愈。结核未治愈的概念应该与骨折延迟不愈的概念相似，均有治愈时间的问题。如脊柱结核超短程化疗下，可于术后半年内治愈；传统治疗方法可以经 1.5～2 年治愈。疗程多久才能诊断为术后不愈目前尚无公认的标准，但术后无改变或加重者则应考虑为术后未治愈。

结核病是慢性消耗性的全身性疾病，由于结核分枝杆菌耐药性的产生及其他诸多的原因，患者接受规范的抗结核药物治疗及对有手术指征患者进行手术治疗 1～2 年后，全身或局部症状表现部分改善或无改善，甚至出现全身或局部症状加重，形成经久不愈的窦道及出现混合感染；影像学显示病灶中依然存在脓肿、死骨等，植骨无愈合表现；红细胞沉降率持续不正常等；将诊断为骨关节结核未愈。骨关节结核的未治愈一个越来越值得重视的问题。随着骨关节结核流行的加剧、各种手术治疗方式的开展及耐药菌株的增加，初治失败的病例不断增多。目前药物治疗联合手术治疗后，仍有 1.25%～25% 的结核病灶未治愈。

（二）术后未治愈的原因

骨关节结核治疗后未愈的原因很多，也很难具体化，未愈可能的原因主要有：

1. 耐药菌株的产生　外科医师对耐药结核病尚缺乏足够的重视、耐药菌监测手段的不得力是关键的原因。尽管术前抗结核药物治疗时间长，但患者症状改善不明显，甚至病情加重；手术中病灶清除彻底，术后用药规范而术后仍发现有植骨吸收、内固定失败、病灶不愈时，必须考虑到是否为耐药的骨关节结核。

2. 围手术期化疗不正规　手术前后合理化疗是取得良好疗效、避免失败的极其重要因素；术前抗结核治疗时间不够、用药不规范等容易导致手术失败，特别是术前结核发展很快，伴有发热、脓肿迅速增大、红细胞沉降率快，在此情况下急于手术很容易失败。

3. 病灶清除不彻底　尤其在病灶范围广、多节段病变的病例，非常容易出现病灶清除不彻底。术中彻底清除病灶是防止手术失败的关键。造成病灶清除不彻底的原因包括麻醉不充分，肌肉紧张，影响手术者的操作和病灶的暴露；术中遗留死骨、脓肿、干酪样物质及含有病灶的硬化骨等结核物质；多发病灶除了主要病灶外，还有影像学资料显示的次要病灶，如有的骨空洞凹凸不平、弯弯曲曲，脓肿是多房的或有分层，像老鼠洞似的四通八达，如不耐心细找，就有遗漏的可能；病灶清除后骨创面的渗血，原脓肿壁的渗出液，若不能及时引流出来，将成新的感染源。

4. 手术时机不当　手术时机选择不当是治疗失败、疾病恶化、结核播散甚至截瘫发生的重要原因。脊柱结核手术治疗的主要目的是清除病灶内不可逆的病变，改善血运，提高局部的药物浓度和组织的修复力，解除脊髓压迫，重建脊柱稳定性，防止畸形，缩短疗程。有手术适应证者并不能立即进行手术，还应考虑有无禁忌证及患者对手术创伤的承受力。这就要选择适当的手术时机，保证手术发挥最佳效果，将不良后果降到最小。

5. 自身营养不良等　年龄较大，营养状况较差，贫血、血浆蛋白低或心、肺、肝、肾功能不全等，都可导致骨关节结核术后不愈。金格勒等研究表明，患者由于经济条件差或饮食异常可导致营养状况差，术后不愈概率较高。

6. 医源性加重创伤和扩大骨质缺损　过多地切除可以保留的骨关节的骨性结构，常不利于骨关节结核病变的修复与重建，不能缩短治疗的疗程。

（三）术后未治愈的处理

越来越多的耐药菌株的出现给我们的治疗带来了新的挑战，这就要求我们更加重视规范化的、合理的、全程督导的药物治疗，同时加强脊柱结核的实验室快速诊断、药敏试验和鉴定技术的研究及应用，尽量减少导致骨关节结核的术后不愈的因素。减少骨关节结核未治愈的主要措施有：

1. 筛选敏感的抗结核药物　一旦怀疑耐药病例，应尽可能地在手术前进行病灶脓肿穿刺活检，进行脓液结核分枝杆菌培养、菌型鉴定、药敏试验及耐药基因检测。只有准确、及时地进行结核分枝杆菌耐药检测，才能更早发现耐药病例，选择敏感的抗结核药物，更准确、更早地实施有效的个体化药物治疗。

2. 围手术期规范的化疗　手术前后合理化疗是取得良好疗效、避免失败的重要环节，术前根据药敏试验，合理选择一、二线抗结核药物，并联合左氧氟沙星（0.4g/d）制定化疗方案，确保至少 4 种以上有效的化疗药物，术前持续化疗 2～4 周。术前尽可能控制结核中毒症状，红细胞沉降率有所下降或降至 40mm/h。术后坚持 3～4 联抗结核药物联合、规律、全程抗结核治疗，确保足够的疗程。

3. 彻底清除病灶的手术　传统理论的病灶组织包括寒性脓肿、脓苔、结核肉芽组织、干酪样物质、死骨、坏死的椎间盘。除此之外，还有既往未被认识的"病灶"，包括近年通过影像学、药代动力学、细菌学、组织病理学研究发现的硬化壁、多发空洞、病变性骨桥等，亦是病灶组织的一部分，彻底病灶清除术应将其一并清除。在行彻底病灶清除术时，既要全部干净地清除传统的病灶组织，又要一丝不苟地清除硬化壁、多发空洞、病变性骨桥。只有这样，才能实现病灶的彻底清除。

在病灶的彻底清除中，应正确处理"彻底"与骨质保留的关系。脊柱结核从病灶从中心病灶到外围是一个移行区，病灶的外周是病变程度不等的炎症反应区，病椎少有正常骨。术中应清除病灶与病灶移行区的"反应骨"，而正常的椎间盘保留，即便遇到骨性终板剩余数毫米的厚度或出现些许的终板骨缺损使软骨板外露，其终板骨质和椎间盘仍需要保留；这样病灶清除后残留的是不同节段的多个小缺损，而每个小缺损区分别植骨后能够在短期内尽快愈合。另外，决不能为了保留多余骨质而遗留病灶靠抗结核药物治疗，这样必将造成疗程延长或病灶经久不愈、复发。对于病灶清除不彻底造成骨关节结核复发的再治疗要根据患者的症状、体征、影像学检查等综合考虑，决定治疗方案。

4. 手术时机的正确选择 为确保手术成功、减少术后并发症的产生，在手术时机选择和术中、术后应注意以下几点：①结核感染的早期，病灶周围组织水肿大量渗出，细菌增殖，机体的免疫力和药物不足以控制病情，此时不易进行手术；②增加患者的全身营养状况，为确保术后顺利恢复，尽可能让患者血红蛋白达到正常或接近正常范围；③术前抗结核治疗2～4周，确保足够手术时足够的抗结核药物浓度；④加强营养支持：结核病为一种消耗性疾病，特别是结核中毒症状重的患者常有低热、盗汗、食欲缺乏，这些严重影响到患者的治疗和恢复。因此，在治疗此类疾病时，需要充分地营养物质补充，特别是手术治疗的患者，手术后机体损耗加大，身体更加虚弱，如何顺利度过围手术期对患者的痊愈尤为重要。通过术前、术后护理干预、饮食的宣教指导及必要时的静脉途径增加营养供给，能够有效维持患者的体重和血浆清蛋白浓度，减少伤口渗出，更快降低红细胞沉降率，有利于患者术后恢复。营养支持不仅可以补充消耗掉的营养物质，还可以为机体损伤部位的修复提供必要的原料，同时还可以提高人体免疫力，加强人体对外界致病微生物的防御力，有利于病变的痊愈。

三、骨关节结核的复发

（一）复发的概念

天津医院的定义：病变一度治愈，以后因各种原因病变又重新活动起来。由于椎体结核的病程很长，进展缓慢，治愈时间必须在1年以上，才能叫复发。治愈时间不足一年的，应该认为病变未治愈，不能叫复发。复发应包括下述三种情况，即结核病变死灰复燃；混合感染病例化脓性炎症复燃；在原病灶附近又发生新的结核病灶。

（二）复发的原因

骨关节结核治疗后复发原因非常复杂，常是多因素而非单一因素作用的结果，但多因素中一般总有起最主要作用的危险因素。最常见的复发的因素如下。

1. 患者自身抵抗力的下降，病灶死灰复燃 随着人体免疫系统缺陷性疾病的不断增加，人体免疫系统以及免疫机制的完整性破坏，从而导致人体抵抗力不断下降。免疫系统疾病者容易患结核病，一旦感染，结核分枝杆菌再感染机会不断增加。骨关节结核本身是一种慢性消耗性疾病，发病过程中患者的抵抗力不断下降，如进行有创的手术治疗后，患者抵抗力再次继续下降，从而增加了免疫系统缺陷疾病患者的感染率，骨关节结核治疗后的复发率大大增加，对其再次治疗也是一个难题。

2. 再次结核分枝杆菌感染 结核分枝杆菌的生物学特性表明，结核分枝杆菌具有顽强的生命力和抵抗力，随时可能再次攻击机体，结核分枝杆菌再次感染也导致骨关节结核复发的因素之一。主要表现：患者自身患有免疫系统性疾病或免疫力低下，接触传染性极强的其他结核患者，病变或其他部位肺外结核未杀死或活动性增强；耐药性的产生，也可导致结核分枝杆菌菌株再感染。总之，结合结核分枝杆菌的自身生物学特性、患者自身体质以及医者的治疗理念等引起再次结核分枝杆菌感因素是多元化的。

3. 病灶残留 对于骨关节结核的结核病灶清除术，以往主要强调对脓液、干酪组织、死骨、肉芽等的清除，而对硬化骨的清除不多。其实，硬化骨可能含有较多静止的结核分枝杆菌，以及病灶部位本身存在静止的结核分枝杆菌菌群，如不彻底清除、术后化疗不规范、患者抗力下降、固定松动等各种因素的影响下，部分或全部静止的菌群就会复燃，可能成为术后复发的根源。

4. 脊柱稳定性严重破坏、局部环境不稳定 脊柱结核椎体破坏，病灶清除后椎体缺损加大都会导致脊柱的不稳，脊柱的稳定常影响病变的稳定与修复，造成病变的恶化或复发，甚至导致截瘫的发生；术后内固定物松动或断裂，其原因为脊柱结核大多累及两个或两个以上椎体，尤其当椎体破坏严重时前路内固定物承受的压缩力矩增大，特别是钢板跨越两个椎间隙时易发生断裂与松动。手术中对病椎切除不彻底，将内固定物置于骨质疏松的病椎上，内固定物的固定作用不坚强而术后未保护或早期负重，导致术后内固定物的松动与断裂。耐药性的产生与不规范化疗也可能是内固定物松动的原因。

5. 伴有其他部位结核的影响 复杂性脊柱结核常合并其他部位，其他脏器的结核感染，其他脏器结核未能获得有效的彻底治疗时，不仅在一定程度上影响手术疗效，而且也增加了术后的再感染率，容易导致治疗后复发。

（三）复发的处理

由于骨关节结核复发是一个多因素参与的过程，对于复发后的处理也要从不同的角度去考虑。

1. 药物敏感性测定显得更为重要 随着结核分枝杆菌耐药菌株的出现，尤其是耐多药结核分枝杆菌的迅速传播，不仅全球结核病疫情出现了急剧恶化，也是导致骨关节结核复发的重要因素。快速、准确地检测结核分枝杆菌的耐药性（药物敏感性检测技术），可以指导术前、术后临床合理用药，促进骨关节结核的治愈，防止耐药菌株的出现，对减少骨关节结核的复发有重要意义。耐药菌株的产生是骨关节结核的治疗和预防复发难题，药物敏感性测定是解决其有效的办法，也对复发性耐药菌株的治疗提供指导作用。

2. 重新规范的抗结核药物治疗 全身抗结核药物治疗是脊柱结核治疗的根本。骨关节结核术后复发与是否正规化疗有重要的关系，药物治疗应始终贯穿于治疗的全过程。Kirkman 等根据结核分枝杆菌代谢情况，将结核分枝杆菌分为快速繁殖菌、间歇繁殖菌、慢速繁殖菌和完全休眠菌 4个菌群。许建中等认为目前耐多药结核或超耐药结核分枝杆菌的出现给我们敲响了警钟，经验性的标准治疗方案对于耐药结核并不合适，建议对

脊柱结核患者进行药敏试验，根据药敏试验结果选用二线药物并制定个体化的化疗方案，尽早发现并开展有效治疗是治疗耐药结核的关键。

3. 有手术指征的骨关节结核需要再次手术治疗 针对脊柱结核术后复发再手术患者，应充分重视再手术治疗的难度及手术的重要性，详细分析复发的相关危险因素。制定脊柱结核治疗方案时要有预见性，强调营养支持为治疗基础，强化抗结核药物为治疗前提，个体化手术为治疗根本的原则。骨关节结核再次手术治疗的适应证，除了具有骨关节结核的手术适应证外，还应该包括植骨块吸收、塌陷、移位且导致畸形严重；内固定松动、断裂且病灶未愈等。

4. 更为严格的术后随诊及治疗督导 通过对骨关节结核复发原因的分析，术后治疗督导及随访显得更为重要。术后定期随访，了解患者病情变化和指导患者定期复查相关实验室检查、影像学检查，有利于减少和预防骨关节结核有效措施。药物治疗贯穿骨关节结核治疗的全过程，由于患者对结核病治疗的不了解甚至误解，在骨关节结核术后，患者自认为已痊愈，有的不规律执行术后化疗方案，有的甚至停止用药，因此，必须严格的督导术后骨关节结核的治疗，这是防止复发的关键步骤。

总之，骨关节结核复发的因素是综合性的。外科医师既要重视手术治疗的技巧，也要重视正规、有效的围手术期药物化疗和全身状的调理，尽量减少未愈和复发。

四、骨关节结核的预后

骨关节结核的预后取决于多方面的因素，如患者年龄、发病部位、病变类型、有无其他脏器结核病和疾病、机体健康及营养状况、确诊时间和治疗情况以及治疗的随访。在抗结核药物应用于临床之前，骨关节结核的预后差，死亡率也高。随着近代抗结核药物应用于临床以及病灶清除手术的开展，使得骨关节结核的疗效与预后有了极大的进展。在此期间早期诊断、及时合理的综合治疗是提高骨关节结核预后的关键。早期关节单纯性结核如能治愈，可避免形成全关节结核，可最大限度地保护关节功能，获得较好的治疗效果。

方先之教授曾报道，采用病灶清除疗法，髋、膝及肘关节结核的治愈率已提高到90%以上，治疗的时间也突出地由数年缩短到几个月。中外学

者公认最不易治愈的脊柱结核包括合并截瘫也能在1年内痊愈。不但治愈率提高了很多，疗程也大为缩短，而且还成功地挽救了许多关节，从而减少了发育障碍和残疾。同时亦说明病灶清除不够彻底时，治愈率也必然会相应降低。采用病灶清除疗法处理髋关节结核，可以达到从来未达到过的治愈率。单纯滑膜结核治愈率达到100%；单纯骨结核达到83.3%；轻型全关节结核达到91.0%～94.5%；破坏严重的全关节结核达到88.10%～95.15%；合并继发感染的全关节结核达到100%；平均总治愈率为95.13%。

总之，随着抗结核治疗方案的不断完善和进行性病灶清除手术等各种手术，骨关节结核的治愈率明显提高，早期治疗可以达到控制结核分枝杆菌对骨关节的破坏。骨关节结核发展极快，如不早期发现、积极治疗，其预后不佳，极少有骨关节结核能够自愈。

（施建党 郑建平 王 骞）

参 考 文 献

[1] 方先之，陶甫，尚天裕，等. 骨关节结核病灶清除疗法：941例临床报告（节选）[J]. 中华外科杂志，2005，36（12）：830-832.

[2] World Health Organization. WHO report 2008: Global tuberculosis control: surveillance, planning, financing[R]. Geneva: World Health Organization, 2008.

[3] 施建党，王自立，耿广起，等. 手术并超短程化疗治疗脊柱结核的5年以上疗效观察[J]. 中国脊柱脊髓杂志，2013，23（6）：481-484.

[4] 张光铂. 提高对耐多药脊柱结核的认识[J]. 中国脊柱脊髓杂志，2009，19（11）：801.

[5] 侯树勋，邱贵兴，陈仲强，等. 脊柱外科学[M]. 北京：人民军医出版社，2005：1173-1182.

[6] TULI S M. Historical aspects of Pott's disease（spinal tuberculosis）management[J]. Eur Spine J, 2013, 22 Suppl 4: S529-S538.

[7] 方先之. 骨关节结核病灶清除疗法（941例临床报告）[J]. 中华外科杂志，1957，5：90.

[8] 王福寰，王怡，张德森，等. 近20年脊柱结核外科治疗的进展与存在的问题（附10531例分析与观察）[J]. 中华骨科杂志，1991，11：360-363.

[9] 王自立，杨伟宇，金卫东，等. 病变椎体部分切除、髂骨植骨及内固定术治疗脊柱结核[J]. 中国脊柱脊髓杂志，2004，14（12）：716-719.

[10] 天津医院骨科. 临床骨科学2结核[M]. 北京：人民卫生出版社，1974：214.

[11] SHI J D, WANG Q, WANG Z L. Primary issues in the selection of surgical procedures for thoracic and lumbar spinal tuberculosis[J].Orthop Surg, 2014, 6（4）：259-268.

[12] JIN W, WANG Q, WANG Z, et al. Complete debridement for treatment of thoracolumbar spinal tuberculosis: a clinical curative effect observation[J]. Spine J, 2014, 14（6）：964-970.

[13] WANG Z, WU Q, GENG G. Anterior debridement and bone grafting with posterior single-segment internal fixation for the treatment of mono-segmental spinal tuberculosis[J]. Injury, 2013, 44（2）：253-257.

[14] SEDDON H J. Pott's paraplegia-prognosis and treatment[J]. Br J Surg, 1935, 22: 769-799.

[15] 马远征，王自立，金大地，等. 脊柱结核[M]. 北京：人民卫生出版社，2013.

[16] HODGSON A R, SKINSNES O K, LEONG C Y. The pathogenesis of Pott's paraplegia[J]. J Bone Joint Surg Am, 1967, 49（6）：1147-1156.

[17] 秦世炳，董伟杰，兰汀隆，等. 128例脊柱结核耐药患者的临床分析[J]. 中国防痨杂志，2013，35（5）：299-304.

[18] 郝定均，郭华，许正伟，等. 腰骶段脊柱结核的手术治疗[J]. 中国脊柱脊髓杂志，2010，20（10）：806-810.

[19] ZHANG H Q, LIN M Z, LI J S, et al. One-stage posterior debridement, transforaminal lumbar interbody fusion and instrumentation in treatment of lumbar spinal tuberculosis: a retrospective case series[J]. Arch Orthop Trauma Surg, 2013, 133（3）：333-341.

[20] WANG Z L, WU Q, GENG G. Anterior debridement and bone grafting with posterior single-segment internal fixation for the treatment of mono-segmental spinal tuberculosis[J].Injury, 2013, 44（2）：253-257.

第十四章

泌尿系统结核病的外科治疗

第一节 概 述

泌尿系结核是全身性疾病,故须重视全身的治疗,包括营养、环境、休息、医疗体育等。现代化学治疗的进展使泌尿系结核的治疗原则有所改变,目前以药物治疗为主,配合必要的手术治疗。早期泌尿系结核病变较轻,范围局限,在正确使用抗结核药物治疗后多能治愈。只有在肾脏破坏严重或泌尿系统有严重并发症,如输尿管狭窄、膀胱结核性挛缩伴对侧肾积水时,才需要手术治疗。手术旨在去除不可修复的破坏病灶,解除梗阻,抢救肾功能。

(朱同玉 包 娟 陈其亮 朱益军)

第二节 泌尿系统结核病外科相关检查技术

膀胱镜检查

(一)概述

膀胱镜检查(cystoscopy,图 14-1)是诊断结核性膀胱炎或者膀胱结核的重要方法。早期输尿管口周围有水肿、充血和结核结节,逐渐蔓延到三角区和对侧输尿管口,甚至到全膀胱。结核结节破溃,形成肉芽创面,有坏死、出血。病变黏膜与正常膀胱黏膜之间有明显界线。

(二)手术适应证

1. 作诊断用 通过检查内镜可以观察到膀胱内情况;可向输尿管插入细长的输尿管导管至肾盂,分别搜集尿液,进行常规检查和培养;静脉注入靛胭脂溶液,观察两侧输尿管的排蓝时间,可以分别估计两侧肾功能(正常注药后 5～10 分钟排蓝);经导管向肾盂或输尿管注入 12.5% 碘化钠造影剂,施行逆行肾盂造影术,可以了解肾、肾盂和输尿管的情况。

2. 作治疗用 如膀胱内有出血点或乳头状瘤,可通过膀胱镜用电灼器治疗;膀胱内结石可用碎石器来碎后冲洗出来;膀胱内小异物和病变组织可用异物钳或活组织钳取出;输尿管口狭窄,可通过膀胱镜用剪开器剪开(或用扩张器进行扩张)。

(三)手术禁忌证

1. 尿道、膀胱处于急性炎症期不宜进行检查,因可导致炎症扩散,而且膀胱的急性炎症充血,还可使病变分辨不清。

2. 膀胱容量过小,在 60ml 以下者,说明病变严重,患者多不能耐受这一检查,也容易导致膀胱破裂。

3. 包茎、尿道狭窄、尿道内结石嵌顿等,无法插入膀胱镜者。

4. 骨关节畸形不能采取截石体位者。

5. 妇女月经期或妊娠 3 个月以上。

6. 肾功能严重减退而有尿毒症征象、高血压而且心脏功能不佳者。

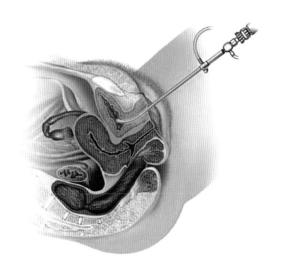

图 14-1 **膀胱镜检查**

（四）术前准备

1. 膀胱镜消毒 可用40%甲醛溶液（福尔马林）的蒸气密闭蒸熏20分钟或用10%甲醛溶液浸泡20分钟。膀胱镜不能用煮沸法、酒精、0.1%苯扎溴铵（新洁而灭）浸泡法进行消毒，以免损坏膀胱内镜。

2. 术者准备 洗手、穿消毒衣、戴灭菌手套。应重视无菌操作原则，以免引起医源性泌尿系感染等并发症。

3. 患者准备 让患者排空膀胱，取截石位。外阴部用肥皂水、无菌盐水和新洁尔灭溶液消毒。铺消毒洞巾，露出尿道口。

4. 麻醉 男性用1%丁卡因5～10ml注入尿道，保留10分钟；女性用棉签蘸1%地卡因留置尿道内10分钟，即达到麻醉目的。必要时可用鞍麻或骶管阻滞麻醉。

（五）手术方法

1. 器械准备 取出消毒好的内镜和各种器械，用无菌盐水洗净内镜上的消毒溶液。检查内镜目镜和物镜是否清晰，调节镜灯高度，在镜鞘外面涂以灭菌甘油以利滑润。液体石蜡在盐水中会形成油珠，使视野不清，影响检查，不可使用，预先将输尿管导管插入输尿管插管窥镜备用。

2. 插入膀胱镜 男性患者在插膀胱镜前，探查尿道是否正常或有无狭窄，然后换用内镜慢慢沿尿道前壁推至尿道膜部，遇有阻力时，可稍待片刻，等尿道括约肌松弛即能顺利进入膀胱。插入时切忌使用暴力，以免损伤尿道，形成假道。女性患者容易插入，但应注意内镜不得插入过深，以免损伤膀胱。如所用为凹型镜鞘，需将膀胱镜旋转180°。

3. 检查膀胱、输尿管 检查内镜插入膀胱后，将镜芯抽出，测定残余尿量。如尿液浑浊（严重血尿、脓尿或乳糜尿），应反复冲洗至回液清晰后，换入检查内镜。将生理盐水灌入膀胱，使其逐渐充盈，以不引起患者有膀胱胀感为度（一般约为300ml）。将内镜缓慢向外抽出，看到膀胱颈缘为止。在膀胱颈缘的两下角处将内镜推入2～3cm，即可看到输尿管间嵴。在时钟5点到7点的方位、输尿管间嵴的两端，可找到两侧输尿管口。如细心观察，可见管口有蠕动排尿、排血或排乳糜现象。最后，应系统、全面、由深至浅地检查全部膀胱，以免遗漏。

如需作输尿管插管，应调换输尿管插管窥镜，将4～6号输尿管导管插入输尿管口，直至肾盂，一般深达25～27cm。输尿管后端应做记号，以辨别左、右。如输尿管口有炎症、充血不能辨清时，可静脉注入靛胭脂溶液，利用输尿管口排蓝引导插管。

膀胱镜检查以及输尿管导管插完以后，将输尿管导管再插入膀胱一段，然后退出膀胱镜，用胶布将输尿管导管固定于外阴，以免脱出。膀胱内操作动作必须轻柔，检查时间不应超过30分钟。

4. 尿液检查 收集输尿管导管导出的尿作常规检查，必要时还可作细菌检查和培养。当由导管持续滴尿较快，如用注射器自导管吸尿，一次可吸出10～20ml以上时，应怀疑有肾盂积水。

5. 肾功能检查 如在膀胱镜检查中未作靛胭脂试验而又需作分侧肾功能检查时，应按规定剂量静脉注射酚红或靛胭脂，分别观察两侧肾盂导出的尿内出现颜色时间和浓缩时间。

6. 逆行肾盂造影 将输尿管导管连接注射器，注入造影剂进行肾盂造影，常用造影剂为12.5%碘化钠溶液，每侧注入5～10ml，注入应缓慢而不可用力，患者有腰痛时应立即停止并维持压力。

（六）术后处理

1. 膀胱镜检查后常有血尿发生，为术中损伤黏膜所致，一般3～5天后即止。

2. 术后尿道灼痛，可让患者多饮水利尿，并给止痛剂，1～2天后即能转轻。

3. 如无菌操作不严密，术后将发生尿路感染、发热及腰痛，应用抗生素控制。

4. 膀胱镜检查后，必须把检查所见填表记录。

（七）注意事项

在急性膀胱炎时，忌行膀胱镜检查。急性膀胱炎检查，除根据病史及体征外，需做中段尿液检查。尿液中有脓细胞和红细胞。为及时治疗，可先将尿涂片行革兰氏染色检查，初步明确细菌的性质，同时行细菌培养、菌落计数和抗生素敏感试验，为以后治疗提供更准确的依据。血液中白细胞升高。

1. 需向患者解释做膀胱镜手术的目的、方法及风险。

2. 膀胱镜手术对结核性膀胱炎的诊断意义大于治疗意义。

3. 有时诊断结核性膀胱炎需要多次膀胱镜检查。

4. 除了膀胱镜检查外，还有其他诊断结核性膀胱炎的方法，如尿沉渣检查结核分枝杆菌等。

（朱同玉 包 娟 陈其亮 朱益军）

第三节　肾结核的外科治疗

一、概述

肾结核（tuberculosis of kidney）在泌尿生殖系结核中占有重要地位，泌尿生殖系其他器官结核大多继发于肾结核。因此，既要把泌尿生殖系结核作为全身结核病的一部分，也要把泌尿生殖系某一器官结核作为整个系统结核病的一部分。结核分枝杆菌侵入肾脏，首先在双肾毛细血管丛形成病灶，但不产生临床症状，多数病灶由于机体抵抗力增强而痊愈，此时称为病理性肾结核。如侵入肾脏的结核分枝杆菌数量多、毒性强、机体抵抗力低下，则可侵入肾髓质及肾乳头，产生临床症状，此时称为临床肾结核。肾结核是全身结核病的一部分，绝大多数继发于肺结核。随着我国人们生活质量的提高、健康意识的增强以及肺结核的积极防治，发病数正逐年减少。但值得注意的是，肾结核多在肺结核发生或恢复相当长时间后才出现症状，而且部分结核患者又不能坚持长期治疗，以及常用抗结核药物的耐药菌株增加，肾结核在目前仍不少见。

二、流行病学

结核病为全球性疾病。据统计全世界每年800万～1 000万例新患者被感染，近300万人死亡。在发病率高、人口稠密的地区，成年人近半数被感染。发达国家8%～10%肺结核患者发展为肾结核，而发展中国家15%～20%肺结核患者发展为肾结核。临床统计，肺结核患者中1%～4%并发肾结核。据北京医学院等于中华人民共和国成立初期的统计，肾结核在泌尿外科住院患者中约占16.3%，居第1位，近年统计已降至10%以下。在一般人尸检中泌尿系结核占1%～3%，结核病死亡尸检中肾结核占16.2%～26%。有报道20%的病例是在结核以外的手术或尸检时被发现的。肾结核发病年龄与肺结核相近，男女比例约为2:1，我国1 820例肾结核患者中，最常见者在20～40岁，占66.3%。儿童发病大部分在10岁以上，婴幼儿罕见。上述病例中，男性占62.4%，女性占37.6%。

三、临床表现及体征

（一）临床表现

早期常无明显症状，尿路造影也无异常，唯一重要的阳性发现只是尿内有少量红细胞和脓细胞，此时尿内可查到结核分枝杆菌。随着病情的发展，可出现下列症状：

1. 膀胱刺激征　这是肾结核的典型症状。约80%患者尿频，从3～5次/d逐渐增多至10～20次/d，这是由于含有结核分枝杆菌的脓尿刺激膀胱黏膜或黏膜溃疡所致。晚期膀胱挛缩、容量很少，每天排尿次数可达数十次，甚至呈尿失禁现象。在尿失禁的同时有尿急、尿痛。

2. 血尿　这是肾结核的另一重要症状，发生率约70%。一般与尿频、尿急、尿痛等症状同时出现，多为终末血尿，严重时有血块，是由于膀胱结核性炎症、溃疡在排尿时膀胱收缩所致出血。如在膀胱病变之前，肾脏结核出血，则表现为无痛性全程血尿。

3. 脓尿　发生率约20%。尿液中有大量脓细胞，也可混有干酪样物质。严重者呈米汤样，也可为脓血尿。

4. 腰痛　发生率约10%。早期一般无腰痛，但晚期结核性脓肾可出现腰痛。如对侧肾积水，则可出现对侧腰痛。少数患者可因血块或脓块堵塞输尿管而引起肾绞痛。

5. 全身症状　临床肾结核在早期仅有尿的改变，因此只在健康检查或因其他疾病检查尿时，才发现尿有微量蛋白和少量白细胞，并可查出结核分枝杆菌。再经一段时间就出现典型的临床表现。

（1）下尿路症状：表现为尿频、尿痛、尿急膀胱刺激症状，对一般抗生素治疗反应不好。尿频往往最早出现，开始时夜间更著，排尿次数由正常的每天4～5次增加到7～8次，乃至10余次。排尿时尿道伴有灼热感或疼痛。有的在排尿之后仍有尿不净的感觉。同时可有尿急。膀胱挛缩造成的容量减少可使每日的排尿次数多达几十次甚至上百次，更甚者可有尿失禁出现。

（2）血尿：常因膀胱结核性溃疡出血引起，多为终末血尿，有时亦可表现为全程血尿，但在排尿终末时加重。肾结核性病变可引起全程血尿，血块通过输尿管可引起绞痛，这种情况少见。肾结核的血尿多数在下尿路发生后出现，偶有以血尿为初发症状者。

（3）脓尿：肾结核患者均有，由于其他症状更为明显，在肾脏破坏严重引起结核性肾积脓或有肾周围炎时，积水达到一定程度可以有腰痛出现。

（4）肾脏肿大并有明显肾积水的病例，很少在就诊前被当作为肿物而发现的。

（5）严重双肾结核和一侧肾结核对侧肾积水患者常瘦弱，伴有贫血、水肿、食欲缺乏、恶心、呕吐等慢性肾衰竭症状，亦有突然发生急性无尿者。

6. 肾结核患者可合并有肺结核、骨关节结核、淋巴结结核、腹膜结核等。在男性患者常合并附睾结核、阴囊寒性脓肿、窦道等。有的病例亦可引起继发性高血压。

7. 发生一侧肾结核、对侧肾积水时，患者可有贫血、水肿、酸中毒等肾功能减退的表现，甚至突然出现急性无尿。在上腹部可出现肿块和轻度腰痛。少数病例可出现膀胱尿反流症状，使积水侧肾区胀痛，甚至可分成两段排尿，第一部分尿为膀胱尿，随后排出肾、输尿管积水的尿，此种现象是肾结核对侧肾积水患者所特有的症状。

（二）发病机制

人类很容易被结核分枝杆菌感染，但人体对感染的反应一方面取决于细菌的数量与毒力的大小，另一方面很大程度上取决于免疫力的强弱。因此，患者被结核分枝杆菌感染后的反应与以往是否有过感染及由感染引起的免疫反应有关。第1次感染称原发感染或初次感染；在体内已建立免疫反应或迟发性过敏反应后发生的感染称为原发后感染（post-primary infection）或再感染，两者在体内的反应是不相同的。一般在初次结核感染3～4周后，随着体内细胞免疫或迟发性过敏反应的建立，早期的非特异性炎症反应被肉芽肿性结核结节所取代，结节主要由淋巴细胞、巨噬细胞组成，中心常有干酪样坏死，此时90%的患者感染被控制，播散被遏制。这类患者虽被结核分枝杆菌感染，但由于免疫力较强，未发展成结核病，临床也无表现，只有少数小儿及免疫力低下的成人可直接由原发感染发展成结核病。

至于原发后感染或再感染，多见于原发感染灶已消退、细胞免疫已建成但体内又重新出现结核。现在多认为这类感染为早期原发感染播散时留下病灶的重新复发，即为内源性再感染。据报道，约5%的患者于原发感染2～5年后肺部出现结核；另有约5%的患者则于原发感染后10～20年或更长时间始出现其他肺外结核如肾结核、骨关节结核和淋巴结结核等临床症状。由于机体已感染致敏，并已具有细胞免疫的功能，故能限制感染的播散，但组织破坏则较显著，与原发感染有着显著的差别。

肾结核几乎都继发于肺结核感染，也偶见继发于骨关节、淋巴及肠结核。结核分枝杆菌到达肾脏的途径有4种，即经血液、尿路、淋巴管和直接蔓延。后两种径路的感染比较少见，只在特殊情况下发生。经尿路感染也只是结核病在泌尿系统的一种蔓延，不是结核分枝杆菌在泌尿系统最初引起感染的途径。结核分枝杆菌经血行到达肾脏，是已被公认的最主要和最常见的感染途径；而肾结核的血行感染以双侧同时感染机会较多，但在病情发展过程中，一侧病变可能表现严重，而对侧病变发展缓慢。如果患者抵抗力降低，病情迅速发展，可能表现为双侧肾脏严重病变。病理检查证明80%以上的病例是双侧感染。但实际上因大多数患者对侧轻度病变能自行愈合，所以临床上所见的肾结核多以单侧为主，占85%以上，而双侧肾结核在临床上约占10%。

肾结核主要病理变化为肾皮质的阻塞性缺血性萎缩，肾髓质的干酪样坏死空洞形成及尿路的纤维化和梗阻。

结核分枝杆菌经血行到达肾脏后进入肾小球毛细血管丛中，若患者免疫力强、菌量少、毒力弱，则病变局限于肾皮质内，形成多个小肉芽肿，多数可全部自愈；若患者免疫力低下、菌量大、毒力强，则结核分枝杆菌到达肾髓质和乳头，病变进行性发展，结核结节彼此融合、坏死，形成干酪样病变，后者液化后排入肾盏形成空洞，则罕有自行愈合者。肾盂、肾盏黏膜上的结核可在肾内经淋巴、血行或直接蔓延累及全肾或播散于肾脏其他部位。若肾盏纤维化狭窄，可形成局限性闭合性脓肿。肾盂结核性纤维化造成梗阻时，可使肾脏病变加速发展，成为无功能的结核性脓肾。肾结核病变扩展至肾周围时，可发生结核性肾周围炎或肾周寒性脓肿，甚至发生结核性窦道或瘘管形成。

肾结核的另一病理特点为纤维化和钙化，血管周围纤维化使肾内动脉狭窄，内膜增厚，动脉管腔狭窄而导致肾皮质萎缩，称为"梗阻性肾皮质萎缩"，此为肾结核肾皮质的主要病理改变。肾盏、肾盂和输尿管结核病变纤维化，可使管腔狭窄甚至完全梗阻。晚期肾结核可形成钙化，先出现于空洞边缘，呈斑点状。脓肾可形成特有的贝壳样钙化。如患侧输尿管完全梗阻，则来自肾脏的结核性尿液不能流入膀胱，膀胱结核可好转甚至愈合，临床症状完全消失，称为"肾自截"，多在体检超声或腹部X线片偶然发现。此时，肾脏内的干酪样组织内仍可有存活的结核分枝杆菌长期存在，故亦应摘除病肾。

结核分枝杆菌可经肾脏下传至输尿管，侵犯输尿管黏膜、黏膜固有层及肌层。结核结节于黏膜上形成表浅潜行的溃疡，其基底为肉芽组织，可发生明显的纤维化而使输尿管增粗、变硬，形成僵直的条索，管腔节段性狭窄甚至完全闭塞。输尿管狭窄多见于输尿管膀胱连接部的膀胱壁段，其次为肾盂输尿管连接部，中段者少见。

膀胱结核继发于肾结核，最初结核结节出现在患侧输尿管口附近，然后向其他部位扩散，蔓延至三角区及整个膀胱。结核结节呈浅黄色粟粒样，可相互融合，坏死后形成溃疡。溃疡病变侵及肌层，发生严重纤维组织增生和瘢痕收缩，使膀胱容量变小，达到50ml以下，称为"挛缩膀胱"。膀胱纤维组织增生，可使输尿管口狭窄或闭合不全，形成洞穴状。两者可因梗阻或排尿时尿液向输尿管反流，致使肾积水；闭合不全还可使膀胱内感染的尿液上行感染对侧肾脏。膀胱病变严重、溃疡深在时，可穿透膀胱壁，向阴道或直肠内穿孔形成膀胱阴道瘘或膀胱直肠瘘。

肾结核男性患者中50%～70%合并生殖系结核病。男性生殖系结核虽主要从前列腺和精囊开始，但临床最明显的为附睾结核。在并发生殖系结核的肾结核患者中，约40%患者附睾结核出现在肾结核之前或与之同时出现。尿道结核主要病理改变为溃疡和狭窄，引起排尿困难和尿道瘘并可加重肾脏损害。

四、辅助检查

（一）实验室检查

典型的肾结核尿液浑浊如米汤样，尿中可混有血液，呈酸性反应，蛋白阳性，镜下可见多量白细胞和红细胞。结核分枝杆菌培养在诊断中占有重要意义，必要时可同时做药敏试验。尿沉淀涂片抗酸染色可查出结核分枝杆菌，清晨第一次尿的检查阳性率最高，与留24小时尿检查结核分枝杆菌结果相似。因肾结核的结核分枝杆菌常间断、少量排出，检查应连续进行3次，标本收集后应立即送检。有条件时可行豚鼠接种，阳性率可达90%。尿液中除了结核分枝杆菌之外，还有包皮垢杆菌、枯草分枝杆菌等存在，故对尿液中抗酸杆菌的阳性结果，应结合患者当时的临床表现、影像学资料及尿液常规检查等综合考虑。

（二）X线检查

包括泌尿系X线片、静脉尿路造影（IVU）或逆行性尿路造影、肾穿刺造影、膀胱造影等。通过检查可以确定病变部位、范围、程度及对侧肾脏情况。

1. 泌尿系X线片 全肾广泛钙化时，一般可诊断为肾结核，局限的钙化应与结石和肿瘤钙化相鉴别。肾结核在泌尿系X线片上有时可见到肾蒂结核、淋巴结钙化或腹腔内钙化淋巴结的阴影。必要时应行肺部和脊柱X线检查，以排除同时存在的结核病灶（图14-2）。

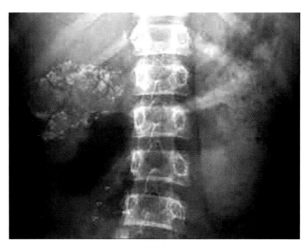

图14-2 **全肾广泛钙化**

2. IVU 对肾结核的诊断有重要意义。早期肾乳头坏死表现为肾盏边缘不光滑，如虫蛀状，肾盏失去杯形，严重时形成空洞。如肾盏颈部结核病变纤维化狭窄或完全堵塞时，可见空洞充盈不全或肾盏完全不显影，局限的结核性脓肿亦可使肾盏、肾盂变形或出现压迹。全肾广泛破坏时，静脉尿路造影由于肾功能低下或完全丧失，表现为无功能。输尿管结核溃疡和狭窄，在造影片上表现为输尿管僵直、虫蛀样边缘、管腔狭窄，有时尚可见输尿管钙化阴影。也可见小膀胱的表现。如显影不良，可行大剂量静脉肾盂造影和延缓照相。

3. 逆行尿路造影 静脉肾盂造影显影不良，在逆行尿路造影有时能显示多数空洞性破坏阴影，同时可显示输尿管的狭窄和狭窄上段的输尿管，有时可用于插管留取上尿路的尿液标本。

4. 肾穿刺造影 多用于晚期结核患者。当患者有肾功能不全、静脉尿路造影显影不良，同时由于膀胱病变严重或输尿管口狭窄无法做逆行造影时，肾穿刺造影是一种有效的诊断方法，它可显示梗阻以上的肾脏和尿路。穿刺时可借助于X线片所示肾外形以及用超声检查来确定穿刺点。穿刺后所得的尿液应做尿常规检查、结核分枝杆菌检查及细菌培养。根据抽出的尿液多少来确定注入造影剂的量，一般注入造影剂的量略少于抽出液的量即可。造影剂可稀释1倍，在肾积水量大的情况下可直接注入不加稀释的造影剂。

5. 膀胱造影 晚期肾结核膀胱挛缩的患者，通过造影可以显示膀胱缩小的情况、有无反流及输尿管肾积水的程度。

（三）经皮肾穿刺造影

近来认为，经皮肾穿刺造影为一种重要的诊断方法，尤其对于静脉尿路造影不显影的无功能肾脏，欲了解梗阻部位以上分尿路情况更为适宜。在肾脏增大病例中，经皮肾穿刺造影有取代逆行肾盂造影的趋势，可穿刺入扩大肾盂内并注入造影剂，显示肾盂及输尿管，还可抽出尿液，行常规检查及涂片找结核分枝杆菌，并可测定结核空洞内化疗药物浓度，且可通过该技术直接注入抗结核化疗药物进行治疗。但有出血、腹膜后感染、结核性瘘管等并发症。

（四）B超检查

对于诊断早期肾结核意义不大，但对已有空洞形成及肾积水的诊断有很大帮助。另外，B超对于抗结核药物治疗期间监测肾脏病变情况和膀胱容量变化有很大意义。肾结核行患肾切除后，定期超声监测对侧肾脏是否发展为肾积水，较静脉尿路造影及CT检查，既经济又安全。

（五）CT检查

CT检查诊断早期肾结核有一定困难，但对晚期病变的观察优于静脉尿路造影。晚期破坏严重的无功能肾脏在静脉尿路造影时未能显示，从中未能获知任何结核病变的直接征象，但CT可清楚地显示扩大肾盏、肾盂的空洞和钙化，亦可显示纤维化管壁增厚的肾盂及输尿管，后者作为肾结核的病理特点之一却难以被其他现有检查方法发现。CT还可观察到肾实质厚度，反映结核病变破坏程度，为决定手术方式提供参考。此外，肾结核难以与肾内病变鉴别以及肾结核合并肾肿瘤时CT检查具有较大优势。由此，虽然大多肾结核病例无须CT检查即可获明确诊断，但对于诊断困难者仍可考虑行CT扫描（图14-3）。

（六）其他检查

如血管造影、磁共振成像及输尿管镜检查对于诊断泌尿系结核亦有一定帮助。

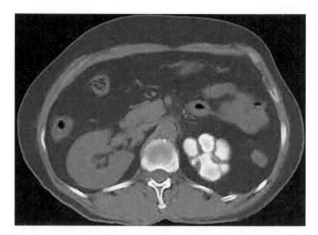

图14-3　扩大肾盏、肾盂的空洞和钙化

（七）膀胱镜检查

膀胱镜检查可发现膀胱黏膜上典型的浅黄色的粟粒性结核结节，或可以发现暗红色的大小不等的溃疡面。充水时膀胱黏膜易出血，溃疡处肉芽组织可以误诊肿瘤，应取活组织检查进一步确认。输尿管病变严重时管口僵硬，被拉向外上方，管口的正常活动消失，出现高尔夫球洞形。这也是膀胱结核的典型改变。有时可见从管口喷出浑浊尿液甚至半固体状脓液。晚期膀胱结核做膀胱镜检查有一定困难，膀胱容量过小（小于100ml）或有严重膀胱刺激症状，应避免膀胱镜检查。在做膀胱镜检查时，有时需要做输尿管导管逆行插入，以求获得肾盂尿做细菌学检查或做逆行造影。但是，在膀胱病变严重时，输尿管口往往难以觅得，为此除了要在镜下仔细观察输尿管口所占据的重要解剖标志以外，还可通过注射靛胭脂来观察输尿管的排尿。

五、治疗原则

治疗的目的：①治疗活动性病变；②尽快消除感染；③最大限度地保留肾功能或肾组织。

药物治疗不仅使一些早期的肾结核病变获得痊愈，而且可使不少患者免于手术治疗或缩小手术范围。肾结核的手术，无论哪一种，都要以药物治疗作为基础，但是药物治疗尚不能代替手术治疗。对一些有手术指征的病例，目前仍然需要采取药物与手术的综合治疗，以达到缩短疗程、提高疗效的目的。

（一）一般治疗

肾结核患者应予充分的营养和休息，但并不主张完全卧床休息，可以做些户外活动，以不感劳累为度。因此,除手术治疗者需住院外,一般均可在门诊治疗和观察。

(二)药物治疗

药物治疗的基本条件为病肾功能尚好和尿液引流无梗阻。其适应证:①临床前期肾结核;②单侧或双侧肾结核属小病灶者;③身体其他部位有活动性结核暂不宜手术者;④双侧或独肾结核,或晚期不宜手术者;⑤患者同时患有其他严重疾病暂不宜手术者;⑥配合手术治疗,在手术前后应用。

选用上述药物时,必须坚持早期、足量、联合、全程和规律用药五项基本原则,才能获得最佳的疗效。

(三)手术治疗

手术治疗的病例在手术前后均需配合药物治疗。肾切除前需用药物治疗至少2周到1个月;保留肾组织的手术,如肾病灶清除术、肾部分切除术、肾并发症的修复手术、输尿管梗阻的整形术、肠膀胱扩大术及膀胱瘘修复术等,术前需用药物治疗3~6个月。有急需情况时,方能例外处理。术后应继续药物治疗半年以上。

1. 肾结核肾切除术(nephrectomy)

(1)手术适应证:①一侧肾被结核病灶大部分或全部破坏,另一侧肾正常或病变较轻,肾功能基本正常。在控制其他部位活动性结核之后,可将已被破坏的肾切除;②严重的肾盂积水等,病肾已完全丧失功能,而另一侧肾正常,可切除病肾;③一侧脓肾(图14-4)。

(2)手术方式:

1)术前准备:①检查身体重要器官情况,尤其注意肾功能检查(一般应包括尿常规、血尿素氮测定及酚红试验等),明确健侧肾能否代偿泌尿系功能。②术前必须进行肾盂造影,明确两肾情况,同时应反复核实病肾是在何侧。如系静脉肾盂造影新发现的无功能肾,固然可以是病变所致,但也可以是造影剂流失,或一时性肾动脉痉挛引起,应加鉴别。③进行必要的术前治疗。例如,肾损伤合并休克,必须积极抢救;肾结核应在术前行抗结核治疗一段时间(一般为2周到1个月);泌尿系感染应加控制;水与电解质紊乱应予纠正;贫血及高血压也应设法改善。

2)麻醉:①成人肾切除术通常采用硬膜外阻滞麻醉或全身麻醉;②小儿肾切除术可在基础麻醉(硫喷妥纳、或氯胺酮肌内注射)后,行高位骶管阻滞或硬膜外阻滞麻醉下施行手术,也可在气管内插管全身麻醉下实施;③经胸腹联合切口显露途径行肾切除者,均需在气管内插管全身麻醉下进行。选择对肾功能影响小的药物,多采用静脉诱导,快速插管后,静吸复合麻醉。选用氟烷、恩氟烷、导氟醚等吸入麻醉剂,静脉滴注1%普鲁卡因,肌肉松弛剂选用对心血管及肾功能影响极小的药物如阿曲库铵、维库溴铵、泮库溴铵等,便于术中应用电凝器。近年来也有采用硬膜外阻滞麻醉复合全身麻醉者(需气管内插管)。

3)手术步骤:

①体位:侧卧位。

②切口选择:切口与显露步骤因肾脏部位和病变不同而异,见肾手术显露途径。

③切开肾周围筋膜:用各种腰部切口达肾周围筋膜后,将其后面分出,作一小切口,向上、下扩大,注意避免损伤腹膜。

④分离肾脏:用手指分离肾周围筋膜,先从肾的凸面和后面开始,再到上、下极和前面,最后沿

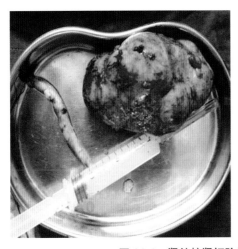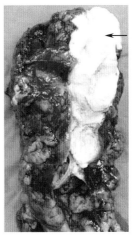

图14-4 **肾结核肾切除标本**

输尿管上段分离至肾门，将其与肾蒂分离。

⑤处理输尿管：将输尿管腰段分离，用纱布条环绕并提起，尽量向下分离。在分离段的最低处用两把止血钳夹住输尿管，在两钳之间切断，两断端先后用小棉球蘸纯石炭酸、75%酒精和生理盐水消毒处理。然后将输尿管远端结扎和缝扎。

⑥处理肾血管：仔细分离肾门处的脂肪组织，显露肾动脉和静脉。用三把肾蒂钳或大弯止血钳将肾血管夹住。在远心端两钳之间切断血管，取出病肾。先在血管近心端结扎一道，取下一钳，再在结扎处远端作一次缝扎。

⑦引流、缝合：肾切除后，肾窝内用温盐水纱布堵塞片刻，再仔细止血，清除残余病变组织。放置香烟引流，从切口的上、中段交界处引出。然后，撤去腰垫，放下腰部桥部，用丝线间断缝合肾周围筋膜、腰背筋膜。最后，逐层将背阔肌、腹内斜肌、皮下组织和皮肤缝合。

（3）注意事项：

1）在切开及分离腹横筋膜及肾周围筋膜时，注意勿损伤髂腹股沟神经、髂腹下神经及撕裂腹膜。如腹膜被撕裂，应立即缝合后方可继续手术。缝合时也应注意不要将髂腹下神经及髂腹股沟神经缝扎在内。如术中将神经切断，应即进行修复。

2）采用经第12肋缘下切口，经第12肋床切口或经第11肋间切口，要注意避免损伤胸膜，如有损伤，应立即缝合，并排出胸腔内空气。

3）分离肾门是肾切除术的关键步骤，分离得成功与否，关系到患者的安危。分离的难易视粘连的程度而定。粘连程度又决定于肾脏内在疾病（如合并感染或肿瘤浸润）的程度。当粘连较多时，应细致分离，明确与下腔静脉、十二指肠（右）及结肠的解剖关系。如粘连紧密，经肾包膜外分离相当困难时，可行包膜下肾切除术，即沿病肾的内侧缘梭形切开肾包膜，但需注意避免切入病肾实质，以免引起出血，有碍手术进行；用示指在肾包膜下向肾前、后、上、下极作钝性分离，直至肾门处（一般此处粘连少，且轻微），将部分粘连的包膜旷置；然后，在肾门处再度绕肾蒂环形切开肾包膜，进入肾周围间隙。肾蒂血管和输尿管即被显露。分离出肾盂及输尿管后，将肾血管钳夹、切断和结扎。

4）分离肾脏时，可在上、下极遇到条索状异位肾血管，不要将其误认为纤维条索，应予钳夹、切断和止血，以免出血。

5）在夹肾蒂前，应先检查肾蒂钳是否牢靠。

夹肾蒂钳宜在直视下或至少在手指触觉指导下进行，切不可同时夹住附近重要组织（如下腔静脉及肠管等）。应在明确钳夹位置后先行试夹，复查位置满意后再夹紧。不可在夹紧后发现位置不适宜而又放开肾蒂钳，这样会造成组织损伤和大量出血。切断肾蒂前，必须事先检查吸引器的效能，以保证万一大出血时能及时吸引和止血。在肾蒂血管结扎时，第一助手应特别注意缓缓松开近心端钳，术者同时逐渐收紧第一道结扎线。两人必须密切配合，以便万一结扎线滑脱出血时能迅速钳夹止血。

6）在肾切除术中，万一发生肾蒂钳滑脱大量出血时，切不可盲目乱夹，以免伤及重要组织。应该立即用较大的干纱布垫向椎体紧压出血处止血，并将伤口内血液吸尽。待患者经加压输血情况好转，备血充足后，再轻轻移去纱布垫，显露并查清出血部位，然后在直视下立即用止血钳夹住。

7）显露肾脏之后，应注意肾与输尿管的大体病理。如输尿管外形正常或肾脏病理形态与X线片所见不符，应认真核实，以防发生错切事故。

8）病肾的病变如为肿瘤，手术时不应切开肾周围筋膜，应将肾蒂血管首先分离、钳夹，再将所有通向肿瘤与肾的血管结扎，并切断输尿管，最后在肾周围筋膜外分离肾脏，将肾周围脂肪、肾周围筋膜和局部淋巴结整块切除。先结扎肾蒂的主要目的是避免癌细胞被挤入血流而扩散。这种手术称为根治性肾切除术。

9）在分离输尿管时，不要损伤与输尿管并行的精索内（卵巢）血管，如已损伤应立即结扎，以免术中、术后出血。

10）肾切除术后一般需平卧2～3天，观察无并发症后，才可下床活动。香烟引流一般在术后48小时拔除。

11）术后如进食量少，需由静脉补液；若有腹胀，可采用胃肠减压、肛管排气或针灸治疗（针刺取穴足三里和气海，或用灸卷悬灸针阙）；或口服中药通肠汤。

12）注意排尿情况，如24小时内尿量不到500ml，需警惕脱水或肾衰竭，应根据临床情况和化验检查结果，预防非蛋白氮增高、酸中毒、水和电解质紊乱等，并需进行抗感染治疗。

13）肾结核术后应继续抗结核治疗，直至尿检查结果正常为止。肾肿瘤术后按其性质辅行放射治疗或抗癌药物治疗。

14）女性患者术后2年内应避免妊娠。此后，亦应根据肾功情况和疾病是否得到控制而决定能否生育。

2. 肾结核肾部分切除术（partial nephrectomy）

（1）手术适应证：①局部肾盏积水或肾积脓；②局限于一极的肾盏结核，只有在应用抗结核药物治疗1～2年无效后，或应用药物治疗期间发生抗药性或不能耐受，以及病灶转变为密闭时，才考虑作肾部分切除术。

（2）手术禁忌证：①肾的一极结核性病变，尚未经过长期、系统的抗结核治疗者；②孤肾病变切除部分估计超过全肾的2/5体积，残肾部分有可能不能维持生理需要者，或无保留价值者；③全身播散性结核未获得控制，全身情况不良者；④同侧输尿管或膀胱已明显结核浸润者。

（3）手术方式：

1）术前准备：①经过正规药物抗结核治疗再施行肾部分切除术；②纠正贫血，改善体质；③这一类手术的失血量有时可超过一般肾切除术，因此备血量应在1 000ml左右；④近年来常用肾局部降温法延长肾血运阻断时间，手术时间由30分钟延长至1～2小时而不致引起肾实质损害，有利于进行复杂手术，避免全身降温时引起的心室纤维性颤动和凝血机制紊乱等。采用此法时，术前应备数千毫升冰冷至0～7℃的生理盐水。

2）麻醉：全身麻醉或硬脊膜外腔阻滞麻醉。

3）手术步骤：

①体位：侧卧位。

②显露：一般采用经第11肋间显露途径。

③分离肾脏：与肾切除术完全相同。

④肾血管的分离和控制：仔细分离肾门处的脂肪组织，显露肾动脉与肾静脉。用心耳钳轻轻暂时夹住肾蒂血管，最好单夹肾动脉，控制出血。

⑤肾部分切除：在肾包膜下注射0.25%普鲁卡因，使肾包膜隆起，然后在肾极边缘横行切开肾包膜并向两旁剥离，显露需切除的平面。平切有病变的肾脏。在肾盂旁可遇较大的时间血管，需用蚊式止血钳一一钳夹、结扎。

⑥引流、缝合：冲洗肾盂后，用普通细肠线缝合肾盂肾盏的断缘。开放夹住肾蒂血管的心耳钳，如有出血，应随即再夹住，并将出血点缝扎止血。断面渗血可用止血粉，吸收性明胶海绵或患者的脂肪填于肾实质断面压迫止血。待移去心耳钳不再有活动出血后，将两侧剥离的肾包膜重叠缝合

于肾断面上。将余肾放回原位，并将肾包膜与附近腰肌缝合做肾固定术，以防肾扭转。肾断面附近置香烟引流（图14-5）。

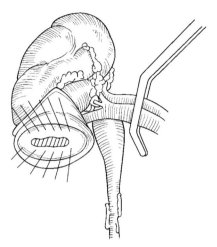

图14-5　肾结核肾部分切除术

（4）注意事项：

1）肾蒂血管阻断时间不应超过30～40分钟，以免造成肾损害。但也可利用肾局部降温法，延长阻断时间至2小时以内。方法是将肾脏显露后放入0～7℃的生理盐水中浸泡数分钟，等肾皮质温度降至20℃左右后撤去盐水，阻断肾动脉。

2）为防止形成尿漏，术前必须通过肾盂明确肾盂连接部有无梗阻；术中应该防止在肾盂内凝结血块，并在缝合肾盂、肾盏壁之前先予清除；肾盂壁应尽早缝合。

3）为了防止出血，必须在断面彻底止血，观察证明可靠后才可移去肾蒂心耳钳。

4）假双肾施行半肾切除术时，因两肾的血管和输尿管可以是分别的，也可以来自一个总干，分离肾脏后必须辨认清楚，以免损伤健半肾的血管和输尿管。

5）当一侧肾脏已被切除或不存在，而又需为另一侧肾脏施行肾部分切除术时，应尽量多保留肾组织，至少需保留仅存肾的3/5，才能维持肾功能。

6）术前与术中必须准确地判断肾切除平面：肾盂造影常不能显示病变范围，必须在术中探查始可确定。如结核病灶未完全切除，则可能导致结核复发或尿瘘；更不可过于广泛切除以损失尚可保存的肾组织；也有可能损伤肾动脉后段分支而引起大块肾组织缺血，造成肾功能完全丧失，这对孤立肾或双肾结核采用此术式时，极为重要。

7）肾结核病变常使肾盏受累，肾盏漏斗部瘢

痕收缩，其扩张积脓的肾盏，使肾实质变形，肾盂牵拉变位，影响了邻近其他组肾盏引流导致积水。当将患部切除减压后，常可恢复无病变肾盏的引流。当肾上极结核病灶切除后，注意剪除残留的肾乳头，并于盏颈部缝合关闭，以免形成尿瘘。

8) 肾部分切除术后，肾断面以肾周脂肪覆盖，局部放入链霉素结晶，手术部需留置橡皮管引流。

（5）术后处理：

1) 使用 3 种抗结核药物，用药时限可达 1～2 年。

2) 如果同时并存生殖系结核病变，应同时做相应处理。

3) 女性患者在病情稳定，药物治疗期内避免妊娠。

4) 营养状况差、体质瘦弱者，应加强支持疗法，给予适当的多种维生素及其他药物，或静脉输注血浆或人血白蛋白等。

5) 橡皮管引流于术后 3～5 天无分泌物时拔除。继续抗结核药物治疗。

（6）并发症：

1) 肾周皮肤结核性瘘：多由于手术操作过程中切口污染、肾脏创面渗出物并发感染所致。经过局部处理或换药，多能愈合。一旦窦道形成则应手术切除。

2) 继发性出血：由于手术粗暴清除脓腔，造成创面渗血或小血管破裂出血。一般多能自行停止；无法控制的出血，尚需再次手术止血或消除血肿。

3) 肾周脓肿：由于脓肿脓液溢漏肾周，肾创面大量渗出的物质积聚极易导致肾周感染，或局限后形成脓肿，多出现腰痛、长期低热、消瘦、食欲缺乏等，患侧肌紧张、压痛或触及肿物，应及时切开引流。

3. 肾结核肾病灶清除术（focus debridement） 手术去除肾结核病灶脓肿顶部组织，除尽病灶内干酪坏死组织和有结核病变的肾组织，局部放入链霉素，术后伤口引流 3～4 天。此手术方法简单、安全、出血少。在孤立肾而有结核性脓肿时，切开空洞减压和病灶清除可使受压周围组织恢复功能。空洞与肾盂相通者易形成尿瘘；部分肾结核病灶脓肿也可能在荧光屏观察下或超声引导下穿刺排脓，代替病灶清除术。

（1）手术适应证：①靠近肾脏表面较大的闭合性结核性脓肿，肾盏颈部已闭合，肾其他部分无肉眼可见的结核病灶，或轻度病变有药物治愈可能者；②孤肾或双侧肾局灶性结核性脓肿。

（2）手术禁忌证：①肾脏多处结核脓肿且全身有播散性结核病灶者；②脓肿破溃穿透肾盏、肾盂、输尿管及膀胱病变显著，对侧肾功能正常，无明显病变者。

（3）手术方式：

1) 术前准备：抗结核药物治疗不得少于 3 个月。至少 3 种药物联合应用。平均剂量是利福平 600mg（8～10mg/kg），异烟肼 400mg（5～8mg/kg），乙胺丁醇 1600mg（25mg/kg），或链霉素 0.5g，每天 2 次，亦可采用早晨 1 次给药法。

2) 麻醉：硬脊膜外腔阻滞麻醉。

3) 手术步骤：

①体位：侧卧位。

②切口：采用腰部斜切口或第 11 肋间切口，逐层切开，显露肾脏。

③显露病变区域：如果脓肿部位的肾周围粘连较重，应小心分离。肾脏其他部位不必过多暴露，周围填以纱布保护。然后用注射器穿刺抽出脓液，当脓腔塌陷后，即能显示结核病灶范围（图 14-6）。

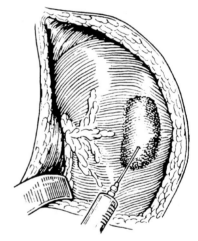

图 14-6 **肾脓肿穿刺**

④脓肿去顶：以镊子提起脓腔顶部，沿正常肾实质的边缘将脓肿顶部剪除（图 14-7），使脓腔完全敞开，用湿盐水纱布轻轻拭擦脓腔壁，除去所有干酪样物质，露出脓腔的纤维内壁。

⑤缝合脓腔边缘：脓腔顶部切除后，将脓腔创缘用 4 号肠线做连续锁边或间断褥式缝合（图 14-8），使残腔敞开为盘形。脓腔底部渗血可用热盐水纱布压迫止血。将链霉素粉 1g 撒入病灶内，并以带血管的肾周脂肪组织填塞残腔，缝扎固定。

⑥经游离的肾脏，加以适当复位、固定。伤口无须放置冲洗管或引流条。按层缝合切口。

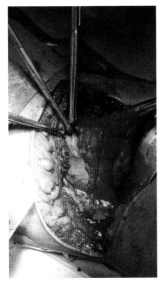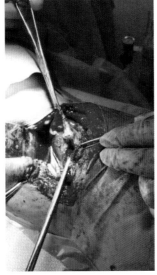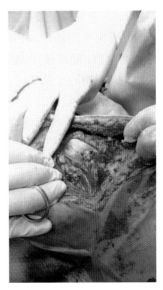

图 14-7　肾脓肿去顶

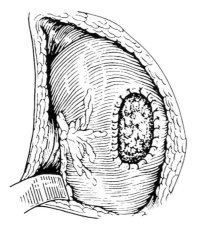

图 14-8　肾脓肿缝合

（4）术中注意要点：

1）切除脓肿时，妥善保护切口，防止伤口污染发生感染。

2）脓腔底部切勿粗暴地搔抓，否则会招致难以控制的创面渗血，重则甚至穿破肾盏。一旦发生，可首先用压迫止血，或撒布止血粉。如果需要缝合止血时，缝针切勿穿透已闭塞的肾盏漏斗部。

3）一旦发现漏尿现象，除做局部缝合外，并可置以橡皮管引流。

（5）术后处理：

1）使用 3 种抗结核药物，用药时限可达 1～2 年。

2）如果同时并存生殖系结核病变，应同时做相应处理。

3）女性患者在病情稳定，药物治疗期内避免妊娠。

4）营养状况差、体质瘦弱者，应加强支持疗法，给予适当的多种维生素及其他药物，或静脉输注血浆或人血白蛋白等。

（6）小结：

1）肾周皮肤结核性瘘：多由于手术操作过程中切口污染、肾脏创面渗出物并发感染所致。经过局部处理或换药，多能愈合。一旦窦道形成，则应手术切除。

2）继发性出血：由于手术粗暴清除脓腔，造成创面渗血或小血管破裂出血。一般多能自行停止；无法控制的出血，尚需再次手术止血或消除血肿。

3）肾周脓肿：由于脓肿脓液溢漏肾周，肾创面大量渗出的物质积聚极易导致肾周感染，或局限后形成脓肿，多出现腰痛、长期低热、消瘦、食欲缺乏等，患侧肌紧张、压痛或触及肿物，应及时切开引流。

4. 肾盂、输尿管狭窄整形术　药物治疗的辅助手术。结核病灶引流不畅可影响药物治疗效果，而药物治疗又可以使病灶纤维愈合而加重梗阻。

（1）肾盂输尿管交界处狭窄的处理：可通过膀胱镜或输尿管镜置入双 J 形导管，留置至少 2～6 个月，如上述方法不能成功也可行超声检查或 X 线引导的经皮肾穿刺扩张和置管引流，也可行开放手术进行狭窄部位的成形，同时置入双 J 形导管。

（2）输尿管中段狭窄的处理：可通过膀胱镜或输尿管镜置入双 J 形导管，如上述方法不能成功则可行输尿管镜内切开或开放手术切开狭窄段置入双 J 形导管。由于再狭窄发生率较高，术后在 1 年内每 3 个月复查 IVU 一次。也可行狭窄段切除，

输尿管端 - 端吻合术，置入双 J 形导管。

（3）输尿管下段狭窄的处理：在抗结核药物治疗的初期则应严密观察，每周进行 IVU 检查，如狭窄进展，可在抗结核药物治疗的同时加用激素，并每周进行 IVU 检查，如无效可行输尿管膀胱再吻合术，术中应注意抗反流机制的建立。如输尿管的长度有限，可行膀胱瓣输尿管吻合术。对肾盂、输尿管狭窄，有条件时可行经输尿管镜气囊扩张，由 F5 扩张至 F8，每两周 1 次，以后改为 1~2 个月一次，直到稳定。

5. 一侧肾结核、对侧肾积水的治疗 肾结核对侧肾积水须对肾结核、对侧肾积水和膀胱结核三者进行治疗，在药物治疗下切除结核侧的病肾，解除积水侧的梗阻和争取恢复膀胱功能。治疗的核心是如何保存和恢复已有积水的肾脏功能。

（1）肾结核的治疗：一般都需在抗结核药的配合下施行肾切除术。

（2）肾积水的治疗：其治疗方式决定于引起积水的原因。治疗时最关键的问题是膀胱有无挛缩。如膀胱无挛缩，梗阻的原因是输尿管口狭窄或输尿管下段狭窄，则治疗较为简单，疗效也较好。方法同上。肾结核和肾积水治疗的先后问题，取决于肾积水和肾功能损害的程度及需要解除梗阻的迫切性。在一般病例如肾功能较好，应在抗结核药物的配合下先行患肾切除术，使患者情况进一步改善后再治疗肾积水。如肾积水严重，肾功能很差，或继发感染时，则应在抗结核药物的配合下先行积水侧肾造瘘术，待患者肾功能有所恢复，一般情况好转后，再行结核肾切除。

（3）结核性膀胱挛缩：膀胱挛缩的治疗常须手术。

1）肠道膀胱扩大术：如尿道无狭窄，无腹膜结核病史，应采用乙状结肠或回肠膀胱扩大术。远期随访效果良好，术前应行钡灌肠以排除同时存在的结肠病变。

2）尿流改道术：常用输尿管皮肤造口术和肾造口术，以前者居多。适用肾积水梗阻严重、肾功能不全或已发生无尿时。输尿管皮肤造口术常用于全身情况差、挛缩膀胱不适于手术治疗者。肾造口术多为暂时性的，待切除结核肾、挛缩膀胱可行肠道膀胱扩大术。

（4）结核性膀胱自发性破裂：结核性膀胱自发破裂患者手术治疗的早晚对预后有决定性意义，因此，在休克纠正后，应及早施行手术，修补膀胱穿孔，并作膀胱造瘘术。术后配合全身抗结核治疗。以后再根据肾结核的病变做进一步治疗。

（四）并发症

肾结核并发症包括化脓菌的重复感染、脓肿形成窦道和皮肤瘘管，广泛组织坏死可引起出血或顽固性疼痛，部分病例可出现高血压，晚期患者可导致无功能肾和肾结石等。结核分枝杆菌经肾内淋巴、血行或直接蔓延，从肾的一个部分扩散到其他部分或全肾。此外，结核分枝杆菌随尿流播散，可引起输尿管、膀胱结核。由于输尿管瘢痕狭窄，可引起梗阻，从而发生肾盂积水或积脓。膀胱结核可引起黏膜溃疡和结核结节的形成、肌层纤维化和瘢痕收缩，使膀胱容量缩小，导致尿液反流从而引起对侧肾盂积水，属于肾结核的晚期并发症。病变侵犯肾实质血管还可引起闭塞性血管炎。结核分枝杆菌经后尿道进入前列腺、输精管、精囊和附睾，或侵犯女性盆腔、附件可并发生殖系统结核。尿道如并发结核可发生狭窄。

六、疗效判断标准

1. 治愈标准 症状体征消失，尿液检查、肾 B 超检查、静脉肾盂造型检查、膀胱镜检查正常。

2. 好转标准 临床症状改善，尿液检查、肾 B 超以及 KUB、IVP 等检查示病变较前好转，继续按原计划治疗。

3. 无效标准 治疗后临床症状没有改善，或停药治疗在追踪期间内又复发，尿检特别是尿结核培养仍持续异常，肾脏形态学检查示病灶较治疗前无变化甚至破坏加重；此时除抗结核药物治疗外，需考虑手术治疗。

七、预后

临床肾结核为一进行性发展疾病，如果不予治疗，从临床病症出现时起，生存 5 年者不足 30%，生存 10 年者不足 10%，如果能获得早期诊断并进行及时充分的现代抗结核治疗，则肾结核应当能全部治愈，且大多数患者可不必采用手术治疗。

（朱同玉 包 娟 陈其亮 朱益军）

参 考 文 献

[1] 李泰，郭亚南，彭显月，等 . 回肠膀胱扩大术治疗结核性挛缩膀胱的效果观察 [J]. 现代泌尿外科杂志，2020，25（4）：302-305.

[2] 黎灿强，杨毅，何伟成，等 . 完全性后腹腔镜下肾输尿

管全长切除术治疗肾结核的临床体会 [J]. 中国内镜杂志, 2017, 23 (4): 106-109.

[3] 王东, 陆普选, 袁虹, 等. HRCT 检查在泌尿系结核影像诊断与指导治疗中的应用价值 [J]. 首都医科大学学报, 2016, 37 (4): 477-480.

[4] 陈孝平, 汪建平. 外科学 [M]. 8 版. 北京: 人民卫生出版社, 2013.

[5] 李亮, 李琦, 许绍发, 等. 结核病治疗学 [M]. 北京: 人民卫生出版社, 2013.

[6] 唐神结, 高文. 临床结核病学 [M]. 北京: 人民卫生出版社, 2011.

[7] MOSINA N, KAYUKOV I. Renal tuberculosis following BCG therapy for bladder cancer[J]. QJM, 2020, 113 (3): 230-231.

[8] 苗纪坤, 崔书君, 吴仁通. CT 对肾结核诊断价值 128 例临床分析 [J]. 河北北方学院学报(自然科学版), 2020, 36 (2): 15-17.

[9] VORA A, OSWAL V. Tuberculosis in Chronic Kidney Disease[J]. J Assoc Physicians India, 2020, 68 (2): 11-14.

[10] SIMKINS J, DONATO-SANTANA C, MORRIS M I, et al. Treatment of latent tuberculosis infection with short-course regimens in potential living kidney donors[J]. Transpl Infect Dis, 2020, 22 (2): e13244.

[11] 王庆伟, 吉冠昌, 吴军卫, 等. 患肾功能受损与患肾无功能的肾结核患肾切除者临床表现与影像学表现对比 [J].

河南医学研究, 2019, 28 (24): 4428-4432.

[12] 刘娜, 周芳. 结核性肾积水与非结核性肾积水的影像学差异 [J]. 医学理论与实践, 2019, 32 (21): 3518-3519.

[13] GUPTA R K, ROSENBERG G, ERIKSEN J, et al. Tuberculosis following renal transplantation in England, Wales and Northern Ireland: a national registry-based cohort study[J]. Eur Respir J, 2019, 54 (4): 1802245.

[14] 张宏女. 肾结核的超声诊断价值分析 [J]. 影像研究与医学应用, 2019, 3 (20): 143-144.

[15] WANG H, WANG S, XU L, et al. The Application of T.SPOT-TB Assay for Early Diagnosis of Active Tuberculosis in Chronic Kidney Disease Patients Receiving Immunosuppressive Treatment[J]. J Invest Surg, 2019, 33 (9): 853-858.

[16] 邹秋婷, 银武, 王先涛, 等. CTU 在肾结核诊断中的应用 [J]. 中国中西医结合影像学杂志, 2019, 17 (2): 196-198.

[17] 张文智, 杨高怡, 李丹, 等. 超声引导下经皮肾置管引流术在肾结核治疗中的应用 [J]. 中华医学超声杂志(电子版), 2019, 16 (1): 35-38.

[18] 郭琰, 朱渝, 孙琳, 等. 14 例儿童肾结核的临床特征分析 [J]. 结核病与肺部健康杂志, 2018, 7 (4): 251-254.

[19] 郑阳, 王晓明. 泌尿系统结核的影像诊断现状与进展 [J]. 结核病与肺部健康杂志, 2018, 7 (4): 311-316.

[20] 伏旭, 李笑然. 肾结核发病率升高病因的研究进展 [J]. 泌尿外科杂志(电子版), 2018, 10 (4): 45-49, 60.

第十五章

消化系统结核病的外科治疗

第一节 概 述

有人统计消化系统结核病(tuberculosis of digestive system)占体内结核病的第二位,包括口腔、食管、胃、肠以及肝、胆、脾、胰等脏器和肠系膜淋巴结、腹膜的结核病变,其中以肠结核、肠系膜淋巴结结核和腹膜结核多见。食管、胃、肝、胆、脾、胰、十二指肠与小肠的结核由于临床诊断非常困难,容易误诊与漏诊,多于手术或尸解发现。如慢性肺结核约50%合并肝结核,但临床却很难做出诊断。王忠裕报道20例小肠结核,都是出现外科合并症术后病检才确诊,故临床医师应给予重视。外科手术干预的目的:①处理急诊手术肠破裂、穿孔形成的腹膜炎,保守治疗无效的完全肠梗阻,肠活动性出血;②限期手术清除结核病灶;③内科基本治愈后二期功能重建;④处理肠瘘;⑤腹腔镜探查,主要为了明确诊断。

(刘保池 朱益军 陈其亮 冯秀岭 郑 刚)

第二节 消化系统结核病外科相关检查技术

一、腹腔穿刺术

腹腔穿刺术(abdominocentesis)是借助穿刺针直接从腹前壁刺入腹膜腔的一项诊疗技术。确切的名称应该是腹膜腔穿刺术。主要用于:①明确腹腔积液的性质,找出发病原因,协助诊断;②适量的抽出腹水,以减轻患者腹腔内的压力,缓解腹胀、胸闷、气急、呼吸困难等症状,减少静脉回流阻力,改善血液循环;③向腹膜腔内注入药物;④注入一定量的空气(人工气扳)以增加腹压,使膈肌上升,间接压迫两肺,减小肺活动,促进肺空洞的

愈合,在肺结核空洞大出血时,人工气腹可作为一项止血措施;⑤施行腹水浓缩回输术;⑥诊断性(如腹部创伤时)或治疗性(如重症急性胰腺炎时)腹腔灌洗(图15-1)。

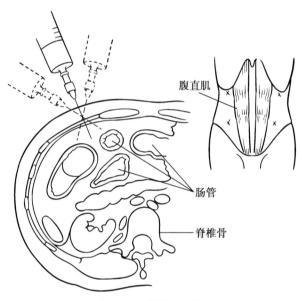

图15-1 腹腔穿刺术

(一)手术适应证

1. 腹水原因不明,或疑有内出血者。

2. 大量腹水引起难以忍受的呼吸困难及腹胀者。

3. 需腹腔内注药或腹水浓缩再输入者。

(二)手术禁忌证

1. 广泛腹膜粘连者。

2. 有肝性脑病先兆、棘球蚴病及巨大卵巢囊肿者。

3. 大量腹水伴有严重电解质紊乱者禁忌大量放腹水。

4. 精神异常或不能配合者。

5. 妊娠。

（三）手术方式

1. 术前风险沟通

（1）告知患者腹腔穿刺的目的和临床意义及存在风险并签字。

（2）一次腹腔穿刺可能达不到诊断和治疗目的。

（3）必要时手术。

2. 术前准备

（1）操作室消毒。

（2）核对患者姓名，查阅病历、腹部 X 线片及相关辅助检查资料。

（3）清洁双手（双手喷涂消毒液或洗手）。

（4）做好患者的思想工作，向患者说明穿刺的目的和大致过程，消除患者顾虑，争取充分合作。

（5）测血压、脉搏，量腹围，检查腹部体征。

（6）术前嘱患者排尿，以防刺伤膀胱。

（7）准备好腹腔穿刺包、无菌手套、口罩、帽子、2% 利多卡因、5ml 注射器、20ml 注射器、50ml 注射器、消毒用品、胶布、盛器、量杯、弯盘、500ml 生理盐水、腹腔内注射所需药品、无菌试管数只（留取常规、生化、细菌、病理标本）、多头腹带、靠背椅等。

（8）戴好帽子、口罩。

（9）引导患者进入操作室。

（四）部位选择

1. 脐与耻骨联合上缘间连线的中点上方 1cm、偏左或右 1～2cm，此处无重要器官，穿刺较安全。此处无重要脏器且容易愈合。

2. 左下腹部穿刺点 脐与左髂前上棘连线的中 1/3 与外 1/3 交界处，此处可避免损伤腹壁下动脉，肠管较游离不易损伤。放腹水时通常选用左侧穿刺点，此处不易损伤腹壁动脉。

3. 侧卧位穿刺点 脐平面与腋前线或腋中线交点处。此处穿刺多适于腹膜腔内少量积液的诊断性穿刺。

（五）体位

根据病情和需要可取坐位、半卧位、平卧位，并尽量使患者舒服，以便能够耐受较长的操作时间。对疑为腹腔内出血或腹水量少者行试验性穿刺，取侧卧位为宜。

（六）穿刺层次

1. 下腹部正中旁穿刺点层次 皮肤、浅筋膜、腹白线或腹直肌内缘（如旁开 2cm，也有可能涉及腹直肌鞘前层、腹直肌）、腹横筋膜、腹膜外脂肪、壁腹膜，进入腹膜腔。

2. 左下腹部穿刺点层次 皮肤、浅筋膜、腹外斜肌、腹内斜肌、腹横肌、腹横筋膜、腹膜外脂肪、壁腹膜，进入腹膜腔。

3. 侧卧位穿刺点层次 同左下腹部穿刺点层次。

（七）穿刺术

1. 消毒、铺巾

（1）用碘伏在穿刺部位自内向外进行皮肤消毒，消毒范围直径约 15cm，待碘伏晾干后，再重复消毒一次。

（2）解开腹穿包包扎带，戴无菌手套，打开腹穿包（助手），铺无菌孔巾，并用无菌敷料覆盖孔巾有孔部位。

（3）术前检查腹腔穿刺包物品是否齐全：8 号或 9 号带有乳胶管的腹腔穿刺针、小镊子、止血钳、输液夹子、纱布、孔巾。

2. 局部麻醉 术者核对麻药名称及药物浓度，助手撕开一次性使用注射器包装，术者取出无菌注射器，助手掰开麻药安瓿，术者以 5ml 注射器抽取麻药 2ml，自皮肤至腹膜壁层以 2% 利多卡因作局部麻醉。麻醉皮肤局部应有皮丘，注药前应回抽，观察无血液、腹水后，方可推注麻醉药。

3. 穿刺 术者左手固定穿刺部皮肤，右手持针经麻醉处垂直刺入腹壁，待针锋抵抗感突然消失时，提示针尖已穿过腹膜壁层，助手戴手套后，用消毒血管钳协助固定针头，术者抽取腹水，并留样送检。诊断性穿刺可直接用 20ml 或 50ml 注射器及适当针头进行。大量放液时，可用 8 号或 9 号针头，并于针座接一橡皮管，以输液夹子调整速度，将腹水引入容器中记量并送化验检查。

4. 进针技术与失误防范

（1）对诊断性穿刺及腹膜腔内药物注射：选好穿刺点后，穿刺针垂直刺入即可。但对腹水量多者的放液，穿刺针自穿刺点斜行方向刺入皮下，然后再使穿刺针与腹壁呈垂直方向刺入腹膜腔，以防腹水自穿刺点滑出。

（2）一定要准确，左下腹穿刺点不可偏内，避开腹壁下血管，但又不可过于偏外，以免伤及旋髂深血管。

（3）进针速度不宜过快，以免刺破漂浮在腹水中的乙状结肠、空肠和回肠，术前嘱患者排尿，以防损伤膀胱。进针深度视患者具体情况而定。

（4）放腹水速度不宜过快，量不宜过大。初次放腹水者，一般不要超过 3 000ml（但有腹水浓缩回输设备者不限此量），并在 2 小时以上的时间内缓慢放出，放液中逐渐紧缩已置于腹部的多头腹带。

（5）注意观察患者的面色、呼吸、脉搏及血压变化，必要时停止放液并及时处理。

（6）术后卧床休息 24 小时，以免引起穿刺伤口腹水外渗。

（八）术后处理

1. 术后处理

（1）抽液完毕，拔出穿刺针，穿刺点用碘伏消毒后，覆盖无菌纱布，稍用力压迫穿刺部位数分钟，用胶布固定，测量腹围、脉搏、血压，检查腹部体征。如无异常情况，送患者回病房，嘱患者卧床休息。观察术后反应。

（2）书写穿刺记录。

2. 术后嘱患者平卧，并使穿刺孔位于上方以免腹水继续漏出；对腹水量较多者，为防止漏出，在穿刺时即应注意勿使自皮肤到腹膜壁层的针眼位于一条直线上，方法是当针尖通过皮肤到达皮下后，即在另一手协助下，稍向周围移动一下穿刺针头，而后再向腹腔刺入。如遇穿刺孔继续有腹水渗漏时，可用蝶形胶布或火棉胶粘贴。大量放液后，需束以多头腹带，以防腹压骤降；内脏血管扩张引起血压下降或休克。

（九）注意事项

1. 术中密切观察患者，如有头晕、心悸、恶心、气短、脉搏增快及面色苍白等，应立即停止操作，并进行适当处理。

2. 放液不宜过快、过多，肝硬化患者一次放液一般不超过 3 000ml，过多放液可诱发肝性脑病和电解质紊乱。放液过程中要注意腹水的颜色变化。

3. 放腹水时若流出不畅，可将穿刺针稍作移动或稍变换体位。

4. 注意无菌操作，以防止腹腔感染。

5. 放液前后均应测量腹围、脉搏、血压，检查腹部体征，以视察病情变化。

6. 腹水为血性者于取得标本后，应停止抽吸或放液。

二、腹腔镜探查术

腹腔结核属于肺外结核，尤其是不伴有肺结核情况下，仅靠常规临床、实验室及影像学检查诊断困难，诊断性抗结核治疗效果不佳，尤其是以顽固性腹水为主的患者，腹腔镜探查作为微创技术可以直视下很好地获得诊断及治疗，留取标本获

得定性诊断，如内科按结核性腹膜炎诊断性抗结核治疗 2～4 个月，腹水无好转，腹腔镜探查取病理确诊恶性间皮瘤等病例。

三、诊断困难需剖腹探查

临床疑诊为肠结核，但是不能排除其他疾病、内科治疗不能缓解症状时，需要手术探查帮助明确诊断及确定进一步治疗。

典型案例：患者男性，32 岁。腹痛、腹胀伴发热 1 个月。CT 检查提示腹膜后淋巴结肿大，节段性肠管壁增厚。临床诊断肠结核，不排除淋巴瘤或其他肠道恶性肿瘤。2013 年 8 月剖腹探查发现肠系膜多发肿大淋巴结，部分空肠壁明显增厚。术中取肠系膜淋巴结活检，快速冰冻病例报告为结核。手术后抗结核治疗仍然持续高热，一周后常规病理报告淋巴结结核合并马尔尼菲青霉菌感染。加用两性霉素治疗 5 天后，体温逐渐恢复到低热或正常体温。继续治疗 2 个月，体温基本正常，全身情况明显好转。艾滋病患者除了容易合并结核感染以外，还可能合并多种机会性感染，给予明确诊断和有效的治疗仍可能取得较好的结果。

（刘保池　朱益军　陈其亮　冯秀岭　郑　刚）

第三节 外科治疗

一、肠结核

（一）概述

肠结核（intestinal tuberculosis）是结核分枝杆菌引起的肠道慢性特异性感染疾病，是最常见的肺外结核之一。主要由人型结核分枝杆菌引起。少数地区有因饮用未经消毒的带菌牛奶或乳制品而发生牛型结核分枝杆菌肠结核。本病一般见于中青年，女性稍多于男性。过去在我国比较常见，近几十年来，随着生活及卫生条件改善，结核患病率下降，本病已逐渐减少。但由于肺结核目前在我国仍然常见，特别是艾滋病的流行使免疫功能障碍患者更容易合并结核，艾滋病合并结核成为引起死亡的主要原因之一，故在临床上对本病须继续提高警惕。

（二）病因

肠结核一般都由人型结核分枝杆菌引起，偶有因饮用带菌牛奶或乳制品罹患牛型结核者。结核分枝杆菌侵犯肠道的主要途径有：

1. 胃肠道感染　是肠结核的主要感染方式。患者原有开放性肺结核，因经常吞咽含有结核分枝杆菌的自身痰液而继发感染；或经常与肺结核患者密切接触，又忽视消毒隔离措施可引起原发性肠结核。结核分枝杆菌被食入后，因其具有含脂外膜，多数不被胃酸杀灭。病菌到达肠道（特别是在回盲部）时，含有结核分枝杆菌的食物已成食糜，有较大机会直接接触肠黏膜，同时因回盲部存在着生理性潴留及逆蠕动，更增加感染机会。加之回盲部有丰富的淋巴组织，对结核的易感性强，因此，回盲部即成为肠结核的好发部位。

2. 血行播散　血行播散也是肠结核的感染途径之一，见于粟粒型结核径血行播散而侵犯肠道。

3. 邻近结核病灶播散　肠结核还可由腹腔内结核病灶直接蔓延而引起，如输卵管结核、结核性腹膜炎、肠系膜淋巴结结核等。此种感染系通过淋巴管播散。

结核病和其他许多疾病一样，是人体和细菌（或其他致病因素）相互作用的结果。只有当入侵的结核分枝杆菌数量较多、毒力较强并有机体免疫功能异常（包括肠道功能紊乱引起的局部抵抗力削弱）时，方能致病。

（三）病理生理及分型

结核分枝杆菌侵入肠道后，其病理变化随人体对结核分枝杆菌的免疫力与过敏反应的情况而定。当感染菌量多、毒力大、机体过敏反应强时，病变往往以渗出为主，可有干酪样坏死并形成溃疡，称为溃疡型肠结核；若感染较轻、机体免疫力（主要是细胞免疫）较强时，病变常为增生型，以肉芽组织增生为主，形成结核结节并进一步纤维化，称为增生型肠结核。实际上兼有溃疡与增生两种病变者，并不少见，此称为混合型或溃疡增生型肠结核。

1. 溃疡型肠结核　结核分枝杆菌侵入肠壁后，首先肠壁集合淋巴组织有充血、水肿及渗出等病变，进一步发生干酪样坏死，随后形成溃疡并向周围扩展，溃疡边缘可不规则，深浅不一，有时可深达肌层或浆膜层，甚至累及周围腹膜或邻近肠系膜淋巴结。溃疡型肠结核常与肠外组织粘连，因此肠穿孔发生率低。肠结核的溃疡可随肠壁淋巴管扩展，多呈环状。在修复过程中，因有大量纤维组织增生和瘢痕形成，易导致肠腔环形狭窄。因在慢性发展过程中，病变肠段常与周围组织紧密粘连，所以溃疡一般不发生急性穿孔，因慢性穿

孔而形成腹腔脓肿或肠瘘亦远较克罗恩病少见。此外，溃疡部位的血管有闭塞性内膜炎，很少引起大出血。

2. 增殖性肠结核　常见于盲肠和升结肠。初期局部水肿、淋巴管扩张，慢性期有大量结核性肉芽组织和纤维组织增生，主要在黏膜下层，呈大小不等的结节，使局部肠壁增厚、僵硬，严重者呈瘤样肿块突入肠腔并形成肠狭窄，甚则引肠梗阻。病变的肠段变窄增厚，或与周围组织粘连，形成肿块。回肠往往因盲肠慢性梗阻而扩大。肠结核病变主要位于回盲部即回盲瓣及其相邻的回肠和结肠，其他部位依次为升结肠、空肠、横结肠、降结肠、阑尾、十二指肠和乙状结肠等处，少数见于直肠，偶见胃结核、食管结核。

3. 混合型肠结核　兼有这两种病变者并不少见，称为混合型或溃疡增生型肠结核。

（四）临床表现

多数起病缓慢，病程较长，大多数肠结核患者缺乏特异性临床表现，主要的临床表现归纳如下：

1. 腹痛　因病变常累及回盲部，故疼痛最常见于右下腹，触诊时可发现局限性压痛点。疼痛亦可位于脐周，系回盲部病变牵引所致，疼痛一般较轻，呈隐痛或钝痛，亦有表现为间歇性疼痛，常于进餐时或餐后诱发，此为进食引起胃回肠反射或胃结肠反射所致；餐后疼痛系病变的肠曲痉挛或蠕动增强，因而疼痛常伴有便意，便后可使疼痛缓解。增生型肠结核并发肠梗阻时，腹痛主要为绞痛，并有肠梗阻的相应症状。

2. 腹泻与便秘　腹泻是溃疡型肠结核的主要症状之一，这是因肠曲炎症和溃疡的刺激，使肠蠕动加速、排空过快以及继发性吸收不良所致。排便一般每天 2～4 次，多为糊状便，轻者仅含少量黏液，严重者腹泻可每天多达 10 余次，便中有黏液及脓液，血便较少见。此外还可间有便秘，粪便呈羊粪状，或腹泻—便秘交替出现。

3. 腹部肿块　主要见于增生型肠结核，肠壁局部增厚形成肿块。当溃疡型肠结核和周围组织粘连或并有肠系膜淋巴结结核等，均可形成肿块而被扪及。腹块常位于右下腹，中等硬度，可有轻压痛，有时表面不平，移动度小。

4. 全身症状　溃疡型肠结核常有结核毒血症，如午后低热、不规则热、弛张热或稽留热，伴有盗汗，可有乏力、消瘦、贫血营养不良性水肿等症状和体征，并可有肠外结核特别是结核性腹膜炎、

肺结核等有关表现。增殖型肠结核多无结核中毒症状,病程较长,全身情况较好。

(五) 辅助检查

1. 实验室及其他检查

(1) 血常规与红细胞沉降率:白细胞总数一般正常,淋巴细胞常偏高,红细胞及血红蛋白常偏低,呈轻、中度贫血,以溃疡型患者为多见。在活动性病变患者中,红细胞沉降率常增快。

(2) 粪便检查:增生型肠结核粪便检查多无明显改变。溃疡型肠结核粪便镜检可见少量脓细胞和红细胞。粪便浓缩找结核分枝杆菌,只有痰菌阴性时,才有意义。

2. X 线检查 X 线钡餐造影或钡剂灌肠检查对肠结核诊断具有重要意义。并发肠梗阻的患者只宜进行钡剂灌肠,以免钡餐检查加重梗阻,溃疡型肠结核肠段多有激惹现象,钡剂排空很快且充盈不佳,病变上下两端肠段钡剂充盈良好,此称为跳跃征象。增生型肠结核等征象。有肠梗阻时,近端肠曲常明显扩张。

3. 纤维结肠镜检 可直接观察全结肠、盲肠及回盲部的病变,并可行活检或取样作细菌培养。

(六) 诊断

肠结核缺乏临床特异性,内镜下观察病灶可以表现为炎性狭窄、增生肥厚、息肉样病变、节段性溃疡、类似结肠炎病变,容易出现误诊。

肠结核的临床诊断需符合以下标准的一种:①肠壁或肠系膜淋巴结找到干酪样坏死性肉芽肿;②病变组织病理检查找到结核分枝杆菌;③病变处取材培养结核分枝杆菌阳性;④病变处取材动物接种有结核样改变。在实际临床工作中,早期不易通过常规检查而获得上述阳性结果。

(七) 鉴别诊断

1. 克罗恩病 本病的临床表现和 X 线征象与肠结核极为酷似,有时甚难鉴别,可借助下列几点协助诊断:①本病无肺结核或肠外结核病史;②病程一般更长,不经抗结核治疗可出现间断缓解;③粪便及其他体液及分泌物检查无结核分枝杆菌;④X 线检查可见病变以回肠末端为主,有多段肠曲受累,并呈节段性分布;⑤肠梗阻、粪瘘等并发症较肠结核更为多见;⑥切除病变肠段作病理检查无干酪样坏死,镜检与动物接种均无结核分枝杆菌。

2. 右侧结肠癌 ①本病发病年龄多为 40 岁以上中老年人;②无长期低热、盗汗等结核毒血症及结核病史;③病情进行性加重,消瘦、苍白、无力等全身症状明显;④腹部肿块开始出现时移动性稍大且无压痛,但较肠结核肿块表面坚硬,结节感明显;⑤X 线检查主要有钡剂充盈缺损,病变局限,不累及回肠;⑥肠梗阻较早、较多出现;⑦纤维结肠镜检可窥见肿瘤,活检常可确诊。在临床上结肠癌的发病率较肠结核为高。

3. 阿米巴或血吸虫病性肉芽肿 肠阿米巴或血吸虫病可形成肉芽肿病变,在鉴别诊断上应注意。该类疾病无结核病史,脓血便较常见,粪便中发现有关的病原体,直肠及结肠镜常可证实诊断,相应的特异性治疗有效。

4. 其他疾病 除上述疾病外,肠结核尚应与下列疾病鉴别:以腹痛、腹泻为主要表现者应与腹型淋巴瘤、肠放线菌病相鉴别;以急性右下腹剧痛为主要表现者应注意避免误诊为急性阑尾炎;以慢性腹痛牵扯上腹部者易与消化性溃疡、慢性胆囊炎混淆;有稽留高热者需排除伤寒。

(八) 治疗

肠结核的治疗目的是消除症状,改善全身情况,促使病灶愈合及防治并发症。因为肠结核早期病变是可逆的,强调早期治疗。

1. 休息与营养 休息与营养可加强患者的抵抗力,是治疗的基础。

2. 抗结核药物 抗结核药物是本病治疗的关键。药物的选择、用法、疗程同肺结核。应严格遵守"早期、规则、联合、适量、全程"的治疗原则。总疗程为 1～1.5 年。如果疗效欠佳,考虑耐药情况,可应用二线抗结核药物。

3. 手术治疗

(1) 手术指征:肠结核大多数能经抗结核治疗治愈,但若伴有以下手术指征时应积极行探查手术。①发生穿孔合并急性腹膜炎;②慢性穿孔造成局限性脓肿或肠瘘;③增生病变形成肠狭窄和急慢性、部分或完全性肠梗阻;④经内科治疗难以控制的大出血;⑤虽经长时间抗结核治疗,结核症状不改善,有持续腹泻、腹痛、腹胀等;⑥腹部包块不能与恶性肿瘤鉴别。当出现外科急症时需要及时行手术治疗。对一些非外科急症患者,如肠瘘管形成致患者出现营养吸收障碍、肠道结核病灶较大、内科治疗时间较长的患者也应积极采取手术治疗,可缩短疾病治疗过程,减轻患者痛苦及经济负担。

(2) 术前准备:肠结核作为一种消耗性疾病,

患者大多伴有不同程度营养吸收障碍，营养支持对肠结核患者的治疗及预后起着重要作用，尤其针对伴有肠梗阻的患者，早期全胃肠外营养支持治疗对减轻肠道水肿、促进愈合、预防肠瘘等术后并发症有积极作用。对于非急诊手术患者，术前应口服药物抗结核治疗 2~6 周，无法或不宜进食患者予以静脉给药，可减少围手术期结核扩散风险。充分的术前准备可减少术后并发症的发生，例如对一些结肠狭窄梗阻需急诊手术的患者，在内镜下经肛门留置肠梗阻导管，经导管减压、灌肠，可减轻肠道扩张，消除肠壁水肿，变急诊手术为择期手术，为营养支持、抗结核治疗及纠正一般状态争取时间，可降低手术风险，甚至因肠道状况好转直接一期肠道吻合，避免造瘘手术给患者带来的二次伤害。

（3）术式选择：肠结核病变范围广泛，小肠、结肠为常见病变位置，胃、直肠、肛周结核也偶有报道，因此手术方式也具有多样性，手术方式的选择应根据术中情况灵活确定。

（4）治疗体会：肠梗阻是肠结核的常见并发症，也是肠结核采取手术治疗的最常见原因，不完全肠梗阻首选非手术治疗。对经保守治疗症状反复、增生型病变病灶较大、内科治疗的疗程较长及完全肠梗阻患者应积极手术治疗，根据术中情况行狭窄肠管切除术、肠粘连松解术、短路手术、肠造瘘术、结核病灶清除术等。肠梗阻最常发生部位为回盲部，与肠结核好发部位一致，通常采取右半结肠切除术。肠梗阻多发生于回盲部、升结肠，梗阻周围肠管通常有不同程度水肿，可扩大切除范围，行右半结肠切除术。粘连性肠梗阻手术时应避免过多分离粘连，分离梗阻肠段粘连即可，过多分离会导致术后更广泛粘连。如梗阻肠段周围炎性浸润明显、粘连固定不宜剥离，可行短路手术。肠道穿孔是另一常需手术处理的肠结核并发症。急性穿孔多伴有腹膜炎，常需要紧急手术处理。结核穿孔即使穿孔较小、炎症较轻，为预防肠瘘，不建议行穿孔修补术，尽可能切除病变肠段。炎症轻者可不行腹腔引流及冲洗，腹腔炎症重者，术后肠瘘发生率高，术中即做好预防肠瘘准备，腹腔放置引流管充分引流。回结肠穿孔形成弥漫性腹膜炎、腹腔炎症较重患者可行病灶切除术加近端肠管造瘘术，待 3~6 个月后再行二期肠道重建手术。慢性肠穿孔常因形成局限性脓肿或肠瘘而需要外科干预，局限性脓肿应行脓肿引流术，超声

引导下穿刺作为一种治疗手段的同时，还可以通过穿刺活检提高诊断准确率，是一种操作简单、经济实惠、有效的方法。肠内瘘患者出现腹泻及营养吸收障碍时需采取手术治疗，术前行动态造影等检查确定瘘管位置，术中根据情况清除瘘管，切除病变肠段。肠外瘘需要根据病变部位，按一般肠外瘘的治疗原则处理。肠结核引起难以控制消化道出血临床患者较少，术前应行放射性核素检查确定出血位置，避免盲目探查。肠结核常伴随结核性腹膜炎存在，术中发现一些较大干酪样坏死淋巴结、病灶、脓肿或局限性包裹积液需一并处理，因一般抗结核药物常难以进入较大淋巴结或脓肿、干酪样坏死病灶。渗出性结核性腹膜炎有时会在腹膜、肠管形成广泛粟粒样结节，不需手术摘除，术后通过抗结核治疗多能治愈

（5）术后治疗：肠瘘是肠结核术后严重而常见并发症，目前术后吻合口瘘患者基本不需手术治疗，有效冲洗、引流、普通抗感染和抗结核化疗同时进行、维持内环境平衡和营养支持治疗是肠结核术后肠瘘治疗的关键。即使肠结核行病变肠管切除术，仍有腹腔及肠系膜淋巴结结核病灶残留可能性，术后仍需按照早期、规律、全程、适量、联合原则进行抗结核治疗。

（九）典型案例

1. 肠完全性肠梗阻，或部分性肠梗阻经内科治疗未见好转。手术的目的是解除梗阻，尽可能切除病灶。

典型案例：患者女性，32 岁。2013 年 12 月 15 日出现腹痛腹胀，在当地医院诊断为"肠梗阻"，行手术探查。术中发现腹腔内肠管广泛粘连，肠壁增厚、水肿，肠管明显扩张，肠壁上大量粟粒状组织，取肠系膜结节活检，病理报告为肠结核。因严重肠粘连无法分离，放置胃造瘘管和十二指肠造瘘管，关闭腹腔。术后每天经胃造瘘管引流出液体约 2 000ml，间断呕吐。给予抗结核治疗和经肠外营养支持，肠梗阻无缓解。再次手术。将原手术切口延长，逐步进腹后发现肠管严重粘连（图 15-2）。仔细分离粘连，发现回肠远端完全梗阻，做部分肠切除，回肠升结肠吻合，恢复消化道通畅。顺利出院。对这种严重肠粘连的再次手术非常困难，手术可以另切口或从原来切口的延长线处进腹腔，首先分离开肠管与腹壁的粘连，再从最容易分开的部位逐步分离开肠管之间的粘连。

2. 急性肠穿孔、腹膜炎 对肠结核急性肠穿

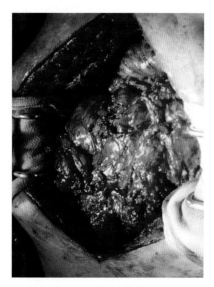

图 15-2 肠管严重粘连

孔腹膜炎，或慢性肠穿孔瘘管形成经内科治疗而未能闭合者，需要外科治疗。对肠穿孔合并腹膜炎腹腔污染严重，肠管明显水肿时，手术应该先做肠造瘘和腹腔引流。如果肠管高度水肿、粘连，无法拉出腹壁做造瘘时，应持续负压吸引排除腹腔内污染、营养支持及抗结核治疗。待炎性水肿吸收，一般情况稳定后再行病变肠管切除，吻合等手术治疗。

典型案例：患者女性，22 岁。2010 年 12 月 15日出现腹痛腹胀，在当地医院诊断为"肠梗阻"，并急诊行手术。术中发现"腹腔内肠管广泛粘连，肠壁增厚、水肿，肠管明显扩张，肠壁上大量粟粒状组织，左中下腹探及一脓腔，内有脓液 500ml，左侧输卵管明显增粗，有脓苔附着，盆腔因粘连不能探查清楚，考虑左侧附件炎、腹腔脓肿形成"，给予"冲洗脓腔，于脓腔内置管引流"。术后第 2 天出现发热 39℃，并间断出现"抽搐"，第 4 天肛门排气排便，但高热不退。术后第 7 天转另一家医院，发现切口感染并"肠瘘"，X 线检查提示双肺结核。给以抗结核治疗，伤口换药引流。但是病情继续加重，腹部切口全层裂开。入院时检查，患者重度营养不良，腹部伤口长约 20cm，全层裂开，肠管外露，可见多处肠瘘，肠管浸泡在肠液中（图 15-3A）。患者入院后完善全面检查，排除肿瘤等其他疾病。从肠瘘插管造影，寻找瘘口近远端。抗结核、抗感染、保肝、营养支持治疗，肠外营养逐步恢复到肠内营养。在腹腔裂口处置管持续负压吸引收集肠液，然后从最远一处肠瘘插管回输收集的肠液。待一般状况好转，肠管与腹部裂开的伤口边缘逐渐粘连

（图 15-3B），肠管水肿逐步减退，复查胸部 CT 结核病灶基本吸收。于 2011 年 7 月 6 日全身麻醉下再次手术探查，发现腹腔广泛粘连，小肠最近的瘘口距十二指肠悬韧带 60cm，最远的瘘口距回盲70cm，其间还分别在距十二指肠悬韧带 120cm、160cm、220cm 多处肠瘘，距回盲部约 70cm 的回肠粘连成块并与腹壁相连，粘连块近端小肠扩张、水肿，内积肠液，其远端小肠萎陷。全腹腔肠管广泛粘连（肠间 / 肠腹壁 / 肠系膜间 / 肠管与切口）。腹腔无明显积液。分离广泛粘连（图 15-3C），明确肠壁、瘘管及相关脏器解剖关系。缝合修补多处肠瘘，切除粘连块高度扩张的回肠约 40cm。做回肠切除远 - 近端的 E-E 吻合，吻合完毕后检查吻合口无张力，色泽良好。双下腹放置引流管，全层减张缝合关闭腹壁伤口（图 15-3D）。术后监测生命体征，继续抗结核、抗感染、营养支持治疗。术后4 天消化道功能恢复，开始流质饮食。术后 30 天，体重增加 10kg，拆除伤口锋线（图 15-3E）。伤口愈合良好，顺利出院。

3. 艾滋病合并肠结核肠梗阻的治疗 艾滋病患者免疫功能低下，合并肠结核梗阻时手术风险大。但是不进行手术就不能挽救生命时，综合评估病情，手术解决危及生命的肠梗阻问题，继续抗结核、抗病毒治疗。

典型案例：患者男性，31 岁。间断发热，进行性消瘦 3 年，腹胀、腹痛伴高热 5 天。CT 检查提示完全性肠梗阻，双侧胸腔积液。实验室检查提示免疫系统极度低下，CD4 淋巴细胞仅 1 个 /μl。重度营养不良。手术是解决肠梗阻的唯一方法，但是手术风险极高。经与患者及家属沟通后，2013年 3 月日在全身麻醉下手术探查，发现腹腔多发脓肿和干酪样坏死病灶，广泛肠粘连，回盲部完全肠梗阻。做腹腔病灶清除，回肠造瘘，腹腔引流。术后 2 周复查 CD4 淋巴细胞为 0 个 /μl。继续抗结核、抗病毒和营养支持等治疗。术后 6 个月复查 CD4 淋巴细胞为 20 个 /μl。再次手术做回肠升结肠吻合，关闭腹部肠造瘘口。在第二次手术时经网膜右静脉插管埋置骨髓输注系统，作自体骨髓经网膜右静脉 - 门静脉肝内输注。第二次手术加自体骨髓输注后 1 个月，伤口愈合良好，体重增加约 8kg，CD4 淋巴细胞增加到 55 个 /μl。第二次手术后 1 年，全身情况良好，CD4 淋巴细胞增加到260 个 /μl。血中检测不到人类免疫缺陷病毒。这例原来濒死的晚期艾滋病患者临床治愈。

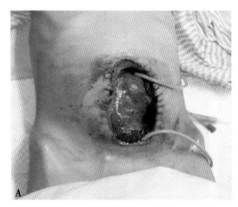
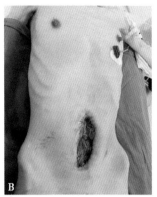
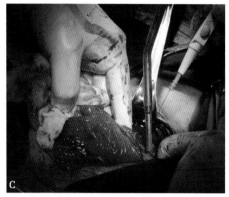
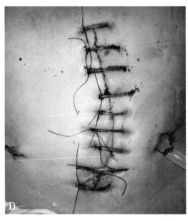
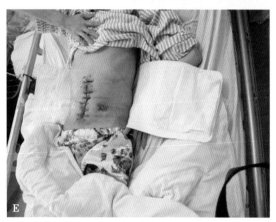

图 15-3　**肠结核并发急性肠穿孔腹膜炎**

A. 腹壁伤口全层裂开,肠管外露,可见多处肠瘘;B. 肠管与腹部裂开的伤口边缘已经粘连;C. 分离粘连,理清肠壁、瘘管及相关脏器解剖关系;D. 全层减张缝合关闭腹壁伤口;E. 拆除伤口缝线,伤口愈合良好。

4. 诊断困难需剖腹探查　临床疑诊为肠结核,但是不能排除其他疾病,内科治疗不能缓解症状时,需要手术探查帮助明确诊断及确定进一步治疗。

典型案例:患者男性,32 岁。腹痛,腹胀伴发热 1 个月。CT 检查提示腹膜后淋巴结肿大,节段性肠管壁增厚。临床诊断肠结核,不排除淋巴瘤或其他肠道恶性肿瘤。2013 年 8 月剖腹探查发现肠系膜多发肿大淋巴结,部分空肠壁明显增厚。术中取肠系膜淋巴结活检,快速冰冻病例报告为结核。手术后抗结核治疗仍然持续高热,1 周后常规病理报告淋巴结结核合并马尔尼菲青霉菌感染。加用两性霉素治疗 5 天后,体温逐渐恢复到低热或正常体温。继续治疗 2 个月,体温基本正常,全身情况明显好转。因此,艾滋病患者除了容易合并结核感染以外,还可能合并多种机会性感染,给予明确诊断和有效的治疗仍可能取得较好的结果。

二、结核性腹膜炎

(一)概述

结核性腹膜炎(tubeculosis peritonitis)是由结核分枝杆菌引起的一种慢性、弥漫性腹膜感染。肠结核、肠系膜淋巴结结核和女性生殖器官结核为常见原发灶。多见于青年人。感染方式以直接蔓延、淋巴和血行播散为主。根据病理特点分为渗出型、粘连型、干酪型或者混合型(图 15-4)。

(二)临床表现

临床表现各异,多数患者起病缓慢,常有低热、乏力、盗汗等结核中毒症状和不同程度的腹痛、腹胀、恶心、呕吐、便秘与腹泻,少数可以无症状或急性起病。

1. 渗出型　除一般结核中毒症状外,出现腹水。腹部逐渐膨胀,全腹压痛。查体腹水征阳性。大量腹水可以出现腹壁静脉曲张,下肢水肿。

2. 粘连型　除一般结核中毒症状外,呈慢性消耗病容,有消瘦、贫血和不同程度的肠梗阻症状。查体可以见肠型和蠕动波,可触及包块和揉面感,有轻微压痛。听诊肠鸣音亢进,并可闻及气过水声。

3. 干酪型　患者多呈重病容,显著贫血和消瘦,有严重毒血症。腹部触及包块和揉面感,压痛

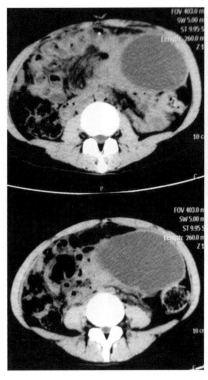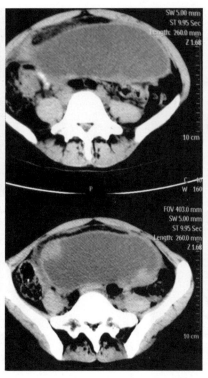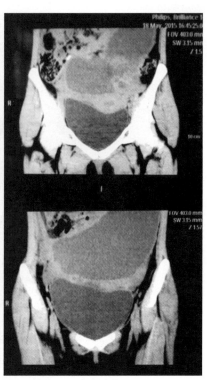

图 15-4　结核性腹膜炎并腹腔巨大包裹性积液积脓

明显。可以出现肠梗阻、化脓性腹膜炎、腹壁瘘和肠瘘。

（三）诊断

1. 患者多为青壮年，尤其是女性。

2. 有全身其他部位的结核病。

3. 发热同时伴有乏力、食欲缺乏、消瘦和腹痛、腹胀、腹泻等症状。

4. 腹壁柔韧，伴或不伴有腹水、腹块等。

5. B超或CT检查有腹水征象和其他结核性腹膜炎的相关征象。B超可见腹水、腹膜回声增厚、出现粘连性含气性肿块、肠襻粘连等；X线检查可发现全腹密度增高、肠管分离、肠壁增厚、肠粘连、肠结核、钙化淋巴结或肠梗阻等征象。

6. 实验室检查

（1）血常规和红细胞沉降率：半数以上患者有不同程度的贫血，红细胞沉降率多增快。继发感染或结核病播散时外周血白细胞可以增高。

（2）腹水检查：多为黄色渗出液，少数浑浊或浆液血性。比重常高于1.018，蛋白定量30~50g/L，白细胞计数 0.25×10^9 个/L以上，以淋巴细胞为主。

（3）腹水腺苷脱氨酶活性增高。

（4）腹水聚合酶链反应（PCR）阳性。

（5）血清抗结核抗体检查可作为诊断参考指标。

（6）腹水浓缩涂片查结核分枝杆菌阳性率较低，也可培养出结核分枝杆菌。腹水培养和动物接种可明显提高结核分枝杆菌检出率。

（7）腹腔镜检查：对渗出性腹膜炎是有效的诊断方法。

（8）结核菌素试验强阳性有参考价值。

（9）试验性抗结核治疗有效者。

（10）本病需与以下疾病鉴别：结核性腹膜炎要与其他疾病引起的腹水相鉴别，如心力衰竭、心包炎、肝硬化、慢性肾炎、重度营养不良和癌性腹膜炎等；粘连型结核性腹膜炎并发肠梗阻需与肠套叠、肠扭转和蛔虫性肠梗阻鉴别。

（四）治疗

1. **全身支持疗法**　卧床休息，加强营养，给予易消化的食物。不能进食的患者应给予输液，补充足够的营养和电解质。有肠梗阻征象者应给予流质饮食，症状不缓解应禁食和胃肠减压。

2. **抗结核治疗**　联合使用利福平、异烟肼、吡嗪酰胺、乙胺丁醇和链霉素等药物，疗程需1年以上，抗结核药物应用的原则和方案见第四章第一节。

3. **对症处理**　腹水过多和发展过快时，可放腹水及使用利尿剂。适当放液后，腹腔内可以注入异烟肼100~200mg和地塞米松5mg。

4. **激素的应用**　对渗出型或血行播散性肺结核患者在使用抗结核药物的同时可以使用肾上腺

皮质激素，迅速减轻全身中毒症状，提高疗效。渗出型结核性腹膜炎合并肠结核、渗出型结核性腹膜炎趋于化脓或干酪性结核性腹膜炎不用激素。激素用量：多采用泼尼松，成人 30～40mg/d 口服，逐渐减量总疗程 4～6 周。

5. 手术治疗　应根据病变具体情况选用不同手术方式，主要的适应证是保守治疗无效的肠梗阻；肠穿孔、腹腔淋巴结结核破溃形成急性腹膜炎或化脓性腹膜炎；结核性腹膜炎形成腹壁瘘或粪瘘。结核性腹膜炎诊断未定或与急腹症或腹腔肿瘤鉴别有困难者也可剖腹探查。

三、胃结核

（一）概述

胃结核（gastric tuberculosis）是指胃壁内有明显结核病变的疾病。在粟粒性结核所见胃壁内结核结节，以及结核性腹膜炎在胃浆膜上有结核结节均不包括在内。胃结核临床上少见，根据国外文献报告，胃结核患者占一般尸检患者的 0.02%～0.21%，占肺结核患者尸检的 0.3%～0.52%，占胃手术切除标本的 0.04%～0.19%。在我国发病率可能较高，占胃手术病例的 0.25%～2.4%。

（二）病因

胃结核绝大多数是继发性的，最多见者为肺结核，约占半数；其次是肠结核及其他腹腔内脏器的结核病。最常见的感染途径：①结核分枝杆菌通过血液或淋巴液循环至胃壁黏膜下层或肌层，产生结核病灶，病变进一步发展则破坏黏膜和浆膜层；②邻近脏器病灶：淋巴结结核病灶的直接穿通侵及胃壁，这样则先破坏胃的浆膜后，进而侵及肌层黏膜层。

胃结核最多见于胃幽门部和体部小弯侧，约 10% 病例十二指肠同时累及。

（三）病理

胃结核常先发生于黏膜下组织，病变侵及黏膜则可形成大小、深浅不一的溃疡，且常位于胃小弯近幽门端处，少数呈息肉状或较大结节状肿块，胃镜下显示病变为干酪样坏死和典型的结核性肉芽肿，病变不够典型时借助抗酸染色或细菌培养而加以确诊。临床分型：①溃疡型：为最常见的类型，溃疡为单个或多个，一般较浅，有时可很大；②肿块型：胃壁呈肿块增殖性或浸润性，大小不等，肿块内可有干酪样变；③硬化型：纤维组织增殖伴有瘢痕形成。

有人将胃结核分为：①局限型：病变局限于胃幽门窦部或体部；②弥漫型：结核病变不局限于胃部，同时累及十二指肠、胰头等，累及至胃周淋巴结，甚至有广泛的腹腔淋巴结结核；③结核与癌共存型：胃结核与癌共存于胃的某一部位，Wife 报道近 300 例胃结核，其中有 10% 合并胃癌，国内报道低于 3%。

（四）临床表现

X 线钡餐检查所见决定于病理类型，多数仅发现幽门梗阻、幽门狭窄、龛影、不规则变形影或充盈缺损等。

胃镜检查对诊断溃疡型胃结核有一定的帮助，典型所见为多发性匍行性溃疡，底部呈暗色，在溃疡周围常有灰色结核性结节。

（五）诊断与鉴别诊断

胃结核术前诊断比较困难，甚至有的病例在剖腹术后仍误诊为癌肿晚期和／或腹腔内转移。但在临床上，只要全面了解病史，分析临床表现，再结合 X 线钡餐检查及纤维胃镜检查，是有可能做出正确诊断的，在诊断本病过程中应注意如下几点：

1. 多发生于 20～40 岁，女性多见，因此对女性患者年龄在 30 岁左右，有胃部症状伴有结核病史或肺结核，红细胞沉降率增快，胃酸正常，大便潜血持续阳性，应考虑胃结核的可能。

2. 有类似溃疡病或胃癌表现的胃部症状及全身表现时，并于短时间内出现幽门梗阻或不全幽门梗阻，则可排除溃疡病的可能，此时除考虑到胃癌外，同时需考虑到胃结核的可能。胃结核的多发部位是幽门部，且结核性炎症破坏较快，结核性溃疡纤维化，很快形成溃疡及结核性肉芽肿形成坚硬肿块，胃黏膜因炎症性水肿及胃周围淋巴结肿大压迫等，在较短病程内形成幽门梗阻。

3. 若患者无肺及肠结核，在胃液或大便中查到结核分枝杆菌，只要排除假阳性，则对胃结核的诊断有肯定的价值。

4. X 线钡餐检查时胃结核缺乏特征性表现，胃及十二指肠同时受累，十二指肠变形、狭窄，则胃癌的可能性要比胃结核小，有文献报道 X 线钡餐显示幽门梗阻时，梗阻处胃呈平滑的圆形，而不是不规则的圆锥形，这是胃结核区别胃癌的特征表现。

5. 纤维胃镜检查　对胃结核的早期诊断颇有价值。

6. 术中发现胃病变同时累及十二指肠至其降

部或更远侧,则结核的可能性较癌肿为大,应及时做活组织病理检查,可明确诊断。

（六）治疗

胃结核的治疗可分为非手术和手术两种方法。临床上考虑胃结核的诊断,如无禁忌证,原则上应手术探查,它是一种较为彻底、有效的治疗方法,其目的为切除病灶。

手术适应证:①并发急性大出血或穿孔者;②并发幽门梗阻者;③上腹部扪及肿块又难以与胃癌鉴别者;④结核与癌共存者。手术方法决定于探查时的病理所见,如病变局限于胃,可以作胃大部分切除;但如病变广泛与邻近组织粘连过紧,则不应强求切除以免伤及胆总管、门静脉、肝动脉、胰管等重要的器官,可作胃部分切除,病灶旷置,胃空肠吻合术或单纯胃空肠吻合术;如胃结核与胃癌共存,应按胃癌手术原则施行根治性胃大部切除术。

无论何种类型、病灶切除与否,术后应常规抗结核药物联合应用6~12个月,如仍有结核的临床表现,可继续酌情应用抗结核药物。胃结核术后随访,预后均较好。

四、食管结核

（一）概述

食管结核（esophageal tuberculosis）很少见,在国内外文献中只有少数案例报道,国内已报道39例。

（二）病因

结核分枝杆菌直接侵入食管黏膜或由咽喉部结核向下蔓延所致;脊椎结核和食管周围的纵隔淋巴结核干酪性病变也可侵及食管壁;食管结核也可通过血行感染。食管结核病理上可分为三种类型,即肥大型、溃疡型及肉芽肿型。

（三）临床表现

首发症状为进食异物感,继而出现进行性吞咽困难伴胸背痛为常见的症状,少数患者自觉吞咽不顺。食管结核可产生各种并发症,如憩室穿孔、食管梗阻、喉返神经麻痹、食管支气管瘘以及食管胸膜瘘等,一旦发生,则出现相应的症状与体征。食管结核治愈后,有时可再发生颈部及纵隔淋巴结结核。

（四）X线检查

1. 食管腔内充盈缺损少,管壁僵硬不明显,没有或只有轻度狭窄,但溃疡较大。X线易误诊为食管癌。

2. 食管一侧壁充盈缺损,呈弧形,局部黏膜消失,附近有软组织肿块。X线易误诊为食管平滑肌瘤。

3. 食管瘘形成 食管钡餐发现食管壁上有一小圆形突出的钡影,相应的食管壁有凹陷,显僵硬,附近黏膜尚好。周围无充盈缺损。

（五）诊断

食管镜检查可见肿物向管腔突出,质脆、易出血,肿物上有溃疡或裂口;有的可见食管壁上一小乳头,中央有小孔,不断排出黄色干酪物,小孔周围黏膜充血。总之,结合病史、X线和食管镜检查,最后做出临床诊断。

（六）鉴别诊断

1. 食管癌 多发生在50岁以上。X线检查可见管腔狭窄,壁僵硬,黏膜破坏明显,可有龛影,但周围的充盈缺损特别明显而不规则;食管结核的X线表现为溃疡大,充盈缺损少,食管管腔狭窄不明显。病理可以确诊。

2. 食管平滑肌瘤 X线所见为边缘光整的充盈缺损,上下界与正常食管分界清楚,肿瘤上下端的钡剂呈半圆形、环形征,黏膜呈涂抹征。

3. 食管消化性溃疡 多发生在食管下段,龛影多为单发,为圆形或椭圆形,龛影周围的食管可因痉挛．或瘢痕收缩而出现不同程度的狭窄。

（七）治疗

食管结核的预后主要取决于其感染程度以及对药物治疗的反应性。如病变不广泛,充分抗结核治疗是完全可以治愈的,而肥大型由于早期出现梗阻症状,因而能早期诊断,其预后良好。有的结节性食管结核可以自然愈合。溃疡常可迅速完全治愈。有合并症时,常需手术治疗。

五、肝结核

（一）概述

肝结核（hepatic tuberculosis,图15-5）较为少见,因缺乏特异的症状和体征,故临床误诊误治率较高。多数肝结核系全身粟粒型结核的一部分,称为继发性肝结核,患者主要表现为肝外肺、肠等结核引起的临床表现,一般不出现肝病的临床症状,经过抗结核治疗肝内结核可随之治愈,临床上很难做出肝结核的诊断。

（二）病因

结核分枝杆菌属于放线菌目,分枝杆菌科的分枝杆菌属,为有致病力的耐酸菌。主要分为人、

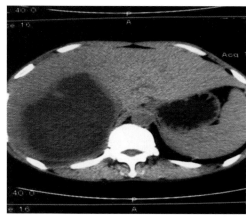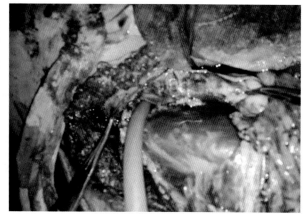

图 15-5　**肝结核**
巨大肝脓肿，切除 12 肋骨，经腹膜后切开引流。

牛、鸟、鼠等型。对人有致病性者主要是人型菌，牛型菌少有感染。肝结核是由各种肝外结核分枝杆菌播散到肝脏所致，有时因肝外原发灶较小或已痊愈，不能查出原发病灶，据统计能查到原发灶者仅占 35%。

（三）临床表现

该病主要症状有发热、食欲缺乏、乏力，肝区或右上腹痛及肝大。发热多在午后，有时伴畏寒和夜间盗汗；有低热者也有弛张型者，高热可达 39～41℃，有发热症状者占 91.3%，凡有结核或有明确结核病史者，长期反复发热，且排除其他原因者常有肝结核的可能。肝大是主要体征，半数以上有触痛、肝质硬，结节性肿块；约 15% 的患者因结节压迫肝胆管可出现轻度黄疸，10% 的病例有腹腔积液。

（四）辅助检查

1. 血常规　白细胞总数正常或偏低，少数患者可增高，甚至出现类白血病反应。80% 以上患者有贫血表现，红细胞沉降率常加速。

2. 肝功能检查　ALT、ALP 及胆红素升高，可有白蛋白减少、球蛋白增加。

3. 结核感染相关检测

4. 肝穿刺活检　对弥漫性或粟粒型病变诊断价值较大。

5. 腹部 X 线片　可能发现肝内钙化灶。有人报道，肝结核患者 48.7% 有肝内钙化灶。

6. B 超检查　可发现肝大及肝内较大的病灶，亦可在其引导下做病灶穿刺检查。

7. CT 扫描　能发现肝内病灶。

8. 腹腔镜检查　可发现肝表面的黄白色点状或片状病变，并在直视下做病灶穿刺作病理及细菌学等进一步的检查。

9. 剖腹探查　个别疑难病例，必要时可通过手术途径获得明确的诊断。

（五）诊断

根据临床表现，结合上述检查，可获得诊断。

（六）鉴别诊断

1. 局限性肝结核球有时与肝癌难以鉴别，而粟粒型肝结核有时易与弥漫型肝癌混淆，但后者病情严重，病程发展较快，AFP 阳性，结合慢性肝病史等，一般可以鉴别。

2. 肝结核形成脓肿后，应与阿米巴性或细菌性肝脓肿相鉴别。细菌性肝脓肿多继发于胆道感染，全身中毒症状严重，有寒战、高热，而阿米巴性肝脓肿多有脓血便史，脓肿一般比较大，脓液呈巧克力色，一般不难鉴别。

3. 对具有黄疸的病例，慎勿误诊为病毒性肝炎、肝硬化、钩端螺旋体病、败血症等，尤其当患者有结核病史或治疗无效而日渐恶化时，应警惕该病的可能并做相关检查。

4. 肝脾大、高热、黄疸、贫血、恶病质，应与淋巴瘤、急性白血病、恶性网状细胞增多症相鉴别，可查骨髓象和淋巴活检。

（七）治疗

1. 抗结核药物治疗　用药方案可参照肺结核，应适当延长疗程。肝结核患者有 ALT 升高等肝功能异常时，不仅不是抗结核治疗的禁忌证，反而是适应证，疗程中 ALT 可能有小的波动，但很快恢复正常。

2. 手术治疗　对结核性肝脓肿较大者，在有效抗结核药物治疗的同时,可考虑手术引流或行肝叶切除术。

（八）预后

因肝具有丰富的网状内皮组织和强大的反应性,有很强的再生和防御能力,能及时形成屏障作用,故肝结核有自愈倾向。但患者一旦呈高热、发冷、肝大等活动性肝结核表现,难以自行恢复;如不及时给予特效治疗,一般迅速恶化,于数周或数月内死亡。抗结核药物治疗能立即显效,即使非常严重的病例也多能治愈。

预后在很大程度上取决于临床的正确诊断,或确诊的早晚。死亡多因误诊或确诊太晚。并发脂肪肝导致的严重肝衰竭,可为死亡原因。黄疸表示肝损伤严重,预后不良。

经抗结核药物治疗,粟粒型肝结核于6~8个月痊愈;其余类型的肝结核,痊愈需时可能更长。

六、胰腺结核

（一）概述

胰腺结核(pancreatic tuberculosis)感染途径有:①其他脏器结核血行或直接播散:如肺、骨、肾、肠结核,腹腔淋巴结结核等。本组1例有肝结核,有4例腹腔淋巴结肿大病理证实为干酪样坏死,考虑为血行或直接播散至胰腺。其余6例胸部X线片、钡灌肠、结肠镜、B超均未发现其他脏器结核,淋巴结结核累及胰腺可能大。②免疫反应:文献报道,胰腺结核的发生可能是胰腺对体内结核分枝杆菌毒素的过敏反应或免疫应答。③吞食被结核分枝杆菌污染食物也可经十二指肠乳头直接感染胰腺。

胰腺结核症状多样:①酷似慢性胰腺炎症状:有反复发作右中上腹痛,进食加重向腰背放射。本组3例有尿淀粉酶增高,结合有饮酒史诊为慢性胰腺炎。②结核中毒症状:本组6例有食欲缺乏、乏力,3例有发热、盗汗。③酷似胰腺癌症状:本组有腹痛、腹部肿块、消瘦、贫血、黄疸,3例术前诊为胰腺癌。临床医师要提高对本病的认识,减少误诊、漏诊。

胰腺结核主要诊断手段是B超和CT。对肿块行B超引导下穿刺抽吸物病理组织学检查有助于诊断,并可鉴别胰腺恶性肿瘤。内镜逆行胰胆管造影术(ERCP)可见胆总管下段轻度狭窄及胰管扩张,胰腺癌及壶腹癌则较早侵犯胆总管表现为鼠尾征、双管征(图15-6)。

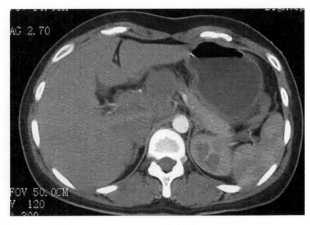

图 15-6 胰腺结核

（二）病因

可能与疾病创伤与手术、代谢障碍、营养障碍、遗传因素、内分泌异常有关。

（三）临床表现

1. 有尿淀粉酶增高,结合有饮酒史,诊为慢性胰腺炎。

2. 结核中毒症状 食欲缺乏、乏力,发热、盗汗。

3. 酷似胰腺癌症状 有腹痛、腹部肿块、消瘦、贫血、黄疸。

（四）辅助检查

1. 对肿块行B超引导下穿刺抽吸物病理组织学检查有助于诊断,并可鉴别胰腺恶性肿瘤。

2. 内镜逆行胰胆管造影术(ERCP)可见胆总管下段轻度狭窄及胰管扩张,胰腺癌及壶腹癌则较早侵犯胆总管而表现为鼠尾征、双管征。

（五）诊断

根据病史、临床表现、检查可进行诊断。

（六）鉴别诊断

与胰腺恶性肿瘤相鉴别。

（七）治疗

胰腺结核首选手术治疗,可行病灶清除及引流术,肿块较大压迫胆总管造成梗阻性黄疸时可行胆总管空肠 Roux-Y 吻合术或胆总管十二指肠吻合术。术后抗结核治疗的疗程最好9个月以上。

（八）并发症

包括假性囊肿、胆道或十二指肠梗阻、脾静脉血栓形成。

（九）预防

1. 积极防治相关疾病 胆系疾病是老年人的常见病、多发病,积极防治胆系疾病是预防老年人慢性胰腺炎的重要措施。此外，与本病发病有关的疾病，如甲状旁腺功能亢进、高脂血症等也必须积极防治。

2. 积极、彻底地治疗急性胰腺炎 老年人慢性胰腺炎患者中，有相当一部分有急性胰腺炎病史，推测本病的发病可能与急性胰腺炎未彻底治愈有关。故此，患有急性胰腺炎者必须积极治疗，彻底治愈，以免留下后患。

3. 不酗酒、少饮酒 长期酗酒的人易引起慢性酒精中毒，酒精中毒是慢性胰腺炎的重要发病原因之一，故从青年开始就应养成不酗酒或只是少量饮酒的良好习惯。如果患有慢性胰腺炎者，为防止病情发展，必须彻底戒酒。

4. 饮食有度 慎饮食，防止暴饮暴食，对预防本病非常重要。同时，老年人饮食宜清淡，少食辛辣肥甘、醇酒厚味，以防肠胃积热引起本病。

5. 怡情节志、心情舒畅 老年人宜避免忧思郁怒等不良的精神刺激，心情愉快，则气机调畅，气血流通，可防本病。

（十）特征分析

复旦大学附属华山医院和上海市静安区中心医院放射科进行了一项研究，结果显示胰腺结核（PT）的多层螺旋CT（MDCT）征象为环形强化的肿块不伴有胰管扩张，同时伴有环形强化的肿大淋巴结为PT特征性的MRCT表现。研究结果发表于《中华胰腺病杂志》。

梁宗辉等收集了2003—2009年行MDCT检查并最终确诊为PT的9例患者，其中2例行MDCT血管成像。分析PT的MDCT特征性表现，并与手术及病理结果进行比较。

MDCT的诊断为胰腺癌1例、囊腺癌1例、囊腺瘤2例、假性囊肿1例、胰腺癌伴后腹膜淋巴结转移2例、淋巴瘤2例。通过病理证实，9例均为PT，误诊率达100%。PT常表现为胰头肿块，亦可累及体尾部或整个胰腺。MDCT呈现等或略低密度的囊实性肿块，偶见钙化，增强后轻度至中度环形强化。通常不伴有胰管扩张，但常伴有后腹膜或邻近淋巴结肿大，且肿大淋巴结亦呈环形强化。有时伴有腹部其他脏器结核。

七、脾结核

（一）概述

脾结核（splenic tuberculosis）为全身性血行播散性结核的一部分。它可表现为弥漫的粟粒样结核结节，也可表现为慢性、局灶性病变如结核球、结核脓肿。

（二）超声表现

急性粟粒性结核时，脾内出现许多散在分布的微小结节，直径为0.2～0.5cm。治愈后可残留或演变为多数点状强回声，代表钙化。局灶性脾结核常呈单发或多个低回声结节，有时酷似肿瘤，其中可伴有小片无回声区和斑点状、斑块状强回声，后者常伴有声影。脾大。

（三）诊断

1. 脾结核好发于20～40岁中青年。

2. 出现结核中毒症状及体征。

3. 结核菌素试验或结核抗体阳性伴贫血及红细胞沉降率增快。

4. 脾外其他脏器结核，多为污染腹膜，以及后腹膜、肝脾门区等淋巴结肿大、钙化周边环状强化。

5. 脾脏增大、脾内多发圆形或椭圆形结节状低密度灶，无强化或有边缘轻度强化。

6. 脾内散在斑点状或小结节钙化灶。

7. 试验性抗结核治疗有效。

在临床检查后仍不能确诊的脾脏疾病，进行剖腹探查、腹腔镜检或经皮抽吸活检往往是确诊脾结核的最后手段。

（四）鉴别诊断

1. 脾脓肿 常单发，边界清晰，壁较厚。囊内液性暗区可见密集点状或絮状回声。脾结核以多发为主，边界多不规则，内部回声杂乱。如坏死、增生、钙化斑等不同病程的声像图表现同时存在，为结核病特点。

2. 脾梗死 其所致凝固性坏死也可在脾内形成强回声区，但范围较大，呈楔形，尖端指向脾门，易于鉴别。

3. 脾原发性恶性淋巴瘤 常伴有全身淋巴结肿大及肝转移，结合病史容易诊断。

（刘保池 朱益军 陈其亮 冯秀岭 郑 刚）

参 考 文 献

[1] MATHUR P，SHARMA R，KANDASAMY D，et al. Can ADC be used as a surrogate marker of response to therapy in intestinal tuberculosis?[J]. Abdomen Radial（NY），2019，44（9）：3006-3018.

[2] MA L，ZHU Q，LI Y，et al. The potential role of CT heterography and gastrointestinal ultrasound in the evaluation of anti-tubercular therapy response of intestinal

tuberculosis: a retrospective study[J]. BMC Gastroen-terol, 2019, 19（1）: 106.

[3] IKUTA K, OTA Y, KUROKI S, et al. Development of Disseminated Tuberculosis with Intestinal Involvement due to Adalimumab Administration Despite Latent Tuber-culosis Treatment[J]. Intern Med, 2020, 59（6）: 849-853.

[4] 王文节, 杨进孙, 盛皓宇, 等. 尿毒症合并胃结核致上消化道出血 1 例及文献复习 [J]. 临床荟萃, 2018, 33（12）: 1080-1082.

[5] 刘俊香. 手术治疗肠结核合并肠梗阻的临床效果观察 [J]. 国际感染杂志（电子版）, 2018, 7（3）: 12-14.

[6] 周淼, 兑丹华, 敖宇, 等. 肝结核 1 例报道（附 158 例文献资料分析）[J]. 中国普外基础与临床杂志, 2017, 24（1）: 80-84.

[7] 张松旺. 脾结核外科治疗的方法与效果分析 [J]. 中国医药指南, 2016, 14（33）: 46-47.

[8] 梅玫, 罗雁, 刘会领. Xpert MTB/RIF 检测在肠结核快速诊断中的应用观察 [J]. 实用医学杂志, 2016, 32（18）: 3073-3075.

[9] 张建, 李强, 白婕, 等. 肠结核合并穿孔 31 例诊治分析 [J]. 中国中西医结合外科杂志, 2012, 18（5）: 489-491.

[10] 须新涛, 沈柏用, 邓侠兴, 等. 误诊为胰腺肿瘤行手术切除的胰腺结核 6 例临床分析 [J]. 外科理论与实践, 2009, 14（5）: 527-529.

[11] 李凌波, 蔡丽波. 结核病合并消化系统疾病与耐多药结核病临床分析 [J]. 中国实用医药, 2009, 4（29）: 128-129.

[12] 李迎弟. 消化系统结核病 [J]. 实用医技杂志, 2004（18）: 2465-2466.

[13] 王国良, 蒋西华, 巫协宁. 消化系统结核病 18 例报告 [J]. 上海医学, 1983（10）: 612-613.

第十六章

神经系统结核病的外科治疗

第一节 概 述

神经系统结核病（tuberculosis of nervous system）是中枢神经系统继发性结核感染，其发生率与整个结核病的发病情况有关。目前，结核病仍为我国常见病之一，神经系统结核病并不少见。结核性脑膜炎（简称结脑）是神经系统结核病最常见的类型。我国幅员广大，各地儿童及成人结脑的发病率有所不同。黑龙江省报告年结脑总发病率为5.2/10万，儿童结脑发病率为9.6/10万，成人结脑发病率为2.5/10万，男性发病率为4.9/10万，女性结脑发病率为5.4/10万。广州报道广州市城乡1981—1986年儿童结脑的发病情况，6年间平均年发病率为2.0/10万，城市为1.3/10万，农村为2.3/10万，农村为城市的1.8倍，平均病死率为22.4%。以上表明：①儿童发病高于成人：这是由于儿童抵抗力相对地减低，防御功能薄弱，增加了感染的概率；②农村高于城市：这是由于农村卫生条件差，诊断、治疗和预防条件差；③北方高于南方：这是由于北方气候寒冷，人们为了保持室内温度居室很少开窗通风换气，造成相对密闭状态。如果家中有一传染源患者存在，则被感染的危险性很大；又因冬季长，阳光不足，结核分枝杆菌易于生存，导致结核性脑膜炎发病。

结核病在中枢神经系统各部位的分布情况，以结脑最为多见。四川医学院报道，收治的148例神经系统结核病中，结脑102例，占68.9%；脑结核球13例，占8.8%；结核性脊髓蛛网膜炎12例，占8.1%；脊椎管内结核球5例，占3.4%；脊柱结核伴发脊髓损害16例，占10.8%。本章主要讨论结脑。

一、感染途径与发病机制

感染与发病途径目前尚有争议，归纳有以下几点。

1. 结核分枝杆菌侵入血流，经脑膜动脉到达脑膜称为真性血行感染，多见于乳幼儿。由于肺内原发灶恶化，发生干酪样坏死、液化形成原发空洞，或肺门淋巴结发生干酪样坏死，干酪物破溃使大量结核分枝杆菌随着侵入血流内，形成结核分枝杆菌菌血症，经血循环播散至脑膜。

2. 结核分枝杆菌经血行播散到脉络丛形成结核病灶，以后病灶破入脑室，累及脑室管膜系统，引起室管膜炎、脉络丛炎，导致脑脊液分泌增多，故结脑通常并发交通性脑积水。

3. 全身粟粒性结核通过血循环直接播散到脑膜上 但有报道把结核分枝杆菌直接注射到动物的颈动脉内，并未引起原发性结核性脑膜炎，但能引起脑—脑膜和体内其他部位的粟粒性结核结节。把结核分枝杆菌直接注射到蛛网膜下腔，则能产生弥漫性脑膜炎。因此推测大部分结脑是继发于大脑皮质或软脑膜上的结核病灶。有人假定在脉络丛，由此扩散到脑室壁及蛛网膜下腔。事实上，脉络丛常受到感染，结核分枝杆菌一旦在大脑皮质停留便有两种可能，一是不繁殖，故不产生活动性结核病变；二是繁殖，形成干酪样病变，侵犯脑室和蛛网膜下腔。该病变可突然排出干酪样物质和结核分枝杆菌，引起急性结核性脑膜炎，而较多的情况是缓慢排出结核分枝杆菌，引起亚急性或慢性结核性脑膜炎，临床以后者居多。

上述颅内结核病灶在某些诱因存在时，如高热、外伤、妊娠、传染病、营养缺乏、长期服用激素等都可使潜在病灶破溃，排出大量结核分枝杆菌于蛛网膜下腔到脑基底池，直至全部脑膜感染。

4. 颅外感染灶 以肺、纵隔内淋巴结为主，其次则为脊柱结核或椎旁脓肿、盆腔结核、肠系膜淋巴结结核及泌尿生殖系结核并发结脑为多见。这是因为人的机体所有部位的活动性或干酪性结核病变都可借助淋巴、血行播散而发生结脑。上述各部位只是发生的机会多少有所不同。肺内任何类型的病变都可并发结脑，但是慢性纤维空洞型肺结核、肺硬节、肺结核球、已钙化的局灶型结核等并发结脑的机会明显减少。一般原发综合征后期合并脑膜炎者为多，而全身急性粟粒性肺结核并发结脑机会更多，有报道占所有结脑的45%。

脊柱结核、椎旁脓肿、慢性结核性脓胸、盆腔及泌尿生殖系统结核病灶中的结核分枝杆菌都可借椎动脉系统进入脑底动脉环，从而形成脑底脑膜炎。而椎静脉无静脉瓣且又与肋间静脉相通，胸腔内的长期炎症与充血，使肋间静脉长期充盈扩张，血流量增加，由于阵咳肺急剧收缩与扩张，不论肺或胸壁来的结核分枝杆菌或干酪样物质，都易于通过肋间静脉顺椎静脉系统逆行感染形成脑底脑膜炎。腹腔脏器结核处的结核分枝杆菌及干酪物质，可因病变侵蚀门静脉系统与下腔静脉，结核分枝杆菌进入肺血循环，从而形成周身粟粒结核与脑膜炎。脑附近组织如中耳乳突、颈椎或颅骨的结核病灶可能直接侵犯脑膜，但引起发病者为数较少。

二、病理改变

结脑是在血脑屏障受到破坏、结核分枝杆菌经血液循环侵入脑膜的基础上发生的。以脑膜病变为最突出，但实际上炎症常同时侵犯到脑实质或同时伴有结核球、结核性脑动脉炎并引起脑梗死或脑血管炎坏死而破裂出血等病变，亦可侵犯脊髓引起脊髓蛛网膜炎。现将主要病理分述如下。

1. 脑膜病变 结核分枝杆菌侵入血管，由脑膜动脉播散而发生。因此最早期表现为血管的病变，血管的病理特点是以渗出和浸润性改变为主。脑膜血管充血、水肿，脑膜浑浊、粗糙、失去光泽、大量白色或灰黄色渗出物沿着脑基底、延髓、桥脑、脚间池、大脑外侧裂、视交叉等处蔓延，以脚底部与脑外侧裂最为显著。脑膜上有多数散在的粟粒样灰黄色或灰白色小结节。显微镜下见到软脑膜及蛛网膜下腔有弥漫性细胞浸润，主要为单核细胞、淋巴细胞及少量中性粒细胞。血管周围也有单核细胞及淋巴细胞浸润。此时期如能得到及时治疗，脑膜渗出性病变可全部被吸收。如治疗不规则，病变可呈慢性经过，以增殖性病变为主。此时颅底渗出物粘连、增厚、机化，出现较多的肉芽组织及干酪样坏死灶。

2. 脑实质病变 脑膜因炎症而产生渗出物，

脑实质浅层可因脑膜炎而有脑炎改变，并发程度不等的脑水肿及脑肿胀，脑膜病变愈重，在相近的脑实质病变愈重。脑实质发生充血及不同程度的水肿，外观表现脑沟变浅，脑回变宽。严重者脑沟回消失而连成一片。在脑实质有结核结节、结核球的形成。显微镜下见到血管周围淋巴细胞炎性浸润，神经细胞有不同程度的退行性变及胶质细胞增生，还有髓鞘脱失。脑实质可见出血性病变，多数为点状出血，少数呈弥漫甚至大片出血。

三、脑血管病变

结脑时，由于炎症的渗出和增殖，可产生动脉内膜炎或全动脉炎。在脑膜动脉的外膜、中层以及在血管内膜都有炎症改变。这些血管的炎症变化可发展成类纤维性坏死或完全干酪样化，结果导致血栓形成、梗死。这些情况在未经抗结核治疗的患者表现更为明显。梗死可以是表浅的，但当动脉被累及时，基底核也往往发生梗死，从而导致脑组织软化。

四、脑脊液通路阻塞及脑积水

结脑时，大量灰黄色或灰白色黏稠的渗出物蔓延到延髓、桥脑、脚间池、大脑外侧裂、视交叉等处蛛网膜。这些渗出物及水肿液包围、挤压颅底血管及神经引起第Ⅱ、Ⅲ、Ⅵ、Ⅶ对脑神经损害。随着病情迁延，聚集在脑底部的渗出物进而发生干酪样坏死及纤维蛋白增生机化，形成又硬又厚的结核肉芽组织，阻碍脑脊液的循环，继而发生交通性脑积水。

五、脊髓和脊膜病变

结脑常伴有脊髓蛛网膜炎，脊髓早期以炎性渗出为主，脊髓各段脊膜肿胀、充血、水肿、粘连增厚，可见大量结核结节和干酪样坏死。粘连脊膜可以包绕成囊肿，或形成瘢痕将蛛网膜下腔完全闭塞。其病变可以弥散而不规则分布在颈、胸、腰段，也可只局限于1～2脊髓节段。如粘连严重、病变范围广泛，影响了脊髓腔脑脊液循环或使脊髓的血管受压，脊髓发生软化或退化性变化。脊髓实质在显微镜下可见单核细胞浸润、髓鞘脱失，神经细胞出现退行性变化和坏死。

六、脑结核球的形成

脑结核来自血行播散，在脑内或脊髓内形成块状结核肉芽肿。多见于脑内，好发于小脑、大脑半球、脑皮质等各部位。少见于脊髓内。大小不一，一般以 0.5cm 以上的结核结节称为结核球。其小如黄豆，大如栗子，可单个孤立存在，也有多个融合成团或串状。一旦结核球液化、破溃入脑部或脊髓血管，或直接侵入脑室及蛛网膜下腔，则发生结核性脑膜炎或结核性脊膜炎。

（费 力 万来忆 宋言峥）

第二节 神经系统结核病外科相关检查技术

一、腰椎管穿刺术

腰椎管穿刺术（lumbar puncture）系临床常用的一种诊疗操作。可用于诊断中枢神经系统各种炎症性疾病、血管性疾病、脊髓病变、疑有颅内占位病变、诊断不明的神经系统疾病；用于气脑、椎管造影等；亦用于因脑脊液压力过高的放液（减压）和注入药物治疗中枢神经系统疾病。

（一）手术适应证

1. 诊断性穿刺 ①通过测定颅内压力，确定蛛网膜下腔有无梗阻；②进行脑或脊髓造影检查。

2. 治疗性穿刺 ①腰麻、鞘内注射药物或气体；②颅内压过低，需椎管内注射生理盐水。

（二）手术禁忌证

1. 严重颅内高压症有脑疝先兆或已发生脑疝，或由颅后窝占位性病变引起的颅内高压症。

2. 穿刺部位有感染性病灶 包括皮肤、皮下组织炎症、脊柱化脓性炎症、脊髓结核或其他脊髓炎症。

3. 不稳定性精神疾病患者。

4. 病情危重不宜搬动者。

（三）手术方式

1. 术前准备工作

（1）向患者或及家属讲明穿刺的目的、必要性、过程及可能出现的不良反应和意外情况，征得同意，并在手术同意书上签字。

（2）询问药物过敏史，是否为过敏体质。

（3）详细了解病情、病史、术前应全面体格检查，根据具体条件和病情对颅脑进行各项辅助检查。

（4）对躁动不安等不能合作的患者，可酌情应用适量镇静剂。

2. 操作方法

（1）准备清洁盘、腰椎穿刺包、清洁试管和无菌试管数个、麻醉药品、鞘内注射药品。

（2）患者取侧卧位，背部与床边成垂直平面，脊椎棘突成一条直线，头向胸部前弯，双膝向腹壁弯曲，使脊椎间隙增宽，以便于穿刺。

（3）常规选择第3、第4腰椎间隙为穿刺点（双侧髂脊连线与脊柱交叉点）。局部常规皮肤消毒，铺无菌洞巾，局部麻醉深达韧带。

（4）左手固定穿刺点皮肤，右手持针，从棘间隙与脊柱呈垂直方向慢慢刺入，切忌左右偏斜。穿过脊韧带及硬脊膜时，常有落空感（成人刺入深度为 4~6cm，儿童为 2~4cm），此时拔出针芯，即可见脑脊液流出。

（5）接测压管，待管内液面波动相对平稳后，记录数值，此为初压。测压后分别压迫颈静脉（不超过 10 秒）以了解蛛网膜下腔有否阻塞，颅内压明显增高者忌用。

（6）移去测压管，留取脑脊液 1~6ml，依需要送常规、生化、细菌学及血清学等检验。

（7）脑脊液留取后，再接测压管测试脑脊液压力，此为终压。测压完毕，移去测压管，此时如不进行椎管内注药，则插入针芯拔出穿刺针，如行鞘内注药，则将准备好的抽有药物的无菌注射器接上，将药物推入，药物推入后，将穿刺针连同注射器一并拔出，用拇指压迫穿刺点 1~2 分钟，碘酒、酒精消毒穿刺点，覆盖无菌纱布，胶布固定。

（四）注意事项

1. 对疑有颅内压过高者，应采用细针穿刺，缓慢拔针芯，放脑脊液时应缓慢、少量。术后及时予脱水、降低颅内压治疗。

2. 如穿刺中出现脑疝症状，应立即停止放液，并推入生理盐水 10~20ml。

3. 术后去枕平卧 4~6 小时，颅内压增高明显者，卧床 1~2 天，密切观察生命体征。

4. 椎管内注药时，为避免高剂量、高浓度药物引起不良反应和损伤，不可一次性快速推入，应在抽有药物的注射器与穿刺针始终接通的情况下，缓慢抽取一定量脑脊液稀释，然后推入一定量稀释药液，再抽取，再推入，重复 4~5 次后推完。

5. 留取化验标本时，最初留取的脑脊液不宜作为常规检查用，因穿刺时所造成的损伤，可影响细胞计数的准确性。

二、侧脑室穿刺引流术

侧脑室穿刺引流术（ventriculopuncture）是一

种用于治疗蛛网膜下腔阻塞、结核性细菌性脑膜炎伴有脑室炎者以及紧急降低颅内压的手术。

（一）手术适应证

1. 严重脑水肿并高颅压综合征,药物降低颅内压效果不明显。

2. 有急性梗阻性脑积水,脑室扩大,严重的颅内高压。

3. 慢性脑积水急性发作或慢性进行性脑积水用其他降低颅内压措施无效者。

4. 脑疝前期或早期。

（二）手术禁忌证

1. 脑疝形成期。

2. 出血性疾病及接受抗凝治疗的患者。

3. 颅内血管或脑室畸形。

4. 穿刺部位有外伤或局部感染。

（三）手术方式

经额侧脑室引流常用,此法简单易行,定位准确,合并症很少发生,便于固定作脑室持续引流。

具体操作:剃去头发,患者取仰卧位,常规消毒,选择非优势半球穿刺。穿刺部位从两眉间中点起沿中线向上向后 8cm 处,再向非优势半球侧旁开 2～2.5cm 为穿刺点,用龙胆紫做好标记,以 2% 普鲁卡因局部麻醉,用钻颅锥先穿入头皮内至颅骨,锥头对准两耳连线的方向刺入 5～6cm 深（婴儿 3～4cm）即达脑室内（若有条件可在 CT 引导下进行）。穿刺针应保持固定在一个方向,不能将针头左右摆动,以免损伤脑组织。脑脊液引出后,固定穿刺针,将穿刺针连接消毒的封闭式引流袋,用来存放脑脊液。引流针头的高度应比侧脑室穿刺针的水平面高 8～12cm,使侧脑室压力维持在 0.96kPa（100mmH_2O 左右）。引流管中间可接三通头,以便向侧脑室内注药。

（四）注意事项

1. 侧脑室穿刺引流可进行 1 次或多次,每次引流时间 7～10 天,病情需要可延长至 2～3 周,一般不超过 1 个月,以免继发感染。

2. 引流管高度要高于脑室引流孔 8～12cm,也可提高至 20cm,当颅内压高于此值时,脑脊液便自动流出。引流过速可造成出血,也会使脑脊液分泌过多。引流瓶（袋）位置不能过低,否则可因虹吸作用引起低颅内压。

3. 侧脑室引流后应严格无菌操作,每天引流部位碘酒、酒精消毒。3～5 天更换无菌引流装置,防止阻管、断管,警惕颅内出血或水肿。引流期间

可酌情使用抗生素,坚持有效的抗结核治疗。引流期间脱水剂和皮质激素可酌情减量,若病情允许也可逐渐停用。病情好转后,要夹闭观察 24～48 小时,患者适应后拔管。若再次出现颅内高压证,必要时可做分流术。对脑脊液蛋白含量高、有蛛网膜粘连者也可配合腰穿及鞘内注药或用生理盐水冲洗置换脑脊液。

（费 力 万来忆 宋言峥）

第三节 外 科 治 疗

一、脑结核球及结核性脑膜炎

（一）概述

结核性脑膜炎（tuberculous meningitis,TBM）和脑结核球（brain tuberculoma）是中枢神经系统结核病的两种主要类型。TBM 急性期死亡患者的尸体解剖的典型特征是患者颅内和椎管蛛网膜下腔有大量的胶状炎性渗出物,尤其以基底池蛛网膜下腔最为严重。基底池蛛网膜下腔是脑脊液循环的重要通道,大量胶状炎性渗出物阻塞基底池、压迫导水管可以形成脑积水和颅内压增高;胶状炎性渗出物包绕脑底动脉环、基底动脉系统、大脑中动脉的穿支动脉和颅底神经,引起血管炎和脑神经麻痹,其中大脑中动脉及其穿支最常受累。血管痉挛、血管硬化和阻塞可以引起脑梗死而产生相应症状,脊髓血管同样可以受累,严重者导致脊髓坏死。

结核球单发多见,可发生于颅内任何部位,多发性结核球可同时散播于左、右大脑半球和幕下,也可汇集在同一脑叶或多个小结节成堆分布于脑表面;机体防御能力强者,结核球可以完全吸收或钙化,如防御能力减弱则扩张为更大的结核球或破入蛛网膜下腔引起 TBM。

结核脓肿比较少见,可以继发于 TBM 或单独发生,可以单发或多发,大脑和后颅窝都可能发生,很少发生在脑干部位。

（二）临床表现

TBM 多数急性或亚急性起病,主要表现为发热、头痛、呕吐、乏力、食欲缺乏,脑膜刺激征阳性,病程后期可出现脑神经和脑实质受累表现,出现癫痫、复视、失明、肢体瘫、脑疝、昏迷等。

临床上脑结核球可分为全身型和局限型两种类型。全身型少见,患者同时有其他脏器活动性结核病灶,因此全身状况差,出现发热、盗汗、咳

嗽、咯血、消瘦等征象；局限型则没有其他器官活动性结核病灶，缺乏结核病的全身征象。幕上结核球的首发症状常为头痛和癫痫发作，随后出现进行性加重的局灶性神经功能缺失和颅内压增高症状；幕下结核球往往先出现颅内压增高症状，随后出现小脑症状；脑干结核球首先出现脑神经功能障碍。

（三）辅助检查

1. 影像学检查　CT 对脑结核球检出的敏感度达到 100%，特异性达 86%，但即便在结核病高流行区，CT 对脑结核球的阳性预测值也仅为 33%。脑结核球根据 CT 表现可分为不成熟结核球和成熟结核球，前者表现为小盘状或小环状占位，周围有大量水肿，如病变小于 1~2cm 可表现为无强化效应的局限性低密度区；后者可呈均质性增强、环形增强或混合性增强；少数结核球位于脑表面，与硬脑膜扁平状附着，类似脑膜瘤。脑结核球在 MRI T_1 加权图像上表现为低信号或略低信号，在 T_2 加权图像上多数信号不均，呈低、等或略高信号。结核球形成早期，MRI 增强扫描可表现为均匀强化，后期成熟结核球则多表现为中央低信号的环形强化。

2. 组织学检查　组织学检查由立体定向活检或手术切除取得标本后完成，是脑结核球诊断的"金标准"，特征是具有干酪样坏死的结核肉芽组织。通过组织学检查明确诊断，可以排除其他颅内肿瘤，提高长时间抗结核治疗的依从性；取得的样本进行结核分枝杆菌培养和药物敏感试验，可以指导临床药物选择；确切的诊断也是抗结核治疗过程中一旦病灶出现"反常性膨胀"时坚持药物治疗的有力保证。

（四）治疗原则

1. 全身治疗　合理营养和适当休息是结核病治疗的一般原则。部分脑结核球和 TBM 重症患者需要入住 ICU，接受机械通气治疗，进行平均动脉压和颅内压监测，应注意保持容量平衡、积极纠正低钠血症、控制高热和高血糖。

2. 抗结核化学治疗　脑结核球和 TBM 的抗结核化学治疗原则相同，异烟肼、利福平和乙胺丁醇容易透过血 - 脑屏障，链霉素有强大的杀结核分枝杆菌能力，因此这四种药物互相配合、联合应用效果最佳。常规的治疗方案以异烟肼为主要药物，联合采用链霉素、利福平或乙胺丁醇，或异烟肼、利福平和乙胺丁醇，如果治疗后症状减轻，3 个月后可改为二联疗法，如异烟肼和乙胺丁醇，总疗程为 1.5~2 年。

3. 肾上腺皮质激素和甘露醇　肾上腺皮质激素有减轻脑水肿和抗炎的作用，可与抗结核药物同时应用，一般使用不超过 1 个月；但对临床诊断不十分明确的病例容易造成抗结核药物治疗有效的假象，因此，在 4~8 周的试验治疗期内可以暂时不用。对于有严重颅内高压的病例，可同时给予甘露醇降低颅内压治疗。

4. 脑积水的非手术治疗　多数 TBM 患者急性期的交通性脑积水保守治疗有效，药物选用呋塞米和乙酰唑胺，同时每天进行腰椎穿刺引流脑脊液以缓解颅内高压，待颅内压正常后逐渐延长腰椎穿刺间隔时间。如果保守治疗期间患者意识障碍加重、脑室进行性扩大、颅内压持续升高，则行手术治疗。

（五）手术适应证

外科手术治疗包括开颅病灶切除、立体定向活组织检查和脑积水分流术。

1. 脑结核球手术切除指征　①结核球诊断明确，抗结核治疗期间神经系统症状进行性加重；②结核球病灶占位明显，CT 或 MRI 随访证实病灶进行性增大；③结核球诊断不明同时伴有颅内高压。

尽量完整切除结核球病灶，妥善保护脑组织，分块切除常造成结核分枝杆菌扩散并发 TBM。对多发脑结核球只切除引起颅内高压的主要病灶；选择非功能区病灶，对位于重要功能区的脑结核球可作部分切除或仅做活检，残余病灶由术后抗结核治疗来解决；术毕，应充分减压（图 16-1）。

2. 立体定向手术　为了减少误诊或避免对非结核球患者进行 4~8 周试验性治疗带来的诊断和治疗延误，对临床定性诊断不明确的病例可采用立体定向活检以明确诊断，排除恶性肿瘤。但活检有时会导致一些并发症或使症状恶化，故应根据地区发病情况及个人经验权衡利弊后慎重使用。

3. 脑积水分流术　脑积水分流术的手术指征：非交通性脑积水或保守治疗失败的交通性脑积水。近 10 年来，内镜下第三脑室造瘘术（ETV）在 TBM 脑积水治疗中应用的报道越来越多，由于可以避免终身置管，部分作者甚至建议将 ETV 作为 TBM 脑积水手术治疗的首选方案，但失败率较高。TBM 患者第三脑室底解剖结构不清、质地坚韧、脚间池蛛网膜粘连严重，实施 ETV 对术者的技术和经验要求比较高，需慎重选择。

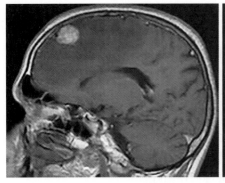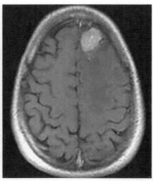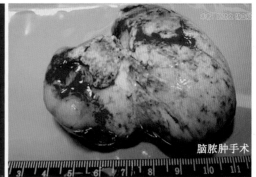

图 16-1 小盘状或小环状占位

（六）手术禁忌证

1. 中、重度心肺功能不全或其他重要脏器功能障碍不能耐受手术者。

2. 昏迷的 TBM 脑积水患者，如果经脑室外引流 48 小时后意识状况无改善，分流无效。

3. 诊断明确，没有颅内高压的脑结核球建议保守治疗。

4. TBM 急性期第三脑室底增厚、解剖标志不清，造瘘口易出血，应慎重选择 ETV。

（七）手术时机

1. 病情允许时，脑结核球术前应用抗结核药物治疗 2 周，以减少术后发生 TBM 的可能。

2. 昏迷的 TBM 脑积水患者，经脑室外引流 24～48 小时，如果意识状况改善，再考虑行脑室腹腔分流术。

3. 腰大池脑脊液持续异常并非脑积水分流术的手术禁忌 笔者曾遇到多例抗结核治疗有效但腰大池脑脊液持续异常的 TBM 脑积水患者，突出表现为腰大池脑脊液蛋白含量异常增高，有 1 例高达 34.84g/L。部分患者首先实施了脑室外引流，发现脑室脑脊液蛋白含量正常，分析导致这一现象的原因是蛛网膜下腔不通畅。

（八）并发症

脑积水：是结核性脑膜炎的最常见并发症，发生率可达 45%～87%，其中梗阻性脑积水的发生率为 17%～25%。结核性脑膜炎相关性脑积水呈慢性进展性表现。弥漫性脑肿胀、脑脊液分泌量异常增多、蛋白含量增加是重症结核性脑膜炎典型的病理表现，导致颅内容积相对减少，有效循环脑脊液增多，颅内压增高；以蛋白为主的炎性脑脊液堵塞蛛网膜颗粒，致使脑脊液吸收障碍，更进一步加重颅内压，患者可出现意识障碍、昏迷、谵妄，重者出现瞳孔散大、脑疝而危及患者生命。

脑积水的性质可通过 MR 脑室造影来区分。在资源缺乏地区可进行气体脑室造影进行区分，当脑室系统（主要是侧脑室）出现气体影则提示交通性脑积水，脑底部（如桥前池）可见气体而侧脑室未见气体则提示为非交通性脑积水。

在积极抗结核药物治疗基础上，脑脊液引流成为解决颅内高压最为有效的手段。治疗目的是降低颅内压，维持颅内压的稳定，引流炎性脑脊液。目前常用的方法包括腰椎穿刺、腰大池引流术、脑室外引流、脑室腹腔分流术、内镜下第三脑室造瘘术等。

1. 腰椎穿刺 为常规的外科操作，大多数结核性脑膜炎合并脑积水的患者在积极抗结核治疗基础上通过该操作可使颅内高压得到缓解。但其具有一定局限性：①无法充分引流脑脊液；②仅短暂降低颅内压，对稳定颅内压无效；③频繁腰穿降低了患者依从性，也可能继发感染。

2. 腰大池引流术 具有以下优点：①可充分引流脑脊液，但应控制引流量在 150～250ml/d，以避免低颅内压发生；②可维持稳定的颅内压；③可减少全身药物如甘露醇、激素等用量；④缩短住院时间；⑤迅速缓解高颅压症状。

但其也存在一定的缺陷：①感染：若操作不当或置管护理管理不当，可导致颅内感染；②管腔堵塞：脑脊液蛋白含量高的患者易出现堵管；③置管时间相对较短：患者带管时间一般不宜超过 2 周，若病情需要继续引流者，宜重新置管；④脑疝：当颅内压 >400mmH$_2$O 时，置管易出现脑疝。

3. 脑室外引流 结核性脑膜炎合并脑积水患者在急性期颅内压升高，脱水药物治疗无效，腰穿及腰大池引流存在禁忌时，脑室外引流具有重要地位。其可迅速降低颅内压，对于昏迷患者同样适用。该操作可能存在颅内血肿积气等并发症，可继发颅内感染。

4. 脑室腹腔分流术　结核性脑膜炎进入稳定期后,若患者脑脊液循环被破坏,颅内压升高缓解不明显,出现脑积水,此时腰穿、腰大池引流及脑室外引流等长期效果不显著,可考虑脑室腹腔引流术。该分流术为一种降低颅内压、解决脑积水的可靠方法。若在术前予以积极抗结核治疗,选择合适的手术时机,则出现堵管、腹腔内结核感染等并发症的风险可大为降低。

5. 内镜下第三脑室造瘘术(ETV)　对于多次脑室腹腔分流术治疗失败的患者,特别是梗阻性脑积水的患者,可考虑予以 ETV。其具有以下优点:①改变了脑脊液循环路径,脑脊液绕开梗阻部位直接进入蛛网膜下腔;②有效避免感染、堵管等缺陷。目前该术式仅适用于梗阻性脑积水,不适用结核性脑膜炎急性期患者。

临床上应根据患者病情、疾病的不同时期,选择不同的外科手术方法。早期手术效果较好,晚期大脑皮质已经萎缩及出现严重神经功能障碍者,手术效果较差,但早期手术也存在结核播散可能,为此在术前应充分衡量收益风险比。对于重症结脑急性期颅内压≥400mmH₂O 的患者,宜采用脑室外引流术;＜400mmH₂O 的患者,宜采用腰穿、腰大池外引流术;对结脑稳定期梗阻性脑积水患者,宜行第三脑室造瘘术。

（九）注意事项

1. 皮层瘤体切除或炎症较明显,术后应给予抗癫痫治疗。

2. 脑结核球术后应继续抗结核治疗 1～1.5 年。

3. 抗结核总疗程结束后仍需要 CT 或 MRI 随访 6 个月以上,检查患者是否有复发。

二、结核性脑脓肿

（一）概述

结核性脑脓肿(tuberculous brain abscess, TBA)是中枢神经系统结核感染中一种少见的疾病形态,占所有颅内脓肿的 4%。TBA 主要见于免疫抑制患者,约 20% HIV 感染的中枢神经系统结核感染患者出现结核脓肿,而无 HIV 感染患者中仅 4%～7.5% 出现结核脓肿。

TBA 一般出现于 30～40 岁人群,多发性脓肿约占 35%。脓肿多位于幕上常见于额叶,小脑及椎管内结核性脓肿极其少见。85% 患者可同时出现中枢神经系统以外病灶。尽管积极予以抗结核治疗,仍可出现结核性脑脓肿并且可表现为快速进展的神经系统症状,表现为发热、头痛、神经系统局灶体征。

（二）临床表现及体征

脓肿病灶表现为被包裹的脓液,以中性粒细胞为主,脓液内存在活结核分枝杆菌,病灶中无结核肉芽肿形成或仅存在非典型肉芽肿,脓壁缺乏类上皮细胞和巨细胞。目前,形成结核脓肿的原因仍不清,推测可能与宿主免疫状态、病菌量、累及的组织及抗结核治疗等相关。

（三）辅助检查

1. 手术或尸检时肉眼可见颅内脓肿形成。

2. 组织学证实脓壁内出现炎症细胞。

3. 脓液或脓壁中出现抗酸杆菌。

4. 影像学检查显示,病灶较结核球为大(一般大于 3cm),薄壁,多腔,单发,多位于白质灰质交界处。头颅 MR 于 T₁ 加权相表现为低信号,T₂ 加权相表现为高信号,增强后出现环状强化,MRS 可出现乳酸和脂肪峰。但上述结果均不具特异性。

（四）治疗原则

抗结核药物仍是治疗中最重要的部分,疗程为 15～18 个月。外科治疗包括穿刺、持续引流、通过钻孔反复抽脓(BHA)、立体定位抽脓以及脓肿切除。引流脓液仅应用于颅内病灶巨大、占位效应明显的患者。术式的选择根据病灶的影像学改变而定。当病灶为多腔且厚壁时,应予以手术切除;当脓肿为薄壁、病灶位置较深或位于重要脑功能区域时,可考虑穿刺引流。术后应继续抗结核治疗至少 6 个月。少数患者于手术切除脓肿后出现暴发性结核性脑膜炎。

三、椎管内结核球

（一）概述

结核分枝杆菌通过不同途径侵犯脊髓、脊膜和神经根等椎管内组织可以形成神经根脊髓炎、横贯性脊髓炎、蛛网膜炎、脑脊膜炎和椎管内结核球等病理改变;也可以累及脊髓动静脉,产生脊髓动脉内膜炎、动脉栓塞、静脉压迫导致脊髓水肿、缺血、坏死,产生相应的症状。椎管内结核球根据部位不同,可分为髓内结核球、硬脊膜下髓外结核球和硬脊膜外结核球。椎管内结核球多与其他中枢神经系统结核或椎骨结核同时存在,原发于脊髓髓内的结核球少见。脊髓髓内结核球的发生率远低于脑结核球,两者的比例大致是 1∶42。

椎管内结核球常见的形成机制是血源性播散，也可以是经脑脊液感染或邻近结核性脊椎病扩散。

（二）临床表现

椎管内结核球患者的年龄分布呈两极化，多见于儿童、青少年和免疫功能低下的老年患者，80%以上的患者有肺结核或肺外其他部位结核病史。

椎管内结核球多数起病隐匿，发生部位以胸段多见。硬脊膜外结核球有背痛或神经根刺激症状，脊髓髓内结核球很少引起疼痛症状。生理功能完整的脊髓对来自外部的髓外压迫耐受较好，椎管内病灶可达椎管横截面的 76% 而不出现脊髓压迫症状。病灶对脊髓的压迫表现为亚急性或慢性的过程，表现为相应节段的感觉和运动功能障碍，出现病灶以下平面感觉异常、下肢无力、偏瘫、截瘫、四肢瘫和大小便障碍，高颈位椎管内结核球患者可能出现呼吸困难症状。

继发于肺结核或肺外其他部位结核病的患者可有严重的全身表现，常见发热、头痛、呕吐、乏力、食欲缺乏、消瘦等，继发于急性脑脊髓膜炎的患者可出现意识障碍和脑膜刺激征阳性。

（三）辅助检查

1. **影像学检查** 椎管内结核球的影像学诊断主要依赖 MRI，结核球在 MRI T_1 加权图像上表现为低信号或略低信号，在 T_2 加权图像上多数信号不均，呈低、等或略高信号。急性炎症期的结核球呈非干酪样肉芽肿，病灶周围水肿严重，MRI T_1 和 T_2 加权图像上表现为等信号，增强扫描病灶有强化；随着结核球中心呈干酪样坏死或液化，病灶周围水肿减轻或消退，表现为中央低信号的环形强化。干酪样坏死的结核球在 T_2 加权成像上显示典型的低信号中心向高信号外环过渡的"靶征"（图 16-2～图 16-4）。

2. **实验室检查** 对诊断有帮助的实验室检查包括血白细胞增高、红细胞沉降率加速、脑脊液蛋白增高和脑脊液细胞计数以单核细胞为主。

3. **组织学检查** 椎管内结核球与椎管内肿瘤鉴别困难时，组织学检查是明确诊断重要手段。组织学检查由立体定向活检或手术切除取得标本后完成，是结核球诊断的"金标准"，特征是具有干酪样坏死的结核肉芽组织。

（四）治疗原则

椎管内结核球临床少见，文献多为散发报道，尚未形成统一的治疗指南。70% 左右的椎管内结核球经手术或药物治疗能取得较好疗效，延迟就诊、不规则用药、单药治疗、剂量不足、疗程不够和治疗顺应性差与不良预后有关。

1. **全身治疗** 合理营养和适当休息是结核病治疗的一般原则。部分合并多发脑结核球和结核性脑脊髓膜炎的昏迷患者需要入住 ICU，应注意保持容量平衡、积极纠正低钠血症、控制高热和高血糖。

2. **抗结核化学治疗** 椎管内结核球和其他中枢神经系统结核的抗结核化学治疗原则相同，强调早期、规律、联合、全程、足量，总疗程为 9 个月至 2 年。

3. **肾上腺皮质激素** 肾上腺皮质激素有减轻脊髓水肿和抗炎的作用，短期静脉使用有利于缓解脊髓压迫症状，多在早期与抗结核药物同时应用，一般使用不超过 1 个月。

4. **手术治疗** 手术指征包括诊断不明、抗结

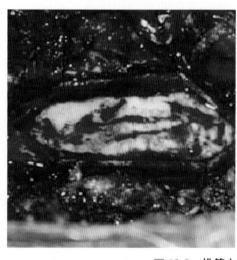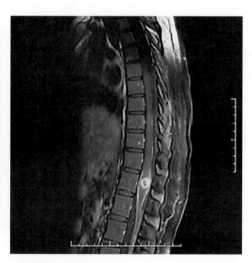

图 16-2　**椎管内结核球和术中表现**

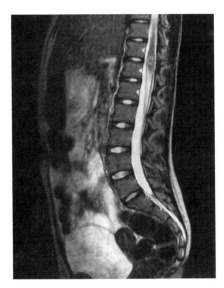

图 16-3 MRI 显示脊髓内环形强化病灶

核化疗后病灶反而增大、保守治疗期间脊髓压迫症状进行性加重。

手术的目的是明确诊断和解除脊髓压迫。对单纯硬脊膜外结核球因未侵犯到脊髓，手术切除多无困难，手术预后良好。硬脊膜下和髓内结核球，根据病灶与脊髓粘连程度的不同而效果不尽相同，大约 75% 的患者术后运动功能障碍能得到有效缓解，总体手术效果不如前者，二便功能障碍的恢复不满意。对与脊髓粘连紧密的硬脊膜下结核球或单纯髓内病变，不应强调彻底切除，以免加重脊髓损伤。

手术应该在出现脊髓不可逆性损伤前进行，无论何种情况，术后均应加以抗结核治疗。

（费 力 万来忆 宋言峥）

参 考 文 献

[1] LAWN S D，ZUMLA A I. Tuberculosis[J]. Lancet，2011，378（9785）：57-72.

[2] PRINCIPI N，ESPOSITO S. Diagnosis and therapy of tuberculous meningitis in children[J]. Tuberculosis（Edinb），2012，92（5）：377-383.

[3] LI H，LIU W，YOU C. Central nervous system tuberculoma[J]. J Clin Neurosci，2012，19（5）：691-695.

[4] MADHAVAN K，WIDI G，SHAH A，et al. Tuberculoma of the brain with unknown primary infection in an immunocompetent host[J]. J Clin Neurosci，2012，19（9）：1320-1322.

[5] FIGAJI A A，FIEGGEN A G. The neurosurgical and acute care management of tuberculous meningitis: evidence and current practice[J]. Tuberculosis（Edinb），2010，90（6）：393-400.

[6] WALLIS R S，PAI M，MENZIES D，et al. Biomarkers and diagnostics for tuberculosis: progress, needs, and translation into practice[J]. Lancet，2010，375（9729）：1920-1937.

[7] SINNER S W. Approach to the diagnosis and management of tuberculous meningitis[J]. Curr Infect Dis Rep，2010，12（4）：291-298.

[8] GARG R K. Tuberculous meningitis[J]. Acta Neurol Scand，2010，122（2）：75-90.

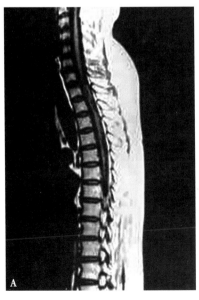
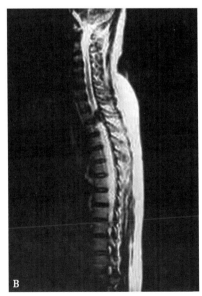
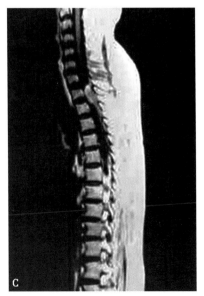

图 16-4 T₁/T₂ 平面硬脊膜内髓外结核球

MRI T₁ 加权呈等信号（A）、T₂ 加权呈低信号（B）、增强扫描（C）呈均匀强化。

[9] LEE W Y，LING M，ANDERSON G，et al. Isonia-zid-resistant intracranial tuberculoma treated with a combination of moxifloxacin and first-line anti-tuberculosis medication[J]. J Med Microbiol，2011，60（Pt 10）：1550-1552.

[10] MUZUMDAR D. Central nervous system infections and the neurosurgeon: a perspective[J]. Int J Surg，2011，9（2）：113-116.

[11] 郑勇，成振林，董军，等. 脑结核瘤的诊断与外科治疗 [J]. 中外医学研究，2014，12（6）：15-17.

[12] 高利民，廖述才，高晋健，等. 脑结核瘤临床特点及外科治疗 [J]. 华西医学，2003（1）：88.

[13] RAJSHEKHAR V. Surgery for brain tuberculosis: a review[J]. Acta Neurochir（Wien），2015，157（10）：1665-1678.

[14] DAVIS A G，ROHLWINK U K，PROUST A，et al. The Pathogenesis of Tuberculous Meningitis[J]. J Leukoc Biol，2019，105（2）：267-280.

[15] MEEGADA S，GYAMFI R，MUPPIDI V，et al. Multiple Intracranial Tuberculomas with an Intra-medullary Spinal Cord Tuberculoma in a Pediatric Patient[J]. Cureus，2020，12（3）：e7248.

[16] DASTUR H M. A tuberculoma review with some personal experiences.Ⅱ. Spinal cordanditscoverings[J]. Neurol India，1972，20（3）：127-131.

[17] VARGHESE P，ABDUL JALAL M J，KANDATHIL J C，et al. Spinal Intramedullary Tuberculosis[J]. Surg J（N Y），2017，3（2）：e53-e57.

[18] LEE D Y，KIM S P，KIM I S. Coexistence of Spinal Intramedullary Tuberculoma and Multiple Intracranial Tuberculomas[J]. Korean J Spine，2015，12（2）：99-102.

[19] MUTHUKUMAR N，VENKATESH G，SENTHIL-BABU S，et al. Surgery for intramedullary tuberculoma of the spinal cord: report of 2 cases[J]. Surg Neurol，2006，66（1）：69-74.

[20] RAMDURG S R，GUPTA D K，SURI A，et al. Spinal intramedullary tuberculosis: a series of 15 cases[J]. Clin Neurol Neurosurg，2009，111（2）：115-118.

[21] JAIN A K. Tuberculosis of the spine: a fresh look at an old disease[J]. J Bone Joint Surg Br，2010，92（7）：905-913.

[22] KIM M S，KIM K J，CHUNG C K，et al. Intradural Extramedullary Tuberculoma of the Spinal Cord: A Case Report[J]. J Korean Med Sci，2000，15：368-370.

第十七章

生殖系统结核病的外科治疗

第一节 概　述

由结核分枝杆菌引起的女性盆腔包括盆腔生殖器官（卵巢、输卵管、子宫、宫颈、外阴和阴道）、盆腔腹膜与子宫周围的结缔组织以及男性生殖系统（睾丸、附睾等）的炎症称为生殖器结核。女性生殖器结核是危害妇女健康的常见生殖器官炎症之一，一般发生在性成熟期及生育期妇女，以20～40岁多见，但近年来生殖器结核发病年龄有推迟趋势，40岁以上的生殖器结核并非少见。据文献报道，女性生殖器结核的发病年龄50岁以上患者占总数的20%～45%，在农村及偏远山区经济条件差的地方，女性发病率更高。妇科结核感染后起病隐匿，潜伏期可以长达数年，病程缓慢，临床表现多种多样或无症状，缺乏特异性，易发生漏诊或误诊。近年来因耐多药结核病、艾滋病患者的增加及对结核病控制的松懈，其发病率有上升趋势。而妇科医师往往对结核病发病率升高的趋势认识不足，较少考虑生殖器结核，使得大部分患者误诊。男性生殖器结核病变应与炎症、肿瘤鉴别。

一、传播途径

生殖器结核（genital tuberculosis）是全身结核的表现之一，多属继发感染，常继发于身体其他部位结核，如肺结核、肠结核、腹膜结核、肾结核等，有时是全身粟粒性结核局部表现，约10%肺结核患者伴有生殖器结核。结核分枝杆菌感染引起的Ⅳ型变态反应可造成输卵管、子宫内膜、卵巢等脏器的器质性破坏，机体免疫功能紊乱，致不孕、异位妊娠、流产和卵巢功能早期衰竭。常见以下传播途径：

感染以继发性为主，主要来源于肺和腹膜结核。传播途径可能有以下几种：

1. 血行传播　为传播的主要途径。结核分枝杆菌首先侵入呼吸道。动物实验证明，注入2～6个结核分枝杆菌即能产生病变，在肺、胸膜或附近淋巴结形成病灶，并迅速传播，经血循环传播到内生殖器官。如肺部原发感染接近月经初潮时，通过血运播散累及生殖道的可能性大大增加，此时组织反应不明显，临床也无症状。循环内的结核分枝杆菌可被网状内皮系统清除，但由于输卵管的组织构造特点利于结核分枝杆菌的潜伏，容易在其中形成转移灶。处于静止阶段可长达1～10年甚至更长时间，直至在某些因素作用下，局部免疫力低下，隐伏病灶重新激活，感染复发。因此，生殖道结核明确诊断时，肺部的原发病灶往往已完全被吸收，难以发现。输卵管常双侧受累，逐渐波及子宫内膜及卵巢，并可累及腹膜。子宫颈、阴道、外阴感染相对少见。

2. 直接蔓延　结核性腹膜炎、肠系膜淋巴结结核干酪样病变破裂或肠道、膀胱结核与内生殖器官发生广泛粘连时，结核分枝杆菌可直接蔓延到生殖器官表面。输卵管结核常与腹膜结核并存，可能先有输卵管结核再蔓延波及腹膜或反之。也可能双方均系血行播散的结果。

3. 淋巴传播　病菌由腹内脏器结核病灶如肠道结核通过淋巴管逆行传播到内生殖器官，因为需要逆行播散，所以少见。

4. 原发性感染　女性生殖器官直接感染结核形成原发病灶的可能性还有争论。虽曾见文献报道，男性泌尿生殖系统结核（如附睾结核）患者，通过性交直接传染其性偶，形成原发性外阴或宫颈结核，但精液内不常发现结核分枝杆菌，并在这些病例中不可能排除在肺或其他部位存在早期无症状的原发性病灶。Sutherland（1982）在128例女性生殖道结核患者中发现有5例（3.9%）其配偶有活动的泌尿生殖道结核,然而这 5 例中有 3 例其配偶还有生殖道外结核。

二、病理改变

当结核分枝杆菌感染到易感宿主后,局部组织首先出现多形核白细胞的炎性渗出,48 小时内即被单核细胞(吞噬细胞)所代替,并变成结核分枝杆菌在细胞内繁殖复制的最初场所。当细胞免疫出现后,结核分枝杆菌被消灭,组织发生干酪性坏死。以后如感染灶重新激活,引起增生性肉芽肿病变——结核结节。典型的组织图像特点为中央是干酪性坏死组织,四周围以同心层的类上皮细胞及多核巨细胞,其外周为淋巴细胞、单核细胞及成纤维细胞浸润。

女性生殖器官结核中输卵管是受累最多的部位,占 90%～100%,占所有慢性输卵管炎性疾病的 15%,多为双侧性。子宫受累为 50%～60%,几乎全部在子宫内膜,很少侵入肌层。在女性生殖器结核中,宫颈结核比较罕见,仅占女性生殖器结核的 5% 左右。大部分患者同时患有其他部位的结核,临床上最常见的是继发于子宫内膜结核或输卵管结核。原发性宫颈结核比较少见,大多是肺或消化道的病灶经淋巴或血行播散至宫颈。卵巢结核常从感染的输卵管直接蔓延而来,由于卵巢周围有一层坚韧的白膜,感染率低于子宫内膜,占 20%～30%,至少有一半为双侧性。宫颈结核来源于子宫内膜结核的下行感染,如作连续宫颈切片并不罕见,可占 5%～15%。阴道、外阴结核偶见,约占 1%。

(刘　敏　朱益军　宋言峥)

第二节　生殖系统结核病外科相关检查技术

一、子宫输卵管造影术

(一)概述

子宫输卵管造影(hysterosalpingography,HSG)是指将造影剂注入子宫腔内,通过 X 线观察记录造影剂的流动的过程,显示子宫、输卵管内腔的形态以及造影剂流入腹腔后的弥散情况,从而对子宫输卵管形态功能做出诊断的不孕症检查措施(图 17-1)。HSG 是女性不孕症的初始检查之一,具有不可或缺的诊断价值。

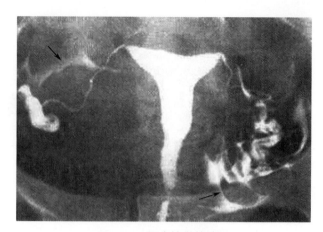

图 17-1　子宫输卵管造影

(二)方法

HSG 最早采用浓度较高的碘油作为造影剂,其特点是黏稠、流动速度慢,对子宫腔的轮廓和输卵管内膜皱襞的涂抹描画细腻清晰;还因为吸收较慢,可以 24 小时后拍摄盆腔 X 线片,能够很好地观察造影剂的弥散和吸收情况,提高医师对盆腔粘连诊断的准确度。同时还有一定的治疗作用,造影后短时间内妊娠率高于泛影葡胺。缺点是有刺激腹膜形成肉芽肿的危险,甚至多年后都难以吸收。10 余年前碘油作为造影剂基本淘汰。随后是水剂的泛影葡胺,其黏稠度降低,吸收速度快,诊断的清晰度略有降低,无法进行 24 小时后拍片。以上两种造影剂均需进行碘过敏实验,碘过敏者禁止使用。随后非离子型碘造影剂如碘普罗胺等的问世,无须做碘过敏实验。

(三)临床意义

生殖器结核病变的子宫输卵管造影可显示某些特征,根据这些特征,结合临床高度怀疑结核可能时,基本上可做出生殖器结核的诊断。造影时间最好选择在月经净后 2～3 天内进行。目前多半采用碘水作为显影剂。在不孕患者中,发现盆腔包块性质不明,应禁行子宫输卵管碘油造影检查。为防止病灶激活扩散,可于术前后数日内肌内注射链霉素。根据生殖器结核在子宫输卵管造影的 X 线片上的特点,有学者按其诊断价值分作两类:

1. 较可靠的征象　凡临床有结核可疑,具有下述任何一项特征者,基本可诊断为生殖器官结核:①盆腔中有多数钙化点:在妇科领域内导致盆腔病理钙化的情况不多,相当于输卵管部位的多数钙化点,除生殖器官结核外,其他可能性极少;②输卵管中段阻塞,并伴有碘油进入输卵管间质中溃疡或瘘管形成的灌注缺陷;③输卵管有多发性狭窄，呈串珠状；④子宫腔重度狭窄或畸形；⑤碘油管腔内灌注，即碘油进入淋巴管、血管或间质组织中，并伴有子宫腔狭窄或变形；⑥卵巢钙化：钙化征出现在相当于卵巢的部位。

2. 可能的征象　临床有结核可疑并具有下述征象中任何 2 项以上者，基本可诊断为生殖器结核：①盆腔 X 线片中显示孤立的钙化点；②输卵管僵硬，呈直管状，远端阻塞；③输卵管呈不规则形，并有阻塞；④输卵管一侧未显影，一侧中段阻塞并伴有间质内碘油灌注；⑤输卵管远端闭锁，而管腔内有灌注缺陷；⑥双侧输卵管峡部阻塞；⑦子宫腔边缘不规则，呈锯齿状；⑧子宫间质、淋巴管或静脉内有碘油灌注。

（四）注意事项

如用碘显影剂，需要做碘过敏试验，同时预防过敏性休克。

二、诊断性刮宫

（一）概述

诊断性刮宫（diagnostic curettage）的目的是刮取宫腔内容物做病理检查协助诊断，如果怀疑有宫颈病变时，需要对宫颈管及宫腔分步进行，称为分段诊刮。诊断性刮宫通过刮取子宫内膜作病理检查，来判断卵巢有无排卵、卵巢激素水平如何。子宫异常出血时，诊刮不仅能起到诊断作用，还能可起到治疗作用，因为刮宫后往往达到止血目的。什么时间做诊刮呢？如果想了解卵巢有无排卵，就应该选择月经前或月经来潮 12 小时内；如果是异常子宫出血，可根据情况随时诊刮。

（二）病理检查结果判断的方法

盆腔结核以输卵管结核最为常见，而输卵管结核有半数以上累及子宫内膜，因此，可疑生殖器结核的患者应行诊断性刮宫术。月经前 2～3 天内或月经来潮 6 小时内施行最为适宜，行子宫内膜分段诊刮术。内膜结核多出现于邻近子宫角的部位，应特别注意在该处刮取，又由于早期内膜结核病变小而分散，应刮取全部内膜以获得足够组织，并同时刮取宫颈内膜及宫颈活检，分别送检，以免遗漏宫颈结核的存在。刮取内膜标本固定于 10% 甲醛液送病理检查。病理检查标本最好作连续切片，以免漏诊。闭经时间较长患者可能刮不出内膜，可收集宫腔血液作细菌培养。由于刮宫手术可激活盆腔结核病灶，为防止刮宫引起结核病扩散，应在术前 3 天开始，每天肌内注射链霉素 0.75g，口服异烟肼 0.3g，术后持续治疗 4 天。病理检查结果阴性还不能完全排除结核的可能性，临床可疑者应间隔 2～3 个月重复诊刮，如经 3 次检查均为阴性，可认为无子宫内膜结核或已治愈。

（三）注意事项

子宫内膜呈分泌期提示有排卵，子宫内膜呈增生期提示无排卵。诊刮前及诊刮后 1 周内禁止性交，以防感染，必要时可服抗生素预防感染。诊刮术后应休息 1 周。

三、宫腔镜检查术

（一）概述

宫腔镜检查术（hysteroscopy）是妇科检查术的一种。宫腔镜和腹腔镜可以直视下观察宫腔内及盆腹腔病变情况，根据镜检结果直接作出诊断，并可在镜下准确取活检做病理检查，取腹腔积液作直接涂片，抗酸性染色，镜检，或送细菌培养，敏感性高度增加。两者结合诊断符合率可达 94%（图 17-2）。

（二）适应证

1. 疑有宫内异物，如胎儿碎骨、节育器等。
2. 疑有宫腔粘连。
3. 异常子宫出血。
4. 疑有宫内占位性病变，如息肉、肌瘤。
5. 疑有子宫畸形。
6. 可疑子宫内膜病变。
7. 不孕症，反复性流产。
8. 在诊断同时可行诊刮、取活体等手术。

（三）禁忌证

1. 绝对禁忌证　①急性内外生殖器炎症；②子宫大量出血，因出血多，影响检查的准确性。

2. 相对禁忌证　①妊娠；②宫颈、子宫恶性病变；③月经期；④子宫穿孔。

（四）术前准备

1. 检查时间　最佳宫腔镜检查时间为经净后 1 周内，即月经周期增生期的早、中期，必要时才选择其他时间。

2. 麻醉及镇痛　单纯检查可用局部麻醉及镇痛剂，如哌替啶 50mg 肌内注射、1% 利多卡因 10ml 宫颈旁神经阻滞麻醉等。也可用异丙酚静脉注射全身麻醉。

（五）检查方法

1. 做好术前咨询工作、受试者知情并签署同意书。

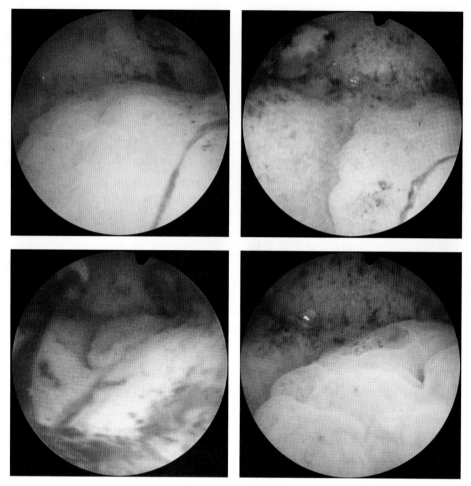

图 17-2　宫腔镜检查术

宫腔镜示宫颈光滑，宫颈外口紧，扩张宫颈后置镜，宫颈管形态尚可，宫颈形态大致正常，双侧输卵管口可见，两侧宫壁略僵，子宫前壁内膜较薄，色淡黄，后壁下端可见波浪起伏样增生改变。

2．术前禁食，膀胱截石位，按妇科常规消毒外阴、阴道、宫颈及铺消毒巾。

3．宫颈钳夹持宫颈前唇，探宫腔深度，扩张宫颈至大于宫腔镜外鞘直径半号。

4．将宫腔镜与电视摄像、光源、膨宫系统连接。排出膨宫液内气泡，边膨宫边将宫腔镜缓慢置入宫腔。详细检视宫腔，顺序为宫底、四壁、宫角、输卵管口、宫颈内口及颈管。

5．如须取活体，可以微型钳经操作孔定位取材。

（六）注意事项

1．术中注意患者一般情况，如有气急、呛咳，则应立即停止操作，放出气体，对症处理。

2．宫颈管紧者，不可强力扩张，以防颈管破裂伤而致出血。

3．检查时间最好不超过 5 分钟。宫腔内避免损伤，否则有发生气栓的危险。

四、宫颈结核的阴道镜检查（colposcopy）

宫颈结核的阴道镜所见因其类型不同而异，溃疡型边缘锐利，呈挖凿状，溃疡边周常伴有血管增生，溃疡表面为深红色，如合并感染，表面被覆一层无结构的灰白色脓苔。乳头型表面高低不平，表面看不清结构，呈猪油样改变，组织极脆，触之易出血。以上两型阴道镜下也极难与宫颈癌相鉴别。最终诊断要宫颈分泌物查抗酸杆菌或在阴道镜下取活检病理检查。

五、穿刺检查

如在盆腔扪及囊性包块，临床高度怀疑为结核性包裹性积液时，可经阴道后穹窿或 B 超引导下作穿刺抽液检查，抽出液离心后作涂片检查如发现结核分枝杆菌，诊断即可成立。

（刘　敏　朱益军　宋言峥）

第三节 外科治疗

一、女性生殖系统结核病

（一）女性生殖系统结核病分型

1. 输卵管结核（fallopian tube tuberculosis）

（1）由于不同的感染途径，结核性输卵管炎初期大致有 3 种类型。

1）结核性输卵管周围炎：输卵管浆膜表面满布灰白色粟粒样小结，开始并不波及深层肌肉和黏膜组织，常是弥漫性结核性腹膜炎或盆腔腹膜炎的部分，整个盆腔器官、肠管、肠系膜、腹膜的浆膜面和子宫表面均有许多散在的灰白色、大小不等的干酪化结节，直径自数毫米到 1cm 之间，整个浆膜面充血、肿胀，可能出现少量腹水。

2）间质性结核性输卵管炎：最初在黏膜下层或肌层出现散在的小结节，病灶开始比较局限，继续发展则向黏膜和浆膜方向侵犯。这一类型为血型播散而来。

3）结核性输卵管内膜炎：系输卵管内膜首先受累，常发生于输卵管的远侧端。伞端黏膜肿胀，管腔逐渐变大，黏膜皱襞由于坏死及表面上皮剥脱而互相粘连。但伞部不一定闭锁，可发生外翻而仍保持开放。此型多半通过血行感染，继发于结核性腹膜炎者（结核分枝杆菌自输卵管伞部侵入）较为少见。据统计结核性腹膜炎患者中仅 13.5% 有生殖器结核，而生殖器结核并有腹膜结核者却占 32.8%，说明在输卵管伞端开放情况下，结核分枝杆菌可从输卵管直接扩散至腹膜，这一情况亦可解释为何结核性腹膜炎女性多于男性。

（2）随着细菌毒力及机体免疫力的不同，病变继续发展，大致又有两种类型。

1）增生粘连型：较为普遍，80% 属于此类，病变进展缓慢，临床表现模糊不显。输卵管壁增厚，显得粗大、僵直。管口虽可能开放，但在管腔内任何部位均可出现狭窄或阻塞。切面可在黏膜及肌壁找到干酪性结节样病变，慢性病例可能发生钙化。有时黏膜发生增生性病变，增生的黏膜皱襞很似腺癌。当病变扩展到浆膜层或输卵管全部破坏后可能有干酪样渗出物，后经肉芽组织侵入，致使输卵管与邻近器官紧密粘连。有时与肠管、肠系膜、膀胱及直肠粘连，形成一个不易分离的炎块；严重者手术时无法进入腹腔。但腹水多为少量，并以局限性包裹性为著。但腹水不显著，如有，常形成包裹性积液。由于致密的粘连，可并发肠梗阻。

2）渗出型：为急性或亚急性病程，输卵管显著肿胀，黏膜破坏较剧，管腔充满干酪样物质，管壁增厚，形成结核性输卵管积脓。常与周围邻近的肠管、网膜、壁腹膜、卵巢及子宫等紧密粘连，但有些可与周围无粘连，活动度大而误诊为卵巢囊肿。浆膜层表面可能有少数结节，一般不显著，不易引人注意。较大的输卵管积脓常波及卵巢而形成结核性输卵管卵巢脓肿，有时亦有输卵管积血或积水者。

结节性输卵管峡部炎是一种特殊类型的输卵管炎，多由结核分枝杆菌感染生殖道引起，病变的输卵管黏膜上皮呈憩室样向肌壁内伸展，肌壁发生结节性增生，使输卵管近端基层肥厚，影响其蠕动功能，导致受精卵运行受阻，容易发生输卵管妊娠。

结核性输卵管积脓的脓液中，通常已不含细菌，但极易发生一般化脓细菌的继发感染，这时可引起严重下腹痛、发热、白细胞增多等炎症症状，可在一侧扪到迅速增大的痛性包块。这类脓肿易向邻近穿破，形成慢性瘘管。急性期错误地行切开引流术，更易发生瘘管，甚至发生肠梗阻。

2. 子宫内膜结核（endometrial tuberculosis） 子宫大小、形态均可能正常，结核病变大多局限于子宫内膜，主要在宫底部和子宫两角，多半从输卵管管腔下行、扩展而成，少数严重者可累及肌层，子宫挛缩致宫腔缩小并粘连。早期患者子宫内膜的改变很难与子宫内膜炎鉴别，有时除少数散在的结节外，其余内膜及腺体基本正常。结节周围内膜的葡萄糖含量低，持续在增生期状态，在结节更外围的内膜则有典型的分泌期改变，故月经多无改变。由于内膜周期性脱落，没有足够时间形成广泛而严重的内膜结核灶，干酪化、纤维化以及钙化等现象亦很少见。少数严重病例则可累及肌层，内膜部分或全部破坏，为干酪样组织所替代或形成溃疡，最后发生子宫积脓，子宫内膜功能完全丧失而出现闭经症状。尚有一类少见的增生型内膜结核，宫腔充满干酪样肉芽肿样组织，排出大量浆液性恶臭白带，子宫球形增大，易与子宫内膜癌混淆。

3. 卵巢结核（ovarian tuberculosis） 常双侧受侵犯，有卵巢周围炎及卵巢炎两型。前者由输卵管结核直接蔓延，在卵巢表面有结核性肉芽组织,与输卵管粘连形成输卵管卵巢肿块,亦常与肠管或网膜粘连致肠梗阻成因之一。卵巢炎乃血行播散所致,病变在卵巢深层间质,逐步侵蚀感染形成结节或干酪样脓肿,而皮质部往往正常。这种类型较少见。

4. 腹膜结核(tuberculous peritonitis) 弥漫性粟粒型腹膜结核可在整个腹膜壁层及腹、盆腔内器官的浆膜层上有许多散在的灰白色、大小不等的干酪样结节,整个腹膜面充血、肿胀。若为急性粟粒性结核,可出现腹水,结节逐渐纤维化,腹水亦渐被吸收,结核病变暂时好转或粘连,形成包裹性积液。有时干酪化结节破溃、坏死而成溃疡或夹杂化脓菌感染,致盆腹腔反复发炎,最后形成广泛粘连及不规则包块,甚至形成"腹茧症""冰冻盆腔"(图17-3)。

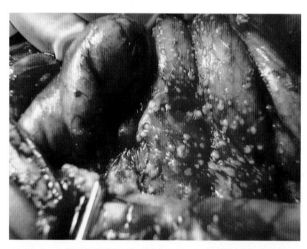

图 17-3 弥漫性粟粒型腹膜结核可在整个腹膜壁层及腹、盆腔内器官的浆膜层上有许多散在的灰白色、大小不等的干酪样结节,整个腹膜面充血、肿胀

5. 子宫颈结核 宫颈结核多数是由生殖器结核蔓延而来,少数是由其他部位的结核经血行或淋巴播散至宫颈,也有极少数结核原发于宫颈者及有文献报道为性接触导致。宫颈结核较上述部位的结核病变少见。病变可分为4型,易与子宫颈炎或子宫颈癌相混淆,须通过活检、病理检查进行鉴别。

(1)溃疡型:溃疡形状不规则,较表浅,边缘较硬,界限明显,基底部高低不平,呈灰黄色,为最常见的宫颈结核类型。

(2)乳头型:少见,呈乳头状或结节状,灰红色,质脆,状如菜花,颇似菜花型子宫颈癌。

(3)间质型:系经血行播散而来的一种粟粒型病变,累及宫颈的全部纤维肌肉组织,使宫颈肿胀、肥大,最为罕见。

(4)子宫颈黏膜型:局限在宫颈管内的黏膜,由子宫内膜结核直接蔓延而来,可见黏膜增生,表面有表浅溃疡及干酪样结节,触之出血明显,有时可阻塞宫颈管,造成宫腔积脓。

6. 外阴(vulval tuberculosis)及阴道结核(vaginal wall tuberculosis) 由于皮肤自身屏障及阴道自洁作用,两者均较罕见,多半是内生殖道结核病变引起的继发感染灶。病变开始可在阴唇或前庭黏膜形成小结节,旋即破溃,呈不规则形态的表浅溃疡,底部不规则,病程缓慢,久治不愈。可能累及较深组织,形成窦道而有干酪样物或脓液排出。阴道结核病灶外观极似癌变,活组织检查始可明确诊断。

(二)女性生殖系统结核病临床表现及体征

女性生殖器结核患者的临床表现复杂多样,无特异性,表现多种多样,以腹胀和腹痛最为常见,其他依次为原发性不孕症、月经失调、继发性不孕症、发热、盗汗、盆腔包块等。

1. 症状及体征

(1)盆腹腔症状:腹痛、腹胀最为多见,40%~50%的患者有不同程度的下腹疼痛,性交、运动及经期可加重。继发感染时可出现急性盆腔炎的表现,如明显腹痛、发热、压痛性包块等。

(2)不孕或异位妊娠:生殖器结核是原发性不孕的常见原因之一,多数不孕不育症患者因生殖器结核而就诊。输卵管黏膜破坏、粘连,管腔变窄甚至阻塞;输卵管黏膜纤毛功能受损、僵硬,输卵管周围粘连导致输卵管扭曲、固定、蠕动受限,影响受精卵运行;子宫内膜结核宫腔粘连变形,影响受精卵的着床与发育,可导致流产,以及原发或继发性不孕。结节性输卵管峡部炎可导致受精卵运行受阻,容易发生输卵管妊娠。

(3)月经失调:当累及子宫内膜时,因内膜增生分泌循环受到影响,病变程度不同由轻到重逐渐表现为月经量增多、不规则阴道流血、绝经后出血;晚期因子宫内膜发生不同程度破坏,可表现为月经稀少或闭经。

(4)宫颈及外阴阴道病变:当结核分枝杆菌感染累及宫颈时,在宫颈表面发生表浅的溃疡,有时呈乳头或菜花样增生,白带增多为其突出症状,白带为脓性,可能伴有接触性出血。外阴和阴道的结核表现为表浅的溃疡,单个或数个不等。溃疼痛，久治不愈，有时形成窦道。临床表现除局部症状外，常伴有生殖系统的其他症状，如月经异常，特别是月经量少以至闭经、不孕、下腹包块等。

（5）全身症状：活动期结核患者可有结核病的一般表现，如发热、盗汗、乏力、消瘦、食欲缺乏、全身状况差等。症状严重者可有高热等全身中毒症状，轻者可以没有明显全身症状，有时仅有经期发热。

（6）全身及妇科检查表现：由于生殖器结核的病变程度与范围不同而有较大差异，很多患者无明显体征和其他自觉症状，仅在因不孕症或月经失调、盆腔包块进行检查时才发现盆腔结核。合并腹膜结核的盆腔结核往往表现为腹部柔韧感或腹腔积液表现，形成包裹性积液时，双合诊可触及盆腔包块，边界不清，活动受限。子宫多因粘连而固定，可正常大小或小于正常；附件受累者可以触及子宫两侧质硬、条索状增粗的输卵管，粘连严重者可触及不规则肿块，质硬，可呈结节状，活动度差。

2. 辅助检查及诊断　对于可疑盆腔结核的患者，可以进行以下辅助检查。

（1）结核菌素皮肤试验（PPD）：对结核病有辅助诊断价值。阳性反应说明体内曾有结核分枝杆菌感染，强阳性反应说明机体处于超敏状态，可能有活动性感染，可作为临床诊断结核病的参考指标。若为阴性，一般情况下表示未有过结核分枝杆菌感染，但对于粟粒性肺结核、免疫低下及接受免疫抑制治疗或重症患者，亦可呈现阴性。

（2）病原体检查：①取痰或月经血、宫腔刮出物、盆腔积液、阴道分泌物等涂片抗酸染色找抗酸杆菌：是结核病最基本的病原学检查方法；②结核分枝杆菌培养：此法较为准确；③分子生物学检查：活检组织等采用PCR技术、DNA序列测定、基因芯片技术等；④动物接种：因耗费时间长，操作复杂，目前临床上已很少使用。

（3）结核病免疫学检测：常用的酶联免疫吸附试验（ELISA）是检测结核多种抗原、抗体以及免疫复合物的试验方法，用以诊断肺结核及肺外结核。若以ELISA法检测PPD抗体和PCR法检测结核分枝杆菌两种方法联合应用，可提高检出率。血清学诊断时通过检测患者血液中相应结核抗体来诊断有无感染结核分枝杆菌，该法快速廉价，易于操作。

（4）血清癌抗原125（CA125）检测：CA125是来源于体腔上皮的各种组织所共有的抗原。卵巢肿瘤、子宫内膜异位症、盆腔感染时CA125均可升高，90%女性盆腔腹膜结核伴有CA125升高。盆腔结核和卵巢癌临床表现极为相似，CA125升高在两者的鉴别诊断中缺乏特异性，很容易造成误诊。一般在抗结核治疗2～3周后盆腔结核患者CA125进行性下降，若动态观察CA125值明显升高，则有助于卵巢恶性肿瘤的诊断。

（5）超声检查：B超检查对盆腔结核无特异性影像学表现。

1）盆腔腹膜结核可表现为腹膜、大网膜片状欠规则增厚，内见中等回声及点状低回声，肠襻增厚和粘连，可伴有直肠子宫陷凹或腹腔内无回声区的腹水声像表现。

2）盆腔包块可呈囊性、实质性或混合性，以混合型肿块回声多见，一般边界不清，血流信号不明显，形态极不规则，囊壁厚、粗糙，与子宫关系密切，卵巢结构难以分辨；囊性包块多位于子宫两侧，囊壁厚、内部回声杂乱，部分有分隔光带。肠黏连的肿块其包块由肠管粘连形成，内部为肠道回声，动态观察可见肠蠕动，但蠕动差。

3）病变局限于宫腔者可出现宫腔异常回声，子宫大小正常或略小，子宫内膜不规则增厚，光点强弱不等，内有多个小暗区或宫腔积液而宫腔内无异常发现。某些结核病变在某些时期血流丰富，故在彩色多普勒血流显像时出现酷似恶性肿瘤的表现而误诊，因此B超诊断时不能单依靠超声某一声像或某一病史，应密切结合临床及其他辅助检查综合全面分析，减少误诊。

（6）放射检查：X线检查对盆腔结核的参考诊断价值较大。生殖器结核是全身结核病的表现之一，约10%的肺结核患者伴有内生殖器结核，而多数患者发现生殖器结核时肺部病灶已愈合，但胸部X线片可发现陈旧性病灶，盆腔X线片也常会发现孤立的钙化点，对女性盆腔结核诊断有参考价值。CT扫描是诊断女性盆腔结核有效的放射学检查，它可清晰显示病变与周围组织的关系，通过CT值预测病变性质。CT对腹膜增厚、肠管壁增厚、肠系膜网膜粘连的显示优于B超，对肠系膜网膜腹膜结节的显示较超声更直观。CT图像表现多样，腹水型腹水密度增高；粘连型有网膜扁块状或星芒状增厚，干酪型腹膜脏、壁层广泛粘连。

（7）病理学检查：子宫内膜病理检查阳性可肯定子宫内膜结核的诊断，是临床诊断的常用方法。病理切片可见结核结节及干酪样坏死。但随着病程的延长，典型的结核结节被纤维化、玻璃样变等非特异性病变代替，盆腔结核病理诊断阳性率降低。因此，病理结果阴性不能排除生殖器结核的存在。据报道，手术病理检查确诊率为52.4%～80%，部分病例未见到典型的结核结节，仅见纤维结缔组织伴透明变性、玻璃样变、上皮样细胞、多核巨细胞浸润等。

3. 治疗原则 生殖器结核诊断一经明确，不论病情轻重，均应给予积极治疗。尤其轻症患者，难以肯定其病灶是否已静止或治愈，为防止日后患者一旦免疫功能下降病情有发展的可能，即使无明显症状，亦应晓以利害，说服其接受治疗。目前，生殖器结核治疗包括一般治疗、抗结核药物治疗、中药及手术治疗等。

（1）一般治疗：生殖器官结核与其他器官结核一样，是一种慢性消耗性疾病，机体免疫功能的强弱对控制疾病的发展、促进病灶愈合、防止药物治疗后的复发等起很重要作用，故急性期活动期患者有发热、盆腔肿块、红细胞沉降率增高者，应多卧床休息。病变受到抑制后可以从事轻度活动，但也要注意休息，加强营养，补充富含蛋白质和维生素的食物，保证夜间充足睡眠。对不孕妇女更要特别进行安慰和鼓励，解除思想顾虑，以利于全身健康状况的恢复。

（2）抗结核药物的治疗：女性盆腔结核的治疗应以药物治疗为主。抗结核治疗对90%的女性生殖器结核有效。由于生殖器结核患者相对来说数量较少，难以进行很好的临床对照试验，因此采用的治疗方案均来自肺结核的治疗经验。2010年WHO结核病诊疗指南指出，生殖器结核的抗结核药物的选择、用法、疗程参考肺结核。为了达到理想疗效，抗结核药物治疗必须贯彻合理化治疗的五项原则，即早期、联合、适量、规律、全程。常采用异烟肼、利福平、乙胺丁醇、链霉素及吡嗪酰胺等药物联合治疗。治疗时注意药物对肝肾功能、血液系统、神经系统的不良反应，并做好应对措施。

治疗方案分强化期和巩固期两个阶段，强化治疗阶段的目的是要尽快杀灭各种菌群以保证治疗成功；巩固期也就是继续治疗阶段，目的是巩固强化阶段所取得的疗效，继续杀灭残余菌群。对盆腔结核的治疗疗程应延长，以18个月至2年为宜；对诊断性治疗无效者不应轻易否定结核病的诊断，可能存在原发耐药情况。有效的化疗表现为临床症状改善，如月经量增多者，可逐渐恢复正

常，闭经者月经回潮，但往往量较正常人少；腹痛减轻，附件区或盆腔包块缩小，但大多不能完全消失。是否已经治愈仅从临床表现有时难以判断，需借助病理检查。

初治患者原则上采用短程化疗的方案，疗程不可短于6个月，方案中吡嗪酰胺至少使用2个月，利福平必须贯穿全疗程。初治推荐的治疗方案：强化期2个月，每日异烟肼、利福平、对于吡嗪酰胺、乙胺丁醇四种药物联合应用，后4个月巩固期每日连续应用异烟肼、利福平（简称2HRZE/4HR）；或巩固期应用异烟肼、利福平、乙胺丁醇1次/d，共4个月（简称2HRZE/4HRE）。

对于治疗失败或复发的患者，疗程需要依据各自不同的情况确定，目前推行的复治方案疗程为8～9个月，伴有糖尿病者需延长疗程至12个月，有其他伴发症者疗程至少12个月。推荐的复治方案为：①强化期，异烟肼、利福平、吡嗪酰胺、乙胺丁醇、链霉素1次/d，共2个月；强化期，异烟肼、利福平、吡嗪酰胺、乙胺丁醇1次/d，共1个月；继续期，异烟肼、利福平、乙胺丁醇1次/d，共9个月（2HRZES/HRZE/6HRE）。②强化期，异烟肼、利福平、吡嗪酰胺、乙胺丁醇、链霉素1次/d，共2个月；继续期，异烟肼、利福平、乙胺丁醇1次/d，共8个月（2HRZES/6HRE）。

（3）激素治疗：有些人提出应用皮质激素作为治疗的辅助用药。结核中毒症状在有效抗结核治疗1～2周内多可消失，通常不必特殊处理。对于伴有高热的严重结核中毒症状或结核性腹膜炎伴有大量盆腹腔积液时，在应用强有力的抗结核药物治疗基础上，可加用糖皮质激素进行对症治疗（泼尼松30～40mg/d，分3次服用；或泼尼松30mg/d，1次/d），以减轻炎症及过敏反应、促进炎症和积液的吸收，减少纤维组织形成及腹膜粘连。待结核中毒症状减轻及盆腹腔积液减少或明显减少后，泼尼松剂量每周递减5mg，至8～12周停药，或泼尼松逐渐减量至5mg/d，维持1～2周后停药，疗程4～8周。高度虚弱和全身症状严重患者，较小剂量泼尼松（日剂量30mg）常能使症状及时改善和退热。

（4）中医中药疗法：以扶正为原则，辨证诊治，配合抗结核治疗。中医认为此病由于机体虚弱，邪毒乘虚而入，留滞胞中，阻滞经脉，气血失和，不通则痛，久而气滞血瘀，蕴而化热。治疗以活血化瘀、清热解毒为法，对有肠道疾病或肠梗阻情况慎

用。对有肠道疾病或肠梗阻情况慎用，结合西医治病因，中药内服，益气养血固本，以达到机体康复的目的。

（5）不孕症的治疗：输卵管卵巢结核是引起育龄妇女不孕的常见病之一。女性生殖器结核首先侵犯输卵管，然后扩散到子宫内膜和卵巢；盆腔结核出现包块，是盆腔结核进一步发展的结果。抗结核治疗虽能改善结核病的症状，但由于结核病变对生殖器官造成的损害是不可逆的，所以女性生殖器结核患者即使结核病治愈，自然妊娠率也很低。对于怀疑输卵管结核的不孕患者，应尽早进行宫、腹腔镜检查明确诊断，在腹腔镜术前常规行宫腔镜检查或诊刮排除宫腔结核，术中全面检查盆腔、输卵管情况，取活检组织明确诊断，对盆腔轻度粘连者行分离粘连后予以输卵管通液治疗，对输卵管梗阻严重者可在腹腔镜下作输卵管间质部电凝结扎，以减少结核病灶侵犯宫腔的概率。在宫腔镜下可了解宫腔形态，评估子宫内膜是否适宜受精卵着床，并可同时在腹腔镜监测下行输卵管插管通液及导丝疏通输卵管治疗。术后在完成规范全疗程的抗结核治疗后，应及时对患者的输卵管、子宫内膜及卵巢情况进行评估，腹腔镜可以用作采卵，宫腔镜评价宫内情况和松解粘连。如果输卵管破坏严重，就直接行体外受精-胚胎移植（IVF-ET），以便及早获得妊娠。

（6）介入治疗：女性盆腔结核常伴有浆液性、血性、化脓性渗液，形成包裹性积液，积液中含有浆液纤维蛋白或干酪样坏死物，仅靠全身用药治疗效果不甚理想，可以在全身给药的同时对结核的具体部位进行穿刺抽液治疗。通过给予适量的异烟肼药物，有效地激活患者的纤溶系统，将组织粘连解除，并促进毛细血管和淋巴管的通畅，促进血流增加，使渗透增加；同时还能提高局部药物的浓度，促进干酪样坏死物质的液化，促进盆腔积液的吸收，使结核的病灶逐渐缩小，促进患者早期痊愈。国内有学者通过局部注入药物对女性盆腔结核性包块进行介入治疗取得很好的效果。在CT引导下经皮穿刺介入治疗女性盆腔结核包裹积液35例，于术前3天肌内注射链霉素0.75g（1次/d）；术中定位后穿刺，先抽出部分囊液留查脱落细胞、抗酸杆菌涂片及培养、药敏试验，用甲硝唑反复冲洗后注入无水乙醇，待15分钟后抽出囊液，再注入盐水冲洗；最后局部注入利复星（甲磺酸左氧氟沙星）10ml、异烟肼0.3g、地塞米松5mg后，留置

软导管。一般隔天冲洗换药，留置导管一般为7天左右。同时结合化疗，包块有不同程度的吸收，其中完全吸收占62%。这类方式经文献报道也在逐年增加，特别是经阴道超声引导定位应用较多。对已形成包裹性盆腔积液者，在全身抗结核基础上，经后穹窿穿刺注入尿激酶10万U+生理盐水20ml，每周2次，疗程1～2个月；腹腔抽液后注入异烟肼（H）0.3～0.6g、链霉素（SM）0.5～1.0g、地塞米松5～10mg，每周1～2次，以提高局部药物浓度而达到治疗目的。局部给药使用糖皮质激素具有较好的抗炎和抗病毒效果，能够减轻患者的毒血症，避免后遗症的发生。

近年来，随着结核病发病率的升高，女性盆腔结核的发病率也随之升高。由于临床表现不典型，盆腔结核的误诊率高，故有必要加强对此病的认识，以便进行正确诊断，给予合理治疗，使女性盆腔结核患者获得生殖健康。

4. 注意事项

（1）抗结核药物治疗后，需要有一个密切随访阶段，经过联合、适量、规律及全程治疗后，复发或播散至其他器官者极为罕见，疗程末尾近结束时，宜重复检查一次胸部X线透视、尿结核分枝杆菌培养及诊刮。在2～3年内，每6～12个月重复检查一次。

（2）提倡全民健身运动，锻炼身体，增强体质，提高机体的抵抗能力与抗病能力。

（3）做好卡介苗的预防接种，积极预防与治疗肺结核、淋巴结核和肠结核，避免引起生殖器结核。

（4）定期进行健康检查，做到"三早"，即早期发现、早期诊断、早期治疗。

（5）对青春期和生育期女性低热、盗汗、乏力、食欲缺乏或有腹水、盆腔包块时，有月经失调、稀少或闭经、盆腔积液或原发不孕者，慢性盆腔炎久治不愈者，或有结核接触史或曾患肺结核者，均应详细询问病史，全面检查，早期确诊，提高早期诊断率和治愈率。

（三）乳腺结核

1. 概述 乳房结核（mammary tuberculosis）又称为结核性乳房炎，是乳房的一种慢性特异性感染。多见于南非和印度，约占乳房疾病的4.5%，欧美介于0.5%～1.0%，国内报道在1.5%～2.8%。临床上少见，80%发生在20～40岁妇女，多数已婚，并曾生育。

乳房结核的感染途径可分为原发性和继发性。原发性乳房结核系由结核分枝杆菌血源性传播的结果或由乳头直接侵入乳腺，原发病灶多为肺或肠系膜淋巴结结核。继发性乳房结核多为颈部、锁骨上下和腋窝淋巴结结核或邻近结核病灶（肋骨、胸骨、胸膜等）直接蔓延或经淋巴管逆行转移而来。临床上以原发性乳房结核多见（图17-4）。

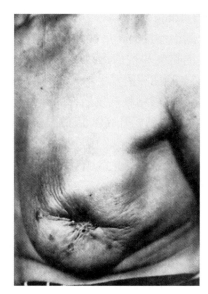

图 17-4　乳腺结核

2. 临床表现及体征

（1）全身表现：如单纯乳房结核，则全身中毒表现不明显，如若处于胸、腰椎结核或肺结核活动期，则有低热、疲乏无力、贫血、红细胞沉降率快等结核中毒症状。

（2）乳房局部表现：乳房呈单发或多发的结节性肿块，边界不清，疼痛及压痛亦不明；病程进展缓慢，逐渐增大并与皮肤粘连。数月后，肿块软化（干酪样变），形成寒性脓肿，有的脓肿较大占据整个乳房，有时乳头溢出结核性干酪物质。脓肿溃破形成 1 个或数个瘘管或溃疡，排出混有干酪样碎屑的稀薄脓液。有时伴有同侧腋窝或锁骨上淋巴结结核。

有时肿块不软化，而发生纤维组织增生，引起病变乳房部分的硬化，称为硬化型乳房结核，多在乳晕或其周围，可累及整个乳房，常使乳房严重变形或乳头凹陷。

3. 辅助检查　由于病理类型不一，其 X 线改变多种多样。如小片状模糊阴影，境界清晰的结核球样改变，周围有境界不清的钙化灶影、炎症结核的阴影以及巨大的肿块阴影等。其他部位亦可能发现结核。

乳房结核均有乳房肿块，有时还可有乳头凹陷、乳头溢液、橘皮样改变及同侧腋窝淋巴结肿大等表现，易误诊为乳癌。文献报道，乳房结核大约 5% 与乳癌共存。局限型寒性脓肿又多发于哺乳期，往往误诊为乳腺积乳囊肿。硬化型乳房结核病灶小，表面光滑，活动性良好，周围炎症浸润不严重，常易误诊为纤维瘤。乳房肿块破溃成溃疡或有瘘管形成者，亦往往误诊为慢性非特异性感染。因此，乳房结核临床表现多样，缺乏特征性，辅助检查诊断准确性差，因此，临床误诊率较高，国内文献报告误诊率在 57%～80%。

根据以上误诊情况，术前临床诊断乳房结核应注意以下几点：①部分患者曾有明确的原发病灶，如肺门淋巴结结核、肺结核、肠系膜淋巴结结核，有时也可因胸壁结核、脊椎结核、腋窝淋巴结结核等引起；②病程进展缓慢，肿块病史较长，一般病程为 5～12 个月，病变多有炎症过程，肿块时大时小，抗结核治疗有效；③半数以上病例可出现寒性脓肿、典型结核溃疡以及瘘管形成以及潜行性皮肤边缘和枯萎的肉芽组织，瘘管内分泌物涂片寻找结核分枝杆菌，是诊断本病的重要依据；④由于结核脓腔与乳管相通，部分患者伴有结核干酪物乳头溢液或混有血性；⑤超声探查病变部位有气液平面存在以及有波动感，穿刺针吸有结核样脓汁，镜检见坏死组织碎屑而无脓细胞，革兰氏染色后镜检无阳性球菌，抗酸染色如发现抗酸杆菌则可肯定诊断；⑥乳房 X 线表现多样化，其改变亦并非特殊，故仅作诊断的参考。

综合分析以上诸点，一般能做出正确的临床诊断。必要时还须手术切除经病理检查以明确诊断。

4. 治疗原则　乳房结核一分为非手术和手术两种治疗方法。

（1）抗结核药物治疗：对未婚青年妇女的局限型寒性脓肿，全身辅以抗结核药物治疗，可行穿刺排脓注入抗结核药物，每周 1 次。

（2）手术疗法：手术是治疗乳房结核的一种有效的、彻底的方法。

1）局限型的结节或寒性脓肿，病变不超过一个象限，可行局部病灶切除术。

2）局限型的病变超过一个象限者，可行乳腺区段切除术。

3）弥漫型有溃疡或瘘管形成者，特别是 40 岁以上的妇女，则施行乳房单纯切除术；如若腋窝淋巴结肿大，亦应一并切除；再若由胸壁结核扩散蔓延所致乳房结核，则应施行胸壁结核病灶清除术，同时单纯切除病变的全乳。

4）结核与癌共存型，应按乳癌手术原则，施行乳癌根治。

二、男性生殖系统结核病

（一）概述

男性生殖系统结核病与泌尿系结核病常同时存在，临床上所见的单独一个系统的结核病的病例，实际在病理上往往仍是两个系统都有病变。男性生殖系统结核病多数是肾结核的继发病，所占比率达到50%～75%；病肾的结核分枝杆菌经后尿道感染生殖系。男性生殖系也可经血行受到感染，与肾同为身体其他原发结核病灶（主要是肺结核）的继发病变。在这种血行感染时，当然也可发生肾脏未受感染而单是生殖系感染的情况，但这种病例较少。

不论是经尿路感染或经血行感染，男性生殖系结核都首先在前列腺、精囊中引起病变，以后再经输精管（管腔内或管腔壁的淋巴管）蔓延到附睾，从附睾尾部发生病变后再扩大到附睾其他部分和睾丸。睾丸结核是附睾结核的直接蔓延。血行感染引起附睾结核是罕见的，病变首先侵犯附睾头部。有文献资料显示，男性生殖系统结核发生率占比为睾丸结核占29.5%，附睾结核占48.5%，精囊结核占61.9%，前列腺结核占95.2%，鉴于临床表现明确的表现缺乏，前列腺结核很难发现，给诊断和治疗带来困难，往往发现时都以钙化灶为主。

这个文献上提供少，但在我们的临床工作中，单侧附睾或单侧附睾睾丸病变多见，手术病理也是如此。

（二）前列腺、精囊结核

男生殖系统中，首先发生的是前列腺（prostate tuberculosis）、精囊结核（seminal vesicle tuberculosis），以后再经输精管蔓延至附睾。病变一般起子前列腺管、射精管在尿道的开口附近，继而结核结节相互融合，形成干酪样空洞和纤维化，侵及整个前列腺和精囊。

1. 临床表现及体征 前列腺和精囊结核多无明显病状，偶有会阴部不适，亦可表现有血精、精液减少或性功能障碍。精液带血在临床上不是常见的病状，在出现血精的患者中只有很少数是由结核病引起的。该病常在附睾出现硬结时，才引起患者注意。直肠指诊发现前列腺，精囊有硬结，一般无压痛。

2. 辅助检查 单纯前列腺精囊结核不并发附睾结核时，诊断较为困难。有上述临床表现的患者，如能发现肾或附睾结核，则有助于前列腺精囊结核的诊断。目前MRI在影像学对精囊结核病变诊断有参考价值；采用精囊镜活检有重要诊断价值。在前列腺液或精液中涂片、细菌培养可发现结核分枝杆菌。尿道造影片上，有时可见前列腺部尿道变形或扩大。该病常需和慢性前列腺精囊炎及前列腺癌相鉴别。慢性前列腺炎有结节形成者，范围多较局限，伴有压痛和急性炎症病史，使用抗菌药物后，结节可缩小或消失。前列腺癌较难与前列腺结核鉴别，可测定酸性磷酸酶，按摩腺体收集前列腺液做细胞学检查，或穿刺前列腺行活组织病理学检查。

（三）附睾结核

1. 概述 附睾结核（epididymal tuberculosis）是男性生殖系结核的代表。来自前列腺、精囊和输精管的感染，病变一般从附睾尾部开始，呈干酪样变、脓肿或纤维化，逐渐发展到整个附睾，甚至延及睾丸，与阴囊粘连外穿形成窦道。少数附睾结核经血行感染，病变多从附睾头部开始（图17-5）。

2. 临床表现及体征 附睾结核在临床上一般呈慢性过程。附睾逐渐增大，可长期不为患者所发现。偶可引起阴囊部不适或坠感。多无明显疼痛。肿大的附睾与阴囊粘连后阴囊亦渐肿胀，形成寒性脓肿。寒性脓肿继发感染后，局部发生红肿疼痛，否则仍不引起疼痛。脓肿破裂，流出脓液和干酪样坏死组织，形成窦道，并呈愈合与破裂反复的状态。在发病初期时多为单侧病变，但病变迁延，得不到及时治疗会通过逆行感染侵犯对侧。

附睾结核也可呈急性过程，患者突然发热，阴囊部疼痛肿胀，以后形成脓肿、破溃，病变转入慢性阶段。

附睾结核的体检主要是触诊。附睾部有浸润或硬结，局限在尾部或包括整个附睾。病变波及睾丸时，附睾和睾丸的分界消失。浸润和结节可与阴囊粘连；如阴囊部形成窦道，则窦道与附睾粘连，按压窦道可挤出脓液。输精管增粗，并有多处局限性的浸润和纤维化，致使输精管呈串珠状。附睾和输精管的浸润硬结多无显著压痛。

3. 辅助检查 根据典型的病史和局部检查所

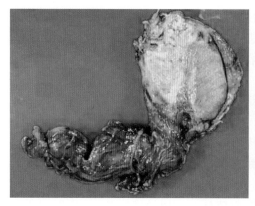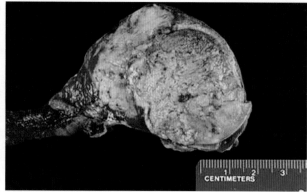

图 17-5 附睾结核呈干酪样变

见，即可获得正确诊断。凡疑似附睾结核的患者，均应做全面的泌尿系统检查，首先确定有无肾结核的存在。附睾结核应与淋菌性或非特异性附睾炎相鉴别。鉴别诊断应根据病历、局部检查所见和细菌学检查。结核性附睾炎的患者无淋病病史，病变发展较慢，输精管往往有串珠状的结节。如果有肾结核的病象或阴囊部窦道，则诊断更为明确。淋菌性附睾炎有淋病的历史，开始时呈急性过程，局部红肿疼痛，尿道分泌物中可查出细胞内的革兰氏阴性双球菌。非特异性附睾炎常伴有前列腺精囊炎或尿道炎，输精管不形成串珠状硬结，亦不发生阴囊窦道。

（刘　敏　朱益军　宋言峥）

参 考 文 献

[1] TAZZIOLI G, MACOLINO A, COMBI F, et al. Breast tuberculosis: A case report of primary type mammary tuberculosis[J]. Clin Case Rep, 2019, 7 (12): 2346-2348.

[2] ARORA R, SHARMA J B. Female genital tuberculosis--a diagnostic and therapeutic challenge[J]. Indian J Tuberc, 2014, 61 (2): 98-102.

[3] SHAH H U, SANNANANJA B, BAHETI A D, et al. Hysterosalpingography and ultrasonography findings of female genital tuberculosis[J]. Diagn Interv Radiol, 2015, 21 (1): 10-15.

[4] MOLINA R L, DIOUF K, NOUR N M. Tuberculosis and the obstetrician-gynecologist: a global perspective[J]. Rev Obstet Gynecol, 2013, 6 (3-4): 174-181.

[5] FARROKH D, ALAMDARAN A, FEYZI LAEEN A, et al. Tuberculous mastitis: A review of 32 cases[J]. Int J Infect Dis, 2019, 87: 135-142.

[6] 戴宇彪，李坤，梅月志. 肺结核合并乳腺结核 5 例超声声像学分析 [J]. 临床医学，2017, 37 (8): 46-47.

[7] 于天琢，杨高怡，张莹，等. 乳腺结核超声造影表现的初步研究 [J]. 中国超声医学杂志，2015, 31 (12): 1134-1136.

[8] 熊国兵，邱明星. 泌尿男性生殖系统结核病诊治随访建议 [J]. 华西医学，2016, 31 (1): 170-174.

[9] 何春年，徐翠清. 女性生殖系统结核病致不孕症 25 例临床分析 [J]. 生殖与避孕，1997 (3): 185-187.

[10] RÜHL P B, WALPERT J, 李晓艳，等. 泌尿生殖系统结核病的现代流行病学、诊断与治疗 [J]. 中德临床肿瘤学杂志（英文版），1995 (4): 30-31.

第十八章

心血管系统结核病的外科治疗

第一节 概　述

心血管系统又称"循环系统"，由心脏、动脉、静脉和毛细血管等组成。它是一个密闭的循环管道，血液在其中流动，将氧、各种营养物质、激素等供给器官和组织，又将组织代谢的废物运送到排泄器官，以保持机体内环境的稳态、新陈代谢的进行和维持正常的生命活动。由心脏、动脉、静脉、毛细血管和流动于其中的血液组成的系统。心脏能自动并在神经系统控制下发生节律性的收缩和舒张，保证血液沿一定方向循环流动。动脉连于心脏和毛细血管之间，将血液从心脏运至组织。毛细血管连于动脉和静脉之间，互相连接成网，是血液与组织间进行物质交换的部位。静脉连于毛细血管和心之间，收集血液流回心脏。

结核病合并心血管系统疾病很常见，但不是心血管系统结核病，常见的心血管系统疾病有30多种，但是结核病不在其列，最常见的是结核性心包炎，其次容易发生在心脏瓣膜，再次是结核性动脉瘤。结核病性心包炎实质上是浆膜腔结核病，与结核性胸膜炎、腹膜炎发病机制类似，诊断和治疗原则大同小异。风湿性心脏瓣膜病与瓣膜结核病注意鉴别；有资料显示，结核病与心脏瓣膜病的发生有一定关系，而结核病是心脏瓣膜病发生的危险因素之一。

结核性动脉瘤罕见，可见于颈总动脉瘤、腹主动脉瘤、胸主动脉瘤等。还有报道结核病假性动脉瘤合并脊柱结核，这类患者应分轻重缓急，在抗结核治疗的基础上，防止动脉瘤破裂。此外，还要注意结核病变侵蚀大血管或者血管瘤引起的出血等。

多发性大动脉炎又称 Takayasu 动脉炎、无脉症或缩窄性大动脉炎，是一个少见的、病因不明的、慢性非特异性血管炎性疾病。病变主要累及主动脉及其主要分支，导致主要动脉的狭窄、阻塞而产生一系列局部缺血症状。疾病急性进展可导致动脉中层破坏，形成动脉瘤或血管破裂。病因尚不完全明确，可能为自身免疫性疾病，感染尤其结核分枝杆菌感染被认为与发病有关。

结节性结核性静脉炎好发于青年四肢远端，男性稍多见。沿表浅皮肤静脉有豌豆到小指头大小皮内或皮下结节，结节之间尚有索状硬结可触及。表面皮肤颜色正常或淡红色，无溃破倾向。常有压痛、自觉痛。发疹前有时可有发热、倦怠、不适等全身症状。病程比较急性，有时稍慢性。预后较良好，然而也有顽固的，常复发。结素试验阳性。可伴发其他型皮肤结核。病理改变为伴有结核样结构的静脉炎，虽在欧美皆归之于 Bazin 硬红斑，但日本的多数学者仍认为本症是属于结核性血管炎。在皮下脂肪内的大静脉有闭塞性肉芽肿性静脉炎，管壁内膜肥厚，管腔由于肉芽组织而闭塞，中层、外层肥厚及细胞浸润。此肉芽组织为淋巴细胞、上皮样细胞所致的结核性肉芽肿，亦可为非特异性炎症现象。

与外科相关的心血管系统结核病主要是慢性缩窄性结核性心包炎与结核性假性动脉瘤。

（孙晓宁　蒋良双　石　磊　宋言峥）

第二节　心血管系统结核病外科相关检查技术

心包腔穿刺术（pericardocentesis）常用于判定积液的性质与病原体；有心脏压塞时，穿刺抽液以减轻症状；化脓性心包炎时，穿刺排脓、注药。大量结核性心包炎时，可穿刺引流减轻症状（图18-1）。

（一）适应证

1. 用于确定心包积液的性质，抽液做化验和病理等检查，以协助诊断。

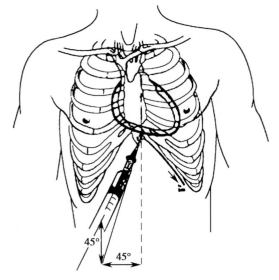

图 18-1　心包腔穿刺术

2．大量积液有心脏压塞时，穿刺抽液以减轻症状。

3．化脓性心包炎穿刺排脓。

4．心包腔内注药。

（二）禁忌证

1．出血性疾病。

2．如抽出液体为血液，应立即停止抽吸。

（三）操作方法及程序

1．患者取坐位或半卧位，以手术巾盖住面部，仔细叩出心浊音界，选好穿刺点。常用心尖部穿刺点，据膈位置高低而定，一般在左侧第 5 肋间或第 6 肋间心浊音界内 2.0cm 左右；也可在剑突与左肋弓缘夹角处进针。

2．常规消毒局部皮肤，术者及助手均戴无菌手套，铺洞巾。自皮肤至心包壁层以 2% 利多卡因作局部麻醉。

3．术者持针穿刺，助手以血管钳夹持与其连接的导液橡皮管。在心尖部进针时，应使针自下而上，向脊柱方向缓慢刺入；剑突下进针时，应使针体与腹壁成 30°～40°，向上、向后并稍向左刺入心包腔后下部。待针锋抵抗感突然消失时，示针已穿过心包壁层，同时感到心脏搏动，此时应稍退针，以免划伤心脏。助手立即用血管钳夹住针体固定深度，术者将注射器接于橡皮管上，尔后放松橡皮管上止血钳，缓慢抽吸，记取液量，留标本送检。

4．术毕，拔出针后，盖消毒纱布，压迫数分钟，用胶布固定。

（四）注意事项

1．严格掌握适应证。必要时可在心电图监护下进行穿刺，较为安全。

2．术前须行心脏超声检查，确定气液平面大小与穿刺部位，选气液平面最大，距体表最近点作为穿刺部位，或在超声显像指导下进行穿刺抽液更为准确、安全。

3．术前应向患者做好解释，消除顾虑，并嘱其在穿刺过程中切勿咳嗽或深呼吸。必要时术前半小时可服地西泮与可待因。

4．麻醉要完善，以免因疼痛引起神经源性休克。

5．抽液量第一次不宜超过 100～200ml，以后再抽渐增到 300～500ml。抽液速度要慢，过快、过多，使大量血回心导致肺水肿。大量积液时，还可在心包腔内置导管缓慢引流。

6．术毕，拔取长空针前要夹闭橡皮管，以防空气进入。

7．术中、术后均需密切观察呼吸、血压、脉搏等的变化，如有异常，应立即停止操作，根据具体情况采取适当处理。

（五）术前风险沟通

1．告知患者心包穿刺的目的和临床意义及存在风险。

2．一次心包穿刺可能达不到诊断目的。

3．必要时手术。

（孙晓宁　蒋良双　石　磊　宋言峥）

第三节　外科治疗

一、结核性心包炎

结核性心包炎（tuberculous pericarditi）是结核分枝杆菌引起的心包脏层和壁层的感染。感染方式以淋巴逆流、直接蔓延和血行播散为主。根据病理解剖特点分为渗出性心包炎和缩窄性心包炎。多发生于 30～50 岁年龄组，发病率约占内科住院人数的 0.2%，预后远较其他浆膜结核差。

（一）临床表现

1．症状

（1）全身症状：起病可急或缓。常有发热、乏力、盗汗、食欲缺乏、消瘦等结核中毒症状。

（2）局部症状：主要为胸痛，可为锐痛、钝痛或胸部紧迫感，在吸气、咳嗽或胸部运动时加剧。

（3）心脏压迫症状：其严重程度与渗液量和渗出速度有关。主要有呼吸困难、心悸、干咳、声音嘶哑及吞咽困难等，部分病例可无心脏压迫症状。

缩窄性心包炎还可有腹胀、水肿、少尿及劳累后呼吸困难等症状。

2. 体征　心尖搏动微弱或消失、心界扩大、心音遥远、常有心包摩擦音。脉压缩小、奇脉、库斯马（Kussmal）征、颈静脉怒张、肝大、肝颈回流征阳性。缩窄性心包炎还可出现右上腹痛、腹水、胸腔积液及水肿，心脏检查心尖搏动不明显、心界不扩大或轻度扩大、心音减弱、部分可闻及心包叩击音。常有窦性心动过速。

（二）诊断要点

1. 有结核病史或心包外结核病灶，常见肺结核、淋巴结结核及结核性胸膜炎等。

2. 发热同时伴乏力、盗汗、食欲缺乏、消瘦等结核中毒症状和胸痛、呼吸困难、心悸等局部症状，缩窄性心包炎还可出现腹胀、水肿及少尿等症状。

3. 心界扩大、心音遥远、可闻及心包摩擦音，常有奇脉、颈静脉怒张、肝大。缩窄性心包炎时心界不扩大或轻度扩大，心音减弱，部分闻及心包叩击音，可有右上腹痛、腹水、胸腔积液及水肿等体征。

4. 心电图早期可有 ST-T 段抬高，QRS 波群低电压和 T 波平坦、倒置。半数患者 P 波增宽、或明显切凹、双峰样图形。常出现窦性心动过速、偶见心房颤动、心房扑动。

5. 超声心动图示心包壁层与脏层分离，中间为无回声区，心包壁层活动度降低。缩窄性心包炎时，显示同时心包增厚和渗出的证据。

6. 胸部 X 线片见心影向两侧普遍性增大。缩窄性心包炎心影大小正常或轻度增大，心外形僵直、不规则、不因呼吸相而改变。多数有心包钙化，部分患者合并有肺结核及胸腔积液的放射学征象。

7. 胸部 CT 或磁共振显像（MRI）显示心包积液、增厚的心包、心包脏层或壁层的钙化以及并发于肺内、纵隔内的结核病灶。缩窄性心包炎心包厚度可达 5～50mm，较厚部位常在心包腹侧。胸部 CT 检查对显示心包增厚及钙化优于超声心动图，有诊断价值。

8. 实验室检查

（1）心包液检查：多为草黄色渗出液，少数浑浊或血性。蛋白含量高，白细胞数增加，以淋巴和单核细胞为主。在病程早期或结核性脓性心包炎时，以多核白细胞占多数。心包液涂片染色查结核分枝杆菌阳性率较低，心包液结核分枝杆菌培养可增加阳性检出率。心包液聚合酶链反应（PCR）

可呈阳性，但敏感性及特异性有待提高。心包液腺苷脱氨酶（ADA）、γ-干扰素（IFN-γ）均可升高，可作为诊断参考。

（2）心包组织病理学检查：心包组织病理有典型的结核改变可确诊，但阳性率较低，目前改变心包组织活检的方法能提高诊断的阳性率。心包组织 PCR 可呈阳性，其敏感性及特异性比心包液 PCR 明显提高。

（3）血液检查：红细胞沉降率增快，血清抗结核抗体阳性可作为诊断参考。可有轻度贫血，白细胞轻度增高，病期较长者有低蛋白血症，长期肝、肾淤血者，有肝功能异常、尿量减少、尿蛋白阳性等。静脉压升高，严重时可高至正常值的 2～3 倍。

（4）结核菌素试验强阳性反应有参考价值。

9. 在排除其他心包疾病后，抗结核治疗有效可以诊断。

10. 本病应注意与以下疾病鉴别　胸痛需与心绞痛或心肌梗死相鉴别；结核性心包炎要与其他急性心包炎相鉴别，如非特异性心包炎、风湿性心包炎、化脓性心包炎、病毒性心包炎、尿毒症性心包炎和癌性心包炎等。结核性缩窄性心包炎需与限制型心肌病、肝硬化、结核性腹膜炎、结核性胸膜炎及心脏瓣膜病引起的心力衰竭等疾病相鉴别。

（三）治疗原则及方案

1. 卧床休息、合理的营养、增强体质是治疗的基础。

2. 结核性心包炎的化疗　要按重症结核病治疗。应用异烟肼（INH）、利福平（RFP）、链霉素（SM）或乙胺丁醇（EMB）、吡嗪酰胺（PZA）2～3 个月，继续应用异烟肼（INH）、利福平（RFP）等总疗程 18 个月。

3. 皮质激素治疗　在急性期，抗结核治疗的同时应用皮质激素能明显改善临床症状，减少心包穿刺，显著降低缩窄性心包炎的发生，减少心包切除术和降低死亡率。成人常用泼尼松 30～60mg/d，4 周后逐渐减量，总疗程 10～12 周。治疗时要注意激素的禁忌证和不良反应。

4. 心包穿刺抽液和局部药物注射治疗　当积液产生快或大量积液出现心脏压塞时，须抽液治疗。首次抽液量以 100ml 为妥，以后每次抽液量 300～500ml。目前主张留置导管引流，操作方便、安全。排液后局部可注射异烟肼 50～100mg 加醋酸泼尼松龙 25mg 或地塞米松 5mg，每周 2～3 次。

5. 部分心包炎患者，PPD 试验阳性，但心包液、心包或身体其他部位组织学、细菌学检查未明确病因，患者仍有发热和进行性或持续性心包渗出，可给予抗结核试验性治疗。

6. 急性结核性心包炎的治疗 结核性心包炎的早期治疗对预后有重要意义，因此如临床资料倾向于结核性心包炎的诊断，就应开始抗结核药物治疗。在药物选择上，必须使用三种或四种抗结核药物（其中要有二种杀菌剂）组成的联合治疗方案，一定要做到足剂量和足疗程，直至结核病变活动停止 1 年后再停药。在足量的抗结核药物治疗基础上，同时用肾上腺皮质激素治疗 6～8 周。据统计指出，单用抗结核药物治疗组发生心包缩窄而需手术治疗者占 50%，而并用激素治疗组占 22%。说明肾上腺皮质激素可减少心包渗出，减轻纤维素和肉芽组织增生，对预防心包粘连有一定作用。对有大量心包积液，尤其发生心脏压塞的患者，应及时并反复进行心包穿刺抽液，不仅可以迅速减轻压迫症状和中毒症状，还可预防因渗液过多而加重日后心包粘连。每次抽液量可根据心脏压塞情况而定，一般每次抽 300～500ml。

（四）外科治疗

缩窄性心包炎诊断一旦确立，应尽早施行心包剥离术。因病程过久，心肌常有萎缩和纤维变性而易导致顽固性心力衰竭和心源性肝硬化，多数患者将最终死于心力衰竭或继发感染。同时，对病程已属晚期的患者施行手术效果多不够理想。应强调指出，手术应力争在结核病变稳定时进行，但若心脏受压症状严重，即使病变尚未稳定，在积极抗结核药物治疗下也可考虑手术。手术时应尽量剥离缩窄的心包，尤其是两侧心室的心包。由于心脏长期受压，心肌已萎缩或变性，常于术后出现心力衰竭，应及时给予洋地黄类强心剂，并要注意输液量和输液速度，以免发生急性肺水肿。此外，术后仍应继续抗结核治疗 1.5～2 年。

1. 外科治疗 根据病情掌握心包剥离手术的指征，一般渗出性心包炎在 3 个月的抗结核治疗后，渗液基本吸收，但心功能不全症状持续加重者；渗出性心包炎 1 年内发展为缩窄性心包炎者；心包积液反复出现或发生心脏压塞者；在治疗 4～6 个月后体静脉压持续升高等患者，可考虑手术治疗。术后必须继续抗结核治疗，方案选择根据药敏和分子生物学检测制定。

（1）心包纤维板剥脱术适应证：①缩窄性心包炎诊断明确，即应手术治疗。②患者情况较差，如

进食少，腹水严重，肝肾功能差，血浆蛋白低下，心率在 120 次 /min 以上，红细胞沉降率快等，应保守治疗。病情稳定及情况好转，择期行心包剥脱术。③病情严重，保守治疗无明显改善者，一些学者主张早行心包开窗术，以改善全身功能状况，然后进行心包切除术。

（2）心包纤维板剥脱术禁忌证：①老年患者伴严重心、肺疾病，不能耐受手术者；②症状轻微，病情无进展者。

（3）术前准备：①全身支持疗法：包括改善饮食，补充营养，低盐及高蛋白食品，补充各种维生素，输注白蛋白，多次少量输新鲜血；②除明确为非结核性缩窄性心包炎之外，应抗结核治疗不少于 6 周，最好为 3 个月；③肝大、腹水和周围水肿明显者，酌情给予利尿制剂及补钾，纠正水电解质平衡失调；④心率过快者可酌情小剂量应用洋地黄类药物；⑤经过治疗胸腔积液及腹水量仍较多时，术前 1～2 天应行胸腹腔穿刺放水，腹部加压包扎，以增加肺活量及减轻腹腔内压力，后者有利于膈肌的呼吸运动。

手术前尽可能达到以下要求：①循环呼吸功能明显好转；呼吸困难、端坐呼吸、水肿、胸腔积液及腹水显著改善或减轻；②饮食状况有所进步；③心率不超过 120 次 /min，实验室检查基本正常，体温正常及活动能力提高；④每天尿量比较恒定。

（4）手术要点：慢性缩窄性心包炎是累及心包壁层及脏层的慢性炎症过程。引起心包纤维化及增厚，限制心脏的舒张活动，从而降低心脏功能。缩窄性心包炎已有显著的临床症状者，经过一段时间的治疗及休息而无好转，其自然预后多不良。大部分患者在保守治疗条件下很难恢复正常活动能力。患者在丧失一般活动能力的生存寿命为 5～15 年。当腹水等出现时，病情进展迅速，特别是儿童。有的患者最终以循环衰竭或肝肾功能不全而死亡。因此，一旦确定诊断，外科手术是根本的治疗措施，切除缩窄的心包，以使心脏逐步恢复功能。

术后心功能的恢复依赖于：①选择适当时机手术，在纤维钙化形成之前较易剥离，同时心肌损害也较轻；②心包剥离的范围，是否能将双侧心室表面的增厚心包完全切除。手术宜在病情相对稳定的条件下实施。术前应进行充分、严格的内科治疗。结核分枝杆菌引起的缩窄性心包炎，应给予系统的抗结核药物治疗，在体温、红细胞沉降率

及全身营养状况接近正常或比较稳定后实施手术。

（5）手术步骤：常用的手术径路为胸骨正中劈开切口，此种手术入路能够充分显示心脏前面及右侧面，易行剥离腔静脉及右心缘部位的增厚心包，术后对呼吸功能影响小。对合并有肺内病变及呼吸功能较差的病例，多采用此切口。如果左心室膈神经后的心包部分及心尖部分显露较差，或心脏不能耐受翻动，可经股动静脉插管建立体外循环，在体外循环辅助下进行。

采用气管内插管全身麻醉。患者取仰卧位，背部肩胛骨区垫高使胸部挺出，胸骨正中劈开。如有胸骨后粘连，应边分离粘连，边用开胸器撑开两侧胸骨。先自心尖部位开始剥离心包。此外，心包粘连轻，心包增厚不明显，易于剥离。用刀片逐次划开增厚的心包。增厚的心包与外膜之间常有一层疏松结缔组织，为正确剥离心包的分界面。切开增厚心包后，可见搏动的心脏向外突出。分离一部分心包后，助手轻轻用钳子提起心包片，术者以左手轻压在心脏表面，可充分显露增厚心包与心肌粘连的程度。如粘连较疏松时，可用手指套纱布或花生米钳予以钝性分离，分离时的用力部位应在心包面上。遇到条索或条带状粘连时，需用剪刀或手术刀片锐性分离。如粘连十分紧密，应放弃原来的分离部位，而在其他部位重新切开、分离心包，即先易后难。根据术中患者心功能状态及心包粘连程度决定剥离范围。一般剥离的基本范围：心尖部位，需完全剥脱；左侧面接近左侧膈神经处；房室沟及下腔静脉入口处的纤维性缩窄环，必须松解。剥离的顺序应该是左心室→右心室流出道→房室沟缩窄环→下腔静脉环形束带。心包机化良好且非常易于剥离者，心包完全剥离最佳。

过去的经验是如术中出现心律失常、循环不稳定或心肌颜色发白、心脏扩大、心肌收缩无力，剥离操作需适可而止，主要部位（左、右心室面及下腔静脉缩窄环）剥脱即可。目前可经股动静脉插管建立体外循环，在体外循环辅助下进行。同时应用地高辛及利尿剂，尽早完成手术，以提高手术安全性。术后必要时给多巴胺等正性肌力药物。

（6）手术并发症及预防措施：

1）低心排综合征：简称低心排，系在心包剥离过程中，由于急性心脏扩张，特别是右心室表面心包剥除后，在体静脉高压的作用下，心室急剧快速充盈、膨胀，产生急性低心排。术中应限制液体输入，左心室解除缩窄后，立即应用毛花苷丙及呋塞米，在强心的同时排出过多液体减轻心脏负担。术后12～48小时之内，应用多巴胺等儿茶酚胺类药物。如对药物反应效果较差，低心排不能纠正，可使用主动脉内气囊反搏。

2）膈神经损伤：左前外侧切口在开始心包剥脱之前，应先游离左侧膈神经，尽可能随同膈神经多保留脂肪及软组织。如损伤膈神经，可造成膈肌的矛盾呼吸运动，影响气体交换。不利于呼吸道分泌物的排出。

3）冠状动脉损伤：在分离前室间沟部位时，要格外注意，勿损伤冠状动脉。其分支或末端出血可缝扎止血。遇到该部位有局限的钙化斑块时，可以留置不予处理，不可勉强切除。

4）心肌破裂：对于嵌入心肌的钙化病灶，一般可岛形保留，不可勉强剥除。对于剥离界限不清、严重粘连时，可将增厚的心包作"井"字切开，部分地解除心肌表面束缚。万一发生心肌破裂时，术者用左手示指平压在裂口上，利用游离的心包片缝盖在破裂口的周围，可挽救患者的生命。

（7）术后处理：

1）一般处理：常规吸氧，密切观察血压、呼吸、脉搏、心率及尿量变化。注意保持引流管的通畅，如渗血较多可适量输血。

2）预防性应用抗生素：除常规应用抗生素外，对于结核性心包炎，术后0.5～1年内正规抗结核药物治疗。

3）强心、利尿：术后继续给予利尿药物，减轻水钠潴留，在充分补钾的条件下，给予洋地黄制剂。严格控制液体输入量。

（8）手术效果：

1）手术死亡率：近年来有所下降，约4%。McCaughan报道，术前患者的心功能状态是影响手术死亡率的最重要因素。术前心功能为Ⅰ～Ⅱ级（NYHA）者手术死亡率为0；心功能Ⅲ及Ⅳ级者，手术死亡率分别为10%及46%。术前腹水、周围水肿、心脏内压力及低心脏指数的程度对手术死亡率有一定的影响。

2）晚期生存情况：Kirklin报道，手术后5年及15年生存率分别为84%与59%。McCaughan报道，5年、15年及30年生存率分别为84%、71%与52%。影响晚期生存的主要因素仍是术前心功能状态，而与手术入路无明显关系。此外，Kirklin报道，采用胸骨正中切口及左侧前外侧切口，再手术率仅为2%。

3）术后血流动力学变化：所有患者在安静状态下，心功能的各项血流动力学指标均正常。10%～20%的患者在体力活动时，出现轻微的肺动脉压力升高，心排血量不能代偿性增加。如心室表面增厚、心包剥脱不全，则血流动力学不能较好地改善。McCaughan报道，大部分患者远期效果较好，几乎全部患者都能达到心功能Ⅰ～Ⅱ级。李法荫等报道缩窄性心包剥脱术132例，手术死亡率为3%。99例随访1～25年，平均8.2年，治愈率为73%，症状改善者占22%，无明显改善者占3%，晚期复发死亡者占2%。由此并提出，心包切除范围，两侧至膈神经前约1cm即可。强调早期手术，病程在1年以内者手术治愈率占80%，病程在1年以上者治愈率仅52%，手术死亡5例中有4例病程超过1年。

（9）预后：结核性心包炎属重症结核病范畴，其预后取决于开始抗结核药物治疗是否及时和彻底、心包渗液的多少和是否及时彻底穿刺抽液，以及是否并用肾上腺皮质激素。据统计，虽经合理治疗，仍有近半数患者出现心包缩窄。对缩窄性心包炎，凡及早施行手术治疗者，大多能够获得满意疗效，而对晚期患者，手术死亡率较高，预后甚差。

二、动脉结核

动脉结核（tuberculous vasculitis）甚为少见，临床诊断也较困难。结核分枝杆菌对动脉系统的影响大致可分为二类，一是感染结核分枝杆菌后，动脉产生自身免疫反应，例如部分多发性大动脉炎及白塞病可能是结核分枝杆菌感染的结果；二是结核分枝杆菌直接侵犯动脉，引起动脉瘤、假性动脉瘤及动脉炎。

1. 多发性大动脉炎 多发性大动脉炎的病因迄今尚未完全清楚，但一般认为是一种侵犯大动脉为主的自身免疫性疾病。不但出现红细胞沉降率加快和血浆球蛋白增高，与其他结缔组织病相似，还可从大多数患者血清中查出大动脉的自身抗体。起病之初常有扁桃体炎、上呼吸道感染；以后进入自身免疫期，以发热、乏力、红细胞沉降率增快等急性活动症状为主；再转入慢性中间期，以大动脉缩窄、脉搏减弱（无脉症）为主要表现，此期长，常有静止与活动交替出现；最后为病变固定期，发生严重高血压、脑血管意外及心力衰竭等。有人认为，本病与结核感染有关，80%的患儿结核菌素试验为强阳性，有的患者同时有肺或肺

外结核，特别是动脉周围或主动脉旁淋巴结有结核病灶，可能是结核分枝杆菌的抗原成分对血管壁产生的毒性损伤。国内报道，在100例多发性大动脉炎中，41%在发病前有感染史，其中结核感染15%。

2. 白塞病 白塞病（Behcet disease，BD）是一种原因不明的以细小血管炎为病理基础的慢性进行性、复发性多系统损害疾病。口腔、皮肤、生殖器、眼、关节为好发部位，病情一般较轻；心脏大血管、消化道和神经系统为少发部位，病情一般较重。

早年认为病毒感染是本病发病原因，后经流行病学、组织培养、血清学、动物接种、免疫荧光及电镜等检查均未能证实。少数报告认为发病可能与慢性病毒感染或病毒感染后引起的自体免疫异常有关。以链球菌抗原作皮肤试验及巨噬细胞游走抑制试验均为阳性，认为发病尚与链球菌感染有关。黄正吉等报道，白塞病310例的研究报道中，其中100例似与结核病灶或对结核过敏有关，发现结核性淋巴结炎40例，其他结核11例，有结核疹者1例。

3. 结核性动脉瘤、假性动脉瘤和动脉炎（tuberculous aortitis） 结核性动脉瘤、假性动脉瘤和动脉炎罕见，国内王嘉桔等报道42例主动脉瘤中主动脉结核2例（4.8%），末梢动脉瘤67例中有2例（3.0%）。多数学者认为动脉结核主要是周围结核病变直接侵犯的结果，因血行播散者很少。本病主要累及颈动脉、主动脉等大动脉，在动脉炎期间缺乏临床症状，一旦形成动脉瘤与假性动脉瘤，则出现局部搏动性肿物，除非患者同时伴有肺或肺外活动性结核病灶，临床诊断较为困难，主要依靠病理诊断。王嘉桔等报道，3例结核性动脉瘤和动脉炎均经病理检查才确定诊断。Volini等统计98例就有44例是在尸检中发现的。结核性动脉瘤与假性动脉瘤一旦形成，发展常较迅速，容易破裂危及生命，因此主张尽早手术，以减少死亡。Xue报道了3例继发于胸椎结核的结核性假性主动脉瘤病例，由于治疗方式的不同导致了不同后果。病例1予后路施行第2～6胸椎结核病灶清除术加髂骨移植融合术后9个月胸背部疼痛复发，根据胸部CT及增强CT检查表明存在胸主动脉假性主动脉瘤。患者拒绝手术并继续抗结核治疗。随访期间CT复查椎旁肿块进一步扩大，2年后由于大咯血死亡。病例2诊断胸椎结核并发结核性假性动脉瘤，手术计划为分期手术先施行胸椎手术以恢复

脊柱稳定性后再施行结核性假性动脉瘤手术。患者在胸椎结核病灶清除术中由于假性动脉瘤的突然破裂导致大出血死亡。病例 3 胸椎 X 线及 CT 检查显示第 6～10 胸椎骨质破坏并椎旁脓肿形成，增强 CT 显示与椎旁脓肿相连的胸主动脉有大约 1cm 的裂孔并且有造影剂进入椎旁脓肿。主动脉造影显示大量造影剂通过主动脉破口进入椎旁肿块。予血管内放置支架治疗动脉瘤，术后血管造影复查证实进入肿块的血流通道完全闭锁，主动脉血流通畅，主动脉壁支架牢固，支架无变形及移位，无造影剂外周渗漏。术后随访 18 个月，患者的症状体征消失，CT 复查无假性动脉瘤复发。作者认为，一旦确诊结核性假性动脉瘤，应在抗结核治疗基础上立即手术治疗，对于继发于脊柱结核的病例，无论瘤体大小如何，应首先处理假性动脉瘤。

（孙晓宁 蒋良双 石 磊 宋言峥）

参 考 文 献

[1] 彭卫生，王英年，肖成志. 新编结核病学 [M]. 2 版. 北京：中国医药科技出版社，2005.
[2] 王云霞. 心脏黏液瘤误诊结核性胸膜炎 1 例 [J]. 中国防痨杂志，2005（5）：315.
[3] 董薇，黄明礼，岳明全，等. 心脏结核瘤一例 [J]. 中华心血管病杂志，2001（4）：45，68.
[4] 汪元河，易旭夫. 心包损伤后心外膜结核致猝死 1 例 [J]. 中国法医学杂志，2010，25（1）：59-60，75.
[5] 刘胜，邓国瑜，黄志军，等. 结核性腹主动脉假性动脉瘤的治疗 [J]. 外科理论与实践，2010，15（2）：171-173.
[6] 龚道银，张岑岑，王耀宾，等. 结核播散累及心脏传导系统致死 1 例 [J]. 中国法医学杂志，2010，25（4）：282-283，297.
[7] 吴超，邱洪，谭慧琼，等. 风湿性心脏瓣膜病合并结核感染酷似细菌性心内膜炎一例 [J]. 中国循环杂志，2008（2）：134.
[8] XUE J, YAO Y, LIU L. Treatment of tuberculous aortic pseudoaneurysm associated with vertebral tuberculosis: A case series and a literature review[J]. Medicine（Baltimore），2018，97（15）：e0382.
[9] LIU A, HU Y, COATES A. Sudden cardiac death and tuberculosis - how much do we know?[J]. Tuberculosis（Edinb），2012，92（4）：307-313.
[10] 梁勋斯. 外科治疗结核性心包炎 50 例临床疗效观察 [J]. 临床合理用药杂志，2016，9（28）：102-103.
[11] 朱涛，张国明，霍强，等. 110 例缩窄性心包炎的外科治疗 [J]. 新疆医科大学学报，2012，35（2）：232-234.
[12] 钟宏，彭青云，傅乾昌，等. 92 例缩窄性心包炎的外科治疗 [J]. 广西医学，1999（4）：33-34.
[13] 张尧杰，林兼铨，孙兆玉，等. 结核性缩窄性心包炎外科治疗 [J]. 中华结核和呼吸杂志，1995（2）：105.
[14] 李良彬，林尚清，李法荫，等. 162 例缩窄性心包炎的外科治疗体会 [J]. 中华外科杂志，1994（12）：735-737.
[15] 李鸿麟. 结核性心包炎的外科治疗 [J]. 医师进修杂志，1990（1）：16-17.

第十九章

内分泌系统结核病的外科治疗

第一节 概　述

内分泌系统，解剖学术语，指全身内分泌腺，是神经系统以外的另一重要功能调节系统。可分为两大类：一是在形态结构上独立存在的肉眼可见器官，即内分泌器官，如垂体、松果体、甲状腺、甲状旁腺、胸腺及肾上腺等；二是分散存在于其他器官组织中的内分泌细胞团，即内分泌组织，如胰腺内的胰岛、睾丸内的间质细胞、卵巢内的卵泡细胞及黄体细胞。部分内分泌器及组织参与人类性活动，对人类性活动影响较大，如卵巢和睾丸所分泌的性激素，是人类性活动的物质基础。

内分泌系统疾病的发生，是由于诸原因使内分泌腺及组织发生病理变化所致的。许多疾病通过代谢紊乱也可影响内分泌系统的功能和结构。内分泌疾病与临床各科有着密切的关系，其中也包括由结核引致的相关内分泌病。过去结核病是慢性肾上腺功能不全最常见的原因，现在特发性（可能与自身免疫有关）艾迪生病是慢性肾上腺功能不全的更常见原因。

众所周知，结核分枝杆菌的感染途径主要是通过支气管吸入，其他途径如血液、淋巴道、生殖道等感染，较少见。虽然感染在体内引起病变，但大多可以自然痊愈，引起内分泌系统发病的是极少数。

随着医学科学的进展，许多高精尖技术在医学科研、临床上的应用，内分泌系疾病的医技诊治水平日臻完善，以结核为病因的内分泌系疾病的医疗诊治水平也有提高，国内国外陆续已见报道。随着结核病防治工作的开展，在结核病疫情控制较好的国家，结核病已大为减少。我国内分泌系统结核病仍陆续见报道，其中甲状腺、脑垂体、肾上腺、胰腺、性腺等结核病仍存在。

（朱益军　万来忆　王　琳）

第二节　外科治疗

一、甲状腺结核

甲状腺结核（thyroid tuberculosis）是在临床上罕见的结核病，1857 年 Lehrt 进行尸体解剖时发现此病，此后陆续有报道，但至今无大宗的病例报道。在美国 Mayo 医院 11 年的 2 075 次甲状腺手术中，发现甲状腺结核 21 例（占 0.1%），国内报道为 0.4%～0.76%。本病多见于 20～50 岁的青年及中年患者，儿童亦可发病，男女比例为 1:（3～4）（图 19-1）。

（一）病因

甲状腺结核的病原菌多为人型结核分枝杆菌。甲状腺结核可分为原发性与继发性两类，继发性居多。甲状腺结核组织的血运丰富，淋巴稠密，组织含氧量高，一般不利于结核分枝杆菌的生长与繁殖。但也有人认为甲状腺组织对结核分枝杆菌有高度免疫性，甲状腺胶质对结核分枝杆菌有拮抗作用。只有当入侵的结核分枝杆菌数量较多、毒力较大，并有机体免疫功能降低和局部抵抗力削弱时才会发病。

近年研究认为，人类免疫缺陷时肺外结核的患病率明显增加，HIV 阳性患者合并结核感染时，其肺外结核的患病率可达到 45%～75%。Barner 认为，有 7% 的全身播散性结核可累及甲状腺。原发性甲状腺结核系指结核病灶局限于甲状腺，而身体其他部位并无结核病灶。

（二）发病机制

1. 感染途径　甲状腺结核的发生，多数伴有肺结核，但临床上可不出现症状。其感染途径主要由血源性感染，大都为粟粒性结核，故甲状腺结核实为全身性结核的局部表现。原发性甲状腺结

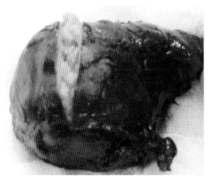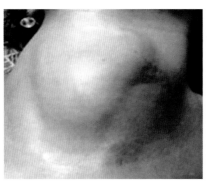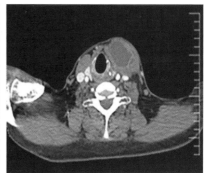

图 19-1 甲状腺结核干酪样变、坏死

核极少见。其次感染途径是甲状腺腺体受邻近器官结核病灶的直接波及。再次是通过淋巴道感染，早期淋巴结结核通过淋巴道至甲状腺组织。

2. 病理类型 甲状腺结核的病理类型主要有 3 种。

（1）急性粟粒型：该型少见，是全身性结核血行播散的一部分，甲状腺腺体密布大小一致、分布均匀的圆形、粟粒大小的灰白色的结核结节。

（2）干酪型：甲状腺结核结节呈干酪样变、坏死，形成寒性脓肿，甲状腺组织纤维化形成脓肿壁，且可与周围组织发生粘连触诊时有囊性感有时可溃破成为窦道。

（3）增生型：甲状腺呈结节状肿大，质地较硬，病变由散在的大小不一的增生性结核肉芽肿构成，其周围有纤维组织增生。

（三）临床表现

大多数起病缓慢，病史长、症状不显著，多有甲状腺外结核但临床上并不一定能发现甲状腺外的结核病灶。

1. 全身症状 甲状腺结核可有结核中毒症状，主要表现为低热或弛张型高热，较少伴寒战；患者感乏力和食欲减退、盗汗、消瘦等。

2. 局部症状与体征 不同类型的甲状腺结核，局部症状和体征略有不同。

（1）粟粒型：为全身性结核的一部分，起病急，身体其他部位同时患有结核。甲状腺无肿大，但甲状腺组织内可找到粟粒型结核结节。生前无法发现大多数在病理解剖时证实，故临床上无单独诊断意义的表现。

（2）干酪型：临床比较多见。甲状腺肿大出现无痛性包块，其时间也由 1 个月至 10 余年不等，大多为孤立性结节，表面不光滑，边界不清，能随吞咽上下活动。如寒性脓肿形成时，包块出现张力，

轻度触痛，重者与周围组织或器官黏合成块，固定不动。

（3）弥漫纤维型：甲状腺明显肿大，表面不光滑，呈现高低不平，呈结节状，质地硬，与甲状腺肿或慢性甲状腺炎极为相似；重者与周围组织或器官甚至皮肤黏着，易误诊为甲状腺癌。

（四）诊断

甲状腺结核缺乏特殊的临床表现，早期诊断不易。

1. 初步诊断的依据 即使甲状腺结核缺乏典型的临床症状，亦有一些临床表现可作为初步诊断的依据：①结核中毒症状，如盗汗、食欲减低、体重减轻；②既往有结核病史，如淋巴结结核、结核性胸膜炎、肺结核钙化灶、肾结核、骨结核等；③有时可表现为甲亢或甲减。

Wegelin 认为，在甲状腺结核的急性期，大量胶质被正常的甲状腺组织合成、分泌而造成甲亢，故有甲状腺硬结合并甲亢症状时，应考虑是否有甲状腺结核的可能。

2. 确诊依据 现在认为，具备下列 3 项条件中的 2 项时，可诊断甲状腺结核：①在甲状腺组织中找到结核分枝杆菌；②甲状腺组织切片的病理检查可清楚地见到结核结节、干酪样坏死组织、冷脓肿的形成；③甲状腺组织以外有原发结核病灶。前两者需要经过细针穿刺细胞学检查（FNAC）或手术标本的病理切片才能证实

吴壮宏曾治疗 1 例甲状腺结核的患者有甲状腺硬结但无肺结核，多项辅助检查亦未能提示甲状腺结核，直至手术中作冰冻切片检查才做出正确诊断。Huguette 等亦有类似的发现，在高度怀疑甲状腺结核的病例，经抗结核药物治疗，包括异烟肼、利福平、乙胺丁醇和吡嗪酰胺等，1 个月后甲状腺肿块仍未缩小，手术切除甲状腺肿块后进行病

理检查,才证实为甲状腺结核。

3. 鉴别诊断　甲状腺结核临床表现缺乏特异性,加之既往无结核病史,故在未获得病理诊断前,不容易确诊。临床上需要与之鉴别的甲状腺疾病有:

(1)亚急性甲状腺炎:本病好发于女性,是病毒感染后引起甲状腺滤泡破裂,胶质溢出造成病程较长。核素扫描可显示冷结节,难与甲状腺结核鉴别。用甲状腺素或左甲状腺素治疗后症状可缓解,且有自愈的倾向。

(2)慢性甲状腺炎:主要是淋巴性甲状腺炎和侵袭性纤维性甲状腺炎,特别是后者可表现为硬实的甲状腺结节,不易与增生型甲状腺结核鉴别。

(3)甲状腺腺瘤或甲状腺癌:甲状腺癌转移到颈淋巴结而误诊为淋巴结结核并不少见。相反,亦有颈淋巴结结核与甲状腺癌同时发生,也有些甲状腺结核合并颈淋巴结结核而被误诊为癌肿,Rankin 分析 21 例误诊的甲状腺结核时发现 12 例误诊为毒性弥漫性甲状腺,4 例误诊为甲状腺腺瘤,4 例误诊为慢性甲状腺炎,1 例误诊为甲状腺囊肿并出血高方报道的 6 例甲状腺结核均在手术前皆被误诊,其中误诊为甲状腺瘤 4 例,甲状腺癌 1 例,急性化脓性甲状腺炎 1 例。

(五)检查

1. 实验室检查

(1)血常规:甲状腺结核患者的血红蛋白可轻度或中度降低,白细胞计数多为正常。

(2)红细胞沉降率:甲状腺结核活动期,红细胞沉降率增快。

(3)结核菌素试验:与前臂皮内注射 1∶10 000 旧结核菌素 0.1ml 于 24 小时、48 小时、72 小时各观察 1 次,呈强阳性以上反应;或取结核菌素纯蛋白衍生物(PPD)皮试液 50U/ml 稀释制品 0.1ml 注入前臂屈侧皮内,于 24 小时、48 小时、72 小时各观察 1 次呈阳性以上反应。

(4)甲状腺功能检查:T_3、T_4、FT_3、FT_4 测定正常或偏低。

(5)FNAC:目前认为,FNAC 是最可靠的诊断方法。镜下可见甲状腺上皮细胞坏死和朗汉斯巨细胞。

Mondal(1995)对 11 565 例甲状腺病变进行 FNAC 发现,甲状腺结核或结核性甲状腺炎 18 例,18 例中女性 12 例,男性 6 例,其中 4 例正在治疗肺结核,而没有其他任何结核病灶。所有患者的甲状腺有硬结,放射性碘扫描均有密度明显减弱的斑块。细胞学检查发现上皮细胞坏死、朗汉斯巨细胞,抗酸杆菌染色阴性 12 例,抗酸杆菌培养 11 例阳性,抗酸杆菌培养 1 例阴性,可能与用抗结核药物治疗肺结核有关。因此,如怀疑有甲状腺结核的可能时,进行 FNAC 是有效的诊断方法。目前大多主张在 B 超引导下进行穿刺,并向结节的多个方向取材。

(6)组织切片病理检查:可见结核结节、干酪样坏死组织和冷脓肿形成。

2. 其他辅助检查

(1)甲状腺 B 超检查:能确定结节的部位大小,囊性或实质性,但不能确定肿物的性质。

(2)核素扫描:在甲状腺的核素扫描图上,甲状腺结核的结节可表现为无功能的冷结节,但应注意,甲状腺囊肿、腺瘤内出血、甲状腺癌等甲状腺疾病也都可表现为冷结节。

(六)治疗

1. 非手术治疗

(1)全身治疗:全身治疗尤其适宜同时患有肺结核或其他部位结核的患者。适当给予高蛋白、高热量、高维生素的饮食及药物,以改善患者全身状况。

(2)药物治疗:甲状腺结核一经确诊,即可先给予抗结核药物治疗,由于无法确信是否存在其他脏器的结核病灶,无论何种类型的甲状腺结核,均应进行全身抗结核治疗。关于治疗方案,目前仍提倡联合用药,即每天用异烟肼 0.3g、利福平 0.45g 及乙胺丁醇 0.75g 和吡嗪酰胺 250mg,顿服即可。维持 2 个月后,继续用异烟肼、利福平和乙胺丁醇 7~10 个月。疗程较常规抗结核治疗要长,根据病情需要可延长至 1 年,具体根据术后结核分枝杆菌培养结果定方案。治疗期间要定期检查肝功能,并适当给予高蛋白高热量、高维生素的药物和饮食,以改善全身状况。

2. 手术治疗　手术治疗主要用于干酪型和增生型甲状腺结核,应在积极抗结核治疗及全身状况改善的前提下,酌情采用不同的手术方法。

(1)对干酪坏死形成寒性脓肿,脓肿较小者可穿刺抽除脓液,然后在脓腔中注入链霉素;脓肿较大时,可行病灶清除或切开引流。

(2)对增生型甲状腺结核,可行一侧甲状腺叶全切除或次全切除,并同时切除峡部,以防出现气管压迫。在术中不能除外甲状腺癌时应行结节的冰冻切片检查,然后调整手术方案,决定手术的切除范围。手术切除甲状腺的禁忌证:①青年人患弥漫性甲状腺肿,一般不宜手术;②手术后复发的病例;③有其他严重疾病者;④甲状腺未分化癌,有淋巴结转移者;⑤甲状腺癌与气管、颈部大血管粘连者。

(3)对有窦道形成、粘连不重、周围有结核改变而无手术禁忌证者,可行一侧病灶的大块切除。

(4)如有甲状腺结核的周围器官受累时,如喉、纵隔或颈部大血管受累,不宜手术治疗。

术毕,应反复冲洗切口并置入链霉素,常规放置引流。切口大多可以一期愈合,较少形成瘘管或窦道,术后继续抗结核治疗半年以上。

二、肾上腺结核

(一)病因及发病机制

肾上腺结核(adrenal tuberculosis)是原发性慢性肾上腺皮质功能减退症(又称艾迪生病)的最主要病因,尤其在结核病发病率很高的国家和地区。但随着结核病的控制,艾迪生病的发病率及肾上腺结核在艾迪生病病因中所占的比重均明显下降。部分肺、胸膜结核患者,由于未被发现或未进行过系统的抗结核治疗,结核分枝杆菌血行播散至肾上腺,使肾上腺严重破坏,累及皮质及髓质。双侧肾上腺结核性干酪坏死性病灶逐渐发展,使肾上腺表现为大片干酪样坏死,内为结核结节,外为纤维组织,并可有肾上腺钙化,肾上腺皮、髓质界限消失,肾上腺皮质的三层结构已无法分辨,残存的正常或增生的肾上腺皮质细胞呈簇状分布。当90%以上肾上腺组织受到严重破坏时,出现肾上腺皮质激素分泌不足,一般来说,糖皮质激素(如皮质醇)及盐皮质激素(如醛固酮)均分泌不足或以其中某一种激素分泌不足为主。肾上腺结核病变多发生在结核病感染的后期,一般在初次感染5~10年后发病。特发性肾上腺萎缩即自身免疫性肾上腺为艾迪生病的一种重要病因,在发达国家此病因目前已上升为第一位。由于自身免疫性病涉及肾上腺及其他脏器,使肾上腺皮质呈广泛的透明样变性,并伴有大量淋巴细胞、浆细胞及单核细胞浸润,但肾上腺髓质变化不大。在患者血清中多数可检出抗肾上腺皮质的抗体,此种患者可有多种免疫功能缺陷,并可为家族性,其发生原因可能和遗传有关。恶性肿瘤如转移至肾上腺、恶性淋巴瘤、白血病的浸润、全身性真菌感染或淀粉样变性均可引起肾上腺皮质功能减退(图19-2)。

(二)临床表现及病理生理

1. 肾上腺皮质激素分泌不足的临床表现 由于肾上腺严重破坏,肾上腺皮质激素包括皮质醇及醛固酮的分泌均受影响,前者更为严重,可引起全身多系统的功能紊乱。

(1)全身症状:乏力是本病早期出现的重要症状,随病情进展,乏力程度逐渐加重,因此严重乏力,易疲劳,休息后不易恢复是艾迪生病的常见症状。

(2)胃肠功能紊乱:可有食欲缺乏、恶心、呕吐、腹痛或腹泻等,由于患者进食减少,体重明显下降,由于水盐代谢紊乱,患者往往喜吃咸食。

(3)电解质紊乱:由于皮质醇及醛固酮分泌减少,肾脏潴钠排钾功能减低,尿钠排量增加,慢性失钠,脱水,血容量下降,在病情较重及摄钠量不足者,可出现明显的低血钠及高血钾。

(4)心血管症状:由于低钠、脱水,血容量不足,心排出量减少,故艾迪生患者多为低血压、易发生头晕、直立性低血压,甚至一过性晕厥。心脏往往

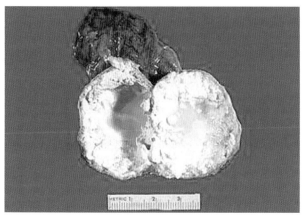
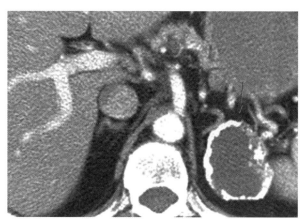

图 19-2　**肾上腺结核**

较小,心电图可显示低电压、窦性心动过缓等。

（5）糖代谢紊乱：由于皮质醇水平低下,患者对各种刺激均缺乏抵抗力,在感染、外伤、手术、精神刺激及其他应激情况下,会出现血压降低,神志模糊,严重时可出现急性肾上腺皮质功能减退性危象。

（6）抵抗力降低：由于皮质醇水平低下,患者对各种刺激均缺乏抵抗力,在感染、外伤、手术、精神刺激及其他应激情况下,会出现血压降低、神志模糊,严重时可出现急性肾上腺皮质功能减退性危象。

（7）其他：可有头晕、嗜睡、表情淡漠、精神不振、记忆力减退等神经系统症状。男性患者可有阳痿,女性患者可有月经紊乱或闭经、阴毛脱落、腋毛脱落、稀少等性功能紊乱的表现。

2. 垂体促肾上腺皮质激素增多的临床表现 当皮质醇分泌减少时,反馈刺激垂体前叶,使促肾上腺皮质激素分泌细胞明显增生肥大,促肾上腺皮质激素及其相关肽 N-POMC,MSH 分泌增加,使皮肤黏膜出现色素沉着,因此皮肤及黏膜色素沉着是本病的特殊症状之一。色素沉着为全身性,并以暴露及经常受摩擦的部位为显著如面部、手背、掌纹、乳晕、指（趾）甲、牙龈,口腔黏膜、舌、瘢痕及束腰带的部位最为明显。

（三）诊断

1. 艾迪生病 根据典型的有特征分布的皮肤黏膜色素沉着,有乏力、消瘦、食欲缺乏、血压低等临床症状以及低血钠、高血钾等电解质异常,一般不难诊断艾迪生病,但确诊还需有可靠的实验室检查,有时还应与慢性肝病鉴别。

2. 影像学检查 如腹部 X 线片及肾上腺 CT 扫描示肾上腺区有钙化阴影,则可肯定肾上腺结核所致艾迪生病的诊断。此外,肾上腺 CT 扫描如发现双肾上腺萎缩,也可有助于自身免疫性肾上腺炎的诊断。

（四）治疗

一旦确诊艾迪生病,应立即治疗,并终生用药。

1. 常规治疗 即补充日常状态下维持正常功能的生理剂量的肾上腺皮质激素,部分患者需同时补充糖及盐皮质激素。氢化可的松最符合生理性,应为首选。给药方式应符合皮质激素的昼夜分泌节律,清晨服 2/3,下午服 1/3,故氢化可的松早上服 20mg,下午 5：00—6：00 服 10mg,或醋酸可的松早上 25mg,下午 12.5mg。如患者血钠及

血压偏低,则加用 9α- 氟氢可的松,上午一次口服 0.05～0.1mg,同时患者应有充分的食盐摄入量。

2. 应激时治疗 肾上腺皮质功能减退症患者在应激状态时,由于抵抗力低下,肾上腺皮质储备功能减低,因此需增加肾上腺皮质激素的补充量,视应激程度轻重增加氢化可的松 50～200mg/d,不能进食及病情重者可用静脉滴注。同时需去除诱因,应激过后,再逐渐减至原来的基础用量。

3. 肾上腺危象的治疗 当艾迪生病患者在感染、外伤、手术或其他应激状况下,未及时增加皮质激素用量,而平时肾上腺皮质已有分泌不足的表现,则会出现肾上腺危象,患者有恶心、呕吐、腹痛、腹泻、严重脱水、血压低、心率快、嗜睡、昏迷、休克等临床表现,需立即进行抢救治疗。首先应积极补液,纠正脱水,可用 0.9% 生理盐水 5% 葡萄糖盐水,每日 2 000～3 000ml,氢化可的松 200～300mg 加入补液中静脉滴注,并积极控制感染及其他诱因,多数患者在 24 小时内可以好转。病情改善后,次日起激素逐渐减量,如抢救及时,一般 1 周左右可恢复到平时的替代剂量。

4. 病因治疗 如为结核者,则应给予积极的抗结核治疗。如为自身免疫性肾上腺且伴有其他脏器的自身免疫疾病,则应给予相应的治疗。

5. 手术治疗——肾上腺全切除术 肾上腺皮质增生所致的库欣综合征的手术治疗意见仍未完全一致,这与病因学未能做出确切定论直接相关。根据垂体病因学说,认为双侧肾上腺皮质增生是垂体依赖性的,是继发性者,应施行垂体放射治疗,包括 ^{60}Co、深部 X 线照射等。但疗效颇令人失望,总有效率在 20%～50%（Richard,1979）。在以往施行过肾上腺全切术或次全切除术的皮质增生中,经 5～10 年的长期随诊,只有少数患者的垂体显示出肿瘤影。在 1 组尸检患者中,垂体瘤的发现率高达 10%,但无任何皮质增生的内分泌症状。因此,仅根据垂体有无肿瘤影并不是针对垂体治疗的指征,也不是施行肾上腺切除的绝对禁忌证。在 Dennis 及 Styne（1984）所收集的 1 组小儿库欣综合征中,垂体瘤的发现率高达 93%～95%。因此,近年来对肾上腺增生症又主张针对垂体治疗,并开展了经蝶窦显微外科技术切除垂体瘤（transsphenoidal microadenomectomy）,并收到了较好的效果（Tyrrell 及 Styne）,但此类患者在库欣综合征中毕竟是少数,而大部分成人仍属垂体无肿瘤的肾上腺皮质增生,因此肾上腺切除术仍然是目前治疗皮质增

生采用的方法。自从 20 世纪 60 年代 Liddle 将库欣综合征按病因作了划分以后，对外科治疗方法的选择开始有了较明确的概念：凡属垂体依赖性及异位促皮素瘤所致的继发性皮质增生，称为库欣病（Cushing disease），应首先对垂体瘤施行治疗，切除异位促皮素瘤，增生的肾上腺不做处理，等待自行恢复常态。凡非垂体依赖性及无异位促皮素瘤的皮质增生，称为库欣综合征（Cushing syndrome），施行肾上腺切除术。国内外文献报道的大组病例中，均以后者为主，各家所报道的肾上腺切除术的疗效也很受鼓舞。国内所收集到的资料及经验发现，因增生而施行肾上腺切除术者，大部临床治愈。国外早年的疗效也大体相似，其中包含部分未被发现原发瘤的库欣病在内。因为不论皮质增生的病因在下丘脑、垂体，还是其他异位脏器或肾上腺本身，皆由于分泌过量的皮质素、皮质醇等激素而产生症状。肾上腺切除后，其周围效应即被阻断，病原被清除，各种症状及体征逐渐消失。由于各种维持生命所必需的皮质类激素已化学合成，并已广泛用于临床各种疾病的治疗，手术切除肾上腺后，可以行充分的替补治疗，以补充其生理功能不足的缺陷。因此，对肾上腺皮质增生而言，肾上腺切除术已是一种疗效好、安全性大、并发症少、死亡率极低的治疗手段，被认为是首选术式。

（1）术中注意要点：勿伤及周围脏器及撕裂下腔静脉。

（2）术后处理：在手术日及术后 24 小时内由静脉连续滴注氢化可的松（cortisol）或氟氢可的松（fluorohydrocortisone）100mg，1 次 /8h。以后将全日量逐渐减至 150mg、125mg、100mg 并以 75mg 为维持量。如发生感染或其他并发症时，须酌情增加剂量。临床症状是衡量激素需要量的标准，手术后应表现症状消失，体征逐日减退。如剂量减至 75mg 维持量仍无激素不足症状时，则以地塞米松维持之，其终生维持量与艾迪生（Addison）病的日需剂量相同。

肾上腺全切后，虽经激素足够量的替补治疗，垂体分泌促肾上腺皮质激素（ACTH）的功能仍难得到抑制，长期刺激的结果致使垂体发生非染性细胞腺瘤，表现为全身皮肤色素沉着加重，视力出现缺陷，蝶鞍破坏，称为 Nelson 综合征。此种并发症的发生率青少年高于成人。发病时间 1～13 年，平均为 8.4 年。最低发病率为 8%，最高达 44%（Moore 及 Macarthur，1984）。对垂体施行放射疗法是否能防止此并发症尚难肯定。ACTH 抑制剂丙戊酸钠（又称纳洛酮）也只在试用阶段。手术治疗法是经蝶窦行腺瘤切除术。肾上腺自体组织种植术及异体肾上腺移植术能否防止此种并发症的发生尚缺乏长期随访及大组患者的临床经验。

（朱益军　万来忆　王　琳）

参 考 文 献

[1] 吴壮宏，王深明，李晓曦，等. 甲状腺髓样癌 20 例临床分析 [J]. 新医学，1998（S2）：56-57.

[2] LIOTÉ HA，SPAULDING C，BAZELLY B，et al. Thyroid tuberculosis associated with mediastinal lymphadeniitis[J].Tubercle，1987，68（3）：229-231.

[3] 李宁，谭智勇，石宁，等. 原发性肾上腺结核 1 例并文献分析 [J]. 当代医学，2019，25（20）：125-127.

[4] ARAMBEWELA M，ROSS R，PIRZADA O，et al. Tuberculosis as a differential for bilateral adrenal masses in the UK[J]. BMJ Case Rep，2019，12（5）：e228532.

[5] 杜培洁，刘飞，刘彦玲，等. 肾上腺结核致 Addison 病 26 例临床分析 [J]. 中华实用诊断与治疗杂志，2018，32（11）：1071-1072.

[6] SOEDARSO M A，NUGROHO K H，MEIRA DEWI K A. A case report: Addison disease caused by adrenal tuberculosis[J]. Urol Case Rep，2018，20：12-14.

[7] MAJUMDER A，SEN D. Uncommon affliction of a common disease - primary tuberculosis of thyroid gland[J]. Indian J Pathol Microbiol，2020，63（1）：83-85.

[8] CHAN SHIN JIE S，TAN C C. A rare case of primary tuberculosis in a solitary thyroid nodule[J]. Indian J Tuberc，2020，67（3）：360-362.

[9] OUESLATI I，SAKKA I，ISMAIL O，et al. Tuberculosis of the Thyroid Gland Presented as a Rapid Enlargement of a Preexisting Goiter[J]. Case Rep Endocrinol，2018，2018：4369531.

[10] DARRE T，AMANA B，PEGBESSOU E，et al. Tuberculosis of the thyroid in Togo: a clinicopathologic study of 11 presumed cases[J]. Trop Doct，2018，48（4）：313-316.

[11] LEVITT D L，MESMAR B，MUNIR K M. Renal Transplant-Associated Thyroid Tuberculosis[J]. J Endocr Soc，2017，1（5）：553-559.

[12] 李阳，胡元祥，胡季明，等. 甲状腺结核 11 例临床分析 [J]. 临床外科杂志，2016，24（11）：888.

[13] 陈祯勇，刘佳，李骞. 甲状腺结核临床误诊探讨 [J]. 当代医学，2015，21（18）：28-30.

第二十章

免疫系统结核病的外科治疗

第一节 概 述

免疫系统具有免疫监视、防御、调控的作用。这个系统由免疫器官（骨髓、脾脏、淋巴结、扁桃体、小肠集合淋巴结、阑尾、胸腺等）、免疫细胞[淋巴细胞、单核吞噬细胞、中性粒细胞、嗜碱性粒细胞、嗜酸性粒细胞、肥大细胞、血小板（因为血小板里有 IgG）等]以及免疫活性物质（抗体、溶菌酶、补体、免疫球蛋白、干扰素、白细胞介素、肿瘤坏死因子等细胞因子）组成。

免疫器官是以淋巴组织为主的器官。按其功能不同，分为中枢性免疫器官和外周免疫器官。中枢免疫器官是免疫细胞发生、分化和成熟的场所。在人和哺乳类动物，主要是胸腺和骨髓。外周免疫器官是成熟 T 细胞和 B 细胞定居的场所，也是这些细胞在抗原刺激下发生免疫应答的部位。外周免疫器官包括淋巴结、脾脏、黏膜相关淋巴组织等。

本章介绍的是免疫器官结核病，而不是结核免疫。我们常说的免疫系统结核病是指免疫器官结核病，如淋巴结结核、脾脏结核、胸腺结核等。

一、胸腺

胸腺的组织结构胸腺位于前纵隔、胸骨后。胸腺分为左、右两叶，外包结缔组织被膜；被膜伸入胸腺实质内形成隔膜，将胸腺分成许多小叶；小叶的外周部分称为皮质，中央部分称为髓质；相邻的小叶髓质彼此相连。

胸腺的细胞分为淋巴细胞和非淋巴细胞两类。淋巴细胞包括原始 T 细胞向成熟 T 细胞分化过程中各种不同阶段的细胞，统称为胸腺细胞；胸腺细胞是胸腺内的主体细胞，其分布从皮质到髓质逐渐减少。非淋巴细胞包括上皮细胞、巨噬细胞、树突状细胞、抚育细胞、皮纤维细胞和网状细胞等。

这些细胞一方面构成胸腺组织的支架，另一方面构成胸腺细胞营养和分化的微环境，统称为基质细胞。

胸腺皮质的毛细血管内皮细胞连接紧密，与网状细胞共同形成血液 - 胸腺屏障，使循环中的抗原物质不能进入胸腺。血液 - 胸腺屏障是体内为数不多的几个生理屏障之一，其意义目前尚不清楚。胸腺髓质的毛细血管内皮细胞之间有间隙，抗原性物质可进入髓质，在髓质内还可见多层扁平上皮细胞呈同心圆状排列成的 Hassall 小体，或称胸腺小体。直径为 25~50μm，其功能尚不清楚。

二、淋巴结

淋巴结的结构淋巴结为近乎圆形的网状结构，表面有一层结缔组织被膜，略凹陷处为门，有输出淋巴管和血管出入。被膜向外延伸有许多输入淋巴管；向内伸入实质形成许多小梁，将淋巴结分成许多小叶。淋巴结的外周部分为皮质，中央部分为髓质。

皮质区有淋巴小结，又称淋巴滤泡；受抗原刺激后出现生发中心；此区内富含 B 细胞和滤泡树突状细胞（follicle dendritic cell, FDC），又称非胸腺依赖区。皮质深层和滤泡间隙为副皮质区，因富含 T 细胞又称胸腺依赖区；此区是淋巴细胞再循环的门户，有大量 T 细胞和巨噬细胞分布在滤泡周围，是传递免疫信息的场所。髓质区的 B 细胞、浆细胞和网状细胞集结成索状，称髓索；在髓索之间为髓窦；此区是滤过淋巴液的场所。

三、脾脏

脾的组织结构脾是体内形体最大的淋巴器官，结构类似淋巴结。脾的表面有结缔组织被膜，实质比较柔脆，分为白髓和红髓。白髓是淋巴细胞聚集之处，沿中央小动脉呈鞘状分布，富含 T 细胞，相当于淋巴结的副质区。白髓中还有淋巴小结，是 B 细胞居留之处，受抗原刺激后可出现生发中心。脾中 T 细胞占总淋巴细胞数 35%～50%，B细胞占 50%～65%。红髓位于白髓周围，可分为脾索和血窦。脾索为网状结缔组织形成的条索状分支结构；血窦为迂曲的血管，其分支吻合成网。红髓与白髓之间的区域称为边缘区，中央小动脉分支由此进入，是再循环淋巴细胞入脾之处。与淋巴结不同，脾没有输入淋巴管，只有一条平时关闭的输出淋巴管与中央动脉并行，发生免疫应答时淋巴细胞由此进入再循环池。

外科常见的免疫系统结核病是颈部淋巴结结核、纵隔淋巴结结核、肠系膜淋巴结结核、支气管淋巴结结核，分别见于呼吸系统结核病、消化系统结核病等。本章仅介绍颈部淋巴结结核。

免疫系统结核病的免疫治疗同其他系统结核病的免疫治疗，其特异性的治疗还需要对其发病机制进一步研究。

（戴希勇　郑永利　石昌国　李蕾蕾）

第二节　颈部淋巴结结核病的外科治疗

一、概述

颈部淋巴结结核（cervical lymph node tuberculosis）是指结核分枝杆菌侵入颈部淋巴结所引起的慢性疾病。在结核患者中，肺外结核占 5%～30%，淋巴结结核在肺外结核中多见，浅表及深部淋巴结均可发生结核病，而浅表淋巴结结核占肺外结核的首位，其中以颈部淋巴结结核最为多见，占淋巴系统结核的 80%～90%。儿童和青少年发病较高。结核分枝杆菌大多通过淋巴或血行途径感染而发病，少数继发于肺或支气管的结核病变，一般情况下只有在人体免疫功能低下时才能引起发病；病期常为 1～3 个月或更长。初期可呈多个淋巴肿大，散在，可活动，随着疾病的发展可融合成团块、固定，最后干酪样坏死、液化，形成寒性脓肿，破溃后形成慢性窦道。颈部 CT、磁共振成像及超声检查可显示结核病灶。

二、临床表现

（一）全身症状

全身症状较轻或无任何症状。较严重者可出现低热、盗汗、乏力、食欲缺乏、消瘦等慢性结核中毒症状，合并感染时可呈急性淋巴结炎症状。

（二）局部表现及类型

1. 结节型（Ⅰ型）　起病缓慢，首发表现为颈部出现单个或多个淋巴结无痛性肿大，初期较小，质稍硬，活动度尚可，无粘连，可有轻压痛；随着病变的进展，淋巴结结核的体积增大，活动度逐渐减少，相互粘连成串状。

2. 浸润型（Ⅱ型）　肿大淋巴结融合成团块状，有明显淋巴结周围炎，与周围组织、皮肤粘连，移动受限，疼痛和压痛均增强。

3. 脓肿型（Ⅲ型）　肿大淋巴结中心软化，逐渐扩大或突然增大，形成寒性脓肿，触之有波动感；若继发感染，则局部出现红、肿、热、痛等急性炎症表现。

4. 溃疡窦道型（Ⅳ型）　脓肿自行破溃，流出稀薄的干酪样脓液，创口经久不愈，形成窦道或溃疡。

三、诊断要点

1. 有结核病史或结核病接触史。

2. 有全身结核中毒症状。

3. PPD 皮试新近转阳或强阳性，酶联免疫斑点试验（ELISPOT）阳性，红细胞沉降率增快，血结核抗体阳性。

4. 肿大淋巴结稍硬、粘连成串、成团并与周围组织有粘连，大多压痛不明显，缓慢增大，疼痛轻微；或已有波动感，有压痛；或破溃流脓形成窦道、溃疡，长期不愈合。

5. 颈部 CT 检查病灶呈"三多"特点，即病灶数目多，常融合成团；侵犯区域多；以多种病理改变同时出现。平扫表现为肿大的淋巴结中央密度低，边缘大多清晰。强化扫描通常呈薄壁或厚壁环形强化或分隔样环形强化，中央密度减低区，可伴有钙化影，此为颈部淋巴结结核特征性表现，具有一定的诊断价值。

6. 颈部磁共振成像（MRI）

（1）淋巴结结核数目多，分布广、形态多样，分布上以胸锁乳突肌前后缘及锁骨上窝多见，常呈淋巴结链式分布，由于多个病理时期并存，故同一病例中 MRI 信号呈现多样性特点，其中典型表现纤维素增殖期淋巴结单个较小，中间多呈"四低现象"，表现为 T_1WI、T_2WI、DWI、ADC 均呈低信号。

（2）淋巴结结核容易形成脓肿坏死、融合、窦道，增强扫描通常亦呈环形强化或分隔样环形强化,中央密度减低区,可伴有钙化影,此征象可与淋巴瘤相鉴别。

(3)淋巴结结核周围软组织容易肿胀。淋巴结结核病理上容易形成坏死、脓肿,包膜容易破溃并相互融合,淋巴结结核易于并发其他感染,对周围软组织浸润而形成肿胀,这也是感染性淋巴炎特征性表现,可与反应性增生淋巴结、淋巴瘤、转移性淋巴瘤相鉴别。

7. 部分患者 X 线片示肺部有结核病灶或淋巴结钙化,口腔、咽喉或腹腔脏器有结核感染病变。

8. 超声检查 B 超表现为低回声或等回声结节,边界清楚,常多发,多个圆形或椭圆形淋巴结集聚融合成团,有呈囊性,其中可有较高回声的凝固性坏死区,部分结节周边可见彩色血流显像。干酪液化周围组织水肿可表现为周围轮廓不清;若形成冷脓肿则质地不均,呈现出不均匀低回声区。

9. 淋巴结穿刺检查见干酪坏死,上皮样细胞、淋巴细胞和朗汉斯巨细胞。

10. 淋巴结穿刺涂片找到抗酸杆菌,穿刺液培养示结核分枝杆菌生长。

11. 淋巴结穿刺液结核分枝杆菌 PCR 或其他分子生物学检测阳性。

12. 淋巴结的组织病理学检查具有符合结核表现的病理学改变。

13. 对难以明确诊断者,可给予诊断性抗结核治疗,动态观察其疗效以助诊断。

四、治疗原则及方案

强调综合治疗。

1. 全身治疗 由于颈部淋巴结结核是一种结核分枝杆菌感染引起的慢性疾病,只有在人体免疫力低下时才能引起发病,所以合理的营养、休息和提高机体免疫力也是必要的。

2. 抗结核化学治疗 正规系统的抗结核化学治疗是所有类型颈部淋巴结结核治愈和防止复发的根本,更是外科手术治疗的必要前提条件。目前认为化疗对淋巴结结核的治疗是有效而可靠的。多数以淋巴结肿胀为主要表现,以淋巴组织增生或肉芽肿为病理改变的初期结核性炎症是可以治愈的(约占 70%),但也有相当一部分淋巴结结核的化疗效果欠佳,这些患者的淋巴结都有完整的包膜,全身抗结核药物难以进入病灶内达到有效的杀菌浓度,特别是随着耐药结核分枝杆菌的增多,而使得病灶内的结核分枝杆菌更难以杀灭,结

核分枝杆菌不断侵犯淋巴结、真皮深层或皮下组织,而发生干酪样坏死、液化,形成脓肿,故而较重类型的淋巴结结核日趋增多,因此,目前越来越多的学者主张采用以手术治疗为主的综合治疗。

3. 抗结核化学治疗方案 根据国内外研究和报道,建议淋巴结结核的化疗疗程至少 1 年。强化期 2～3 个月,应用 HRE(S)Z,巩固期 9～10 个月HRE。耐药淋巴结结核根据我国耐药结核病处理指南及 WHO 耐药结核病规划管理指南制定化疗方案。

五、术前准备

术前进行与手术相关的全面常规检查,合理营养、休息,提高机体免疫力。最重要的是,术前必须进行 2～3 周以上正规系统的抗结核治疗,对于合并感染者还需要同时应用有效的抗生素治疗,否则术后切口很难一期愈合,疾病也容易复发。

六、手术适应证

经过 2～3 周以上正规系统的抗结核治疗不能治愈的结节型、浸润型、脓肿型和溃疡窦道型淋巴结结核均适合外科手术治疗。此外,对于非结核分枝杆菌感染,药物治疗无效以及诊断不明、需要和肿瘤等进行鉴别诊断的颈部肿物也适合手术治疗。

七、手术禁忌证

1. 患者一般情况较差,无法耐受麻醉和手术创伤者。

2. 有严重肝肾功能异常,或者出凝血时间明显延长者。

3. 未经过任何抗结核药物治疗的或治疗时间不足 2～3 周的淋巴结结核患者,原则上不主张手术治疗。

4. 巨大融合成团块状的淋巴结结核,如果病灶无液化,粘连重,界限不清,解剖关系不明确,特别是和颈部重要动脉、静脉以及神经紧密粘连,估计目前无法手术切除者,可暂不考虑手术治疗。

5. 和肺内结核并发,并且肺内结核没有控制。

八、手术时机

1. 正规系统的抗结核治疗 2～3 周以上。

2. 结节型淋巴结结核患者,只要正规抗结核治疗的时间和身体条件符合要求,应当尽早手术,

争取在淋巴结结核的增殖阶段，即出现脓肿以前的时期内进行手术，这样才能使得病灶切除比较容易、彻底，治疗效果更好。

3. 巨大融合成团块状的浸润型淋巴结结核患者，术前要经过充分的抗结核、抗炎或局部治疗，待肿物明显缩小、粘连减轻、解剖关系清楚或肿物已明显液化时，才能考虑手术。

4. 脓肿型淋巴结结核患者，如果脓肿巨大或相对较大，皮下软组织破坏严重、皮肤受侵广泛，同时合并继发感染，伴有局部出现红、肿、热、痛等急性炎症表现，作者主张应当在抗结核、抗炎治疗的同时立即行脓肿切开引流术，包括早期破溃的脓肿亦应做切开引流术，待病情稳定后，根据伤口的具体情况决定下一步的具体治疗方法，而不必严格遵守抗结核治疗2～3周之后才能手术这一原则。如果脓肿较小，皮下软组织破坏不严重，且缺损不多，皮肤没有受侵或受侵较轻，就应按照抗结核治疗的时间要求去做，之后才考虑手术，手术效果满意，治愈率较高。

九、手术方式及手术要点

气管插管麻醉，仰卧位，垫高术侧肩部，头部偏向健侧。充分显露手术侧颈部，根据病灶部位可选择不同类型的手术切口，包括沿胸锁乳突肌内侧缘切口、颈外侧横切口以及复合切口等。因颈淋巴结结核多易合并病灶周围炎，病灶周围易形成瘢痕、粘连、解剖结构不易辨识等特点，术中首先需寻找辨认以下标记，如胸锁乳突肌及其锁骨头、颈内静脉、锁骨下静脉、涎腺（腮腺及下颌腺）、下颌下三角区及颈外侧区的副神经外侧支以及面神经管及其下颌缘支（图20-1）。因颈淋巴结结核多沿胸锁乳头肌两侧缘排列，很少累及颈前区、涎腺组织以及深面的前、中斜角肌、气管和食管等。因此我们清除的范围：下颌区以下颌腺及腮腺为上界，颈血管鞘为前缘，锁骨上窝区以锁骨上静脉为下缘，深至前、中斜角肌为止。术中以保护重要血管、神经前提下彻底切除病灶为原则（图20-2），清除所有坏死物及肿大淋巴结。根据淋巴结结核的类型以及切除组织的多少，一般患者均予以缝合皮肤，留置引流条，因皮肤缺损严重不能缝合者，旷置予以纱条填塞，术后换药至形成瘢痕愈合。

1. 结节型　起病缓慢，一侧孤立或双侧多个淋巴结肿大，质硬，散在而活动，无粘连；其病理改变以结核性肉芽增殖和干酪坏死为主。孤立性结

节型淋巴结结核行淋巴结切除术即可，多发性结节型应行区域性淋巴结清扫术；国内大多数学者认为，此种类型的淋巴结结核最适合手术切除，而且也是此种类型淋巴结结核的最佳治疗方法。术中应力求由肿大的淋巴结被膜外将其完整的剥离切除，避免病灶破溃污染术野，创面要冲洗干净，根据术腔的大小决定是否需要放置引流管，逐层缝合，切口部加压包扎。手术效果好，可遏制由结节型向脓肿型发展，术后切口愈合时间短，瘢痕小，美观，治愈率高。

2. 浸润型　肿大的淋巴结融合成团，有明显的淋巴结周围炎与周围组织皮肤粘连，中心部软化即出现干酪坏死；病理改变大都以干酪坏死为主。如果具备手术条件，可行淋巴结切除术或病灶清除术。病灶清除要彻底，放置负压引流管，缝合切口，加压包扎，术后2～3天拔出引流管，切口基本都能一期愈合，治疗效果良好。

3. 脓肿型　肿大的淋巴结中心软化，逐渐扩大或突然增大，有波动感，从而形成寒性脓肿。作者认为，应当根据脓肿的整体大小、皮下软组织的破坏程度和皮肤受侵范围及术前有无必要的抗结核、抗炎治疗等具体情况，来决定采用何种手术方式。如果脓肿巨大，皮下软组织破坏严重，淋巴结液化充分，有广泛的皮肤受侵，并且伴有继发感染，根本不具备手术缝合和术后一期愈合的条件，应尽早做切开引流术，包括早期破溃的脓肿亦应做该种术式，即彻底刮净脓腔内干酪坏死物质，然后放入无菌纱布条或抗结核药物浸泡的纱条引流，每隔2～3天换药1次，直至伤口愈合为止。如果脓肿较大，皮下软组织破坏较重，淋巴结液化不充分，又有一定程度的皮肤受侵和感染现象，且未经任何抗结核和抗炎治疗，则主张先行脓肿切开排脓，尽量清除残留的脓性物质及溃烂组织，同时给予抗炎、抗结核治疗，待病情稳定后，行脓腔壁切除术，彻底切除硬化的纤维组织，清扫同区域受累的淋巴结，严格止血，术腔冲洗，置多孔负压引流管，放入链霉素，逐层缝合，加压包扎。术后3～5天拔管。如果脓腔较小，皮下软组织破坏不重，皮肤没有受侵或受侵轻微，无继发感染，可考虑做脓肿病灶切除术，即梭形切除受侵的皮肤，彻底清除脓液、干酪坏死物质、肉芽组织及受累的软组织，同时清除液化不全受累及的淋巴结，术腔彻底止血，并用杀菌剂（强力碘）浸泡3～5分钟，生理盐水反复冲洗，确保创口清洁干净，术腔内放入链霉

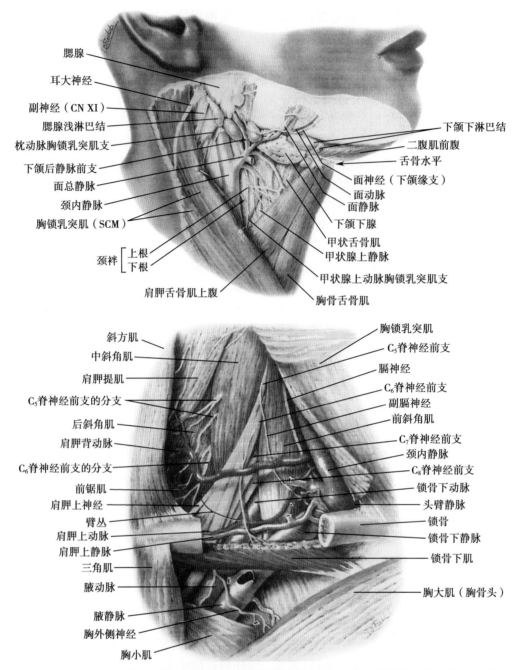

图 20-1 胸锁乳突肌及其锁骨头、颈内静脉、锁骨下静脉、涎腺（腮腺及下颌腺）、下颌下三角区及颈外侧区的副神经外侧支，以及面神经管及其下颌缘支

素，置多孔负压引流管，逐层缝合，切口部加压包扎。术后 3~5 天拔管，5~12 天拆线；该术式是此种脓肿型淋巴结结核的最佳治疗方法，手术效果满意，虽然也有极少数患者拆线时切口没能一期愈合，但经过短时间换药处理后，都能完全治愈。

4. 溃疡窦道型 溃疡型多数是诊断或用药期间脓肿自行破溃所致，此种类型淋巴结结核需要在抗结核治疗的前提下行病灶清除术，即一次性彻底清除溃疡深部的干酪坏死物质和肉芽组织，

同时切除周围受累及的肿大淋巴结，术腔严格止血、杀菌及冲洗，放入链霉素粉，置多孔负压引流管，溃破处的皮肤行梭形切除，逐层缝合，切口加压包扎。窦道型多数是脓肿自行破溃或切开排脓后长期换药经久不愈所致，此种窦道一般都比较深，很可能还有数个小的窦道分支并且走向复杂，其内肯定会有病变物质堆积，窝存在窦道的盲端，反复感染，不断侵袭波及窦道腔周围的淋巴结，因此，此种类型的淋巴结结核主张行窦腔内病灶清

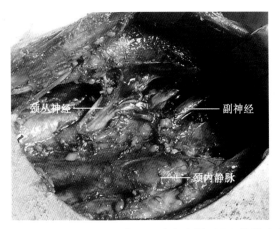

图 20-2　下颌区以下颌腺及腮腺为上界,颈血管鞘为前缘,锁骨上窝区以锁骨上静脉为下缘,深至前、中斜角肌为止。术中以保护重要血管、神经前提下彻底切除病灶

除加窦道切除术,并同时对窦道周围受累的淋巴结行区域性清扫,所有病变物质必须清除干净,防止病变残存,这是防止术后复发的最关键因素,创面要严格止血、消毒,生理盐水反复冲洗,常规注入链霉素,置多孔负压引流管,逐层缝合,尽量缩小残腔,必要时可游离带蒂肌瓣填充,对此种术式而言,充分引流和切口部加压包扎更显得极为重要,拆线时间可适当延长。

十、术后注意事项

1.术后要严密观察引流管负压吸引的引流情况,并且关注切口处加压包扎的力度是否适当。

2.术后要检查术侧上肢的活动情况及引流管是否有脱落现象,询问听力是否变化。

3.术后要继续给予合理的抗结核、抗炎治疗,特别是抗结核的治疗时间应当坚持1年以上;对于耐药的淋巴结结核,应根据耐药情况或参考既往用药情况,选择2~3种以上敏感的药物治疗1年半以上。

十一、术后处理

1.术后每隔2~3天伤口换药1次。

2.根据术后引流液量的多少和颜色变化情况确定拔管时间,一般情况下术后2~3天,24小时引流量可达3~5ml,颜色淡黄即可拔管。如果引流液相对较多,拔管时间可适当延长至5~7天。

3.常规术后5~12天拆线。

十二、术后并发症处理

1.术后切口拆线未能一期愈合,合并有不同

程度的感染(简称"切口不愈合"),这是最常见的并发症。如果切口皮缘部分裂开,肌层完好,仅有少许炎性渗出,此后只要经过几次换药处理,就能使切口完全愈合。如果切口拆线后,由于某些原因使得皮缘和肌层均有不同程度的裂开,创口较深,并且有较多的脓液、干酪坏死及肉芽组织存在,说明切口感染较重,此时应当及时做伤口的清创处理,即用刮勺将上述病变物质尽量彻底清除干净,每次换药时创面局部交替应用抗结核药物和消炎药(异烟肼、利福平、链霉素或左氧氟沙星),置入纱条引流。绝大多数经过一段时间的换药处理后都能彻底治愈。但也有极少部患者经过上述方法处理后,伤口持久不愈,形成较深的窦道,每次换药时都能清理出一定数量的病变物质,说明此窦道内肯定还有数个小的窦道分支隐藏,还会有病变物质窝存在每个窦道的盲端,反复感染,不断侵袭波及窦腔周围的淋巴结,导致经久不愈;因此,应当选择恰当的时机按前面已经叙述的窦道型淋巴结结核的手术方法和要点再次手术,基本上都可治愈。

2.颈部神经损伤是淋巴结结核术后比较少见的并发症之一。较常见的受损神经是副神经、耳大神经和臂丛神经上干,应当知晓颈部相关神经受损的临床表现,一旦明确有神经损伤,应立即请相关专业的专家参与治疗。

3.淋巴液漏多见于创面比较大的清除手术,淋巴液漏一般在500ml/d以下,一旦出现淋巴液漏,建议清淡饮食,当漏出的量不大时,采取加压包扎约1周可自行愈合,无须特别处理。当漏出的量超过1 000ml且持续2周而无明显减少趋势时,可以考虑再次手术探查损伤的淋巴管或淋巴管网,予以结扎或缝扎。

十三、术后随访

术后患者前3个月,每月门诊随访1次,每次需要检查手术刀口的愈合情况,观察颈部有无新的肿大淋巴结出现,必要时可做颈部彩超、CT或MRI等检查,常规复查肝功能和血常规。以后每间隔3个月门诊随访1次即可,连续3次。

十四、术后复发及预防

1.术前必须正规系统的抗结核治疗2~3周,这是颈部淋巴结结核患者手术的前提条件,更是防止术后复发的重要因素之一。

2. 术中彻底清除病灶，防止病变残存，是防止术后复发的最关键因素。

3. 术后要继续给予合理的抗结核、抗炎治疗，特别是抗结核的治疗时间应当坚持 1 年以上；对于耐药的淋巴结结核，应根据耐药情况或参考既往用药情况，选择 2～3 种以上敏感的药物治疗 1 年半以上，这对于防止手术部位病变再生及术后颈部其他部位又出现新的结核病灶，具有重要意义。

4. 注意合理饮食，适当进行体育锻炼，提高人体免疫力。

十五、治愈标准

本次发病并经过外科不同方法治疗的颈部淋巴结结核切口完全愈合，就认为是基本治愈。如果此后能坚持服用抗结核药物 1 年或 1 年半，并按照术后随访的要求去做，愈合的切口无复发迹象，颈部其他部位未发现新的肿大淋巴结，就可认为临床治愈。

（戴希勇　郑永利　石昌国　李蕾蕾）

参 考 文 献

[1] 谢惠安，阳国太. 现代结核病学 [M]. 北京：人民卫生出版社，2000.

[2] 鲍玉成，王生华. 颈部淋巴结结核的外科治疗探讨（附 331 例报告）[J]. 临床肺科杂志，2006（6）：796-798.

[3] 肖淑芬，陶振峰，李晓明，等. 颈部淋巴结结核的手术治疗 [J]. 临床耳鼻咽喉科杂志，2006（3）：140-141.

[4] 何财富，朱育银，刘涌. 23 例颈淋巴结结核的外科诊治 [J]. 临床肺科杂志，2007（9）：994.

[5] 陈发胜，张自雄. 颈部淋巴结结核手术治疗 103 例临床分析 [J]. 湖北民族学院学报（医学版），2010，27（1）：58-59.

[6] 唐神结，高文. 临床结核病学 [M]. 北京：人民卫生出版社，2011.

[7] 杨澄清，刘小玉，杜荣辉，等. Xpert Mtb/RIF 检测技术对颈部淋巴结核病的诊断价值 [J]. 临床耳鼻咽喉头颈外科杂志，2017，31（17）：1338-1340.

[8] 李玉平，王红春，葛玲，等. 淋巴结核患者的超声诊断研究 [J]. 中华医院感染学杂志，2015，25（8）：1825-1827.

[9] 张国英，钮晓红，徐卫平，等. 淋巴结核患者外周血 CD4$^+$CD25^{high}FoxP3$^+$ 调节性 T 淋巴细胞以及血浆 IFN-γ 和 IL-10 水平及其临床意义 [J]. 检验医学，2015，30（1）：31-35.

[10] 张国英，钮晓红，夏厦. 酶联免疫斑点技术在淋巴结核病快速诊断中的临床应用 [J]. 中国卫生检验杂志，2013，23（12）：2639-2640，2654.

[11] 魏向阳，林瑞新. 功能性区域颈淋巴结清扫术在治疗多发性颈淋巴结核中的临床研究 [J]. 中国普通外科杂志，2010，19（5）：535-538.

[12] 林小勇，袁艺，刘新华. 探讨颈部结核性淋巴结与转移性淋巴结在超声声像图中的特点 [J]. 影像研究与医学应用，2020，4（2）：64-65.

[13] HIREMATH C S，KUMAR D，DODDAMANE A N，et al. Management of infected recurrent mediastinal bronchogenic cyst with tuberculous mediastinal lymphadenitis[J]. Indian J Thorac Cardiovasc Surg，2020，36（1）：67-70.

[14] LIN C K，KENG L T，LIM C K，et al. Diagnosis of mediastinal tuberculous lymphadenitis using endobronchial ultrasound-guided transbronchial needle aspiration with rinse fluid polymerase chain reaction[J]. Formos Med Assoc，2020，119（1 Pt 3）：509-515.

[15] MEKONNEN D，DERBIE A，ABEJE A，et al. Epidemiology of tuberculous lymphadenitis in Africa：A systematic review and meta-analysis[J]. PLoS One，2019，14（4）：e0215647.

[16] LIU X C，YE S S，WANG W Z，et al. Diagnostic Utility of Interferon-Gamma Release Assay in Tuberculous Lymphadenitis[J]. Chin Med Sci J，2019，34（4）：233-240.

第二十一章

感官系统结核病的外科治疗

第一节 概　述

感觉器官是实现感觉过程的生理装置，包括感受器、神经通道和大脑皮质感觉中枢 3 个部分。其中，感受器的职能是将刺激的物理化学特性转变为神经冲动；神经通道负责传导神经冲动，并在传输过程的不同阶段得到有选择的加工；感觉经验的形成是在大脑皮质感觉中枢，感觉中枢是由大脑皮质上相应感觉的中枢部分和弥散部分组成。在中枢部分，刺激信息被加工为个体实际体验到的具有不同性质和强度的感觉，但每种感觉中枢的神经细胞并不完全集中，部分沿大脑皮质弥散到其他感觉的中枢部分，相互交叠，以保证各种感觉之间的相互作用以及对输入信息的精细加工。它是先天就有的，后天训练使其功能得到发展。

感官系统代表器官是眼、耳、鼻、舌、皮肤，器官内有感受器，感受器是指分布在体表或组织内部的一些专门感受机体内、外环境改变的结构或装置。感受器的组成形成是多种多样的，有些感受器就是外周感觉神经末梢本身，如体表或组织内部与痛觉感受有关的游离神经末梢；有的感受器是裸露在神经末梢周围，再包绕一些特殊的、由结缔组织构成的被膜样结构；但是对于一些与机体生存密切相关的感觉来说，体内存在着一些结构和功能上都高度分化了的感受细胞，它们以类似突触的形式直接或单位同感觉神经末梢相联系，如视网膜中的视杆和视锥细胞是光感受细胞，耳蜗中的毛细胞是声波感受细胞等，这些感受细胞连同它们的非神经性附属结构，构成了各种复杂的感觉器官如眼、耳等。高等动物中最重要的感觉器官如眼、耳、前庭、嗅、味等器官，都分布在头部，称为特殊感官。

本章主要介绍的是感官器官的结核病。

（陈其亮　蒋良双　戴希勇　杨娅玲　杨　斌）

第二节　感官系统结核病外科相关诊查技术

一、音叉检查法（tuning fork method）

音叉检查法是最常用的、最基本的定性听力检查法。用于初步判定与鉴别耳聋的性质，但不能判断听力损失的程度。每套音叉由 5 个倍频音叉组成，其中最常用的是 C256Hz 及 C512Hz。

（一）林纳试验

又称气骨导比较试验，旨在比较同侧耳气导和骨导的听觉时间。

1. 方法

（1）测试一耳骨导听力，将音叉置于受试耳鼓窦区，当受试耳听不到音叉声时，立即将音叉置于同侧外耳道口 2cm 处，测同侧气导听力。此时若能听及。说明气导大于骨导，为 RT 阳性（+）。

（2）测气导听力当不能听音叉声时，立即测同侧骨导听力，若仍能听及，说明骨导大于气导，RT 阴性（-）。气导与骨导相等，以（±）表示。

2. 结果评定　RT（+），为正常或感音神经性聋。RT（-），为传导性聋。RT（±），为中度传导性聋或混合性聋。

（二）韦伯试验

又称骨导偏向试验，用于比较受试者两耳的骨导听力。

1. 方法　敲击音叉后，底部紧压于颅面中线上任何一点。同时请受试者仔细辨别，音叉声偏向何侧。以"→"号或"←"号标明受试者判断的骨导偏向侧。以"="号表示音叉声居中。

2. 结果评定　声音居中，表示听力正常或两耳听力损失相等。偏向患侧，或耳聋较重侧，表示病耳为传导性聋。偏向健侧，或耳聋较轻一侧，表示病耳为感音性聋。

（三）施瓦巴赫试验

又称骨导比较试验。用于比较受试者与正常人的骨导听力。

1. 方法　先试正常人骨导听力，消失后迅速将音叉移至受试者耳鼓窦区测试，然后再相反次序测试。受试者耳骨导较正常人延长为（+），缩短为（-），两者相似为（±）。

2. 结果评定　（+）为传导性聋，（-）为感音性聋，（±）为正常。

（四）盖莱试验

用于检查镫骨底板是否活动。

1. 方法　将鼓气耳镜置于外耳道内，当向外耳道内交替加、减压力的同时，将振动音叉置于该耳的鼓窦区，若镫骨底板活动正常，受试者感觉到随耳道压力变化一致的音叉声。

2. 结果评定　有强弱声音变化为阳性，反之为阴性，耳硬化症或听骨链固定者为阴性。

二、咽鼓管功能检查法（eustachian tube function tes）

1. 瓦尔萨尔法　受试者以手指捏紧两侧鼻翼，闭口，向鼻咽部用力鼓气。咽鼓管通畅者，气体循咽鼓管咽口进入鼓室。检查者可从听诊管内听到鼓膜的振动声，或可看到鼓膜向外运动，或患者自己感觉到鼓膜向外膨出。若受试者鼓膜有穿孔，检查者可听到来自受试耳内的"嘘嘘"声。

2. 波利策法　嘱受试者含一口水，检查者将Politzer鼓气球前端的橄榄头塞于受试者一侧前鼻孔。并压紧对侧前鼻孔，嘱其吞咽水的同时，检查者迅速挤压橡皮球，如气流被压入鼓室，受试者可感觉到耳内发胀，有空气进入中耳。检查者可从听诊管内听到鼓膜振动声，或观察到鼓膜活动。

3. 导管吹张法　用1%麻黄碱+1%丁卡因收缩、麻醉鼻腔黏膜后，检查者用咽鼓管导管从鼻腔伸入鼻咽部，向受检侧旋转90°进入咽鼓管咽口。采用双连球通过导管向鼓室内鼓气，注意控制鼓气的压力，避免将鼓膜爆破。用于咽鼓管功能不良的治疗。

4. 鼓室滴药法　用于慢性化脓性中耳炎术前估价咽鼓管功能。向患者外耳道内滴入0.25%氯霉素水溶液等液体，然后请受试者做吞咽动作，并观察是否尝试到药味及出现时间。亦可滴入亚甲蓝等有色液体，观察咽鼓管咽口有否药液流出。

5. 荧光素试验法　将0.05%荧光素生理盐水1~3ml滴入外耳道内，嘱受试者做吞咽动作10次，然后坐起，用加滤光器的紫外灯照射咽部。记录黄绿色荧光在咽部出现的时间，10分钟内出现示咽鼓管通畅。

6. 了解咽鼓管的形态。

7. 鼓室压力图测试　用声导抗仪测鼓室压力，了解咽鼓管功能。

8. 咽鼓管声测法　由鼻腔探头发出刺激声，经外耳道探头接受声音。经计算机分析、定量，了解咽鼓管开放程度及功能。

三、鼓气耳镜检查法（pneumatic otoscopy）

鼓气耳镜即Sieger耳镜。检查时将鼓气耳镜与外耳道皮肤贴紧，然后通过反复挤压、放松橡皮球，在外耳道内交替产生正、负压，同时观察鼓膜向内、外的活动度。鼓膜穿孔或鼓室积液时，鼓膜活动度降低或消失。咽鼓管异常开放时，鼓膜活动明显增强。鼓气耳镜检查可发现细小的穿孔。通过负压吸引作用，还可使鼓室内一般检查不能见及的脓液，经小的穿孔向外流出。

四、鼻内镜检查法（nasal endoscopy）

鼻内镜检查一般常用0°及30°、70°视角镜同时配有视频编辑及冲洗、吸引系统。首先用1%丁卡因+1%麻黄碱收缩并麻醉鼻黏膜，按顺序逐一检查。

1. 用0°镜从鼻底和下鼻道进境，从前向后逐步观察下鼻甲、鼻道和鼻中隔。

2. 用30°或70°镜观察中鼻甲、鼻咽侧壁及咽鼓管口、咽隐窝、蝶筛隐窝。然后退镜，以下鼻甲上表面为依托，观察中鼻甲前端和下缘，徐徐进镜，观察中鼻道、额窦、前组筛窦、上颌窦的开口。进镜到中甲后端，将镜面外转35~40°，即可观察蝶筛隐窝、蝶窦开口和后组筛窦的开口。

3. 用70°镜，观察鼻咽顶、嗅裂、上鼻甲、上鼻道。先进镜至后鼻孔，观察鼻咽顶。后于中鼻甲和鼻中隔之间，观察上鼻甲和上鼻道。

4. 观察后鼻孔。

五、纤维喉镜检查法（fiberoptic laryngoscopy）

用1%丁卡因或2%利多卡因溶液麻醉鼻腔、口咽及喉咽黏膜，纤维喉镜从鼻腔导入通过鼻咽、口咽到达喉咽,可对喉咽及后部进行检查。另外,还可进行活检、息肉摘除、异物取出等手术。

(陈其亮 蒋良双 戴希勇 杨娅玲 杨 斌)

第三节 外 科 治 疗

一、眼结核(ophthalmic tuberculosis)

(一)概述

除晶状体外,眼部组织均可发生结核感染。眼部结核除直接由结核分枝杆菌感染或急性粟粒性结核外,眼结核患者很少同时存有活动性肺结核和其他部位活动性病灶。继发性眼结核发生的原因可能是被认为静止的病灶向血流中播散少量结核分枝杆菌所致,也可由邻近组织的结核灶蔓延而来,如鼻窦结核蔓延至眼眶。侵入眼部组织的结核分枝杆菌的数量、毒力和机体免疫力的相互作用,决定了病变组织的病理学形态,如脉络膜孤立性结核球、虹膜粟粒性结核属于增生性病变,虹膜或脉络膜的团球状结核属于渗出性病变。

(二)临床表现

不同眼部组织的结核感染有不同的临床表现。

1. 眼眶结核 结核分枝杆菌可通过两种途径到达眼眶,一是血源性,患者一般无活动性肺结核,病菌来自心包结核、淋巴结结核和骨结核等病灶。二是鼻窦结核、眼眶周围软组织或骨结核直接侵犯眼眶,引起眼眶病变。

多发生于儿童或青年,眶外上方和外下方是好发部位。早期眼眶骨壁上、下缘较为隆起,皮肤长期充血水肿。结核分枝杆菌侵犯眼外肌,使眼球活动受限;眶内软组织受侵犯引起眼球无痛性进行性眼球突出;也可因眶骨、蝶骨骨膜炎伴硬膜外冷脓肿引起进行性单侧眼球突出;眶骨可产生结核性骨髓炎,死骨形成,病变经久不愈,皮肤眶骨病变区窦道形成。

病理学特点是干酪坏死性肉芽肿,即病变中心组织坏死,其周围有上皮样细胞、Langhans巨细胞围绕,周围间质内散在淋巴细胞、上皮样细胞。在常规抗酸染色中,可在干酪坏死边缘肉芽肿的不同区域或朗汉斯巨细胞内找到抗酸杆菌。肉芽肿性炎症伴干酪样坏死的聚合酶链反应显示结核分枝杆菌基因。

2. 眼睑结核 多见于儿童和青少年,病程慢,有以下几种临床表现。

(1)眼睑寻常狼疮:常由面部寻常狼疮蔓延至眼睑,可累及上、下眼睑,初起为苹果酱色的大小不等的圆形结节,以玻片压之,可见棕黄色小点,中央有愈合倾向,四周出现更多新鲜病变。睑缘部形成溃疡,经久不愈,留大的瘢痕,形成睑外翻。

(2)冷脓肿:眼睑出现一波动性、紫红色肿块,后形成溃疡,成为深部瘘管,溃疡有潜行边缘,向深部和周围扩展,使眼睑组织破坏严重,病变迁延不愈。

(3)睑板腺囊肿样病变:开始为睑板腺囊肿样病变,以后形成溃疡,脓液稀薄,溃疡边缘不规则,底部不平,有肉芽组织。化脓与结痂反复出现。

3. 泪器结核

(1)结核性泪腺炎:多见于青年人,常为双侧性,多由血性播散或蔓延所致。表现为泪腺肿大,上眼睑肿胀和轻度下垂,耳前淋巴结可肿大,病情进展缓慢。轻者可自愈或自行消退,重者可局部坏死或干酪样变,形成脓肿、溃疡、瘘管,迁延不愈。

(2)结核性泪囊炎:以青年女性多见,常由局部感染所致,也可由邻近病灶蔓延而来。表现为泪囊部肿胀,溢泪,有黏液脓性分泌物自泪小点溢出。日久,可破坏泪囊甚至周围软组织和骨组织,形成结核性泪囊周围炎或寒性脓肿,亦可形成窦道,耳前和颌下淋巴结肿大。

4. 结膜结核 常单眼发病,多见于年轻人。病情发展缓慢,多伴耳前及颌下淋巴结的干酪样坏死,患眼可有眼睑肿胀,脓性分泌物,常无疼痛,因此患者常不能及时就诊。根据患者对结核分枝杆菌的免疫力不同,病变可以表现为以下几种类型。

(1)溃疡型:多发于睑结膜,也可发于球结膜。表现为单个或散在的几个粟粒形溃疡,溃疡表面为增生的肉芽组织,溃疡为慢性过程,经久不愈,可逐步向四周扩展,严重者可累及角膜、巩膜,甚至眼睑全层。从溃疡底部的刮片中可找到结核分枝杆菌。

(2)结节型:表现为结膜下灰黄色小结节,逐渐增大,颗粒状隆起,表面无破溃,周围有滤泡或肉芽组织环绕,病程进展缓慢,最终发展为菜花状,其中心有坏死区。

(3)乳头增生型:多发于穹窿部结膜,也见于睑结膜,病变为增生的肉芽组织,发生在穹窿部者呈胶样增生隆起,表面有溃疡。

(4)息肉型:多发于睑结膜,形如带蒂的纤维瘤。

(5)结核球型:可能为转移性结核,在球结膜下有单个、质硬、黄色或黄红色、黄豆大小的无痛性结节，表面上皮完整，不形成溃疡，基底部常与巩膜粘着，不能移动。

（6）结膜结核疹：在球结膜上出现疹状小结节，大小约 1mm，周围不充血，有自发消失趋势。

5. 角膜结核 可从结膜或巩膜结膜结核蔓延而来，也可从虹膜、睫状体的结核经 Schlemm 管而感染，葡萄膜结核灶播散出的细菌可直接侵犯角膜的后部组织。临床表现有以下类型。

（1）结核性角膜溃疡：表现类似匐行性角膜溃疡，常发于角膜边缘部，角膜深、浅层均有新生血管侵入，病情顽固，久治不愈，可发生角膜穿孔，造成严重后果。

（2）原发性浸润型角膜炎：病变多呈结节状或结核球状，常发生于角膜缘附近，开始有睫状充血，浸润呈点状，融合成舌状，向角膜中央侵犯，也有在角膜中央发生浸润者，角膜出现浓淡不一的炎症，严重者可形成角膜后脓肿，病程进展缓慢，时好时发，终成角膜白斑，影响视力。

（3）深层中央型角膜炎：首先在角膜中央基质出现灰色浸润区，逐渐向实质层扩展，周边部透明，新生血管最初出现于深层，晚期出现于浅层。病变类似病毒性盘状角膜炎，但角膜知觉不减退，愈合后留白色瘢痕。

（4）结核性角膜基质炎：多见于年轻女性，可由邻近病灶感染所致或对结核菌素过敏有关，好发于角膜下方，角膜深层呈弥漫性浸润，呈灰黄色，可出现结节状浸润，深层、浅层均可有新生血管，浅层血管较粗，通过侧支互相联络，病程冗长，常影响虹膜，发生羊脂状角膜后沉积物。治愈后常留下角膜浑浊。

（5）疱疹性角膜炎：多为对结核分枝杆菌蛋白过敏所致，青少年较多。有时患者体内有活动性病灶，患者有眼部刺激症状，睫状充血。

6. 巩膜结核 角膜、葡萄膜和结膜的结核灶可侵及巩膜，发生巩膜炎，也可对结核分枝杆菌蛋白过敏而发生巩膜炎。临床表现有以下几种。

（1）巩膜外层炎：多发于中年人，表现为角膜缘外结膜下有结节状隆起，紫红色，中央顶端呈黄色，直径数毫米不等。因结节常位于睫状神经穿过眼球处，故疼痛及压痛显著，其表面球结膜充血，但可自由推动。

（2）前巩膜炎：常见于年轻人，女性多于男性，多为双侧性。表现为前部巩膜弥漫的紫红色浸润，水肿明显，以致结节不著，病灶表面球结膜充血明显，但可自由推动。结节性浸润可环角膜缘形成环形巩膜炎。主诉疼痛重，急性期可出现暂时性近视。愈后留下紫蓝色瘢痕，并可扩张形成前葡肿。当炎症侵及角膜时，形成巩膜角膜周围炎，首先在靠近巩膜病灶的角膜缘部出现舌状或三角形浸润，尖端向角膜中央实质层扩展，浑浊开始为灰白色或灰黄色，后变成浅蓝色或白色，个别病例可发生边缘性溃疡，病程很长，一般可自愈，留下与巩膜相连的瓷白色瘢痕。

（3）后部巩膜炎：表现为眼疼痛、眼睑水肿、球结膜水肿显著，眼球轻度前突，运动可受限，视力正常。可并发球后视神经炎和葡萄膜炎，可造成巩膜与眼球间的永久性粘连或产生眼外肌麻痹。

7. 葡萄膜结核 葡萄膜结核常为双眼病变，除急性粟粒性结核与结核性脑膜炎外，一般很少与活动性肺结核发生直接关系。临床表现有四型，即结节型、团球型、渗出型与成形型。按发生部位，分为前部与后部结核性葡萄膜炎。

（1）结核性虹膜睫状体炎：分为结核结节型病变和渗出性过敏性炎症。

1）结节型虹膜睫状体结核：①粟粒性虹膜睫状体结核：急性粟粒性结核性虹膜炎常伴有全身粟粒性结核，虹膜表面可出现多个典型的粟粒性结节，大小为 1～3mm，圆形色灰黄或浅红。眼部组织炎症反应轻者，炎症消退后结节吸收，遗留瘢痕；重者可融合成团球形结核而致眼球破坏。慢性粟粒性结核性虹膜炎结核结节常发生在浅层基质内，被浅层血管包围，角膜后常有羊脂状沉着物，瞳孔缘有 Keoppe 结节，轻者预后好，可以完全吸收，严重者眼球可遭破坏。②团球状虹膜睫状体结核：病变进行缓慢，形成增殖性病变，有轻微疼痛，最初在虹膜和睫状体发生结核结节，色黄并逐渐增大为肉芽组织，表面有新生血管，周围有多个小结节融合而成团球状，易误诊为肿物。球状物增大可向前房内发展并累及角膜，病程中可产生渗出、出血以及干酪样前房积脓，侵犯房角可继发青光眼。有时炎症可以吸收，遗留瘢痕及虹膜萎缩，有时也可由角膜缘处穿破。形成全眼球炎和眼球萎缩。

2）虹膜渗出性过敏性炎症：对结核菌素高度敏感所致，一般无结核性肉芽肿形成，临床上有急性与慢性之分。①急性成形性虹膜睫状体炎：多发生在 20～30 岁的青壮年。双眼痛较重，有成形性渗出，发病后很快形成虹膜后粘连。有时瞳孔缘有 Keoppe 结节,有助于诊断。②慢性结核性虹膜睫状体炎:多发生在中年女性,特点是角膜后有大量大小不等羊脂状沉着物,广泛虹膜性粘连,常有玻璃体浑浊,病程长,反复发作,最终眼球破坏失明。

(2)脉络膜结核:好发于青年人。

1)多灶性脉络膜结核结节:常发生于粟粒性结核及结核性脑膜炎患者,可单眼或双眼发病,病灶多见于后极部。表现为眼底圆形灰白或黄白色结节,大小不一,边界模糊,该处网膜轻度水肿,视网膜血管爬行其上,结节周围无明显炎症反应。12~14 周可治愈,病灶吸收后,形成白色瘢痕,并有色素沉着。病理为淋巴细胞和上皮样细胞浸润,不发生坏死与干酪样变。

2)孤立性结核性脉络膜炎:表现为 4~14mm 大小、黄白色视网膜下隆起肿瘤样病灶,伴渗出性视网膜脱离,可迅速发展突入玻璃体腔,甚至穿破眼球。也可表现为视网膜下脓肿,尤其是免疫抑制患者及原有结核病的患者,易发生视网膜下脓肿。病理为迅速液化的干酪样坏死,伴大量结核分枝杆菌复制和组织坏死。

3)匐行样结核性脉络膜炎:可表现为黄白色、圆形病灶,1/4~1 个视乳头直径大小,进行性发展并相互融合。也可表现为较大的弥散斑块状病灶,边缘呈匐行样,中央有色素样改变。

4)结核性眼内炎:少见,常发生于机体免疫功能低下的患者。多因眼内结核病灶未治疗或治疗失败,病变迅速进展所致,患眼疼痛显著,视力严重下降,结膜明显充血、水肿,前房严重炎性反应,前房积脓,玻璃体浑浊,视网膜坏死、水肿甚至视网膜脱离,终至视力丧失。

8. 视网膜结核

(1)视网膜结核结节:为全身粟粒性结核的一部分,即视网膜上发生结核结节,和脉络结核结节往往同时存在。

(2)结核性视网膜炎:多由葡萄膜结核灶蔓延而来。多见于儿童和青少年。病变来源于脉络膜者,常表现为 Bruch 膜被推向前,相应部位色素上皮细胞消失或色素减少,视网膜水肿、坏死、脱离。单纯视网膜受累,一般因血行感染引起,可见视网膜组织内有多个黄白色渗出病变,视网膜水肿,出血。对抗结核治疗有良好反应。治愈后无色素沉着改变。

(3)结核性视网膜血管炎:可能是血管壁对结核分枝杆菌及其毒素的过敏反应。视网膜静脉周围炎多发生于 20~30 岁的青年男性,亦称青年性反复玻璃体积血。常累及双眼,但可有先后及轻重之别。多数有陈旧肺结核。本病早期无症状,眼底检查周边视网膜静脉怒张弯曲,并有白鞘伴随及毛细血管无灌注。但也可以起病急,突然眼内大量出血,视力骤减,致使不能窥入眼底,积血可渐渐吸收,视力有所增进。但出血反复多次发生,玻璃体浑浊增加,血液机化,形成增生性玻璃体视网膜病变,甚至视网膜脱离而失明。目前,较早应用视网膜光凝治疗无灌注区疗效好,可以挽救视力,减少复发。极少部分病例炎症累及视网膜动脉,动脉表面可见白色渗出物遮蔽动脉宽度,该区视网膜水肿或出血,而静脉无恙,病程持续数月,动脉周围炎症消退后可不留痕迹。

(4)近视乳头结核性脉络膜视网膜炎:又称 Jensen 病,一般皆认为由结核所致,典型病变表现为在视乳头旁出现 1~2 个视乳头直径的椭圆形病灶,炎症由脉络膜开始侵犯视网膜。渗出物隆起遮盖病变,视乳头附近视网膜有水肿、出血,其他部位眼底正常。往往患者主诉有视野障碍,待炎症消退可见视乳头旁遗留萎缩斑,视力不能恢复,相应的视野缺损,并与生理盲点相连。

9. 视神经结核　视神经结核较少,常继发于邻近组织结核病变,多系结核性脑膜炎的并发症,发生率在 10% 左右。结核病变主要是沿着脑膜向视神经的鞘膜发展,视神经软脑膜层可有结核结节形成,使视神经坏死,最终视神经萎缩。而继发于眼眶、巩膜、葡萄膜及视网膜的结核性视神经病变,诊断多不容易;也有的在视乳头上有结核球和严重的玻璃体浑浊,眼底不能窥入,或有全眼球受损。

(三)诊断要点

眼结核的病因诊断有一定困难,致病因素也有一定特殊性,主要从以下几个方面综合考虑。

1. 眼部临床表现　有无结核的特殊表现,如虹膜、脉络膜或视网膜出现粟粒性结节,团球状脉络膜视网膜病灶、视网膜血管白鞘等,应当考虑眼内结核的可能。病程较长、有死骨、冷脓肿和窦道形成对眼眶结核的诊断有一定帮助。

2. 询问结核感染史及接触史,胸部 X 线检查有无陈旧性或活动性结核感染病灶。

3. 结核菌素试验　对于 HIV 感染等免疫抑制患者、与活动性结核病患者接触者、既往结核病已治愈者,PPD 反应直径 5~10mm 为阳性;对于结核病流行区者，直径 10～15mm 为阳性；对于所有人，直径 15mm 为阳性。高度的阳性结果，可能提示眼部组织存在高敏感性。

4．γ干扰素释放试验阳性，对眼结核诊断有参考意义。

5．眼部组织的组织病理学检查是确诊眼结核的"金标准"。眼眶、眼睑病变组织活检、结膜刮片及房水、玻璃体等眼内液中找到结核分枝杆菌、典型的干酪样坏死病理改变即可明确诊断，但眼内组织标本采取不易，故对眼内结核的诊断造成困难。

6．诊断性抗结核治疗，治疗效果良好者可以诊断。

（四）治疗方案及原则

1．全身治疗

（1）全身应用抗结核药物：一般用异烟肼、利福平、吡嗪酰胺和乙胺丁醇/莫西沙星等多种药物联合治疗，以取得协同作用，减少耐药性，通常治疗 2 个月后停用乙胺丁醇，以防止发生视神经病变和视网膜神经节细胞的丢失。

（2）在抗结核治疗的基础上，对视网膜血管炎患者，全身应用糖皮质激素。

2．局部治疗

（1）可滴链霉素眼液、利福平眼液；对有过敏因素者和结核性前葡萄膜炎患者，可滴含有糖皮质激素的眼液；对有角膜炎及前葡萄膜炎者，给予散瞳治疗。根据具体情况，考虑球结膜下或球后注射药物。

（2）病变组织较局限：如眼眶结核球可手术切除，有死骨、冷脓肿或窦道形成者，应手术取出死骨、切开引流脓液和清除窦道，再配合抗结核药物治疗，可取得较好效果；结核性泪囊炎或泪腺炎可手术摘除泪囊或泪腺。眼睑、结膜结核原发灶可以手术切除、搔刮和透热烧灼。全眼球结核且无视力患者可以考虑眼球摘除术。

（3）视网膜静脉周围炎患者：视网膜激光治疗是最有效的方法。光凝病变区可减少渗出促进出血吸收，预防新生血管的发生。已形成新生血管者，应光凝全部毛细血管无灌注区和新生血管，预防玻璃体积血。

（五）眼结核相关诊查技术

1．眼底荧光素血管造影

（1）适应证：视网膜及脉络膜疾病，前部视神经的检查。

（2）患者准备：造影前常规作血、尿、血压及心电图检查，并询问有无过敏史。对有严重高血压、心血管疾病、肝肾功能不全者慎用。造影前检查视力、眼前部和眼底。用 0.5% 托吡卡胺散瞳。

（3）操作步骤：

1）让患者舒适地坐在照相机前，固定好头部。注射荧光素钠前，拍摄一张或数张无赤光片或彩色片，然后放入滤光片，拍对照片以排除自发荧光和假荧光。

2）注射荧光素钠前，先在肘前静脉内缓慢注入稀释的荧光素钠 5ml，约 1 分钟注射完毕，1 分钟后无反应，则可快速注入 10% 或 20% 荧光素钠。

3）在开始注射荧光素钠同时打开计时器，注射后 7～12 秒开始拍照。最初拍摄速度可快一些，待开始第一分钟动力学拍完后，可视病情需要和荧光图像的变化间隔时间可以逐步延长，拍摄 15 分钟或 30 分钟均可。

4）拍片完毕，患者如无不适反应，休息半小时即可离去。如有过敏反应，则应立即处理。

（4）图像分析：

1）荧光素充盈和循环时间：视网膜各部位循环时间有无延迟，充盈是否完全、对称等。

2）脉络膜和色素上皮的情况：注意荧光充盈的时间、亮度和形态等。

3）视网膜血管：注意毛细血管充盈情况、有无扩张、渗漏或无灌注区等。

4）视乳头和黄斑：注意有无充盈缺损、染色、渗漏、新生血管等情况。

5）视网膜：注意有无异常荧光出现或荧光遮蔽等。

2．吲哚菁绿脉络膜血管造影

（1）适应证：脉络膜疾病、色素上皮、视网膜下新生血管等。

（2）患者准备：造影前常规作血、尿、血压及心电图检查，并询问有无过敏史。对有严重高血压、心血管疾病、肝肾功能不全者慎用。

（3）造影操作：造影前需作吲哚菁绿过敏试验，无过敏反应者，可将备好的吲哚菁绿（0.5mg/kg）在 2～4 秒内迅速注入静脉，同时启动计时器，开始摄像并由监视器监视造影过程。采用计算机图像处理系统对所检结果分析处理，图像打印。

3．眼部 B 超检查

（1）筛查方法：患者仰卧，轻闭患眼，眼睑涂耦合剂。首先将探头置于眼睑皮肤上，从下方开始，探查上方眼底，然后从鼻侧、上方、颞侧依次移动探头的位置,同时转动入射角度,使超声束指向眼球、眼眶各部位。

(2)眼球、眼眶病变的特殊检查:当常规超声筛查发现病变后要进行如下检查。

1)形态学检查:显示病变局部解剖的声学断层图像。通过不断调整探头的位置和角度,选择多个扫描断层来确定病变的部位、形态、边界及与周围组织的关系。

2)动态观察:了解病变的可动性和后运动,观察眶内病变的可压缩性,用来判断眶内病变为囊性、实性或血管性。

4. 裂隙灯显微镜检查法 患者坐在检查台前,把下颌放在下颌托上,前额顶住托架的前额横档,调整下颌托,使眼所在位置与托架上的黑色标记一致。令患者闭眼,开灯,先在眼睑上调焦,然后令患者张开眼向前注视指标。光源与显微镜的角度一般成40°,但在检查深部组织如晶状体、玻璃体等,应降至30°,在检查玻璃体后2/3和眼底时,除需加用特制接触镜外,光线射入角度应减少至5°~13°或更小。

(六)眼结核相关外科治疗技术

1. 眼球摘除术 眼球摘除术是一种破坏性手术,目的是解除无视力眼的疼痛,防止病菌或肿瘤扩散。由于术后为终身残疾,术前必须明确诊断,并经患者及家属签名同意手术,办理合法术前手续,方可手术。

(1)适应证:

1)眼球内恶性肿瘤:较大的视网膜母细胞瘤、恶性黑色素瘤以及其他恶性肿瘤,已不适于药物、物理和放射治疗,且危及生命。

2)眼球剧烈疼痛:视力已丧失,且无法挽回,眼球剧烈疼痛,如绝对期青光眼、无法控制的眼内炎。

3)保护健眼:严重眼外伤或内眼手术,视力已丧失,且无恢复可能,葡萄膜炎不能控制,为了减轻症状,预防交感性眼炎,应摘除眼球。

4)眼球严重变形:眼球萎缩、角巩膜葡萄肿、水眼、牛眼和先天性小眼球,视力已完全丧失,遗留不雅外观,摘除眼球后安装义眼,改善美容。

(2)禁忌证:凡有可能保留视力的眼外伤、炎症和现代药物及放射治疗技术可能治愈的眼内肿瘤,均应避免破坏性手术。

(3)手术步骤:

1)麻醉:苯丙卡因滴眼3次,2%普鲁卡因、

2%利多卡因、0.75%布比卡因三种液体等量混合,取5ml结膜下和球后注射,轻轻按摩,使药液分布均匀。儿童或不配合者可全身麻醉。

2)剪开结膜:沿角膜缘环形剪开球结膜1周,用弯剪将结膜、眼球筋膜与巩膜分开,至赤道部以后。

3)剪断眼外肌腱:用眼肌钩分别钩出内、上、外、下四条直肌肌腱,用丝线在直肌止点8字缝扎并剪断。注意内直肌应留0.5mm肌腱,用以牵拉眼球。

4)剪断视神经:以止血钳夹住内直肌腱,向前牵引,使眼球外转、视神经内移。视神经剪从内上方进入,沿巩膜表面伸至球后,上下摆动剪刀,感知视神经所在位置。张开剪叶,使视神经移入剪叶间,再次上下运动剪刀,确知视神经在位,轻轻向后压,剪断视神经。对于视网膜母细胞瘤,应尽量多剪取视神经,以免遗留瘤细胞。

5)剜出眼球:将眼球牵引至睑裂外,剪断上、下斜肌止点和其他球后组织,剜出眼球。因葡萄膜恶性黑色素瘤摘除眼球,应避免术中挤压眼球,操作轻巧;也可在暴露肿瘤基底巩膜后,液氮冷冻4分钟,待肿瘤形成冰球,再摘除眼球。

6)向眼眶内填塞湿纱布或止血球,止血后取出。

7)内、外直肌断端缝合,上、下直肌断端缝合,分层缝合Tenon囊及结膜,加压包扎。

(4)术后处理:结膜囊内置凡士林纱条或眼膜,以免结膜收缩、结膜囊缩小。术后加压包扎48小时,术后1周拆线,结膜囊内保留眼膜。4~6周置换义眼。

2. 泪囊摘除术

(1)适应证:①年老体弱的慢性泪囊炎患者或患有其他全身疾病不适于做鼻腔泪囊吻合术者;②泪囊太小做吻合术有困难者;③因病情需要如严重角膜溃疡、眼球穿孔伤以及需要做内眼手术者;④结核性泪囊炎。

(2)手术步骤:

1)沿前泪嵴皮下注射0.5ml 2%利多卡因,把注射针在内眦韧带上缘垂直刺入深部骨部,注射1ml,最后在鼻泪管处注射0.5ml。

2)做皮肤切口:由内眦部内侧3mm,内眦韧带上3mm开始沿前泪嵴向下、向外延长1.5cm,将切口颞侧的皮肤及皮下组织分离,鼻侧的皮肤不必分离,以免误伤内眦静脉引起大出血。

3)撑开皮肤切口,用钝头剪沿前泪嵴把皮下浅层筋膜、眼轮匝肌和深层筋膜划开,剪断内眦韧

带，露出下面的泪囊。

4）用钝头剥离器把泪囊与附近组织分开，上至内眦韧带，下至鼻泪管，先分离泪囊内壁与泪囊窝，分离时紧贴前泪嵴和泪囊窝，以免撕破泪囊。再分离后壁和上方的泪囊盲端，最后分离外侧壁。

5）从下泪点伸入泪道探针达泪囊。沿探针尽量夹住泪小管的近泪点端，用剪刀剪断泪小管。对泪小管或泪总管有扩张的，尤须注意剪除干净，否则术后该部分仍有慢性炎症。

6）在鼻泪管处剪断，摘除泪囊，并检查是否完整摘除。

7）用锐刮匙把鼻泪管上部的黏膜刮除剪尽，用蘸有碘酒的棉签涂抹鼻泪管处，再用生理盐水冲洗。

8）检查伤口，缝合内眦韧带，连续缝合皮下组织，缝线两头置于皮肤切口两端外面，间断缝合皮肤。涂抗生素眼膏于结膜囊内。手术区垫纱布小枕加压包扎。

（3）注意事项：

1）术前用生理盐水冲洗泪道，挤尽泪囊分泌物。

2）勿将麻醉剂注入内眦静脉，手术时勿伤及该静脉，以免引起大出血。

3）分离泪囊时紧贴前泪嵴，定能找到泪囊，否则极易进入眶内，使眶脂肪脱出。

4）泪囊必须完整摘除，若有部分残留，黏膜增殖后产生分泌物，使慢性泪囊炎症状复发。

5）泪囊摘除后，必须把泪小管尽量切除，把鼻泪管黏膜刮尽，以免黏膜增殖或泪小管扩张，产生慢性泪囊炎症状。

（4）术后处理：术后次日换药去绷带，5天后拆线，抽出皮下组织缝合线。

二、腮腺结核（parotid tuberculosis）

（一）概述

腮腺淋巴结结核属腮腺区少见疾病，好发于年轻女性。常发生于一侧腮腺浅叶，双侧同时发病少见（图21-1）。

（二）临床表现

临床表现无特异性，多为无意中发现，表现为耳屏前、耳垂下及其周围缓慢生长的无痛性或有轻度疼痛的结节，单个或多个。结节较小时多表面光滑，质地中等，可活动，肿块增大时质地可较硬并与周围组织粘连，活动度小，部分多发肿块会融合形成串珠样改变。

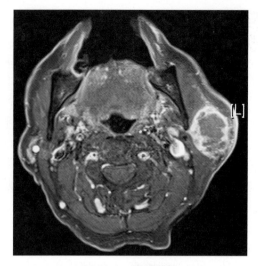

图21-1 腮腺结核

患者常无肺结核和其他肺外结核史，亦无明确结核密切接触史。少数患者因身体其他部位结核（常见于肺结核）或结核接触史而有典型的结核中毒症状，病变发展快并有明显红肿、压痛等征象。有时会形成瘘管与口腔相通。

（三）影像学检查与病理形态

腮腺淋巴结结核的CT表现与其病理改变密切相关。渗出、增殖和干酪坏死为结核的基本病理过程，这3种病理过程可以相互转化，交互存在，并以某种病理改变为主，因而在不同的病理阶段CT表现各不相同，增强扫描更能反映其病理特点。

1. 当病灶以增殖性改变为主时，病灶主要是肉芽肿成分，其内可无或有微小干酪坏死。因肉芽组织血供丰富，其内微小干酪坏死灶CT不能显示，平扫密度均匀，边缘光整，增强扫描则呈中等度均匀强化。

2. 当病灶在干酪增殖阶段时，病灶可表现为同一淋巴结内有多个肉芽组织及中央有成片干酪坏死并存的病理过程，也可表现为同一淋巴结或多个相互融合淋巴结内呈单发较大干酪坏死及病灶突破被膜形成肿块周围炎的病理过程。因干酪样物质含水量少、蛋白成分高且不易液化，CT值通常超过40HU，平扫与周围炎性肉芽组织可无密度差异，呈密度均匀肿块，边缘光整或模糊。增强扫描干酪样物质缺乏血供不强化，炎性肉芽组织存在血供可强化，前者多表现为花边状强化，后者则呈不均匀强化。

总之，腮腺出现单侧浅叶多发肿块，病灶均匀、不均匀或环形强化，可见液化、坏死，周围腮腺筋膜增厚，皮下脂肪间隙模糊，同侧颈部淋巴结肿大,身体其他部位结核或有结核史及结核菌素试验强阳性等,均助于提示腮腺淋巴结结核可能。

(四)治疗

正规抗结核治疗,择期行病灶清除或切除术(腮腺切除术)。

1. 适应证 ①位于腮腺的良性肿瘤、恶性肿瘤;②反复发作的慢性腮腺炎,范围广泛的涎瘘,非手术治疗无效者;③类肿瘤型病变:如类肿瘤型舍格伦综合征、嗜酸性粒细胞淋巴肉芽肿。

2. 禁忌证 ①急性炎症期;②全身严重系统性疾病。

3. 手术步骤

(1)患者取仰卧位,垫肩,头偏向健侧。

(2)手术可在全身麻醉或局部麻醉下进行。

(3)一般选择 S 形切口,上端起自耳屏前颧弓根部,沿皮纹切开,绕开耳垂向后,沿下颌支后缘后方顺下颌角方向向前至舌骨大角平面。

(4)切开皮肤、皮下组织及下颌下区的颈阔肌,沿腮腺咬肌筋膜浅面翻瓣,显露腮腺上、前、下缘即可。向后翻瓣至胸锁乳突肌前缘。

(5)寻找解剖分离面神经可采用顺行解剖法,即从主干分离解剖面神经;亦可采用逆行解剖法,即从面神经分支开始解剖分离面神经,术中可根据肿瘤部位和经验选择不同方法。

(6)通常在下颌角后上方处能找到面神经下颌缘支,沿下颌缘支追踪至总干,再解剖至其他各分支,沿途结扎、缝合残留的腺体。

(7)对于腮腺手术范围的基本术式、适应证,目前定义为:①腮腺全切术:切除范围包括腮腺浅叶及深叶,其适应证为腮腺深叶的良性肿瘤和腮腺恶性肿瘤;②腮腺浅叶切除术:切除范围为面神经浅面的腮腺,其适应证为腮腺浅叶的良性肿瘤;③腮腺部分切除术:切除范围为肿瘤及肿瘤周围部分正常腮腺组织切除,其适应证为腮腺后下部良性肿瘤和腮腺浅叶其他部位直径 < 1.5cm 的良性肿瘤。

(8)术中面神经的处理原则:良性肿瘤或临界瘤原则上应保留面神经,恶性肿瘤原则上不予保留。如恶性程度较低,细胞分化好,术中见肿瘤与面神经无粘连或有一定距离者,亦可考虑保留。

(9)术后处理:术毕应冲洗伤口,检查有无出血点,伤口加压包扎或负压引流,消灭无效腔,酌情应用抗生素。术后48小时抽去引流条,手术区加压包扎 7～10 天。负压引流术后通常放置 2～3天,去除后局部加压包扎 3 天。

4. 注意事项

(1)腮腺区占位性病变诊断有多样性。术前应做必要的检查,如 B 超、CT 扫描等,有条件可做组织穿吸活检,明确肿块的性质和部位,以确定手术方案。

(2)若术前无法明确诊断,术中可同期行冷冻病理检查,以明确肿块的性质,选择合适的术式。

(3)恶性肿瘤原则上行全腮腺切除,是否同期行颈淋巴清扫术,应视肿瘤病理性质和局部淋巴结是否有转移而综合考虑。

(4)术后禁食酸性或刺激性食物,预防涎瘘。

(5)术后若出现面神经暂时麻痹者,可给予神经营养药物。

(6)面神经未保留者,术后应注意眼的保护,给予眼罩,金霉素眼膏涂敷,以防暴露性角结膜炎。

(7)如是腮腺肿瘤性疾病,术后应定期随访。

三、耳结核(otologic tuberculosis)

(一)概述

外耳结核又称寻常狼疮,少见,多由面部寻常狼疮或中耳结核的分泌物感染引起。也可来源于血行感染。好发于 10 岁以下儿童。中耳结核主要继发于肺结核,亦可继发于腺样体结核或颈淋巴结结核。病菌可经咽鼓管直接侵入、经血液循环或淋巴系统传入中耳和乳突,原发性者少见(图21-2)。

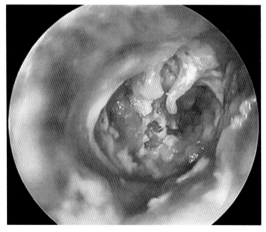

图 21-2 耳结核

(二)临床表现

1. 外耳结核

(1)早期皮肤出现多个红褐色小结节,用玻片压之,呈灰白色,其中可见散在的黑点。溃疡、瘢痕形成，导致耳廓畸形。

（2）耳周和颈部淋巴结肿大并压痛。

2. 中耳结核

（1）症状：本病好发于小儿，起病多隐袭，可有耳流稀薄臭脓，听力明显减退。

（2）体征：早期，鼓膜多发性穿孔，迅速融合成紧张部大穿孔。晚期，鼓室黏膜苍白或鼓室、外耳道内见肉芽组织。

（3）并发症：由于中耳乳突骨质破坏，可并发耳后骨膜下脓肿、耳后瘘管、面瘫和迷路炎，更为严重可并发结核性脑膜炎，病变也可延续到颞骨岩尖，形成岩尖综合征。

（三）辅助检查

1. 分泌物涂片、病变组织的抗酸染色可找到结核分枝杆菌。

2. 颞骨高分辨率薄层 CT 或 X 线摄片可见中耳、乳突骨质破坏，偶可波及岩尖部，出现岩尖部骨质破坏或可见死骨形成。

（四）诊断要点

1. 结核病史及结核接触史。

2. 临床表现　耳镜检查见肉芽肿。

3. 乳突及胸部 X 线拍片或薄层 CT。

4. 分泌物涂片及病变组织找结核分枝杆菌。必要时可作结核分枝杆菌培养及动物接种。

5. 应注意与化脓性中耳炎、耳部肿瘤、颞骨组织细胞增多症 X 等鉴别。

（五）治疗方案及原则

1. 全身抗结核治疗和支持疗法。

2. 有广泛的骨质破坏、死骨形成者，并发耳后骨膜下脓肿、耳后瘘管、面瘫者，应行乳突根治术。

四、鼻结核（nasal tuberculosis）

（一）概述

鼻结核少见，是由结核分枝杆菌引起的鼻部慢性感染性疾病，常继发于肺结核或胃肠结核。也可由结核患者用手挖鼻引起。鼻寻常狼疮以原发为主，女性青春期发病较多（图 21-3）。

（二）临床表现

1. 症状　早期症状常很轻微，可仅有鼻前部瘙痒，烧灼感，少量渗液。病变发展，出现不同程度鼻塞、鼻痛、鼻臭，嗅觉障碍，侵及鼻窦则有头昏、头痛等鼻窦炎表现。可有眼部不适、流泪、耳鸣耳溢等。严重者可有消瘦、发热等全身症状。

2. 体征　病变多发在鼻前庭皮肤、鼻底及鼻

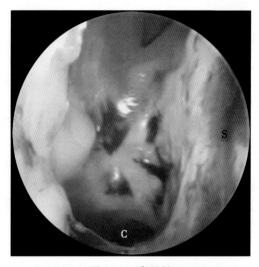

图 21-3　**鼻结核**

甲前端。鼻镜检查，鼻腔内有痂皮，其下黏膜浅表溃疡，边缘不整，溃疡处有苍白色肉芽组织增生，触之易出血。严重者可致鼻中隔穿孔。寻常狼疮表现为有鼻前部皮肤及黏膜粉红色结节状增生，可出现溃疡，愈合后结瘢。

（三）辅助检查

结核菌素试验、鼻分泌物涂片、细菌培养、局部组织活检、肺部结核灶检查。

（四）诊断要点

1. 结核病史及结核接触史。

2. 临床表现　鼻镜检查见溃疡、肉芽肿等。

3. 分泌物涂片及病变组织找结核分枝杆菌。必要时可作结核分枝杆菌培养及动物接种。

4. 应注意与鼻麻风、鼻梅毒、鼻孢子虫病和鼻部肿瘤鉴别。

（五）治疗方案及原则

强调早期诊治和综合治疗。

1. 全身抗结核治疗。局部用 3% 链霉素溶液滴鼻，涂抹利福平软膏。

2. 30% 三氯醋酸烧灼溃疡和肉芽组织。对局限性狼疮结节可手术切除。

3. 鼻部理疗、紫外线、放射治疗也有一定疗效。

五、喉结核（laryngeal tuberculosis）

（一）概述

喉结核为耳鼻咽喉结核中最多见者，原发性甚少，多继发于较严重的肺结核或其他器官的结核，通过接触、血行或淋巴途径传播而来。喉部的接触性传染是因带菌痰液附着于喉部黏膜或黏膜皱褶处，细菌经微小创口或腺管开口侵入黏膜深

部而引起的。近年来,肺结核及其他部位结核发病率有明显增加趋势,发病年龄段由青年移向中老年。咽喉部结核临床特点也有所改变,由以前的喉后部、虫蚀样溃疡为特征转变为以局限性或弥漫性黏膜水肿为主要改变。误诊率高(图21-4)。

（二）临床表现

1. 症状　早期咽部不适、灼热、发干,可有刺激性咳嗽。声嘶,表现为音调低沉或完全失声。咽喉疼痛,吞咽时加剧,进食困难。少数患者可有呼吸困难或窒息。

2. 体征　喉镜检查可见喉部黏膜苍白,杓间区或一侧声带局限性充血,溃疡呈虫蚀状,边缘不整齐,底部有肉芽增生,会厌及杓状会厌壁可水肿、增厚,病变累及环杓关节时可导致声带固定,软骨脓肿向外穿破,颈部可见到瘘管。

（三）喉结核的病理分型

1. 浸润型　黏膜上皮增厚,固有膜中可见典型的结核结节,并有程度不等的纤维组织增生及淋巴细胞浸润。

2. 溃疡型　以形成结核性溃疡为特征,溃疡面呈干酪样坏死,其下为结核性肉芽组织和纤维瘢痕组织,溃疡附近的鳞状上皮常呈明显的乳头状增生或假上皮瘤样增生。

3. 肿块型　结核病灶中纤维结缔组织明显增生形成肿块。结核结节常由大量纤维组织包绕,干酪样坏死常不明显。喉结核易蔓延至邻近组织,并经淋巴道播散引起颈淋巴结结核。

（四）诊断要点

1. 结核病史及结核接触史。

2. 临床表现　声嘶、咽喉疼痛。喉镜检查见黏膜溃疡、肉芽肿。

3. 病变组织活检涂片找到结核分枝杆菌或结核分枝杆菌培养。

（五）治疗方案及原则

1. 全身治疗　积极治疗结核病及增强机体抵抗力,有利于喉结核的痊愈。

（1）抗结核药的应用:异烟肼、对氨基水杨酸、利福平、乙胺丁醇、吡嗪酰胺。

（2）支持治疗:禁烟、酒,改善营养,注意休息。

2. 局部治疗

（1）严格噤声,使喉部充分休息。

（2）药物蒸气或雾化吸入。

（3）局部止痛。

（4）中药治疗。

3. 手术治疗

（1）气管切开术:适用于有明显呼吸困难者。

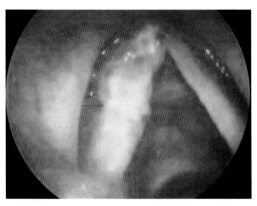
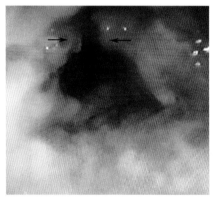
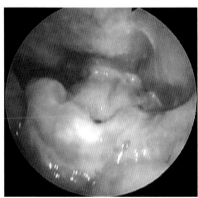
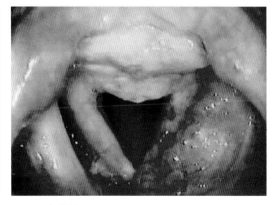

图 21-4　**喉结核**

（2）其他手术：如瘢痕切除、放置 T 形管、喉成形术等。

（六）预防

1．耳、鼻、咽、喉结核的预防非常重要。首先不要和患有传染性肺结核的患者接触，周围有传染性肺结核患者时要戴口罩。

2．不要用手挖鼻孔，以免将结核分枝杆菌带入。

3．不要使用结核病患者的餐具，以免把结核分枝杆菌吞入。如发现自己某个部位有结核，应及时治疗，以免传至其他部位。

六、口腔结核（buccal tuberculosis）

（一）概述

口腔结核临床并不多见，原发者极少，大多数继发于身体其他部位的结核病灶，以肺结核多见。当口腔发生破损、擦伤或某些口炎时，肺结核患者痰中的结核分枝杆菌即可侵入黏膜组织的创面而引起感染，也可通过淋巴管将鼻咽部结核分枝杆菌传播至口唇部皮肤。它是口腔慢性特异性传染病，包括口腔黏膜结核初疮、口腔黏膜结核性溃疡、口腔寻常狼疮，其中以结核性溃疡最为常见。极少情况下，口腔结核性感染是其他无症状结核病的唯一表征。结核性颌骨骨髓炎和根尖周结核性肉芽肿也可发生。口腔病损常伴有局部淋巴结肿大。颈部淋巴结结核可致结核性淋巴结炎，受感染的淋巴结表面皮肤分解，多发生瘘管形成。临床结核菌素试验呈阳性；可在病变处培养出结核分枝杆菌；胸部 X 线检查可见肺结核表现；抗结核治疗有疗效（图21-5）。

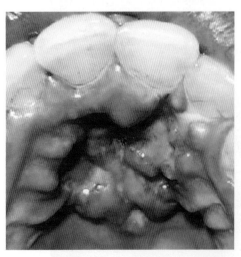

图 21-5　口腔结核

（二）临床表现

1．结核初疮　临床上少见，多见于儿童，也可见于成人。常发生于口咽部或舌部，初起为褐红色丘疹，渐成硬块或斑块，可发展成顽固性溃疡，周围有硬结称为结核性初疮，患者一般无痛感。局部可发生淋巴结痛，肿大的淋巴结，可破溃，有干酪样物。

2．结核性溃疡　本病多见于成年人。是口腔中最常见的继发性结核损害。可发生在口腔黏膜任何部位，但较常见于舌、咽旁、磨牙后区及颊等黏膜部，为慢性持久性溃疡。溃疡特点为大小不等，有时互相融合成大溃疡、边界清楚，边缘不齐，微隆起呈鼠啮状，并向中央卷曲，形成潜凹状，其底覆有少许脓性渗出物，除去渗出物后，可见暗红色桑椹样肉芽肿、黄褐色粟粒状小结节，患者早期即有疼痛。此外，若肺结核患者抵抗力极差时，可在其口唇的黏膜与皮肤连接处发生病变，早期是浅表的肉芽性溃疡，并有发展为大面积组织破坏和产生广泛畸形的倾向，称为皮肤口腔结核。

3．寻常狼疮　寻常狼疮是皮肤的原发性结核，由口周皮肤可向口腔黏膜发展。临床较少见。好发于无结核病灶，而且免疫功能较好的青少年或儿童。早期损害为 1 个或数个绿豆大小的红色小结节，质软略高出皮肤表面，边界清楚，可长期静止不变，或逐渐消退为苍白而萎缩的瘢痕组织；或者结节性病变的数量增加，甚至在瘢痕处形成结节；无明显自觉症状，常这种结节性病变若以透明玻璃片作压诊检查，可见结节中央呈圆形的苹果酱色，周围的正常皮肤为苍白色。若结节不断扩大，融合破溃，合并继发感染则发生坏死，形成组织缺损，形似狼噬，故名狼疮。病程十分缓慢，一般疼痛不很明显。寻常狼疮的口腔损害，也可能表现为硬化性肉芽肿。

（三）诊断要点

1．根据临床表现及全身的结核病灶，特别对于口腔无复发史而又长期不愈的浅表溃疡，应怀疑为此种损害。

2．胸部 X 线检查、结核菌素试验、周围血的红细胞沉降率、抗酸染色、浓缩集菌培养等有助于诊断。

3．活体的组织病理学检查确诊，但活检应在控制继发感染后进行，否则会发生误诊或造成其他不良后果。

（四）鉴别诊断

临床应与鳞状细胞癌、梅毒、全身性真菌病、淋巴瘤、重型阿弗他溃疡、损伤性溃疡、韦格纳肉芽肿病、致死性中线性肉芽肿、放线菌病、嗜酸性溃疡鉴别。

1. 创伤性溃疡 溃疡的形态与慢性机械创伤因子基本相符合，去除创伤因子后，损害可逐渐好转或愈合。

2. 恶性肿瘤 病变进展快。溃疡深大，基底有硬结，边缘部位比结核病损坚硬，颌下及颈部常可触及肿大坚硬、粘连、固定的淋巴结。基底有细颗粒状突起，似菜花状；基底有硬结，边缘部位比结核损害更硬，相应的淋巴结坚硬、粘连。

3. 梅毒 有溃疡或穿孔的梅毒瘤性浸润，常类似结核性病变，可通过梅毒血清检测、结核菌素试验进行鉴别。

4. 深部真菌感染 如孢子丝菌病、芽生菌病和球孢子虫病等，可有类似结核溃疡和肉芽肿的表现，可以采用真菌培养、活体组织检查等鉴别。

（五）治疗原则

1. 对症治疗 对于口腔结核还应注意消除继发感染，去除局部创伤因子，磨除口内锋利牙尖，调改创伤颌，减轻疼痛。采用支持疗法，摄入富于营养的食物，增加机体抵抗力和修复能力。饮用软、流质，禁吃辛辣食品，以免刺激破损的口腔黏膜加重疼痛，延长痊愈时间。注意保持口腔卫生。

2. 抗结核治疗 如结核性病损仅局限于口腔黏膜或皮肤，则治疗见效较快，1～2周就可开始好转。可采用异烟肼口服，每天 0.3～0.5g，疗程为 2～6 个月。近年来，亦有人主张用二线药物治疗口腔结核，即利福平与异烟肼或吡嗪酰胺、乙胺丁醇等配合，则疗程可更为缩短。在用药治疗过程中，应注意检查肝肾功能。有条件的医院最好在结核专科医师的指导下进行治疗。

（六）并发症

常见的并发症有口臭、咽炎、便秘、头痛、头晕、恶心乏力、精力不集中、失眠、烦躁、发热、淋巴结肿大等，还可引起其他部位的结核病。

（七）预防

预防本病的关键是早期有效地治疗原发结核病灶，同时避免口腔黏膜发生创伤。本病在治愈前患者的用具、食具等应隔离，以免传染他人。结核病在 HIV 感染者中的比例正在上升，带结核病的 AIDS 患者几乎半数有肺部以外的病变形成。由于 HIV 合并结核感染患者细胞免疫功能异常，口腔黏膜溃疡发病率增高。

（陈其亮　蒋良双　戴希勇　杨娅玲　杨　斌）

参 考 文 献

[1] LIKTOR B，LIKTOR B，LIKTOR B Jr，et al. Primary tuberculosis of the middle ear cleft: diagnostic and thera-peutic considerations[J]. Eur Arch Otorhinolaryngol，2014，271（7）: 2083-2089.

[2] TOGNON M S，FISCON M，MIRABELLI P，et al. Tuberculosis of the eye in Italy: a forgotten extrapulmo-nary localization[J]. Infection，2014，42（2）: 335-342.

[3] 杨思宇，黄胜. 眼结核 9 例临床病理分析 [J]. 中国社区医师（医学专业），2010，12（17）: 164.

[4] 袁阳，李古月，杨长亮，等. 耳鼻咽喉结核 11 例误诊的体会并文献复习 [J]. 中国中西医结合耳鼻咽喉科杂志，2019，27（2）: 138-141.

[5] 琚梧桐，刘莹，谈亦然，等. 口腔结核 11 例临床病理分析 [J]. 中国口腔颌面外科杂志，2017，15（6）: 543-547.

[6] 焦方刚，程瑞霞，丁元玲. 耳鼻咽喉结核 43 例患者的临床诊疗分析 [J]. 宁夏医学杂志，2018，40（6）: 558-560.

[7] 严荣燕，章学军. 36 例耳鼻咽喉结核临床特征分析 [J]. 临床耳鼻咽喉头颈外科杂志，2007（4）: 182-183.

[8] DE ALMEIDA LIMA A S，PESSOA T M，SILVA G O Jr，et al. Tuberculosis of the oral cavity: case report[J]. Oral Surg Oral Med Oral Pathol Oral Radiol，2020，129（1）: e111.

[9] SHARMA S，BAJPAI J，PATHAK P K，et al. Oral tuber-culosis - Current concepts[J]. J Family Med Prim Care，2019，8（4）: 1308-1312.

[10] 曾春，李娴，李咏梅，等. 腮腺结核的 CT 特征 [J]. 中国医学影像技术，2016，32（7）: 1035-1038.

[11] ZHANG D，LI X，XIONG H，et al. Tuberculosis of the parotid lymph nodes: clinical and imaging features[J]. Infect Drug Resist，2018，11: 1795-1805.

第二十二章

常见结核病术后并发症及处理

第一节 概 论

外科手术仍是临床治疗中的一项不可替代的有效手段，但同时也是一个创伤过程。临床工作中，积极预防和治疗因手术或手术创伤而造成的并发症，使患者能够安全地度过手术期，迅速而顺利地恢复身体健康，具有极为重要的意义。如果忽略了这个问题，手术并发症的发生率就有可能大大增加，将给患者带来新的痛苦甚至严重后果。

一、术后并发症产生的原因分析

1. 解剖异常 解剖学是临床各科手术的重要基础理论依据之一，正常人体各个器官、组织均有一定的位置、形态、组织结构，但随着个体发育的不同，存在解剖学差异。因此，临床医师进行手术的过程中，会遇到各种解剖学上有异常的患者，而引起相应的手术并发症。

（1）神经走行异常：手术过程中要了解该部位的主要神经分布及其走行，在术中一定要防止损伤神经组织，以免引起术后该部位的功能障碍。但由于某些患者解剖学个体异常，往往会出现神经分布与走行的变异。

（2）血管走行异常：出血是最为常见的手术并发症之一，而造成出血的原因多为术中止血不彻底或者患者局部病变因素、凝血功能异常等。但由个体差异造成手术部位血管走行的异常，也是其中原因之一。

（3）正常组织的形态异常：在人体胚胎发育过程中，由于个体发育的不同，尽管某一种脏器还未达到畸形的程度，功能也属于正常状态。但是，大体形态已出现一定程度的变异，往往给该部位或相关部位的手术造成一定困难和带来手术并发症的可能性。

（4）正常组织位置变异：某些个体在组织发育过程中，虽然相应的组织、脏器发育良好，但是由某种原因导致该组织、脏器不处在正常的解剖位置，这样会给临床诊断和手术造成一定的困难。如众所周知的左侧阑尾，将会使急性化脓性阑尾炎的诊断和治疗变得困难，也容易造成手术并发症的发生。

在肾脏疾病中，异位肾是常见的。肾位置出现异常，大多为低位肾，可位于盆腔内，常伴有形态上的异常，给手术造成一定的困难。

（5）各种病理改变造成解剖学上的变异：由于各种疾病在发生、发展的过程中，造成了相应组织、器官的病理改变，从而导致该病变部位在解剖学上的异常，造成更多的手术并发症的发生。例如食管癌，如果肿瘤发展侵犯到纤维膜面，它可以与气管前面的主动脉形成粘连，甚至破坏上述组织，使该部位解剖结构不清，在术中可损伤气管或者大血管造成气管食管瘘或大出血。另外，食管癌病变常发生浸润性生长或存在病灶呈跳跃式浸润生长，容易造成肿瘤切除不彻底，致使术后复发或者吻合口瘘等并发症。

（6）先天性发育异常：先天性发育异常是由于某种原因使先天发育发生障碍，偏离了染色体内遗传密码所规定的时间的、空间的均衡发育，造成了人体形态结构上的畸形。可分为外表畸形、内脏畸形和外表内脏均有畸形，由于机体的畸形存在，使手术治疗增加了并发症的可能性和特殊性。另外，消化系统的畸形、心血管系统的畸形，一旦在术前没有得到明确诊断，在手术治疗中、也极容易造成并发症的产生，必须引起临床医师的高度重视。

2. 个体差异 现代外科学无论在基础理论还是专业技术方面，都在不断发展、创新和完善，例如先进的现代化的麻醉技术、手术技术，各种强有力的抗生素、高能量的营养支持、外科 ICU 病房的监护等。但是，外科医师仍然面临着手术后严重感染、后期脓毒血症所致的高死亡率，而导致这种情况的发生与患者个体差异关系极为密切。如患者在免疫学上的差异、遗传学上的差异、敏感性、耐受性等的差异都与手术后是否发生并发症直接相关。

（1）免疫功能的差异：在创伤或大手术后，均可导致所谓全身的"应激反应"及机体免疫功能的变化，均属于创伤或大手术后迅速波及全身各系统、组织、细胞及分子水平的机体保护性反应。然而这一反应过程往往因过于激烈或调节失衡，从而造成自身性损害，使机体抵御感染的免疫功能明显减弱。由于创伤和手术的类型与范围不一、个体差异，其结果也不同，如热损伤超过体表面积的 30% 即可造成宿主获得性免疫缺陷，这一结果已经得到证实。研究表明，创伤或大手术后机体免疫功能受到抑制或造成免疫缺陷，并以非特异细胞免疫功能抑制为主，免疫抑制状态的时间越长，并发感染或脓毒血症所致的死亡率亦越高。由于个体免疫功能的差异，患者对手术后的"应激反应"不尽相同。手术后全身反应，如肾上腺皮质激素分泌增加，还有手术创伤可使组织中释放出抑制因子，均可造成免疫功能抑制。另外，手术中麻醉药物的影响、术中异体血液的输入，亦可使免疫功能受到抑制，而免疫抑制则可影响到手术后合并感染的发生。因此，临床医师必须考虑到患者在免疫功能方面的差异，以便采取积极、有效的措施预防术后严重感染的发生。

（2）遗传学的差异：自从变态反应概念提出后，临床上早已注意到超敏反应的个体和种族差异。研究表明，上述情况与遗传背景有一定关系，但对其有关的遗传物质基础却仍未完全明确，有学者提出遗传控制 IgE 的产生。

（3）年龄差异：众所周知，不同年龄的人群抗病能力亦不相同，年轻人各个器官系统处于生理性旺盛阶段，体液免疫、细胞免疫功能强，抗病能力强；儿童时期由于各器官系统发育生长还不完善，抗病能力较低；而老年人的特点是抵抗疾病的能力下降，应激能力减弱，这是由于人体各器官系统首先是神经和内分泌系统生理性衰退造成的总的结果。应激能力降低在免疫功能方面的表现是对外来入侵细菌、病毒、真菌和原虫等微生物及外来抗原刺激的反应能力差。因此，老年人易发生

感染，在一些毒力低的致病因素作用下，在同样的手术条件下，对一般年轻人不构成导致感染因素，却可以使老年的手术患者发生术后并发症。这就是机会性感染，而机会性感染一般发生在免疫缺陷者。老年人一方面对外来抗原的特异性免疫尤其是细胞免疫能力降低，另一方面对自身抗原的免疫反应能力、非特异免疫能力反而提高，其体液免疫能力并不减低，这是老年人免疫的第二个特点，正是由于这种原因，老年人的自身免疫性疾病、肿瘤和心血管病的发病率明显增加，这种情况不仅给手术带来了困难，而且更危险的是术后并发症的发生。

3. 病情轻重 患者的健康状况及病情的严重程度对手术具有直接的影响，并对术后的转归具有十分重要的意义。因此，手术前对患者健康状况以及病情严重程度的了解和认识显得尤为重要。

影响患者健康状况及病情严重程度的因素：

（1）机体抵抗力：创伤、失血、麻醉、感染、手术等各种刺激，均可激发身体内一系列的应激反应，包括内分泌激素的作用、实质器官功能的调整、能源底物的动员与利用、防御功能的改变等。青壮年患者应激反应旺盛，即使在极端的情况下，仍能有效地调节机体内环境的稳定。但在患者机体抵抗能力下降的患者，对手术及创伤的应激反应水平均有下降，表现为迅速恢复身体内部改变的能力降低，器官功能状态随年龄增长而减弱，协调内环境稳定和防御功能之间的能力减弱。

因此，对长期患病情况下，机体抵抗力很弱，在各种不利的情况下如缺氧、创伤、体力消耗等应激状态下，常显得十分脆弱，耐受力很低，对手术的创伤应激往往是在一种降低的、不协调的、不平衡的状态下进行。在复杂的或有并发症的情况下，特别是手术后并发感染、休克等情况下，则往往导致不平衡，陷入多系统器官的功能衰竭而导致严重的并发症。

（2）心血管疾病：原有心脏病的患者，围手术期常有潜在的危险，手术后死亡率和并发症发生率比无心脏病的患者高出 2～3 倍，其危险因素与心脏病的情况有直接关系。一些报道指出，手术前 3 个月内曾有急性心肌梗死的患者，手术后再发心肌梗死的发生率约为 30%；若在 3～6 个月后行手术者，心肌梗死率下降至约 15%；当 6 个月后才行手术时，则再下降并稳定地维持在 5% 的水平。因而择期手术的患者，待至 6 个月后手术较为安

全。有高血压的患者如果属慢性的、稳定的、无心脏冠状动脉病变或心力衰竭，肾功能正常时，虽有左心室肥大和不正常的心电图（ECG），亦不致过多地增加手术的危险性。有心力衰竭的患者手术应该推迟，心力衰竭较轻可用洋地黄控制者，手术危险有轻度增加；但是若有明显的症状时，如走平路时气急、端坐呼吸困难的患者，体格检查有奔马律、肺底部啰音、中心静脉压升高等心力衰竭表现时，手术必须推迟，术前洋地黄治疗最好在 1 个月以上。

（3）肺功能疾病：影响手术后肺部并发症的主要因素是手术部位、原有的肺部疾病，并发症发生率最高的是胸腔内手术，其次为上腹部手术，然后依次为下腹部手术和周围部位的手术。此外，影响术后肺部并发症的一般性因素有吸烟史、年龄＞40 岁、肥胖、患者在手术后的合作程度。

外科患者最常遇到慢性阻塞性肺部病变和慢性的呼吸生理功能衰退，包括：①肺组织本身的改变，使气体弥散，肺弹性降低，通气 / 灌流失衡增加；②呼吸肌力量减弱；③胸廓的顺应性降低；④麻醉和手术本身对肺功能的影响；⑤术后切口疼痛、呼吸活动受限等，使上腹部手术后发生肺不张的机会增加；⑥手术后的咳嗽受限制，排痰无力；⑦镇静剂和止痛药物的使用等。上述情况均是导致手术后发生肺不张和并发肺部感染的主要因素。慢性阻塞性肺疾病患者手术后如果 $PaCO_2 > 6.0kPa（45mmHg）$，常预示可能发生严重的甚至是致死性的手术后肺部并发症。

（4）肾脏疾病：接受手术治疗的患者如果合并肾功能障碍，手术后很容易引起急性肾衰竭。近年来由于透析治疗的发展，一些肾功能障碍的高危患者经支持治疗后，可以接受各种类型手术治疗。如慢性肾功能不全而不需透析治疗者，当肾小球滤过率（GFR）＞15ml/min 及 Scr＜530μmol/L（6mg/dl）时，若有贫血，手术前应输血，将红细胞比积提高至 30% 以上，同时术中应注意保持液体平衡；间歇性透析治疗的患者，当 GFR＜5ml/min，手术前除纠正贫血外应加强抗感染治疗，维持水、电解质平衡，一般可在手术前一天施行透析，然后在术后允许的条件下，尽可能早地恢复透析治疗；当患者手术后出现尿少时，首先应区分是肾性少尿或肾前性少尿，可增加输液，使静脉压不超过 $1.47～1.96kPa（15～20cmH_2O）$，给予呋塞米 100～200mg、甘露醇 12.5g 或多巴胺 5μg/（kg·mim）促进

利尿，及早透析治疗可以减少并发症，降低死亡率。

（5）水与电解质紊乱：重症患者常有水与电解质代谢紊乱，常见的如低钾、低钠血症，手术前应予纠正，此类患者手术中可能出现异常的电解质紊乱。

1）手术后低钠血症并发呼吸骤停，其原因一般是术后使用过多的 5% 葡萄糖溶液，同时有术后高抗利尿素（ADH）水平，对 ADH 过敏，致大量水潴留，此时血清钠可下降至 90～120mmol/L，患者多死亡或造成永久性脑损害。

2）手术后高钠血症，血清钠可高达 150～185mmol/L，可能由于术后的腹泻、胃肠减压，T 管引流下丧失过多液体，同时过多输入等渗盐水或高渗的碳酸氢钠溶液，患者死亡率也很高。因此，对重症患者应经常行血生化监测，了解水、电解质变化，及时纠正水、电解质紊乱。

二、术后并发症的预防

1. 做好思想和技术准备　严格掌握手术适应证、禁忌证以及麻醉和手术方法。对手术操作步骤要做到清清楚楚，对特殊器械准备和使用疗法也必须熟练掌握。对手术中、术后可能出现的情况和解决方法，做到心中有数，以保证手术能够顺利地进行，使患者安全康复。医疗条件及护理队伍的状况对于发生手术并发症也有重要影响，做好患者及家属、单位的思想工作，使患者能够很好地接受和配合手术治疗；并说明手术中及手术后可能出现的并发症及防治措施，以便取得他们的同意和支持，必要时要履行签字手续，避免发生纠纷。

2. 熟记人体解剖　手术医师必须掌握有关基础医学知识，不仅要求熟记正常的解剖结构，尤其手术部位的局部解剖关系，还需要了解解剖变异情况。

3. 全面掌握病情　为了提高患者对麻醉、手术的耐受能力，应该对患者全身情况进行全面了解。详细询问病史，进行体格检查和实验室检查，否则，在手术中或术后一些潜在的非健康因素就可能表现出来，对手术后的恢复产生不利影响，容易发生手术并发症，因此，手术前必须进行心、肺、肝、肾等重要脏器的功能检查，确定有无损害或损害程度，结合大小手术判断手术危险性，可能发生的手术并发症等情况进行全面了解。在多数情况下，重要器官的功能性损害经过适当治疗可以得到改善。若患者可以择期手术，应在原有疾病通过积极有效地治疗，病情改善后再施行手术；需要

急诊手术者，也应在手术前争取早期治疗，并在手术中、手术后继续给予处理。患者病程长，机体营养状况差，手术前应尽可能纠正营养不良。患有高血压者，先进行必要降压治疗，待血压降至基本正常时再手术，冠状动脉硬化性心脏病或急性心肌梗死的患者手术耐受能力较差，容易发生心脏停搏；心力衰竭患者对于手术的耐受能力更差，尽可能有效控制或治愈后，在严密监护心脏功能的情况下进行手术。呼吸功能不全者如有呼吸困难、发绀、哮喘或肺气肿，应该做肺功能检查。如肺功能极差者，手术并发症和死亡率都很高，尤其肺部疾病的呼吸功能不全合并感染者，必须采取有力措施，积极有效地控制感染后手术。肝胆疾病的患者在手术前应做各种肝功能检查，有肝功能损害的患者须加强保肝治疗，对于预防手术并发症具有重要意义。肾脏病患者应进行肾功能检查，有肾功能损害者须维持好肾血流量和肾小球滤过率，是保护肾功能的基本措施。

4. 手术时机　手术时机与外科手术治疗效果和并发症的发生率有着密切关系。如病情许可，可以选择适当的时机进行择期手术，对于减少或避免手术并发症具有重要意义，使手术达到最大的安全性和最好的治疗效果。对于病情严重的急症患者需要急诊手术时，也应在病情许可的情况下，争取时间有重点地做一些必要的检查和积极、有效的治疗，以提高患者的手术耐受能力，以达到减少或避免手术并发症的目的，取得最好的手术效果。

（金　锋　宋言峥　张运曾）

第二节　呼吸系统结核病术后并发症及处理

肺结核肺切除术后并发症发生率远高于其他病种的肺切除术后并发症，文献报道肺结核术后并发症发生率为12%～50%。1994年赵兴吉等手术治疗肺结核345例，并发症发生率为9%；2012年Byun报道73例胸膜肺切除术或全肺切除术治疗肺结核，术后并发症29例（39.7%）；Bagheri报道外科治疗复杂胸部结核108例，并发症发生率为19.4%；Bai等手术治疗毁损肺172例，并发症发生率是18.6%。国内外文献显示，结核性毁损肺合并脓胸和急诊手术治疗大咯血术后并发症相对比较高。

肺结核肺切除术后并发症最常见于术后出血、

切口感染、支气管胸膜瘘、脓胸、胸腔积液、肺不张、神经损伤、乳糜胸等。术后并发症与患者的病情严重程度、是否耐药、手术方式、手术时间、营养状况、年龄和术后的管理等方面密切相关。肺结核术后并发症严重影响患者的术后康复，甚至危及生命，因此必须积极防治。宋言峥等总结18例肺结核全肺切除术后严重并发症，认为并发症的发生可能与以下几种情况相关：

1. 与结核病本身相关的全肺切除术后并发症　众所周知，肺结核全肺切除后更易并发支气管残端瘘，主要是由于支气管残端的炎性病变（结核或非结核性）的存在，虽然这种病变有时是痰菌阴性、稳定的病变，当然活动的病变更易导致支气管残端瘘的发生，此与术前抗结核药物的应用及手术时机的选择是否适当有关。本组3例支气管残端瘘中1例是结节型支气管内膜结核，术前误诊为支气管肺癌，未行抗结核治疗，全肺切除术后出现支气管残端瘘，长期带胸管1年余方治愈。另外，全身条件差（如贫血、发热等）也是形成支气管胸膜瘘的原因，对耐药患者更是如此。本组1例右侧慢纤洞患者，术前患者痰菌阳性，全肺切除术后1个月，对侧肺发现结核病灶，痰菌仍阳性，虽然病灶向对侧播散的原因可能是气管插管麻醉、术中挤压患肺等因素，但我们认为根本的原因是耐多药患者术前抗结核效果差，痰不易控制，术后向对侧播散的可能性就很大。因此，对耐药肺结核需全肺切除的患者，切除病变后更应加强抗结核治疗，以巩固手术疗效。文献报道，经长期不规则化疗失败的病例由于术后缺乏敏感药物的保护，影响手术疗效，手术并发症明显增高。1年以内用药史的患者手术并发症在2%以下，10年以上用药史的患者手术并发症为7%左右，可见敏感药物对手术效果的影响。我们的体会是初治结核患者如无咯血等合并症，术前按方案需化疗6个月，术后继续用药6～9个月；复治或难治耐药肺结核患者术前至少要保留2种以上敏感药物，此时进行手术是最佳时机，术后继续用药1年以上。总之，肺结核患者对抗结核药物的敏感性及是否正规抗结核依然是其外科手术成功的保证。

2. 与手术操作相关的肺结核全肺切除术后的并发症　作者认为，常规包埋支气管残端虽属必要，但残端遗留过长，不仅因局部血供差，影响愈合，而且还会积存血、痰等分泌物，易致感染，同时还应保证残端病变切除干净，切除时其支气管残端切缘尽可能远离病变。否则，残端处理得再好，发生瘘的机会仍然很大，特别是合并支气管结核和结核性支扩更是如此。另外，由于毁损肺、慢性纤维空洞等肺结核病程长，易合并真菌感染等，病肺与胸壁粘连严重，分离时出血多，有时需胸膜肺全切或心包内切除，而胸膜外广泛剥离或术中盲目分离粘连可造成灾难性出血，再加上合并糖尿病等，机体本身代谢紊乱，小动脉硬化，使出血更难以制止。因此，术前应仔细阅片，术中分离粘连时应从纵隔等大血管波动处开始，对与后胸壁和膈肌粘连严重处，稍后再剥。如自心包外剥离有困难，可打开心包处理血管。术中止血用热盐水纱垫效果比较好，尽量不用止血药；术中血压的维持尽量不用全血，要用血浆增量剂，因为过多的输血会破坏体内血液的凝血机制。

3. 与围手术期处理相关的肺结核全肺切除的并发症 肺结核因其破坏正常的肺组织，术前、术后均可产生呼吸功能不全的并发症，尤其是全肺切除术后，如双侧有病变的病例在实施一侧肺全切后，往往出现肺功能不全；或某些肺结核如慢性纤维空洞跨叶病变在手术切除空洞病变的同时，也必须切掉部分正常的肺组织。

一、术后出血

（一）概述

出血是胸外科手术及术后最常见的并发症，肺结核患者因胸腔粘连、结核性肺毁损、胸膜炎、结核性脓胸等，术后并发出血的发生率明显高于非感染性疾病。薛宗锡等报道 94 例结核毁损肺全肺切除术后并发术后胸腔出血 5 例（5.32%），Byun 等报道 73 例肺结核合并毁损肺患者行胸膜肺切除术或全肺切除术的术后出血再次手术 7 例（9.6%）。

一般开胸术后胸腔内出血需再次剖胸止血者占0.73%~1%。开胸术后根据胸腔引流液的量、色、速度及性质，可以判断术后是否有活动性出血。肺结核术后出血，有时后果极为严重，甚至危及患者的生命，作为结核外科医师对术后出血问题应高度重视（图 22-1）。

（二）病因

出血的原因很多，包括胸膜粘连离断处出血或渗血，肺血管残端及余肺的创面出血，肋间血管出血，最常见的是因关胸时未能够彻底、牢靠的止血所致，故关胸前胸腔内彻底的止血是必须高度重视的一环，是手术取得成功、减少手术后出血的关键之一。

肺结核手术后出血主要包括以下几个方面：

1. 即刻性大出血 这种出血来源主要是指肺动脉主干或肺静脉主干结扎及缝扎线脱落引起的大出血，往往可导致患者立刻致死。

2. 大出血 这种出血来源于肺动脉分支或肺静脉分支、支气管动脉，这一类的血管出血危险性较即刻性大出血要小，早期发现还有机会抢救，这种出血除了再次剖胸止血之外，无其他方法可以控制。作者曾遇见一例右上肺结核性空洞行右上肺切除术后，松解游离下肺韧带时损伤下肺静脉，术后未能及时发现，患者在手术后 4 小时胸腔引流量突然增多，患者面色苍白，呼吸急促，血压骤降，心率加速，立即行剖胸止血后，患者转危为安。

3. 肺断面、肺组织表面、支气管残端、胸膜广泛粘连分离创面肋间血管等处的出血，电凝止血后焦痂脱落出血，这些情况下出血量较小，出血速度也比较慢，多数为渗血而非活跃性出血，对于这类出血，仅有极少部分需再次剖胸止血，大部分患者经止血、输血等治疗后出血可逐渐停止。

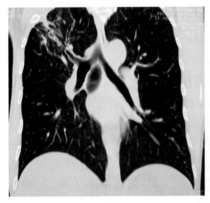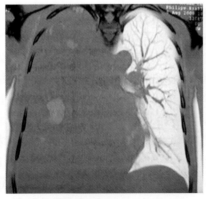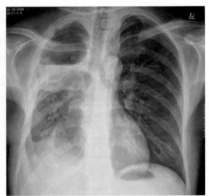

图 22-1 右上肺结核合并支气管扩张咯血，行右上肺叶切除术，术后胸管引流出大量鲜红血液，急诊二次进胸止血，探查发现肋间动脉活动性出血。术后下肺膨胀不良，遗留残腔

4. 关胸时患者血压处于偏低状态，关胸后胸腔内呈负压状态，在扩容等治疗后血压回升，导致胸腔内原已静止的出血点再次出现活跃性渗血。另外，由于大量输入库存血，缺乏血小板及 Ca^{2+}、第 V 凝血因子、第 VIII 凝血因子，使凝血机制受到影响导致渗血，或由于出血、缺氧等因素，微循环障碍导致微循环内广泛微血栓，消耗大量的血小板及纤维蛋白原，导致胸腔内渗血不止。

（三）临床表现及诊治

肺结核术后出血的症状、体征出现的早晚，与出血的量及单位时间内出血的速度有直接的关系，一般来说术后出血较多的患者主诉口渴、心悸、呼吸困难，体征主要是面色及眼睑、口唇、甲床苍白，皮肤湿冷，脉搏细弱，心率在 120 次 /min 以上，血压进行性下降，脉压明显变小。胸腔引流管是观察术后胸腔出血的最直接窗口，胸腔引流液量大，速度快，色鲜红，这预示有较大的血管活动性出血，预后极差。由于胸腔引流管放置位置不恰当或者引流管扭曲堵塞，胸腔引流量少，但患者有失血体征，颈部气管往往偏向健侧，患侧胸部饱满，语颤增强，叩诊浊音，听诊呼吸音明显下降，红细胞进行性下降，也预示有活动出血。

肺结核术后出血不止的患者，应加强术后监护生命体征、胸部症状与体征，观察胸腔引流的量、速度及引流液颜色，血红蛋白及红细胞的动态监测，及时摄床边胸部 X 线片。当出现下面情况时，应及时毫不犹豫地开胸止血。

术后胸腔引流量平均每小时超过 200ml，持续 4 小时无明显减少，患者有失血性休克表现。术后短时间内胸腔引流出大量鲜红色血液，同时患者有休克症状。胸腔引流量不多，但患者有休克症状，床边摄片患者有大量胸腔积液并纵隔移位。胸腔内出血停止，休克已纠正，但胸部 X 线片提示有凝固性血胸、肺受压膨胀不良。

（四）预防

肺结核术后出血严重威胁患者的生命，术中在处理肺血管及关胸前仔细彻底止血，一定要严加防范：

1. 肺血管的处理　术中肺动脉及肺静脉的残端争取保留在 1.0～1.5cm 的长度，肺血管主干结扎两道后一定要缝扎一道，并且保持三道结扎线不在同一平面上。高龄患者血管硬化，血管壁质地比较脆，结扎血管时用力要均匀适度，或者用血管切割缝合器，术后预防出血更可靠。

2. 结核毁损肺由于病肺严重破坏、纤维化，常造成脏胸膜、壁胸膜呈胼胝样粘连，并使脏胸膜、壁胸膜之间有大量毛细血管沟通，特别是同时合并脓胸时，术中胸膜内分离病肺困难，术后容易出血。选择胸膜外肺叶或者全肺切除术使手术容易操作，因为毁损肺壁胸膜与外周胸壁组织之间粘连较轻，两者之间的解剖层面容易分辨，血管交通支较少，增厚的壁胸膜与胸壁组织间相对容易剥离，可以缩短手术时间，减少术后出血的发生率。

3. 电凝止血　对一些小面积渗血有效，但活动性出血电凝止血后的焦痂术后容易脱落而再次出血，应采用缝合止血或结扎出血点。大面积剥离后的胸膜，应仔细耐心的止血，创面可以用止血纱布或海绵，再涂抹止血胶。

4. 关胸前再次检查肺血管缝合结扎是否牢靠，肋间血管有无出血，同时注意关胸时勿扎破肋间血管。

5. 关胸前、胸腔冲洗之后要进行最后一次全面彻底的检查止血，关胸前要尽量使患者血压恢复正常，观察无活动性出血之后再逐层关闭胸腔。另外，大量输血后，及时补充钙剂及纤维蛋白原。

二、术后切口感染

（一）概述

结核外科手术前一般进行系统的抗结核治疗，并且近年来手术技巧及器械设备、术后护理等方面的改进，术后胸部切口感染的机会明显减少。但由于耐多药结核患者逐年增多、非结核分枝杆菌感染等因素，仍可能使胸部手术后发生切口感染及延期愈合、窦道形成，给患者造成极大的痛苦和麻烦（图 22-2，图 22-3）。

（二）病因

1. 影响切口愈合的一般因素　老年患者营养状况较差，贫血及低蛋白血症，患者有糖尿病、肥胖等，切口局部血供差或压迫缺血，切口内血肿。

2. 备皮时刮破皮肤，术中不注意无菌技术操作，手术后切口护理的操作失误造成细菌污染等。

3. 手术前正规抗结核时间不够，全身结核中毒症状尚未完全控制，结核性脓肿、受累的肌肉、死骨及窦道等病灶清除不彻底。

4. 手术中组织损伤、电刀烧灼及大块结扎组织后造成坏死、液化。

5. 手术时间过长，胸腔牵开器长时间压迫胸壁组织，手术后切口长期受压局部血液循环差。

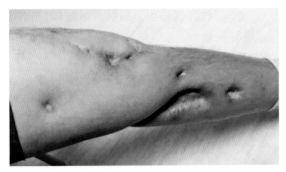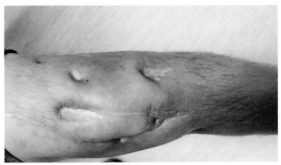

图 22-2 膝关节结核术后多处窦道形成

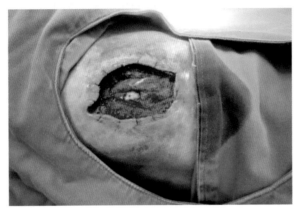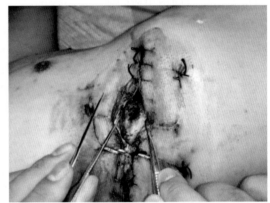

图 22-3 切口感染及延期愈合

6. 由于支气管胸膜瘘、其他原因造成脓胸、胸腔内分泌物经常由切口溢出,造成继发性切口感染。

7. 耐药肺结核及非结核分枝杆菌感染,亦是造成术后切口感染的常见原因。

（三）临床表现及诊断

切口感染一般出现于术后第5～10天,如为结核感染切口可有渗液,局部无明显红肿,合并一般细菌感染时渗液多为脓性。大多数切口感染发生在皮下组织,首先出现的症状是发热,切口局部疼痛,或自觉疼痛明显好转后再度出现明显切口疼痛。检查切口可有局部压痛,局限性水肿,有时局部有硬结、波动感。如果是深筋膜下的感染,切口表面可能无明显外观上的改变,但局部可有深压痛。

（四）治疗

结核外科术后一旦形成切口感染,往往病程漫长,治疗比较费力。对已有明显感染的切口,其治疗原则是:①充分引流,敞开已感染的脓腔,清除异物;②切口感染渗液或脓液进行细菌、分枝杆菌培养及药敏试验,选择有效的抗生素或抗结核药物;③切口用大量生理盐水冲洗清创,同时可用过氧化氢、5%碳酸氢钠溶液及利福平、异烟肼、丁

胺卡纳抗结核药冲洗外敷。由于胸部切口比较大,感染后伤口可能比较深,反复长期换药可能再次造成医源性感染,我院对结核术后深部伤口感染采用负压封闭引流（vacuum sealing drainage,VSD）冲洗引流术治疗,取得较为满意的疗效。

负压封闭引流于1992年由德国Ulm大学Fleischmann博士首创,1994年VSD技术进入中国。VSD技术是指以聚乙烯酒精水化海藻盐泡沫填塞机体皮肤或软组织缺损、感染、坏死后形成的创面,充当创面与引流管的中介,将传统的点状引流变成了全方位引流,以生物半通明膜为全密封材料,覆盖、封闭整个创面和腔隙,同时将引流管与负压源连接,使整个与辅料相接触的创面处于一个全表面封闭负压引流状态,以促进创面、腔隙内的渗液、液化坏死组织及时排出体外,隔绝创面与外环境之间的感染机会。

三、肺不张

（一）概述

术后肺不张（pulmonary atelectasis）是普胸外科术后常见的并发症,在结核外科发生率更高。

大多数发生在患侧，余肺不张，但也见于健侧的一叶肺不张。术后肺不张一般多发生于手术后24小时，一旦出现肺不张，患者可表现为发热、烦躁、咳嗽、气短、呼吸急促、胸闷或呼吸困难、胸痛、心悸等，除大块肺不张外，呼吸道症状多不重，查体可发现患侧呼吸音减低，管状呼吸音或听不到呼吸音，心率明显增快，叩诊局部为浊音。胸部X线检查见不张的肺阴影，胸部CT诊断更确切（图22-4）。

（二）病因

结核外科术后发生肺不张的主要原因有：

1. 术前患者长期的肺部感染、反复咯血、肺纤维化等原发疾病，呼吸功能受到影响，肺泡内易于积聚分泌物且不易被咳出。

2. 由于手术后切口疼痛，不敢用力咳嗽，或者体质差咳嗽无力，黏液及血凝块不能有效排出，导致支气管阻塞。

3. 麻醉及止痛药抑制呼吸中枢影响咳嗽，致肺泡内支气管内分泌物积聚，促使肺不张发生。

4. 胸部手术后由于肋间肌和膈肌运动受到影响，加上体位和活动受限，使肺膨胀受到限制，减少肺活量，导致肺不张的发生。

5. 肺结核手术操作困难，胸腔粘连严重，手术时间较长，术中对肺的牵拉游离容易造成术后肺出血堵塞支气管。

（三）诊断与治疗

结核外科手术后肺不张一旦发生，可能有某一局部的肺不张而很快扩大，迅速使患者的呼吸功能受到影响，并且这种影响呈进行性加重，因此治疗原则是尽可能在最短的时间内排出阻塞在支气管内的分泌物，促使肺膨胀。笔者曾治疗一例左肺下叶基底段切除术后右肺下叶及左肺下叶上段肺不张，术后1天患者出现气短、呼吸急促，明显呼吸困难，心率达120次/min以上，胸部CT提示肺不张，急诊给予行支气管镜吸除积血及痰后病情逐渐好转。术后肺不张治疗原则有：①吸氧：在鼻导管吸氧效果不好的情况下，使用面罩吸氧，保持患者的指脉氧饱和度在90%以上。②帮助患者咳嗽排痰：超声雾化吸入、扩张支气管、稀释痰液，教会患者咳痰的技巧，叩击震动背部，以利痰液排出。③对于老年体弱、无力咳嗽和痰多黏稠的患者，可采用鼻导管吸痰。将吸痰管经鼻孔放入气管内，来回抽动吸出气管内痰液。每次吸痰时间不易

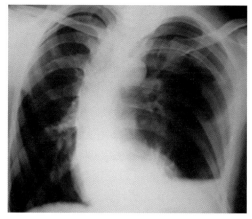
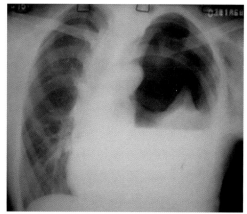
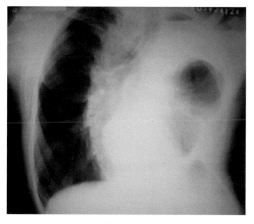
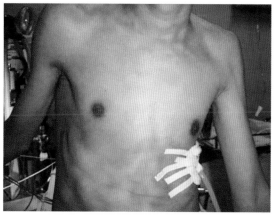

图22-4 左上肺结核，严重胸廓畸形，左上肺叶切除术后，左下肺不张，经积极处理后左肺部分膨胀

超过 5 秒，以免造成缺氧，也可向气管内注入无菌抗生素生理盐水 5～10ml，冲洗稀释痰液后吸出。吸痰时间不宜过长，以免患者劳累及发生缺氧。④支气管镜吸除呼吸道内分泌物及残存的血块，并冲洗支气管，使段以下的支气管内分泌物亦能吸出。⑤选择有效抗生素抗感染、全身支持疗法。

（四）预防

预防肺不张的措施主要有：

1. 手术前指导患者呼吸运动训练，教会患者有效的咳嗽、排痰方法，术前停止吸烟半个月以上，术前痰培养药敏试验，选择有效的抗结核药物及抗生素。

2. 手术中及手术结束时，麻醉师应及时清除呼吸道内的分泌物及进入支气管内的血液，关闭胸腔前常规鼓肺，达到肺组织膨胀良好。

3. 手术中尽可能减少对肺门神经丛的刺激损失，防止损伤喉返神经及膈神经。胸腔引流管安置适当，在膈肌上方两个肋间，防止术后膈肌上升碰撞引流管产生疼痛，限制患者呼吸肌咳嗽排痰。

4. 术后采取正确体位，鼓励患者早期下床活动，咳嗽排痰，防止呕吐物误吸，呼吸道分泌物多的患者选择有效抗生素，并祛痰扩张支气管，超声雾化等对症处理。

四、术后胸腔积液

（一）概述

胸外科和结核外科医师在日常工作中常会遇到胸腔积液（pleural effusion）的问题，手术后胸腔积液对结核外科患者来说也是术后需要处理的常见问题，只是术后胸腔积液的量和来源不同，治疗方法亦有不同。术后胸腔积液常表现为不同程度的呼吸困难、发热、胸闷、气促、咳嗽，肋间隙饱满，叩诊实音，呼吸运动减弱，胸部 X 线检查可以确诊。一些特殊的胸腔积液如血胸、乳糜胸等，会出现一些相应的比较特殊的临床表现。正确处理术后胸腔积液，能够避免继发感染形成脓胸，有利于患者的快速康复。

（二）病因

术后胸腔积液的来源主要是：

1. 手术后胸腔内脏壁胸膜因手术操作、结核性炎症刺激出现渗出，手术操作破坏了胸壁内细小的淋巴管后漏出的淋巴液。

2. 胸腔粘连剥离后出现渗血，手术后创面及血管渗血、出血。

3. 胸导管损伤后乳糜胸。

4. 支气管胸膜瘘、食管损伤后，继发胸腔积液和感染。遇到术后胸腔积液，应充分重视并及时处理，防止更严重的并发症发生。

（三）治疗及预防

手术中放置胸腔引流管位置一定要恰当，胸腔引流管口力争在患者平卧位的最低位，以利术后引流。术后半卧位，经常挤压引流管，促使引流管通畅，避免阻塞。掌握好拔管时机，一般手术后胸腔引流量 24 小时内少于 100ml 时考虑拔管，结核外科拔管指征要求更为严格，最好再观察 1～2 天后无明显增多后拔管，而且在拔管前先摄胸部 X 线片，确保胸腔内无明显积液，肺膨胀良好。一旦发现手术后患者胸腔积液，胸腔引流管引流不畅或位置不理想的给予通畅引流或胸腔穿刺抽液、再次置管引流；无胸腔引流管时，首先应正确定位，定位后在局部麻醉下行胸腔穿刺，必要时可以多次胸穿，对于反复胸穿仍不能完全抽尽胸腔积液的患者给予置胸管行闭式引流。

五、术后胸腔感染及脓胸

（一）概述

术后脓胸是指术后非吻合口瘘或胸内消化道穿孔所引起的胸腔感染，肺结核术后脓胸是严重的并发症之一。一旦发生脓胸，给患者造成极大的痛苦和经济负担，而且治疗困难，预后差。Byun 报道 73 例胸膜肺切除术或全肺切除术治疗肺结核，术后脓胸（PPE）12 例（16.7%），发生率明显高于非感染性肺切除术（图 22-5）。

（二）病因及临床表现

术后脓胸的发病原因包括：

1. 手术中无菌技术欠佳，肺空洞内分泌物、结核性脓肿内脓液污染胸腔。

2. 手术后胸腔内止血不彻底，余肺持续漏气，导致胸腔内积液、积血和残存气体。

3. 手术后反复的胸腔穿刺抽气抽液，引起胸腔继发性感染。

4. 术后胸腔引流管放置时间较长，引流管逆行胸腔感染。

5. 术前脓胸、胸膜全肺切除术、过长的手术时间、年龄和术中胸腔污染是全肺切除术后脓胸发生的危险因素。

术后脓胸多发生于术后 4～7 天，结核性脓胸则可发生手术后数周甚至数年之后，临床表现主

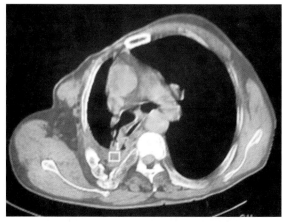

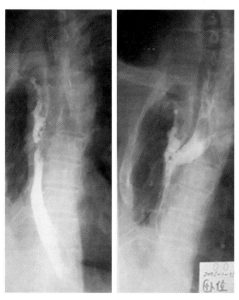

图 22-5　**外穿性结核性脓胸，严重胸廓畸形**

行病变清除术＋胸廓成形术，术后刀口化脓，从脓液中发现食物残渣，诊断为食管瘘。经禁食、静脉营养、空肠造瘘等措施，半年后患者可无症状进食。

要是急性化脓性感染的症状及呼吸功能障碍的表现，开始有发热、全身不适，进而表现为高热、胸痛、呼吸困难、脉搏增快等。体格检查患侧肋间隙饱满，呼吸运动减弱，气管纵隔可向健侧移位，语颤减弱。全肺切除术后脓胸语颤消失，叩诊浊音。

（三）诊断

有上述临床表现的患者首先摄胸部 X 线片，可见胸腔积液的致密阴影，胸背部彩超检查进一步明确胸腔内液体的位置及大概的胸腔积液量。诊断性胸腔穿刺可以确诊，如果抽出的胸腔积液浑浊或脓性，便可明确诊断。抽出的胸腔液体常规涂片细菌学检查及脓液培养，常规检查可见大量的白细胞，其量超过 10×10^9 个 /L，并以中性粒细胞为主。

（四）治疗

原则是早诊断早治疗，以防继发性支气管胸膜瘘。一经确诊，立即行胸腔闭式引流术，同时给抗生素及全身支持治疗，常用的治疗方法主要有以下几种：

1. 胸腔穿刺　适用于急性脓胸渗出期。

2. 胸腔闭式引流术　适用于急性脓胸反复穿刺无好转的患者。对于无支气管胸膜瘘的患者，在脓腔上部放置冲洗管，每天持续大量生理盐水滴入冲洗脓腔，减少胸腔内脓液积聚。

3. 早期脓胸扩清术　适用于急性脓胸穿刺引流效果不理想的患者。X 线检查发现多发性包裹性积液等，手术可以在胸腔镜下完成，手术创伤小，能够彻底的清除脓腔内脓液脓苔，消灭脓腔。

4. 胸膜剥脱术　术后脓胸早期治疗不当，一旦形成慢性脓胸，则需将增厚的胸膜纤维板切除，消灭脓腔，促使肺膨胀。

5. 胸廓成形术　是一种萎缩手术疗法。包括胸膜内胸廓成形术、胸膜外胸廓成形术、保留壁层纤维板的胸廓成形术、保留肋骨、骨性胸廓形态无明显畸形的功能性胸廓成形术，该术式仅将肋骨截成多个小段而不切除，同时保留脓腔外侧壁的壁层纤维板及肋骨，构成自家移植体，填塞脓腔。另外，肩胛骨冈下部分切除加胸廓成形术和开窗引流与肌瓣填塞是全肺切除术后脓胸、胸廓成形术后复发脓胸的有效治疗方法之一。

对于慢性结核性脓胸，单纯胸腔闭式引流或胸膜剥脱术难以奏效。Ahn 报道 18 例，术前诊断为结核性脓胸 8 例，另外 10 例术后证实。其中，14 例合并 BPF。10 例有明确手术史：肺叶切除术 5 例，全肺切除 2 例，脓腔填塞术 1 例，胸膜剥脱术 1 例，胸廓成形术 1 例。4 例单纯做了胸廓开窗术（open window thoracostomy，OWT），7 例直接做了带蒂肌瓣换位填塞术（intrathoracic muscular transposition，IMT），7 例做了 OWT 后经过 4～42 个月的换药，再行 IMT。14 例 IMT 的带蒂肌瓣，10 例为单瓣，分别为胸大肌 2 例、前锯肌 4 例、背阔肌 3 例、腹直肌 1 例；4 例需双瓣，分别为胸大肌和背阔肌 1 例、背阔肌和前锯肌 3 例。14 例 IMT 中，结核性脓胸合并 BPF 11 例，术后 1 例感染，成功率为 90.9%（10/11），单纯结核性脓胸未合并 BPF 3 例手术均获成功，总成功率为 92.86%（13/14）。Ahn 认为，IMT 对于合并 BPF 的慢性结核性脓胸是一个有效的治疗选择。

（五）预防

由于术后脓胸的严重危害性及治疗困难，每一名胸外科医师都应该尽量做到严防这一并发症发生。预防工作主要包括术前有效的抗结核治疗，耐药结核选择有效的结核药，尽量使结核分枝杆菌控制在较低水平；手术前后加强患者的营养状况，提高抵抗力；手术中注意无菌操作，尽量不要切开肺内空洞或脓腔污染胸腔；术中仔细止血并缝合漏气的余肺创面，使余肺完全膨胀，减少残腔；术后加强胸管护理，鼓励患者咳嗽排痰，拔除引流管后常规行胸部 X 线检查，及时处理胸腔内积液。

六、术后乳糜胸

（一）概述

乳糜胸（chylothorax）系不同原因导致胸导管破裂或阻塞，使乳糜液溢入胸腔所致。术后乳糜胸多发生在食管癌根治术后（0.6%～4.0%），肺叶切除术后发生乳糜胸比较少见（0.1%～1.5%），但由于结核患者胸腔粘连，胸导管的变异而导致手术误伤也会发生乳糜胸（图 22-6）。

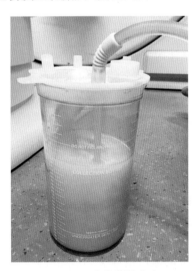

图 22-6　乳糜胸引流液

（二）病因及临床表现

手术导致乳糜胸的根本原因在于胸导管主干及其分支的损伤。胸导管的解剖变异很多，有双干型、分叉型、右位型，分支复杂、变异率高，手术中即使远离常规胸导管走行的部位操作，亦可能损伤其变异的分支，引起术后乳糜胸。肺结核术后发生乳糜胸的主要原因是手术部位与胸导管关系比较密切，胸导管变异，尤其是肺结核并结核性胸膜炎形成脓胸或包裹性脓肿，肺与胸膜顶广泛粘连，最多见于上肺叶切除术后并发乳糜胸。

术后乳糜胸常发生在术后 2～7 天，或患者开始进食后主要表现为胸腔引流量较多，或拔管后出现胸闷、气促，当胸腔引流量持续增多，或减少后又增多，尤其是进食后胸腔引流液性质改变且拔管后出现胸闷时需警惕。引流液呈乳白色、淡黄色或淡红色，静置后可分为三层：上层黄色奶油样，中层乳白色，最下层为细胞沉淀，且细菌培养阴性。因脂肪及蛋白质的丧失，患者会出现营养不良、电解质紊乱、体重减轻及抵抗力下降等症状。大量乳糜胸可压迫肺和纵隔器官，患者可有气促、呼吸困难、心率增快等。

（三）诊断

根据患者胸部手术史、临床表现、胸腔引流液的性质诊断不难。乳糜胸引流出的胸腔积液性质：胸腔积液呈乳状，离心后不沉淀；胸腔积液甘油三酯 >2.8mmol/L；胸腔积液胆固醇 / 甘油三酯 <1；胸腔积液甘油三酯 > 血甘油三酯；胸腔积液苏丹Ⅲ染色呈红色。

（四）治疗

乳糜胸治疗常用的方法为保守治疗、外科手术治疗以及放射治疗。术后乳糜胸大多先行保守治疗意见比较统一。治愈乳糜胸需要胸导管瘘口闭合和乳糜液减少两个基本条件，一般认为胸导管损伤的愈合机制是瘘口周围胸膜腔闭塞而非损伤胸导管本身的愈合。胸导管在解剖上与肺组织不直接相邻，肺术后乳糜胸多数只是损伤与胸导管联系的分支，因此肺术后乳糜胸保守治疗成功率高，对于肺部术后乳糜胸应先保守治疗。

王长利等报道肺癌术后 16 例乳糜胸患者均经保守治疗治愈，该组患者在乳糜胸确诊后经 6～21 天治疗，平均于 9.8 天后可进正常饮食。胸引流量最多为 2 100ml/d。他们认为，由于解剖及生理的原因以及各种营养支持治疗的进展，使其保守治疗的成功率不断提高，肺切除术后乳糜胸如果处理得当，完全可以保守治疗治愈。谢博雄等肺切除术 18 985 例，其中 32 例并发乳糜胸，采取保守治疗 19 例、手术治疗 13 例，18 例胸腔积液量逐渐减少，11～51 天（平均 29 天）后痊愈；13 例因引流量未减少而行手术治疗；1 例合并肺部感染呼吸衰竭死亡。我院在 2013 年 1 例因右上肺结核毁损肺空洞形成合并包裹性脓胸，右上肺切除术后乳糜胸，经保守治疗 8 天后痊愈。

保守治疗主要包括胸膜腔引流，给予禁食或

高蛋白、低脂饮食，静脉补充营养物质，维持水、电解质平衡，运用生长抑素，抑制乳糜产生，使淋巴液引流量减少。对于保守治疗 2 周以上效果不明显，或每 24 小时乳糜液丢失在 1 000ml 以上，无减少趋势者要尽早采取手术治疗。手术的入路一般主张采用原切口进胸，术中尽可能明确瘘口所在位置，在瘘口远、近两端行双重结扎或缝扎，同时在膈上行低位胸导管缝扎、找不到具体渗液部位时，可直接行低位胸导管结扎、术前饮用高脂牛奶有助于术中寻找瘘口，缩短再次手术时间。单侧乳糜胸应在患侧开胸，双侧乳糜胸行右侧开胸低位结扎胸导管。单纯闭合瘘口或缝合纵隔胸膜破口有不确定性，应同结扎胸导管结合使用（图 22-7）。

（五）预防

右下肺及左上肺切除并发乳糜胸的概率较高，手术中尽可能远离常规胸导管走行的部位，胸腔有致密粘连在胸导管附近时，解剖认清结构并妥善处理。当术中高度怀疑有胸导管损伤时，常规结扎胸导管。

七、支气管胸膜瘘

（一）概述

支气管胸膜瘘（bronchopleural fistula，BPF）是肺外科手术后严重的并发症之一，BPF 是指肺泡、各级支气管与胸膜腔之间相互交通而形成的瘘管。20 世纪 60 年代以前，由于肺结核外科手术占大多数，术后支气管胸膜瘘达 6.2%～6.7%。麻醉技术和手术技巧的提高，使得目前肺切除术后并发支气管胸膜瘘者不足 1%，但在肺结核患者可高达 3%～5%。支气管胸膜瘘一般多于术后 1～2 周内出现，除极小的瘘外，常引起继发感染及脓胸形成，处理比较困难，多数患者需多次手术，长期

不愈者引起胸廓畸形，丧失劳动能力，或因慢性消耗、营养缺乏，合并其他并发症呼吸衰竭、感染等而死亡（图 22-8）。

（二）病因

肺结核病变侵犯胸膜形成液气胸；支气管内膜结核或支气管残端有结核病变及有明显的炎症浸润，在有结核病变的部位缝合，残端不易愈合；术后残腔内积液或积脓，未能及时处理，致使支气管残端长时间被浸泡，继发感染影响愈合，形成残端瘘；患者体质差，严重营养不良，血浆蛋白降低，组织愈合能力差；肺结核患者手术前痰菌阳性，病变严重，切除范围大，术后遗留残腔。另外，手术技术欠缺，过分剥离支气管残端，影响支气管残端愈合；支气管残端过长，盲端内分泌物及残留于支气管内的血液聚积，诱发支气管胸膜瘘；支气管残端缝合技术欠妥，缝针过密过疏、反复进出针、结扎线不紧，手术中严重挤压支气管残端造成组织损伤，气管支气管吻合时吻合技术及支气管开口大小等因素均可能造成手术后支气管胸膜瘘。另外，纵隔或者肺门淋巴结结核脓肿破坏支气管壁，可形成支气管淋巴瘘。

（三）临床表现及诊断

1. 支气管胸膜瘘一般手术后 7～10 天出现临床症状，早期表现为发热，持续不断的刺激性呛咳、痰量增多、咳较多暗红色稀痰或红色的胸腔积液样痰，尤其向健侧卧位时症状明显。与手术相关的多分为两种，即支气管残端瘘和支气管肺表面瘘，也有与手术无关的支气管胸膜瘘，为肺结核病变侵犯胸膜形成液气胸引起。

2. 胸部 X 线片显示患侧液气胸，残腔增大，胸腔穿刺有液体及气体吸出，且吸出液体性状同痰液。

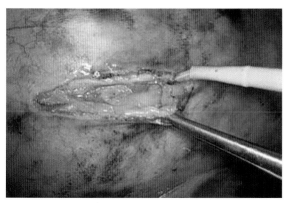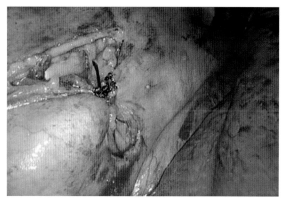

图 22-7　开胸低位结扎胸导管

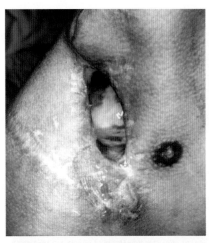
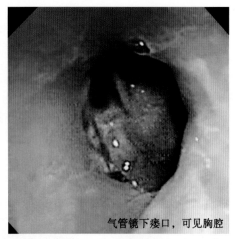

气管镜下瘘口，可见胸腔

封堵瘘口

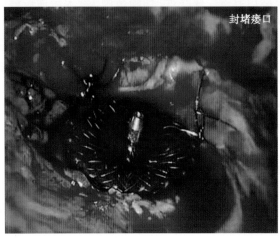
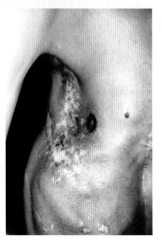

图 22-8　支气管胸膜瘘

该图片由复旦大学附属中山医院胸外科葛棣提供。

3. 胸腔内注入 2ml 亚甲蓝，若患者咳出的痰中带有蓝色则可确诊。

（四）治疗

一旦确诊，首先行胸腔闭式引流，引流出胸腔内积存的液体及气体，同时应加强全身支持治疗，抗结核及抗感染治疗，少数瘘口较小的患者可望愈合。

1. 介入封堵　纤维支气管镜检查观察瘘口的情况，对一些瘘口较小的患者可在支气管镜下介入封堵治疗。胸腔未开放的患者，有作者为一位左侧结核性毁损肺，左全肺切除术后 BPF 患者行胸腔镜辅助左胸探查、DSA 导管置入、纤维支气管镜检查，左主支气管胸膜瘘封堵术，术后即停止漏气，术后 1 天拔除胸管。胸腔开放的患者，有人在术中支气管镜引导下从胸腔残腔置入心脏房间隔缺损封堵器，达到封堵残端的目的，其远期效果有待观察。

2. 外科治疗　经上述治疗无好转时，大部分患者需再次开胸手术治疗。肺叶切除手术后发生支气管胸膜瘘，可考虑行余肺切除术；全肺切除术后早期诊断后，可望立即行切除支气管残端，并行同期胸廓成形术；胸壁带蒂肌瓣或大网膜行瘘口及脓腔填塞、包埋；瘘修补加胸廓成形术；胸壁开窗引流等治疗。

（1）支气管胸膜肺表面瘘口修补术：支气管双腔插管，麻醉成功后摆好体位。术中先清除干净脓腔内脓液及坏死物质。双肺通气，试水后确定瘘口位置及数量。单肺通气，切除瘘口周围硬化瘢痕组织，直至正常肺组织，扩大瘘口及其周边组织，便于缝合。清除瘘口内坏死物质，适量碘伏和过氧化氢冲洗病变处，游离周边健康软组织蒂瓣填塞瘘口，并缝合之，试水后无漏气，用生物胶封闭周边。

（2）支气管残端瘘口修补术：

1）大网膜胸腔内移植覆盖支气管残端：大网膜具有分泌、吸收、保护、抗炎和再生特性，且血运丰富，是治疗肺切除术后 BPF 的理想材料。首先，彻底清除胸腔内积液及支气管旁胶冻样组织，全肺切除术后患者均充分暴露主支气管残端瘘口并予 4-0 微荞线间断缝合修补主支气管残端；肺叶切除术后的患者胸腔感染重，残肺复张差，支气管残端瘘口旁炎性坏死组织与残肺支气管及血管分界不清，难以充分暴露支气管瘘口，一般需要行余肺切除，予直线切割缝合器结扎、离断主支气管，并予 4-0 带针缝合线间断缝合加固主支气管残端。生理盐水浸泡胸腔，予患侧支气管通气，确保无漏气。然后于心膈角处打开膈肌游离并牵拉部分大网膜组织移植入胸腔，包埋并覆盖于支气管残端后缝合膈肌。检查无活动性出血后，予碘伏、生理盐水反复浸泡、冲洗胸腔，于腋中线第 7 肋间安置胸腔引流管后关胸。术后予敏感抗生素抗感染，并予营养支持治疗。

　　2）带蒂的肋间肌瓣覆盖支气管残端：带蒂的肋间肌瓣能保证支气管残端有良好的血供，肋间动脉有肋角处从胸主动脉发出，其主干沿上一肋骨下缘，在肋间内、外肌之间向前行，与胸廓内动脉吻合。肋间动脉在走行中不但发分支营养本肋间肌，而且发分支从胸膜与肋骨骨膜之间向上行营养上位肋间肌，并与上位肋间动脉分支吻合。肋间静脉与动脉伴行，带蒂的肋间肌肌瓣上、下肋间肌由于肋间动脉上、下分支及其多个吻合支的存在，使血供得到保证，游离肋间肌瓣时注意保护好肋间血管，只要不伤及肋间血管，肋间肌瓣能保证成活。肋间肌有一定伸缩能力，肋间肌瓣可以根据需要切取合适长度，能完全包绕覆盖支气管残端或吻合口。气管支气管吻合口用带蒂肋间肌瓣包盖，协助保护吻合口，增加了吻合口的牢固性，即使发生吻合口裂，也可维持气道连续性，防止支气管胸膜瘘，还可减轻吻合口腐蚀邻近肺动脉至最小程度，此外有助于远端支气管再血管化。

　　方法：沿切口上一肋骨上缘切开肋骨骨膜，用骨膜剥离器沿肋骨骨膜仔细剥离至肋角处，避免损伤肋间血管神经束和壁胸膜，保持壁胸膜的完整，形成宽为 3～5cm 的肋间肌瓣，再根据所需肋间肌瓣的长度，于前方横断后形成一个带肋间血管神经束蒂的肋间肌瓣，瓣的长度为 15～20cm，将其疏松缝合固定包埋支气管残端或疏松包绕吻合口，必要时喷涂生物蛋白胶，瓣体适当与走行区后纵隔壁胸膜缝合固定 1～2 针。

　　3）带蒂的胸膜片覆盖支气管残端：水试验支气管残端或吻合部位无漏气后，就近游于胸膜外间隙钝性＋锐性游离一带蒂胸膜片，长为 10～15cm，宽为 4～5cm，将带蒂胸膜片旋转 90°，游离展开，将其带毛细血管粗糙面从后向前以环形包绕支气管残端，使得吻合口与肺动脉隔离。缝合固定于支气管残端。

　　4）胸大肌胸腔内移植治疗支气管残端瘘：患者取半卧位，经快速麻醉诱导、气管内插入双腔气管导管，健侧卧位，取前外侧切口经第 4 肋间进胸，吸净胸腔内积液或脓汁，用生理盐水反复冲洗胸腔，再用加入抗生素的生理盐水或甲硝唑溶液冲洗、吸净。沿胸大肌筋膜游离皮瓣至胸大肌上缘、外侧缘及胸骨外缘，再沿胸大肌外缘游离胸大肌、电刀游离肋骨面及锁骨内侧缘，充分保留胸大肌的止端及锁骨外侧部作为肌瓣的蒂，保证肌瓣良好血供。切除约 10cm 长的第 2 前肋，经肋床切开胸膜，将胸大肌瓣移入胸腔，至主支气管残端处，因肌瓣长度所限张力较大时，可以再切除一段 10cm 长的第一前肋，缓解张力。用 3-0 丝线间断褥式缝合法将肌瓣缝合于支气管残端上，封闭残端瘘口，同样用间断缝合法行肌瓣与支气管周外侧壁缝合，冲洗胸腔，证实残端无漏气后，逐层关胸。

　　5）经心包纵隔内闭合支气管残端治疗难治性支气管胸膜瘘：全身麻醉，双腔气管插管。胸骨正中切口，劈开胸骨，纵行切开心包，完全游离升主动脉、主肺动脉和上腔静脉，注意保护喉返神经，置牵引带向两侧牵开升主动脉和上腔静脉，切开两者之间的后壁心包，在肺动脉上方显露气管隆凸。游离主支气管残端，套带，用支气管残端闭合器在距隆凸 0.5cm 处关闭支气管残端，切除远端主支气管残端。其中 1 例患者因主支气管残端周围粘连较重，出血多，吻合器关闭主支气管残端，远端残端原位留置。彻底止血，放置纵隔引流后关胸。前外侧切口，切除第 4、第 5 肋骨约 10cm，进入胸腔，刮除胸腔内脓苔，用 1% 碘酊烧灼远端主支气管残端瘘口。碘伏纱布填塞胸腔，切口皮肤内翻缝合于上、下肋缘。

　　另外，Bobocea 等报道 1 例结核性毁损肺左全肺切除术后发生脓胸并 BPF，全身麻醉下行电视辅助纵隔镜手术，予以闭合左主支气管根部支气管残端获得治愈。Dalar 等报道应用支气管内栓塞 endobronchial watanabe spigot（EWS）一种由硅材料制成的 6～7mm 的颗粒，栓塞支气管治疗结核性脓胸并 BPF 取得了满意的疗效。Dalar 认为，对结核性脓胸合并 BPF 的患者，采用 EWS 是一项可逆的手段，并且安全、有效。这些包括胸廓成形术在内的用于治疗胸膜支气管胸膜瘘的手术，需根据患者病情使用自己最擅长的方式（图 22-9）。

（五）预防

1. 术前一定要抗结核治疗控制结核活动病变，一般要求病灶稳定，全身情况改善后手术。

2. 积极改善患者的一般情况，加强支持治疗，纠正贫血及低蛋白血症，提高组织愈合能力。

3. 提高残端缝合技术，选用组织相容性好可吸收缝合材料缝合支气管，或应用支气管切割缝合器缝合支气管。

4. 支气管残端用医用生物胶涂抹，外覆盖胸膜片或用周围组织加盖后包埋缝合。

八、神经损伤

结核外科行肺叶切除或胸膜剥脱术，均有可能在手术中损伤喉返神经和膈神经。在左侧颈总动脉和左锁骨下动脉之间有左侧膈神经，右侧膈神经在上腔静脉的右侧、肺根的前方，贴近心包。肺结核患者病变多在上肺、胸顶粘连，分离时可能损伤神经，膈神经损伤后术后咳嗽排痰能力减低，可能使余肺不张，继发余肺感染。

左侧迷走神经发出的喉返神经绕过主动脉弓后，上升走在食管气管沟内进入颈部，右侧迷走神经在右侧锁骨下动脉平面发出喉返神经，绕过锁骨下动脉的下后方上升至颈部。一般情况下容易损伤左侧喉返神经，一旦损伤喉返神经，术后患者常出现声音嘶哑，明显的呼吸音，咳嗽无力，排痰困难，饮水呛咳，严重者甚至可能导致吸入性肺炎。

对于喉返神经损伤造成的声带麻痹最可靠的诊断方法是通过喉镜检查予以证实。治疗上无特殊有效的方法，不主张特殊处理，如果不是切割性损伤，声音嘶哑会逐渐好转，呛咳严重时嘱患者缓慢小口进黏稠的饮食，以防误吸。

九、术后肺栓塞

（一）概述

肺栓塞（pulmonary embolism，PE）系指来自静脉系统或右心的血栓阻塞肺动脉或其分支所致的疾病，以肺循环和呼吸功能障碍为其主要临床特征。由于该病缺乏特征性临床表现和体征，所以容易漏诊、误诊，造成不能进行正确、有效的治疗，从而导致 PE 死亡率很高。在我国的误诊、漏诊率高达 70%，未经治疗的病死率高达 30%，治疗后病死率可降至 2%～8%。因此，对于肺切除术后患者来说，警惕和预防术后 PE 的发生以及早期发现和有效治疗，是减少术后并发症和死亡率的重要手段（图 22-10）。

（二）病因

肺切除术后患者卧床，身体不活动，或侧卧时一侧肢体压迫另一侧肢体导致阻碍血液正常回流，在静脉系统形成栓子，来自静脉的栓子经右心系统进入肺动脉形成肺栓塞。另外，因医源性因素，手术时切断肋骨、血管壁损伤、静脉长期输液等容易形成血栓附着。处理肺动脉时残端保留过长，容易导致血栓形成，特别是右侧肺动脉残端血栓形成机会较多。高龄患者血管硬化、血液黏滞度大，易形成高凝状态而造成血栓。风湿性心内膜炎以及急性亚急性心内膜炎，同时合并心房纤颤的患者在手术时易发生肺栓塞。

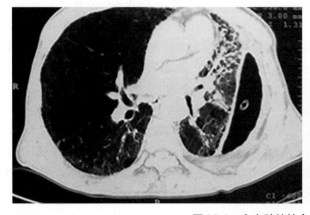
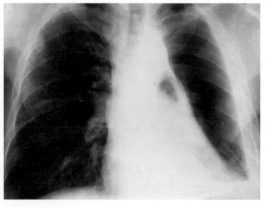

图 22-9 左上肺结核合并支气管胸膜瘘

正规抗结核治疗 6 个月瘘口未闭，轻声说话有气泡。术中探查瘘口直径约 6mm，漏气严重，粘连严重，行左全肺切除术。

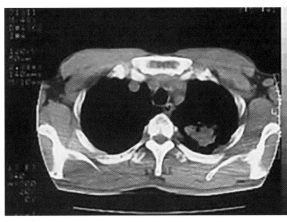

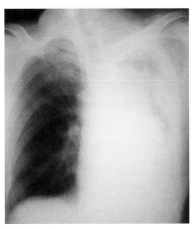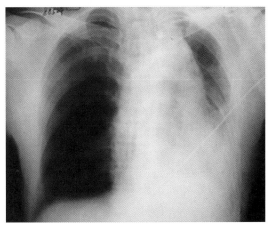

图 22-10　左上肺结核左上肺叶切除术后，突然出现血氧饱和度下降，吸氧后不能纠正。床边心脏超声检查发现左肺动脉栓子，给予紧急溶栓后好转

（三）临床表现及诊断

肺切除术后肺动脉栓塞的主要临床表现是呼吸困难、胸痛、咳嗽、咯血、左心衰竭等。典型的"肺梗死三联征"即呼吸困难、胸痛、咯血，在临床上同时出现者不足 30%。由于 PE 的临床表现多样，检出 PE 的关键是提高诊断意识，对有疑似表现，特别是高危人群，应及时安排相应检查，以减少漏诊和误诊。存在易患因素的患者，不明原因出现下列情况，应行动脉血气分析、D- 二聚体、心电图、胸部 X 线片、超声心动图、数字减影血管造影（DSA）等检查。晕厥可为 PE 的唯一或首发症状；突发性的呼吸困难及气促，尤其活动后明显；胸痛，包括胸膜炎性胸痛或心绞痛样疼痛；烦躁不安、惊恐甚至濒死感；咯血，咯小量者多见；咳嗽、心悸及休克等；或伴有单侧或双侧下肢肿胀、疼痛等。肺增强 CT 或肺动脉造影检查血栓直接可见，对 PE 的诊断敏感性为 92%，特异性为 96%，有专家建议将螺旋 CT 作为一线确诊手段；放射性核素灌注扫描显示段性或叶性放射性稀疏或缺损，准确率在 95% 以上，可作为诊断 PE 的关键性手段。

（四）治疗

1. 抗凝疗法　肝素 50mg 加入 5% 葡萄糖 500ml，1 次 /d 静脉滴注。病情稳定后改为华法林 2mg，1 次 /d 口服，同时监测凝血酶原时间，使之达到正常的 1.5～2 倍。

2. 溶栓疗法　尿激酶 15 万～20 万 U 加入 0.9% 氯化钠 250ml，1 次 /d 静脉滴注。

3. 解痉疗法　罂粟碱 30mg、2 次 /d 静脉注射。

4. 扩容疗法　适量补充低分子右旋糖酐等液体。

5. 外科治疗　内科抗凝治疗无效及某些原因不能服用抗凝剂的患者可以考虑行下腔静脉阻断术及体外循环下切开肺动脉取栓术。

（五）预防

手术后鼓励患者尽早下床活动，防止围手术期静脉淤滞，不能下床活动者鼓励患者在床上活动及翻身。避免损伤静脉内膜，尽量避免下肢静脉输液及输血。高龄患者、有栓塞史的患者手术前适当给予极化液、扩血管、抗血小板聚集等治疗，有血栓性静脉炎的患者，可预防性应用抗凝药。

十、肺切除术后残腔

（一）概述

肺组织位于骨性胸廓内，肺切除手术后由于剩余肺组织纤维化性变、瘢痕收缩、弹性差、肺气肿等不能充分膨胀，或者支气管胸膜瘘、胸腔引流不良等导致胸膜腔存留空腔。如果术后残腔持续存在，可因感染导致脓胸、支气管胸膜瘘等严重并发症，延长病程，增加患者痛苦。对于肺结核外科来说，相对消灭残腔是防止余肺过度膨胀导致余肺结核播散的有效措施之一（图22-11）。

（二）病因

肺切除术后发生残腔的原因，除肺切除后肺组织在胸腔内的体积减少这一客观事实外，以下因素也可造成术后残腔：①肺结核患者肺组织广泛的纤维化、瘢痕形成、弹性差，肺气肿等余肺组织膨胀不良；②余肺漏气：特别是肺结核胸腔粘连，游离肺组织时损伤多处肺组织表面的细小支气管，引起持续的漏气；③支气管残端漏气、胸腔引流不良；④手术后由于切口疼痛、咳嗽、排痰不畅，支气管被血凝块及痰液阻塞，导致余肺不张；⑤切除肺组织过多，遗留空腔过大，余肺于胸腔容积不成比例。

（三）临床表现及诊断

肺切除术后残腔分为良性残腔和恶性残腔，良性残腔无临床症状，空腔呈负压，空腔于支气管或肺泡不相通，残腔内无感染，连续X线检查观察残腔逐渐缩小。良性残腔借助余肺组织代偿性膨胀、纵隔移向手术侧、胸壁收缩、肋间隙变窄、手术

侧膈肌升高等因素逐渐使胸内残腔消失，大部分患者可以恢复。恶性残腔有感染或呼吸道症状，如发热、胸闷、咳嗽、血痰等，残腔呈正压，气体抽不尽或抽尽后残腔正压再出现，残腔与支气管或肺泡相通，持续漏气，空腔内注入亚甲蓝，痰液呈蓝色，连续X线检查残腔持久存在，或有气液平面。

（四）治疗

对于有症状的残腔，除及时加强全身治疗、抗炎、抗结核、支持治疗外，还需行胸腔穿刺抽液抽气，使余肺及早膨胀，胸腔积液做细菌培养及药敏试验，如果胸腔穿刺不能维持负压，则需行胸腔闭式引流。经上述处理仍不能好转，则应考虑行胸廓成形术。

（五）预防

预防术后残腔在手术中要充分游离粘连，上肺切除要游离下肺韧带，对于肺表面的漏气出血点要仔细妥善处理，术中要及时吸除支气管内分泌物，防止肺不张。胸腔引流管放置位置适当，能够引流充分，上叶切除要放置上、下两根引流管，术后加强引流管护理，鼓励患者咳嗽排痰，促使余肺膨胀，及时X线检查观察残腔情况并对症处理。

（金 锋 袁世璋 李忠诚 王 成 宋言峥）

第三节 运动系统结核病术后并发症及处理

一、脊柱结核病灶清除术并发症

20世纪初，国外最早开展经前路病灶清除术，但因当时无抗结核药物的保证，多因结核分枝杆菌扩散引起全身粟粒性结核而死亡。直至20世纪

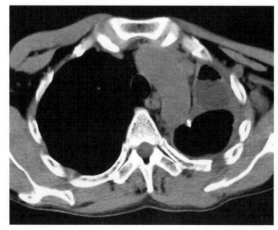
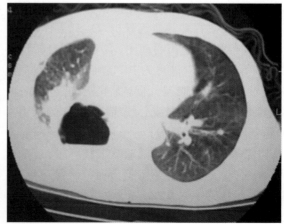

图 22-11 肺切除术后残腔形成

中叶有链霉素等抗结核药物保证，该手术被大家所接受。1907 年天津医院骨科报道 523 例采用病灶清除疗法的病例中，手术发生各种并发症 54 例，约占 10%，其中不严重的并发症发生率约 8%，如腹膜破裂、胸膜破裂、硬脊膜破裂、交感神经损伤等；严重的并发症发生率为 2%，如脊髓挫伤、腰神经干损伤、下腔静脉损伤大出血、髂内静脉破裂大出血、休克等。因此，病灶清除术并发症的积极预防和正确处置，应引起骨科大夫的高度重视。

（一）术中出血

手术中出血往往很严重，甚至难以控制，如术前准备不充分，则后果极为严重。

1. 原因　经口腔寰枢椎椎体病灶清除术不慎损伤椎动脉、静脉，止血困难。肋间动静脉、腰动静脉、下腔静脉、髂腰静脉腰支、髂总静脉和骶中静脉等均是容易损伤的血管，往往发生在取出与前纵韧带粘连的小块死骨时暴力牵拉发生或结扎线结松脱。

2. 症状和体征　大血管损伤后立即引起大量出血可致急性大失血性休克，腰骶椎静脉丛出血往往难以找到出血点，反复寻找出血点，越夹出血越多，可能引起出血性休克甚至死亡。

3. 预防　寰枢椎结核病灶清除术注意头颈部位置，切口必须于咽后壁正中纵行切开脓肿最突起处，不可偏斜；胸腰椎手术要在椎体侧方结扎肋间动、静脉或腰动、静脉，再剥离骨膜，显露椎体，腰骶椎病灶清除时要在骶前切开后腹膜与前纵韧带时结扎骶中血管，在取出死骨时一定要细致小心，不可暴力牵拉。牵拉血管用力适当。剥离粘连动作要轻柔。

4. 治疗及疗效　发现出血应保持镇静，术者应迅速用手指或纱布压住出血部位，然后根据不同情况采取相应措施：①骶中动静脉、髂腰静脉、腰支损伤时宜用血管钳夹住，结扎或电灼止血；②下腔静脉、髂总静脉损伤时宜用圆针细线或无创缝合线连续或间断缝合；③不便于结扎的强调准确、无损伤地夹住静脉破口，将该血管钳保留，钳把在创口外，1 周后取出，取出时先将血管钳松开，20 分钟后如无出血，再将其取出，取出另一把血管钳时也要同样操作；④多次手术血管周围均已瘢痕化，粘连甚紧的静脉损伤大出血病例，将游离的肌肉块、吸收性明胶海绵准确地压迫出血处并争取缝合周围组织将肌肉块等固定；⑤上述几种方法止血不成功或用上述方法信心不足时，均

可采用将长纱布条有条理、有秩序地分层放入压迫止血，纱布的另一端留置创口外，保留 1 周后逐渐将其取出，再配合支持疗法及其他相应治疗，一般预后均良好。

（二）脊髓损伤

脊髓损伤是一种很严重的并发症，可致永久性瘫痪。

1. 原因　多因操作中失手、解剖关系不熟悉或椎体破坏严重致脱位后凸畸形严重，稳定性极差及术中损伤大椎动脉。

2. 症状和体征　根据脊髓损伤的部位及损伤的程度，表现各不相同。

3. 预防　剥离骨膜或刮除病灶时，不可用力过猛，动作宜轻，幅度宜小，速度宜慢，操作时手腕部应有支点，避免失控。颈椎破坏严重不稳定者可在颅骨牵引下小心操作。胸、腰椎不稳定者可预制石膏床，手术前、术后均放入石膏床内，剥离面积不宜广泛。经胸胸椎结核清除病灶时，选择右侧入路，避免损伤来自左侧胸 6 至腰 2 肋间动脉的大椎动脉。

4. 治疗及疗效　一旦发生，应争取术中修复，力争使损伤减低到最低限度。

（三）休克和死亡

虽发生率较低，但是极严重的并发症。

1. 原因　大量出血，补血不及时；大量出汗补液不足；大量脓汁迅速流出后，腹压骤减，腹腔静脉丛淤血以及输血输液反应等都可引起休克，严重者可导致患者死亡。

2. 症状和体征　烦躁、焦虑、表情淡漠、发绀、皮肤苍白、片状瘀斑、四肢湿冷，毛细血管反应迟钝，颈静脉和外周静脉萎陷充盈差，脉细而快、呼吸困难、少尿或无尿，收缩血压在 10.6kPa 以下（原有高血压者血压数值下降 20% 以上或较以前所测基础数值低 4kPa），脉压 2.7kPa，中心静脉压降低，休克指数为 1（正常为 0.5）表示丢失 20%～30% 血容量，指数 >1 表示丢失 30%～50% 血容量，重者意识模糊，甚至很快昏迷。

3. 预防　手术前常规备血，补足液体量；手术操作稳、准，避免损伤大血管；巨大腹腔脓肿应缓慢排脓，预防输液输血反应。

4. 治疗及疗效　严密观察病情变化，一旦发现休克，及时给予积极对症处理。术中如发现大出血且难以即刻止住，需要迅速采取压迫止血，暂停手术，积极抗休克，待休克纠正、病情平稳再继续手术。

（四）胸膜破裂

手术中胸膜破裂，气体或血液及分泌物进入胸膜腔，严重者可致死亡，故应引起重视，一经发生，必须处理。

1. 原因 胸椎手术时破裂多发生在剥离肋骨内面或肋骨头时，也有肋骨远端、肋骨尖将胸膜刺破的，拉钩撕破胸膜，刮匙刮破胸膜，胸膜粘连时更易剥破（经胸膜外病灶清除术），甚至用手指探查也可将胸膜撕破，胸腰段手术时胸膜损伤多发生在第12肋骨远端内外侧弓形韧带和脊柱之间的三角形地带，多因局部炎症粘连或手术粗糙所致。

2. 症状和体征 胸膜破裂后可立刻产生气胸、肺萎陷甚至循环障碍，轻者妨碍手术进行，严重者甚至可引起心脏停搏而死亡。

3. 预防 手术前仔细阅读胸部正位X线片，观察两侧胸膜顶是否较高，可使术中提高警惕，避免术中失误。手术必须有气管内插管和正压麻醉设备。剥离肋骨内面的骨膜时，要严格遵守骨膜下操作的方法，还应用较宽的骨膜剥离子，沿肋骨外面插入到肋骨头和胸椎椎体侧面之间剥离肋椎关节囊和韧带后将肋骨头游离，如肋骨头没有完全游离好就急于剥出肋骨近端，往往发生胸膜撕裂。在用骨膜剥离子剥离肋骨和肋骨头时遵循一手固定、一手推进的双手操作方法，将肋骨后端游离后助手用骨膜剥离子或窄的压肠板伸入到肋骨的内面保护胸膜，然后用肋骨剪刀将肋骨剪断。剪断的部位尽量靠前，以便增加手术野的宽度，肋骨剪断后，远端要常规修整圆滑，不得残留骨尖，然后再慢慢将远端放下，防止突然下沉刺破胸膜，还可在肋骨远端与胸膜之间垫以游离肌肉片及吸收性明胶海绵，或可吸收医用纱布块。1948年Somerville报道了肋骨近端刺破食管和主动脉致患者死亡的病例。

4. 治疗及疗效 一旦发生胸膜破裂，应立即以手指或纱布轻压堵塞破口，在正压麻醉充气后进行胸膜缝合或用附近肋间肌堵塞缝合，若破口较大，进入胸腔的血液和气体较多，为防止术后血气胸，宜在手术结束时作胸腔闭式引流。术中如误将对侧胸膜刮破，因破裂口太深，不易缝合，可用游离或带蒂肌肉块填塞，并设法使胸膜裂口与病灶隔离，避免病灶内血液或分泌物被吸入胸腔内而引起血气胸或胸膜炎。只要发生胸膜破裂，不论术中缝合修复胸膜可靠与否或已放置闭式引流，术后应胸部透视或摄片，监测肺的膨胀及胸腔液气变化情况，如果肺被压缩的程度超过10%，即应抽气或检查调整负压引流装置。一般预后良好。部分患者残留胸膜粘连，但一般不影响呼吸功能。

（五）腹膜破裂

腹膜破裂是腰椎前路手术常见并发症之一，因容易发现，处理简单，往往不引起医师注意。

1. 原因 多发生在腰椎结核手术中，长期混合感染或多次手术粘连严重者后腹膜与腰大肌脓肿壁粘连在一起，剥离时容易撕破腹膜。另外，腰椎结核常用倒"八"字切口，因该处腹直肌没有后鞘，容易撕破腹膜而进入腹腔。

2. 症状和体征 术中可见腹腔液体及脏器从撕裂处外溢入切口内。

3. 预防 对粘连严重者剥离时要求动作轻柔，着力点放在脓肿壁一侧。

4. 治疗及疗效 发现腹膜撕裂后，应立即用细丝线作连续或荷包缝合，预后一般良好。

（六）硬脊膜撕裂

硬脊膜撕裂是病灶粘连时发生的并发症，如未及时发现或修补不良，发生脑脊液漏或蛛网膜炎则治疗增加困难。

1. 病因 常发生结核病变侵及椎管和神经根处或已截瘫需作减压手术时，多在神经根和硬膜连接处撕裂。

2. 症状和体征 往往同时存在蛛网膜破裂，故可使脑脊液外漏，术中修补不良，术后伤口有脑脊液外渗，严重者有嗜睡、头痛甚至昏迷等低颅内压体征。

3. 预防 在咬除椎弓根和椎板以前，应用神经剥离子将神经根和硬脊膜与骨质充分游离，咬掉骨质以后不可用咬骨钳将骨块撕下，而应用镊子夹住小骨块看清楚下面粘连的软组织后，再用剪刀剪下，对粘连严重者更应谨慎，这样可以防止撕裂硬脊膜。

4. 治疗及疗效 一旦发现撕裂，即令头低位以减少脑脊液丢失，并立即用小圆针细丝线或无创缝合线连续缝合硬脊膜，必要时切取周围肌肉（带蒂为好）组织塞压破漏处，以防止形成脑脊液漏。如术后发生脑脊液漏，首先应预防感染，压迫伤口，使其瘘口自然闭合，如脑脊液外漏不减少反而增多，可二次手术修补破裂处的硬脊膜。一般预后良好。

（七）输尿管损伤

多为误伤所致。

1. 原因　多发生于不易控制的术中出血，术野不清，慌乱中误伤或发生于腰椎结核伴椎旁脓肿，易将其误为炎性瘢痕束带切断或结扎。

2. 症状和体征　切断者发生尿液渗入伤口。结扎者则发生术后肾盂积水，后者则术中不易发现，肾脏B超有助于诊断。

3. 预防　强调在手术中出血多时保持冷静不可慌乱中钳夹或缝扎止血，以免伤及输尿管。对腹膜后组织暴露时，切开脓肿壁之前应先找到输尿管并预保护。

4. 治疗及疗效　对术中发现切断输尿管者，请泌尿科大夫协助处理；如发现较晚，也尽量作输尿管移位吻合术。慎重切除一侧肾脏，如切除，则必须肯定对侧为正常肾脏。预后一般良好。

（八）骨结核病灶复发

病灶清除疗法治愈的病例中，一小部分病变复发或邻近椎体出现新的病灶，再度出现脓肿、窦道，因而需要再手术；也有少数患者在初次手术后病变一直没有痊愈，因而也需要再手术（图22-12）。

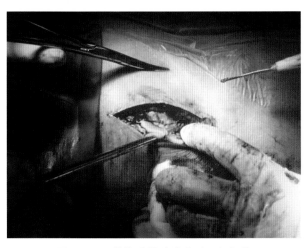

图22-12　结核病灶清除术后1年复发

1. 原因　原病灶清除不彻底或术中找不到病灶脓腔贸然结束手术；用药不合理或产生耐药性；全身状况恶化。

2. 症状和体征　手术后结核中毒症状长时间不减轻或反而加重，低热、盗汗、食欲缺乏、消瘦、贫血、低蛋白血症、红细胞沉降率增快或继发全身多处结核病灶。原发病灶周围再现脓肿及死骨。

3. 预防　脓肿清除要彻底，可用大小不同角度各异的刮匙，刮除脓肿的各个角落，然后切除脓肿的纤维囊壁，特别注意检查椎体后缘与后纵韧带之间、椎体前缘与前纵韧带之间以及对侧，这三

处常因位置深或靠近脊髓与大血管，容易遗漏病灶；胸椎结核多因脓肿把骨膜掀起，经胸腔手术易清除两侧病灶；若经椎骨横突手术，对侧病变则不易清除，可用椎板咬骨钳把对侧骨质咬除扩大骨窗，彻底清除。胸腰段因解剖关系，最好分两次手术清除两侧病灶，第一次强调一侧病灶清除干净后用肌瓣充填，防止脓液逆流。患者情况允许时，则在对侧另作切口清除，否则可在术后1个月，二期清除对侧病灶。各部位病灶清除后强调冲洗干净，冲洗置药，逐层缝合伤口。对病灶清除术后切口渗血较多者，近几年有些学者主张放置引流，但术后渗血减少应立即拔除，一般不超过72小时。另据报道有20%的病例骨病灶与窦道不直接相通，所以若由脓肿内找不到直接通向骨病灶的窦道，则应由上向下顺序触摸各椎体前方和术侧，后凸畸形明显的在椎体前方可触到凹陷处，后凸畸形不明显者有时可触到肉芽、脓液、干酪样物质或骨桥造成的隆起。骨病灶周围粘连较多，附近组织一般都有水肿，根据上述线索及各种定位标志，显露1～2个椎体后用小圆骨凿开洞探查，如仍找不到骨病灶，可放入金属标记物后拍X线片定位。术后采取联合抗结核用药方法，术前对患者全身情况充分估计，有活动结核者应暂缓手术，待结核病灶相对稳定后再手术，即使未发现活动结核，也必须应用大剂量抗结核药物至少二周后才能考虑病灶清除。

4. 治疗及预后　一般采取保守治疗即可收到良好效果。但如已具备手术条件者应尽早手术，没有长期混合感染的病例多可经原切口进入病灶，有长期混合感染者或原切口瘢痕太多、太硬，应采用新切口进入病灶或改从对侧进入，如病变偏于一侧而必须从原切口进入者，也应在原切口的上、下尽量延长，由不粘连的部位开始，采用上、下会师的办法进入病灶才比较安全。手术时应注意以下几点：瘢痕组织太硬钝性剥离无效，只能用刀切割，如出现正常组织表明已偏离过去手术的旧道，切勿损伤脏器；切瘢痕渗血较多，须预防发生失血性休克；除皮肤以外，其他各层组织均采用肠线缝合，避免感染；根据感染及渗血情况，可短期放引流管引流，一般不超过72小时。

（九）其他并发症

经颈动脉鞘外路第2～7椎病灶清除术后可发生霍纳综合征，一般2～3个月自愈，少数为永久性。若正中切口多可避免损伤交感神经。第6～7颈椎水平手术后患者声音嘶哑，多为拉钩牵拉损

伤一侧喉返神经致声带麻痹，一般 3～5 周恢复，严重者 6 个月。颈胸段结核手术可切断颈 7 神经根及胸神经，损伤臂丛神经，应特别注意。下胸椎手术切断相邻两根以上肋间神经者，易形成腹疝，应尽量避免。儿童胸椎后路手术切除横突，随年龄增长易发生脊柱侧弯。经胸腔胸膜外入路手术，切断的膈肌缝合不良易发生膈疝。腰 2～4 神经干行于腰大肌之后，向下外走行组成股神经，在平髂嵴后部处到达腰大肌外侧缘继而经腰大肌前方下行到腹股沟，当脓肿位于腰大肌深层，腰神经干可暴露于脓肿之中或脓肿前方。因此，切开脓肿壁应尽可能偏脓肿的内侧，并先纵形切开一小口，再用手指顺腰大肌纤维逐渐分开，刮除脓肿内容物时对脓腔内条索状物应予保护，避免切断股神经。一旦发现下肢突然跳动，应仔细检查，如系神经干被切断，则应立即缝合断端，可望瘫痪的股四头肌在半年或 1 年内恢复功能。骶椎椎体结核病灶清除术术中因对骶神经的刺激，术后可发生短期排尿困难，损伤骶中神经造成排尿及性功能障碍。

皮神经牵拉损伤：多见于下腹部斜切口髂腹下神经损伤，术后支配区感觉异常，包括麻木、疼痛等，对症治疗多能恢复，预防以尽量不用自动拉钩。异物遗留也屡见报道。因手术复杂切口深，出血多，暴露时间长，参加手术人员多或术中更换人员容易发生异物遗留，常见遗留物有棉片、纱布甚至钳、剪。

局部麻醉针头损伤：局部浸润麻醉为常用的方法，如进针掌握不当，则易对椎管内的马尾或脊神经根造成损伤；如麻药注入硬膜囊外，可形成硬膜外麻醉。因此，提倡分层麻醉法，不仅安全、效果可靠，还可减少用药量，强调每次推药前必须回抽。

椎节定位判断错误：这种错误并非罕见，轻则手术无效，重则加重病情，我们主张重视术前常规定位拍片，也可以在术前用少量亚甲蓝注射到椎板或棘突的骨膜上，在注射点的皮肤上安放一个铅字，拍摄 X 线片即可确定位置，必要时术中应果断再定位拍片。

切口内大血肿：因此手术暴露广泛，过去大多数学者不主张术后切口放置引流，故切口渗血或血管结扎线脱落极易形成血肿，影响切口愈合。术中仔细认真止血。如渗血较多，可在切口放置半管引流，一般 72 小时内拔除。一旦发生血肿，必须及早采用抽吸后压迫止血，尽量不采取切开引流办法。

石膏综合征：术后躯体石膏固定者少数患者早期出现持续性恶心、呕吐伴有腹痛，症状相当严重。一般认为，由于肠系膜上动脉压迫了十二指肠第一、二部及腹腔神经丛所致。治疗方法是将患者从仰卧位翻转为俯卧位并略向左侧，在腹部石膏上开窗解除压迫，或将石膏对劈；不得已时只能将石膏更换，但容易使固定部位移位，应尽量避免。症状严重者还需胃肠减压，补液纠正水、电解质紊乱；少数患者保守治疗无效需手术解除十二指肠压迫。

植骨片移位：手术同时作椎体间植骨，可促使病灶早日骨性愈合，病灶就不易复发并能预防椎体塌陷。但植骨片的大小、形态必须合适，安置后必须稳定，不易脱落。不宜用多块骨片，否则不但不能使病灶早日产生骨性融合，而且植骨片移位还会压迫重要器官而产生严重并发症，如颈椎术后植骨片向前移位造成对食管及咽喉的损伤，向后移位压迫脊髓造成不易恢复的截瘫。

心肺并发症：对原有心肺功能差的患者，特别是老年人，术后常可发生心力衰竭、心肌梗死、肺梗死、肺不张、肺炎等。故术后特别强调加强护理，同时对原发心肺疾病作相应治疗。

椎体病理性脱位：椎体结核性破坏严重，前外侧减压术后一侧椎板及椎弓根被切除，手术后有少数患者发生病理性脱位，此类患者手术应同时作脊柱融合术，以维持其稳定性，必要时还需外固定。如颈、胸、腰段石膏外固定，颈椎颅骨牵引等。需注意植骨融合时最好取自体骨，不主张用异体骨，避免过早吸收而影响融合。

王锡阳认为，脊柱结核并发症可分为脊柱结核手术操作引起的并发症、术后早期出现的并发症和术后晚期出现的并发症。

1. 脊柱结核手术操作引起的并发症

（1）胸腹膜损伤：胸腹膜损伤引起的气胸、血气胸、气腹、胸腹腔积液是脊柱结核手术较为常见的并发症，术后患者感胸闷、腹胀、胸腹部叩诊异常，常提示有胸腹膜损伤存在。

原因：①术前胸腹膜有病损，部分患者脊柱结核继发于肺部结核或肠结核；②胸腹膜因炎症反应脆性增加，另炎症还可导致组织解剖不清；③操作技巧欠缺：如取肋骨时的剥离方向，肋骨的断端及清除腰大肌脓肿均可引起胸腹膜破损；④操作粗暴；⑤解剖结构熟悉程度不高。

预防：术前明确胸腹膜病变或肺结核病史，同时患者需练习咳嗽与深呼；术中发现有胸腹膜破损，应积极修补处理，操作轻柔；术后密切观察患者生命体征，床前备穿刺包。

（2）血管损伤：常见血管损伤有髂外静脉、腰横静脉、大动脉等。主要表现为术中出血量多、术后血压低甚至发生低血容量性休克。

原因：①血管脆性增加；②局部解剖结构熟悉程度不高；③操作时视野不清晰，操作暴力及不细致。

预防：术前避免使用影响血小板凝集的药物；术中良好的麻醉，并将血压控制在100mmHg以下水平。仔细分离并保护重要的血管，若解剖困难，则无须彻底分离。一旦损伤，手指压迫、纱球压迫、缝合血管，破裂较大时也可用人造血管，切忌横向钳夹。术后予心电监护密切观察生命体征及尿量的变化情况。注意观察切口渗血情况，观察引流液的颜色、量及性质，正常的引流物为暗红色血性液体，24小时内引流量不超过150ml。如引流物为鲜红色血性液体，引流量过多，24小时内引流量超过200ml，应警惕有无活动性出血。

（3）神经功能障碍：常见神经损伤有股神经、生殖股神经、喉返神经、肋间神经、腰神经根、交感链甚至脊髓损伤等。主要表现为术后股前部疼痛；声音嘶哑，喝水呛咳；感术侧胸部肋间或腹部呈带状疼痛、感觉减退；突发上下肢感觉、运动功能障碍等。

原因：①病灶侵犯病情自身发展演变；②解剖不熟悉、操作视野不清晰、操作粗暴及助手配合不当。

预防：手术切口要与神经走行平行；术中对于不明组织不可盲目横断；神经根出口部位的出血进行压迫止血，避免电凝止血；脊髓减压时，应首先寻找椎间孔咬除术侧椎弓根，再行椎体后壁或压迫脊髓骨碎块的切除，切忌用骨刀粗暴切除，以免直接切割或震荡脊髓；术中应注意植骨块、钛网或螺钉的安放位置；术后72小时内要密切观察四肢有无感觉异常、运动障碍、肌张力及腱反射变化等情况。

2. 术后早期出现的并发症

（1）应激性并发症：常见有应激性溃疡及应激性精神障碍等。主要表现为黑便、呕血及腹部疼痛等上消化道出血的症状；术后胡言乱语，语音不清，意识正常或异常。

原因：手术应激、麻醉效应、患者自身心理状态及身体状况差等。

预防：术前的心理辅导，停止饮酒、吸烟；术中把握好麻醉深度、手术时间、激素及护胃药的运用；术后常规予以护胃、止血、激素药物等。

（2）呼吸困难：呼吸困难是颈椎前路手术最严重的并发症之一。多数发生在术后1～3天。临床表现以咽喉疼痛、声音嘶哑、吸气性呼吸困难伴喉鸣音，严重时可出现"三凹征"，口鼻、指趾发绀或苍白，有不同程度的烦躁不安、出汗，心率加快，血氧饱和度低于85%或急剧下降至40%～50%。

原因：①喉头水肿；②切口内出血；③颈髓损伤；④植骨块松动、脱落压迫气管。

预防：术前指导患者做气管推移训练。术中操作细致及助手拉钩合理，切勿暴力拉颈长肌。术后心电监护、吸氧、激素、雾化等，定时观察伤口颜色、渗出情况及呼吸状况；保持呼吸道通畅，鼓励患者进行深呼吸及有效地咳嗽、咳痰；进食遵循由流食到普食逐渐过渡的原则，并缓慢均匀进食，少说话和谈笑，嘱患者少食冰冷食物，备气管切开包于床旁。

（3）脑脊液漏：脊柱手术后脑脊液漏的发生率为2.31%～9.37%。主要表现为术后伤敷料渗液口量多，开始渗出为红色或淡红色，更换敷料后敷料很快渗透。

原因：①硬脊膜与周围组织粘连；②自发性脑脊液漏；③医源性因素。

预防：术前充分评估病变与硬膜的粘连程度；器械准备充分；术中良好的照明，彻底止血；仔细分离粘连组织；局部硬膜缺损时加压缝合，行骨化块漂浮术。术后密切观察引流及敷料渗出情况。对容易合并脊膜炎和切口感染的患者，经皮蛛网膜下腔引流是较好的选择，但要把握好其手术时机及预防其并发症。

（4）感染：常见感染有肺部感染、尿路感染、伤口细菌感染，甚至伤口深部真菌感染等。主要表现为尿频、尿急、尿痛；咳嗽、咳痰或寒战高热等，引流液持续存在、伤口红肿热痛等。

原因：①术前合并基础病，如慢性支气管炎、肾结石等；②术后护理滞后；③广谱抗生素用时长；④术中污染及术后换药不及时；⑤患者免疫力低下。

预防：术前基础病的治疗、肺功能锻炼及在床上训练大小便，术中严格无菌操作及保证操作器械消毒合格。术后合理调整抗生素及时换药及拔出导尿管等。鼓励患者咳嗽、咳痰、多饮水，定时协助患者翻身、拍背等，经常为患者擦身、更衣。如出现深部感染在对位冲洗等保守治疗后不能治愈时，并且患者身体条件许可下宜尽早再次手术。

（5）植骨排异反应：此并发症并不多见，主要表现为术后伤口愈合差，引流液持续存在，渗出物培养为无菌性感染。处理主要为手术清除植骨。

3. 术后晚期出现的并发症

（1）下肢深静脉栓塞：主要表现为下肢皮肤温度降低，下肢肿胀、疼痛。

原因：①下肢肌力降低：下肢静脉失去肌肉泵作用和血管舒缩反射，导致血流缓慢、外周静脉扩张；②术后长期卧床；③麻醉方式，全身麻醉患者的下肢深静脉血栓（DVT）发生率要高于硬膜外麻醉；④某些手术方式采取侧卧位对下腔静脉挤压牵拉，可导致其血管内膜损伤。

预防：术前行下肢静脉彩色多普勒超声检查；可于术前12小时给予低分子量肝素，术中尽量避免对静脉的牵拉；术后鼓励患者早期开始下肢的肌肉收缩锻炼，对于瘫痪患者要及时给予被动肌肉锻炼或按摩；应用下肢间断气囊压迫装置；术后严密观察生命体征和患肢颜色温度、感觉和脉搏，每天测量记录患肢不同平面的周径。

（2）内固定松动、断裂：不常见，主要表现为手术部位不适或疼痛。

原因：①抗结核时间不足，佩戴支具时间过短，术后卧床时间不充分，术后负重早；②外力直接或间接作用于手术部位；③内固定物取出时间过迟；④内固定器材选用不合理；⑤椎弓根螺钉本身设计缺陷；⑥术中破坏脊椎骨血供，使植骨延迟融合或不融合。

预防：术中选择合适的内固定器械，仔细操作，术后规范抗结核治疗、佩戴支具时间足够长、卧床时间充分、避免过早负重。

（3）复发：脊柱结核术后复发是指脊柱结核术后病变治愈1年以后因某种原因，导致原病灶复活。

原因：①结核耐药；②病灶清除不彻底；③手术方式不恰当；④手术时机把握不当；⑤伴有其他部位活动性结核并未得到较好的控制；⑥自身的营养及免疫情况差等。

预防：施行规范、长疗程的抗结核治疗，积极处理耐药菌株，选择适当的手术入路、手术方式，彻底清除病灶。对于结核复发以保守治疗为主，若失败且患者身体条件许可，行再次手术，但要把握好手术指征。

脊柱结核术后并发症还有术后低钾、麻痹性肠梗阻及取骨区疼痛等。规范、长疗程敏感药物化疗，正确的手术入路选择及彻底清除病灶是预防脊柱结核术后并发症复发的关键，而注意辨认术中复杂的解剖结构及有效的围手术期处理是防止其他并发症的关键。

二、关节结核术后并发症

（一）关节结核病灶清除术并发症

1. 术后局部复发

（1）原因：原病灶清除不彻底或术中找不到病灶脓腔而贸然结束手术；用药不合理或产生耐药性；全身状况恶化。

（2）防治：①脓肿及死骨清除要彻底：可用大小不同、角度各异的刮匙，刮除脓肿的各个角落，然后切除脓肿的纤维囊壁。②术后采取联合抗结核的治疗方法：术前对患者全身情况充分估计，有活动结核者应暂缓手术，待结核病灶相对稳定后再手术；即使未发现活动结核，术前也必须应用大剂量抗结核药物至少2周后才能考虑病灶清除。复发者一般采取保守治疗即可收到良好效果。但如果已具备手术条件者应尽早手术，没有长期混合感染的病例多可经原切口进入病灶。有长期混合感染者或原切口瘢痕太多、太硬，应采用新切口进入；如病变偏于一侧而必须从原切口进入者也应在原切口的上、下尽量延长，由不粘连的部位开始，采用上、下会师的办法进入病灶才比较安全。手术时应注意以下几点，若瘢痕组织太硬、钝性剥离无效，只能用刀切割，如出现正常组织，表明已偏离过去手术的旧道，切勿损伤血管神经，切瘢痕时若渗血较多，须预防发生失血性休克，除皮肤以外其他各层均采用可吸收缝线缝合，避免感染，根据感染及渗血情况可短期放引流管引流，一般不超过72小时。

2. 切口内大血肿

（1）原因：手术暴露广泛，过去多数学者不主张术后切口放置引流，故切口渗血或血管结扎线脱落极易形成血肿，影响切口愈合。

（2）防治：术中仔细认真止血。如渗血较多，可在切口处放置硅胶管引流，一般在72小时内拔除。一旦发生血肿，必须及早抽吸后压迫止血，尽量不采取切口引流方法。

3. 关节僵硬强直、功能障碍

（1）原因：①关节滑膜结核行滑膜切除后；②全

关节结核已有关节软骨面及骨的破坏,病灶清除后因纤维粘连或骨性粘连而影响关节功能,在膝髋关节结核中多见。

(2)防治:①对于滑膜结核在作滑膜切除时尽可能防止损伤关节软骨面;对于全关节结核,在清除病灶时尽可能保留正常的非病变关节软骨面,并采取相应措施予以保护,以利于关节功能的保存。②术后抗结核及功能锻炼。

4. 关节畸形及肢体不等长

(1)原因:因关节结核常侵及骨骺,影响骨的发育,加上手术对骨骺或骺板造成损伤,患者成年后会出现关节内翻、外翻或肢体短缩畸形,导致肢体不等长。

(2)防治:及时、有效的抗结核治疗,患肢制动,手术中尽可能避免发生骺板或骨骺损伤。一旦出现明显畸形情况,予截骨矫形或骨骺延长术。

5. 混合感染

(1)原因:①手术时未能严格按无菌原则操作;②患者抵抗力降低,手术后缺乏有效抗生素治疗和预防感染。

(2)防治:混合感染是十分棘手的情况,发生后使结核的治疗难度增加。除了术中严格无菌技术外,术后有效的抗结核、抗感染治疗及支持治疗很重要,要尽可能提高患者的机体抵抗力,不能控制的混合感染可考虑手术清除病灶。

6. 伤口不愈合

(1)原因:①结核分枝杆菌种植于皮内,造成不愈合,或安放引流管后沿引流管壁种植;②患者抵抗力降低,或发生混合感染。

(2)防治:①病灶清除时要注意隔离,防止结核分枝杆菌污染正常组织;②安放引流条不宜太久;③防治混合感染及增加患者抵抗力与体质;④经久不愈者可采用手术治疗。

7. 引发结核全身扩散

(1)原因:结核分枝杆菌栓被挤入血循环中,机体抵抗力极度低下或患者衰竭,使结核扩散。

(2)防治:①操作轻柔,防止把结核分枝杆菌栓挤入血循环中,同时在机体条件不允许或不能耐受手术时不宜进行手术;②术前及术后有效的抗结核治疗、增强身体素质等。

(二)病灶清除 + 关节融合术手术并发症

1. 融合失败

(1)原因:①病变复发;②缺乏有效内固定;③病变组织清除不彻底。

(2)防治:彻底清除病灶,加压固定适宜且有效并维持一定时间。术后有效抗结核治疗,防止复发。如果发生可延长外固定时间或加以外固定,若一定时间后不能融合,则再次手术。

2. 关节脱位或半脱位

(1)原因:①术中因损伤软组织多,尤以髋或肩关节囊损伤较多,可导致肩、髋关节脱位或不称;②术后在不适宜的位置上进行融合,未达到完全的关节对合状态;③病变复发致融合失败。

(2)防治:尽可能少损伤周边组织。术中融合位置适宜,并于术后妥善固定制动,以利于融合。若术后脱位影响功能,需再次行融合术。

3. 骨关节发育不良、肢体不等长

(1)原因:骨骺或骺板破坏而骨不生长,可由病变本身和手术双重因素或某单一因素引起。

(2)防治:手术时应尽可能防止损伤骺板或骨骺,若术后肢体不等长明显,可考虑行肢体延长术。

4. 病理性骨折

(1)原因:因病变破坏了骨的强度,术后若融合位置不佳而产生剪切力,易于发生病理性骨折。

(2)防治:对症处理。一旦发生,按骨折的治疗原则进行处理。可予牵引或外固定。

5. 关节疼痛、功能障碍

(1)原因:①融合不完全或位置不良或病变复发,破坏关节周围组织,产生关节疼痛;②上部关节融合后改变生物力学特征,造成下部关节受力不均匀,产生关节疼痛及功能障碍,如肩关节或髋关节融合后,可导致肘或膝关节活动受限。

(2)防治:可能把关节融合于正常功能位置,既利于发挥最大功能作用,又不致引起其他关节功能障碍。

(三)病灶清除 + 关节成形术手术并发症

1. 结核复发。

2. 关节强直。

3. 伤口不愈合。

4. 混合感染。

5. 结核全身扩散。

6. 出血或血肿形成。

7. 关节脱位或半脱位。

8. 骨关节发育不良、肢体不等长。

9. 病理性骨折。

10. 神经损伤。

(李 亮 施建党 金 锋)

第四节 消化系统结核病术后并发症及处理

一、肠梗阻

肠梗阻(intestinal obstruction)是腹部外科中常见的疾病,发病率仅次于阑尾炎和胆道疾病,居急腹症的第三位。肠梗阻是肠结核最常见的并发症,可合并肠坏死、肠出血、急慢性穿孔,临床治疗较棘手。结核性肠梗阻具有一般性肠梗阻的特征,同时也有自己的特点:①肠粘连较广泛,不是引起梗阻直接的部位,手术时尽可能不要广泛剥离;②病变肠管较长,行段切除要充分,尽可能将病变肠管完全切除,必要时可行右半结肠切除;③常合并肠系膜淋巴结结核脓肿,应给予清除及引流;④引起肠梗阻的原因较多,结核性腹膜炎可引起麻痹性肠梗阻或粘连性肠梗阻,也可由系膜淋巴结肿大压迫肠管引起,也可以是肠管本身增生等原因引起;⑤肠瘘发生率高。

(一)术后肠梗阻继续存在

1. 原因 机械性肠梗阻术后症状继续存在的可能原因有:①多因素所致的多部位的肠道梗阻未能完全解除,手术中只满足于解除一处梗阻而结束手术。如广泛粘连性肠梗阻、肠结核所致的多处狭窄,闭袢性肠梗阻或粘连性肠梗阻伴有肠扭转,或肠道肿瘤合并肠扭转等。②先天性肠道畸形未得到完全纠正,如肠道多发性闭锁或狭窄。③同时有腹内疝和腹外疝嵌顿引起的肠梗阻,手术只解除了腹外疝梗阻,而忽略了腹内疝形成的肠梗阻。④手术后形成更广泛的粘连性肠梗阻。⑤手术后肠功能障碍引起神经性肠梗阻。⑥腹膜炎使肠管浸泡于渗出液中,神经丛受到毒性麻痹,引起神经性肠梗阻。⑦代谢紊乱:主要为手术后低钾未能纠正,引起严重的麻痹性肠梗阻。

2. 症状和体征 肠梗阻术后继续梗阻的表现根据梗阻部位、原因不同而有所不同。原来的症状体征可能未缓解,仍有较剧烈的腹痛、腹胀等。因术后有暂时性肠麻痹,多数患者肠鸣音消失或极微弱,部分患者有较明显的呕吐;麻痹性肠梗阻患者以腹胀为主。

3. 预防 针对上述可能导致术后肠梗阻未能解除的原因,采取必要的预防措施。

(1)对于任何一位疑有肠梗阻的患者,全腹部详细检查是必须的,不应忽略腹股沟及股部的检查,以免漏诊嵌顿性腹股沟疝、股疝或闭孔疝。对于中老年患者,直肠指检应视为常规,以免漏诊直肠肿瘤。

(2)对于婴儿先天性肠狭窄或闭锁所致的肠梗阻,行肠侧-侧吻合时吻合口要足够大,须达5~7cm;如病情许可,可行彻底的肠切除吻合术,使肠功能得到完全矫正。

(3)手术中必须想到多因素、多部位梗阻问题,不能满足于解除一种病因或一个部位的梗阻。术中必须仔细地自梗阻部位近端肠管向远端探查,当找到萎陷肠管与膨胀肠管交界处时,解除该段梗阻,再继续向远端探查,直达直肠。探查时须将肠内容物向肛门侧挤压,如远端肠管通畅,肠内容物便很容易自肛门排出。

(4)手术中应先探查梗阻原因和部位,后行肠管减压,以免先减压后的梗阻远、近端肠管不易区分,而找不到梗阻部位。但遇有严重肠管积气积液者,探查十分困难,可先行肠管减压,再将肠管内残留液体、气体向远端驱压,便很易找到梗阻部位。

(5)手术中遇有病情恶化影响手术继续进行时,应先补血补液及各种抗休克处理,待病情好转后继续手术。绝不允许尚未解除梗阻而仓促关腹,留下使病情恶化的梗阻病灶。

(6)为避免术后再形成广泛的粘连性肠梗阻和神经源性肠梗阻,应采取促进胃肠动力恢复的措施,包括早期进食、注意补钾、应用胃肠动力促进剂、预防腹内感染等。

4. 治疗及疗效 肠梗阻手术后继续梗阻一经确诊后,应及时再次手术探查,以免延误治疗酿成严重后果。肠梗阻患者手术前肠管由于病理原因正处于疲劳状态,加之术后短暂性肠麻痹,可掩盖术后肠梗阻的病情变化。由于肠梗阻近端肠袢大量积气、积液,气体中的氮气占70%,这些气体不能向血液内弥散,极易引起肠腔扩张,使肠管高度膨胀,肠内压明显增高。研究表明,肠内压超过4kPa,则肠壁毛细淋巴管淤滞,超过6.7kPa静脉回流受限,超过9.3kPa动脉供血停止,小肠黏膜最先出现缺血性溃疡,甚至发生坏死、穿孔,严重的肠胀气使膈肌上抬对呼吸的影响及压迫下腔静脉对循环的影响,可使病情进一步恶化,甚至进入危急状态。

手术切口要够大,以满足探查要求。手术探查必须细致轻柔,自梗阻近端肠管开始,逐渐向远端探查,解除一个梗阻原因和部位后,继续向直肠探查,以发现多因素、多部位的梗阻。遇有肠结核所致的肠管多处狭窄时,须做狭窄肠段的广泛切除。遇先天性肠道畸形的患儿,应将全部小肠、结肠广泛探查,因为患儿的这种先天畸形可能是多发的。对于先天性肠狭窄或闭锁的婴儿,如病情允许,可行包括梗阻近端部分扩大肠段、狭窄和闭锁肠段的肠切除吻合术。因为这段扩张的肠段蠕动力很差,保留后肠内容物可能不易通过吻合口,术后肠梗阻现象将依然存在。

手术后须使肠功能尽快恢复。以往认为肠梗阻术后整个胃肠道动力功能恢复慢(在第5~6天才能恢复)。但近年认为术后在没有并发症时,小肠的收缩在数小时内即可恢复正常,而胃和结肠功能恢复较慢。术后因疼痛而呻吟的患者可吞入大量空气而使胃膨胀,空气可迅速通过小肠而再使结肠膨胀。术后有效的胃管减压应把进入胃内的空气及时抽出,以避免空气进入结肠而引起腹胀。术后次日进流质饮食对胃肠功能的恢复是有帮助的,不要等待听到肠鸣音或肛门有气体排出再进食,因为肠鸣音的恢复是胃和结肠正常活动的恢复,比小肠功能恢复要慢得多。胃动力促进剂甲氧氯普胺、吗丁啉、西沙必利的应用对胃肠功能的恢复有明显效果,可酌情应用。中药口服及保留灌肠、针灸疗法、足三里封闭对胃肠功能的恢复也有一定疗效。

手术后应予有效的抗感染治疗,以避免腹膜炎对肠道的刺激。特别须注意维持机体内环境的平衡,合理补钾。因为胃液中的钾离子为血清的2倍,胃肠减压可丢失大量的钾离子,低钾对肠功能的恢复有明显影响,所以,一定要使补充的钾离子达到机体细胞内、外的平衡状态。

(二)粘连性肠梗阻

由于腹部手术大量增加,粘连成了引起肠梗阻常见的原因,占小肠梗阻发病率的第二位,为41.3%。而肠梗阻术后引起的再次粘连性肠梗阻更常见。

1. 原因 手术后引起粘连性肠梗阻的根本原因是手术前和术中对腹膜的损害。术前腹腔内已有的炎症、术中的创伤、出血及异物刺激,使腹腔内脏器光滑的浆膜面和壁腹膜受到破坏。大块结扎和过紧缝合造成组织缺血,发生急性炎症反应,大量纤维素渗出而形成粘连。但这种粘连可能被完全吸收而不留痕迹,也可逐渐机化形成纤维性

粘连带,如肠管原有的粘连被松解后,很快又会形成新的粘连,异物引起的肉芽肿和缺血组织引起的炎症反应是形成粘连的主要原因。

肠管粘连成团后,使肠袢位置相对固定,从而限制了肠管的正常活动,加之肠管本身被折叠扭曲,使肠腔变窄,引起不全梗阻。如遇饮食不节或肠道发生炎症,致肠内容物异常增多,肠黏膜水肿,加重肠腔狭窄,终致形成完全梗阻。

如粘连的部分肠管与腹壁固定,则肠管可被折叠成锐角,或束带状粘连压迫肠管,或粘连形成内疝、肠扭转或形成闭袢性肠梗阻。在已形成的粘连未引起肠梗阻时,患者因剧烈运动或体位的突然改变而致肠袢位置突然改变时,也可形成严重的肠梗阻。

2. 症状和体征 粘连性肠梗阻的症状体征与小肠的机械性梗阻相同。症状可在手术后任何时间内出现,但多发生于术后1~2周内,也有术后3~4天即出现梗阻症状者。

3. 预防 肠粘连的形成是引起粘连性肠梗阻的主要原因。因此,预防肠粘连是预防粘连性肠梗阻的主要措施。但多年来对于预防和溶解粘连的实验及临床研究现今尚未取得突破性的进展。

(1)因为粘连性肠梗阻均发生手术后,所以术中应采取积极预防粘连的措施,包括:①严格无菌操作,防止腹腔内的感染以减少炎症反应;②防止各种异物对腹腔的刺激;③防止腹腔内组织形成缺血状态;④手术操作中务必爱护组织,坚持仔细、轻柔的操作原则,以使组织损伤减轻到最低限度;⑤严密止血,清除腹腔内的任何积血、积液和坏死组织;⑥尽力保持肠袢和肠内脏器表面的完整性。

(2)滑石粉、碎布屑、线结、止血物质、粉状药物以及有意或无意植入腹腔内的异物,均可在腹膜上形成小的肉芽肿进而形成肠粘连。减少以致避免腹内的异物存留,对预防术后腹内粘连具有重要意义。

(3)腹膜浆膜的完整性对预防粘连有实际意义。如其完整性不受破坏,则术中溢出的纤维蛋白可被吸收而不会变成纤维组织形成粘连。肠梗阻手术要使腹膜浆膜的完整性不受破坏是不可能的,但是术中注意尽量减少腹膜浆膜的损伤却是可能的。有关受损浆膜是否需要腹膜化值得进一步研究,许多作者强调浆膜面完整修复的重要性,认为正常的浆膜掩盖就能防止粘连的产生。但近

年来的研究表明，腹膜缺损不予处理也能逐渐愈合，且不形成粘连。因为浆膜的损伤不是通过缺损边缘的长入过程达到愈合，而是通过缺损下面的结缔组织迅速增生愈合的，只要浆膜血管不受损伤，其缺损就不会有形成粘连所必需的缺血刺激。如果为了修复浆膜面的缺损而将周围组织在有张力的情况下强行缝合在一起，反而会造成局部组织的缺血和更严重的损伤，刺激粘连的形成。因此，采用腹膜化来预防术后粘连不仅不需要，也是不可能的。在手术操作过程中，避免不必要的损伤以保证组织血液供应是非常重要的。对于腹膜浆膜的损伤，采取更恰当的处理办法可能对患者更有益，如损伤的浆膜缘非常靠拢，缝合时毫无张力，还应缝合为好，但所缝的边缘组织必须少而浅，而缝合的间距要足够大，以避免缝合缘缺血。反之如缝合的张力过大，则宁愿放弃缝合，而任其裸露，以免产生更多的局部组织缺血。对待粘连的原则是宁让其粘连于无害组织，而勿使其粘连于肠袢。粘连最常见于切口瘢痕下面，因为单个肠袢粘连于切口下面可能引起肠梗阻，而大网膜与切口形成的粘连不会引起麻烦，所以应将大网膜置于切口下或肠吻合口上。

（4）促进肠管蠕动，可避免炎性纤维索对肠管的捆束，有防止肠粘连梗阻的作用。手术后应用西沙必利、吗丁啉及红霉素、新斯的明等；还可应用中药"扶正理气汤"、针灸治疗等。

（5）此外，还有一些预防粘连的方法，临床应用较少至今尚无满意效果：①腹腔内应用润滑剂或气体使肠管彼此隔开，如应用中、低分子右旋糖酐和生理盐水等，仅有暂时的作用；②应用酶制剂，可溶解纤维蛋白，防止肠粘连，如胰蛋白酶、胃蛋白酶、番木瓜蛋白酶、链激酶、链球菌溶纤酶，肌蛋白酶和尿激酶、透明质酸酶等。

4. 治疗及疗效 对于已经形成的粘连性肠梗阻，如梗阻的性质属于单纯性者，应选用非手术疗法，包括有效的胃肠减压、维持水与电解质平衡、中药治疗等。如非手术治疗无效，或肠梗阻有绞窄可能者，应手术治疗。

（1）肠粘连松解术：适用于小片粘连。将粘连的纤维束带切断，手术中不应盲目分离见到的所有粘连，应找到确切的梗阻部位，必须注意的是造成梗阻的粘连不止一处。术中分离粘连时要细，尽量采用手指剥离，因为分离彼此粘连的肠管时很易造成肠壁的损伤。

（2）肠切除吻合术，适用于：①肠袢扭结粘连广泛而紧密，与腹壁粘连不易分离，若强行分离受累肠段，可能出现的问题是分离手术将漫无止境，不可避免地会造成肠管的损伤，造成严重的腹腔污染，甚至导致严重的并发症。即使分离肠段成功，以后粘连不可避免地再次复发，形成新的粘连性肠梗阻，甚至粘连得更加严重，再次手术更加困难。②绞窄性肠梗阻已有肠坏死时，最好将粘连在一起的团块状的梗阻肠袢全部切除。如果受累肠管过多，不宜行广泛的肠切除，以免术后给患者带来严重的营养问题。这种情况可行绕过梗阻部位的肠侧 - 侧吻合术，或端 - 侧吻合术。术中必须注意避免或减轻腹腔的污染，应先将梗阻近端胀大的肠管吸引减压，使肠内容物排尽。

（3）小肠造瘘术：上述病理类型的肠梗阻，如患者情况很差、腹胀明显，不能耐受较长时间的手术，可行梗阻近端的小肠造瘘术。术后使患者迅速恢复健康，再行二期解除梗阻的手术。仅适用于低位小肠梗阻，否则患者的营养将难以维持。但小肠造瘘后给患者带来较大痛苦，且再次手术明显复杂化，近年这种分期手术的方法已很少应用。

（4）肠袢固定术：适用于因粘连而受累肠袢范围极广者。因为这种情况行肠切除或短路手术不切实际，手术后患者的营养障碍十分严重。

1）外固定术：又称肠折叠术或诺布斯（Noble）氏手术。将粘连的肠袢仔细分离后，使其顺序折叠排列，靠近系膜边缘将小肠连续缝合固定，把小肠人为地作规则性排列，使其成为可控制的粘连，以保证肠道的通畅，缺点是手术相当费时，易发生肠瘘，且术后常有粘连性腹痛。经系膜折叠15～20cm的小肠袢，距肠管约3mm的肠系膜上缝合固定三针缝线，使小肠袢呈螺旋形排列，手术更加简便，同样可起到使小肠顺序固定而不发生扭曲，是预防梗阻的一种有效措施。

2）内固定术：将手术前置入的鼻胃管（需连接两根胃管）经十二指肠送入回肠末端，将插好内固定管的小肠自上而下有规律地送入腹腔排列起来，也可自近段空肠造瘘置管。由于肠管内有导管固定并支撑，使肠袢不致过分移动曲折成锐角而防止梗阻。术后7～10天拔出导管，肠袢多已固定，这样将有害的粘连变成有益的粘连，使之不再发生梗阻。

有采用自阑尾腔小肠内置管行肠排列内固定术的报道，内固定管自阑尾推送至近端空肠十二指肠悬韧带下 20cm 处，并用肠线固定一针，将阑尾及内置管自右下腹小切口提出，阑尾根部盲肠与小切口处腹膜固定，外露管口可负压吸引，拔管后阑尾坏死、脱落，该法避免了经鼻置管时间长给患者带来的痛苦。内置管固定术后，可经管注入复方大承气汤或扶正理气汤，或液体石蜡，促使肠功能早日恢复，拔管前 1～21 天，应先口服液体石蜡 100ml，将内固定管轻巧缓慢拔出。

（三）术后胃排空障碍

手术胃排空障碍多见于胃手术，但肠梗阻术后也可引起该并发症。在腹部手术后 2～3 天内，都会出现胃排空障碍（也有称为术后胃乏力或胃轻瘫），但多为自限性，数天后胃功能均可恢复。

1. 原因　手术后的麻痹性肠梗阻可能累及整个胃肠，但也可能仅限于胃部，发生原因仍不十分清楚；但肯定与手术刺激有关。可能是一种暂时性的神经功能失调，低血钾可加重症状，也可能与术后进食所引起胃肠道的变态反应有关，全身营养不良、低蛋白血症是诱发因素之一。

2. 症状和体征　患者胃减压量持续每天 800～1 000ml 以上，且有大量气体或患者进食后上腹饱胀、呕吐等有些患者肠功能已恢复，但胃管吸引胃液量持续不减。

3. 预防　由于手术后胃轻瘫发生原因、机制不甚明确，故难于预防。但尽量减少手术刺激，手术中避免不必要的损伤，尽量减少对目的牵拉和暴露于干燥之中，手法轻柔，术中避免腹腔的污染，缩短手术时间，对预防其发生肯定有益。

4. 治疗及疗效

（1）禁食并持续胃管减压，可避免胃内容物滞留刺激引起胃黏膜水肿。

（2）停用可能引起胃轻瘫的药物。

（3）维持水、电解质平衡：一定要保持患者的氮平衡，因为低蛋白症可能是造成本并发症的原因之一，还应注意患者水溶性、脂溶性维生素及微量元素的补充。

（4）应用胃动力促进剂：如甲氧氯普胺、吗丁啉和西沙必利均可选用。近年来已有应用红霉素治疗胃瘫的报道，但国内尚无临床经验。新斯的明、肾上腺皮质激素也可应用。

（5）针灸及中药治疗可能有效，还可选用肾囊封闭。

（四）术后肠功能障碍

肠梗阻术后可致肠管无张力而引起肠功能障碍。

1. 原因　①小肠的连续性受到破坏：见于术中损伤肠壁而未发现；②腹膜炎：术后形成腹膜炎后，肠管可能被浸泡于渗出液中而引起肠麻痹；③代谢紊乱：手术后未注意患者水电解质的正确补充，引起低钾性肠麻痹；④肠吻合方法：可影响术后小肠功能恢复。研究表明，端 - 端吻合对胃肠动力影响最小，端 - 侧吻合效果最差；⑤腹腔放置引流的直接作用或间接作用，可能损害胃肠动力功能。

2. 症状和体征　主要临床表现为全腹膨胀、呕吐、腹痛、肛门无排气，肠鸣音消失。严重的腹胀可能影响呼吸和循环功能，合并腹腔感染者可有腹膜炎表现。

3. 预防　手术时尽量减少对腹内脏器的刺激，手法轻柔细致，止血彻底，避免污染，将腹腔彻底清理干净。术后注意营养，水、电解质的补充，特别注意钾离子的平衡。肠切除者多选用端 - 端吻合。手术后尽量少用或不用引流物。术后早期进流质饮食以刺激肠道蠕动。有效的胃管吸引，术后早期服用中药扶正理气汤对促进肠功能恢复具有良好效果。

4. 治疗及疗效

（1）有效的胃管吸引。

（2）维持水电解质平衡：静脉补液，维持机体内环境的平衡，特别注意钾离子的平衡。

（3）促进肠蠕动：可应用新斯的明、甲氧氯普胺、红霉素、西沙必利等药物。但对于合并有腹膜炎者应慎用。因为过度的刺激肠蠕动可引起腹腔内感染的扩散；交感神经抑制剂氯丙嗪也可酌情应用。

（4）其他：传统认为口服热水、腹壁冷敷均可刺激肠蠕动。高渗盐水灌肠、经胃管注入液体石蜡也可刺激肠蠕动。

（5）手术疗法：麻痹性肠梗阻手术疗法极少应用。但当保守疗法无效，肠管高度膨胀使肠腔内压持续增高，肠壁发生缺血缺氧，甚至危及肠管生机，或不能排除有机械因素者，可考虑手术探查。

二、术后腹腔感染

（一）原因

1. 手术前已有腹膜炎　肠梗阻时肠壁通透性增加，肠腔内细菌和毒素透过肠壁引起腹腔内感染，或绞窄性肠梗阻致肠坏死穿孔而污染腹腔。

2. 手术中损伤肠管致肠内容物外溢而污染腹

腔，或损伤肠管后术中未发现，术后引起腹腔感染，或行肠切除吻合及短路手术使肠内容物外溢污染腹腔。

3. 将生机不良的肠管放回腹腔，致术后肠管坏死穿孔，引起腹内感染。

4. 吻合口瘘。

（二）症状和体征

腹腔感染后，患者有弥漫性或局限性腹膜炎的表现，并有全身中毒症状，疼痛是最主要的症状，而且部位恒定，疼痛也可能很轻。患者可有呕吐、高热、呼吸浅快且以胸式呼吸为主，腹式呼吸消失或减弱，腹部出现腹肌紧张、压痛和反跳痛，肠鸣音由减弱到消失。

（三）预防

1. 对每一位肠梗阻患者如非麻痹和痉挛性者，应早期手术解除梗阻，以避免梗阻的晚期肠腔内细菌移位或肠坏死、穿孔。

2. 手术操作要细致轻柔，谨防损伤肠管而致腹腔污染。术中如将肠管切开，一定要做好清除肠内容物和切开肠管端的消毒处理，避免污染腹腔。

3. 吻合口应有良好的血液供应，必须做到无张力吻合，以免术后吻合口瘘。如对吻合口愈合无确切把握，可放置引流管。

4. 对绞窄性肠梗阻者，术中务必明确该段肠管的生机，对其生机确信无疑时才可放回腹腔。将可以恢复生机的肠管切除将是错误的；将已丧失活力的肠管放回腹腔，会给患者带来灾难。

鉴定肠管生机可通过以下方法：①将受累肠管用热盐水纱布包敷 10～30 分钟；②在肠系膜根部用 0.5% 普鲁卡因封闭以解除痉挛的肠系膜血管，同时维持正常的血容量及血压，观察 10～30 分钟。

肠管有下列情况说明该段肠襻生机不良或已坏死：①肠管颜色仍为暗黑色或紫黑色；②刺激肠壁，无收缩反应；③观察该段肠襻终末动脉无搏动；④肠管的浆膜失去光泽；⑤肠管明显瘫痪扩大而无张力；⑥肠管切缘无出血。

如仍不能确定肠管去留，可用布带穿过系膜并将肠管放回腹腔，继续观察 30 分钟左右，如有好转，说明肠管生机恢复；如仍不能确定，受累肠襻较少，仍以肠切除吻合较安全。近年来有很多研究术中测定肠管活力的方法，如用热电偶器测定绞窄肠襻表面的温度，测肠肌电反应，用多普勒超声检查肠壁和肠边缘动脉血流，荧光素定性

或定量法，还有测定肠平滑肌收缩的阈电流等，但临床应用甚少。传统认为根据缝针在肠壁组织上所遇阻力的大小，可以判断出肠壁的生机是否良好。因为坏死和失活的肠壁黏膜下水肿可造成缝合时的阻力，缝针穿过时有一种特别的阻力感。经验缺乏者这种鉴别方法有时是相当困难的。如果对可疑肠襻生机经过多种办法的检查仍不能明确，采取延长观察时间的办法则更为稳妥，甚至可观察数小时，能够对可疑肠襻的生机做出肯定的判断。

5. 如手术前已有腹膜炎或术中有腹腔污染，须用过氧化氢、碘伏、甲硝唑及生理盐水彻底冲洗腹腔。

6. 手术后给予有效的营养支持，以提高患者的抗病能力，并全身应用强有力的抗生素药物治疗。

（四）治疗及疗效

继发性腹膜炎采取以手术治疗为主的综合治疗，但如可除外肠坏死、穿孔、肠管损伤、吻合口瘘等情况，可非手术治疗观察。

1. 非手术治疗 有时效果良好。

（1）一般治疗方法：禁食，胃肠减压，可减少胃肠内容物的刺激和外漏并防止腹胀。

（2）支持疗法：静脉补液，维持水、电解质及酸碱平衡并提供能量，必要时应输全血或血浆以维持有效血液容量。

（3）抗生素应用：有针对性地应用强有力的抗感染药物。

2. 手术治疗 经非手术治疗效果不佳者，必要时可手术治疗。手术切口应便于探查，如切口不能满足手术要求，应向上、下延伸。术中尽量保护切口，避免切口被脓液污染。手术操作必须轻柔细致，因为被脓液浸泡的肠管非常脆弱、极易损伤，术中尽量不要把内脏拖出腹腔；附着于肠管的纤维素苔不必去除，如有坏疽的肠管必须切除；肠吻合口破裂因炎症、水肿并粘连无法进行修复时，可局部用大网膜覆盖，并放置腹腔引流管；术中要彻底清除腹腔内的渗出液和异物，并进行彻底的冲洗。腹腔脓液应做药物敏感试验，以便于有针对性地应用抗生素药物。是否放置腹腔引流管，要视具体情况而定。如腹腔处理得很干净，尽量不要引流。但下列情况应予腹腔引流：①腹腔有局限性脓肿；②已坏疽的肠管不能完全切除；③肠坏死切除吻合者；④肠穿孔的闭合不满意或有吻合口瘘。

三、短肠综合征

短肠综合征（short bowel syndrome）是在广泛小肠切除后引起的各种营养物质吸收障碍和营养不良等一系列临床综合病征。

（一）原因

并发于肠梗阻术后的短肠综合征的发生原因为肠扭转或腹内疝所致的广泛肠坏死、急性肠系膜血管闭塞、小肠短路手术跨越肠管范围过广。

（二）症状和体征

主要症状为严重腹泻，大量水、电解质丢失和营养不良表现。部分患者可合并泌尿系结石而引起肾绞痛和血尿。

（三）预防

肠梗阻手术时尽量保留每 1cm 有生机的肠管，并尽量保留末段回肠和回盲瓣。但如坏死肠管范围过大，这种预防是不可能的。对肠系膜血管闭塞症的早期诊治可避免小肠广泛坏死。对于肠粘连应尽量分离，不要将粘连成团的过多小肠轻易切除。唯跨越梗阻的小肠团块的短路手术引起的短肠综合征是可以完全避免的。

在小肠切除术中，为避免术后短肠综合征，残留小肠的极限应达到 60cm。小于 60cm 肯定会出现症状。但如能保留末段回肠或回盲瓣，患者则可较好耐受，因为回盲瓣可以延缓食物在肠内的通过速度，增加其吸收时间。

（四）治疗及疗效

早期治疗主要是静脉补液及维持营养，维持氮平衡，补充微量元素及维生素。全营养混合液的应用可使患者达到理想的营养状态。同时应用抑制肠蠕动的药物，如可待因、次碳酸铋等。经过 4～8 周，病情有望好转并趋于稳定。

第二期：患者排便量明显减少。可恢复饮食，给予高糖、高蛋白、低脂、低渣饮食。应用要素饮食效果较好，静脉营养必须继续应用。

第三期：腹泻已基本控制。可全部经口服供给营养。

手术治疗：用于非手术疗法效果过差者。手术治疗的目的在于减缓食物在肠腔内的运转速度，增加有限肠管的吸收能力。

1. 肠倒转术　效果较好。利用倒转小肠的逆蠕动，起到生理性瓣膜作用，延长食物在肠内的停留时间。倒转肠祥的长度以 10～15cm 效果最佳。

2. 小肠移植术　是治疗短肠综合征最有前途的治疗方法，为长期依赖 TPN 的短肠综合征患者开创了新的治疗途径，目前国内已有移植成功的报道。

3. 迷走神经切断术加幽门成形术　适用于胃酸过多、药物治疗无效者。

此外，尚可选用构建小肠瓣膜、结肠间置及小肠缩细、延长等手术。

四、肠瘘

肠瘘（intestinal fistula）是腹部外科最严重的并发症之一，手术后发生肠瘘占所有肠瘘的 90% 以上。死亡率高达 20% 左右。

（一）原因

1. 肠梗阻手术时，分离粘连损伤肠壁或肠系膜未及时发现。

2. 肠绞窄坏死在手术中未发现。

3. 手术中对已有血运障碍的肠祥生机判断错误，将生机不良的肠祥送回腹腔，术后出现肠坏死穿孔。

4. 吻合口瘘　肠切除吻合时缝合过稀发生渗漏，或缝合过密致吻合口血运障碍；或吻合端的肠系膜剔除过多致血运不良；或吻合口张力过大；或吻合两端肠管管径相差过多，吻合时对合不均匀使在一处存有较大孔隙；吻合部肠壁炎症水肿，瘢痕或有肿瘤浸润，吻合口远端仍有梗阻或胃肠减压不良。

5. 腹腔引流管质量差且过硬、放置过久或放置位置不当压迫肠管致肠壁坏死。腹腔异物存留致肠破溃。放置腹腔引流管时戳破肠壁而未发现。负压引流可吸住肠壁致其缺血、坏死、穿孔。

6. 手术后腹腔感染侵蚀肠壁致肠瘘。

7. 肠排列术缝合的肠壁处因术后腹胀而撕裂。

8. 全身性营养不良　低蛋白血症、糖尿病、肝硬化是肠瘘形成的附加因素。

（二）症状和体征

肠梗阻术后肠瘘患者首先表现为腹膜炎症状和体征。此即肠内容物流出刺激腹膜及继发细菌感染所致。因瘘口大小和外漏量的多少，可形成急性弥漫性或局限性腹膜炎。表现为发热、腹痛、腹胀、腹部压痛、反跳痛、腹水征阳性、肠鸣音减弱或消失等症状。肠瘘发生后由于腹部炎症反应，可形成局限性脓肿，腹部可触及压痛性肿块，有发热、腹痛、恶心、呕吐、腹部下坠感、腹泻等。

当脓肿破溃至体表或周围器官，可见瘘液流

出。如属高位肠瘘,全身反应较重;如属低位肠瘘,金身症状轻微。肠瘘发生的部位不同,其漏液性质也不同。

（三）预防

肠瘘的预防应针对其发生原因采取针对性措施。

1. 分离肠粘连时采取特别轻柔细致的手法,勿损伤肠管。粘连成团块状已不可能分离开的肠袢不要勉强分离,可采取其他方式处理肠梗阻。

2. 术中仔细检查所有肠管,不要遗漏已有血运不良的肠管,要对肠管的生机做出确切的判断,决不允许将生机不明的肠袢送回腹腔。如经多种方法仍不能明确肠袢的生机,同时所累及的肠袢较少时,宁可行局部肠袢切除吻合术才是安全的方法。

3. 肠切除吻合术时缝针距离不可过密或过疏,做到无张力缝合,两端肠管口径要一致,吻合的肠端不能有严重的水肿或瘢痕,更不能有癌肿残留,而且吻合口的血液循环必须良好,肠管切端的系膜分离不得超过 1cm,且肠系膜对缘的肠壁应多切除一些。

4. 吻合口远端的梗阻必须解除,近端应有良好的减压。

5. 肠管排列手术尽量选用内置支撑管排列法,而不缝合固定肠管。

6. 不选用过硬的腹腔引流管,放置的引流管不要直接压迫肠壁。

7. 腹腔内不得残留任何异物,术中对腹腔需彻底清理。

8. 手术前、术中及术后应用有效抗生素,抗感染措施要发挥最大的临床效果。

9. 积极治疗患者的全身性原发疾病。

10. 给予合理的营养支持疗法。

（四）治疗及疗效

1. **禁食、胃肠减压** 适用于肠瘘初期,可减少消化液的分泌。

2. **控制全身性感染并行充分的脓肿引流** 适用于腹膜炎症期或腹内已形成脓肿时。只要发现腹腔脓肿,即应及时手术引流。一定要注意多发脓肿的可能性,以免遗漏。最好用双套管负压持续引流,并安置一细管作冲洗用。此时任何企图关闭肠瘘以避免肠液外流的做法都是不妥当的。

3. **应注意保护瘘口周围的皮肤** 肠瘘液必须予以收集,而不能任其污染皮肤。

4. **维持水与电解质平衡** 静脉补液维持患者

的生理平衡,并予营养支持。必要时可应用完全肠外营养（TPN）。TPN 的应用可以保证水、电解质平衡以及机体所需要的各种营养要素,并可使胃肠道的分泌量减少 50%～70%,同时使瘘口溢出的肠液明显减少。患者营养状况的改善有利于感染的控制,并可提高手术的成功率。

5. **肠内营养** 肠瘘中期,腹腔感染已经得到控制,外瘘已形成,患者可经口或经胃管进食。高位肠瘘可插管至瘘口下方灌注高营养食物,低位肠瘘可经口进正常饮食或要素饮食。

6. **生长抑素的应用** 治疗肠瘘的关键因素之一是减少瘘口的溢液量及其中消化酶的浓度。生长抑素及其衍生物（善得定）就有这样的作用,因而可促进瘘口的愈合。应用时选择肌肉或皮下给药,可使药物的排泄较静脉给药慢,因消化液是 24小时持续分泌的。有报道应用善得定 7～20 天瘘口就可闭合。对于超过此时限瘘口仍不闭合者,可能有其他原因。

7. **维护重要脏器功能**

经以上非手术治疗,大部分肠瘘可自愈。如经积极治疗 3 个月后肠瘘仍不愈合者,可考虑手术治疗,因为此时营养维持满意,胃肠道功能已恢复,全身和局部炎症均已经控制,周围渗出粘连已逐渐吸收松解,便于手术操作。手术前先试用简单的堵瘘疗法;如用医用胶注入瘘管填塞粘合,瘘管内外橡皮片堵压、油纱布填塞等。如瘘口仍不愈合,可考虑手术:①单纯肠瘘修补术:适用于瘘口较小者,必须切除瘘口周围的瘢痕组织,并将瘘管切除;②瘘口段肠段部分切除对端吻合术:是目前最常用、疗效最好的手术方法;③肠瘘旷置术:适用于瘘口处肠袢粘连成团不易分离者,将粘连团近侧正常肠管切断,与远侧肠管端 - 侧吻合. 也可不切断肠管侧 - 侧吻合。

五、盲袢综合征

盲袢综合征（blind loop syndrome）是一种极少见的并发症。多由于肠切除后采用端 - 侧吻合,吻合口距离盲袢输入肠段距离过长,或梗阻的粘连不易分离而行捷径手术,致肠内容物在盲段肠腔内长期淤滞并细菌过度繁殖而引起本病。过长的盲袢可导致强烈的肠蠕动和肠道功能紊乱。

临床表现主要有慢性腹泻、贫血、体重减轻、营养不良,可有肠梗阻表现,如腹痛、腹胀、肠鸣音亢进。如盲袢内细菌过度繁殖,肠内容物过度淤积，可引起盲袢肠管发生炎症、溃疡和出血，破溃后引起肠瘘和腹腔感染。

预防措施是肠梗阻手术时如粘连的肠袢分离困难，应该采取受累肠袢切除吻合术，而不采用短路手术。肠切除者尽量采用端 - 端吻合，而不用侧 - 侧吻合。如必须行侧 - 侧吻合，盲端肠袢不可距吻合口过长，且吻合口一定要够大。

治疗：多数需经外科治疗，切除原吻合口及盲袢，改侧 - 侧吻合为端 - 侧吻合。

六、损伤肠管及系膜

常见原因为切开腹膜时，由于肠管积气、积液、膨胀，使肠壁菲薄与腹膜紧贴而切破肠管，或切开腹膜处的肠管与腹膜形成粘连。拉出膨胀的肠管寻找梗阻部位也易损伤肠管，而分离粘连扭曲的肠袢是肠管损伤最常见的原因。肠管损伤后，肠内容物溢出可污染腹腔造成术后感染及肠瘘。如术中发现，当时修补后可无明显后果。若术中未发现损伤，可产生严重的术后并发症，如弥漫性腹膜炎、腹腔脓肿、肠瘘等。

预防措施：切开腹膜时尽量少夹提腹膜，先切一小口，看清切口下组织再扩大切口。注意不可在厚实处切开腹膜，以防其下有粘连的肠管。对有手术史的患者，尽量避免在原切口进腹，可先在正常腹膜处切开，分离腹膜下粘连后再扩大腹膜的开口。腹部膨胀、肠管外涌者，应边切开腹膜边用大纱垫填塞。探查时可先找到萎陷的小肠，顺肠管向近端寻找梗阻部位，可避免过多翻动膨胀的肠管而损伤。如肠管过度膨胀，全部堆集于切口处而使手术无从下手时，可先行肠管的部分减压，后进行探查。肠管损伤如手术中发现，应立即修复，如手术中未发现，术后引起腹膜炎、肠瘘等并发症时，按前面讨论的有关问题相应处理。

七、肠排列术可能发生的并发症

1. 肠排列术要分离较广泛的粘连，极易引起肠管损伤，术后发生肠狭窄、肠瘘、肠穿孔及腹腔感染等。

2. 排列缝合时，肠管过度扭曲缝合可形成锐角，导致术后不全性肠梗阻。

3. 由于术后肠管膨胀，肠壁上的缝线可造成肠管撕裂及穿孔。

4. 缝合固定肠系膜时损伤系膜血管导致术后肠系膜血肿，或影响肠的血液供应。

预防措施：分离肠管粘连要有足够的耐心、细心，手法轻柔，多用手指分离，辅以锐性剪割。如发生肠壁损伤，应立即修复。如分离太困难，而且已有肠管损伤，继续分离会损伤更多的肠管，此时应果断放弃分离而改用其他手术方法。肠管排列转折处应有 3～5cm 的空隙不缝合，以免肠袢过于曲折形成锐角。可行缝合肠系膜的固定排列肠管法，将使手术更加简化，又可固定肠袢，肠管有蠕动活动的余地，可避免缝合肠管引起的肠壁损伤。

八、肠短路手术并发症

肠短路手术是在肠梗阻粘连无法分离或无法切除粘连成团的肠袢时，不得已而采用的权宜之法。其术后并发症有：

1. **盲袢综合征**　已如前述。

2. **吻合口远段肠梗阻**　见于广泛粘连性肠梗阻者，因有多处梗阻，手术中未仔细探查将所有梗阻解除，仅旷置一处梗阻而行短路手术，手术后肠梗阻症状体征当然不会消失，并可合并吻合口瘘。预防措施：施行肠短路手术时，必须对所有肠段作认真、细致的检查，确认旷置的上下段肠管无病灶存在。

3. **短肠综合征**　已如前述。需要注意的是，尽量不要跨越末段回肠或回盲瓣行短路手术，更不允许在未分清小肠或结肠的情况下，盲目行短路吻合术。

（陈其亮　朱益军　冯秀岭　崔渊博）

第五节　泌尿系统结核病术后并发症及处理

一、气胸

（一）原因

1. 剥离肋骨骨膜尤其是剥离第 12 肋后段骨膜时，可损伤胸膜腔的最低部位。

2. 肋骨膜游离不全，肋骨周围仍有软组织未被剪断，除去肋骨时用力牵拉企图将此组织拉断，则易撕裂胸膜。

3. 肋骨切除后，作肋骨床切口时切口分离不满意将胸膜反折处剪破。

（二）症状和体征

1. 如手术中损伤胸膜，即可听到嘶嘶响声，非全身麻醉患者当即感到胸闷、气短、呼吸困难，如全身麻醉患者，则仅可听到损伤处有"嘶嘶"声响。

2．如手术中未发现胸膜损伤，手术后患者有闭合性气胸表现，如患者感到胸闷、气短，检查发现气管、纵隔可向健侧移位，伤侧胸部叩诊过度回响，呼吸音消失。X线片示肺萎陷。

（三）预防

1．分离肋骨膜时，应自肋骨尖端开始，用骨膜分离器紧贴肋骨向后端推进，这样不致损伤胸膜，且肋骨膜得以完全游离。切除肋骨后，在第12肋骨床前端的骨膜和腰背筋膜上切口，以双手拇指入肾包囊，紧贴骨膜钝性分离，扩大切口。

2．采取切开膈肌纤维，显露稍白色、薄而光滑的胸膜反折部，认清胸膜后将其向上推开，靠近肋床下缘用剪刀仔细扩大切口，可避免胸膜损伤。此种方法较为稳妥，为大多数医师所乐于采用。

（四）治疗及疗效

肾切除者一旦胸膜损伤，应立即用手指或等渗盐水纱布压迫裂口，用1号丝线连续缝合胸膜裂口，并连同胸膜裂口周围的软组织缝合。如裂口较大，则于裂口大部缝合后，向胸膜腔插8号导尿管一根，助手用注射器反复抽出胸腔内气体。当麻醉人员听到手术侧肺部呼吸音与对侧几乎相等时，则将导尿管接连水封瓶，并在其周围胸膜裂口按垂直褥式缝线，在患者深呼吸几次后即可拔出胸腔导管，同时结扎褥式缝线，完全封闭胸膜裂口。

二、损伤下腔静脉

（一）原因

1．行右肾切除时，肾和周围组织有广泛而紧密的粘连，粗暴地分离可将下腔静脉撕裂。

2．在肾蒂游离后，过度牵拉肾脏，使下腔静脉成角，以致处理肾蒂时将成角的下腔静脉误扎、切断或将下腔静脉切除一块。小儿下腔静脉比成人为小，不易识别，故在小儿肾切除时容易造成损伤。

（二）症状和体征

1．损伤下腔静脉，立即发生大出血。

2．如手术中不慎将下腔静脉结扎，手术中不易被发现。若手术中突然血压一度下降，或下腔静脉远心端迅速胀大增粗，则可能下腔静脉被结扎。

3．如下腔静脉部分结扎，则手术中也不易被发现，可于手术后发生下腔静脉回流受阻，如下肢水肿、下肢静脉压升高、患者血压偏低、臀部和腹壁均有浅静脉怒张等。

（三）预防

1．当肾周围粘连较多且甚紧密时，将肾上极游离完毕，即在肾下极下内方找到输尿管。因下腔静脉大多数紧靠输尿管，沿输尿管侧逐渐向上分离到肾盂，紧靠肾门分离出肾蒂，并加以处理。

2．遇肾蒂周围粘连不重时，尤其在小儿患者当肾蒂分离后，不能强力牵拉以免下腔静脉成角，而且在结扎、切断时应尽量靠近肾门，可以避免误伤。

3．肾门粘连太紧不宜分离时，不宜勉强从事，应考虑作包膜下肾切除较为安全。

（四）治疗及疗效

下腔静脉裂伤或切断可发生大出血，此时切勿盲目钳夹止血，而应立即用手指压迫止血。若指压失败或血管裂口较大可用纱布垫压迫暂时止血，同时快速输血，快速吸净积血，除去病肾。必要时延长切口。将手术野充分显露，然后慢慢放松手指或取出纱布，显露出血处，如裂口小可用无损伤静脉钳钳夹裂口，用血管缝合针线作连续褥式外翻缝合止血；当裂口大，仍用压迫方法控制出血并将裂口上、下静脉游离一段，再用心耳钳阻断血流进行修补。

三、损伤十二指肠

（一）原因

当在肾周围粘连特别是上极粘连很紧而强行分离时，可撕破十二指肠，或锐性剪割而剪破十二指肠。

（二）症状和体征

1．如在手术当中发现手术野有胆汁样液体，应考虑十二指肠损伤的可能。仔细检查可发现十二指肠壁破损口，并有十二指肠液溢出。

2．如手术中未能发现损伤，手术后患者可有上腹部疼痛伴恶心、呕吐，严重者常伴有休克。查体发现上腹部压痛、反跳痛、肌肉紧张等，严重者有全腹压痛，呈"板状腹"。在腹膜后部的十二指肠损伤早期可有背痛，有的可从腰切口引流管引流出胆汁样分泌物。肠蠕动消失。腹式呼吸变浅或消失，肝浊音界可消失。

3．X线检查膈下有游离气体，腹膜后损伤时可看到腹膜后组织积气。CT检查显示腹膜后组织积气等表现。

（三）预防

预防十二指肠损伤的关键是分离肾上极时应紧靠肾包膜分离，必要时行包膜下切除，留下十二指肠的一部分肾包膜，不致损伤十二指肠。肾肿瘤切除时，为了确保手术彻底，则应先暴露十二指肠，再分离切除肾脏较稳妥。

（四）治疗及疗效

如发现十二指肠损伤，应仔细找到十二指肠裂口处，用丝线作二层间断内翻缝合，在修补穿孔附近放置 1～2 根多孔的引流管，由切开上端引出。术后胃肠减压，禁食 5 天。橡皮管引流 8～10 天后拔除。

四、结肠损伤

（一）原因

肾脓肿经切开引流后，或肾积脓自行穿破而形成瘘管时，肾周围粘连特别严重。在肾门、肾下极紧密粘连，常为肾与腹膜、结肠的粘连，分离如不小心，极易损伤结肠。尤其是切除左肾时，更容易损伤结肠。

（二）症状和体征

1. 手术中结肠损伤后可有粪臭味，仔细检查可见肠黏膜外翻。

2. 如手术中未发现结肠损伤，则在手术后切口引流物可有粪臭味，可有腹膜刺激症状，严重者有中毒性休克。患者可有便血（当出血量大时）。

3. X 线检查膈下可见游离气体或腹膜后气肿。

（三）预防

对曾有肾积脓引流术或有瘘管形成的患者施行肾切除时，应先在肾下极找到输尿管，并紧靠输尿管及肾盂侧小心分离粘连，或作包膜下肾切除以防止损伤结肠。手术前服用肠道消毒剂，作肠道准备，以防万一手术中损伤结肠，也不致造成严重污染。

（四）治疗及疗效

结肠一旦损伤，应立即用丝线仔细缝合修补裂口，切除肾脏后用等渗盐水清洁创面，并放置橡皮管引流和烟卷引流各 1 根。术后大剂量应用大肠埃希菌敏感的抗生素，烟卷引流 48～72 小时拔除，乳胶管引流 8～10 天后拔除。

五、肾蒂出血

（一）原因

1. 强行分离肾门周围粘连时，撕裂或撕脱肾蒂血管。

2. 结扎肾蒂血管时，由于助手与手术者配合不好，当结扎未妥、钳尖已松开，肾蒂血管即可回

缩而发生大出血。

3. 肾蒂血管虽已结扎，但因不牢固或结扎线松脱而引起出血。或因结扎过紧或缝线将血管勒断而出血。

4. 有时肾上腺血管和肾脏迷走血管直接从腹主动脉或下腔静脉发出，在分离肾脏时强行撕断而引起大出血。

（二）症状和体征

1. 肾蒂出血可于术中立即发现，应立即查找出血部位作紧急处理。

2. 如果肾蒂轻微损伤出血不多时，手术中又未发现，可出现手术后伤口出血或引流口有较多血性引流物。患者可有血压下降，甚至休克表现。

（三）预防

1. 避免强行分离肾蒂，如遇粘连最好在直视下进行分离，同时应避免过度牵拉。

2. 为防止肾动、静脉大出血，应采用先结扎肾蒂二道，其中 10 号线一道、7 号线一道，而后再钳夹远端切除肾脏，然后再用 7 号线缝扎一道为妥。另外，在结扎时原则是既要牢固又要防止过紧勒断肾蒂血管而导致大出血。尤其是肾蒂周围组织有恶性浸润组织变脆时更应注意。

3. 在结扎完肾蒂后往往可看到肾动、静脉断端，尔后可以再用 4 号丝线结扎一道更为牢靠。

（四）治疗及疗效

一旦手术中发生肾蒂出血时，应立即用左手 4 指并齐，在相当于肾动脉发出部位的腹主动脉压迫止血，清除积血，手术者右手持钳、左手略松即见到出血部位，迅速、准确钳夹，结扎或缝扎止血。如此法仍不能奏效，必须立即压迫肾动、静脉开口上下腹主动脉和下腔静脉，推开右侧前方的结肠及十二指肠，左侧推开结肠脾曲及脾门，然后仔细地缝合或结扎止血。在肾尚未切除之前而发生肾动、静脉大出血，由于肾脏占位不易暴露出血点，止血困难，先行等渗盐水纱布压迫止血后，应尽快切除肾脏以利显露出血点。

六、切口感染瘘管形成

（一）原因

1. 有肾结核患者常合并严重的输尿管结核，手术中可见输尿管增粗甚至输尿管积水、积脓，切断输尿管后感染，形成长期不愈的瘘管。

2. 手术中输尿管残端结扎线滑脱致结核病变、输尿管内感染性分泌物污染切口。

（二）症状和体征

1．手术后 3～5 天引流管拔除后，体温升高，切口局部红肿，或压迫引流口有脓性分泌物溢出，成为切口感染的重要依据。

2．如切口深部感染或输尿管残端积脓，则患者仅表现为体温升高，白细胞升高、可伴有腹痛等症状，应考虑有深层感染的可能。

（三）预防

1．如患有输尿管结核时，最好将结核病变部分全部切除，残端缝扎防止滑脱。

2．如为肾结核或感染性肾病变、肾积脓患者，则要大量生理盐水冲洗伤口，必要时切口内放置链霉素药物或其他有效抗生素，防止感染。

（四）治疗及疗效

1．如单纯切口感染则需要局部换药，必要时扩大引流口，保持引流通畅以利伤口愈合。

2．加强局部换药，全身治疗则需要应用有效、足量的抗生素，必要时作药物敏感试验选择有效的抗生素。

3．如发生瘘管长期不愈合者，应考虑切口深部残留线头或其他坏死组织，则应作切口搔刮或切除瘘管重新换药或缝合。

（朱同玉　朱益军　包　娟）

参 考 文 献

[1] 韦鸣，廖勇，许建荣，等．一个单中心 10 年的肺结核外科临床实践 [J]．广西医科大学学报，2012，29（6）：910-912.

[2] BYUN C S, CHUNG K Y, NARM K S, et al. Early and Long-term Outcomes of Pneumonectomy for Treating Sequelae of Pulmonary Tuberculosis[J]. Korean J Thorac Cardiovasc Surg, 2012, 45（2）：110-115.

[3] 薛宗锡，刘健雄，游佩涛，等．结核毁损肺全肺切除术后并发症及危险因素分析 [J]．南方医科大学学报，2009，29（8）：1695-1697.

[4] SHIRAISHI Y, NAKAJIMA Y, KATSURAGI N, et al. Resectional surgery combined with chemotherapy remains the treatment of choice for multidrug-resistant tuberculosis[J]. J Thorac Cardiovasc Surg, 2004, 128（4）：523-528.

[5] ISEMAN M D, MADSEN L, GOBLE M, et al. Surgical intervention in the treatment of pulmonary disease caused by drug-resistant Mycobacterium tuberculosis[J]. Am Rev Respir Dis, 1990, 141（3）：623-625.

[6] BOBOCEA A C, PALERU C, LOVIN C, et al. Videome-diastinoscopic transcervical approach of postpneumonec-tomy left main bronchial fistula[J]. Pneumologia, 2012, 61（1）：44-47.

[7] DALAR L, KOSAR F, ERYUKSEL E, et al. Endobron-chial Watanabe spigot embolisation in the treatment of bronchopleural fistula due to tuberculous empyema in intensive care unit[J]. Ann Thorac Cardiovasc Surg, 2013, 19（2）：140-143.

[8] 黄朝林，陈兆辉，倪正义，等．普胸术后肺栓塞 23 例临床分析 [J]．临床肺科杂志，2011，16（5）：705-706.

[9] 韦鸣，廖勇，许建荣，等．肺切除术联合化疗治疗耐多药肺结核 51 例 [J]．中国胸心血管外科临床杂志，2010，17（4）：341-343.

[10] AHN H Y, CHO J S, KIM Y D, et al. Intrathoracic muscular transposition in chronic tuberculous empye-ma[J]. Thorac Cardiovasc Surg, 2013, 61（2）：167-171.

[11] BAI L, HONG Z, GONG C, et al. Surgical treatment efficacy in 172 cases of tuberculosis-destroyed lungs[J]. Eur J Cardiothorac Surg, 2012, 41（2）：335-340.

[12] 宋言峥，张新艳，魏力，等．外科手术在现代肺结核治疗中的价值（附 270 例分析）[J]．中国防痨杂志，1999（3）：43-44.

[13] 宋言峥，杨瑞，何苁，等．耐药性肺结核的手术治疗（附 36 例报告）[J]．中国防痨杂志，2001（1）：39-41.

[14] 天津医院骨科．临床骨科学 2 结核 [M]．北京：人民卫生出版社，1974.

[15] 杨克勤，张潭澄，张之虎，等．脊柱疾患的临床与研究 [M]．北京：北京出版社，1994.

[16] 王锡阳，周炳炎，李伟伟，等．脊柱结核手术治疗的并发症原因分析及防治 [J]．中国脊柱脊髓杂志，2010，20（12）：993-997.

[17] 沈明敬，钱永跃，徐中华，等．经心包纵隔内闭合支气管残端治疗难治性支气管胸膜瘘 [J]．实用医学杂志，2013，29（5）：843-844.

[18] 杨培基，张汉中．经心包纵隔内关闭支气管残端治疗难治性支气管胸膜瘘 [J]．广州医药，2006（6）：26-27.

[19] 黄杰，周新明，毛志福，等．经心包纵隔内关闭支气管残端治疗难治性支气管胸膜瘘 [J]．中华胸心血管外科杂志，2005（1）：6-8.

[20] MAJEED F A, RAZA A, IMTIAZ T, et al. Pediculated Intercostal Muscle Flaps in Bronchiactasis Resectional Surgery for Bronchial Stump Reinforcement.[J]. J Coll Physicians Surg Pak, 2020, 30（2）：197-200.

[21] MAMMANA M, MARULLI G, ZUIN A, et al. Postpneumonectomy bronchopleural fistula: analysis of risk factors and the role of bronchial stump coverage[J]. Surg Today, 2020, 50（2）：114-122.

[22] DE PALMA A, MARUCCIA M, DI GENNARO F. Right thoracotomy approach for treatment of left bronchop-leural fistula after pneumonectomy for tubercolosis[J].

Gen Thorac Cardiovasc Surg，2020，68（12）：1539-1542.

[23] GABRYEL P，PIWKOWSKI C，GĄSIOROWSKI Ł，et al. The role of indocyanine green fluorescence in bronchopleural fistula prevention[J]. Asian Cardiovasc Thorac Ann，2020，28（1）：68-70.

[24] MAKIDONO K，MIYATA Y，IKEDA T，et al. Investigation of surgical technique for bronchial stump closure after lobectomy in animal model[J]. Gen Thorac Cardiovasc Surg，2020，68（6）：609-614.

[25] NAGASHIMA T，ITO H，SAMEJIMA J，et al. Postoperative changes of the free pericardial fat pad for bronchial stump coverage[J]. J Thorac Dis，2019，11（12）：5228-5236.

[26] 麻恒翔，李玲，李海明，等. 两种支架封堵支气管残端瘘口的临床应用效果研究 [J]. 重庆医学，2018，47（10）：1413-1415.

[27] YANG X，YANG X，XIE T，et al. Omentum Transplantation in Thorax to Cover Bronchial Stump as Treatment of Bronchopleural Fistula After Pulmonary Resection：Report of 6 Cases' Experience[J]. Zhongguo Fei Ai Za Zhi，2018，21（3）：235-238.

[28] 姜永能，易根发，陈敏，等. 一体化覆膜气管支架治疗支气管胸膜瘘 8 例 [J]. 介入放射学杂志，2016，25（1）：48-50.

[29] 钟秋红. 33% 三氯醋酸治疗支气管残端瘘患者的护理 [J]. 临床医药实践，2013，22（8）：625-626.

[30] 韩毅，刘志东. 肺癌术后难治性胸腔感染的外科治疗 [J]. 中国肿瘤临床与康复，2013，20（2）：158-160.

[31] 李宗明，吴刚，韩新巍，等. 气道 Y 型单子弹头一体化自膨式金属覆膜支架治疗右主支气管残端瘘 17 例分析 [J]. 介入放射学杂志，2013，22（1）：46-49.

[32] 朱庆丰，陆志荣，李森. 全肺切除术后支气管胸膜瘘的原因及外科治疗 [J]. 吉林医学，2012，33（8）：1643-1644.

[33] 黄健宏，王茂生，黄健. 带蒂前锯肌瓣修补肺癌术后支气管残端瘘的体会 [J]. 中国医学创新，2011（26）：56-58.

[34] 池永勇，辛明东，姜云峰，等. 肩胛骨岗下切除加胸廓成形术治疗肺切除术后脓胸 [J]. 中国医药科学，2011，1（12）：88-89.

[35] 周密，王志农，乌立晖，等. 胸腔冲洗及引流在肺切除术后支气管胸膜瘘治疗中的应用观察 [J]. 山东医药，2011，51（18）：57-58.

[36] 赵弘卿，唐剑英. 经纤支镜注入医用胶联合凝胶海绵治疗支气管胸膜瘘 1 例并文献复习 [J]. 中国内镜杂志，2011，17（4）：446-448.

[37] 曾俊仁，向述天，徐松. 气道胸膜瘘支架封堵术疗效分析 [J]. 当代医学，2010，16（23）：472-474.

[38] 曾庆武，龚军，钟琰. L 形覆膜气管支架治疗支气管胸膜瘘 [J]. 中国医药指南，2010，8（19）：149-150.

[39] 张宝石，于长海，刘颖，等. 全肺切除术后支气管胸膜瘘的早期手术治疗 [J]. 南方医科大学学报，2010，30（5）：1147-1149.

[40] 张霓，徐沁孜，付向宁. 微创技术治疗术后早期支气管残端瘘 [J]. 中国肺癌杂志，2009，12（8）：943-944.

[41] 阮军忠，杨声，付喻. 支气管残端瘘的内镜治疗 [J]. 北京医学，2008（9）：561-562.

第二十三章

结核病合并其他部位肿瘤的外科治疗

第一节　肺结核合并肺癌的外科治疗

一、概述

肺结核和肺癌并存是指先后在患者同侧肺或不同侧肺内出现病变，经痰结核分枝杆菌检查和病理学检查确诊为肺结核和肺癌，两种病同时存在（concomitant、concurrent 或 coexistent）的疾病，其中结核病可以是活动型肺结核，也可以是非活动肺结核。近几十年来，随着结核病化疗的进展，结核患者寿命延长、老年肺结核增多，而肺癌发病率亦呈上升趋势，两病并存机会增多，肺结核与肺癌之间的关系也日益受到人们的重视和警惕。

二、发病机制

早在 1810 年 Bayle 曾有关于肺结核合并肺癌的记载，其后 Rokintansky 提出肺结核很少合并肺癌的说法。近几十年随着肺结核患者和肺结核死亡的高龄化，两者的合并在世界各地屡有报道，因而引起肺结核合并肺癌是否偶合的争论。我国于 1965 年开始陆续有报道肺结核合并肺癌的病例及相关研究。

（一）肺结核和肺癌并发的特点

肺结核并发肺癌较少，临床病例不足 1%，尸检病例约 2%，但是肺结核患者发生肺癌率较健康人群发生肺癌高 7%～30%；而肺癌并发肺结核较多，临床病例 10%～15%，尸检病例则高达 30% 左右，肺癌患者发生活动性肺结核率较健康人群高约 25%，如 1973 年莫斯科市对 81 350 名居民胸部X 线检查，40 岁以上男性、原有肺结核者，发生肺癌的比无肺结核者高 4 倍；日本资料肺结核并发肺癌为 0.09%～0.9%，肺癌并发肺结核为 7.2%；中国于是报道肺结核患者发生肺癌的危险度为健康人

群 2.5 倍以上。肺癌和肺结核并存发病性别和年龄也有所不同，男性明显多于女性，年龄以 50 岁以上为最多。发病部位以同侧同一肺叶多见，对侧肺不同肺叶少见。

肺癌与肺结核并存常见的病理类型是腺癌、鳞癌、未分化癌，小细胞肺癌少见。值得注意的是，肺癌的组织学亚型与肺结核史的相关性更高的是腺癌，而其他组织学类型（鳞状细胞癌和小细胞癌）与肺结核的相关性不显著。肺结核与肺癌并存早期很难发现，有 78% 病例先患肺结核 5～20 年以上，发现肺结核并发肺癌时，肺癌多为晚期，尤其中心型肺癌更是如此。肺结核并发肺癌而又能早期确诊的仅占 28.9%，在肺结核并发肺癌的早期诊断较困难。

（二）肺结核与肺癌并发原因

肺结核并发肺癌与肺癌并发肺结核虽逐年增多的趋势，一致认为与以下原因有关：①结核病回升：老年结核相对较多，即所谓的结核病向老年人推移。随着人口老龄化，年龄越大免疫功能越低，老年人结核病越多。②肺癌逐年急剧增多：老年是肺癌发病的高发年龄组。从 20 世纪 20 年代至今，全球肺癌的发病率与死亡率均呈逐年急剧上升趋势，目前世界各地区与国家统计报告肺癌的发病顺位，多数已居第一或第二位。

（三）肺结核与肺癌并存之间的关系

从 1854 年至今 100 多年的研究讨论，肺结核与肺癌之间关系尚不清楚，目前对肺结核与肺癌之间并存的认识，可归纳为三种观点。

1. 肺结核与肺癌拮抗论　持这种观点的依据有：①与肺结核紧密相接的肺区不易发生癌，反之，肺癌多发部位结核病较少；结核与癌衔接处血管交通支被结核病变破坏时，不利于癌的发生、发展及转移。②有人用卡介苗作为肺癌的免疫治疗，认为接种卡介苗可激活网状内皮系统，从而

抑制癌的生长。③有人观察发现肺癌手术后结核病的疗效，认为合并肺癌者比单纯肺结核者为佳。④据病理解剖学资料，认为同一肺叶内肺结核与肺癌并存时，两者病灶相距较远，且发现结核肉芽组织细胞可吞噬肿瘤细胞。⑤结核病变可以阻止癌细胞的早期淋巴结转移，并能推迟癌细胞向胸膜侵犯。

2. 肺结核与肺癌无关论　持这种观点的依据有：①流行病学观点认为，肺结核与肺癌并存增多是由于肺癌发病率上升与老年肺结核增多之故，而两者在发病学上没有什么特殊关系；②据大量切除的肺结核标本病理检查发现，虽有不同程度的支气管上皮病理性增殖和变形，但均未发现癌变；③在瘢痕癌病理检查中，分析瘢痕形成多数是由于矽尘或炭末沉着，而结核钙化灶极少；④一些学者认为，肺结核与肺癌两者之间无因果关系，肺结核不是肺癌的致病因子，认为肺结核与肺癌并存是一种巧合。

3. 肺结核与肺癌有关论　持此观点的依据有：①肺结核与肺癌的流行病学研究认为，肺癌患者合并既往肺结核病史；合并患病者有两种疾病的共同致病因素，如吸烟、职业性接触、放射线、饮食等暴露外因，内分泌、代谢或免疫功能紊乱等内因，肿瘤家族遗传因素与结核密切接触史等。②结核性瘢痕阻碍淋巴引流，致癌物质局部浓度升高，促进肺癌的发生。③结核病灶纤维化所致的局部支气管扭曲、扩张、支气管纤毛上皮破坏，滞留焦油中的苯并芘和含有胆固醇致癌物质，长期刺激肺组织而发生癌变。④结核性空洞壁柱状上皮或囊状扩张支气管壁柱状上皮，发生增殖性改变及鳞状上皮化生，继之恶变。⑤有人认为抗结核药物利福平（RFP）有致癌作用，引起肺腺鳞混合癌多见，有待更多研究证实。⑥肺癌患者由于营养障碍和精神负担，接受手术治疗、化疗，放疗后，免疫力减弱，可促进结核感染，或使已静止结核病恶化，认为癌对结核分枝杆菌或结核病变有活化作用，可侵蚀陈旧性结核病灶而释放出结核分枝杆菌。因此，肺结核与肺癌可互为诱发因素。

尽管上述观点相互间有分歧，但目前多认为结核性瘢痕发生癌变可能性大。但对结核性瘢痕发生癌变原因也有不同看法。有的认为瘢痕内缺氧是形成上皮细胞癌变原因；瘢痕内弹力纤维促使上皮细胞发生异常增生；有的还认为瘢痕内胆固醇和沉着炭末有致癌作用。

4. 肺结核与肺癌并发机制的分子生物学研究部分结论和观点　①已证明结核分枝杆菌诱导炎症介质的释放，如肿瘤坏死因子（TNF）、INF-γ、IL-1、IL-2 和 IL-12，引起肺组织炎症。而炎症可能被认为是诱发癌症的发起者。②组织修复过程中成纤维细胞的活性水平很高，它能合成细胞外基质（ECM）成分并最终产生纤维化，这也可能参与肺癌的发展，而结核和肺癌组织中已验证 TGF-β 的表达上调，与损伤修复、瘢痕形成及修复过程中的恶变有关。③结核分枝杆菌通过横向基因转移（lateral gene transfer，LGT）破坏正常细胞 DNA 诱导恶变，最近已有研究，在一些腺癌组织中通过 DNA 大规模测序发现了整合在肿瘤细胞 DNA 中的多种分枝杆菌基因。④结核分枝杆菌 sRNA_1096、sRNA_1414 与人类致癌基因 SH3GL1、EPS8L1（EPS8 样 1）及 SORBS1 序列匹配。⑤合并结核的肺腺癌病例 *EGFR* 突变率高于没有感染结核组，并通过进一步研究认为这些肺腺癌组织的 EGFR 高突变率与结核感染的慢性迁延过程有关。

三、病理变化

（一）肺结核与肺癌并存病理分型

1. 混合型　为两种病变位于同一肺叶，互相混杂存在，即癌细胞与干酪坏死灶，结核性肉芽组织和瘢痕组织等相互交织成索状物的瘤体，结节中心常有钙化。

2. 非混合型　为两种病变孤立存在，分布于同侧肺叶不同部位或对侧肺叶。

从组织类型分析，混合型以腺癌多见，非混合型以鳞癌为多，再次提示合并结核腺癌可能与感染结核慢性过程有关。

（二）肺结核与肺癌并存肺结核活动程度分型

1. 非活动性肺结核并发肺癌　约 61.1% 残余结核病变没有活动性，有明显的纤维化陈旧硬结病灶者占 53.1%，肺或肺门淋巴结钙化者占 31.5%，肺硬化或纤维化者占 13.6%，有 1.8% 胸膜等硬变。

2. 活动性肺结核并发肺癌　以慢性纤维增殖性结核为多见，空洞或纤维空洞型占 38.9%，纤维局灶型占 32.1%，其他类型少见。患者往往有明显的结核中毒症状。

在结核瘢痕组织、陈旧性结核病灶、结核性肉芽肿或厚壁空洞内，肺泡上皮呈显著增生和癌变。癌变组织分化程度较低，细胞呈索状覆衬于瘢痕组织条索的边缘,越远离瘢痕其分化程度越高。当癌变侵及结核病灶或使其恶化时,可见明显炎症反应,主要呈现以淋巴细胞为主的炎性细胞浸润。

四、临床表现

肺结核和肺癌临床上都可有咳嗽、咳痰、咯血或痰中带血、胸痛、呼吸困难、发热、疲乏及消瘦等症状,并取决于其发生部位、类型、发展阶段和并发症而有不同的症状和体征。肺癌早期常有刺激性咳嗽和痰中带新鲜血丝,肺结核的咳嗽无特异性,常为整口痰血,并有低热、盗汗、乏力症状。肺结核和肺癌早期可无任何体征,后期一般可有持久不变的局限性哮鸣音,呼吸音较低(支气管全部阻塞后则呼吸音消失)。继发感染时局部可闻及湿啰音。晚期患者肿瘤压迫附近脏器时可产生相应的体征,如常可发现患侧肺不张、胸腔积液、上腔静脉压迫综合征、颈交感神经麻痹综合征或骨转移等。浅表淋巴结以颈部、锁骨上和腋窝淋巴结肿大最为常见。

肺结核合并肺癌时,常出现刺激性咳嗽或呛咳,持续性剧烈胸痛,反复咯血;症状加重,未合并糖尿病但体重锐减,贫血,消瘦;有的患者可能会出现阻塞性肺炎,引起高热不退,或者出现胸腔积液,特别是大量血性胸腔积液;有的活动性肺结核抗结核治疗后,结核病灶好转,痰菌阴转,在继续化疗中,症状却加重。有些患者长期 X 线片观察为非活动性肺结核,但却出现新病灶者;还有些病灶发生在肺结核好发部位的肺结核患者,治疗后未见明显疗效,这些均应考虑到肺结核是否合并肺癌的可能性。

肺癌合并肺结核时,往往出现典型的低热、盗汗、乏力等结核中毒症状,胸部 X 线片显示同侧其他肺叶或对侧肺出现新病变;另外,肺癌经过手术或化疗、放疗后,在好转或经过良好的病程中,突然高热,有呼吸道症状,X 线片显示肺部弥漫性病变,要考虑肺癌并发血行肺结核或无反应性结核。

五、实验室检查

(一)痰液检查

怀疑肺结核并发肺癌的患者,应进行痰抗酸杆菌、癌细胞检查及结核分枝杆菌 Gene Xpert DNA 扩增。前两者可以定性两种疾病,后者是结核 DNA 定量与定性,并可检测结核是否为利福平耐药的多药耐药结核分枝杆菌,是近年有重要意

义的检查手段,可以在指导治疗和微观定量定性诊断基础上发现多药耐药结核病例的有效手段。

1. 痰抗酸杆菌检查

(1)一般肺结核并发肺癌时,痰菌阳性率较高。由于接受抗结核药物治疗后痰菌阳性率降低,痰菌阴性不能排除肺结核,痰菌阳性也不能除外合并肺癌。

(2)肺结核并发肺癌,空洞的引流支气管被癌灶压迫时,痰菌可阴性。若引流支气管通畅,痰菌阳性率较高。

(3)当肺癌转移至肺外围部时,可使结核病灶恶化排菌或癌直接侵及邻近结核病灶,使其溶解恶化排菌。

(4)癌组织可侵及破坏纤维瘢痕组织,使陈旧性结核病灶复发、排菌。

2. 痰癌细胞检查

(1)当怀疑肺结核并发肺癌时,应反复痰查癌细胞,以期及早发现。

(2)近肺门区的癌性空洞痰癌细胞阳性率较高,若引流支气管受压,痰癌细胞常呈阴性。

(二)胸腔积液检查

1. 胸腔积液细胞学和抗酸杆菌检查　癌性胸腔积液细胞学检查阳性率较高,而结核性胸腔积液结核分枝杆菌检出率较低,但癌性胸腔积液多呈血性,液量较多,抽液后回升快;结核性胸腔积液多呈草黄色渗出液,液量较少,抽液后回升较慢,一般不难做出鉴别。

2. 胸腔积液腺苷脱氨酶(ADA)和癌胚抗原(CEA)的测定　ADA 水平 >50U/L,胸腔积液 ADA 与血清 ADA 比值 >1,有利于结核性胸腔积液的诊断;如 ADA < 50U/L,胸腔积液 ADA 与血清 ADA 比值 <1,则提示恶性肿瘤或其他非结核性疾病。ADA 是诊断结核性胸膜炎有价值的指标,对鉴别恶性肿瘤和结核所致胸腔积液具有较重要的意义。腺癌性胸腔积液中 CEA 值明显增高,有作者提出胸腔积液中 CEA 含量 >10～15ng/ml 为诊断癌性胸腔积液的标准。若胸腔积液中 CEA 增高的同时,血清 CEA 也相应增高,诊断意义更大。

(三)PPD 皮肤试验

对可疑肺结核或可疑肺癌的病例,都必须作 PPD 皮肤试验,对两病的鉴别诊断有一定参考意义。

(四)特殊检查

1. 纤维支气管镜检查　对有肺不张、阻塞性肺炎、支气管结核、弥漫性阴影的肺癌、肺结核或

粟粒型肺结核等病例，经纤维支气管镜刷检或活检常可确诊。

2. 经胸壁肺穿刺活检　对肺野孤立性阴影、外围型肺癌患者，经痰菌或细胞学检查仍未确诊时，可进行经胸壁肺穿刺活检辅助诊断。病变部位难以确定者，可在 X 线、B 超或 CT 引导下进行活检。

3. 胸腔镜检查　胸腔积液诊断困难时，可做胸腔镜检查进行胸膜活检以明确组织学诊断，诊断率可达 93%～96%。

4. 电视纵隔镜检查　电视纵隔镜是诊断疑难纵隔疾病的常规方法，是肺癌分期、结节病和不明原因纵隔淋巴结增大等的"金标准"。在肺癌和肺结核的常规鉴别诊断方法仍不能奏效时，纵隔淋巴结第 3、4、7 组淋巴结增大时，EBUS-TBNA 诊断困难时，电视纵隔镜检查是合适的检查手段。

六、影像学表现

（一）X 线特征

肺结核与肺癌并存的 X 线表现虽然错综复杂，但仍有如下的 X 线特征。

1. 在高效抗结核药物治疗下病灶增大或增多。

2. 在抗结核药物治疗过程中出现纵隔阴影增宽，肺叶或全肺不张。

3. 单侧肺门区或肺叶内出现直径 >3cm 孤立块状或球形阴影，典型者边缘呈短毛刺或脐状凹陷或分叶征。

4. 除肺结核病变外，并有不规则偏中心的厚壁空洞，内壁不规则或有岛屿样突起，痰菌反复检查均呈阴性。

5. 在抗结核药物治疗下出现胸腔积液征，反复抽水处理症状未见好转，胸腔积液增长迅速，经 X 线检查在大量胸腔积液中或能见到浓密块状阴影，纵隔无明显向对侧移位。

6. 病变在抗结核药物治疗下未见吸收，或大部分病变已有吸收而阴影反而增大，或出现新病灶。

7. 肺结核并发肺癌常因有结核病变存在而延误肺癌诊断。为防止漏诊、误诊，必须仔细、系统地阅读既往胸部 X 线片并进行比较，必要时进行胸部 CT、MRI 检查辅助诊断。

（二）胸部 CT 特征

肺结核与肺癌并存 CT 诊断较为困难，特别是在肿瘤早期，两者 CT 表现缺乏特征性，前、后胸部 CT 对比了解其病程进展情况，对疑有肺癌与肺结

核并存可能有帮助。

1. 肺结核患者 CT 复查时，应与前片对比，一旦发现有病灶扩大，不管是否抗结核治疗，都应高度警惕以区别是结核的恶化还是并发肺癌。

2. 对于有多年肺结核病史且已达肿瘤高发年龄组患者，经治疗 CT 显示胸部病灶反而增大或出现新的阴影时，不能简单认为是结核的耐药性所致。

3. 在抗结核化疗的过程中，肺内某一部位的浸润性病灶吸收，而其他部位的浸润性病灶持续存在或扩大倾向，此时应做痰菌检查，如痰菌阴性，则应考虑与癌并存的可能性。

4. 肺部原有的结核灶经复查无变化，但一侧肺门影增大，经复查有持续增大倾向时，应疑有癌的发生。

5. 结核病灶愈合过程中，由于纤维瘢痕组织的牵拉收缩易导致肺不张，如肺部病灶纤维化不明显，或在非结核部位出现肺不张，应考虑肺癌的可能。

七、诊断及鉴别诊断

对可疑肺癌患者，在肺癌很多的检查诊断方法中，临床医师应注意及时采用高效影像学检查，并力争依据肺肿瘤的生物学特征捕捉恶性影像特征，必要时采取侵入性活检，以便及时确诊。

肺结核的早期诊断其实不易，痰结核分枝杆菌涂片和培养是诊断肺结核的"金标准"，然而痰涂片的阳性率只能达到 30%，约 70% 的肺结核患者早期得不到诊断，需要经血清免疫学检查、经皮肺穿和纤维支气管镜检查才能确诊，甚至患者需要开胸肺活检确诊。这类结核病称为菌阴结核病。

诊断要点：①具有典型肺结核临床症状和胸部 X 线表现；②抗结核治疗有效；③临床可排除其他非结核性肺部疾病；④支气管肺泡灌洗液（BACF）检出抗酸杆菌；⑤支气管或肺组织病理检查证实结核性改变；⑥结核菌素试验（PPD 5U）强阳性；血清抗结核抗体阳性；⑦痰结核分枝杆菌 PCR 加探针检测阳性；⑧肺外组织病理检查证实结核病变。诊断菌阴肺结核以①～⑤项为主要指标，⑥～⑧项为参考指标。具备①～⑥中 3 项或⑦～⑧条中任何 1 项可确诊。

对于肺结核并发肺癌或肺癌并发肺结核，只有早期诊断、早期治疗，才能提高存活率，提高生活质量。特别是结核病防治人员要提高肺癌的认识，对肺结核患者的症状、体征或 X 线检查结果有

疑点且以肺结核不易解释者,应高度怀疑肺癌的可能。

(一) 早期诊断路径

1. 疑似肺癌或肺结核的早期诊断路径 疑似肺癌或肺结核早期检查诊断步骤:①常规检查;②非手术活检;③手术活检。除少数病例外,多数病例应依顺序检查,即检查方法宜先简单、后复杂,先无创性、后有创性,先损伤性小、后损伤性大,循序渐进。

(1)常规检查:

1)常规影像学检查:胸部正侧位片或直接胸部 CT 平扫,必要时辅助强化,辨别肿块的强化效应;根据 CT 检查可对肺癌进行临床分型,即中央型、周围型或弥漫型;MRI 不是胸部常规检查,多用于鉴别可疑骨转移的破坏情况或检查神经系统;PET/CT 在肿瘤与结核的鉴别诊断中意义目前尚且没有明确。

2)痰细胞学检查:可达到定性诊断目的。

3)结核菌素试验:凡是可疑肺癌或可疑肺结核病例,都必须进行结核菌素试验,对两种疾病的鉴别诊断有重要意义。

4)可疑肺癌患者如合并胸腔积液,必须抽胸腔积液送细胞学检查及胸腔积液 ADA 检测和胸腔积液中查结核分枝杆菌,如可做抗酸菌培养加药敏,如未找到胸腔积液结核分枝杆菌,可用 PCR 扩增技术检测胸腔积液中结核分枝杆菌 DNA,同时胸膜穿刺活检组织学检查。

以上 4 项检查应同步进行,部分肺癌患者可在 1 周内确定诊断。但病理学诊断需要。

(2)非手术活检:

1)中心型和弥漫型:首选纤维支气管镜检查,即经纤维支气管镜支气管活检,经纤维支气管镜肺活检、刷片及 BALF 作细胞学检查。

2)周围型:首选经皮穿刺肺活检。

3)超声支气管镜引导针吸穿刺活检术(EBUS-TBNA):对于伴随纵隔相应区域肿大淋巴结诊断意义重大,是目前阳性率高且在多数医院已经熟练掌握的新技术。

4)若有表浅淋巴结肿大,质硬,应行淋巴结穿刺细胞学检查,或淋巴结摘除进行组织学检查。该检查比纤维支气管镜活检和经皮肺活检风险小、诊断准确率高。

(3)手术活检:过去一贯的传统认识,开胸活检是肺癌最后的临床诊断方法,在所有其他检查方法不能确立诊断时,纵隔镜检查肿大可疑淋巴结、电视辅助胸腔镜(VATS)活检原发病变或者肿大淋巴结是目前替代开胸活检的终级确诊手段。

2. 已确诊为肺结核,怀疑并存肺癌的早期诊断路径 肺结核患者如出现刺激性咳嗽或呛咳、持续性剧烈胸痛、反复痰中带新鲜血丝;或者肺结核患者在正规抗结核治疗下症状却加重,体重锐减,贫血,消瘦,胸部 X 线片或胸部 CT 显示出现新的病灶,尤其伴有肺不张,出现阻塞性肺炎或胸腔积液,特别是有大量血性胸腔积液,应该想到肺癌的可能性,必要时积极行淋巴结穿刺和活检。根据新出现病灶的位置,行纤维支气管镜检查或经皮肺穿刺活检,这些检查如仍不能明确诊断时,可剖胸肺活检。剖胸入路可用电视胸腔镜辅助或小切口,术中可行快速冰冻切片,根据结果决定手术方式。

3. 已确诊为肺癌,怀疑并存肺结核的早期诊断路径 肺癌病例的同侧其他肺叶或对侧肺出现新病变,并有低热、盗汗、乏力等红细胞沉降率快等中毒症状,应考虑肺癌并发肺结核;或者肺癌经过手术或化疗、放疗后,在好转或经过良好的病程中,突然高热,有呼吸道症状,X 线片显示肺部弥漫性病变,要考虑肺癌并发血行肺结核或无反应性结核。此时应积极检查痰结核分枝杆菌,至少 3 次以上,如发现阳性,即做培养,同时做一些相关检查,如结核菌素实验、结核抗体检查等,虽然这些检查特异性不高,但是可以作为佐证辅助诊断。

(二)肺结核与肺结核合并肺癌的鉴别诊断

肺结核与肺癌并存的临床表现及 X 线表现错综复杂,特别是和菌阴肺结核鉴别困难。因此,为避免肺结核合并肺癌时的误诊,一定要有如下认识:①认识菌阴肺结核临床表现的不典型和肺癌的多变性,特别是肺腺癌;②掌握肺结核和肺癌的影像学特点;③综合分析菌阴肺结核和肺癌的症状、体征、影像学及实验室检查结果的相关性;④重视痰细菌学和细胞学检查;⑤支气管镜检查:涂片、吸取液、洗涤液、肺泡灌洗液、刷检、活检及术后痰检做细菌学及组织细胞学检查;⑥分子生物学诊断:聚合酶链反应(PCR);⑦最大限度获得病理学结果;⑧诊断性抗结核试验治疗:即使有效,也不能绝对排除肺癌。

其实最为关键的是:①临床医师思路要开阔,确诊为肺结核后,始终要有肺结核、肺癌并存的防范概念;②如发现 40 岁以上肺结核患者剧烈刺激性咳嗽、痰中带血丝的肺癌典型症状，胸部 X 线片显示有阻塞性肺炎、肺不张影像，胸部 CT 显示结核病变同侧或病变内部出现和以往不同的块影时，即应考虑到肺癌的可能；③经过各种检查仍不能确诊的患者，观察时间最好不要超过 1 个月，必要时及时穿刺肺活检。

八、治疗

肺结核与肺癌并存的治疗原则：非活动性肺结核患者，以治疗肺癌为主。活动性肺结核或排菌患者，则应进行抗结核治疗，可按初治、复治化疗方案给予治疗，以改善患者机体抵抗力，有利于治疗肺癌各项措施的落实，减轻患者痛苦，提高疗效及生活质量，延长生存期。1982 年苏联有作者报道肺结核与肺癌并存时，只有 13.8% 病例可能外科手术。北京市结核病胸部肿瘤研究所胸外科于 1965—1986 年发现肺癌合并肺结核 27 例，能行外科手术者 14 例（占 52.0%）。

我们将肺结核肺癌并存分为如下几种情况，以利临床分类治疗：

（一）非活动性肺结核并存肺癌

以治疗肺癌为主，治疗肺结核为辅。如患者为非小细胞肺癌，则应先进行 TNM 分期，后根据分期确定治疗方案。原则上讲，如患者心、肺、肝、肾功能许可，Ⅰ～Ⅲa 期非小细胞肺癌可考虑做肺癌根治术；Ⅲb 和Ⅳ期患者则考虑保守治疗，全身情况允许的话，肺癌的化疗和抗结核的化疗同时进行，如患者身体较虚弱，耐受不了肺癌的化疗，则可考虑靶向和免疫疗法。如患者为小细胞肺癌，则建议直接化疗和抗结核治疗。

（二）活动性肺结核并存肺癌

1. 如患者为小细胞肺癌，全身状况许可，建议患者直接化疗和抗结核治疗，化疗过程中应密切观察患者的肝肾功能变化和血常规。

2. 如患者为非小细胞肺癌，按肺癌术前准备常规进行纤维支气管镜、肺功能、血气分析检查，并对肺癌进行分期。如无肺切除禁忌证，可考虑手术。

（1）患者为Ⅰ～Ⅲa 期，肺癌病变和肺结核病变位于同一肺叶且无支气管内膜结核者，可考虑行肺癌根治术。

（2）患者为Ⅰ～Ⅲa 期，肺癌病变和肺结核病变位于同一侧但不同叶且无支气管内膜结核者，如结核病变轻微而不耐药者，可直接行单叶肺癌根治术，如肺结核病变为大块干酪样变或厚壁空洞或是耐药性肺结核，可行全肺切除术。

（3）患者为Ⅰ～Ⅲa 期，肺癌病变和肺结核病变分别位于不同侧或是双肺具有结核病变，如肺功能许可，可行单叶肺切除术，不可全肺切除。年龄大患者应慎重。

（三）结核化疗后外科治疗的影响

结核化疗后手术，主要是注意长期服药的肝肾功能影响，一般不影响外科手术的进行。

（四）肺癌化疗、放疗后结核急性发作的治疗

术前没有结核证据的肺癌患者，手术后的放化疗可以引发结核。继发急性结核发作的，往往有潜伏结核感染史或者密切接触史的未发病患者，甚至遇到耐药结核，呈进行性急剧加重。这类患者需要在提高免疫功能的基础上，关注抗结核药物的配伍应用，并考虑是否合并多药耐药结核分枝杆菌。同时，对于外科手术后应该同时关注可能合并的术后肺内感染，以及放疗后是否合并放射性肺炎的继发结核患者，尤其注意多学科治疗的重要性。此类患者往往预后差，可在原肺癌及治疗后基础上累加结核的病理改变，出现胸腔积液、肺不张，甚至一侧肺急进性结核感染渗出、结核性干酪肺炎，继发大咯血死亡。

总之，不管是肺癌还是肺结核，只要病变局限，都是可以考虑切除的。相对于肺结核来讲，肺癌对患者的危害更大，因此治疗上肺癌应放在主要来考虑，但是也应因人、因病而宜。肺癌应根据病理学类型、分期、病变部位、大小、范围及全身情况等，来选择一种或多种治疗方法的综合疗法，最大限度地合理应用包括手术、放疗、抗肿瘤药物化疗、免疫疗法、中药、选择性支气管动脉药物灌注和激光等多种治疗方法，以提高存活率。肺结核的化疗仍应根据肺结核化疗原则完成疗程。

九、预后

一般认为，肺结核与肺癌并存预后不佳。有报道合并结核的肺癌患者，平均生存时间缩短 311 天。合并肺结核病史是肺癌患者的独立预后因素。主要原因是患者高龄、肺功能减低和病处晚期，一般情况差，手术切除率低。

但有作者认为，合并结核的肺癌患者较单纯肺癌的预后略好。这是因为淋巴通路被结核炎症破坏，淋巴结发生纤维化和钙化，使肺癌细胞通过淋巴途径转移受到限制。

（宋言峥 李 军 杨 斌 谢博雄）

第二节 结核病合并其他疾病的外科治疗

临床上，在对某肿瘤患者、外伤或急诊患者进行手术时，体检常发现肺结核和其他部位的结核病。如胃癌手术时患者腰痛，发现腰椎结核；治疗肺结核的过程中，发现乳腺癌。目前结核病合并肿瘤等机制不清晰，但在治疗上出现不可避免的困惑。多数学者认为，只要能做好术前准备和术后处理，仍能达到较好的临床效果。原则上，应根据患者的病情分为急诊手术和限期手术。

一、急诊手术时合并结核病的处理原则

1. 救命第一 急诊手术患者往往病情较重，随时对患者的生命造成威胁甚至死亡，此时，我们应坚持"救命第一"的原则，争取先保命，再治病。如结核病本身如结核性脑膜炎、结核病自发性气胸和粟粒性结核病、咯血等也已经对患者的生命造成威胁，一般情况不好，急诊手术并不能解除疾病对生命的威胁。

2. 急诊手术时的结核病治疗 如术前已确诊为结核病，即应立即抗结核治疗。急诊手术一般要求患者禁食，在患者血常规、肝肾功能等允许抗结核治疗的情况下，可以予一线注射针剂抗结核药物，如利福平、异烟肼、链霉素等，一般不宜用二线抗结核病针剂。但是由于患者多在综合医院就诊，而综合性医院多半没有一线抗结核针剂，可使用阿米卡星、左氧氟沙星等二线药物。患者病情稳定或者能进食时，可口服一线抗结核药，或者转结核病专科医院进一步检查治疗。

如术前未确诊是否合并结核病或者术中、术后发现结核病，术后应立即抗结核治疗，以防播散。术中发现结核病，应根据病情采取适当的手术方式。

3. 急诊手术时结核病病情评估 急诊手术时应首先对结核病病情有基本评估，如病变部位、活动性、痰菌情况、结核病是否是其手术禁忌证、术前抗结核用药情况等。

二、择期手术时合并结核病的处理原则

1. 应首先判断结核病的活动性 活动结核病应首先控制，否则极易造成结核病的播散，导致患者生命危险，并会给择期手术带来风险。稳定的结核病一般不是手术禁忌证，但是不排除其成为风险因素。

2. 围手术期应强化抗结核病治疗，以保证患者顺利度过围手术期。之后的化疗和放疗等不影响抗结核病治疗。

三、限期手术(恶性肿瘤)时合并结核病

结核病患者免疫功能低下，随着发病年龄逐渐增大，罹患恶性肿瘤的风险增加。程月鹃等报道恶性肿瘤合并结核病患者占同期诊断恶性肿瘤患者总数的1.5‰，其中实体瘤占57%，占同期实体瘤患者的0.9‰。肺结核占72.5%，82%患者接受一线抗结核药物治疗有效，无因结核病死亡的病例。13例患者抗结核治疗同时未终止肿瘤化疗，结核病亦得到控制。De LaRosa等报道30例合并活动性结核恶性肿瘤患者结核分枝杆菌培养阳性，对一线抗结核药物敏感，97%有发热症状，肺结核占63%，大剂量肾上腺糖皮质激素治疗史的患者均死亡，提示该类患者禁用肾上腺糖皮质激素。李本全等报道33例恶性肿瘤患者合并结核病患者占同期诊断恶性肿瘤患者总数的1.61‰，其中实体瘤合并结核病患者占94.0%，占同期实体瘤患者的1.6‰，肺结核占90.9%，接受一线抗结核药物治疗有效率为88.0%，无因结核病死亡的病例；5例患者抗结核治疗的同时进行肿瘤治疗，总有效率为66.7%，结核病亦得到有效控制。总之，恶性肿瘤合并结核病发病率虽不高，但应引起足够重视，联合抗肿瘤及抗结核治疗有望获得较好的治疗效果。

王天宝等认为，胃肠道恶性肿瘤合并肺结核患者，因病情限制不可能长期抗结核治疗，应在积极抗结核治疗的同时施行根治性手术切除。

建议在处理此类患者时注意以下几点：①术前应遵循结核病治疗的早期、规律、全程、适量、联合五项原则，积极强化治疗，同时给予稀化痰液等雾化吸入处理。2周后，患者病情无进一步发展，传染性明显下降，此时可行手术治疗。②条件允许时，采用硬膜外麻醉，减少对呼吸功能的影响；手术范围无须过度扩大，尽量缩短手术时间，利于患者术后康复。③术后继续雾化吸入，协助患者翻身、拍背，鼓励患者咳嗽排痰。遵循快速康复外科原则，术后1～2天拔除胃管及导尿管，协助患者下床活动，促进肺功能尽快恢复。④术后静脉继续给予异烟肼，亦可给予二线抗结核药

物如氨基糖苷类如阿米卡星或氟喹诺酮类如莫西沙星,对杀灭巨噬细胞内结核分枝杆菌有协同作用。⑤患者可以进食后改为术前抗结核治疗方案,并按结核病治疗原则继续完成强化和巩固治疗。⑥强化治疗后减少抗结核药,对身体状况较好的需化疗患者即可进行肿瘤化疗,以毒副作用较小的 CapeOX 或 FOLFOX4 方案为首选。

四、根据结核病患病部位和手术部位关系作出选择

病变部位不是同一系统,则相互影响不是很大;如肺癌合并肺结核时,其手术选择应慎重。如在同一肺叶手术切除,则发生并发症的可能性小,如在不同肺叶或者不同侧,手术影响将会很大(图 23-1)。

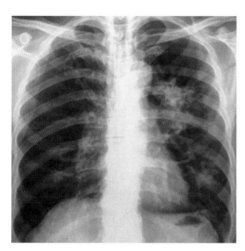

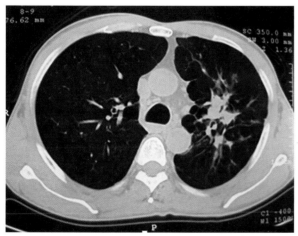

图 23-1　肺结核与肺癌并存的影像学表现

（朱益军　戴希勇）

第三节　结核病合并艾滋病的外科治疗

一、概述

结核病(tuberculosis,TB)是结核分枝杆菌引起的慢性传染病。获得性免疫缺陷综合征(acquired immunodeficiency syndrome,AIDS)简称艾滋病,是人类免疫缺陷病毒(human immunodeficiency virus,HIV)所导致的慢性传染病,HIV 主要侵犯、破坏 T 细胞,导致机体细胞免疫功能严重缺陷,并发各种严重的机会性感染和肿瘤。HIV 感染或艾滋病合并结核病(HIV/TB 或 AIDS/TB)是人类免疫缺陷病毒与结核分枝杆菌所导致的双重感染。

二、发病情况

据世界卫生组织(WHO)统计,截至 2008 年底,全球现有 HIV/AIDS 患者约 3 340 万例,50% 以上的感染者分布在撒哈拉沙漠以南的众多非洲国家,2008 年新增 HIV 感染者 170 万人,约有 200 万人死于 AIDS。在我国,截至 2007 年底,现存 HIV/AIDS 患者约 70 万人,其中 AIDS 患者 8.5 万人;2007 年,新发 HIV 感染者 5 万人,因 AIDS 死亡 2 万人。

据 WHO 统计,全球 30% 以上的 HIV 感染患者同时感染了结核分枝杆菌,每年增幅达 10%。70% 双重感染的患者生活在撒哈拉沙漠以南的非洲国家,20% 在东南亚。仅 2006 年,全球新发 HIV/TB 患者 71 万人,23 万例 HIV/TB 患者死亡。在我国,HIV/TB 患者占 HIV/AIDS 患者的 15.9%,且呈现不断增长的趋势。

截至目前,全球及我国 HIV 或 AIDS 患者合并耐药结核病(HIV/IDR-TB)特别是合并耐多药结核病(HIV/MDR-TB)和广泛耐药结核病(HIV/XDR-TB)的发病率等流行病学数据尚未见报道。在南非,40% 的 MDR-TB 患者合并 HIV 感染,每年新增 4 000 例 HIV/MDR-TB 患者。在印度,HIV 感染者中,HIV/MDR-TB 的发病率为 4.40%~5.9%。HIV/MDR-TB 的死亡率高达 41%~72%。

三、病因和发病机制

(一)艾滋病的病因和发病机制

1. 病原学特征　HIV 为单链 RNA 病毒,属于

逆转录病毒科慢病毒属中的人类慢病毒组,为球形 20 面立体,直径为 100～120nm,系双层结构。包膜由宿主细胞膜与 HIV 的糖蛋白共同组成,包膜与核心间的基质主要由 P17 蛋白组成,核心包括两条单股 RNA 链、核心结构蛋白和病毒复制所必需的酶类,含有逆转录酶(RT,P51/P66)、整合酶(INT,P32)和蛋白酶(PJ,P10)。HIV 基因全长约 9.8kb,含有 3 个结构基因(gag、pol、env)、2 个调节基因(tat 反式激活因子、rev 毒粒蛋白表达调节子)和 4 个辅助基因(nef 负调控因子、vpr 病毒 r 蛋白、vp/i 病毒 u 蛋白和 vif 毒粒感染性因子)。根据 HIV 基因差异,将其分为 HIV-1 型和 HIV-2 型,目前全球流行的主要是 HIV-1 型。

2. 发病机制 HIV 主要感染 CD4$^+$ T 淋巴细胞、单核巨噬细胞、B 淋巴细胞、小神经胶质细胞和骨髓干细胞等。HIV 感染人体后,选择性吸附于靶细胞的 CD4 受体上,在辅助受体的帮助下进入宿主细胞。病毒 RNA 在逆转录酶作用下形成 cDNA,在 DNA 聚合酶作用下形成双股 DNA,在整合酶的作用下,新形成的非共价结合的双股 DNA 整合人宿主细胞染色体 DNA 中,杀伤 T 淋巴细胞,导致 CD4$^+$ T 淋巴细胞数目进行性下降,即使存活的 CD4$^+$ T 淋巴细胞免疫功能也降低,细胞免疫功能随之降低。HIV 还可使单核巨噬细胞功能异常,抗 HIV 和其他病原体感染的能力下降,多导致并发严重机会性感染。此外,HIV 感染者早期即有自然杀伤细胞数量减少导致细胞因子产生障碍,易导致肿瘤。

(二)HIV 感染对结核分枝杆菌感染的影响

由于细胞免疫在抗结核感染中发挥主要作用,随着 HIV 感染的进展和机体免疫力的下降,可以通过内源性复燃、外源性再感染和原发感染 3 种方式导致结核病发病。结核分枝杆菌的易感性与 T 淋巴细胞释放的细胞因子有关,Diane 等发现 HIV 阳性的患者暴露于结核分枝杆菌后,IFN-γ 产生减少,提示 HIV 阳性患者 Th1 细胞的反应力下降是导致其结核分枝杆菌易感的主要原因。此外,HIV 可以感染并杀灭 CD4$^+$ T 淋巴细胞,使其计数和功能下降,从而增加发生结核病的危险。HIV 阴性者感染结核分枝杆菌后,一生中有 5%～10% 的机会发生结核病,而 HIV 阳性患者感染结核分枝杆菌后,一生中有 50% 的机会发生结核病。

(三)结核分枝杆菌感染对 HIV 感染的影响

近几年的研究发现,HIV 患者感染结核分枝杆菌后,体内炎性细胞因子的分泌水平降低,无法阻挡 HIV 侵入靶细胞;体内的 T 淋巴细胞被激活,其所释放的细胞因子可以使 HIV 前病毒的转录量显著提高,加速病毒增殖,促使病情恶化;诱导 Th2 细胞的产生,抑制机体抗细胞内感染的能力,不利于机体清除潜伏在细胞内的 HIV;树突状细胞(DC)表面的 CXCR4 受体数量增加,从而促进了 HIV 对 DC 的感染过程。由此可见,结核分枝杆菌感染可以在 HIV 侵入靶细胞、前病毒的转录、潜伏以及传播这几个关键的阶段起促进作用。

(四)HIV 合并 MDR-TB 的发病机制

尽管全球耐药结核病监测提示某些国家 HIV 感染与 DR-TB 包括 MDR-TB 和 XDR-TB 之间的相关性,但其明确的机制或影响因素尚未确定。有文献报道,HIV/MDR-TB 的发生可能与治疗中药物相互作用导致获得性利福平耐药、抗结核药物胃肠吸收不良、患者依从性差有关,也可能与 HIV 患者应用异烟肼预防性治疗导致获得性异烟肼耐药有关。

四、临床表现

(一)艾滋病的临床表现

1. 全身症状和体征 患者出现发热、盗汗、厌食、慢性腹泻等症状;查体可见消瘦、全身淋巴结肿大、肝脾大等,也称艾滋病相关综合征。

2. 各系统常见临床表现

(1)肺部:70%～80% 患者多次发生肺孢子菌肺炎,结核分枝杆菌、非结核分枝杆菌、念珠菌、隐球菌亦可引起肺部感染。表现为慢性咳嗽、发热、发绀,血氧分压降低。

(2)神经系统:机会性感染、肿瘤、毒血症相关性脑病、原发性 HIV 感染均可引起神经系统症状,表现为头痛、癫痫、痴呆、脑神经炎、肢体瘫痪、痉挛性共济失调等。

(3)消化系统:表现为鹅口疮、食管炎或溃疡、吞咽疼痛、胸骨后烧灼感、腹泻、体重减轻、肝大等,主要与机会性感染和卡波西肉瘤有关。

(4)皮肤黏膜:感染性病变常见念珠菌口腔炎、口腔毛状白斑等;炎症性皮肤病可出现尖锐湿疣、银屑病等;卡波西肉瘤侵犯皮肤黏膜表现为紫红色或深蓝色浸润斑或结节。

(二)艾滋病合并结核病的临床表现

1. 在 HIV 感染的患者中,肺结核最常见,其临床表现的特点取决于患者免疫抑制的程度。例如，HIV 感染早期合并肺结核时，其症状和体征与 HIV 阴性的肺结核患者相类似，但在 HIV 感染晚期合并结核病时，体重减轻、干咳和发热更为常见，而咳痰和咯血少见，这可能是由于 HIV 阳性患者很少出现空洞、炎症和支气管黏膜刺激征。

2. 肺外结核

（1）淋巴结结核：HIV 阳性患者合并淋巴结结核时，多急性起病，伴有急性化脓性淋巴结炎。其组织学表现取决于患者免疫缺陷的程度，轻度免疫缺陷患者的淋巴结极少或仅有抗酸染色阴性的干酪样坏死物，重度免疫缺陷患者的淋巴结可见大量抗酸杆菌，但不伴细胞学反应。

（2）结核性浆膜腔积液：HIV 阳性患者合并结核性浆膜腔积液时，其临床表现与 HIV 阴性患者相类似。

（3）血行播散性肺结核：在 HIV 阳性、晚期、恶病质的患者，由于其严重的免疫抑制，胸部 X 线检查常无异常所见，导致其血行播散性肺结核常不能明确诊断。

（4）结核性脑膜炎：HIV 阳性患者合并结核性脑膜炎时，临床表现与 HIV 阴性患者相似。

五、实验室检查

（一）一般检查

白细胞、血红蛋白、红细胞、血小板不同程度降低，尿蛋白常阳性。血清转氨酶升高、肾功能异常等。

（二）免疫学检查

1. 细胞总数降低，CD4$^+$ T 淋巴细胞降低，CD4/CD8≤1.0，免疫球蛋白、β$_2$ 微球蛋白升高。

2. 合并结核分枝杆菌感染或结核病时，结核菌素试验多为阴性，特别是 CD4$^+$ T 淋巴细胞计数 <200 个 /mm^3 时；γ- 干扰素释放试验阳性（ELISPOT 法或 ELISA 法），被认为是 HIV/TB 诊断的重要辅助检查依据。

（三）病原学检测

1. 艾滋病

（1）分离病毒：患者血浆、单核细胞和脑脊液中可分离出 HIV，因操作复杂，主要用于科研。

（2）抗体检测：包括筛查试验（含初筛和复测）和确认试验。前者包括酶联免疫吸附试验（ELISA）、快速检测（快速试纸条和明胶颗粒凝集试验）等。后者常用的方法是免疫印迹法（Western blotting）。筛查试验呈阳性反应，需经确认试验检测 HIV-1（或 HIV-2）抗体阳性。

（3）抗原检测：可以采用 ELISA 法检测血清 p24 抗原，或采用流式细胞仪检测血中 HIV 特异性抗原。

（4）病毒载量测定：常用方法有逆转录聚合酶链反应（RT-PCR）系统、核酸序列依赖性扩增（NASBA）技术、分支 DNA 信号放大系统（bDNA）。

2. 结核病

（1）痰检：HIV/TB 患者痰抗酸染色和痰结核分枝杆菌培养的阳性率取决于 HIV 患者免疫受损的程度，重度免疫受损的 HIV 患者痰检阳性率降低。

（2）聚合酶链反应（PCR）：采用 PCR 法对患者痰、血标本中结核分枝杆菌核酸中特异的靶序列进行检测，其敏感性较高，但也受 HIV 患者免疫程度及假阳性率的影响。

（3）药敏试验：WHO 要求对所有 HIV/TB 患者作药敏试验，特别是快速培养及药敏试验，以及早确诊 DR-TB。然而，由于 HIV 感染患者以涂阴肺结核和肺外结核常见，其 DR-TB 的诊断较为困难。

六、影像学表现

HIV/TB 患者的影像学表现取决于患者的免疫受损程度。中度免疫受损时，影像学多表现为上叶或双叶浸润、空洞、肺纤维化；重度免疫受损时，影像学多表现为肺下野间质浸润、双肺弥漫粟粒样阴影、胸腔内淋巴结肿大，空洞少见，常伴多浆膜腔积液。

七、治疗

（一）结核病的治疗

HIV 感染者结核病的治疗与非 HIV 感染者结核病的方案选择、疗程等类似，不再赘述。但须注意下列问题：

1. 抗逆转录病毒和抗结核药物的相互作用　利福平激活代谢蛋白酶抑制剂（PI）和非核苷类反转录酶抑制剂（NNRTI）的细胞色素 P450 肝酶系统，导致 PI 和 NNRTI 血药浓度显著下降。反之，PI 和 NNRTI 也可增强或抑制该酶系统，致使血中的利福平水平改变。这种潜在的药物相互作用可使抗逆转录病毒（ARV）治疗和结核病治疗无效或药物毒性增加。利福布汀对细胞色素 P450 肝酐酶系统的诱导能力弱，WHO 建议在抗病毒和抗结核治疗同时进行时，应首选利福布汀取代利福平，因各种原因无法应用利福布汀时，可改用利福喷丁。

异烟肼和核苷类反转录酶抑制剂（NRTI）（齐多夫定、扎西他滨和斯塔夫定）均可引起周围神经病变，若合用，这种毒性可能增加。此外，异烟肼与阿波卡韦在理论上也有相互作用，在治疗中应注意监测。

2. 耐药结核病治疗中的药物选择 在 HIV/TB 高流行的地区，鉴于注射器感染和 HIV 患者过于消瘦，WHO 推荐在可能的情况下，避免链霉素、卡那霉素等注射剂的肌内注射，可应用乙胺丁醇。此外，也不推荐使用氨硫脲，可能会引起致死性皮疹。

地达诺新为碱性药物，含有铝/镁抗酸剂，如果和氟喹诺酮类药物联合应用，可能会减少后者的吸收；因此，应避免二药的联合应用，若必须联合，应该在服用氟喹诺酮前 6 小时或 2 小时后服用地达诺新。

由于乙硫异烟胺/丙硫异烟胺也是通过 CYP450 肝酶系统代谢，推测其可能与抗病毒药物相互作用，但其机制尚不明确，在联合治疗中，是否需要调整两者的剂量也尚未见指南性的意见。

克拉霉素是 CYP3A 的底物和抑制剂，并且与 PI 及 NNRTI 有多种相互作用。此外，它治疗耐药结核病的疗效有限。如果可能的话，HIV/TB 患者应该避免使用克拉霉素。

3. 激素的应用 激素是免疫抑制剂，可增加 HIV 阳性的患者机会性感染的危险。但是，当 HIV 患者出现结核性脑膜炎（意识不清、神经病变或椎管狭窄时）、结核性心包炎（伴积液或心包缩窄时）、结核性胸膜炎（积液量大、有严重的症状时）、肾上腺功能减退（肾上腺结核）、喉结核（伴有致命的气道阻塞时）、对抗结核药有严重的过敏反应、尿道结核（防止输尿管瘢痕形成）、大量淋巴结结核肿大引起压迫症状时，还应适当应用激素。

4. 免疫重建综合征的治疗 HIV 相关的结核病患者在开始抗结核治疗后偶尔会出现短暂的结核病恶化，表现为高热、淋巴结肿大、中枢神经系统病变加重、胸部 X 线片显示病变恶化。这种异常反应被认为是免疫重建的结果，也是同时给予 ART 和抗结核病药物的结果。对于严重的免疫重建综合征，可应用泼尼松（1～2mg/kg 服用 1～2 周，然后逐渐减量）。

5. 疗程 HIV/TB 患者抗结核治疗的疗程尚未达成共识。有研究发现 HIV/TB 患者结核病的复发率高于 HIV 阴性的结核病患者，且其复发和

短程化疗有关，因此，有些指南建议对初治患者适当延长疗程，如延长化疗至 9～12 个月。

6. 预防性抗结核治疗

（1）适应证：PPD 阳性的静脉毒品注射者、HIV 阳性并有陈旧性肺结核的患者、PPD > 20mm 者、AIDS 患者 CD4$^+$ T 淋巴细胞计数 < 200 个/mm^3。

（2）方案：INH 6～12 个月，异烟肼 + 利福喷丁连续服用 4～6 个月。

（二）HIV 感染的治疗

抗逆转录病毒药物的作用原理是阻断对 HIV 复制和功能具有重要作用的酶的活性。高效抗逆转录病毒治疗（HAART）至少是 3 种抗逆转录病毒（ARV）药物的联合应用，尽管 HAART 不能治愈 HIV 感染，但是能最大限度地抑制 HIV 的复制，增加疗效，降低耐药率。中华医学会感染病学分会艾滋病学组推荐方案为 AZT（或 d4T）+ 3TC + EFV（或 NVP）。替代方案：① AZT（或 d4T）+ 3TC + IDV；② ddl + d4T + EFV（或 NVP）；③ AZT + ddl + EFV（或 NVP）。

（三）联合治疗中的监测

1. 联合治疗中的不良反应及处理 目前，在联合治疗中，抗病毒药物和抗结核病药物的毒性及不良事件发生频率及受其严重程度的报道较少。一般来说，HIV 感染者药物不良反应的发生率较高，并且随患者免疫抑制程度的加重而增加。不良反应的处理原则如下：

（1）在可能的情况下，尽量避免应用严重不良反应的药物，特别是具有叠加毒性的药物。

（2）HIV/TB 患者药物不良反应多发生在治疗开始后的 2 个月内，与其免疫损伤的程度相关。轻度不良反应者可不必停药，予对症处理；重度不良反应者（如皮疹、耳聋、黄疸、过敏、ACr > 200U 等）必须停药。

2. 联合治疗中的监测 联合治疗的监测包括安全性和疗效的监测，依赖于临床评估和实验室检查。

（1）安全性监测：根据所用的抗结核治疗和抗病毒治疗方案，定期（2～4 周）检测血常规、肝功能、肾功能、电解质、血糖、血脂、甲状腺素等，以及早发现不良反应。

（2）疗效监测：按照指南或规范，定期进行痰结核分枝杆菌培养及药敏、摄胸部 X 线片或 CT、CD4$^+$ T 淋巴细胞计数等。若治疗有效，则患者临床表现改善、痰菌转阴、体重增加、HIV 相关疾病

的发生率和严重性降低、治疗 3 个月后 CD4$^+$ T 淋巴细胞计数较治疗前增加 30% 或治疗 1 年后 CD4$^+$ T 淋巴细胞计数增长 100 个 /mm^3、血浆 HIV-RNA 水平降低等。若患者抗结核治疗或 ART 失败，应调整治疗方案。

八、预后

HIV/TB 患者抗结核治疗的疗效差，结核病的治愈率为 60%～70%，复发率高。特别是 HIV/MDR-TB 患者的治愈率更低，40%～60% 的患者在治疗中死亡。

九、临床困惑

在艾滋病合并结核病时用药应如何掌握？还要特别注意什么呢？艾滋病和结核病其中一种的治疗都较为困难，而两者合并存在则给治疗带来极大的困难。笔者认为，其总体用药原则以及注意情况如下：①结核病患者在抗结核治疗过程中并发 AIDS，若使用的化疗方案中含有利福平（RFP）时则暂时不给予抗病毒治疗，强化期过后停用 RFP 后可考虑抗病毒治疗。AIDS 患者在抗病毒治疗中发生结核病不推荐使用 RFP，可考虑应用含利福布汀的化疗方案，并可继续抗病毒治疗。②对于 CD4$^+$ T 淋巴细胞计数 <200 个 /mm^3 的艾滋病合并结核患者，在患者能够耐受的情况下，早期开始 HAART 较好。③在短程化疗的基础上，适当延长化疗时间是可取的，9～12 个月化疗方案是目前治疗结核病合并 AIDS 的较为合适方案。原则上强化期实施每天给药和采用 DOTS 治疗，以便于督导、观察和处理药物不良反应。④注意两类药物间的相互作用。注意观察两类药物的不良反应，及早发现与处理。

十、外科治疗

分析文献表明，3%～5% 肺结核需要外科治疗，而肺外结核需要手术治疗的比率可达 90% 以上。艾滋病和结核病有着紧密的关系，一般认为，一个 HIV 阴性者感染结核分枝杆菌后，一生中有 10% 的机会发生结核病；而 HIV 阳性者，在 1 年中就有 10% 发病。在艾滋病合并结核病中，70% 合并肺外结核，30% 合并肺结核。由于两者均可造成患者的免疫力下降，故手术适应证、手术时机和手术方法仍有待去探索。

我们曾经报道 30 例结核病合并艾滋病患者，

男性 23 例，女性 7 例，年龄在 9～65 岁，平均年龄为 37 岁，均为 HIV 检测阳性，术前确诊为艾滋病的有 28 例，术后确诊为艾滋病的有 2 例。术前病种：全部为肺外结核，其中结核性脓胸 1 例，结核性气胸 1 例；胸壁结核 3 例；脊柱结核 4 例，合并截瘫 2 例，关节结核 2 例，其中髋、踝关节各 1 例；淋巴结结核 11 例，全部是颈部淋巴结结核；腹腔结核 4 例，其中回盲部结核合并肠梗阻 3 例，肝结核 1 例，结核性肛瘘 1 例，肾结核 1 例。CD4$^+$ T 淋巴细胞计数最少为 5 个 /mm^3，最大为 588 个 /mm^3，平均为 300 个 /mm^3。CD4$^+$ T 淋巴细胞计数 <200 个 /mm^3 17 例，<50 个 /mm^3 3 例，>200 个 /mm^3 10 例；病毒载量未测。30 例中 25 例均有程度不同的结核中毒症状，如低热、盗汗、发力、食欲缺乏、体重减轻等，无结核中毒症状者 5 例。其中，发热 11 例，盗汗伴发热 12 例。不同部位结核病变有不同的临床表现，结核性脓胸中胸闷、胸痛者 1 例，脊柱结核合并截瘫者 2 例，肠结核合并急性肠梗阻者 3 例。11 例淋巴结结核中脓肿型 8 例，结节肿块型 3 例；30 例患者 HIV 检测均呈阳性。按照不同手术方法，胸膜剥脱术 1 例，病灶清除术 24 例，病灶清除 + 椎管减压术 2 例，病灶清除 + 脊柱内固定术 1 例，右半结肠切除术 1 例，胸腔闭式引流术 1 例，肾周脓肿引流术 1 例，肠造瘘术 2 例。30 例中，急诊手术者 4 例，分别为气胸、肠梗阻和肾周脓肿，择期手术者 28 例。

均为艾滋病 Ⅳ 期，已抗病毒治疗 25 例，未抗病毒治疗 5 例；术前抗结核治疗但未抗病毒治疗 5 例，术前未抗结核治疗但抗病毒治疗 3 例，术前未结核治疗未抗病毒治疗 0 例，术前同时抗结核治疗和抗病毒治疗 22 例；结核病的诊断按传统方法确诊并进行抗结核治疗。结果显示，全组无围手术期死亡，无器官衰竭等严重并发症；切口延期愈合 2 例，术前 CD4$^+$ T 淋巴细胞计数分别为 362 个 /mm^3 和 240 个 /mm^3，2 例术前未用抗结核药物。术后高热 4 例，是否与艾滋病或结核病有关原因不明，其中 1 例术后 2 个月死亡；脓胸患者术后肺膨胀不良，遗留残腔；脊柱结核合并截瘫患者已恢复，生活能完全自理，可参加轻体力劳动；全组患者随访 1～4 年，无结核病复发。

1. 合并艾滋病的结核病手术适应证选择　需要注意的是，结核病合并艾滋病的需要手术的患者中，不仅要考虑到结核病的手术适应证，而且要考虑到艾滋病的因素。艾滋病合并的结核病 70%

是肺外结核。本组病种全部是肺外结核，肺外结核的手术适应证目前国际和国内上没有详尽的标准，不同部位、不同体征的手术适应证是不一样的。比较明确的是结核性脓胸、气胸、脊柱结核合并截瘫或者有明显的神经压迫症状或者有大的死骨或脓肿存在、全关节结核、自截肾、直径超过3cm 的淋巴结结核、肠结核合并急性肠梗阻或肠瘘、气胸等。但在合并艾滋病时，结核的手术适应证会有所变化，适应证可能会更窄，因为更多患者或患者家属会选择保守治疗，只有那些给患者肉体造成痛苦的结核病病变如影响行走、疼痛、发热、胸闷等才会使患者积极地选择手术治疗。本组 30 例患者均为肺外结核，发病部位包括胸腔、肺、骨骼、肾、淋巴、肝脏、肠管等，这些部位的结核病变单纯用药效果不好，同时给患者身体、生活造成了痛苦和不便，患者大多愿意接受手术。有 5 例患者是在行淋巴结活检时发现的结核病变。

2. 合并艾滋病的结核病手术时机选择 手术时机的选择更应该把艾滋病因素考虑进去。综合文献分析，$CD4^+$ T 淋巴细胞计数是评估其免疫功能的主要指标，HIV/AIDS 患者手术需根据 $CD4^+$ T 淋巴细胞计数的绝对数来进行，这是 HIV 感染患者免疫系统损害状况最明确的指标。$CD4^+$ T 淋巴细胞计数，特别是计数 <200 个 /mm^3，术后各种并发症比例明显升高，增加了手术风险，HIV/AIDS 患者术后切口感染率也远高于正常人。一般情况来说，若 $CD4^+$ T 淋巴细胞计数正常，营养情况尚可，无并发症，可以耐受各种大手术的打击，按正常人准备安排手术治疗。对 $CD4^+$ T 淋巴细胞计数 200～400 个 /mm^3 的如体质尚好，也可耐受中、大型手术。如 $CD4^+$ T 淋巴细胞计数 <200 个 /mm^3，此类患者手术风险大，感染机会多，易出意外，如营养情况好无并发症，也可以手术。如手术是挽救患者生命的唯一办法，此时可不考虑患者 $CD4^+$ T 淋巴细胞计数的高低，尽快手术，但术前准备要充分，并向患者及家属充分说明手术的风险及预后。

但是本组的结果似乎并不支持上述结论。本组的 $CD4^+$ T 淋巴细胞计数 <200 个 /mm^3 17 例，<50 个 /mm^3 3 例，均未出现切口感染、延期愈合并发症。2 例切口延期愈合可能与术中结核病灶清除不彻底有关。肠结核合并肠梗阻造瘘术后 2 个月死亡，死亡原因是电解质紊乱和营养失衡，术前 $CD4^+$ T 淋巴细胞计数虽然只有 6 个 /mm^3，但是死亡原因与 AIDS 无因果关系，与肠梗阻有密切关

系。由此说明，$CD4^+$ T 淋巴细胞计数并不是唯一的判断结核病合并艾滋病手术时机的标准。除急诊手术的患者外，在择期手术的结核病合并艾滋患者中，$CD4^+$ T 淋巴细胞计数 >200 个 /mm^3 的 10 例患者中，患者的精神、睡眠、皮肤颜色、饮食等都很好，这些患者术后恢复很快，说明 $CD4^+$ T 淋巴细胞计数 >200 个 /mm^3 时施术，切口感染等并发症发生率低，但是反过来说如 $CD4^+$ T 淋巴细胞计数 >200 个 /mm^3 时施术，切口感染等并发症发生率未必高。这可能与结核病本身的特点、手术时机、手术方式选择也相关。但是，对于结核病这个慢性病讲，急症手术的患者很少，资料不容易收集，临床病例少，因此 $CD4^+$ T 淋巴细胞计数极低的情况下施术，并发症发生率有多高、有多严重仍需大的标本量进一步研究。术前红细胞沉降率和 C 反应蛋白也对手术时机产生影响。

3. 合并艾滋病的结核病手术方式选择 结核病的外科治疗，手术方式的选择是相当重要的，不同病变特点有不同的手术方式，手术方式选择不当明显与术后并发症相关。术前抗结核时间、患者的结核中毒症状有无、临床经验等影响着结核病术后的并发症发生率。我们观察到，非结核外科医师的术后并发症发生率明显高于结核外科医师。本组中结核性脓胸是作者做的第 1 例合并艾滋病的脓胸手术。对于不合并艾滋病的结核性脓胸，手术中尽可能剥去增厚的脏胸膜和壁胸膜纤维板，以利术后肺的膨胀。但是本例患者术中脏胸膜和肺粘连严重，渗血多，因担心手术时间长、剥离面广，再加上是艾滋病患者，担心术后胸腔感染，因此术中未予充分剥离，术后虽采取胸穿等很多措施，但是患者仍出现了部分肺未完全张开，遗留一干净的空腔，但不能排除以后感染的可能。如果这位患者不是艾滋病患者，术中我们会尽可能剪除增厚的胸膜。由此可见，手术方式会决定术后疗效，但是合并艾滋病时手术方式是否要同结核病一样？究竟要解决患者的什么问题？手术做大还是做小？术前应仔细考虑。此外，脊柱结核合并艾滋病时是否需要内固定？目前患者的资料不多，尚不能作出结论。

总之，结核病合并艾滋病时是可以手术的，但是应充分考虑到艾滋病的因素，应谨慎选择手术适应证、手术时机和手术方法，尽可能使手术风险降至最低（图 23-2）。

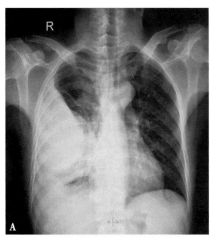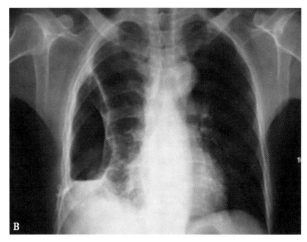

图 23-2　结核性脓胸合并艾滋病，CD4$^+$ T 淋巴细胞 > 250 个 /mm^3

A. 术前；B. 术后。

（蒋良双　王海江　宋言峥）

参 考 文 献

[1] MOLINA-ROMERO C，ARRIETA O，HERNAN-DEZ-PANDO R. Tuberculosis and lung cancer[J]. Salud Publica Mex，2019，61（3）：286-291.

[2] LI J，PAN Y，ZHANG B，et al. Macrophages are needed in the progression of tuberculosis into lung cancer[J]. Tumour Biol，2015，36（8）：6063-6066.

[3] EVMAN S，BAYSUNGUR V，ALPAY L，et al. Management and Surgical Outcomes of Concurrent Tuberculosis and Lung Cancer[J]. Thorac Cardiovasc Surg，2017，65（7）：542-545.

[4] LANG S，SUN J，WANG X，et al. Asymptomatic pulmonary tuberculosis mimicking lung cancer on imaging：A retrospective study[J]. Exp Ther Med，2017，14（3）：2180-2188.

[5] NIYONKURU A，BAKARI K H，LAN X. ^{18}F-Fluoro-2-Deoxy-D-Glucose PET/Computed Tomography Evaluation of Lung Cancer in Populations with High Prevalence of Tuberculosis and Other Granulomatous Disease[J]. PET Clin，2018，13（1）：19-31.

[6] JIAN Z H，HUANG J Y，LIN F C，et al. Post-Inhaled Corticosteroid Pulmonary Tuberculosis Increases Lung Cancer in Patients with Asthma[J]. PLoS One，2016，11（7）：e0159683.

[7] HEUVERS M E，AERTS J G，HEGMANS J P，et al. History of tuberculosis as an independent prognostic factor for lung cancer survival[J]. Lung Cancer，2012，76（3）：452-456.

[8] 刘宇，田野，蔡勇，等. 298 例肺癌合并肺结核回顾性临床分析 [J]. 中国肿瘤临床，2018，45（17）：873-877.

[9] 苏国钿，陈泽勉，蔡沁宇. 多层螺旋 CT 联合肿瘤相关抗原对肺结核合并肺癌的诊断价值 [J]. 中国 CT 和 MRI 杂志，2018，16（2）：64-67.

[10] 王尚虎，闵旭红，李源，等. 肺结核合并肺癌临床特点及相关检查在诊断中的应用 [J]. 临床肺科杂志，2018，23（3）：389-390，395.

[11] 林刚，张安庆，董正，等. 老年肺结核与肺癌并存患者的外科治疗 [J]. 中华结核和呼吸杂志，2000（9）：42.

[12] 许建荣. 老年人肺结核肺癌并存 10 例的外科治疗 [J]. 桂林医学院学报，1994（3）：56-57.

[13] WONG J Y Y，ZHANG H，HSIUNG C A，et al. Tuberculosis infection and lung adenocarcinoma：Mendelian randomization and pathway analysis of genome-wide association study data from never-smoking Asian women[J]. Genomics，2020，112（2）：1223-1232.

[14] TAMURA A，FUKAMI T，HEBISAWA A，et al. Recent trends in the incidence of latent tuberculosis infection in Japanese patients with lung cancer：A small retrospective study[J]. J Infect Chemother，2020，26（3）：315-317.

[15] LAN C C，WU C W，WU Y K. Systemic Tuberculosis Mimicking Lung Cancer With Multiple Metastases[J]. Am J Med Sci，2020，359（3）：186-187.

[16] 古嘉媚，任云燕，陈小慧，等. 肿块型活动性肺结核的 ^{18}F-FDG PET/CT 影像表现及其与肺癌的鉴别 [J]. 南方医科大学学报，2020，40（1）：49-55.

[17] NIYONKURU A，CHEN X，BAKARI K H，et al. Evaluation of the diagnostic efficacy of ^{18}F-Fluorine-2-Deoxy-D-Glucose PET/CT for lung cancer and pulmonary tuberculosis in a Tuberculosis-endemic Country[J]. Cancer Med，2020，9（3）：931-942.

[18] 曹敏，方伟军，黎惠如，等. 肺结核合并肺癌的 CT 表现 [J]. 放射学实践，2020，35（1）：40-44.

[19] IM Y，LEE J，KIM S J，et al. Development of tubercu-

losis in cancer patients receiving immune checkpoint inhibitors[J]. Respir Med, 2020, 161: 105853.

[20] 陆群, 金婷. T 细胞酶联免疫斑点法在诊断肺癌合并肺结核中的应用及有效性分析 [J]. 中国肿瘤临床与康复, 2019, 26(10): 1177-1180.

[21] 钱乐, 孔钦翔, 程跃, 等. 肺结核伴发肺癌的临床特征分析 [J]. 中华肺部疾病杂志(电子版), 2019, 12(4): 469-472.

[22] 宁洪叶, 蒋贤高, 施伎蝉, 等. 结核分枝杆菌感染对非小细胞肺癌患者调节性免疫细胞的负向调节作用 [J]. 中华危重症医学杂志(电子版), 2019, 12(4): 240-244.

[23] LIM C G, SHIN K M, LIN J S, et al. Predictors of conversion to thoracotomy during video-assisted thora-coscopic surgery lobectomy in lung cancer: additional predictive value of FDG-PET/CT in a tuberculosis endemic region[J]. J Thorac Dis, 2017, 9(8): 2427-2436.

[24] Clinical conference at the Department of Surgery, Research Institute for Tuberculosis and Cancer, Tohoku University. 1. Surgical indication in pulmonary hypofunction suspected to be lung cancer[J]. Kyobu Geka, 1981, 34(9): 733-735.

[25] KOLESHKO L E. 10-year follow-up of a patient following surgery for the combination of lung cancer and tuberculosis(Report of 1 case)[J]. Voprosy onkologii, 1965, 11(7): 105-106.

第二十四章

多发部位结核病的外科治疗

第一节　多发部位结核病外科治疗方案的选择

一、概述

临床上，多发部位结核病非常常见，并且两处以上部位结核病变均需要手术治疗者也不少见，尤其是在结核病专科医院。较为常见的病变类型包括双侧结核性脓胸、结核性毁损肺或结核性脓胸合并胸椎结核、结核性脓胸合并膈下或肝周脓肿、肺或骨结核合并颈淋巴结结核、多发胸壁或腹壁结核、腰椎结核合并肾及输尿管结核，还有的脓肿穿破脓肿壁进入周边脏器，如肠管、肺等。其发病机制不明，有人认为解剖有关系。这些患者因患不同部位结核病，术前的抗结核时间、全身风险与受益评估、手术适应证和手术时机及手术方法均和单部位患结核病有所区别。

二、方案选择原则

1. 化疗方案的选择和用药时间长短　以肺外结核疗程为主，而能否及时手术肺结核病情变化则为主要参考之一。

2. 两处及以上部位结核病均具有手术指征者，应根据患者的身体营养及免疫状况、心肺功能、病变部位、拟实施的手术方式、手术入路以及对脏器功能的影响综合评价，以确定是否采取同期或者分期手术治疗。在评估患者能够安全耐受手术时应尽可能采取同期手术治疗。其优点在于：①较好的治疗依从性：需要外科介入的结核病患者往往经历数月乃至数年甚至数十年的病痛折磨，机体和精神的承受能力均较差，一次手术应解决尽可能多的治疗问题，为最终获得治愈创造条件；②相对于分期手术治疗费用多能够大为降低；③缩短住院时间；④设计良好的多入路手术方式并不会带来围手术期相关并发症风险的增加；⑤主要活动性结核病变的同期清除能够大幅度减低患者的感染及炎症负荷，会更好改善患者的全身营养及免疫状态，有利于药物治疗的实施。临床实践中多部位同期手术与单个部位手术的患者在住院天数方面并无明显差异。

3. 不适合同期手术的因素

（1）不同部位结核病变的病程以及转归不一定同步，手术时机也不一定同步。例如肺叶毁损已存在数年，合并新近出现的胸椎结核或者胸椎结核合并脓胸时，各部位病变应分别依据各自的手术适应证而实施治疗。

（2）位于双侧胸腔或肺部的病变，需要施行双侧胸膜纤维板剥脱术或者肺叶切除术者，因为同期双侧开胸手术可能造成术后严重呼吸功能减低，不建议同期实施。

（3）较少医师具备多专业外科治疗经验，往往需要胸外科、骨外科、泌尿生殖外科等多专科医师的配合而分期实施手术。

4. 一般来讲，对患者身体危害严重的部位或者是患者最痛苦的病变部位，应是首先解决的问题。如脊柱结核合并截瘫并合并颈部淋巴结结核时，我们应该首先对脊柱结核合并截瘫手术治疗，患者情况许可，可一期手术清除；如脓胸患者合并肾结核时，因部分患者脓胸无任何症状，而肾结核往往具有血尿、尿急、尿频症状，可以首先考虑行肾切除术，二期行脓胸胸膜剥脱术。当然，对于胸椎结核合并脓胸、腰椎结核合并肾结核时，如病变都在同一侧，可一期手术清除或切除病变。双侧结核脓胸时，病变严重包裹的一侧可以实施胸膜剥脱术，另一侧可实施脓胸廓清术。

5. 肺结核合并肺外结核需同时手术时，可结合患者诉求选择手术次序。原则上应对肺部病变首先实施手术，这是根据肺结核的传染性以及肺外结核大多是继发性结核病的特点而定。

肺结核的手术适应证是长期抗结核治疗后仍然排菌、反复咯血或感染、合并曲菌球以及支气管胸膜瘘等，这些不仅随时对患者的生命造成威胁，同时又是严重的传染源，特别是耐多药肺结核。因此，如合并肺外结核需要同时手术时，应首先对肺部结核病进行手术。如合并同侧胸壁结核或脓胸或者胸椎结核时，可一期手术清除或切除之。

（朱益军　杨　斌　石　磊　刘树库　宋言峥）

第二节　常见多发部位结核病的外科治疗

一、复杂、复合型脊柱结核的外科治疗

多数人认为脊柱结核是结核分枝杆菌全身感染的局部表现。Stevenson 观察 23 例肺部无结核病变同时合并胸腔积液的胸椎结核患者，认为胸腔积液可能是椎旁脓肿经壁胸膜直接播散而来。Burke 也提出，在 Pott 病与胸腔积液关系中，结核分枝杆菌是从脊柱传播到胸膜。因此，全身抗结核药物治疗是脊柱结核的根本治疗方法，应贯穿整个治疗过程，而外科治疗仅为治疗过程中某一阶段的辅助疗法。

脊柱结核手术治疗的主要目的是清除病灶内不可逆转的病变，改善血运，提高局部药物浓度和组织修复能力，解除脊髓压迫，缩短疗程。脊柱结核的化疗目前仍然沿用肺结核的化疗方案，其停药指征因个体差异，非常大。综合文献分析，虽然有应用短疗程化疗方案治愈脊柱结核的报道，多数学者仍选择至少 12 个月的标准化疗方案（3HRZE/9HRE，12～18 个月），合并 HIV 感染或AIDS 至少 6 药联合。同时文献表明，肺外结核病灶中结核分枝杆菌和非结核分枝杆菌同时存在，并且耐药率均很高，对于复杂、复合脊柱结核病我们建议尽可能早期获得病灶内菌种情况以及耐药情况，以便及早制定化疗方案。但是很多脊柱结核患者很难得到细菌学结果和药敏结果，如果患者长期用药且怀疑其有耐药的话，应根据当地及个人用药史，给予经验用药，其原则是凡是没有用过的药物即考虑可能是敏感的。

复杂、复合脊柱结核病变手术时机和手术方式选择：复杂、复合脊柱结核病往往累及多个器官

或多个部位，提示患者免疫力低下，故围手术期需加强支持治疗及免疫治疗。手术原则应为"一次性定点清除"，手术时机应综合性判断，根据患者精神、饮食、睡眠、体质、是否贫血、是否低蛋白以及红细胞沉降率变化、局部病灶活动情况等来判断，有时还要结合患者的思想状况进行沟通。我们的经验是有严重结核中毒症状的脊柱结核，不宜做病灶清除术，如脓肿过大，可以考虑先做脓肿引流术，二期行病灶清除术。而对于可能存在耐药因素的脊柱结核病患者，过分强调手术的必要性欠妥。对合并艾滋病的脊柱结核患者，术前 CD4⁺ T 淋巴细胞计数最好在 200 个 /U 以上，虽然我们的资料显示结核病术后的切口感染率与 CD4⁺ T 淋巴细胞计数没有关系。合并明显脊髓神经症状甚至出现截瘫且化疗无效的患者应尽早手术。ESR ＜ 60mm/h 是一个相对概念，我们不能一味追求这些指标而延误最佳手术时机。对于合并肺结核或结核性脓胸并需要同时施术的脊柱结核患者，术前的用药时间则以肺结核和结核性脓胸为主。对于复杂、复合脊柱结核病，尽量采取同期、同侧手术，手术切口不仅要使脊柱病变充分显露，同时也要兼顾其余部位病灶的清除，如胸椎结核合并结核性脓胸时，需采用经胸切口，后外侧入路；腰椎结核合并自截肾时，采用延长的肾切口等，其优点：①减少结核病灶缩短病程；②减少不同部位病灶对彼此的相互影响；③减少术后复发。

复杂、复合脊柱结核的内固定问题：目前已发表的文献多认为前路结核病灶内进行内固定是安全、有效的，但仍应采取慎重态度，尤其对于前路内固定治疗还是存在较大的风险。结核是一种特异性感染病，因此内固定物在脊柱结核病灶清除中应用应取慎重态度，应在学界明确其适应证与禁忌证。国内大多数医院早已开展脊柱结核的内固定治疗技术，但是关于其并发症的文献却很少。目前，大家都认可内固定手术可以使患者及早下床活动，但是这种手术方式是否可以使脊柱结核患者缩短疗程并减少结核复发率尚值得观察。

国内湘雅医院有作者报道脊柱结核 306 例内固定术后并发症达 47 例，占 15.4%。我们在临床工作中经常见到脊柱结核内固定术后出现并发症的患者。脊柱结核内固定术后窦道形成是常见的并发症，多因手术时机和手术方式掌握不当所致，原因之一是大多数骨科医师对结核病及结核病化疗不熟悉。我们处理这类患者通常从另外的切口

再行病灶清除，原切口以引流为主，这样主病灶清除干净了，窦道自然就会愈合，再配合化疗，均可治愈。术中我们的操作远离内固定，虽然内固定已成为异物和新的感染因素，这类教训实在应该吸取。我们强调，手术仅为整个治疗方案的一部分，术后继续抗结核治疗非常重要，围手术期不能坚持正规化疗往往成为术后复发和不能及时治愈的原因，尤其是对于复杂、复合型脊柱结核。我们曾经报道 104 例复杂、复合脊柱结核，男性 56 例，女性 44 例，年龄在 25～75 岁，平均年龄为 50 岁，其中脊柱多发节段型及多椎体型（X 线片病椎超过 3 个以上）59 例，颈、胸椎结核 8 例，胸、腰椎结核 11 例，腰、骶椎结核 15 例，胸椎结核合并腰椎结核 6 例，腰椎结核合并骶椎结核 6 例，多椎体型 13 例，最长波及 9 节椎体，以颈胸段和胸腰段多见；多个部位同时手术型 27 例，胸椎结核合并脓胸同期经胸行胸椎结核病灶清除和胸膜剥脱术 12 例，胸椎结核合并肺结核同期行胸椎结核病灶清除和肺叶（含楔形切除）3 例；腰椎结核合并肾结核同期行腰椎结核病灶清除和同侧肾及输尿管切除 5 例，腰椎结核合并骶髂关节结核同期病灶清除术 3 例；腰椎结核合并颈部淋巴结结核同期病灶清除术 4 例；一次手术失败需二次手术 14 例，其中后路内固定术后 8 例，3 例术后窦道形成，5 例为前路再次手术，另外 6 例为术后窦道形成。合并艾滋病 4 例（其中胸椎结核 2 例，腰椎结核 2 例，合并截瘫 1 例），合并结核中毒症状者 80 例，其中术前高热 11 例；合并截瘫 8 例，其中截瘫伸直痉挛型 2 例，屈曲痉挛型 1 例，不全瘫 5 例。结果显示，本组病例无死亡及心、肺、肝、肾等严重并发症。104 例复杂、复合脊柱结核病患者共行 130 次手术，其中最多一例患者行 5 次手术，另一例患者同一部位 4 次手术。104 例患者中 90 例是第一次手术，术后切口一期愈合 82 例，一期愈合率为 91%，余 8 例经换药引流愈合，未在同一侧做第二次手术。外院（指第三家医院）转来的 14 例患者中，分别为腰椎结核 5 例、胸腰椎 5 例和腰骶椎 4 例，分别在对侧行病灶清除，原刀口行窦道切除术后治愈。14 例中，8 例在外院行内固定，术后刀口不愈合或症状未解除来我院。104 例中 8 例脊柱结核合并截瘫患者症状，6 例明显改善，其中 1 例为 HIV 合并胸椎结核病截瘫的患者，术前成屈曲挛缩型截瘫，1 年后患者可正常行走。另 2 例改善不明显，术后 MRI 证实有脊髓软化变性，脊髓结核不排除。所有患者

术后 3 个月复查红细胞沉降率均恢复正常，X 线片显示椎体呈骨性融合者 65 例，纤维融合者 39 例；术中均行脓液结核分枝杆菌涂片、培养及药敏检查，结核分枝杆菌涂片阴性 30 例，涂片阳性 74 例，其中有结核分枝杆菌群耐药菌株生长 3 例，泛耐药 2 例，非结核分枝杆菌感染 5 例。上述提示，脊柱结核最基本的治疗依然是全身疗法、化学疗法及经典的病灶清除术，而化学疗法依然是患者治愈的保障。

关于腰椎结核合并肾结核：有作者认为，腰椎结核和肾结核的发病有一定的解剖学特点，病灶在脊柱的分布大多集中在脊柱胸腰段及其附近的胸椎下段和腰椎上段，同时椎旁脓肿或腰大肌脓肿与肾结核居同侧者占 67%，这些可能与该段脊椎与肾脏在解剖上同处于腹膜后位、位置毗邻、有较丰富的血管吻合支和淋巴回流有关。其次脊椎静脉系无瓣膜静脉，血流呈双向性，正常情况下椎静脉注入下腔静脉，腹压加大时可形成反流，由下腔静脉反向流入椎静脉。脊椎结核和肾结核均属于继发结核，它们可由原发结核灶的结核分枝杆菌栓子经血或淋巴播散而同时感染发病，也可由其中之一如脊椎或肾脏先感染发病，然后再波及肾脏或脊椎。因此，脊柱结核合并肾结核者骨病灶多位于胸腰段及其上下椎体。基于以上解剖学特点，脊柱结核合并肾结核的临床特点也极具特色，多以骨病灶症状为主。究其原因主要是脊柱结核合并肾结核者，肾结核症状多不典型。通常典型肾结核症状依次为尿频、尿急、尿痛、腰痛、血尿、脓尿等。而脊柱结核合并肾结核症状却依次为腰痛、尿浊、盗汗、尿痛、发热、血尿等，其中腰痛、盗汗、发热等症状又同时为胸腰椎和腰椎结核的常见症状，故常造成门诊对肾结核诊断的忽略与漏诊。因此，当胸腰段及其附近水平脊柱结核合并有泌尿系症状时，应警惕有肾结核存在的可能。

脊柱结核合并肾结核的治疗，林羽认为需手术治疗者，术前化疗时间 6～8 周，不应少于 6 周，这和单纯的肾结核术前冲击强化治疗 2 周有很大的区别。脊柱结核合并肾结核者肾切除率较高。这可能因本症为多发结核，机体免疫力较差，加之肾结核症状多不典型，致使肾结核得不到早期治疗，待到肾结核确诊时，患肾大多损坏严重或已丧失功能。

脊柱结核合并肾结核，当两者均需手术治疗又都具备手术条件时，两者手术先后次序应如下

安排：如果肾脏与骨病灶手术不在同一侧时，以分期进行为好，减轻手术创伤。当脊椎结核未发生严重混合感染或脓肿欲破溃等急需处理的特殊情况时，应先行肾切除，二期处理骨病灶；当患肾与骨病灶手术为同侧，患者一般状况较好时，肾切除和骨病灶手术可考虑同期进行。特别是胸腰椎结核或腰椎上段结核者，同期手术中应先处理肾脏，后处理骨病灶，如此既减轻术肾对于对侧肾的逆行感染，有利于减轻对侧肾的负担；又对于胸腰段结核或腰椎上段结核，肾切除后进行骨病灶清除时术野开阔，有利于骨病灶的清除和手术操作，可避免一些意外的发生。胡屹东也认为手术治疗的原则是尽量采用 I 期处理脊柱结核及合并的肺结核、脓胸、肾结核等，即"同期、同侧"的原则。不同部位的病变采用分期手术，首先处理对患者危害大病变。脊柱结核手术时机和手术方式的选择非常重要，不能一味追求红细胞沉降率小于 60mm/h 及体温的变化而延误最佳手术时机。

二、胸椎结核合并胸膜、肺结核的外科治疗

对于胸椎结核合并胸膜、肺结核患者，应该首先了解其手术禁忌证，如合并肺功能严重减损、活动性肺结核、结核性脑膜炎未治愈者，高龄体弱，合并有心脏疾病、糖尿病、肝肾等其他严重病症者，则视为禁忌。无手术禁忌，就可以考虑手术。根据以往的经验，对于胸椎结核，如有明显椎旁脓肿或死骨，则需要手术治疗，如胸椎结核椎旁脓肿破入肺或胸腔，还须经胸手术同期手术处理的肺内或胸腔内病变。但值得注意的是，胸椎结核、结核性胸膜炎、不同类型肺结核的手术适应证和手术时机是不同的，特别是对于合并有支气管内膜结核的患者。非结核外科医师对于胸椎结核合并有胸膜炎、肺结核的患者往往束手无策，实际上对不同患者、不同病情应选择不同的治疗方案。我们的原则是对于合并胸膜肺病变的胸椎结核患者能同期手术的尽量同期手术，不能同期的就分期手术。可同期手术的患者，术前抗结核时间以肺部病变手术为准，至少 6 个月，术前不能合并结核中毒症状，无严重其他脏器功能不全；肺结核病变在同侧上或下肺叶内有大块不可吸收的实性病变、空洞、肺不张或膨胀不良，经正规抗结核治疗至少 6 个月后未见吸收或好转很慢，对侧肺内无结核病变或已治愈；合并支气管内膜结核患者，术前要行

支气管镜检查和痰菌检查，确定病灶的活动性，活动性结核病是手术的禁忌证；合并结核性胸膜炎者胸腔积液逐渐减少，胸膜增厚并出现包裹，保守治疗效果不明显；胸椎结核病变死骨游离，脓肿经抗结核治疗后不变化或稍变大。

对于需要同期行胸椎结核病灶清除和胸膜肺切除的患者，手术适应证和手术时机的把握应把胸膜肺结核放在第一位，其次考虑胸椎结核病变。患者如有双侧胸膜肺病变，或有可能做全肺切除者，应避免同期手术或不手术。但是对于有些胸椎结核合并较轻的胸膜炎，此时可以先手术清除胸椎结核病变，然后再同时处理结核性胸膜炎。根据我们以往的临床实践，同期实施胸椎和肺部手术后需要强制卧床，不会显著影响患者心肺功能的恢复。

术前抗结核方案的应用非常重要，因为控制结核病的活动性需要运用抗结核药物。初治患者可采用肺结核初治化疗方案（2HRZE/4HR），但是由于存在初始耐药情况和病情较重，往往还需要应用部分二线药物如 PAS、胺卡那、左氧氟沙星等；同时，由于静脉注射的血药浓度比口服的高，我们能用静脉的不用口服，以达到术前迅速控制结核病的目的。胸椎结核合并胸膜肺结核的患者，整个抗结核治疗时间以胸椎结核治疗时间为准，根据其是否耐药，化疗时间可长达 18～24 个月。

总之，胸椎结核合并胸膜肺结核的患者治疗起来比较复杂，抗结核药物的应用非常重要，对于需要同期处理胸椎病变和肺部病变的患者，不但外科医师应掌握好其手术适应证和手术时机，结核内科医师也应该熟知，以做好术前准备。

三、肺结核合并胸膜炎的外科治疗

有作者报道近 1/3 结核性胸膜炎患者合并肺内结核。早在 21 世纪初就提出结核性胸膜炎可能是由机体对结核分枝杆菌或其代谢产物过敏引起的，主要依据为胸腔积液结核分枝杆菌培养常为阴性，而在胸腔积液中找到由结核菌素刺激产生的 T 细胞。近年来，随着胸腔镜检查和胸膜活检术的应用，对结核性胸膜炎的发病机制有了新的认识。对结核性胸膜炎进行盲目胸膜活检显示，50%～80% 患者胸膜有典型的结核病理改变。以往单用过敏解释结核性胸膜炎发病是不够全面的。目前已有不少学者认为，结核分枝杆菌侵入胸膜是结核性胸膜炎的主要发病机制。

刘建民认为，结核性胸膜炎合并肺结核在发病和临床表现上具有一定的特点，结核性胸膜炎与肺结核关系密切，对初次感染肺结核和肺外结核，一定要及早诊断和正规治疗。对于有密切结核病接触史及中年或老年人过去有已经治愈的肺结核，出现发热、干咳及胸痛，应高度怀疑结核性胸膜炎，要及早检查及治疗，做到查必全面，治必彻底。

虽然肺结核和结核性胸膜炎的发病关系密切，但是临床上我们仍将其分属于肺结核和肺外结核，其化疗的疗程也是不同的，肺结核短程化疗时间是 6 个月，而胸膜炎可延长至 1 年，说明胸膜炎的治疗是长疗程治疗。

肺结核合并结核性胸膜炎有外科手术适应证时，要兼顾两者的外科手术适应证特点，而且需要重点处置，以达到清除（切除）病变、缩短疗程的目的。结核性胸膜炎胸膜剥脱手术的适应证：包裹性胸腔积液脏胸膜增厚形成很厚的纤维板，明显影响肺功能者；肺内无活动性结核，无广泛肺纤维性变的单纯结核性脓胸或混合感染；支气管内膜结核及支气管狭窄，无支气管胸膜瘘，肺弹性好，估计术后肺能满意复张者；胸腔引流后，肺被压缩 1/3 以上仍留有较大的残腔。

肺结核的手术适应证：①结核性空洞经规范化疗 12～18 个月，空洞病变无明显吸收或增大者；痰菌阳性者，特别是耐药的结核病例；合并咯血，反复发作，继发感染者；不能排除癌性空洞者。②结核球直径大于 3cm，规则化疗无变化或增大者，不能除外肿瘤者。③大块干酪病灶经规则化疗 12 个月，痰菌仍阳性、咯血。④叶支气管结核性狭窄，造成肺不张，肺实变。⑤双侧病变，但主要病变集中于一叶，可分期分次切除。⑥非典型抗酸杆菌引起的肺内局限性病变，因无有效的药物且易于发展和再活动，应予手术。

一旦胸膜炎合并肺结核时，其手术适应证和方法都会有所改变，可以分为以下几种情况：①包裹性胸膜炎或者脓胸合并轻度活动性肺结核，肺边缘无结核病变者：可行单纯胸膜剥脱术；②包裹性胸膜炎或者脓胸合并一叶肺毁损或者单侧肺毁损、包裹性胸膜炎或者脓胸，对侧肺无病变者：可行单侧胸膜肺切除术，可附加胸廓成形术；③包裹性胸膜炎或者脓胸合并活动性肺结核，周边有结核病变者：可行脓胸清除加壁胸膜纤维板剥脱术、胸膜内胸廓成形术或者开放引流术；④毁损肺、包裹性胸膜炎或者脓胸等合并轻度胸膜炎者：可行单纯肺叶切除或者全肺切除术。

肺结核合并结核性胸膜炎的手术时机判定非常重要，原则上应以肺结核肺切除的手术时机为主，如术前用药时间不充分、肺内病变不稳定、有结核中毒症状等，术后都可能产生严重的并发症。在充分评估手术的基础上，如预测术后产生严重并发症的可能性很大，患者不能从手术获益，建议终止手术安排（图 24-1～图 24-6）。

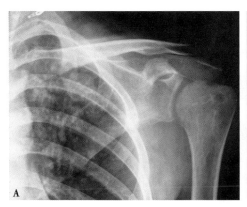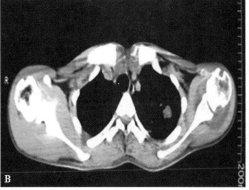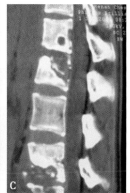

图 24-1 多发部位结核病
A. 肩关节结核；B. 肺结核；C. $L_{2\sim3}$、$L_5\sim S_1$ 椎体结核。

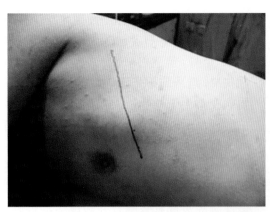
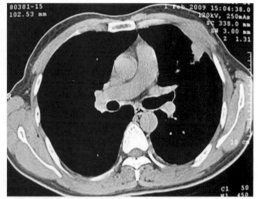

图 24-2　左肺结核球合并胸壁结核

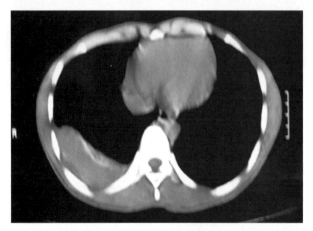

图 24-3　右侧脓胸合并右上肺干酪样变

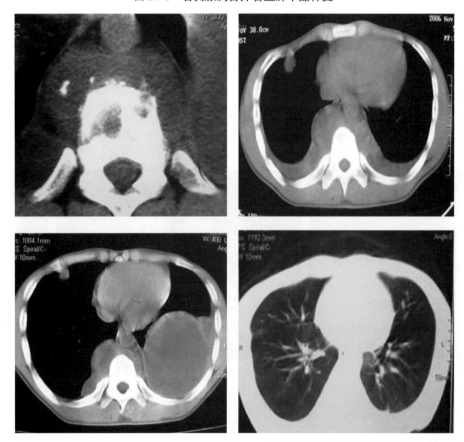

图 24-4　双侧结核性脓胸和胸椎结核并双侧椎旁脓肿——分次行胸膜剥脱术和同侧脊柱结核病灶清除术

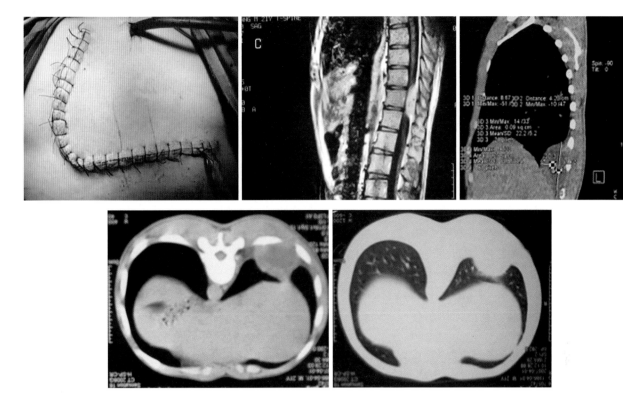

图 24-5　结核性脓胸合并椎管内硬膜外结核

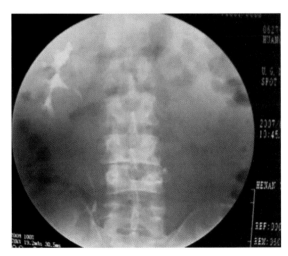

图 24-6　肾结核合并腰椎结核

（朱益军　杨　斌　石　磊　刘树库　宋言峥）

第三节　结核病变侵入脏器组织

结核病变组织可以局部浸润或直接破溃穿入相邻的器官，最常见者为肺，穿入食管或结肠等则少见。破溃穿入胸腔时偶可遇到，常与内科的结核性渗出性胸膜炎相混淆，病因虽相同，但来源有差异，处理方式也不同。

一、脊椎结核寒性脓肿穿入胸腔或肺

（一）发病机制

人们发现胸椎结核椎旁脓肿破入胸腔或肺已经 1 个多世纪了。早在 19 世纪初，Galen（1829）即有过报道。感染一般首先在受累椎间关节前方引起炎症，其通常从前韧带后方播散至邻近椎体。一旦有两个相邻椎体受累，感染便可侵入连接处的椎间盘间隙。胸椎结核都有不同程度的椎旁脓肿，约 1% 破入胸腔，形成继发性胸膜炎或脓胸。

（二）临床表现

患者年龄儿童和老年均可见到，但以青壮年居多。胸椎病灶在胸椎 6～10 者居多，椎旁脓肿向右胸腔破溃者较常见，约占 2/3 病例，约有半数病例并发截瘫，偶见脓肿又同时穿入肺，故病情多较为严重。

多数患者就诊时已形成包裹性积液或脓胸。少数住院期间有突然发热（38～40℃）、胸痛、咳嗽和气短等症状如胸椎结核漏诊时，犹如内科常见的渗出性胸膜炎表现，常被误诊。

椎旁脓肿等破处，破口大小不一，小者如米粒，或呈筛孔状，大者直径为 0.5～1cm。胸腔积液（或脓）一般数百毫升，多者超过 100ml。

胸椎结核椎旁脓肿破入胸腔或肺所引起的疾病,有学者将其分为三种情况,现分为三个型别分别介绍:

1. Ⅰ型——单纯破溃型 椎旁脓肿破溃,可伴有胸腔积液,胸腔积液量多少不一,胸腔积液多时患者出现胸闷、气短或高热等症状,X线片上出现肺不张。

2. Ⅱ型——肺粘连型 椎旁脓肿破溃后,肺及脏胸膜将破溃口包裹,形成粘连,此时脏胸膜多增厚,肺本身无病变,在粘连间可存在脓液或干酪样物,不过此期患者从影像上较难诊断。

3. Ⅲ型——肺病变型 椎旁脓肿突破脏胸膜,穿入肺内,在肺内形成包裹,病变进一步发展,或在肺内播散形成肺结核;或穿破支气管,临床上患者可咳出干酪样物,脓液甚至死骨。

（三）辅助检查

1. X线检查 除有胸膜炎或包裹积液外,纵隔隐约可见扩大的椎旁阴影外,两肺野及纵隔无活动性结核病灶。胸椎正位X线片,特别是正位体层摄片显示与胸膜炎同侧的椎旁阴影边界不清与胸膜炎相连甚至消失。

2. 胸部CT 可见椎旁脓肿较破入胸腔前明显减小,胸腔积液较破入前明显增多,有时可清晰看出破口。未破入者,椎旁脓肿和胸腔积液则有明确的分界线。

（四）治疗措施

结核病变既可由肺传播到胸椎,也可由胸椎直接转移到肺,即胸椎结核与肺结核间应为双向关系,而不是单向关系。椎旁脓肿破入肺以后可导致更大范围结核播散,因此,建议此期患者在经过3～4周规范抗结核治疗的基础上,尽早行手术治疗。

1. 脓肿穿破后形成慢性包裹性脓胸者,经抗结核药物治疗,一般情况好转后,择期施行包裹脓胸剥脱,胸椎病灶清除,手术创伤大,应特别注意。

2. 急性结核性渗出性胸膜炎的治疗原则为抗结核药物治疗和抽出积液,并辅加皮质激素。患者有高热及中毒症状者,手术前后均并用3～4种抗结核药物治疗,加用泼尼松20～30mg/d、4～6周。

3. 如合并支气管胸膜瘘者,术前应先作胸腔闭式引流,以控制继发性感染,预防支气管播散。

4. 手术治疗 支气管双腔插管全身麻醉下进行手术。患者取侧卧位,在胸腔包裹脓腔侧进行手术。对于一般条件好或有截瘫可能的,需尽早

手术治疗,应在3周内给予手术治疗。

（1）胸部后外侧切口,兼顾胸椎病变和包裹脓胸的范围,选择合适切口的水平。

（2）手术包裹性脓胸剥脱术,尽可能将包裹脓胸剥离干净,包括脓腔的壁层和脏层纤维膜,使肺完全膨胀,避免残腔存在,否则在同期或二期施行胸廓成形术。急性穿破胸腔的病例,若发生在1周内者,条件允许情况下也可进胸施行病灶清除,这时手术较简单,将胸腔和肺叶间沉积的纤维素和干酪块清除,使肺完全清除。然后清除胸椎结核病灶,方法同前。如破入肺较为表浅,做肺裂空处修补即可,较深部位的大的病变,需要做肺切除。

二、结核病变侵及支气管

1. 概述 结核病变侵及支气管不是指支气管结核,而是支气管外结核病变侵及支气管,主要是支气管淋巴瘘。支气管淋巴瘘是肺门及纵隔淋巴结结核的常见并发症,发病率较高,危害性较大,胸部X线片及胸部CT难以早期诊断。随着电子支气管镜（简称电支镜）检查技术的广泛应用,支气管淋巴瘘的早期检出率逐渐提高。

2. 临床表现 主要表现为咳嗽、咳痰,主要为剧烈呛咳,咳白色泡沫样痰及少量黄脓痰,并随体位变动而有变化。发热多为低热到中等度发热;伴有胸闷、喘鸣、盗汗、咯血症状。

3. 胸部X线及CT表现 不同程度的肺门及纵隔淋巴结肿大,有时伴有阻塞性肺炎。

4. 实验室检查

（1）红细胞沉降率:均有不同程度增快。

（2）抗酸杆菌检查:痰涂片查抗酸杆菌及电支镜检查刷检涂片抗酸杆菌都可见阳性。

（3）血结核抗体阳性率高。

5. 电支镜检查表现 镜下病变部位可见黄褐色凝固性干酪样坏死物粘着管壁、管壁凹窝及管腔瘢痕纤维狭窄,表现为溃疡肉芽型及瘢痕狭窄型支气管结核。管腔不同程度狭窄。吸引时可见脓性分泌物形成脓迹,吸引后可见明显的瘘口,均呈凹窝壮及火山样改变。部位以气管隆嵴旁左支气管、左上叶开口处、右主支气管、右中间支气管、右上叶开口处、气管隆嵴双侧常见（图24-7）。

6. 治疗

（1）抗结核治疗。

（2）激素治疗:确诊为支气管淋巴结瘘后,立即给予静滴或口服全身激素（地塞米松或泼尼松）

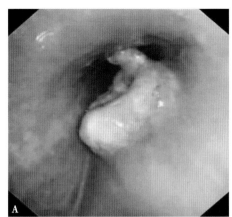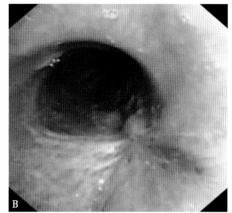

图 24-7　支气管镜介入下治疗

A. 治疗前；B. 治疗后。

治疗，以减少渗出、粘连，防止支气管进一步狭窄，疗程为 1～2 个月。

（3）雾化吸入治疗。

（4）电支镜介入治疗：在局部麻醉下行电支镜介入治疗，先吸出脓性分泌物，钳取并尽可能吸净坏死干酪样物后，经电支镜活检孔向病灶局部注射入 AKM 0.2g＋INH 0.1g＋DXM 2mg，每周 1 次，疗程 8～10 次，能够缩短疗程，改善自觉症状，减轻并发症，避免管腔狭窄。

（5）如伴有明显纵隔淋巴结增大并化脓者，经保守治疗效果不好时，可考虑手术治疗（详见第十二章第十二节）。

三、结核病变侵及食管

纵隔淋巴结结核病变侵及食管，早期症状不明显，偶有胸痛、胸闷、乏力、消瘦症状，直至淋巴结结核逐渐增大，压迫食管出现吞咽困难始就诊。因淋巴结肿大压迫食管或与食管壁有浸润，易产生与食管腔内肿瘤相似的 X 线表现，难以区分，容易误诊为食管平滑肌瘤。

食管结核是由结核分枝杆菌侵犯食管引起的特异性肉芽肿性疾病，多发生于食管中、上段，感染途径分以下 3 种：①继发型：最为常见，国内外报道食管结核大多由于周围的组织或器官的结核病变直接侵犯食管形成，如纵隔淋巴结结核、胸椎结核、肺门旁淋巴结结核等直接侵犯；②原发型：食管原有基础疾病导致其抵抗力下降，当食用含大量结核分枝杆菌的食物或者吞咽含有大量结核分枝杆菌的痰液时，结核分枝杆菌易侵犯受损的食管黏膜，进而进展为食管结核，其中咽喉部结核

向下为其特例；③血行播散型：全身结核病的器官表现之一。3 种类型中，食管旁纵隔淋巴结结核破溃、侵犯食管引起食管结核为主要原因，因无纵隔淋巴结病理明确诊断依据，根据其胸部 CT 临床诊断。食管结核的病理分型可分为 3 型，即增殖型、溃疡型、粟粒型。

治疗：主要以应用抗结核药物抗结核治疗为主，经过正规抗结核治疗后都有不同程度改善，尤其以溃疡性食管结核愈合迅速。疗程一般为 1 年以上。疾病初期如果食管狭窄较为明显，引起吞咽困难，建议给予胃管鼻饲，增加营养，抗结核治疗 2 周左右，如果狭窄仍未改善，酌情给予食管扩张或冷冻处理，治疗过程中需谨慎评估。如合并穿孔、瘘、不能改善的食管狭窄、大出血或合并食管癌，才考虑手术治疗。目前随访中，必要时介入辅助治疗。

此例患者初患病时曾误诊为甲状腺炎，经过抗炎治疗无好转，皮肤发生破溃后，脓液涂片抗酸杆菌阳性才明确颈淋巴结结核诊断，进行正规抗结核治疗 6 个月，停药后 2 年后又再次出现颈部淋巴结结核脓肿形成，破溃流脓，同时导致咽底部破溃，形成咽食管瘘，造成患儿极大痛苦，严重影响患儿学习生活（图 24-8）。

四、结核病变侵及胰腺组织

胰腺结核是指由结核分枝杆菌侵入胰腺所引起的慢性特异性感染性疾病，是临床少见的疾病。目前胰腺结核的感染途径尚不明确，可能腹腔邻近组织结核侵犯胰腺、肺部或其他脏器，结核分枝杆菌通过淋巴和 / 或血液传至胰腺、通过食物携带

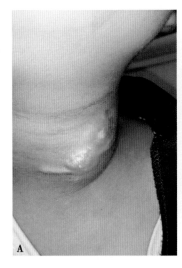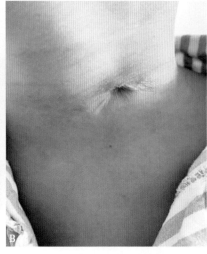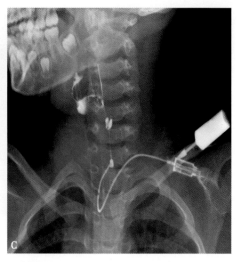

图 24-8　颈部淋巴结结核脓肿破溃形成咽食管瘘

A. 颈部淋巴结结核破溃前（入院 2 个月前）；B. 颈部瘘口伴周围瘢痕形成；C. 经体表瘘口造影显示窦道通向咽部。

进入十二指肠乳头感染胰腺或胰腺自身对结核毒素的免疫应答，或由邻近器官（多为肝、脾、腹腔淋巴结）结核直接蔓延引起，孤立性胰腺结核较罕见。其临床症状多种多样，可表现为上腹部疼痛不适、梗阻性黄疸、区域性门静脉高压或全身中毒症状如低热、盗汗、乏力等。

（朱益军　杨　斌　石　磊　刘树库　宋言峥）

参 考 文 献

[1] 李晔，尤青海，刘晓宁，等. 1 例食管结核案例及文献复习 [J]. 临床肺科杂志，2020，25（2）：311-313.

[2] AMADI H O，MOKUOLU O A，ADIMORA G N，et al. Digitally recycled incubators：better economic alternatives to modern systems in low-income countries[J]. Ann Trop Paediatr，2007，27（3）：207-214.

[3] 林祐廷，尹杰，陆子鹏，等. 胰腺结核误诊为胰腺肿瘤 1 例 [J]. 南京医科大学学报（自然科学版），2018，38（6）：858-859，862.

[4] 卢盛明，王悦中. 胰腺结核 1 例诊治分析 [J]. 临床军医杂志，2019，47（7）：770.

[5] 刘建民，何权瀛. 194 例结核性胸膜炎合并肺结核病的临床 [J]. 临床肺科杂志，2003（6）：519-520.

[6] 张敦华，胡福定. 实用胸膜疾病学 [M]. 上海：上海医科大学出版社，1997.

[7] 金大地. 脊柱结核治疗若干问题探讨 [J]. 脊柱外科杂志，2005（3）：186-188.

[8] YOUNG W. Medical treatments of acute spinal cord injury[J]. J Neurol Neurosurg Psychiatry，1992，55（8）：635-639.

[9] 李亮，唐俊舫，赵雁林. 胸椎结核椎旁脓肿破入胸腔或肺的临床及影像学表现 [J]. 中华结核和呼吸杂志，2005（2）：67-69.

[10] 况尚如，蒋电明. 脊柱结核的外科治疗进展 [J]. 重庆医学，2009，38（18）：2367-2369.

[11] 连小峰，赵杰，马辉，等. 脊柱结核的手术指征及术式选择[J]. 中华外科杂志，2006（16）：1151-1152.

[12] 林宏，李康宁，向勇. 胸腰椎结核伴截瘫的前路手术治疗[J]. 中国矫形外科杂志，2006（1）：23-24.

[13] 王涛，杨杰山. 脊柱结核的外科治疗进展 [J]. 中国矫形外科杂志，2009，17（11）：839-840.

[14] 肖文德，姬广林，高辉. 脊柱结核的诊断与外科治疗进展 [J]. 中国矫形外科杂志，2008（5）：359-361.

[15] PARTHASARATHY R，SRIRAM K，SANTHA T，et al. Short-course chemotherapy for tuberculosis of the spine. A comparison between ambulant treatment and radical surgery--ten-year report[J]. J Bone Joint Surg Br，1999，81（3）：464-471.

[16] 王生华. 多系统结核病的手术治疗 [J]. 开卷有益（求医问药），2002（4）：9.

[17] 胡屹东. 脊柱结核合并其他脏器结核病的外科治疗 [J]. 内蒙古医学杂志，2012，44（8）：970-971.

[18] 林羽，管波清，吴启秋. 脊柱结核合并肾结核的临床特点及诊断治疗[J]. 中国脊柱脊髓杂志，2003（11）：4-7.

第二十五章

非结核分枝杆菌病的外科治疗

一、概述

非结核分枝杆菌病（nontuberculous mycobacterial disease）是由除结核分枝杆菌复合群（包括人型结核分枝杆菌、牛分枝杆菌、非洲分枝杆菌、田鼠分枝杆菌）和麻风分枝杆菌以外的非结核分枝杆菌（non-tuberculous mycobecteria，NTM）引起的疾病。非结核分枝杆菌可为致病菌或条件致病菌。根据NTM的生长速度，将其分为快速生长型和慢速生长型。Runyon分类法则将NTM分为四群，即：①Ⅰ群：光产色菌，如堪萨斯分枝杆菌；②Ⅱ群：暗产色菌，如瘰病分枝杆菌；③Ⅲ群：不产色菌，如鸟分枝杆菌复合群（*Mycobacterium avium* complex，MAC）；④Ⅳ群：快生长菌，如偶然分枝杆菌。

NTM病多继发于慢性肺病如支气管扩张、矽肺和肺结核，也是人类免疫缺陷病毒（human immunodeficiency virus，HIV；又称艾滋病病毒）感染或获得性免疫缺陷综合征（acquired immuno deficiency syndrome，AIDS；又称艾滋病）的常见并发症，也常见于因消毒不严而引发的院内感染。我国NTM感染南方高于北方，沿海高于内地，气候温和地区高于寒冷地区。

2000年全国结核病流行病学抽样调查分离的分枝杆菌菌株中，NTM菌菌株占11.1%，高于1990年的4.9%。NTM主要引起肺部病变，也可致身体其他部位病变，常见的是淋巴结炎、皮肤软组织和骨骼系统感染，严重细胞免疫抑制者还可引起血行播散。

二、临床表现

具有与结核病临床表现相似的全身中毒症状和局部损害表现，主要侵犯肺，在未做菌种鉴定时可被误诊为肺结核。

1. NTM 肺病　类似肺结核的慢性肺部疾病。

胸部X线片显示炎性病灶及单发或多发薄壁空洞，纤维硬结灶、球形病变及胸膜渗出相对少见。病变多累及上叶的尖段和前段。也可仅有咯血或无任何临床症状。

2. NTM 淋巴结炎　多见于儿童颈淋巴结炎，也有成人病例的报道。耳部、腹股沟、腋下淋巴结也可受累。多为单侧无痛性淋巴结肿大，常有窦道形成。

3. NTM 皮肤病　引起皮肤组织感染，形成局部脓肿者多为偶然、龟分枝杆菌。海分枝杆菌病主要表现为肢体皮疹，在肘、膝及手足背部可发展至浅溃疡和瘢痕形成。溃疡分枝杆菌可引起Bairnsdale溃疡。堪萨斯分枝杆菌、苏加分枝杆菌、嗜血分枝杆菌可引起皮肤播散性和多中心结节病灶。

4. NTM 骨病　堪萨斯分枝杆菌和MAC可引起滑膜、滑囊、腱鞘、关节、腰椎感染和骨髓炎，土地分枝杆菌引起滑膜炎和骨髓炎，次要分枝杆菌引起化脓性关节炎，偶然分枝杆菌、龟分枝杆菌引起牙感染。

5. 播散性 NTM 病　表现为播散性骨病、肝病、心内膜炎、心包炎及脑膜炎等。

6. 其他 NTM 病　如泌尿生殖系统鸟分枝杆菌感染、眼部偶然分枝杆菌感染等，可出现相应部位的临床症状和体征。

三、影像学表现

NTM肺病的影像学表现复杂多样，以纤维增殖及空洞病变为主。与肺结核比较，NTM肺病的特点为：

1. 薄壁空洞，尤其是胸膜下空洞，周围少有实质性浸润。

2. 支气管播散少见，而常为邻近局部扩展。

3. 病变部位　邻近胸膜明显增厚而胸腔渗液

罕见。此外，NTM 肺病，尤其 MAC 肺病在高分辨率 CT 上，显示中上肺野为主的、成簇的、直径 <5mm 的小叶中心性结节、细支气管周围的微结节等，称为树芽征；以及中叶、舌段的柱形支气管扩张等非空洞性病变。

总体来说，NTM 从影像学上可以分为两种主要表现，即纤维结节性疾病和结节性支气管扩张性肺病。前者主要以吸烟男性为多见，肺尖纤维空洞性改变为典型特点；后者以女性多见，影像学柱状或囊状支气管扩张伴多发性小结节为主要特点。

四、诊断要点

1. NTM 肺病 有相似于肺结核的呼吸系统和 / 或全身性症状，NTM 皮肤试验阳性，放射影像学检查发现有肺内病变，并且排除其他疾病，在确保标本无外源性污染的前提下，符合以下条件之一者结合临床表现、放射影像学和其他辅助检查结果可做出 NTM 肺病的诊断。

（1）痰 NTM 培养 3 次均为同一致病菌。

（2）痰 NTM 培养 2 次均为同一致病菌，1 次涂片抗酸杆菌（AFB）阳性。

（3）支气管灌洗液 NTM 培养 1 次阳性，阳性度 2+ 以上。

（4）支气管灌洗液 NTM 培养 1 次阳性，涂片抗酸杆菌（AFB）阳性度 2+ 以上。

（5）支气管肺组织活检物 NTM 培养阳性。

（6）肺活检呈 NTM 改变相似的肉芽肿，痰或支气管灌洗液 NTM 培养阳性。

（7）NTM 病与肺结核的鉴别诊断主要依赖于菌种鉴定。当肺部病灶在放射影像学上表现为结节状或圆形阴影而细菌学检查阴性时，还需与结节病、肿瘤等其他肺部疾病进行鉴别。

2. 肺外 NTM 病 具有局部和 / 或全身性症状，NTM 皮肤试验阳性，经相关检查发现有肺外组织、器官病变，已排除其他疾病，确保标本无外源性污染，病变部位组织 NTM 培养阳性，即可做出肺外 NTM 病的诊断。无论 NTM 肺病，还是肺外 NTM 病，均需进行 NTM 菌种鉴定。

五、治疗原则及方案

目前尚无特效治疗 NTM 病的化学药物和标准的化疗方案，多数 NTM 对抗结核药物耐药，故主张抗结核药物与其他抗生素联合使用。方案中，药物以 3～5 种为宜。一般情况下，NTM 肺病在抗酸杆菌阴转后仍需继续治疗 18～24 个月，至少 12 个月。治疗中采用联合用药，注意各种药物的不良反应。必要时考虑手术治疗。

（一）缓慢生长型 NTM 病

1. MAC 病 方案中首选阿奇霉素 500mg、1 次 /d，或克拉霉素 500mg、2 次 /d。乙胺丁醇可作为次选药物，15mg/kg 或 750mg、1 次 /d。以下药物酌情选择加入方案之中：①氯法齐明 100mg、1 次 /d；②利福布汀 300～600mg、1 次 /d，或利福喷丁 450～600mg、2 次 / 周，或利福平 450～600mg、1 次 /d；③环丙沙星 750mg、2 次 /d；④阿米卡星 7.5～10mg/kg 或 400mg、1 次 /d。免疫功能正常者应该接受至少 18～24 个月的治疗，艾滋病患者须终身用药。

2. 堪萨斯分枝杆菌病 化疗方案由异烟肼（300mg、1 次 /d）、利福平（600mg、1 次 /d）和乙胺丁醇（15mg/kg、1 次 /d）组成，疗程 18 个月。对以上某种药物不能耐受的患者，在应用利福平和乙胺丁醇治疗的最初 3 个月可加用链霉素或阿米卡星。如分离菌株对利福平耐药，可加大异烟肼和乙胺丁醇的用量并加用磺胺甲噁唑（3.0g/d）；异烟肼可用至 900mg、1 次 /d，同时服用维生素 B_6 30～60mg/d，以避免或减轻异烟肼的不良反应；乙胺丁醇可用至 25mg/(kg·d)，但须密切观察该药物的眼毒性反应。总疗程为 18～24 个月。

3. 海分枝杆菌病 肺外病变主要采取外科清创治疗，微小损害可作医学观察。可选用的化疗方案（总疗程至少 3 个月）如下：①多西环素（100mg、2 次 /d）加复方磺胺甲噁唑（TMP 160mg/SMZ 800mg、2 次 /d）；②利福平（600mg/d）加乙胺丁醇 [15mg/(kg·d)]；③克拉霉素（500mg/d）单药治疗海分枝杆菌可能有效。

4. 瘰疬分枝杆菌病

（1）局部病变手术清除。

（2）化疗：方案中药物选择顺序为克拉霉素、链霉素、环丝氨酸、氯法齐明和乙胺丁醇。环丝氨酸常用量为 500～750mg/d，分 2 次服用；其余药物剂量与用法同上；疗程根据病情而定。

5. 溃疡分枝杆菌病

（1）局部病变手术清除。

（2）化疗：溃疡分枝杆菌体外试验对利福平、链霉素和氯法齐明敏感。化疗方案可考虑利福平加阿米卡星或乙胺丁醇加复方磺胺甲噁唑，疗程为 4～6 周。

6. 其他　蟾蜍分枝杆菌、苏加分枝杆菌、玛尔摩分枝杆菌、猿猴分枝杆菌、嗜血分枝杆菌和土地分枝杆菌引起的肺部或肺外播散型感染，在国外报道渐多。艾滋病患者易患播散型 NTM 病。初始治疗应包含异烟肼、利福平和乙胺丁醇，加或不加链霉素或阿米卡星。疗程至少 18～24 个月。也有建议对播散型猿猴分枝杆菌病与对播散型 MAC 治疗一样，开始即应用克拉霉素＋乙胺丁醇＋氯法齐明＋链霉素或阿米卡星 4 种药物联合治疗。

（二）快速生长型 NTM 病

偶然分枝杆菌、龟分枝杆菌、脓肿分枝杆菌均为快速生长型 NTM。它们对常用抗结核药物高度耐药，但对某些抗生素敏感。

1. 偶然分枝杆菌病

（1）手术清除肺外感染病灶。

（2）化疗：阿米卡星＋头孢西丁＋丙磺舒 2～6 周，继服复方磺胺甲噁唑或多西环素 2～6 个月。可试用新大环内酯类药物治疗。

2. 龟分枝杆菌病

（1）手术清除肺外感染病灶。

（2）化疗：单用克拉霉素 6 个月，可据情加用阿米卡星，但不超过 3 个月。

3. 脓肿分枝杆菌病

（1）感染伤口的外科清创术或异物切除。

（2）起始治疗可应用阿米卡星＋头孢西丁，根据临床好转情况和药物敏感试验结果，可考虑改用两药联合口服治疗，如克拉霉素和氟喹诺酮类。严重病例的疗程至少 3 个月，骨骼感染至少 6 个月。

六、外科治疗原则

NTM 的病灶清除术和结核病的病灶清除术大致相同，但是有所不同。关键是在于术者必须清楚自己所做的手术是结核分枝杆菌感染还是非结核分枝杆菌感染？结核分枝杆菌和非结核分枝杆菌的引起的感染的治愈可能都会得益于深部病灶的彻底切除，特别是在肺外结核巨大脓肿的形成、骨关节的破坏和肺部引起的肺毁损的情况下。对于需要切除的病例，切除的范围一定要比病变的范围要广；对于需要行引流和病灶清除术的病例，一定要清除彻底，并处理好残腔。手术适应证和手术禁忌证详见结核病各部位的相关内容。

七、预后

非结核分枝杆菌病与结核病相比，主要有以下几点不同：①预后因各型菌群及宿主的健康情况不同而异；②治疗时间相对较长；③复发常见，即便在依从性好的患者中也是如此；④总体死亡率高（图 25-1）。

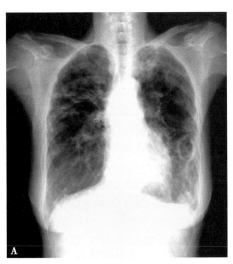
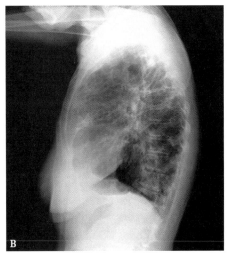

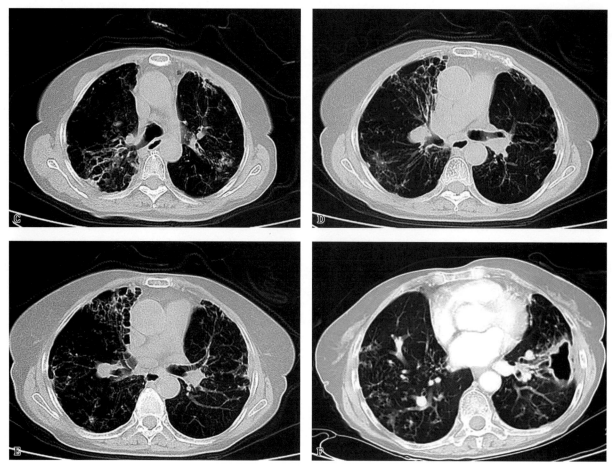

图 25-1　一例 87 岁女性 NTM 病患者

A. 胸部 X 线后前位片：双肺纹理增多，双肺上叶肺野周边散在条状密度增高影、斑点影；左肺下叶可见一厚壁空洞影；双侧胸膜增厚；患者经痰液标本培养，确诊为 NTM 病。B. 胸部 X 线左侧位片：肺纹理增多，双肺上叶可见条状密度增高影，并可见双轨征；双肺野内可见小斑片影。C. 胸部右肺上叶支气管水平 CT 平扫：右肺上叶支气管扩张，伴周围小叶中心性结节，左肺上叶纤维索条影及小叶中心性结节。D. 胸部右肺中叶支气管水平 CT 平扫：右肺中叶及下叶支气管扩张，右肺中叶为主，伴周围小叶中心性结节，左肺上叶纤维索条影。E. 胸部右肺中叶支气管水平 CT 平扫：右肺中叶囊状及柱状支气管扩张；左肺上叶舌段及双肺下叶支气管柱状扩张，伴周围小叶中心性结节；部分扩张的支气管之前可见相互沟通。F. 胸部右肺中叶支气管水平 CT 最大密度投影：右肺下叶纤维索条影，伴支气管扩张；左肺下叶可见壁均匀的厚壁空洞，其基底贴近胸膜，尖端指向肺门，并可见相应引流的支气管扩张。

（杨　斌　戴希勇　黄朝林）

参 考 文 献

[1] 中华医学会结核病分会. 非结核分支杆菌病诊断与处理指南 [J]. 中华结核和呼吸杂志, 2000, 23（11）：650-653.

[2] 黄朝林, 倪正义, 许俊, 等. 外科治疗非结核分枝杆菌肺病的临床疗效分析 [J]. 临床肺科杂志, 2016, 21（11）：2092-2094.

[3] 曾令武, 张耀刚, 李苏梅, 等. 非结核分枝杆菌肺病患者外周血 T 淋巴细胞亚群的临床分析 [J]. 临床肺科杂志, 2017, 22（7）：1335-1336.

[4] 李楠, 邢志珩. 肺结核与非结核分枝杆菌肺病的 CT 影像学比较 [J]. 中国医疗器械信息, 2019, 25（23）：36-37, 185.

[5] JEON D. Infection Source and Epidemiology of Nontuberculous Mycobacterial Lung Disease[J]. Tuberc Respir Dis（Seoul）, 2019, 82（2）：94-101.

[6] 张锡林, 钟永辉, 何芷慧, 等. 73 例非结核分枝杆菌肺病患者临床特点分析 [J]. 临床肺科杂志, 2019, 24（2）：212-216.

[7] 张汇征, 熊敏, 陈耀凯, 等. 重庆 43 例临床非结核分枝杆菌鉴定及药敏试验 [J]. 中国预防医学杂志, 2019, 20（5）：375-378.

[8] 谢周华, 林艳荣, 卢焕. 艾滋病与非结核分枝杆菌的双重感染研究进展 [J]. 中国热带医学, 2019, 19（4）：396-400.

[9] 董双霞. 非结核分枝杆菌肺病与肺结核患者的临床

特征及危险因素分析 [J]. 重庆医学, 2019, 48（20）: 3473-3476.

[10] 陈品儒, 陈华, 王维勇. 两种常见非结核分枝杆菌肺病的临床特点分析 [J]. 广州医科大学学报, 2019, 47（3）: 22-25, 29.

[11] 葛燕萍, 沙巍, 肖和平. 非结核分枝杆菌肺病的病原菌检出情况分析 [J]. 中国感染与化疗杂志, 2007, 7（1）: 28-30.

[12] 唐神结. 非结核分支杆菌病并发艾滋病的药物治疗 [J]. 医药导报, 2003, 22（12）: 848-851.

[13] SAKANE T, MATSUOKA K, KUMATA S, et al. The outcomes of anatomical lung resection for nontuberculous mycobacterial lung disease[J]. J Thorac Dis, 2018, 10（2）: 954-962.

结核外科常用名词中英文对照

一、病因及发病机制

（一）病原菌

分枝杆菌	mycobacteria
结核分枝杆菌复合群	*Mycobacterium tuberculosis* complex
麻风分枝杆菌	*Mycobacterium leprae*
结核分枝杆菌	*Mycobacterium tuberculosis*
牛分枝杆菌	*Mycobacterium bovis*
非洲分枝杆菌	*Mycobacterium africanum*
田鼠分枝杆菌	*Mycobacterium microti*
抗酸性	acid fastness
抗酸杆菌	acid-fast bacilli
分枝菌酸	mycolic acid
结核分枝杆菌 L 型	*Mycobacterium tuberculosis* L-form
结核分枝杆菌持留性	*Mycobacterium tuberculosis* persistence
Mitchson 菌群假说	Mitchson's hypothesis
结核分枝杆菌 A 群	*Mycobacterium tuberculosis* A group
结核分枝杆菌 B 群	*Mycobacterium tuberculosis* B group
结核分枝杆菌 C 群	*Mycobacterium tuberculosis* C group
结核分枝杆菌 D 群	*Mycobacterium tuberculosis* D group
结核分枝杆菌北京基因型	*Mycobacterium tuberculosis* Beijing genotype
结核分枝杆菌 H37Rv 株	*Mycobacterium tuberculosis* H37Rv-strain

（二）发病机制

传染源	source of infection
传播途径	route of transmission
易感人群	susceptible population
呼吸道传播	respiratory transmission
结核病	tuberculosis
结核原发感染	primary tuberculosis infection
结核潜伏感染	latent tuberculosis infection，LTBI
内源性复燃	endogenous relapse
外源性再感染	exogenous re-infection
科赫现象	Koch phenomenon
结核肉芽肿	tuberculous granuloma
结核结节	tubercle
干酪样坏死	caseous necrosis
渗出性病变	exudative lesion

纤维化病变	fibrotic lesion
增殖性病变	proliferative lesion
原发综合征	primary complex
Ranke 综合征	Ranke complex
先天性结核病	congenital tuberculosis
无反应性结核病	anergic tuberculosis
结核菌素	tuberculin
结核菌素纯蛋白衍生物	purified protein derivative tuberculin，PPD
国际标准结核菌素纯蛋白衍生物	international standard PPD，PPD-S
结核菌素纯蛋白衍生物国际单位	PPD international unit
卡介菌素	BCG-PPD
结核菌素皮肤试验	tuberculin skin test，TST
芒图试验	Mantoux test
结核菌素皮肤试验阴性	tuberculin skin test negative
结核菌素皮肤试验弱阳性	tuberculin skin test weakly positive
结核菌素皮肤试验强阳性	tuberculin skin test strongly positive
复强反应，助强效应	boosting reaction
早期分泌抗原 6	early secretory antigen-6，ESAT-6
培养滤液蛋白 10	culture filtrate protein 10，CFP-10
分枝杆菌蛋白 64	mycobacterial protein 64，MPT64
65kD 热休克蛋白	65kD heat shock protein，HSP65
38kD 蛋白	38kD protein
抗原 85 复合物	antigen 85（Ag85）complex
脂阿拉伯甘露聚糖	lipoarabinomannan（LAM）

（三）非结核分枝杆菌

非结核分枝杆菌	nontuberculous mycobacteria，NTM
非典型分枝杆菌	nontuberculous mycobacteria
非典型抗酸杆菌，未鉴定分枝杆菌	nontuberculous mycobacteria
非结核分枝杆菌感染	nontuberculous mycobacterial infection
非结核分枝杆菌病	nontuberculous mycobacterial disease
非结核分枝杆菌肺病	nontuberculous mycobacterial pulmonary disease
非结核分枝杆菌 Runyon 分类	runyon classification of nontuberculous mycobacteria
快生长非结核分枝杆菌	rapidly growing nontuberculous mycobacteria
慢生长非结核分枝杆菌	slowly growing nontuberculous mycobacteria
光产色菌	photochromogenic bacteria
暗产色菌	scotochromogenic bacteria
不产色菌	nonchromogenic bacteria
亚洲分枝杆菌	*Mycobacterium asiaticum*
堪萨斯分枝杆菌	*Mycobacterium kansasii*
海鱼分枝杆菌	*Mycobacterium marinum*
海分枝杆菌	*Mycobacterium marinum*
猿分枝杆菌	*Mycobacterium simiae*
瘰疬分枝杆菌	*Mycobacterium scrofulaceum*
苏尔加分枝杆菌	*Mycobacterium szulgai*
戈登分枝杆菌	*Mycobacterium gordonae*
爱尔兰分枝杆菌	*Mycobacterium hiberniae*
中间分枝杆菌	*Mycobacterium intermedium*
缓黄分枝杆菌	*Mycobacterium lentiflavum*
河床分枝杆菌	*Mycobacterium alvei*

鸟分枝杆菌复合群	*Mycobacterium avium* complex，MAC
鸟分枝杆菌	*Mycobacterium avium*
布分枝杆菌	*Mycobacterium branderi*
隐藏分枝杆菌	*Mycobacterium celatum*
日内瓦分枝杆菌	*Mycobacterium genavense*
嗜血分枝杆菌	*Mycobacterium haemophilum*
胞内分枝杆菌	*Mycobacterium intracellulare*
玛尔摩分枝杆菌	*Mycobacterium malmoense*
不产色分枝杆菌	*Mycobacterium nonchromogenicum*
土地分枝杆菌	*Mycobacterium terrae*
三重分枝杆菌	*Mycobacterium triplex*
次要分枝杆菌	*Mycobacterium triviale*
溃疡分枝杆菌	*Mycobacterium ulcerans*
蟾分枝杆菌	*Mycobacterium xenopi*
脓肿分枝杆菌	*Mycobacterium abscessus*
雾分枝杆菌	*Mycobacterium brumae*
龟分枝杆菌	*Mycobacterium chelonae*
汇合分枝杆菌	*Mycobacterium confluentis*
象分枝杆菌	*Mycobacterium elephantis*
偶然分枝杆菌	*Mycobacterium fortuitum*
戈地分枝杆菌	*Mycobacterium goodii*
产免疫分枝杆菌	*Mycobacterium immunogenum*
黏液分枝杆菌	*Mycobacterium mucogenicum*
外来分枝杆菌	*Mycobacterium peregrinum*
塞内加尔分枝杆菌	*Mycobacterium senegalense*
脓毒性分枝杆菌	*Mycobacterium septicum*
耻垢分枝杆菌	*Mycobacterium smegmatis*
耐热分枝杆菌	*Mycobacterium thermoresistible*
沃林斯基分枝杆菌	*Mycobacterium wolinskyi*

（四）病理学

组织病理学	histopathology
细胞病理学	cytopathology，cell pathology
临床病理学	clinical pathology
实验病理学	experimental pathology
外科病理学	surgical pathology
病因学	etiology
发病机制	pathogenesis
病征学	pathognomy
形态发生学	morphogenesis
增生	hyperplasia，proliferation
化生	metaplasia
营养不良	dystrophy
变性	degeneration
细胞损伤	cell injury
脂肪变性	fatty degeneration
脂肪浸润	fatty infiltration
细胞肿胀	cellular swelling，曾用名"浊肿（cloudy swelling）"
水样变性	hydropic degeneration
黏液变性	mucinous degeneration，mucoid degeneration

透明变性	hyaline degeneration
蜡样坏死	waxy necrosis，Zenker degeneration
淀粉样小体	corpora amylacea
淀粉样变性	amyloid degeneration，amyloidosis
纤维蛋白样变性	fibrinoid degeneration
纤维蛋白样坏死	fibrinoid necrosis
钙化	calcification
骨化	ossification
营养不良性钙化	dystrophic calcification
迁徙性钙化	metastatic calcification
坏死	necrosis
[细胞]凋亡	apoptosis
液化性坏死	liquefaction necrosis
溶解性坏死	lytic necrosis
凝固性坏死	coagulation necrosis
干酪样坏死	caseous necrosis，cheesy necrosis
脂肪坏死	fat necrosis
坏疽	gangrene
干性坏疽	dry gangrene
湿性坏疽	moist gangrene，wet gangrene
气性坏疽	gas gangrene
机化	organization
包裹	encapsulation
局限化	localization
死骨片	sequestrum
自溶	autolysis
死后变化	postmortem change
水肿	edema
淋巴水肿	lymphedema
全身性水肿	anasarca
胸腔积液	hydrothorax，又称"胸水"
腹水	ascites
心包积液	hydropericardium
脑积水	hydrocephalus
出血	hemorrhage
血细胞渗出	diapedesis
破裂性出血	rhexis hemorrhage
充血/淤血	hyperemia/congestion
缺血	ischemia
出血点	petechia
血肿	hematoma
积血	hematocele
血栓	thrombus
弥散性血管内凝血	disseminated intravascular coagulation，DIC
血栓形成	thrombosis
软化	softening
栓子	embolus
栓塞	embolism
血栓栓塞	thromboembolism

脂肪栓塞	fat embolism
空气栓塞	air embolism
细胞栓塞	cell embolism
细菌栓塞	bacterial embolism
梗死形成	infarction
梗死	infarct
炎症	inflammation
血管扩张	vasodilatation
渗出	exudation
渗出物	exudate
漏出液	transudate
朗汉斯巨细胞	Langhans giant cell，曾用名"朗罕氏巨细胞"
化脓性炎	purulent inflammation
化脓	suppuration
脓细胞	pus cell
脓肿	abscess
蜂窝[组]织炎	phlegmon，cellulitis
窦	sinus
瘘	fistula
溃疡	ulcer
糜烂	erosion
急性炎	acute inflammation
慢性炎	chronic inflammation
亚急性炎	subacute inflammation
肉芽肿性炎	granulomatous inflammation
肉芽肿	granuloma
结节	tubercle
纤维化	fibrosis
硬化	sclerosis
愈合	healing
修复	repair
再生	regeneration
肉芽组织	granulation tissue
骨痂	callus
一期愈合	primary healing
二期愈合	secondary healing
瘢痕	scar
感染	infection
传染	infection
腹膜炎	peritonitis
上皮样细胞	epithelioid cell
粟粒性结核	miliary tuberculosis
播散性结核	disseminated tuberculosis
干酪样肺炎	caseous pneumonia
结核球	tuberculoma
空洞形成	cavitation
假结核结节	pseudotubercle
淋巴结炎	lymphadenitis
播散	spreading，dissemination

肺不张	atelectasis
肺萎陷	atelectasis，collapse of lung
肺气肿	emphysema
支气管扩张症	bronchiectasis
支气管炎	bronchitis
细支气管炎	bronchiolitis
支气管肺炎	bronchopneumonia
坠积性肺炎	hypostatic pneumonia
间质性肺炎	interstitial pneumonia
实变	consolidation
肺泡炎	alveolitis
肺间质纤维化	pulmonary interstitial fibrosis
结节病	sarcoidosis

二、诊断

（一）分类

中国肺结核诊断标准（WS 288—2008）	Chinese diagnosis standards on pulmonary tuberculosis（WS 288—2008）
确诊结核病例	confirmed pulmonary tuberculosis
临床诊断病例	pulmonary tuberculosis by clinical diagnosis
疑似病例	suspected pulmonary tuberculosis
中国结核病分类标准（WS 196—2001）	Chinese classification standards on tuberculosis（WS 196—2001）
Ⅰ类患者	cases of category Ⅰ
Ⅱ类患者	cases of category Ⅱ
Ⅲ类患者	cases of category Ⅲ
Ⅳ类患者	cases of category Ⅳ
初治患者	new cases
复治患者	retreatment cases
复发患者	relapse cases
返回患者	return cases
结核性风湿症	tuberculous rheumatism
皮肤瘰疬	scrofuloderma
结核性初疮	tuberculous chancre
瘰疬性苔藓	tuberculous cutis indurativa，
其他肺外结核	other extrapulmonary tuberculosis
肺外结核	extrapulmonary tuberculosis

（二）结核病与普通外科学（以消化系统为主）

咽结核	pharyngeal tuberculosis
食管结核	esophageal tuberculosis
胃结核	gastric tuberculosis
贲门结核	cardiac tuberculosis
幽门结核	pyloric tuberculosis
膈下结核性脓肿	subphrenic tuberculous abscess
结核性腹膜炎	tuberculous peritonitis
结核性腹膜积液	tuberculous ascites
胆囊结核	cholecystic tuberculosis
胆道结核	biliary tract tuberculosis
肝结核	hepatic tuberculosis

结核性肝脓肿	tuberculous hepatic abscess
肝胆结核	hepatobiliary tuberculosis
肝结核球	hepatic tuberculoma
胰腺结核	pancreatic tuberculosis
肠结核	intestinal tuberculosis
结核性肠炎	tuberculous enteritis
大肠结核	large intestine tuberculosis
小肠结核	small intestine tuberculosis
肠系膜结核	mesenteric tuberculosis
十二指肠结核	duodenal tuberculosis
空肠结核	jejunal tuberculosis
结肠结核	colonic tuberculosis
回肠结核	ileal tuberculosis
横结肠结核	transverse colon tuberculosis
回盲部结核	ileocecal tuberculosis
降结肠结核	descending colon tuberculosis
乙状结肠结核	sigmoid colon tuberculosis
直肠结核	rectal tuberculosis
肛门结核	anal tuberculosis
外科[学]	surgery
普通外科学	general surgery
外科疾病	surgical diseases
乳腺炎	mastitis，mammitis
乳腺脓肿	mammary abscess
乳房切除术	mastectomy
乳房切开术	mastotomy
乳房切开引流术	mastostomy
皮下乳腺切除术	subcutaneous mastectomy
乳房 1/4 切除术	quadrectomy of breast
乳房肿块切除术	lumpectomy of breast
乳腺区段切除术	segmental mastectomy，partial mastectomy
乳房全切除术	total mastectomy
乳房扩大根治术	extended radical mastectomy
乳房改良根治术	modified radical mastectomy
乳房根治术	radical mastectomy
甲状腺囊肿	thyroid cyst
单纯性甲状腺肿	simple goiter
甲状腺炎	thyroiditis
甲状腺切除术	thyroidectomy
甲状腺全切除术	total thyroidectomy
甲状腺次全切除术	subtotal thyroidectomy
甲状旁腺切除术	parathyroidectomy
腹膜炎	peritonitis
腹壁感染	infection of abdominal wall
腹壁坏死性筋膜炎	necrotizing fascitis of abdominal wall
腹腔灌洗	peritoneal lavage
腹腔穿刺[术]	abdominal paracentesis，peritoneal tap
急腹症	acute abdomen
腹卒中	abdominal apoplexy

急性弥漫性腹膜炎	acute diffuse peritonitis，acute general peritonitis
胆汁性腹膜炎	bile peritonitis，choleperitonitis
急性肠系膜淋巴结炎	acute mesenteric lymphadenitis
气腹	pneumoperitoneum
反跳痛	rebound tenderness
腹腔积血	hemoperitoneum
腹腔脓肿	peritoneal abscess
残余脓肿	residual abscess
膈下脓肿	subphrenic abscess
腹膜后脓肿	retroperitoneal abscess
腹膜粘连	peritoneal adhesion
纤维性粘连	fibrous adhesion
吻合口	anastomotic stoma
吻合［术］	anastomosis
回盲部结核	ileocecal tuberculosis
肠梗阻	intestinal obstruction，ileus
麻痹性肠梗阻	paralytic ileus
绞窄性肠梗阻	strangulated intestinal obstruction
机械性肠梗阻	mechanical intestinal obstruction
肠扭转	volvulus
肠切除术	intestinal resection
肠切开术	enterotomy
空肠造口术	jejunostomy
肠造口术	enterostomy
肠吻合［术］	intestinal anastomosis
端 - 侧吻合［术］	end-to-side anastomosis
侧 - 侧吻合［术］	side-to-side anastomosis
端 - 端吻合［术］	end-to-end anastomosis
阑尾周围脓肿	periappendiceal abscess
结肠切除术	colectomy
全结肠切除术	total colectomy
结肠次全切除术	subtotal colectomy
右半结肠切除术	right hemicolectomy
左半结肠切除术	left hemicolectomy
结肠切开术	colotomy
盲肠造口术	cecostomy
结肠造口术	colostomy
横结肠造口术	transverse colostomy
结肠镜检查［术］	colonoscopy
乙状结肠镜检查［术］	sigmoidoscopy
直肠镜检查［术］	proctoscopy
结肠直肠切除术	coloproctectomy
瘘管切开术	fistulotomy
瘘管切除术	fistulectomy
肛周脓肿	perianal abscess
肛门直肠瘘	anorectal fistula
肛门直肠脓肿	anorectal abscess
肛门镜	anoscope
肛门镜检查［术］	anoscopy

动脉胆道瘘	arteriobiliary fistula
胆瘘	biliary fistula
胆囊肠瘘	cholecystoenteric fistula
胆囊穿孔	perforation of gallbladder
胆囊积脓	empyema of gallbladder
急性梗阻性化脓性胆管炎	acute obstructive suppurative cholangitis
胆管炎	cholangitis
胆总管端端吻合术	choledochocholedochostomy
胆囊十二指肠吻合术	cholecystoduodenostomy
胆总管十二指肠吻合术	choledochoduodenostomy
胆囊空肠吻合术	cholecystojejunostomy
胆管空肠吻合术	cholangiojejunostomy
脾切除术	splenectomy
脾修补术	splenorrhaphy
胰瘘	pancreatic fistula
胰腺脓肿	pancreatic abscess
胰腺外瘘	external fistula of pancreas
术后胰腺炎	postoperative pancreatitis
胰腺周围脓肿	peripancreatic abscess
胰十二指肠切除术	pancreaticoduodenectomy
全胰十二指肠切除术	total pancreaticoduodenectomy
胰空肠吻合术	pancreaticojejunostomy
血管痉挛	vasospasm
脓性血栓[性]动脉炎	thromboarteritis purulenta
血栓栓塞	thrombo-embolism
上腔静脉梗阻	obstruction of superior vena cava
上腔静脉综合征	superior vena cava syndrome
化脓性门静脉炎	portal pyemia
淋巴囊肿	lymphatic cyst
淋巴结炎	lymphadenitis
淋巴结病	lymphadenopathy
淋巴管炎	lymphangitis
淋巴管造影[术]	lymphangiography
淋巴结切除术	lymphadenectomy
根治性淋巴结清扫术	radical lymphatic nodes dissection
感染性休克	septic shock
蜂窝织炎	cellulitis
溃疡	ulcer
脓肿	abscess
寒性脓肿	cold abscess
转移性脓肿	metastatic abscess
腰大肌脓肿	psoas abscess
化脓	suppuration
皮下脓肿	subcutaneous abscess
引流术	drainage
脓肿引流术	abscess drainage
全身性感染	systemic infection
腹膜后间隙炎	retroperitonitis
压疮	bed-sore，decubital ulcer

窦	sinus
窦道	sinus tract
瘘	fistula
术后瘘	postoperative fistula
伤口收缩	wound contraction
结扎	ligation
抗菌术	antisepsis
无菌术	asepsis
缝合吻合	sutured anastomosis
钉合吻合	stapled anastomosis
腹腔镜检查［术］	laparoscopy
剖腹术	laparotomy，celiotomy
剖腹探查术	exploratory laparotomy
切除术	excision，resection
吸引［术］	suction，aspiration
探子	probe，sound
胸腹联合切口	thoraco-abdominal incision
麦克伯尼切口	McBurney incision
经腹直肌切口	transrectal incision
旁正中切口	paramedian incision
正中切口	median incision
横断	transection
缝扎	transfixion
丝线	silk suture
不吸收缝线	nonabsorbable suture
可吸收缝线	absorbable suture
金属缝线	wire suture
涤纶缝线	dacron suture
棉缝线	cotton suture
胶原缝线	collagen suture
肠线	catgut suture
缝合	suture
一期缝合	primary suture
一期延迟缝合	primary delayed suture
延迟缝合	delayed suture
二期缝合	secondary suture
皮内缝合	intradermic suture，subcuticular suture
荷包缝合	purse string suture
贯穿缝合	through and through suture
折叠缝合	plicating suture
减张缝合	tension suture，relaxation suture
对位缝合	apposition suture
褥式缝合	mattress suture
间断浆肌层缝合	interrupted seromuscular suture，Lembert suture
间断缝合	interrupted suture
连续缝合	continuous suture，running suture
内翻缝合	inverting suture
褥式浆肌层缝合	Halsted suture
8 字形缝合	figure-of-eight suture

连续浆肌层缝合	continuous seromuscular suture
夹合	clamp suture
连锁缝合	continuous lock suture
连续浆肌层内翻缝合	Cushing suture
枕垫缝合	bolster suture
血管缝合	vascular suture
纽扣缝合	button suture
连续全层内翻缝合	continuous full-layer inverting suture，Connell suture
袋形缝术	marsupialization
插管术	intubation，catheterization
冷冻疗法	cryotherapy
烟卷式引流	cigarette drain，Penrose drain
瘢痕切除术	cicatrectomy
肌切开术	myotomy
括约肌切开术	sphincterotomy
括约肌成形术	sphincteroplasty
冰冻盆腔	frozen pelvis
肉芽肿病	granulomatosis
肉芽肿	granuloma
肉芽形成	granulation
瘘管形成	fistulization
穿透	penetration
穿孔	perforation
漏	leakage
多发浆膜腔结核	tuberculous polyserositis
结核性腹膜炎	tuberculous peritonitis

（三）呼吸系统结核病与外科

呼吸系统结核	respiratory tuberculosis
肺结核	pulmonary tuberculosis
原发性肺结核	primarily pulmonary tuberculosis
血行播散性肺结核	hematogenous disseminated pulmonary tuberculosis
继发性肺结核	secondary pulmonary tuberculosis
结核性胸膜炎	tuberculous pleurisy
肺结核	pulmonary tuberculosis
传染性肺结核	infectious pulmonary tuberculosis
活动性肺结核	active pulmonary tuberculosis
菌阳肺结核	bacteriological positive pulmonary tuberculosis
菌阴肺结核	bacteriological negative pulmonary tuberculosis
涂阳肺结核	smear positive pulmonary tuberculosis
涂阴肺结核	smear positive pulmonary tuberculosis
仅培阳肺结核	sputum culture positive pulmonary tuberculosis only
培阳肺结核	sputum culture positive pulmonary tuberculosis
培阴肺结核	sputum culture negtive pulmonary tuberculosis
涂阳培阳肺结核	sputum smear positive & culture positive pulmonary tuberculosis
涂阴培阳肺结核	sputum smear negtive & culture positive pulmonary tuberculosis
涂阳培阴肺结核	sputum smear positive& culture negtive pulmonary tuberculosis
急性血行播散性肺结核	acute hematogenous disseminated pulmonary tuberculosis
急性粟粒型肺结核	acute miliary pulmonary tuberculosis
亚急性及慢性血行播散性肺结核	sub-acute & chronic hematogenous disseminated pulmonary tuberculosis

浸润性肺结核	invasive pulmonary tuberculosis
干酪性肺炎	caseous pneumonia
慢性纤维空洞性肺结核	chronic fibrous cavity pulmonary tuberculosis
喉结核	laryngeal tuberculosis/laryngophthisis
声门结核	glottal tuberculosis
气管支气管结核	tracheobronchial tuberculosis，TBTB
支气管内膜结核	endobronchial tuberculosis
结核性胸膜炎	tuberculous pleurisy
渗出性结核性胸膜炎	exudative tuberculous pleurisy
干性结核性胸膜炎	dry tuberculous pleurisy
胸心血管外科学	thoracic and cardiovascular surgery
先天性肺囊肿	congenital pulmonary cyst
囊性腺瘤样畸形	cystic adenomatoid malformation
先天性肺叶性肺气肿	congenital lobar emphysema
肺隔离症	pulmonary sequestration
叶内型肺隔离症	intralobar pulmonary sequestration
叶外型肺隔离症	extralobar pulmonary sequestration
阿米巴肺脓肿	amebic abscess of lung
肺包虫囊肿	hydatid cyst of lung
肺膨出	pneumatocele
大泡性肺气肿	bullous emphysema
叶性肺气肿	lobar emphysema
肺泡性肺不张	alveolar atelectasis
小叶性肺不张	lobular atelectasis
胸膜下肺小泡	subpleural blebs
肺栓塞	pulmonary embolism
肺腺瘤病	pulmonary adenomatosis
肺泡细胞癌	alveolar cell carcinoma
肺错构瘤	pulmonary hamartoma
肺上沟瘤	pulmonary sulcus tumor，Pancoast tumor
支气管憩室	bronchial diverticulum
支气管胸膜瘘	bronchopleural fistula
支气管结石症	broncholithiasis
支气管狭窄	bronchial stenosis
支气管腺癌	bronchial adenocarcinoma
支气管鳞癌	bronchial squamous［cell］carcinoma
支气管腺瘤	bronchial adenoma
支气管灌洗	bronchial lavage
支气管刷检	bronchial brushing
经支气管肺活检	transbronchial lung biopsy
经皮针刺肺活检	percutaneous needle lung biopsy
开胸肺活检	open lung biopsy
胸腔镜肺活检	thoracoscopic lung biopsy
电视胸腔镜手术	video assisted thoracic operation
纤维［光导］支气管镜检查［术］	fiberoptic bronchoscopy
开胸术	thoracotomy
胸部切口	thoracic incision
后外侧开胸术	posterolateral thoracotomy
前外侧开胸术	anterolateral thoracotomy

胸骨切开术	sternotomy
正中胸骨切开术	median sternotomy
开胸探查术	exploratory thoracotomy
胸膜腔造口术	thoracostomy
胸膜腔引流术	drainage of pleural cavity
肋间引流术	intercostal drainage
肺切除术	pulmonary resection
全肺切除术	pneumonectomy
心包外全肺切除术	extrapericardial pneumonectomy
根治性全肺切除术	radical pneumonectomy
肺门血管结扎	ligation of hilar vessels
胸膜全肺切除术	pleuropneumonectomy
气管袖状全肺切除术	tracheal sleeve pneumonectomy
肺叶切除术	pulmonary lobectomy
双肺叶切除术	pulmonary bilobectomy
肺段切除术	segmental resection of lung
肺楔形切除术	wedge resection of lung
支气管成形术	bronchoplasty
支气管楔形切除术	wedge resection of bronchus
支气管袖状切除术	sleeve resection of bronchus
支气管袖状肺叶切除术	bronchial sleeve lobectomy
术后脓胸	postoperative empyema
气管食管瘘	trachea-esophageal fistula
气管狭窄	tracheal stenosis
创伤后气管狭窄	post-traumatic tracheal stenosis
气管憩室	tracheal diverticulum
气管无名动脉瘘	trachea-innominate artery fistula
气管腺样囊性癌	adenoid cystic carcinoma of trachea
气管黏液表皮样癌	mucoepidermoid carcinoma of trachea
气管重建术	reconstruction of trachea
人工气管置换术	replacement of tracheal prosthesis，replacement of artificial trachea
气管成形术	tracheoplasty
气管切除及重建术	tracheal resection and reconstruction
隆凸成形术	carinoplasty
隆凸切除术	carina resection
气管开窗术	fenestration of trachea
气管造口术	tracheostomy
气管切开术	tracheotomy
气管腔内 T 形管置入术	intratracheal T-tube insertion
喉气管切除术	laryngotracheal resection
同种气管置换术	tracheal homograft replacement
异种气管置换术	tracheal heterograft replacement
胸腹膜裂孔疝	pleuro-peritoneal hiatal henia，Bochdalek hernia
先天性胸骨后膈疝	Morgagni hernia
创伤性膈疝	traumatic diaphragmatic hernia
先天性膈疝	congenital diaphragmatic hernia
单侧膈肌麻痹	unilateral paralysis of diaphragm，曾用名"单侧膈肌瘫痪"
膈上憩室	epiphrenic diverticulum
膈破裂	rupture of diaphragm

单侧膈膨升	hemidiaphragmatic eventration
膈神经麻痹	phrenic nerve paralysis
膈膨升折叠术	plication of eventration of diaphragm
膈疝修补	repair of diaphragmatic hernia
膈神经切除术	phrenicectomy
纵隔炎	mediastinitis
纵隔蜂窝［组］织炎	mediastinal cellulitis
纵隔疝	mediastinal hernia
纵隔气肿	mediastinal emphysema
纵隔脓肿	mediastinal abscess
纵隔移位	mediastinal displacement，media-stinal shift
纵隔扑动	mediastinal flutter
纵隔切开术	mediastinotomy
全纵隔清扫术	en bloc mediastinal dissection
纵隔镜检查术	mediastinoscopy
胸导管结扎术	ligation of thoracic duct
胸腺切除术	thymectomy
气胸	pneumothorax
张力性气胸	tension pneumothorax
自发性气胸	spontaneous pneumothorax
闭合性气胸	closed pneumothorax
开放性气胸	open pneumothorax
自溃性脓胸	empyema necessitatis
胸膜残腔	pleural residual space
胸膜剥除术	pleural decortication
胸膜切除术	pleurectomy
胸壁畸形	chest wall deformity
胸壁反常运动	paradoxical movement of chest wall
肋软骨炎	costal chondritis
痛性非化脓性肋软骨肿胀	painful nonsuppurative swelling of costal cartilage，Tietze syndrome
胸廓成形术	thoracoplasty
脊柱旁骨膜外胸廓成形术	paravertebral extraperiosteal thoracoplasty
脊柱旁胸廓成形术	paravertebral thoracoplasty
顶部胸廓成形术	apical thoracoplasty
谢德胸廓成形术	Schede thoracoplasty
填充式胸廓成形术	plombage thoracoplasty
胸壁缺损重建术	reconstruction of defect of chest wall
肋骨骨膜剥脱术	periosteal stripping of rib
肋软骨切断术	costal chondrotomy
结核性胸腔积液	tuberculous pleural effusion
结核性包裹性积液	tuberculous encapsulated effusion
结核性肺底积液	tuberculous infrapulmonary effusion
结核性叶间积液	tuberculous interlobar effusion
胸腔漏出液	pleural transudate
胸腔渗出液	pleural exudate
游离性胸腔积液	free pleural effusion
局限性胸腔积液	focal pleural effusion
结核性支气管淋巴瘘	tuberculous bronchial-lymph fistula
结核性乳糜胸	tuberculous chylothorax

结核性支气管胸膜瘘	tuberculous bronchopleural fistula
结核性脓胸	tuberculous empyema
结核性支气管扩张	tuberculous bronchiectasis
结核性肺不张	tuberculous atelectasis
结核性气胸	tuberculous pneumothorax
自发性气胸	spontaneous pneumothorax
闭合性气胸	closure pneumothorax
单纯性气胸	simple pneumothorax
开放性气胸	open pneumothorax
交通性气胸	unclosure pneumothorax
张力性气胸	tension pneumothorax
高压性气胸	tension pneumothorax，pressure pneumothorax
血气胸	hemopneumothorax
液气胸	hydropneumothorax
局限性脓胸	localized empyema
包裹性脓胸	encapsulated empyema
全脓胸	diffuse empyema
阻塞性肺不张	obstructive atelectasis
阻塞性肺气肿	obstructive emphysema
支气管软化	bronchomalacia
肺门增大	pulmonary hilar enlargement
气管食管瘘	tracheoesophageal fistula
肺尘埃沉着症	pneumoconiosis
硅肺	silicosis
胸腔引流术	thoracic drainage
胸腔闭式引流术	closed thoracic drainage
胸腔负压闭式引流术	closed thoracic drainage with negative pressure
水封瓶	water-sealed drainage bottle
萎陷疗法	collapse therapy
膈神经压榨术	phrenic crush
人工气胸	artificial pneumothorax
人工气腹	artificial pneumoperitoneum
胸廓改型术	thoracoplasty
胸膜外胸廓成形术	extrapleural thoracoplasty
胸膜内胸廓成形术	transpleural thoracoplasty
胸膜粘连术	pleural adhesions
胸膜固定术	pleurodesis
肺段切除术	pulmonary segmentectomy
肺部分切除术	pneumectomy
胸膜纤维板剥脱术	decortication of a fibrous pleura
胸膜腔穿刺术	thoracentesis

（四）心血管系统结核病与外科

心包切除术	pericardiectomy
心包造口术	pericardiostomy
心包粘连术	pericardiosymphysis
心包穿刺术	pericardiocentesis
心包切开术后综合征	postpericardiotomy syndrome
胸膜心包剥除术	pleuro-pericardial decortication
常温心脏手术	normothermic heart surgery

体外循环	extracorporeal circulation
辅助循环	assist circulation
体外膜式氧合	extracorporeal membrane oxygenation
体表降温	surface cooling
中心降温	core cooling
心肺转流术	cardiopulmonary bypass
静脉-静脉转流术	venous to venous bypass
静脉-动脉转流术	veno-arterial bypass
右心转流术	right heart bypass
心脏停搏液	cardioplegic solution，又称"心脏麻痹液"
血液心脏停搏液	blood cardioplegic solution，又称"血液心脏麻痹液"
心脏停搏［法］	cardioplegia，又称"心脏麻痹法"
血液心脏停搏［法］	blood cardioplegia
冷心脏停搏液	cold cardioplegic solution
冷心脏停搏［法］	cold cardioplegia，又称"冷心脏麻痹法"
晶体心脏停搏液	crystalloid cardioplegic solution
低温心脏停搏液	cryocardioplegic solution
心肌冬眠	myocardial hibernation
心肌保护	myocardial preservation
心表面降温	epicardial cooling
动脉泵	arterial pump
人工心	artificial heart
人工肺	artificial lung
肺外氧合	extrapulmonary oxygenation
流量	flow rate
心肺机	heart-lung machine
血泵	hemopump，blood pump
外因性凝血	extrinsic coagulation
高凝性	hypercoagulability
晶体渗透压	crystalloid osmotic pressure
胶体渗透压	colloid osmotic pressure
灌注液	perfusate
灌注压	perfusion pressure
局部血流	regional flow
静脉回流	venous return
心室充盈	ventricular filling
支气管血流	bronchial blood flow
再氧合	re-oxygenation
再循环	recirculation
缺氧性停搏	anoxic arrest
循环停止	circulatory arrest
灌注不足	hypoperfusion
血容量不足	hypovolemia
低氧性酸中毒	hypoxic acidosis
缺血性停搏	ischemic arrest
气体微栓	gaseous microemboli
微栓子	microemboli
灌注肺	perfusion lung
肝素化	heparinization

左胸廓内动脉	left internal mammary artery
右胸廓内动脉	right internal mammary artery
结核性心包炎	pericardial tuberculosis
急性结核性心包炎	acute pericardial tuberculosis
慢性结核性心包炎	chronic pericardial tuberculosis

（五）运动系统结核病与外科

骨关节结核	osteoarticular tuberculosis
骨结核	bone tuberculosis
脊柱结核	spine tuberculosis，又称"波特病（Pott's disease）"
结核性脊柱炎	tuberculous spondylitis
寒性脓肿	cold abscesses
冷脓肿	cold abscesses
流注脓肿	gravitation cold abscess
结核性脊柱炎	tuberculous spondylitis
骨干结核	skeleton tuberculosis
松质骨结核	cancellous bone tuberculosis
管状骨结核	tubular bone tuberculosis
干骺端结核	metaphyseal tuberculosis
肌腱结核	tendon tuberculosis
肌肉结核	muscular tuberculosis
结核性乳突炎	tuberculous mastoiditis
结核性骨坏死	tuberculous osteonecrosis
结核性骨炎	tuberculous osteitis
结核性骨髓炎	tuberculous osteomyelitis
结核性腱鞘炎	tuberculous tenosynovitis
结核性滑膜炎	tuberculous synovitis
颅骨结核	cranial tuberculosis
鼻骨结核	nasal bone tuberculosis
腭骨结核	palatine bone tuberculosis
上颌骨结核	maxillary tuberculosis
下颌骨结核	mandibular tuberculosis
颧骨结核	zygomatic tuberculosis
舌骨结核	hyoid bone tuberculosis
锁骨结核	clavicular tuberculosis
肋骨结核	costal tuberculosis
胸骨结核	sternal tuberculosis
肩胛骨结核	scapular tuberculosis
腕骨结核	carpal tuberculosis
手舟骨结核	scaphoid tuberculosis
月骨结核	lunate tuberculosis
三角骨结核	triquetrum tuberculosis
豌豆骨结核	pisiform tuberculosis
大多角骨结核	tuberculosis of trapezium
小多角骨结核	tuberculosis of lesser polygonal bone
头状骨结核	capitatum tuberculosis
钩骨结核	hamate tuberculosis
指骨结核	phalangal tuberculosis
掌骨结核	metacarpal tuberculosis
肱骨结核	humeral tuberculosis

桡骨结核	radialis tuberculosis
尺骨结核	ulnar tuberculosis
骨盆结核	pelvic tuberculosis
髂骨结核	iliac tuberculosis
耻骨结核	pubic tuberculosis
骶骨结核	sacral tuberculosis
尾骨结核	coccygeal tuberculosis
坐骨结核	sciatic tuberculosis
股骨结核	femoral tuberculosis
小转子结核	lesser trochanter tuberculosis
大转子结核	greater trochanter tuberculosis
髌骨结核	patellar tuberculosis
胫骨结核	tibial tuberculosis
腓骨结核	fibular tuberculosis
趾骨结核	phalangeal tuberculosis
楔骨结核	cuneiform tuberculosis
距骨结核	astragalar tuberculosis
跟骨结核	calcaneal tuberculosis
骰骨结核	cuboid tuberculosis
足舟骨结核	navicular tuberculosis
跗骨结核	tarsal tuberculosis
跖骨结核	metatarsal tuberculosis
寰枕关节结核	atlanto-occipital joint tuberculosis
腕关节结核	wrist joint tuberculosis
指关节结核	digital joint tuberculosis
肩关节结核	shoulder joint tuberculosis
肘关节结核	elbow joint tuberculosis
胸锁关节结核	sternoclavicular joint tuberculosis
耻骨联合结核	pubic symphysis tuberculosis
骶髂关节结核	sacroiliac joint tuberculosis
髋关节结核	hip joint tuberculosis
膝关节结核	knee joint tuberculosis
踝关节结核	ankle joint tuberculosis
趾关节结核	toe joint tuberculosis
跖趾关节结核	metatarsophalangeal joint tuberculosis
脊柱结核	spinal tuberculous
椎体结核	vertebra body tuberculosis
椎弓结核	vertebral arch tuberculosis
横突结核	transverse process tuberculosis
棘突结核	spinous tuberculosis
椎管结核	spinal canal tuberculosis
颈椎结核	cervical vertebra tuberculosis
寰椎结核	atlantal tuberculosis
枢椎结核	axoid tuberculosis
颈胸椎结核	neck thoracic vertebra tuberculosis
胸椎结核	thoracic vertebra tuberculosis
胸腰椎结核	thoracolumbar vertebra tuberculosis
腰椎结核	lumbar vertebra tuberculosis
腰骶椎结核	lumbosacral vertebra tuberculosis

骶椎结核	sacral vertebra tuberculosis
尾椎结核	caudal vertebra tuberculosis
结核性截瘫	tuberculous paraplegia
跳跃型椎体结核	skip type vertebra body tuberculosis
咽后壁结核性脓肿	retropharyngeal cold abscess
椎旁脓肿	paravertebral cold abscess
腰大肌结核性脓肿	psoas major cold abscess
髂窝结核性脓肿	fossa iliaca cold abscess
骶前结核性脓肿	presacral cold abscess
结核性风湿病	tuberculous rheumatism
结核性脊柱侧凸	tuberculous scoliosis
结核性脊柱后凸	tuberculous kyphosis
结核性脊柱前凸	tuberculous lordosis
结核病灶清除术	eradication of tuberculous focus
关节结核加压融合术	compression fusion of joint tuberculosis
关节结核滑膜切除术	synovectomy of joint tuberculosis
脊柱结核植骨融合术	resection grafting fusion of spinal tuberculosis
椎管狭窄	spinal stenosis
脊柱后凸侧弯	kyphoscoliosis
脊柱侧弯	scoliosis
脊柱后凸	kyphosis
关节病	arthrosis
骨关节病	osteoarthrosis
关节挛缩	arthrogryposis
关节强直	ankylosis
骨关节炎	osteoarthritis
延迟愈合	delayed union
畸形愈合	malunion
截瘫	paraplegia
髋臼成形术	acetabuloplasty
关节成形术	arthroplasty
截肢术	amputation
截骨术	osteotomy
距骨切除术	astragalectomy
关节囊切开术	capsulotomy
肋骨横突切除术	costotransversectomy
外固定	external fixation
内固定	internal fixation
复位术	reduction
滑膜切除术	synovectomy
关节融合术	arthrodesis
关节囊切除术	capsulectomy
关节囊缝合术	capsulorrhaphy
颅骨骨盆牵引［术］	halo-pelvic distraction
筋膜切除术	fasciectomy
牵引［术］	traction
撑开牵引［术］	distraction
半月板切除术	meniscectomy
切开复位［术］	open reduction

关节镜检查	arthroscopy
骨扫描	bone scan
助行器	walker
支具	brace
矫形器	orthotics
假体	prosthesis
结核性瘘管	tuberculous fistula
结核性窦道	tuberculous sinus tract

（六）神经系统结核病与外科

中枢神经系统结核	central nervous tuberculosis
结核性多神经病	tuberculous polyneuropathy
结核性脑肉芽肿	tuberculous brain granuloma
脊髓结核	spinal cord tuberculosis
硬膜外结核	epidural tuberculosis
结核性脑炎	tuberculous encephalitis
结核性脑膜炎	tuberculous meningitis
结核性脑膜脑炎	tubercular meningoencephalitis
结核性脑脊膜炎	tuberculous cerebrospinal meningitis
结核性脊髓炎	tuberculous myelitis
结核性蛛网膜炎	tuberculous arachnoiditis
结核性脊髓脊膜炎	tuberculous meningomyelitis
脑结核球	brain tuberculoma
脑膜结核球	meningeal tuberculoma
脑脊膜结核球	meninges tuberculoma
结核性脑水肿	tuberculous encephaledema
结核性脑脓肿	tuberculous brain abscess
结核性硬膜外脓肿	tuberculous epidural abscess
神经外科［学］	neurosurgery
显微神经外科［学］	microneurosurgery
功能性神经外科［学］	functional neurosurgery
小儿神经外科［学］	pediatric neurosurgery
老年神经外科［学］	geriatric neurosurgery
精神外科［学］	psychosurgery
脑脓肿	brain abscess
硬脊膜外脓肿	spinal epidural abscess
硬脊膜下脓肿	spinal subdural abscess
脊髓脓肿	spinal cord abscess
脊髓结核球	spinal cord tuberculoma
颅骨手术	skull operation
颅骨钻孔术	burr holes of skull，sphenotresia
颅骨环钻术	trephination of skull
颅骨切除术	craniectomy
开颅术	craniotomy
颅骨成形术	cranioplasty
脑立体定向活检	stereotactic biopsy of brain
脑活检	biopsy of brain
颈动脉结扎术	carotid artery ligation
脑脓肿手术	brain abscess operation
脑脓肿抽吸术	aspiration of brain abscess

脑脓肿引流术	drainage of brain abscess
脑脓肿切除术	excision of brain abscess
颅骨牵引术	skull traction
脑神经手术	operation for cranial nerve
椎板切除术	laminectomy
椎管内脓肿清除术	evacuation of intraspinal abscess
椎间孔扩大术	intervertebral foramenotomy
周围神经手术	operation on peripheral nerve
肋间神经阻滞术	intercostal nerve block
神经缝合术	neurorrhaphy
神经吻合术	nerve anastomosis
神经松解术	neurolysis
神经切除术	neurectomy
神经切断术	neurotomy
神经植入术	neurotization
神经移位术	nerve transposition
神经撕脱术	avulsion of nerve
骶前神经切断术	presacral neurotomy
立体定向手术	stereotactic surgery，stereotaxy
立体定向仪	stereotactic apparatus
靶点	target

（七）泌尿生殖系统结核病与外科

泌尿系统结核	urinary tuberculosis
肾结核	renal tuberculosis
结核性肾脓肿	tuberculous renal abscess
输尿管结核	ureteric tuberculosis
结核性输尿管狭窄	tuberculous ureterostenosis
膀胱结核	vesical tuberculosis
尿道结核	urethral tuberculosis
结核性肾盂炎	tuberculous pyelitis
结核性前列腺炎	tuberculous prostatitis
结核性膀胱炎	tuberculous urocystitis
生殖系统结核	genital tuberculosis
前列腺结核	prostate tuberculosis
输精管结核	deferential tuberculosis
阴茎结核	phallic tuberculosis
精囊结核	seminal vesicle tuberculosis
阴囊结核	scrotal tuberculosis
盆腔结核	pelvic tuberculosis
宫颈结核	cervical tuberculosis
卵巢结核	ovarian tuberculosis
输卵管结核	fallopian tube tuberculosis
阴道壁结核	vaginal wall tuberculosis
子宫内膜结核	endometrial tuberculosis
外阴结核	vulval tuberculosis
泌尿外科学	urology
腔道泌尿外科学	endourology
肾下垂	nephroptosis
胸内肾	thoracic kidney

盆腔肾	pelvic kidney
游走肾	movable kidney, floating kidney
肾囊肿	cyst of kidney
单纯性肾囊肿	simple cyst of kidney
多囊肾	multilocular cyst of kidney, poly-cystic kidney
先天性肾囊性病	congenital renal cystic disease
肾积水	hydronephrosis
巨大肾积水	giant hydronephrosis
肾内肾积水	intrarenal hydronephrosis
肾积脓	pyonephrosis, 又称"脓肾"
肾脓肿	renal abscess
肾皮质脓肿	cortical abscess of kidney
肾皮质坏死	cortical necrosis of kidney
肾髓质坏死	medullary necrosis of kidney
肾痈	renal carbuncle
病理性肾结核	pathological renal tuberculosis
临床肾结核	clinical renal tuberculosis
肾盏结核	tuberculosis of calyx
肾结核对侧肾积水	renal tuberculosis with contra-lateral hydronephrosis
脓性肾积水	pyohydronephrosis
肾切开术	nephrotomy
肾切开取石术	nephrolithotomy
肾盂切开术	pyelotomy
肾 - 肾盂造瘘术	nephropyelostomy
肾切除术	nephrectomy
肾部分切除术	partial nephrectomy
经皮肾造瘘术	percutaneous nephrostomy
肾盂造瘘术	pyelostomy
肾造瘘术	nephrostomy
自截肾	autonephrectomy
根治性肾切除术	radical nephrectomy
包膜下肾切除术	subcapsular nephrectomy
肾病灶清除术	renal cavernostomy
输尿管肠瘘	uretero enteric fistula
输尿管瘘	ureteral fistula
输尿管阴道瘘	uretero vaginal fistula
输尿管结核	tuberculosis of ureter
膀胱瘘	vesical fistula
膀胱肠瘘	vesicoenteric fistula
膀胱直肠瘘	vesicorectal fistula
膀胱阴道瘘	vesicovaginal fistula
膀胱输尿管瘘	vesicoureteral fistula
膀胱子宫瘘	vesicouterine fistula
膀胱结核	tuberculosis of bladder
膀胱皮肤造口术	cutaneous vesicostomy, cutaneous cystostomy
膀胱切除术	cystectomy
膀胱部分切除术	partial cystectomy
膀胱全切除术	total cystectomy
髂腹股沟淋巴结切除术	ilioinguinal lymphadenectomy

输精管结核	tuberculosis of vas deferens
精囊结核	tuberculosis of seminal vesicle
阴囊脓肿	abscess of scrotum
阴囊结核	tuberculosis of scrotum
鞘膜积脓	pyocele
睾丸炎	orchitis
睾丸结核	tuberculosis of testis
睾丸切除术	orchiectomy
附睾炎	epididymitis
附睾结核	tuberculosis of epididymis

（八）内分泌系统结核与外科

肾上腺结核	adrenal tuberculosis
甲状腺结核	thyroid tuberculosis
胸腺结核	thymic tuberculosis
脑垂体结核	pituitary tuberculosis
腮腺结核	parotid tuberculosis
扁桃体结核	tonsillar tuberculosis
颌下腺结核	submaxillary gland tuberculosis
脾结核	splenic tuberculosis

（九）心血管系统结核病与外科

结核性心内膜炎	tuberculous endocarditis
结核性心包炎	tuberculous pericarditis
结核性心包积液	tuberculous pericardial effusion
心肌结核	myocardial tuberculosis
结核性心肌炎	tuberculous myocarditis
结核性血管炎	tuberculous vasculitis
结核性主动脉炎	tuberculous aortitis
股动脉结核	femoral artery tuberculosis
髂动脉结核	iliac artery tuberculosis
结核性结节性血管炎	tuberculous nodular vasculitis

（十）免疫系统结核病与外科

淋巴结结核	tuberculous lymphadenitis
结核性淋巴管炎	tuberculous lymphangitis
颌下淋巴结结核	submaxillary lymph node tuberculosis
腮腺淋巴结结核	parotid lymph node tuberculosis
颈淋巴结结核	cervical lymph node tuberculosis
锁骨下淋巴结结核	infraclavicular lymph node tuberculosis
锁骨上淋巴结结核	supraclavicular lymph node tuberculosis
纵隔淋巴结结核	mediastinal lymph node tuberculosis
肺门淋巴结结核	hilus pulmonis lymph node tuberculosis
腋下淋巴结结核	underarm lymph node tuberculosis
气管支气管淋巴结结核	tracheobronchial lymph node tuberculosis
胸壁淋巴结结核	chest wall tuberculosis
胸腔内淋巴结结核	intrathoracic lymph nodes tuberculosis
肠系膜淋巴结结核	mesenteric lymph nodes tuberculosis
腹壁淋巴结结核	abdominal wall lymph nodes tuberculosis
腹膜后淋巴结结核	retroperitoneal lymph node tuberculosis
腹腔淋巴结结核	celiac lymph node tuberculosis

肝门淋巴结结核	hepatic portal lymph node tuberculosis
腹股沟淋巴结结核	inguinal lymph nodes tuberculosis
外周淋巴结结核	peripheral lymph node tuberculosis

（十一）感官系统结核病与外科

口面结核	oro-facial tuberculosis
口腔结核	buccal tuberculosis
口咽结核	oropharyngeal tuberculosis
唇结核	labial tuberculosis
咽结核	pharyngeal tuberculosis
声门结核	glottic tuberculosis
声带结核	vocal cord tuberculosis
会厌结核	epiglottic tuberculosis
牙龈结核	gingiva tuberculosis
舌结核	glossal tuberculosis
眼结核	ophthalmic tuberculosis
眼睑结核	palpebral tuberculosis
眼眶结核	orbital tuberculosis
巩膜结核	sclerotic tuberculosis
脉络膜结核	choroidal tuberculosis
视网膜结核	retina tuberculosis
结膜结核	conjunctiva tuberculosis
葡萄膜结核	tuberculous uveitis
视神经结核	optic nerve tuberculosis
结核性脉络膜视网膜炎	tuberculous chorioretinitis
结核性巩膜外层炎	tuberculous episcleritis
结核性角膜结膜炎	tuberculous keratoconjunctivitis
结核性虹膜睫状体炎	tuberculous iridocyclitis
结核性角膜炎	tuberculous keratitis
结核性葡萄膜炎	tuberculous uveitis
结核性脉络膜炎	tuberculous choroiditis
结核性视网膜炎	tuberculous retinitis
结核性全眼球炎	tuberculous panophthalmitis
结核性泪囊炎	tuberculous dacryocystitis
结核性泪腺炎	tuberculous dacryoadenitis
副鼻窦结核	paranasal sinus tuberculosis
耳结核	otologic tuberculosis
结核性中耳炎	tuberculous otitis media
鼻结核	nasal tuberculosis
鼻咽结核	nasopharyngeal tuberculosis
乳房结核	breast tuberculosis
结核性乳腺炎	tuberculous mastitis
纵隔结核	mediastinal tuberculosis
胸壁结核	chest wall tuberculosis
皮肤结核	cutaneous tuberculosis
皮下组织结核	subcutaneous tissue tuberculosis
腹壁结核	abdominal wall tuberculosis
瘰疬性苔藓	tuberculous cutis indurativa
皮肤瘰疬	scrofuloderma
原发性皮肤结核	primary cutaneous tuberculosis，又称"结核性初疮（tuberculous chancre）"

局限性皮肤结核	localized forms tuberculosis of skin
原发接种性结核	primary inoculation tuberculosis
疣状皮肤结核	tuberculosis of verrucosa cutis，warty tuberculosis
瘰疬性皮肤结核	scrofuloderma
瘰疬性苔藓	Lichen scrofuloderma
播散性粟粒性皮肤结核	tuberculosis cutis miliaris disseminata
溃疡性皮肤结核	tuberculosis cutis ulcerosa
腔口［皮肤］结核	orificial tuberculosis，tuberculosis cutis orificialis
丘疹坏死性结核疹	papulonecrotic tuberculid
阴茎结核疹	penile tuberculid

（十二）耐药性结核病与外科类型

结核分枝杆菌野生株	*Mycobacterium tuberculosis* wild strain
结核分枝杆菌耐药株	*Mycobacterium tuberculosis* drug-resistant strain
耐药结核病	drug resistant tuberculosis
药物敏感结核病	drug susceptible tuberculosis
原发耐药	primary drug resistance
初始耐药	initial drug resistance
获得性耐药	acquired drug resistance
继发耐药	secondary drug resistance
新患者耐药	drug resistance among new cases
既往治疗患者耐药	drug resistance among previously treated cases
天然耐药	natural drug resistance
耐药谱	drug resistance pattern
任意耐药	drug resistance to any drug
交叉耐药	cross resistance
单向交叉耐药	one-way cross resistance
双向交叉耐药	bidirection cross resistance
完全交叉耐药	complete cross resistances
部分交叉耐药	partial cross resistances
单耐药结核病	mono-drug resistant tuberculosis
多耐药结核病	poly-drug resistant tuberculosis
耐多药结核病	multidrug-resistant tuberculosis，MDR-TB
广泛耐药结核病	extensive drug resistant tuberculosis，XDR-TB
利福平耐药结核病	rifampicin resistant tuberculosis，RR-TB
前泛耐药结核病	pre-extensive drug resistant tuberculosis，pre-XDR
耐药监测	drug resistance surveillance，DRS

三、症状和体征

结核病全身症状	whole body symptoms for tuberculosis
肺结核常见症状	common symptoms for pulmonary tuberculosis
盗汗	night sweats
咳嗽	cough
咳痰	expectoration
即时痰	on-the-spot sputum
晨痰	early morning sputum
夜间痰	evening sputum
干酪痰	caseous sputum
血痰	bloody sputum

黏液痰	mucous sputum
咯血	hemoptysis
小量咯血	hemoptysis，small amount
中等量咯血	hemoptysis，medium amount
大量咯血	massive hemoptysis
呼吸困难	dyspnea
胸痛	chest pain
肺结核常见体征	common signs for pulmonary tuberculosis
发绀	cyanosis
胸膜摩擦感	pleural friction feeling
胸膜摩擦音	pleural friction rub
触觉语颤	tactile fremitus
鼓音	tympany
浊音	dullness
实音	flatness
细湿啰音	fine rale
支气管呼吸音	bronchial breath sound

四、影像学

胸部 X 线检查	chest X-ray
计算机体层摄影	computed tomography，CT
高分辨率 CT	high resolution compute tomography，HRCT
动态呼气高分辨率 CT	dynamic expiratory HRCT
动态增强扫描	dynamic contrast-enhanced imaging
磁共振成像	magnetic resonance imaging，MRI
仿真内镜	virtual endoscopy，VE
结节	nodule
肿块	mass
结核球	tuberculoma
结核球	tuberculoma
结核卫星灶	satellite lesion
钙化灶	calcification lesions
阿斯曼灶	Assmann focus
西蒙灶	Simon focus
干酪性病变	caseous lesion
肺实变	parenchymal consolidation
结核空洞	tuberculous cavity
虫蚀样空洞	worm eaten cavity
干酪空洞	caseous cavity
无壁空洞	lack walled cavity
薄壁空洞	thin walled cavity
厚壁空洞	thick walled cavity
净化空洞	cleaning cavity
纤维空洞	fibrotic cavitys
阻塞性空洞	obstructed cavity
硬壁空洞	hard walled cavity
癌性空洞	carcinomatous cavity
树芽征	tree-in-bud sign

五、诊断方法

（一）细菌学

最低抑菌浓度	minimal inhibitory concentration，MIC
最低杀菌浓度	minimal bactericidal concentration，MBC
痰涂片	sputum smear
直接涂片法	direct sputum smear method
集菌法	concentrated smear method
浓缩涂片法	concentrated smear method
离心集菌法	centrifugal concentrated method
漂浮集菌法	flotation concentrated method
抗酸染色	acid fast staining
齐 - 内染色	Ziehl-Neelsen staining，曾称"萋 - 尼染色"
荧光染色	fluorecent staining
冷染色	Kinyoun staining
荧光素乙酰乙酸盐和溴化乙锭染色	FDA/EB staining
痰涂片热染	hot sputum smear staining
痰涂片冷染	cold sputum smear staining
抗酸杆菌显微镜检查	acid-fast bacillus microscopy
涂片检查阳性	smear positive
涂片检查阴性	smear negative
分枝杆菌分离培养	mycobacterium isolation
固体培养基	solid medium
液体培养基	liquid medium
罗氏培养基	Lowenstein-Jensen medium，L-J medium
改良罗氏培养基	modified Lowenstein-Jensen medium
琼脂培养基	agar-based medium
鸡蛋培养基	egg-based medium
痰标本碱处理	sputum alkaline processing
痰标本酸处理	sputum acid processing
离心浓缩培养法	centrifugal concentrated culture method
分枝杆菌菌种鉴定	mycobacterium species identification
药物敏感试验	drug susceptibility testing，DST
药物敏感试验直接法	drug susceptibility testing，direct method
药物敏感试验间接法	drug susceptibility testing，indirect method
药物敏感试验表型检测	phenotypic testing，culture based DST
药物敏感试验基因检测	genotypic testing，gene based DST
药敏试验比例法	proportion method for DST
药敏试验绝对浓度法	absolute concentration method for DST
药敏试验比率法	ratio method for DST
含药培养基	drug containing medium
噬菌体生物扩增法	phage-amplified biologically assay，PhaB
涂片假阴性	smear false negative，FN
涂片假阳性	false positive，FP
涂片高假阴性	high false negative，HFN
涂片高假阳性	high false positive，HFP
涂片低假阳性	low false positive，LFP
涂片低假阴性	low false negative，LFN
涂阳培阴率	smear positive-culture negative rate，SPCN

敏感度	sensitivity，SEN，又称"真阳性率（true positive rate，TPR）"
特异度	specificity，SPE，又称"真阴性率（true negative rate，TNR）"
阳性预测值	positive prediction value，PPV
阴性预测值	negative prediction value，NPV

（二）分子生物学

BACTEC MGIT 960	
分枝杆菌生长指示管	mycobacteria growth indicator tube，MGIT
MB/BacT ALERT 3D	
核酸扩增试验	nucleic acid amplification test，NAAT
结核分枝杆菌扩增直接试验	amplified *Mycobacterium tuberculosis* direct test，AMTD
反向线性斑点杂交技术	reverse line blot，RLB
Geno Type® MTBDR	
线性探针检测	line probe assay，LPA
Xpert MTB/RIF	
基因芯片检测技术	gene chip assay
环介导等温扩增检测	loop-mediated isothermal amplificaiton，LAMP
实时荧光核酸恒温扩增检测技术	simultaneous amplification and testing，SAT

（三）血清及免疫学

红细胞沉降率	erythrocyte sedimentation rate，ESR
C 反应蛋白	C-reactive protein，CRP
乳酸脱氢酶	lactate dehydrogenase，LDH
腺苷脱氨酶	adenosine deaminase，ADA
酶联免疫斑点试验	enzyme-linked immunospot assay，ELISPOT assay
γ 干扰素释放试验	interferon-γ release assay，IGRA
QuantiFERON 试验	QuantiFERON test，QFT
T-SPOT.TB 试验	T-SPOT.TB test

（四）病理学

组织病理学检查	histopathology
细胞病理学检查	cytopathology
特殊染色检查	special stain
免疫组织化学检查	immunohistochemistry
分子病理学检查	molecular pathology

（五）其他诊断技术

痰诱导术	sputum induction
支气管镜检查术	bronchoscopy
纤维支气管镜	flexible bronchoscope
电子支气管镜	electronic bronchoscope
硬质支气管镜	rigid bronchoscope
支气管肺泡灌洗	bronchoalveolar lavage，BAL
支气管肺泡灌洗液	bronchoalveolar lavage fluid，BALF

六、治疗

化学药物治疗	chemotherapy
手术治疗	surgical treatment
免疫治疗	immunotherapy
营养治疗	nutritional therapy
雾化治疗	inhalation therapy
介入治疗	interventional therapy

不住院治疗	ambulatory care
冷冻术	refrigeration therapy
球囊扩张术	balloon dilation
热凝术	heat effect therapy
支架植入术	stent therapy
早期杀菌活性	early bactericidal activity，EBA
生长延迟期	growth lag period
杀菌药物	bactericidal drugs
全效杀菌药物	full-effective bactericidal drugs
半效杀菌药物	semi-effective bactericidal drugs
抑菌药物	bacteriostatic drugs
一线抗结核药物	first-line anti-tuberculosis drugs
二线抗结核药物	second-line anti-tuberculosis drugs
一线口服抗结核药物	first-line oral anti-tuberculosis drugs
注射用抗结核药物	injectable anti-tuberculosis drugs
氟喹诺酮类药物	fluoroquinolones
口服抑菌二线抗结核药物	oral bacteriostatic second-line antituberculosis drugs
疗效不确定或缺乏长期使用安全性的抗结核药物	anti-TB drugs with limited data on efficacy and/or long term safety
异烟肼	isoniazid，INH，H
利福平	rifampicin，RFP，R
利福喷丁	rifapentine，RFT，L
利福布汀	rifabutin，RFB
吡嗪酰胺	pyrazinamide，PZA，Z
乙胺丁醇	ethambutol，EMB，E
链霉素	streptomycin，SM，S
卡那霉素	kanamycin，Km
阿米卡星	amikacin，Am
卷曲霉素	capromycin，Cm
氧氟沙星	ofloxacin，Ofx
左氧氟沙星	levofloxacin，Lfx
莫西沙星	moxifloxacin，Mfx
加替沙星	gatifloxacin，Gfx
丙硫异烟胺	protionamide，Pto，1321Th
乙硫异烟胺	ethionamide，Eto，1314Th
对氨基水杨酸	para-aminosalicylic acid，PAS
对氨基水杨酸异烟肼	para-aminosalicylate isoniazid
氨硫脲	thiosemicarbazone，THZ
环丝氨酸	cycloserine，Cs
特立齐酮	terizidone，Trd
氯法齐明	clofazimine，Cfz
利奈唑胺	linezolid，Lzd
克拉霉素	clarithromycin，Clr
阿莫西林 / 克拉维酸	amocillin and clavulanate potassium，Amx/Clv
亚胺培南	imipenem，Ipm
高剂量异烟肼	high-dosage isoniazid
贝达喹啉	bedaquiline，Bdq
德拉马尼	delamanid，Dlm
固定剂量复合剂	fixed-dose combination，FDC
板式组合药	combined drugs in blister board

短程化疗	short course chemotherapy，SCC
抗结核化疗原则	chemotherapy principles for tuberculosis
早期原则	early-stage principle
规律原则	regularity principle
全程原则	full-course therapy principle
联合原则	combination principle
适量原则	optimum dosage principle
强化期	intensive phase
继续期	continuation phase
间歇疗法	intermittent therapy
标准化治疗	standardized treatment
经验性治疗	empiric treatment
个体化治疗	individualized treatment
1 类治疗方案	category 1 regimens
2 类治疗方案	category 2 regimens
肺结核进展期	progression phase for pulmonary tuberculosis
肺结核好转期	improvement phase for pulmonary tuberculosis
肺结核稳定期	stable phase for pulmonary tuberculosis
痰菌阴转	conversion to negative
痰菌转阳	reversion to positive
治疗转归	treatment outcome
治愈	cured
完成疗程	treatment completed
死亡	death
结核病死亡	death because of tuberculosis
失败	failure
丢失	default
迁出	transfer out
治疗成功	treatment success
无评价	not evaluated
拒治	refused to treat
督导	supervision
直接面视下督导化疗	directly observed treatment，DOT
治疗管理方式	modes on tuberculous treatment management
全程督导化疗	directly observed treatment in full course
全程管理	full course management
强化期督导化疗	directly observed treatment in intensive phase
自服药	self medication
治疗依从性	adherence to therapy
随访	follow up
全程间歇化疗	full-course intermittent chemotherapy

七、预防

卡介苗	Bacille Calmette-Guérin，BCG
卡介苗接种	BCG vaccination
播散性卡介菌病	diseminated BCG disease
预防性化学治疗	preventive chemotherapy
异烟肼预防性治疗	isoniazid preventive therapy，IPT

八、感染控制

结核病感染控制	tuberculous infection control
气溶胶	aerosol
传染性气溶胶	infectious aerosol
飞沫	droplet
飞沫核	droplet nuclei
飞沫传播	dissemination of droplet nuclei
结核病传染源	tuberculosis infectious sources
标准预防	standard precautions
感染控制评估	infection control assessment
隔离	separation
管理控制	administrative controls
环境控制	environmental controls
工程学控制	engineering controls
通风	ventilation
通风量	ventilation rate
每小时换气次数	air changes per hour，ACH
自然通风	natural ventilation
机械通风	mechanical ventilation
混合通风	mixed-mode ventilation
循环过滤系统	recirculation filtration system
高效空气过滤器	high efficiency particulate air filter，HEPA
循环风	return air
空气短路	short-circuiting
紫外线照射杀菌	ultraviolet germicidal irradiation，UVGI
紫外线上层空气照射杀菌	upper-air ultraviolet germicidal irradiation
管道紫外线照射杀菌	ultraviolet germicidal irradiation in-duct
个人呼吸防护	personal respiratory protection
过滤效率	particle filtering efficiency，PFE
适合性因数	fit factor
普通脱脂棉纱布口罩	general cotton gauze mask
医用外科口罩	medical surgical mask
医用防护口罩	medical protective respirator
N-95 型口罩	N-95 respirator
N-99 型口罩	N-99 respirator
N-100 型口罩	N-100 respirator
R-95 型口罩	R-95 respirator
R-99 型口罩	R-99 respirator
R-100 型口罩	R-100 respirator
P-100 型口罩	P-100 respirator
FFP1 型口罩	FFP1 respirator
FFP2 型口罩	FFP2 respirator
FFP3 型口罩	FFP3 respirator
密合性	fit
适合性检验	respirator fitness testing
敏感试验溶液	sensitization testing solution
适合试验溶液	fitness testing solution